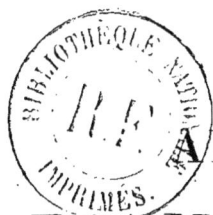

# ABRÉGÉ
# D'ANATOMIE

III

# DIVISION DE L'ABRÉGÉ D'ANATOMIE

Prix de l'ouvrage complet, relié toile.  50 fr.

$^1/_2$ reliure amateur. . . . . . . . . .  55 fr.

60829. — Imp. LAHURE, 9, rue de Fleurus, à Paris.

# ABRÉGÉ

# D'ANATOMIE

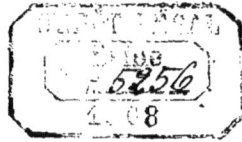

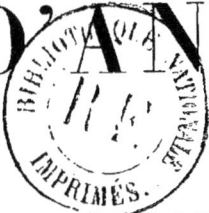

PAR

P. POIRIER
==== Professeur d'Anatomie ====
à la Faculté de Médecine de Paris

A. CHARPY
== Professeur d'Anatomie à la ==
Faculté de Médecine de Toulouse

B. CUNÉO
Professeur agrégé à la Faculté
=== de Médecine de Paris ===

## ===== TOME III =====

ORGANES DES SENS — APPAREIL
DIGESTIF — APPAREIL RESPIRA-
TOIRE — APPAREIL URO-GÉNITAL
===== PÉRITOINE =====

AVEC 326 FIGURES EN NOIR ET EN COULEURS

MASSON ET Cie, ÉDITEURS
LIBRAIRES DE L'ACADÉMIE DE MÉDECINE
120, BOULEVARD SAINT-GERMAIN, PARIS
1909

# ABRÉGÉ
# D'ANATOMIE HUMAINE

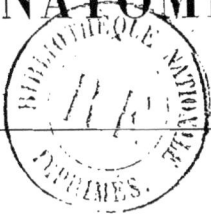

III

## LIVRE PREMIER

## ORGANES DES SENS

## PEAU [1]

**Préparation**. — L'étude de la peau ressortit surtout à l'histologie. Néanmoins il est intéressant de disséquer le fascia superficialis. Les incisions allant jusqu'à l'aponévrose montreront la disposition des couches de l'hypoderme dans les diverses régions. On en pratiquera perpendiculairement au pli fessier pour voir le système d'attache des plis cutanés aux parties profondes, le long de l'olécrâne et de la rotule, pour découvrir les bourses muqueuses; perpendiculairement au sillon médian du corps, pour constater la séparation du tronc en deux moitiés. Des coupes histologiques colorées permettent de voir à l'œil nu un très grand nombre de détails.

**Définition**. — La peau est une membrane ferme et élastique qui forme l'enveloppe extérieure du corps. Au niveau des orifices de la bouche, des paupières, du nez, de l'anus, de l'urètre et de la vulve, elle se continue avec les muqueuses. Comme on le sait, deux feuillets embryonnaires prennent part à sa constitution : l'ectoderme qui devient l'*épiderme*, le mésoderme qui se transforme en *derme*.

Ses fonctions sont nombreuses. C'est une membrane de fermeture, en ce sens qu'elle clôt les espaces conjonctifs, — de protection, — de sensibilité et de tact, — d'excrétion et d'absorption, — enfin de régulation thermique.

**Dimensions**. — Son épaisseur moyenne est de 1 à 2 millimètres; elle atteint 4 millimètres à la nuque.

Sa surface varie entre 1 mètre carré et demi et 2 mètres carrés.

Elle est relativement beaucoup plus grande chez l'enfant que chez

---

1. Ce chapitre a été rédigé par M. le Dr Branca dans le *Traité d'Anatomie Humaine*.

l'adulte (nouveau-né, surface du corps 2500 centimètres carrés pour corps de 3 kilogrammes).

**Fixation.** — La peau est mobile sur la plus grande étendue de chacun des segments du corps; mais elle est fixée aux parties profondes sur la périphérie de ces segments. C'est ce que l'on voit à l'épaule, au coude, au poignet, au pli de l'aine, au genou, au cou-de-pied, et sur la ligne médiane du corps. Cette fixation se fait par des travées fibreuses, qui de sa face profonde se portent sur le périoste ou les aponévroses sous-jacentes. Dans certaines régions, ces travées deviennent de véritables *ligaments suspenseurs*; tels sont les ligaments suspenseurs de l'aisselle, du sein (glande cutanée), du pli de l'aine, du pli fessier et des bourses. La peau est également immobile dans les surfaces d'appui de la paume de la main et de la plante des pieds; elle fait corps avec les aponévroses palmaire et plantaire.

**Propriétés.** — La peau est très élastique et très résistante. Des organes profonds peuvent être contusionnés, déchirés ou brisés, sans que la peau soit rompue. Traversée par un instrument piquant de forme conique, une broche, un poinçon, elle produit en s'ouvrant une fente linéaire et non un orifice arrondi, à cause de la disposition longitudinale des fibres du derme qui forment un filet; les plaies tendent donc à s'élargir ou à se resserrer, suivant qu'elles sont perpendiculaires ou parallèles à ces fibres dont l'orientation définie varie suivant les régions du corps.

**Face externe.** — La face *externe* ou face libre est d'une couleur qui varie suivant les races et le milieu extérieur. Les parties les plus pigmentées sont les organes génitaux dans les deux sexes, y compris la région anale, et, en outre, chez la femme l'aréole du sein et son mamelon, sous l'influence de la grossesse.

On observe sur cette face : 1° des *pores*, qui ne sont guère visibles qu'à la loupe, et qui sont les orifices des follicules pileux, des glandes sébacées et des glandes sudoripares. Ceux des glandes sébacées du nez et de la face sont relativement volumineux; — 2° des *saillies papillaires*, généralement sous forme de grains encadrés de sillons très fins; ces saillies, dans les faces palmaires des mains, des doigts et des pieds, se disposent en *crêtes* à orientation régulière; — 3° des *plis*, qui sont tantôt des dépressions linéaires, tantôt des bourrelets saillants.

Les plis normaux de la peau sont presque tous des plis creux, c'est-à-dire des rainures ou sillons plus ou moins profonds. Ils sont caractérisés par l'amincissement de la peau à leur niveau, l'orientation parallèle des gros faisceaux du derme et les adhérences profondes qui fixent les plis aux aponévroses ou au périoste sous-jacents. On peut les classer de la façon suivante :

$$
1° \text{ Plis de mouvement} \begin{cases} \text{Plis musculaires} \begin{cases} \text{Rides de la face, du scrotum.} \\ \text{Plis radiés des sphincters.} \end{cases} \\ \text{Plis articulaires} \begin{cases} \text{Plis de flexion des articulations.} \\ \text{Plis d'extension.} \end{cases} \\ \text{Petits plis ou de distension, hachures.} \end{cases}
$$

2° Plis adipeux et plis d'amaigrissement.

$$
3° \text{ Plis de structure} \begin{cases} \text{Dépressions dérivées des formes organiques.} \\ \text{Sillons du tronc et des membres ; fossettes.} \end{cases}
$$

Les plis de structure, qui font partie du plan de l'organisme et qui résultent surtout de la saillie des organes qu'ils limitent, sont très nombreux. Nous citerons seulement : à la face, les sillons naso-labial, sous-nasal et mento-labial ; — sur le tronc, les sillons médians du corps, le pli sus-pubien, le sillon inter-fessier ; — au membre supérieur, le pli de l'aisselle, les sillons bicipitaux, les plis interdigitaux ; — au membre inférieur, le pli de l'aine, le pli fessier, les sillons longitudinaux de la cuisse et de la jambe. De forts ligaments suspenseurs fixent le creux de l'aisselle et le pli fessier aux parties profondes ; des ligaments analogues existent dans tous les autres sillons et fossettes.

**Face interne.** — La *face interne*, face profonde ou adhérente de la peau proprement dite, est en rapport avec le pannicule adipeux qui fait corps avec elle. Par l'intermédiaire de ce pannicule et d'une couche de tissu cellulaire, elle glisse sur les parties profondes et peut se plisser, se froncer. Dans certaines régions, très saillantes ou au contraire très déprimées, elle se fixe aux aponévroses ou au squelette sous-jacent et ne peut se déplacer que faiblement ; il en est ainsi sur l'olécrâne, la crête du tibia, le sternum, le menton et dans les plis principaux que nous avons mentionnés.

**Structure de la peau.** — La peau proprement dite ne comprend que deux couches : 1° l'*épiderme*, vernis épithélial souple, invasculaire, translucide, qui se moule sur la surface du derme ; 2° le *derme*, tissu conjonctif vasculaire qui, sur la plus grande partie de sa surface, est couvert d'élevures arrondies ou *papilles*. Il n'y a pas de papilles sur le front, celles de la face sont très petites ; les plus grandes sont celles du mamelon du sein. Dans certaines régions, la peau est réduite à ces deux assises, le derme adhérant directement au périoste.

Mais la peau en général ou le tégument comprend en outre un *hypoderme*, lui-même formé de trois couches. Nous avons donc la constitution suivante :

$$
\begin{array}{l} \text{Tégument} \\ \text{ou} \\ \text{Peau en général} \end{array} \begin{cases} \begin{array}{l} 1° \text{ Épiderme} \\ 2° \text{ Derme} \end{array} \Big\} \text{Peau propr. dite.} \\ 3° \text{ Hypoderme} \begin{cases} 1° \text{ Pannicule adipeux et P. charnu.} \\ 2° \text{ Fascia superficialis.} \\ 3° \text{ Tissu cellulaire sous-cutané.} \end{cases} \end{cases}
$$

**Pannicule adipeux.** — Le *pannicule adipeux* est une nappe de tissu graisseux, située entre le derme et le fascia superficialis.

Ses fonctions en font un organe de protection (coussinets plantaire et palmaire), une réserve alimentaire (animaux hibernants), une défense contre le froid.

Le tissu adipeux sous-cutané existe sur presque toute l'étendue du corps. Il fait cependant défaut aux paupières, sur la verge, le scrotum ; il est très mince sur les plis de flexion, la racine du nez, le pavillon de l'oreille, la ligne médiane du dos. Il atteint sa plus grande épaisseur

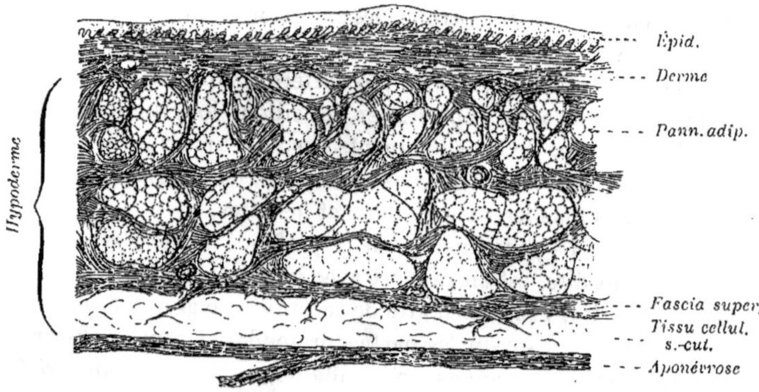

Fig. 651. — Constitution de la peau.

Coupe montrant la superposition des plans qui constituent la peau proprement dite (épiderme et derme) et l'hypoderme. Le pannicule adipeux, en ce point, comprend quatre étages de lobules adipeux ; un fascia superficialis accessoire sépare les rangées inférieures des rangées supérieures.

tout autour du bassin; dans les hanches, l'hypogastre, les fesses, la partie latérale des lombes, et dans le sein chez la femme.

Son épaisseur chez un sujet de moyen embonpoint varie de 1 à 4 centimètres suivant les régions. Elle s'élève jusqu'à 10 centimètres chez les obèses. Elle est très réduite chez le vieillard. Le pannicule graisseux est au contraire remarquablement développé chez le petit enfant, qui, en revanche, n'a presque pas de graisse profonde; il est probable qu'il le protège contre le refroidissement, car l'enfant a une vaste surface cutanée relativement au faible volume de son corps.

Le pannicule est composé de *lobules* renfermant une graisse blanchâtre et ferme chez l'enfant, jaune vif et diffluente chez le vieillard et chez beaucoup d'obèses. Ces lobules, dont la largeur moyenne varie d'un demi-centimètre à 1 centimètre, sont contenus dans des *alvéoles*. Ils sont disposés sur un seul rang dans les coussinets plantaire et palmaire, ordinairement sur deux rangs dans les autres régions; on compte jusqu'à 4 et 5 étages de graisse dans les bourrelets de la cuisse des petits enfants. Ces étages sont séparés par des cloisons horizontales, formées de membranes conjonctives, qui sont des fascia superficialis accessoires; et dans chaque étage les lobules sont isolés par des cloisons verticales qui s'étendent du fascia à la face profonde du derme. Ces dernières cloisons sont les *cônes fibreux* de la peau et constituent de véritables loges qui contiennent, sous un certain état de tension élastique, les boules adipeuses des lobules.

A l'extrémité des doigts et des orteils, le pannicule adipeux est remplacé par la *pulpe*, tissu cellulo-adipeux, mou, très vasculaire, cloisonné de travées conjonctives qui l'attachent au périoste de la phalange. La pulpe renferme des pelotons veineux. C'est un coussinet tactile et un appareil thermique.

*Pannicule charnu.* — Beaucoup d'animaux possèdent sur le tronc, et indépendamment des muscles peauciers de la tête, un pannicule charnu dont les mouvements apparaissent extérieurement chez le cheval et le porc-épic. Il fait défaut chez l'homme, et n'est représenté que par le peaucier du cou. Celui-ci est placé sous le fascia superficialis, par conséquent sous la peau et son pannicule adipeux, et c'est seulement à son insertion cutanée qu'il traverse les couches de l'hypoderme pour se fixer sur la face profonde du derme. Il en est de même des peauciers de la tête; leurs fibres musculaires devenues tendineuses ou élastiques s'insèrent dans le derme et même dans la couche profonde de l'épiderme.

Il faut ranger dans le pannicule charnu les *muscles dartoïques*, le dartos génital et le dartos aréolaire du sein. Ces couches musculaires lisses, adhérentes à la peau, remplacent le pannicule adipeux. Le *dartos génital* bien marqué chez l'homme, chez lequel il s'étend sur la verge, le scrotum et le périnée, est plus atténué chez la femme (dartos des grandes lèvres); chez elle, en revanche, le *muscle aréolaire* du sein est beaucoup plus développé.

*Pannicule élastique.* — Dans la partie inférieure de l'abdomen (hypogastre), tout autour de la verge et du clitoris, dans les bourses et les grandes lèvres, la peau renferme un appareil élastique suspenseur, vestige de la tunique abdominale des grands animaux, qui forme un véritable *pannicule élastique*.

**Fascia superficialis.** — Le *fascia superficialis* est une membrane conjonctive située à la face profonde du pannicule adipeux qu'il limite et soutient. Organe de fixation pour ce pannicule, il sert aussi de plan de soutien pour les gros vaisseaux de la peau, et de feuillet de glissement pour la couche sous-cutanée.

Lamelleux, de couleur blanchâtre, épais de 1 millimètre, il a la structure des fascias, c'est-à-dire du tissu cellulaire condensé, et non du tissu fibreux. On peut le disséquer assez facilement ; on le voit bien par sa face profonde, en décollant un fragment de peau sur un sujet maigre.

Sa face superficielle ou externe, qui porte le pannicule adipeux, est hérissée de travées ascendantes, *cônes fibreux* de la peau, qui cloisonnent le pannicule et vont se fixer au derme; aussi ces trois parties font-elles corps ensemble et ne peuvent ni glisser l'une sur l'autre, ni se plisser, ni se décoller. Cette même face se dédouble pour fournir des gaines aux vaisseaux et aux nerfs de la peau, ainsi qu'on le remarque au pli du coude, où les veines sont contenues dans des gaines intrafasciales.

Sa face profonde ou interne, lisse, n'est que lâchement unie aux organes par du tissu cellulaire. Dans certaines régions cependant elle est fixée aux aponévroses ou au périoste sous-jacent par des travées fibreuses plus ou moins denses et courtes. Ainsi en est-il sur la clavicule, l'épine de l'omoplate, la crête du cubitus, la crête du tibia, les malléoles, la ligne médiane du tronc, la ligne épineuse, les plis de flexion, les sillons et fossettes.

Le fascia superficialis existe sur presque toute l'étendue du corps. Il fait défaut à la face; sur la paume des mains et des pieds, il est remplacé par les aponévroses palmaire et plantaire; sur le cuir chevelu, par l'aponévrose épicrânienne. Il n'existe pas non plus sur la face palmaire des doigts. Dans le sein, il passe en arrière de la glande mammaire, qui est une glande cutanée.

**Tissu cellulaire sous-cutané.** — Cette couche lâche existe partout où la peau n'est pas adhérente. Elle constitue une sorte de cavité séreuse dont le fascia superficialis forme le feuillet pariétal, tandis que les aponévroses représentent le feuillet viscéral.

Elle est éminemment mobile et dilatable, et permet le froncement de la peau. C'est là que se font les injections sous-cutanées ou hypodermiques; là que s'étendent les phlegmons, l'emphysème traumatique ou septique, que se collectent les bosses sanguines; là enfin que se font les décollements de la peau, que se taillent les lambeaux.

**Bourses muqueuses sous-cutanées.** — Les *bourses muqueuses* ou *séreuses* peuvent être superficielles ou profondes, sous-musculaires. Nous ne parlerons que des premières. Ce sont des cavités closes, très plates, simples ou cloisonnées, dont le diamètre varie d'une pièce de 50 centimes à 5 francs. On reconnaît une bourse muqueuse vraie aux caractères suivants : 1° elle préexiste à toute dilacération ou décollement; 2° elle se gonfle instantanément par l'insufflation; 3° sa paroi est lisse et humide. — Elles sont situées dans le tissu cellulaire sous-cutané, ou plus exactement, au moins pour quelques-unes, dans l'épaisseur du fascia superficialis dédoublé. C'est ainsi que la bourse prérotulienne superficielle et l'olécrânienne sont intra-fasciales (fig. 652.)

Elles renfer-
ment une petite
quantité de li-
quide analogue
à la synovie.
Leur distension
pathologique
constitue l'hy-
groma.

On peut les
observer dans
tous les cas où
il y a des frot-
tements ; elles
les atténuent en
s'interposant
comme un
coussinet élas-
tique. Les bour-

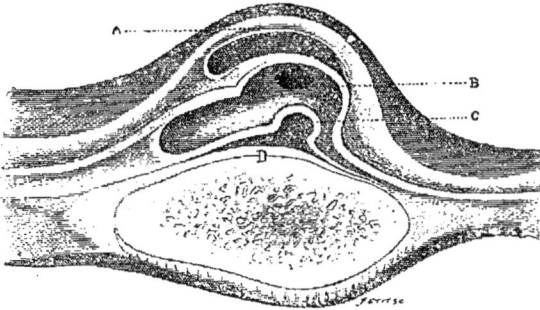

Fig. 652. — Bourses muqueuses prérotuliennes.
(D'après Pitha et Billroth.)
Coupe longitudinale.
On observe en avant de la rotule trois bourses muqueuses superposées :
A. une bourse superficielle ou sous-cutanée. — B, une bourse moyenne ou sous-
aponévrotique. — C, une bourse profonde ou sous-tendineuse. La bourse
moyenne présente un orifice de communication avec la bourse superficielle. —
D, rotule recouverte par le feuillet profond du tendon rotulien.

ses sous-cutanées constantes sont : la bourse olécrânienne, la bourse prérotulienne superficielle, les trois bourses plantaires de Lenoir sous le calcanéum, la tête du 1er métatarsien et celle du 5e métatarsien. Moins constantes sont les bourses : pré-mentonière, sus-acromiale, la bourse sacrée en arrière de la 4e vertèbre sacrée, les bourses rétro-coc-cygienne, ischiatique, trochantérienne. — Les professions développent en des points spéciaux des bourses dites *professionnelles* dont la position est typique. On en rencontre fréquemment aussi sur les pieds déformés par les chaussures.

RÉSUMÉ HISTOLOGIQUE. — Épiderme. — L'épiderme appartient à la classe des épithéliums pavimenteux stratifiés. Il ne contient pas de vaisseaux, mais il renferme des plexus nerveux.

Il est formé de deux couches principales, qui se séparent sur le vivant dans les bulles de vésicatoires et les phlyctènes. Ces deux couches sont *le corps muqueux de Malpighi* et la *couche cornée*; elles se subdivisent elles-mêmes en plusieurs couches secondaires, qui sont au nombre de 7 pour la totalité de l'épiderme, ainsi que le montre le tableau suivant, où les couches sont indiquées de la surface à la profondeur.

Épiderme
{
  Couche cornée {
    Couche desquamante ou stratum disjunctum.
    Stratum corneum.
    Stratum lucidum.
    Stratum intermedium.
  }
  Corps muqueux de Malpighi {
    Stratum granulosum.
    Corps muqueux proprem. dit.
    Couche génératrice ou basilaire.
  }
}

68.

*Corps muqueux.* — Le corps muqueux en général est remarquable par les filaments d'union qui unissent entres elles comme des ponts protoplasmiques les cel-

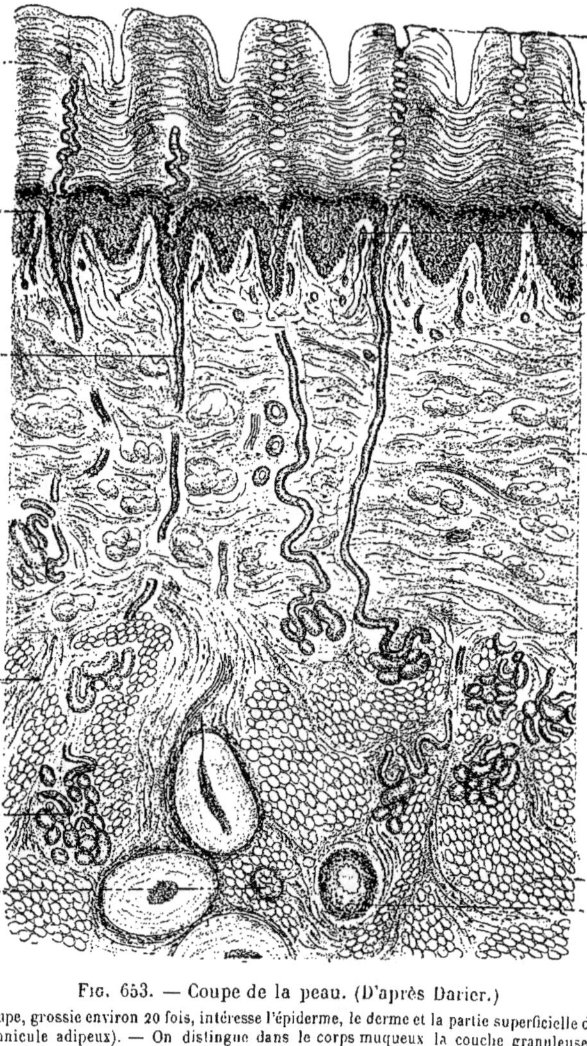

FIG. 653. — Coupe de la peau. (D'après Darier.)

Cette coupe, grossie environ 20 fois, intéresse l'épiderme, le derme et la partie superficielle de l'hypoderme (pannicule adipeux). — On distingue dans le corps muqueux la couche granuleuse, foncée,
près de la couche cornée, et les cellules génératrices de la couche basilaire au contact du derme. —
Les papilles montrent des anses vasculaires et des corpuscules du tact. — Dans le pannicule adipeux,
dont on reconnait les vésicules groupées en lobules, sont situés plusieurs glomérules de glandes sudoripares et trois corpuscules de Pacini de forme ovoïde.

lules épithéliales. Ces cellules renferment du pigment, abondant surtout dans les
couches les plus profondes. Entre les cellules on trouve des globules blancs et des

fibrilles nerveuses. — La couche génératrice repose sur une membrane ou vitrée. Elle est formée d'une seule rangée de cellules cylindriques. — Le stratum granulosum est la couche de clivage qui en se détruisant dans la phlyctène permet le décollement de la couche cornée. Les granulations de ses cellules sont constituées par de l'éléidine, substance qui paraît jouer un rôle dans la kératinisation.

La couche cornée est formée de cellules aplaties et kératinisées. Ses principales assises, celles qui déterminent la plus ou moins grande épaisseur de l'épiderme corné, sont celles du stratum corneum.

**Derme.** — Le *derme* ou *chorion* est formé de tissu conjonctif, auquel se mêle une quantité notable de tissu élastique. Fibres conjonctives et réseaux élastiques sont plongés dans un ciment amorphe. Des nerfs, des vaisseaux, des glandes et des poils sont disséminés dans cette couche — Le derme se divise en deux couches que sépare le réseau vasculaire superficiel : une couche profonde et une couche superficielle ou corps papillaire. Les papilles qui caractérisent cette dernière couche sont les unes des papilles *vasculaires*, contenant une anse capillaire, les autres des papilles *nerveuses* qu'occupe un corpuscule du tact. On ne trouve de papilles nerveuses que dans certaines régions, notamment aux extrémités des membres.

**Pannicule adipeux.** — Le pannicule adipeux est formé de *lobules* adipeux, eux-mêmes constitués par l'agglomération de *vésicules adipeuses*. Les vésicules adipeuses sont de grosses cellules conjonctives, rondes ou polyédriques par pression, occupées par de la graisse fluide; le protoplasma et son noyau sont refoulés à la périphérie par la formation de la goutte graisseuse.

**Bourses muqueuses.** — Les bourses muqueuses ont la structure des synoviales articulaires. Paroi fibreuse; couche superficielle de cellules plates et irrégulièrement réparties, d'aspect épithélioïde, mais en réalité de nature conjonctive.

**Glandes.** — La peau renferme deux espèces de glandes : les glandes sébacées et les glandes sudoripares.

Gl. sébacées { superficielles. en grappe.    Gl. sudoripares { profondes, en tube.

1° Les *glandes sébacées*, du volume d'un grain de mil, occupent les couches

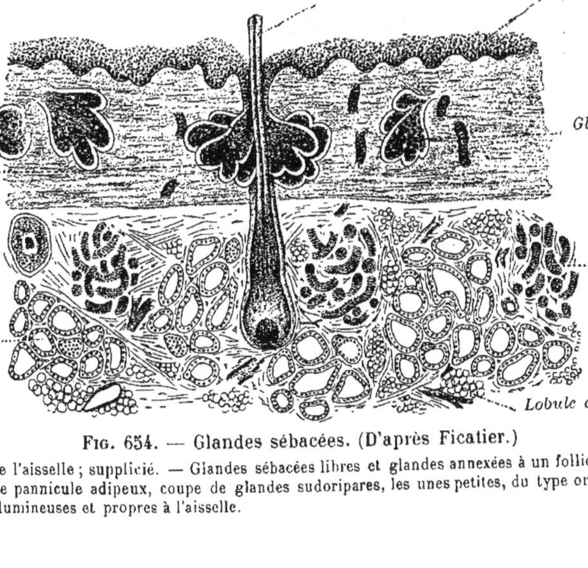

FIG. 654. — Glandes sébacées. (D'après Ficatier.)

Peau de l'aisselle ; supplicié. — Glandes sébacées libres et glandes annexées à un follicule pileux. — Dans le pannicule adipeux, coupe de glandes sudoripares, les unes petites, du type ordinaire, les autres volumineuses et propres à l'aisselle.

superficielles du derme. On distingue des glandes *libres*, qui s'ouvrent directement à la surface de la peau; elles sont rares; — des glandes *pileuses*, qui débouchent dans un follicule pileux, et qui forment l'immense majorité des glandes sébacées. Elles existent sur toute la surface du corps, à l'exception de la paume des mains et de la plante des pieds. Les plus remarquables siègent sur le front, le dos du nez, le mamelon, les petites lèvres, l'anus, les paupières (glandes ciliaires et glandes de Meibomius). Leur inflammation constitue l'acné et leur hypersécrétion produit chez le petit enfant la séborrhée du cuir chevelu.

Les glandes sébacées sont des glandes en grappe. Les acini sont tapissés par des cellules épithéliales stratifiées, qui renferment de nombreuses granulations graisseuses Ces granulations, mêlées aux débris des cellules glandulaires qui se détruisent, constituent le *sebum* et remplissent la lumière des culs-de-sac et celle du conduit excréteur. — Le canal excréteur très court possède également un revêtement de cellules épithéliales stratifiées.

2° Les *glandes sudoripares* sont réparties sur la presque totalité du tégument. Les plus importantes sont celles de la paume de la main et de la plante des pieds, du front, de la face antérieure de la poitrine, de l'aine et de l'aisselle.

Ce sont des glandes en tube glomérulé; elles ont un glomérule et un canal excréteur. — Le *glomérule* est situé profondément dans le derme ou même sous le derme. Celui des glandes de l'aisselle

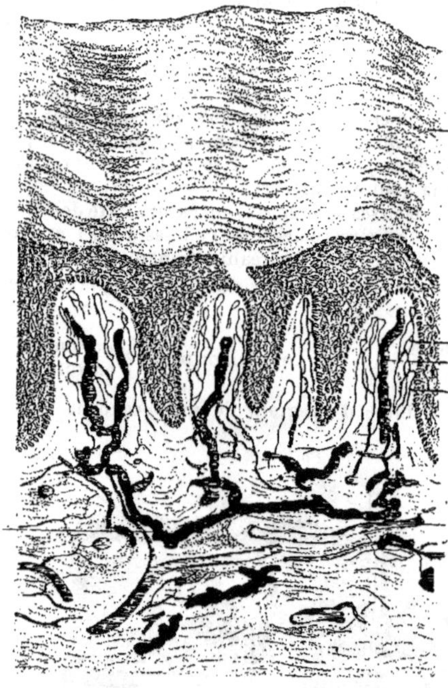

FIG. 655. — Vaisseaux sanguins et vaisseaux lymphatiques superficiels de la peau. (D'après Darier.)

Cette coupe montre en rouge les vaisseaux sanguins, en bleu les lymphatiques des régions papillaire et sous-papillaire.

mesure de 1 à 4 millimètres. C'est un enroulement en peloton du tube glandulaire. Il est formé de dehors en dedans par trois couches : une paroi propre, une couche de cellules myo-épithéliales, analogues aux fibres musculaires lisses et une rangée de cellules glandulaires. — Le *canal sudorifère* monte verticalement dans le derme, traverse l'épiderme en prenant une forme spiroïde, en tire-bouchon, et débouche à la surface par un *pore*. Il est formé de deux assises épithéliales.

**Vaisseaux de la peau.** — Les vaisseaux sanguins et lymphatiques présentent la même disposition. Les troncs sous-cutanés perforent le fascia superficialis ,et directement, ou après avoir rampé à sa surface, montent à travers le pannicule adipeux auquel ils fournissent et atteignent le derme. Ils y forment deux réseaux : un *réseau sous-dermique*, profond, à gros troncs, à larges mailles; un *réseau sous-papillaire*, superficiel, à vaisseaux plus serrés et plus grêles; ces deux réseaux sont reliés par des branches verticales, qui fournissent aussi aux glandes. Le réseau sous-papillaire artériel émet pour chaque papille une *anse capillaire*, qui monte vers son sommet et s'abouche dans une veinule. — Le réseau lymphatique superficiel est constitué par de gros capillaires bosselés, dans lesquels se jettent les boyaux lymphatiques qui descendent de la papille.

**Nerfs de la peau.** — Les nerfs de la peau forment dans le derme un *plexus fondamental* qui fournit aux glandes, aux vaisseaux, aux poils et à leurs muscles. Outre ces branches ordinaires, il existe trois modes particuliers de terminaison ou mieux d'origine sensitive; ce sont : les plexus intra-épidermiques, les corpuscules du tact et les corpuscules de Pacini.

Les *plexus intra-épidermiques* sont constitués par de nombreuse fibrilles nues, d'aspect moniliforme, à direction verticale, qui remplissent le corps muqueux de l'épiderme.

Les *corpuscules du tact* ou *de Meissner* occupent les papilles nerveuses. On ne les trouve que dans les parties glabres et principalement dans la pulpe des doigts et des orteils, la paume de la main, le mamelon. Ce sont des corps arrondis, formés par des masses de cellules conjonctives aplaties, dites cellules *tactiles* ou *interstitielles*, qui se disposent en lamelles. La fibre nerveuse s'enroule d'abord autour de la base du corpuscule, puis le perfore et devenue intérieure se ramifie en un bouquet de fibrilles qui s'insinuent entre les lamelles cellulaires. Ces fibrilles nues se terminent par de petits *disques tactiles*.

Les *corpuscules de Pacini* ou *de Vater* sont situés dans l'hypoderme, dans le tissu cellulaire ou cellulo-adipeux sous-cutané; on en trouve un peu partout, et même ailleurs que sous la peau, dans les organes profonds; les plus constants sont appendus aux nerfs collatéraux des doigts et des orteils. Ils sont assez gros pour être disséqués (1 à 4 mm.), leur forme est ovoïde (fig. 653).

Ils sont formés par une coque conjonctive et une fibre nerveuse. La coque se compose d'un grand nombre de capsules concentriques revêtues chacune d'un endothélium sur leur face interne. La fibre nerveuse pénètre par le pôle inférieur et monte directement dans l'axe du corpuscule; elle occupe au milieu un espace granuleux, la *massue centrale*, et se termine en bouquet près du pôle supérieur.

# ONGLES[1]

Des coupes transversales et longitudinales de toute l'extrémité du doigt montreront l'anatomie macroscopique de l'ongle. On peut faire bouillir un doigt, pour voir comment l'ongle reste adhérent à l'épiderme qui se détache.

**Définition.** — Les *ongles* sont des écailles cornées qui terminent les doigts et les orteils. Leur fonction se rapporte au toucher ; ils fournissent un plan résistant à la pulpe tactile. Accessoirement, ils peuvent être utilisés comme armes.

Situés à la face dorsale de la phalangette dans laquelle ils s'en-

1. Ce chapitre a été rédigé par M. le D$^r$ Branca, dans le *Traité d'Anatomie humaine*.

châssent par trois de leurs bords, ils sont durs, élastiques, translucides, courbés en forme de tuiles, c'est-à-dire convexes dans le sens transversal. Celui du petit orteil est souvent atrophié et réduit à un tubercule.

**Racine et corps de l'ongle.** — On distingue dans l'ongle trois portions : la racine, le corps et la portion libre.

La *racine* est la partie cachée ; on la reconnaît en faisant basculer l'ongle. Elle représente le quart de la longueur de l'ongle, soit 7 millimètres dans sa plus grande longueur. Elle est mince, flexible et peu adhérente. Son bord postérieur parabolique s'enchâsse dans la *rainure* unguéale.

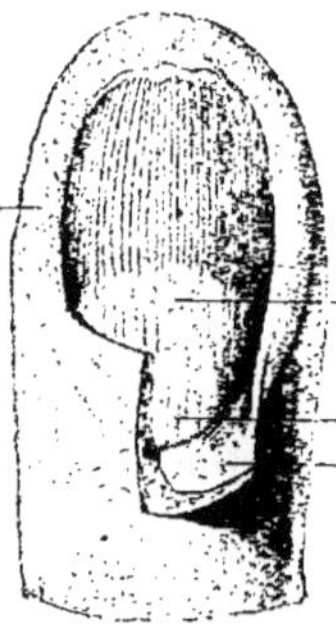

Fig. 656. — Ongle et repli unguéal.
(D'après Sappey.)

Le repli unguéal ou sus-unguéal recouvre la racine et les bords du corps de l'ongle. Une incision dans ce repli permet de voir la racine.

Le *corps*, d'une épaisseur uniforme, est très adhérent aux parties profondes. Sa surface est striée ou cannelée longitudinalement. Il présente une face libre ou superficielle, une face profonde ou adhérente, et deux bords latéraux enchâssés eux aussi dans la rainure de l'ongle, que la peau recouvre en forme de bourrelets. Sa partie postérieure figure un croissant opaque blanchâtre, qui est la *lunule*.

La *portion libre*, terminée par le bord antérieur, est séparée de la pulpe digitale par l'*angle* de l'ongle.

**Matrice et lit de l'ongle.** — L'écaille cornée que nous venons de décrire est l'ongle proprement dit ou limbe unguéal ; elle représente le *stratum lucidum* de l'épiderme amplifié et durci. Cette partie dure est entourée de parties molles qui appartiennent aussi à l'ongle, envisagé dans l'ensemble de sa formation.

La racine et les bords latéraux du corps sont recouverts, sur leur face superficielle, par un repli cutané qui est le *repli* ou *pli sus-unguéal*, ou manteau de l'ongle ; pour le former la peau se double et se réfléchit sur elle-même. — La face profonde, creuse, de l'ongle repose sur une couche épidermique qui répond au corps muqueux de Malpighi. Cette couche épaissie dans la partie sous-jacente à la racine et à la lunule porte le nom de *matrice* de l'ongle, parce que c'est elle, en effet, qui produit l'écaille cornée. La partie antérieure, plus mince, qui répond à la portion du corps, située en avant de la lunule, est le *lit* de l'ongle. La rainure dans laquelle s'emboîte l'écaille cornée n'est pas un sillon véritable, un vide ; à ce niveau les couches épidermiques molles ou dures se continuent les unes avec les autres.

Au-dessous du lit et de la matrice, corps muqueux épidermique, s'étend le derme sous-unguéal remarquable par ses crêtes papillaires longitudinales, et par sa richesse vasculaire qui donne à l'ongle sa couleur rosée.

L'ongle est sécrété uniquement par sa matrice ; il glisse sur le lit comme sur des rails. Sa croissance totale dure une centaine de jours. Cette croissance est indéfinie quand on coupe les ongles ; elle cesse si on ne les coupe pas, et la portion

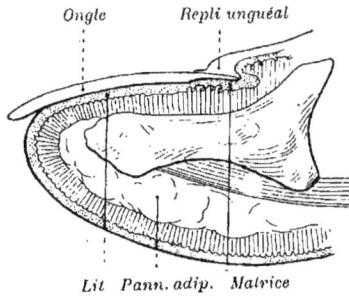

Fig. 657. — Coupe longitudinale de l'ongle.

Au-dessous de l'ongle, le corps muqueux (surface pointillée) différencié en matrice et lit de l'ongle. Une duplicature de la peau (repli unguéal) recouvre la racine. La phalange est entourée par la pulpe (derme, tissu adipeux).

libre, longue de quelques centimètres, prend une forme recourbée. Les arrêts de croissance que provoquent certaines maladies graves sont marqués par un sillon transversal.

# POILS

**Définition.** — Les poils sont des productions épidermiques filiformes et flexibles, qui s'élèvent au-dessus de la peau.

Leurs fonctions, utiles surtout en l'absence de vêtements, en font des organes de protection contre le froid, la pluie, les frottements. Ceux des organes des sens ont un rôle défensif contre les poussières. Les poils remplissent peut-être aussi des fonctions de dépuration, en éliminant certaines substances (iode, arsenic). L'homme n'a pas de poils tactiles comme en possèdent quelques animaux.

**Constitution.** — Un poil comprend une racine et une tige.

La *racine* ou portion adhérente est la partie intra-cutanée. Son extrémité inférieure, renflée, piriforme, constitue le *bulbe*, qui dans sa base excavée loge la *papille* du poil. Cette racine est contenue dans un sac épithélial ou *follicule pileux*.

La *tige* ou portion libre se termine par une *pointe* effilée. Elle est rectiligne, ondulée ou frisée. La coupe est circulaire ou elliptique ; cheveux ronds, cheveux plats.

**Propriétés.** — Les poils renferment du pigment qui leur donne une coloration blonde, brune ou rousse. Ils sont très élastiques, et en même temps très résistants; une chevelure saisie dans un engrenage ne se rompt pas, mais emporte avec elle le cuir chevelu scalpé. Ils sont hygrométriques, et ont été utilisés en physique comme hygromètres. Chez certains sujets ils dégagent par frottement de l'électricité. Enfin les poils sont presque imputrescibles.

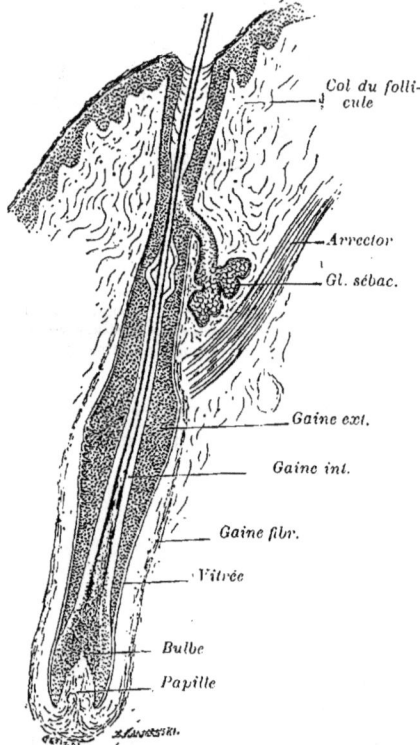

**Répartition.** — Les poils existent sur toute la surface du corps, à l'exception de la face palmaire de la main et des doigts, de la face plantaire du pied et des orteils, de la face dorsale des phalangettes et du mamelon du sein. Ils ne sont pas disposés au hasard, mais orientés suivant des directions définies; ils suivent des lignes appelées *courants*, qui émanent d'un centre appelé *tourbillon*. Les principaux tourbillons sont ceux du ventre, de l'ombilic, du coccyx, de l'aisselle, de l'aine. Le *tourbillon coccygien* (vortex coccygeus) est remarquable en ce qu'il entoure une surface glabre, la *glabelle coccygienne*, souvent déprimée assez profondément; cette dépression ou *fossette coccygienne* répond à la pointe du coccyx à laquelle s'attache le ligament caudal. Fossette et tourbillon prennent quelquefois chez le fœtus un développement anormal et paraissent se rapporter à l'extrémité caudale des mammifères à queue.

Fig. 658. — Structure du poil. (D'après Ranvier.)
Coupe longitudinale d'un poil. Le follicule épithélial est plongé dans le tissu conjonctif figuré par des traits déliés. Ce tissu conjonctif se condense pour former la papille et la gaine fibreuse. — Cf. fig. 654.

Les poils peuvent être répartis en 6 groupes : 1° les cheveux; 2° la barbe; 3° les poils des aisselles; 4° les poils des organes génitaux; 5° les poils des organes sensoriels, cils, sourcils, vibrisses, poils de l'oreille externe; 6° les poils de la surface cutanée, qui, eux-mêmes, se divisent en deux catégories, les poils vrais et les poils follets ou duvet. Les poils follets couvrent la plus grande partie du corps.

La femme se distingue de l'homme par la rareté des poils du corps, autres que les poils génitaux et axillaires, et au contraire par l'abondance et la longueur de sa chevelure.

**Croissance.** — A partir du 6ᵉ mois, le fœtus intra-utérin est couvert de poils follets blanchâtres, qui constituent le *lanugo* ou duvet fœtal. Ces poils tombent un peu avant la naissance ou dans les semaines qui suivent, et sont peu à peu remplacés par les poils définitifs. La puberté est marquée par le développement intensif des poils génitaux, de la barbe, des poils de l'aisselle et de la surface du corps, tandis qu'au contraire les cheveux abandonnés à eux-mêmes cessent de croître à partir de cette période.

Les poils se renouvellent incessamment et sont sujets à la mue. La durée d'un poil est de 2 à 4 ans. Ils blanchissent dans la vieillesse (*canitie*), par disparition de leur pigment; ils s'atrophient et tombent définitivement (*calvitie*). Les poils génitaux, les derniers parus, sont les derniers à conserver leur couleur.

**Résumé histologique.** — Le *poil*, production épithéliale, comprend trois couches emboîtées : au centre, la *substance médullaire*, à petites cellules ; la moelle fait défaut dans les poils follets et dans ceux des enfants; — puis la substance *corticale*, homogène, partie fondamentale du poil; ses cellules cornées sont très solidement unies entres elles; elles contiennent le pigment qui colore les poils; — à la périphérie, une mince *cuticule* ou épidermicule.

Le poil se renfle, à l'extrémité de sa racine, en un bouton ou *bulbe*. Ce bulbe, calotte épithéliale, coiffe une saillie du derme, de nature conjonctive. la *papille*, dans laquelle se ramifient les vaisseaux et les nerfs. Bulbe et papille sont les organes de formation et de croissance des poils.

La partie intra-cutanée ou *racine* du poil est contenue dans un tube épithélial, long de 2 à 6 mm. et constitué par l'invagination de l'épiderme; c'est le *follicule pileux*. On y retrouve les deux couches de l'épiderme formant les deux gaines : la *gaine externe*, la plus épaisse, est la continuation du corps muqueux; elle est enveloppée extérieurement par une *gaine fibreuse* dense, de nature dermique; — la *gaine interne*, suite de la couche cornée, subdivisée elle-même en couche de Henle, couche de Huxley et cuticule interne.

Dans la cavité du follicule débouchent des *glandes sébacées*, généralement au nombre de deux par poil.

A chaque poil est annexé un muscle redresseur (*arrector pili*). C'est un faisceau de fibres lisses qui s'insère par son extrémité inférieure sur la paroi externe du follicule et qui de là montant obliquement vers la surface se fixe par son autre extrémité dans le derme. Dans l'angle compris entre ce muscle et le follicule est logée la glande sébacée.

L'arrector pili redresse le poil et le rend propre à percevoir les contacts. Il entre en jeu dans le phénomène de la chair de poule, conjointement avec un état de vaso-constriction.

# APPAREIL VISUEL

L'appareil visuel est essentiellement constitué par les deux globes oculaires. Ceux-ci sont logés dans les cavités orbitaires, dans lesquelles ils sont fixés par un appareil aponévrotique, formé par la capsule de Tenon. De nombreux muscles assurent leur mobilité dans tous les sens. Des voiles membraneux, les paupières, protègent les yeux contre les agents extérieurs, aidés dans ce rôle de défense par un appareil de lubréfaction, l'appareil lacrymal. Comment on le voit, l'appareil de la vision a une constitution relativement complexe. Nous étudierons successivement :

1) Le globe oculaire ;

2) Les organes annexes comprenant : l'aponévrose de Tenon et les muscles moteurs du globe ; — les paupières et la conjonctive ; — l'appareil lacrymal.

## CHAPITRE PREMIER

## GLOBE OCULAIRE [1]

**Préparation.** — Pour étudier le globe oculaire, on se procurera un œil frais. A défaut d'œil humain, on utilisera un œil d'animal et de préférence un œil de mouton ou de bœuf. On le disséquera sous l'eau. Mais le moyen le plus pratique pour prendre une connaissance rapide de la disposition du globe est de faire congeler celui-ci, puis de pratiquer deux coupes, l'une sagittale, l'autre frontale que l'on examinera séance tenante, ou après une immersion plus ou moins longue dans une solution de formol.

Les *yeux* ou *globes oculaires* sont au nombre de deux ; ils occupent la partie antérieure des cavités orbitaires.

**Développement.** — La partie fondamentale du globe oculaire est la rétine ; c'est elle qui apparaît la première au cours du développement. Sur l'embryon de 3 millimètres (18 à 20 jours), on voit la vésicule cérébrale antérieure, encore indivise, émettre deux évaginations symétriques, les *vésicules oculaires primitives*, qui se dirigent vers l'ectoderme, au-dessous du bourgeon frontal. Ces deux vésicules oculaires présentent bientôt un processus d'invagination, en vertu duquel leur paroi antérieure et inférieure vient s'appliquer contre la paroi posté-

---

1. Ce chapitre a été rédigé par M. Druault, dans le *Traité d'Anatomie humaine*.

9

rieure et supérieure. Ainsi se forme une capsule optique, véritable gastrula oculaire, qui porte le nom de *vésicule oculaire secondaire*. La ligne d'invagination (colobome, fente oculaire) se prolonge dans une certaine étendue sur le pédicule de la vésicule oculaire, ébauche du nerf optique. Cette fente ne disparaît que vers la fin du 2ᵉ mois. La vésicule secondaire présente donc deux feuillets. Le feuillet externe garde sa disposition épithéliale primitive ; ses cellules se bornent à se charger de granulations pigmentaires et forment la couche pigmentée de la rétine. Le feuillet interne subit au contraire une série de transformations successives qui aboutissent à la constitution d'une lame nerveuse des plus complexes. Seule la partie antérieure du feuillet interne garde sa disposition primordiale.

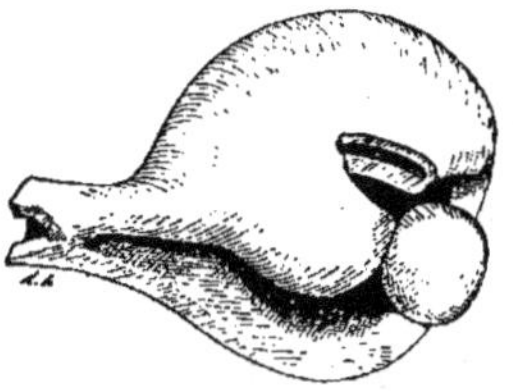

Fig. 659. — Formation de la vésicule optique secondaire. (O. Hertwig.)

Une échancrure montre les deux parois de cette vésicule. — En avant, le cristallin.

Dès le début de la formation de la vésicule oculaire primitive apparaît le *cristallin* (25 au 30ᵉ jour). Celui-ci se forme aux dépens d'une invagination ectodermique qui se sépare ensuite de l'ectoderme et aboutit ainsi à la production d'une vésicule épithéliale, la *vésicule cristallinienne*. Cette vésicule est d'abord formée d'une simple assise épithéliale entourant une cavité centrale. Mais si l'épithélium antérieur garde cette disposition initiale, il n'en est plus de même de l'épithélium postérieur dont les éléments se multiplient avec activité, puis se transforment progressivement en fibres cristalliniennes, qui finissent par constituer là presque totalité du cristallin.

Primitivement, la rétine et le cristallin constituent, pour ainsi dire, à eux seuls tout le globe oculaire. Mais le mésoderme adjacent ne tarde pas à prendre une part de plus en plus importante à la formation du globe. Il lui constitue d'abord une enveloppe protectrice qui garde dans les 3/4 postérieurs les caractères d'une membrane fibreuse, mais présente en avant des particularités de structure qui lui assurent une transparence parfaite. La portion opaque de la fibreuse oculaire porte le nom de *sclérotique*. La portion transparente appliquée contre la face profonde des téguments, amincis et transformés, constitue la *cornée*. D'autre part, le mésoderme fournit une double gaine nourricière au cristallin d'une part, à la rétine d'autre part. La capsule nourricière du cristallin n'a qu'une existence transitoire. Il n'en est pas de même de la gaine vasculaire de la rétine qui persiste comme membrane vasculaire de l'œil. La partie postérieure de cette membrane forme la *choroïde*. La partie antérieure se transforme pour former la *zone ciliaire* et *l'iris*.

Abrégé d'Anat. — III.                                          69

Enfin la partie du mésoderme, emprisonnée à l'intérieur de la vési-cule oculaire secondaire, subit d'importantes modifications qui la transforment en une masse transparente presque liquide, le *corps vitré*. Entre temps s'est développée, entre le cristallin et la cornée, une fente que la partie antérieure de la membrane vasculaire, c'est-à-dire, l'iris divise incomplètement en deux compartiments, la chambre antérieure et la chambre postérieure. Ces deux chambres sont remplies par l'*humeur aqueuse*. Celle-ci constitue, avec le corps vitré et le cristallin, les *milieux transparents* de l'œil.

## GÉNÉRALITÉS

*Forme*. — L'œil a la forme d'une sphère, légèrement aplatie dans le sens vertical. Mais le segment antérieur du globe, formé par la cornée, a une courbure nette-ment plus forte que celle de la sclérotique. A l'u-nion de celle-ci et de la cornée, il existe un étran-glement, le sillon scléral externe.

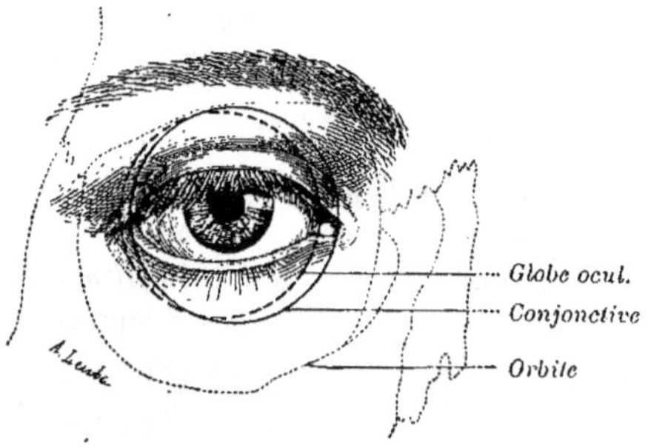

Globe ocul.
Conjonctive
Orbite

Fig. 660. — Rapports de l'œil (Merkel).

L'axe de l'œil réunit le sommet de la cornée et le pôle opposé. Cet axe ne répond pas exac-tement à l'axe de toutes les parties de l'œil, mais seulement à celui de la cornée et de la sclérotique. En outre, il s'écarte sensiblement de la ligne visuelle.

Le centre de rotation autour duquel tourne le globe est situé un peu en arrière du milieu de l'axe.

*Dimensions*. — Sappey donne 24 mm. 2 pour le diamètre antéro-pos-térieur, 23 mm. 6 pour le transversal, 23 mm. 2 pour le vertical.

*Poids*. — Sappey l'estime à 7 ou 8 grammes.

*Situation*. — L'œil occupe la partie antérieure de l'orbite ; il est protégé par le rebord orbitaire en haut et en dedans. Il est plus près de la paroi orbitaire externe que de l'interne, et de la supérieure que de l'inférieure.

L'écart entre les deux yeux, mesuré par la distance comprise entre les deux centres de rotation, varie entre 58 et 66 millimètres.

**Surface extérieure du globe oculaire.** — Un œil énucléé, débar-rassé de la conjonctive et de la capsule de Tenon, présente la trace de l'insertion des tendons, permettant de noter leurs situations respectives et notamment leur distance au bord cornéen.

A la surface de la sclérotique, on reconnaît aussi les deux artères ciliaires longues postérieures et les quatre veines vorticineuses ; les deux artères sont situées dans le méridien horizontal.

L'entrée du nerf optique est un peu en dedans du pôle postérieur, et autour de ce point d'entrée pénètrent les nerfs ciliaires et les artères ciliaires courtes postérieures.

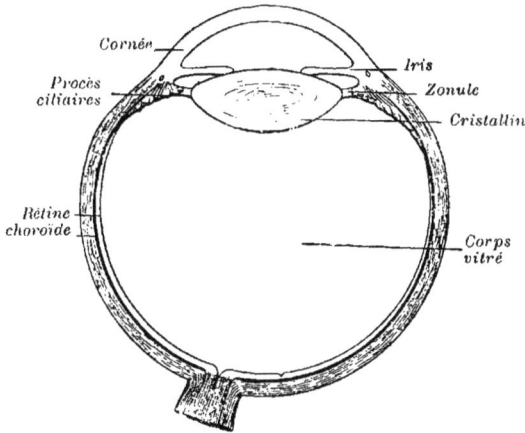

Fig. 661. — Coupe horizontale de l'œil droit (Panas).

(Segment inférieur de la coupe.)

**Constitution**. — Le globe de l'œil est formé d'une paroi et d'un contenu. La paroi comprend trois membranes qui sont, en allant de dehors en dedans : la membrane fibreuse (sclérotique et cornée); la membrane vasculaire (choroïde, corps ciliaire et iris) ; la membrane nerveuse (la rétine). Ces trois membranes sont en continuité avec le cerveau et ses enveloppes.

La masse contenue dans l'œil est transparente; elle comprend : le cristallin, le corps vitré, l'humeur aqueuse.

## § I. MEMBRANE FIBREUSE

La cornée et la sclérotique, séparées par le limbe scléro-cornéen, constituent la coque fibreuse de l'œil.

**A. Cornée**. — La cornée joue le rôle d'une lentille convergente, grâce à sa forme arrondie et régulière et à sa transparence.

*Situation*. — Par son pourtour, elle se continue avec la conjonctive et la partie antérieure de la sclérotique, celle-ci empiétant sur la partie antérieure de la cornée. La face postérieure de la cornée forme la paroi antérieure de la chambre antérieure qui contient l'humeur aqueuse.

*Forme.* — La cornée est un ménisque dont la face antérieure est convexe, la face postérieure concave et les bords plus épais que le centre. Le rayon de la courbure postérieure est plus court que celui de la courbure antérieure.

*Dimensions.* — Le diamètre horizontal a 12 mm., le vertical 11 mm. L'épaisseur est de 1 mm.

*Structure.* — La cornée est formée par 5 couches successives :

1° **L'épithélium antérieur,** pavimenteux, stratifié, comprend des cellules profondes (cellules à pédales), des cellules moyennes (cellules à fossettes), des cellules superficielles, lamellaires ;

2° **La membrane de Bowmann,** membrane basale, formée par des fibrilles très délicates ;

3° **Le tissu propre de la cornée,** constitué par une charpente fibreuse parsemée de cellules fixes et de cellules migratrices. La *charpente fibreuse* comprend environ 50 lames formées de fibrilles conjonctives colloïdes. Ces lames ne sont pas complètement indépendantes ; elles sont réunies non seulement par des fibrilles allant de l'une à l'autre, mais aussi par les fibres suturales de Ranvier qui vont de la membrane de Bowmann à la membrane de Descemet.

Les *cellules fixes*, ou cellules cornéennes proprement dites, sont exclusivement situées entre les lames. Ce sont des cellules conjonctives, dont les faces portent des crêtes d'empreinte.

Les *cellules migratrices* sont des globules blancs, sortis des vaisseaux. Elles sont étalées ou fusiformes suivant qu'elles se montrent entre deux lames ou dans l'épaisseur d'une lame. Leur protoplasme est granuleux ; leur noyau est polymorphe ;

4° **La membrane de Descemet ou de Demours** est une membrane anhiste, très réfringente. Elle est très friable, et, contrairement à la membrane de Bowmann, elle peut se cicatriser ;

5° **L'endothelium postérieur** est formé par une rangée de cellules polygonales, disposées régulièrement.

*Circulation de la cornée.* — Sauf dans ses parties périphériques, la cornée normale de l'homme ne possède ni vaisseaux sanguins, ni vaisseaux lymphatiques. Quelques capillaires occupent cependant le limbe scléro-cornéen.

*Nerfs.* — Les *nerfs* proviennent des nerfs ciliaires et forment à la périphérie de la cornée un plexus annulaire. De ce plexus partent des ramifications qui, répandues dans toute l'étendue de la cornée forment le plexus fondamental ; de ce dernier plexus émanent deux autres plexus :

l'un sous-épithélial, l'autre intra-épithélial. Nulle part il n'existe de cellules nerveuses. La plupart des fibres nerveuses perdent leur myéline au niveau de la circonférence de la cornée et les boutons terminaux restent toujours au-dessous de la surface de l'épithélium.

B. **Région du limbe scléro-cornéen.** — Cette région est importante au double point de vue physiologique et chirurgical ; elle joue, en effet, le rôle principal dans l'excrétion de l'humeur aqueuse et constitue un lieu d'élection pour les incisions opératoires.

A son niveau, tandis que l'épithélium cornéen et la membrane de Bowmann se continuent respectivement avec l'épithélium conjonctival et sa membrane basale, le tissu propre de la cornée se continue avec celui de la sclérotique, et perd sa transparence.

Dans cette couche on trouve, près de sa face profonde : le canal de Schlemm et le système trabéculaire scléro-cornéen.

Le *canal de Schlemm* est un canal annulaire, aplati de dehors en dedans et plus large en arrière qu'en avant. Il n'a pas de paroi propre, étant creusé en plein tissu scléral. C'est un sinus, analogue à ceux

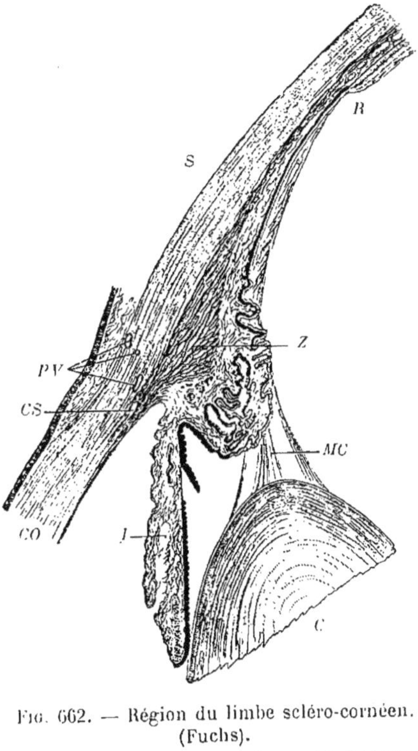

Fig. 662. — Région du limbe scléro-cornéen.
(Fuchs).

C, cristallin. — CO, cornée. — CS, canal de Schlemm. — I, iris. — MC, muscle ciliaire. — PV, veine ciliaire antérieure — R, rétine. — S, sclérotique. — Z, zonule.

de la dure-mère. Au niveau de son bord postérieur, il communique avec des veines d'un calibre inférieur au sien. Comme on ne trouve jamais de globules rouges dans ce canal, beaucoup d'auteurs ont admis qu'il contenait seulement de l'humeur aqueuse.

En dedans du canal de Schlemm, se trouve un ensemble de trabécules arrondies formant des mailles et constituant le *système trabéculaire scléro-cornéen*. Ce système est formé de lames perforées et anastomosées qui se terminent en arrière dans le tissu scléral.

C. **Sclérotique**. — La sclérotique est de couleur blanchâtre ; elle transparaît à travers la conjonctive. Sa surface interne, en rapport avec la choroïde, est de coloration brune.

*Orifices*. — La sclérotique présente plusieurs orifices. L'orifice du nerf optique est en dedans du pôle postérieur. Il a la forme d'un tronc de cône, dont l'axe est perpendiculaire à la paroi sclérale. Les orifices des artères et nerfs ciliaires postérieurs sont groupés autour du précédent. Il n'y a pas d'orifice veineux dans cette région. Dans l'épaisseur même de la sclérotique autour de l'orifice du nerf optique les artères ciliaires courtes forment le cercle artériel de Haller. Les orifices des veines vorticineuses, sont au nombre de 4, situés en arrière de l'équateur. Les orifices des artères et veines ciliaires antérieures sont disposés au pourtour de la cornée.

*Structure*. — La sclérotique est formée de faisceaux conjonctifs entrelacés. La sclérotique contient aussi des fibres élastiques, nombreuses surtout au voisinage du réticulum scléro-cornéen. Entre les faisceaux conjonctifs se trouvent des cellules fixes, des cellules migratrices et aussi quelques cellules pigmentées.

*Vaisseaux et nerfs*. — Les mailles d'un réseau artériel dû aux artères ciliaires antérieures et aux artères ciliaires courtes postérieures assurent pauvrement la nutrition de la sclérotique. Les veinules sclérales se rendent dans un réseau semblable. Il n'y a pas de vaisseaux lymphatiques, mais des lacunes, dont le contenu se déverse dans l'espace supra-choroïdien et dans la cavité de la capsule de Tenon. Les filets nerveux, très rares, viennent des nerfs ciliaires.

## § 2. MEMBRANE VASCULAIRE (TRACTUS UVÉAL)

Cette membrane est composée de trois parties qui sont d'avant en arrière : *a*, l'iris ; *b*, la zone ciliaire ; *c*, la choroïde.

A. **Iris**. — Tendu dans le plan vertical formé par l'orifice antérieur de la sclérotique, l'iris est le segment antérieur de la membrane vasculaire. Sa face postérieure s'applique sur la face antérieure du cristallin. Sa face antérieure est tournée du côté de la cornée, sans prendre contact avec elle. L'iris baigne dans l'humeur aqueuse et divise l'espace qui contient celle-ci en 2 chambres, l'une antérieure, l'autre postérieure.

L'iris est une membrane discoïde perforée au centre et plane dans son ensemble. Son diamètre est de 13 millimètres.

*La face antérieure* est anfractueuse, irrégulière, soulevée par les saillies demi-cylindriques de trabécules à direction radiaire. Ceux-ci, par leurs anastomoses forment le petit cercle de l'iris. La couleur de l'iris présente de nombreuses variétés, suivant la couleur des cheveux et suivant les races. Les points noirs qui tachent l'iris sont dus à des dépôts de pigment.

*La face postérieure* est entièrement noire ; elle présente des sillons, les uns radiés, les autres concentriques.

*Le bord périphérique* ou *grande circonférence* est en continuité avec le stroma de la zone ciliaire.

*La petite circonférence* forme la *pupille*. Celle-ci est ordinairement arrondie, d'un diamètre de 3 ou 4 millimètres, mais très variable, et subissant, selon l'excitation, ou une dilatation ou une contraction. Le bord pupillaire de l'iris est noir, aminci et finement dentelé.

**Structure**. — L'iris comprend d'avant en arrière les couches suivantes :

1) L'*endothélium antérieur* qui se continue avec l'endothélium de la face postérieure de la cornée ; c'est un endothélium, à cellules polygonales aplaties et sans pigment.

2) Le *tissu irien proprement dit*, formé par un tissu conjonctif lâche contenant des cellules lymphatiques, des cellules étoilées spéciales, des vaisseaux, des nerfs et un sphincter. *Ce sphincter irien* est un muscle annulaire plat, formé par des fibres musculaires lisses. Sur la face antérieure de l'iris, près du bord ciliaire, se trouvent des dépressions nommées stomates ou cryptes, les *stomates de Fuchs*.

3) La *membrane basale de Bruch* ou *membrane de Ruysh*. Cette membrane, épaisse de 2 à 3 μ, tapisse toute la face postérieure de l'iris. Sa structure est assez discutée. On s'accorde cependant à admettre aujourd'hui que c'est une lame contractile. Mais pour les uns elle est formée par la juxtaposition de fibres-cellules ; pour d'autres il s'agit d'une nappe indivise. Dans tous les cas, il est certain qu'elle dérive de l'épithélium postérieur de l'iris, c'est-à-dire de la portion irienne de la rétine.

4) L'*épithélium postérieur*, formé par une double rangée de cellules cubiques. Il continue celui qui recouvre les procès ciliaires et s'arrête au niveau du bord pupillaire. Il appartient en réalité à la rétine dont il représente la partie antérieure qui n'a pas subi de différenciation.

**B. Corps ciliaire ou zone ciliaire**. — Le corps ciliaire se continue avec la choroïde en arrière et l'iris en avant. Il comprend le muscle et les procès ciliaires.

Cette zone ciliaire est située en avant de l'équateur de l'œil, autour du cristallin. Elle a une forme annulaire et apparaît triangulaire sur les coupes.

Sa face externe est en rapport avec la sclérotique. Sa face interne répond aux fibres de la zonule et comprend deux segments : l'un antérieur, formé par les procès ciliaires; l'autre postérieur, l'orbiculus ciliaris de Henle. Sa base répond à l'iris. Son sommet se continue avec la choroïde au niveau de l'ora serrata.

*Structure.* — La zone ciliaire est essentiellement formée par le muscle ciliaire et les procès ciliaires.

1° Le *muscle ciliaire* occupe la partie antéro-externe de la zone ciliaire. De coupe triangulaire et de coloration jaunâtre, il est séparé de la sclérotique par la lamina fusca. Ce muscle est formé de faisceaux de fibres lisses s'anastomosant entre eux, mais séparés par un tissu conjonctif lâche. L'insertion fixe se fait sur le bord antérieur de la sclérotique, et c'est le tendon du muscle ciliaire qui constitue le principal moyen d'union entre la membrane fibreuse et la membrane vasculaire. La plupart des faisceaux du muscle ont une direction longitudinale et constituent le *muscle de Brücke*; les faisceaux internes sont annulaires et constituent le *muscle de Müller*;

2° Les *procès ciliaires* au nombre de 70 à 80, affectent la forme de massues dont la surface est irrégulièrement mamelonnée. Ils sont essentiellement constitués par un stroma de tissu conjonctif lâche, contenant de nombreux vaisseaux.

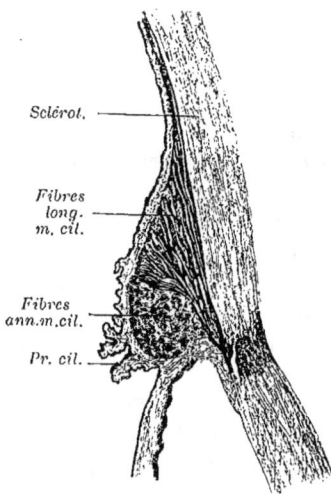

Fig. 663. — Muscle ciliaire. (Ivanoff.)

La face postérieure de la zone ciliaire est tapissée par une membrane vitrée et un épithélium.

La *membrane vitrée* se continue en arrière avec la vitrée de la choroïde. Elle est délicate et mince au niveau de l'orbiculus ciliaris et peut atteindre une épaisseur de 12 μ au niveau des procès ciliaires. Les plis minces qu'elle forme constituent des mailles d'inégale grandeur;

L'*épithélium* représente la portion ciliaire de la rétine; il comprend deux couches de cellules représentant les deux feuillets de la vésicule oculaire secondaire : la *couche externe* ou couche pigmentée comble les mailles du réticulum; elle se continue avec la couche antérieure de l'épithélium irien et avec l'épithélium pigmentaire de la rétine. Elle est formée de cellules cubiques ou prismatiques chargées de pigments; la *couche interne* se continue en avant avec l'épithélium irien, en arrière avec la couche nerveuse de la rétine. Ses cellules sont cylindriques et claires.

C. **Choroïde.** — La choroïde est située entre la sclérotique et la rétine.

Sa face externe est noire, brillante, et sur elle courent, d'arrière en avant, les nerfs ciliaires. Le bord antérieur de la choroïde se continue avec le stroma de la zone ciliaire au niveau de l'ora serrata. En arrière, elle est perforée par le nerf optique.

**Structure.** — La choroïde comprend cinq couches qui sont de dehors en dedans :

1° La *lamina fusca*, constituée par plusieurs plans de lamelles obliques; celles-ci sont formées d'un substratum de fibrilles élastiques, de cellules pigmentées et de cellules endothéliales, anastomosées entre elles. Cette couche n'a pas de vaisseaux propres.

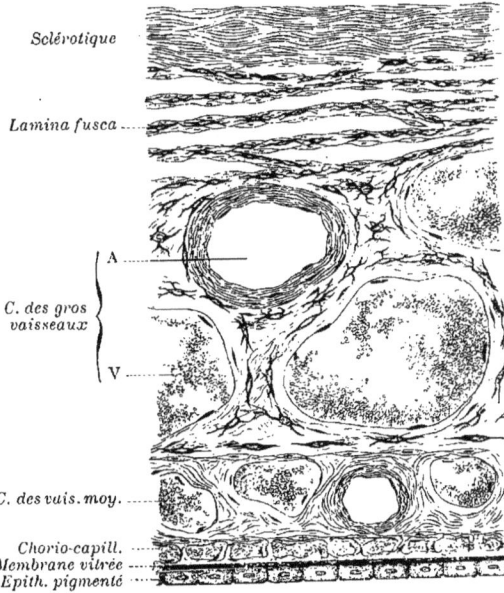

Fig. 664. — Choroïde (dessin schématique) (d'après R. Greeff).

2° La *couche des gros vaisseaux* surtout formée par des veines qu'entourent des gaines lymphatiques. Un stroma analogue à celui de la lamina fusca remplit les espaces intervasculaires.

3° La *couche des vaisseaux moyens*, flanquée de 2 couches endothéliales. Le stroma ne comprend qu'un fin réseau élastique et de nombreux vaisseaux se continuant avec ceux de la couche précédente.

4° La *couche chorio-capillaire*, séparée de la précédente par une couche endothéliale et constituée par une rangée de capillaires plongés dans une substance finement granulée.

5° La *lame vitrée*, ou membrane élastique de Kölliker, homogène et adhérente à la couche précédente.

### Vaisseaux et nerfs.

*Artères.* — Les artères forment trois groupes.

a) *Les artères ciliaires courtes postérieures*, venues de l'artère ophtalmique, perforent la sclérotique, autour du nerf optique. Elles s'anastomosent dans l'épaisseur de la membrane fibreuse pour former le cercle de Haller qui donne naissance à quelques filets rétiniens (artères cilio-rétiniennes). Les artères ciliaires courtes se distribuent ensuite à la choroïde.

b) *Les artères ciliaires longues postérieures* cheminent, au nombre de deux, et sans se ramifier, à la surface de la choroïde, jusqu'au muscle ciliaire.

c) *Les artères ciliaires antérieures* sont des rameaux des artères des quatre muscles droits.

De ces trois groupes d'artères, le premier est destiné à la choroïde,

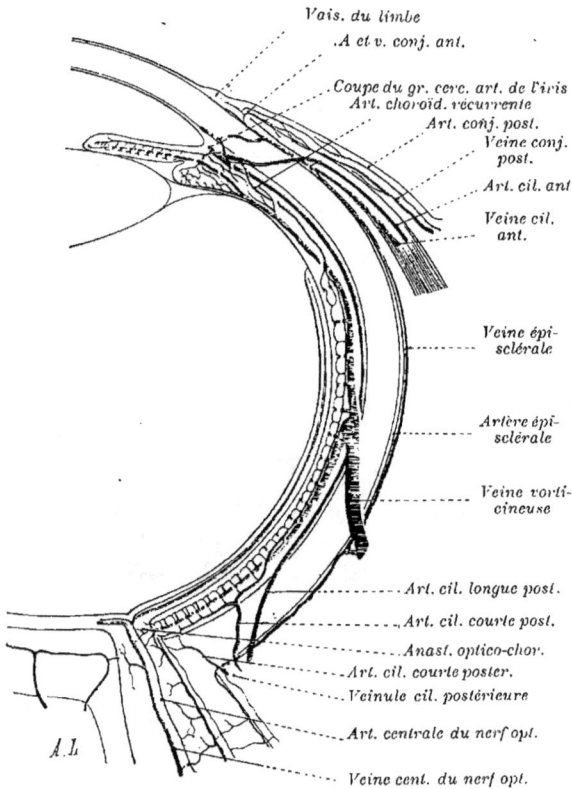

FIG. 665. — Vaisseaux de l'œil (schéma de Leber).

les deux autres au corps ciliaire et à l'iris. Les dernières ramifications des artères courtes postérieures se terminent dans les capillaires de la membrane de Ruysh. — Le muscle ciliaire, et le bord antérieur de la choroïde sont alimentés soit par les artères ciliaires antérieures, soit par les artères ciliaires longues postérieures; les premières donnent le cercle artériel du muscle ciliaire ; les autres forment par leurs branches le grand cercle artériel de l'iris, d'où naîtront les rameaux destinés aux procès ciliaires. Au voisinage du bord pupillaire existe le petit cercle artériel de l'iris.

**Veines.** — La disposition des veines est différente : le territoire des veines ciliaires antérieures reçoit seulement une partie des vaisseaux du muscle ciliaire; c'est le territoire des veines vorticineuses qui recueille le sang de presque tout le reste du tractus uvéal. Les veines de la choroïde forment des tourbillons et chacun des tourbillons est le centre d'une veine vorticineuse. Les veines des procès ciliaires et les veines de l'iris gagnent le réseau vorticineux. Les veines ciliaires courtes postérieures ne proviennent que de la sclérotique et les veines vorticineuses, au nombre de quatre, vont se jeter dans les deux veines ophtalmiques.

**Lymphatiques.** — Il n'existe pas de canaux lymphatiques dans le stroma, mais simplement de grands espaces lymphatiques.

**Nerfs.** — Ils comprennent les nerfs ciliaires courts, branches du ganglion ophtalmique et les nerfs ciliaires longs, branches du nerf nasal. Pour gagner le muscle ciliaire, les nerfs cheminent entre la sclérotique et la choroïde donnant à celle-ci de nombreux rameaux. A la surface du muscle ciliaire, les nerfs se divisent et forment un plexus serré. Celui-ci donne des rameaux nombreux au muscle ciliaire et à l'iris.

### § 3. MEMBRANE NERVEUSE — RÉTINE

La rétine est la membrane interne de l'œil. Elle s'étend du nerf optique à l'orifice pupillaire. On peut la considérer comme formée de trois zones ou portions distinctes : une portion choroïdienne ou rétine proprement dite; une portion ciliaire et une portion irienne. Seule, la portion choroïdienne, limitée en avant par l'ora serrata, peut percevoir les impressions lumineuses.

### I. — Rétine proprement dite.

La rétine choroïdienne s'étend du nerf optique à l'ora serrata. Elle est incolore et transparente, sur le vivant. Son épaisseur, de 400 μ à son centre, tombe à 100 μ, au voisinage de la rétine ciliaire.

**Configuration extérieure.** — La rétine est un segment de sphère, et présente deux faces, externe et interne, et un bord antérieur ou circonférence. La surface externe répond à la lame vitrée de la choroïde, mais ne lui adhère pas; la surface interne, concave, entoure le corps vitré et lui est très légèrement adhérente. Cette face interne présente deux régions très spéciales, où se trouve modifiée la texture rétinienne : c'est, d'une part, la papille optique qui répond au hile vasculo-nerveux; d'autre part, la tache jaune (*macula lutea*), située exactement au pôle postérieur de l'œil. Il conviendra d'étudier à part ces deux formations.

**Structure.** — Nous avons vu, en étudiant le développement de l'œil que la rétine de la vésicule optique secondaire était formée de deux feuillets, le feuillet externe garde sa constitution simple et forme la couche pigmentaire de la rétine. Le feuillet interne subit une série de transformations complexes pour donner naissance à la couche nerveuse de la rétine.

I. *Couche pigmentaire* (feuillet externe de la vésicule optique). — La couche pigmentaire est formée par des cellules épithéliales, remplies de pigment et disposées en une assise unique. L'extrémité interne de ces cellules présente des prolongements qui pénètrent entre les cônes et les bâtonnets et dont la longueur paraît varier sous l'influence de la lumière.

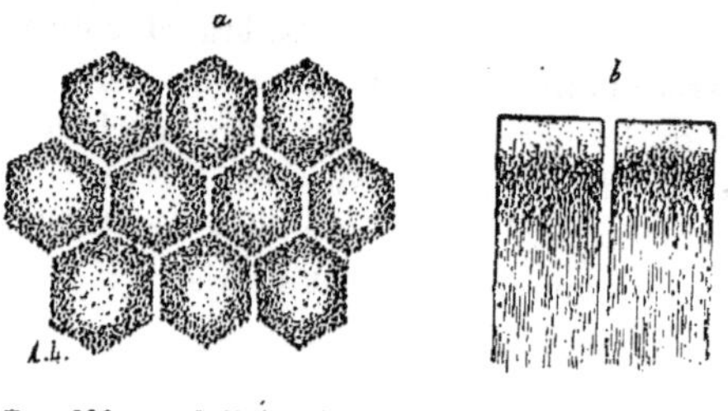

FIG. 666. — Cellules de l'épithélium pigmentaire de la rétine humaine (Max Schultze).

*a*, sommet ou face externe (appliquée sur la lame vitrée de la choroïde). — *b*, parties latérales.

II. *Couche nerveuse* (feuillet interne de la vésicule optique). — La couche nerveuse de la rétine est formée de nombreux éléments de signification différente. Nous allons d'abord en faire une étude analytique. Nous verrons ensuite comment ils s'associent pour donner à la rétine l'aspect régulièrement stratifié qu'elle présente sur les coupes.

ÉLÉMENTS CELLULAIRES DE LA RÉTINE. — Les éléments cellulaires qui constituent la rétine sont : soit des cellules nerveuses, soit des cellules névrogliques jouant le rôle d'appareils de soutien.

1) **Cellules nerveuses.** — Les cellules nerveuses présentent plusieurs variétés qui paraissent de très inégale importance. On s'accorde géné-

ralement à admettre que les éléments essentiels de la rétine sont formés par trois variétés cellulaires qui se superposent de la superficie à la profondeur et que traversent successivement les impressions lumineuses de la rétine en se réfléchissant de la couche pigmentaire vers la couche des fibres nerveuses du nerf optique. Ces trois variétés cellulaires sont : les cellules visuelles, les cellules bipolaires et les cellules multipolaires.

A côté de ces cellules principales, il existe d'autres éléments dont le rôle est beaucoup plus obscur : ce sont des cellules d'association, comprenant des cellules horizontales, des cellules unipolaires et des éléments à conduction centrifuge (cellules à cylindre-axe ascendant). Nous ne ferons que signaler leur existence et nous nous bornerons à décrire les éléments principaux.

A) *Cellules visuelles.* — Les cellules visuelles sont de deux sortes : les cellules à cônes et les cellules à bâtonnets.

Les CELLULES A BATONNETS présentent en allant de dehors en dedans : le bâtonnet ; le prolongement cellulaire externe, le corps cellulaire et le prolongement interne. Les *bâtonnets* sont formés de deux segments : le segment externe est régulièrement cylindrique et long de 30 à 50 µ; son enveloppe emprisonne de petits disques étagés en pile de monnaie et unis entre eux par une mince couche de ciment. Les segments externes contiennent le *pourpre rétinien* qui manque dans les cônes et qui manque aussi au niveau de la fovea centralis. Le segment interne est également cylindrique, mais avec une portion moyenne légèrement renflée. Il est long de 20 à 25 µ. Dans son tiers externe, il renferme un appareil fibreux ou corps intercalaire filamenteux. Le *prolongement cellulaire externe* est un filament très fin, plus ou moins long, dont le trajet est sinueux. Le *corps cellulaire* ou *grain* du bâtonnet est allongé dans le sens vertical et constitué par un noyau transversalement strié qu'entoure une très mince couche de protoplasme.

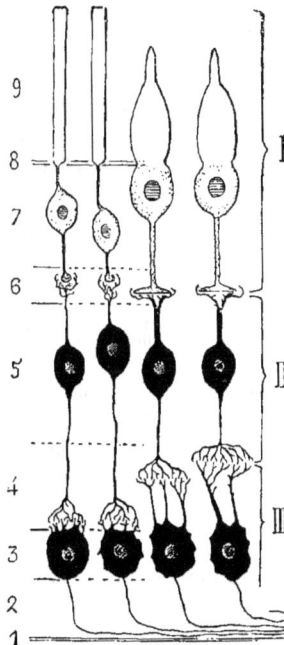

FIG. 667. — Schéma des éléments conducteurs centripètes de la rétine (Mathias Duval).

I, cellule visuelle. — II, cellule bipolaire. — III, cellule multipolaire. — Les *chiffres arabes* placés sur le côté gauche de la figure rappellent les neuf *couches classiques* de la rétine (l'épithelium pigmenté n'étant pas compté).

Le *prolongement cellulaire interne* est semblable à l'externe, mais présente deux ou trois varicosités sur son trajet et se termine par un renflement piriforme.

Les CELLULES A CONES présentent les mêmes parties que les cellules à bâtonnets. Les cônes comprennent aussi deux segments : le segment externe est nettement conique. L'enveloppe recouvre le sommet du cône alors qu'elle ne recouvre pas le sommet du bâtonnet. Les disques sont épais et leur substance paraît semblable à celle des bâtonnets. Le *grain* ou *corps cellulaire* est uni au segment interne par une portion très courte, à peine rétrécie. Le grain est beaucoup plus gros que celui des bâtonnets; le noyau est quelquefois strié transversalement, mais généralement il ne contient au centre qu'une seule masse de chromatine. Le *prolongement interne* est droit, non variqueux et se termine par un pied étalé d'où partent des fibrilles courtes et fines.

*Répartition des cônes et des bâtonnets.* — Chez l'homme, les bâtonnets sont beaucoup plus nombreux que les cônes. Il n'existe que des cônes au niveau de la fovea centralis, mais à 1$^{mm}$,2 du centre de celle-ci on trouve dix fois plus de bâtonnets que de cônes; et cette proportion reste sensiblement la même jusqu'au voisinage immédiat de l'ora serrata.

Les cônes, d'après l'hypothèse de Max Schultze, servent surtout à reconnaître les couleurs, tandis que les bâtonnets ne donnent qu'une notion quantitative de lumière et sont plus sensibles pour les petites quantités.

B) Les *cellules bipolaires* sont de petites cellules nerveuses dont le prolongement protoplasmique s'articule avec les cônes et bâtonnets et dont le cylindre-axe s'articule avec les cellules multipolaires.

*a)* Les *cellules bipolaires des bâtonnets* ont des corps cellulaires épais et verticaux. Les dimensions de leur panache ascendant sont variables, mais le cylindre-axe est très long, traversant toute la couche plexiforme interne et étalant son arborisation sur le corps des cellules ganglionnaires.

*b)* Les *cellules bipolaires des cônes* ont un corps cellulaire ovoïde, vertical. Le prolongement protoplasmique supérieur est gros et court. Le cylindre-axe se termine par une ramification brusque dans la couche plexiforme interne.

C) Les *cellules multipolaires* sont des cellules ganglionnaires. La surface de la cellule est irrégulière. Le noyau contient un nucléole et un léger réseau de chromatine. Le cylindre-axe, très long, constitue une fibre optique. Il gagne la papille et va se terminer dans le corps genouillé externe.

2) **Cellules névrogliques.** — Les cellules névrogliques se présentent sous la forme de *cellules en araignées*, occupant la partie profonde de la rétine, et de *fibres de Müller*.

Les *fibres de Müller* traversent la rétine dans toute son épaisseur. Le corps cellulaire, mince et allongé, présente à sa partie moyenne un renflement qui contient un noyau, qui est situé au niveau de celui des cellules bipolaires. Du corps cellulaire partent des prolongements membraniformes ou fibrillaires qui s'insinuent entre les cellules nerveuses voisines. L'extrémité externe s'étale pour former le pied de la fibre qui se soude avec le pied des cellules voisines, et ainsi se constitue la *membrane limitante interne*. De même l'extrémité externe se soude avec celle des fibres adjacentes pour former la *membrane limitante externe*. De la surface de celle-ci partent *des corbeilles fibrillaires* qui s'insinuent entre les cônes et les bâtonnets qui traversent les orifices de la limitante externe.

COUCHES DE LA RÉTINE. — Malgré le nombre et la complexité des éléments qui la constituent, la rétine présente sur les coupes transversales un aspect stratifié d'une grande régularité, ce qui tient à la situation constante à un même niveau des cellules d'une même espèce ou des segments correspondants d'une même variété cellulaire. On décrit généralement à la rétine dix couches successives qui sont, en allant de dehors en dedans :

1° La *couche des cellules pigmentaires* formée par les cellules dérivées du feuillet externe de la vésicule optique secondaire.

2° La *couche des cônes et des bâtonnets* où la névroglie n'est représentée que par les corbeilles fibrillaires que les fibres de Müller fournissent aux segments internes des cônes et des bâtonnets.

3° La *membrane limitante externe*, formée par la tête élargie des fibres de

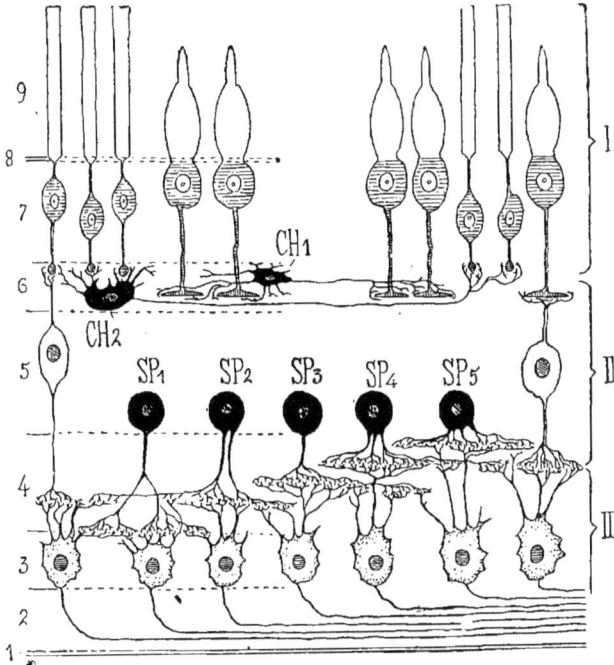

Fig. 668. — Schéma des éléments conducteurs centripètes (figurés en clair) et des éléments d'association (figurés en noir) de la rétine (Mathias Duval).

I, cellule visuelle. — II, cellule bipolaire. — III, cellule multipolaire. — CH₁, petite cellule horizontale. — CH₂, grande cellule horizontale. — SP₁ à SP₅, les cinq ordres de spongioblastes. — Les chiffres arabes placés sur le côté gauche de la figure rappellent les neuf couches classiques de la rétine (l'épithélium pigmenté n'étant pas compté).

Müller, est traversée par les bâtonnets et les cônes qui se continuent avec le corps des cellules visuelles.

4° La *couche des grains externes* ou couche granuleuse externe contient les corps cellulaires des cônes et des bâtonnets, c'est-à-dire les cellules visuelles.

5° La *couche plexiforme externe* ou couche intergranuleuse comprend les articulations des cônes et des bâtonnets avec les cellules bipolaires et horizontales.

6° La *couche des grains internes* formée par les noyaux des cellules horizontales, bipolaires et unipolaires, ainsi que par les noyaux des fibres de Müller.

7° La *couche plexiforme interne* est formée par les prolongements protoplasmiques et les articulations des cellules bipolaires et multipolaires.

8° La *couche des cellules multipolaires* ou *couche ganglionnaire* est constituée par les corps des cellules multipolaires. Elle contient aussi quelques cellules unipolaires et quelques cellules en araignée. Elle est traversée par la partie inférieure des fibres de Müller.

9° La *couche des fibres nerveuses* est surtout formée par les cylindres-axes des cellules multipolaires qui vont former le nerf optique. Elle comprend en outre les pieds des fibres de Müller et des cellules névrogliques en araignées. Les fibres nerveuses y sont dépourvues de myéline et se groupent par faisceaux arrondis présentant de nombreuses anastomoses.

10° La *membrane limitante interne* est formée par l'union des pieds des fibres de Müller. En dedans de cette membrane, se trouve la membrane hyaloïde.

Certaines régions de la rétine ont un aspect et une structure spéciaux; ce sont la fovea, la papille et l'ora serrata.

*La fovea* ou tache jaune est le siège de la vision centrale. Elle se présente sous forme d'une tache jaune dont l'aspect extérieur

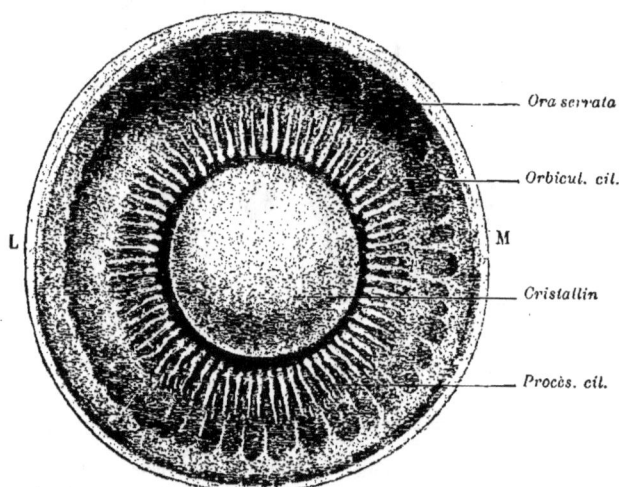

FIG. 669. — Segment antérieur de l'œil vu d'arrière (Oscar Schultze).
*L*, côté latéral. — *M*, côté médian.

est insuffisamment tranché pour délimiter cette région à l'examen ophtalmoscopique. La fovea répond assez exactement au pôle postérieur de l'œil; elle est placée en dehors et au-dessous de la papille du nerf optique. Elle a une forme légèrement elliptique à grand axe horizontal. Son diamètre est de 1 mm. 5 à 2 millimètres. Au niveau de cette fovea, les cellules de l'épithélium pigmentaire sont de coloration plus foncée et la disposition des couches est profondément modifiée; les bâtonnets disparaissent et les cônes existent seuls à ce niveau. La couche des grains externes s'épaissit; les grains s'écartent les uns des autres. Toutes les couches plus internes présentent leur maximum d'épaisseur au bord de la fovea et s'amincissent progressivement, en allant vers le centre de celle-ci. La partie centrale de la fovea est dépourvue de vaisseaux capillaires.

La *papille du nerf optique* répond au point où le nerf optique s'épanouit pour constituer la couche des fibres nerveuses. Elle se présente sous forme d'une excavation arrondie dont le fond répond profondément à la lame criblée. Le diamètre de la papille est de 1 mm. 5 environ.

A l'état normal, le disque papillaire est limité par le bord de la choroïde : c'est un liséré brun. Immédiatement en dedans de ce bord, la papille présente ou sa teinte rosée générale ou une bordure blanche.

La papille est formée presque exclusivement par les fibres nerveuses sans myéline venant de la couche des fibres optiques de la rétine et se rendant au nerf optique. Au milieu des fibres optiques, se trouvent des cellules névrogliques en araignées. La membrane limitante interne manque à la surface de la papille.

*L'Ora serrata* est le bord antérieur de la rétine; sa ligne dentelée forme également la limite entre la choroïde et la zone ciliaire. L'ora serrata est constituée par de petites arcades à concavité antérieure et dont les extrémités s'unissent en formant des pointes également tournées en avant. Généralement les dentelures sont beaucoup plus marquées dans la portion nasale que dans la portion temporale. La rétine proprement dite, déjà un peu amincie, se termine par une chute brusque au niveau de l'ora serrata. La partie antérieure de la rétine, sur une largeur de 1 millimètre environ laisse paraître plus que le reste de la rétine la teinte foncée du pigment sous-jacent. A ce niveau, les bâtonnets sont beaucoup moins nombreux et plus courts. Les cellules multipolaires n'existent pour ainsi dire plus. Les fibres de Müller sont relativement volumineuses.

## II. La Rétine ciliaire.

A partir de l'ora serrata, la rétine est fort mince. Sa face externe adhère par de petites saillies à la vitrée choroïdienne, et les sillons de sa face interne sont comblés par les fibres de la zonula qui servent d'appareil suspenseur au cristallin. Histologiquement, la rétine ciliaire ne comprend plus que les couches extrêmes de la rétine proprement dite, c'est-à-dire: une couche externe, pigmentaire et une couche interne due à la limitante interne; mais celle-ci contient des éléments cellulaires clairs, cylindriques disposés sur une seule couche, et dont le noyau est ovalaire.

### III. La Rétine irienne.

A partir de l'angle irido-ciliaire la rétine va former le revêtement postérieur de l'iris. Là encore on ne trouve plus que deux assises cellulaires, représentant les 2 feuillets de la vésicule optique secondaire. C'est en avant de l'assise externe ou antérieure que se trouve les cellules myoépithéliales fusionnées en plasmodes qui constituent le muscle dilatateur de la pupille; les cellules de l'assise interne ont des contours polygonaux et sont bourrées de granulations pigmentaires.

**Vaisseaux.** — Les vaisseaux rétiniens sont fournis par l'artère et la veine centrale de la rétine. Ils sont bien visibles sur le vivant à l'examen ophtalmoscopique : les veines sont plus grosses, de teinte plus foncée et sont placées le plus souvent au côté temporal des artères. A leur émergence à la surface de la papille, l'artère et la veine centrales se divisent en deux grosses branches à direction verticale et généralement très courtes: ce sont les artères et les veines papillaires supérieures et inférieures. Chacune de ces branches se divise en deux rameaux, dont l'un se porte en dedans, l'autre en dehors : on a ainsi 4 artères et 4 veines rétiniennes : ce sont les temporales supérieures, temporales inférieures, nasales supérieures, nasales inférieures, celles-ci plus petites. Ces 4 artères rétiniennes et les 4 veines se divisent à leur tour en vaisseaux de second ordre. La

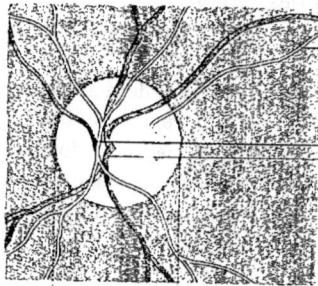

Fig. 670. — Papille (vue ophtalmoscopique et coupe) avec une artère cilio-rétinienne très volumineuse (Elschnig).

zone péripapillaire de la rétine est irriguée par les vaisseaux cilio-rétiniens ; ce sont des artérioles venues du cercle artériel de Haller. Toutes les branches vasculaires autres que les capillaires sont situées dans la couche des fibres optiques.

En dehors du réseau capillaire, les artères rétiniennes ne présentent aucune anastomose soit entre elles, soit avec les artères choroïdiennes.

Le réseau capillaire comprend deux réseaux secondaires, l'un interne, l'autre externe. Le 1er est situé dans la couche des fibres optiques et dans la couche des cellules multipolaires ; le 2me est situé dans la couche des cellules unipolaires et bipolaires. — Les *voies lymphatiques* sont constituées par les gaines enveloppant les vaisseaux.

## § 4. MILIEUX DE L'ŒIL

Les milieux de l'œil sont constitués par : 1° le cristallin ; 2° le corps vitré ; 3° l'humeur aqueuse.

### 1) Cristallin.

Le cristallin est une lentille biconvexe complétant l'appareil dioptrique de l'œil, dont la cornée représente la partie principale. Il est l'organe de l'accommodation.

Le cristallin est situé en arrière de l'iris, et au-devant du corps vitré, à la hauteur des procès ciliaires. La distance de sa face antérieure à la cornée est de 3 à 4 millimètres, et sa face postérieure est distante de la fovea de 16 millimètres.

D'après Helmholtz, pour l'œil au repos, le rayon de courbure de la face antérieure a 10 millimètres, le rayon de courbure de la face postérieure a 6 millimètres, l'épaisseur est de 3 millimètres,6, le diamètre de 9 millimètres, son poids est de 20 à 25 centigrammes. L'axe du cristallin a la même direction que l'axe cornéen, et passe par les 2 pôles antérieur et postérieur. La consistance, faible chez l'enfant, augmente peu à peu, surtout au centre, d'où la formation d'une sorte de noyau qui envahit, chez le vieillard, les couches corticales.

D'abord incolore et transparent, le cristallin prend progressivement une teinte jaune ambrée. L'indice de réfraction s'accroît aussi avec les années et augmente de la périphérie au centre. Il est de 1,42 à 1,44 par rapport à l'air.

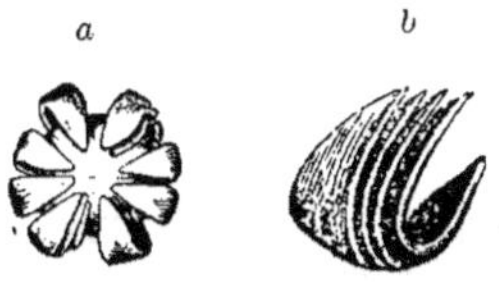

**Structure.** — Il faut étudier au cristallin :

1° *Une capsule* dite encore cristalloïde et qui comprend 2 segments : l'un antérieur, l'autre postérieur. C'est une membrane cuticulaire développée aux dépens des cellules épithéliales qui

FIG. 671.

a, cristallin d'adulte dont la couche corticale s'est décomposée en huit segments à la suite d'une immersion de quelques jours dans l'eau légèrement acidulée. — b, l'un de ces segments représenté de profil, afin de montrer les lames qui le composent (Sappey).

70.

forment primitivement le cristallin. Elle est constituée par une substance homogène. La face externe de la capsule du cristallin est en contact avec l'humeur aqueuse en avant et le vitré en arrière.

2° *Une couche épithéliale.* — Cette couche est formée d'un seul rang de cellules hexagonales; cette couche tapisse la face postérieure de la cristalloïde antérieure. Il n'existe pas de couche analogue sous la cristalloïde postérieure. Ces cellules antérieures représentent, en effet, la paroi antérieure de la vésicule cristallinienne qui a gardé son aspect épithélial primitif. Les cellules de la paroi postérieure sont au contraire devenues les fibres du cristallin.

3° *Fibres du cristallin.* — Les fibres cristalliniennes sont formées par l'allongement des cellules qui constituent la paroi postérieure de la vésicule cristallinienne. Les fibres formées les premières occupent le centre du cristallin. Les fibres différenciées ultérieurement occupent la périphérie.

Les fibres cristalliniennes ont la forme d'un prisme hexagonal, d'une longueur moyenne de 6 à 8 millimètres. Chaque fibre présente en son milieu un noyau.

Les fibres du cristallin s'agencent pour former des *lamelles.* Mais l'orientation et l'agencement de ces lamelles varient suivant les réactifs employés pour les mettre en évidence. Suivant les cas, on décomposera le cristallin en lamelles radiaires ou méridiennes, ou en lamelles concentriques. Les lamelles concentriques,

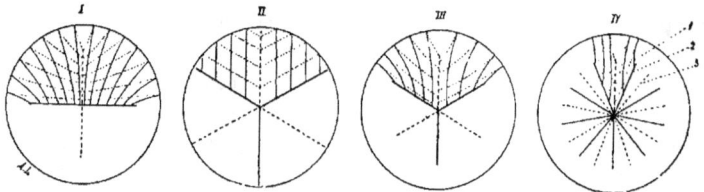

Fig. 672. — Trajet des fibres superficielles du cristallin.

(Les traits pleins se rapportent à la face postérieure, les tracés en pointillé à la face antérieure). — *I*, lapin. — *II*, disposition type. — *III*, homme nouveau-né. — *IV*, homme adulte. 1, fibre cristallinienne (segment postérieur) ; 2, branche de l'étoile postérieure du cristallin ; 3, branche de l'étoile antérieure du cristallin.

faciles à obtenir par l'immersion dans l'alcool ou dans l'eau bouillante, sont groupées en plusieurs *segments* qui contournent l'équateur et convergent vers les pôles. Chacun de ces segments présente donc une partie moyenne équatoriale et deux parties, antérieure et postérieure, affectant la forme d'un triangle (voy. fig. 672). Chaque segment comprend une série de *lamelles* et chaque lamelle est formée d'un certain nombre de fibres. Les différents segments s'accolent par leurs bords au niveau de chaque face. Les lignes d'accolement dessinent des figures plus ou moins compliquées. Chez le nouveau-né, les lignes d'accolement représentent généralement une|étoile à trois branches. Mais l'orientation de l'étoile antérieure ne répond pas à celle de l'étoile postérieure. En avant, la branche verticale est en haut, en arrière elle est en bas. Dans chaque lamelle, les fibres vont d'une des branches de l'étoile antérieure à une des branches de l'étoile postérieure. Mais quand une fibre a une de ses extrémités au bout central d'une branche de l'étoile antérieure, elle a son autre extrémité au bout périphérique de la branche de l'étoile postérieure et réciproquement. Toutes les fibres arrivent à avoir ainsi sensiblement la même longueur.

4° La *substance amorphe* est formée de fines couches de substance albumineuse qui se trouvent entre la couche épithéliale et la masse des fibres, ainsi que dans les branches des deux étoiles cristalliniennes : c'est une simple exagération du cément intercellulaire.

**Zonule de Zinn.** — On donne ce nom à un système de fibrilles tendues entre les procès ciliaires et le cristallin. Elles transmettent à

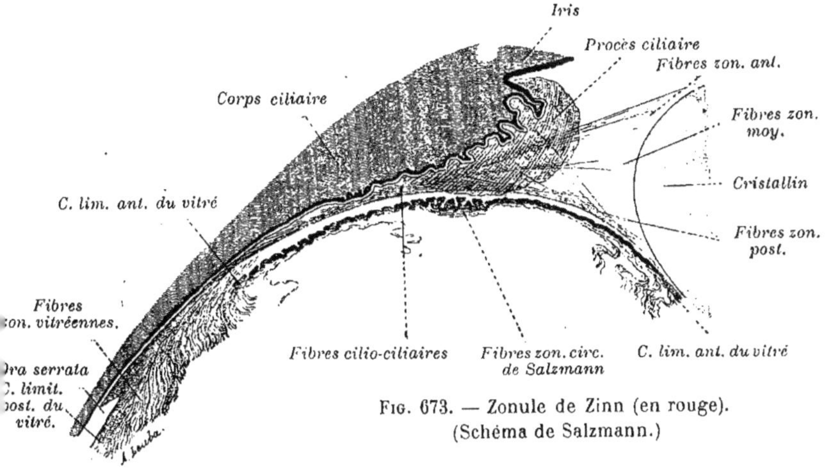

Fig. 673. — Zonule de Zinn (en rouge).
(Schéma de Salzmann.)

celui-ci l'action du muscle ciliaire et jouent un rôle important dans l'accommodation.

La zonula forme une sorte d'anneau triangulaire à la coupe, dont la base s'applique sur la zone équatoriale du cristallin et dont le sommet répond à l'ora serrata. Sa face antéro-externe répond à la face interne de la région ciliaire. Sa face postéro-interne est séparée du vitré par la membrane hyaloïde.

La zonula est formée par un système de fibrilles, les *fibres zonulaires.* Ces fibres naissent à la partie moyenne de la zone ciliaire. Au niveau des procès, les insertions se font sur les parties latérales de ceux-ci et surtout dans les vallées. Les fibres zonulaires se terminent sur le cristallin: Les insertions cristalliniennes se font à la périphérie des deux faces du cristallin et sur son équateur. Les fibrilles ne pénètrent pas dans la cristalloïde, mais sont seulement soudées à sa surface.

## 2) Corps vitré.

**Le corps vitré** est une masse gélatineuse, de forme sphérique, qui occupe toute la portion de la cavité de l'œil située en arrière du cristallin. Sa surface externe adhère à la rétine, s'applique sur les fibres postéro-internes de la zonule et sur la cristalloïde postérieure. La fossa patellaris est la dépression antérieure du vitré dans laquelle s'appuie le cristallin. Le poids spécifique du corps vitré est de 1,005 et son indice de réfraction est de 1,3375.

La *membrane hyaloïde*, très mince, anhiste, enveloppe le corps vitré; ce n'est qu'une condensation des couches périphériques de celui-ci et, contrairement à ce qu'on affirmait jadis, elle ne forme pas en avant la zonule de Zinn. L'existence de la membrane hyaloïde est difficile à démontrer sur la face postérieure du cristallin, l'adhérence du vitré à la cristalloïde postérieure devenant intime après la disparition du canal de Cloquet.

A l'extrémité postérieure du globe, le vitré adhère intimement à la papille. A la partie centrale du vitré se trouve le canal de Stilling qui répond, chez l'adulte, à la place où se trouvait chez le fœtus l'artère hyaloïdienne. Il s'étend de la papille au pôle postérieur du cristallin.

**Structure.** — Le corps vitré est formé d'une substance fondamentale vaguement fibrillaire contenant de rares éléments cellulaires. Ces éléments sont de trois sortes : des cellules rondes, des cellules fusiformes ou étoilées, des cellules vacuolaires.

## 3) Humeur aqueuse et chambres de l'œil.

L'humeur aqueuse occupe la chambre antérieure et la chambre postérieure de l'œil.

La *chambre antérieure*, comprise entre la cornée en avant et l'iris en arrière, est limitée à la périphérie par l'angle irido-cornéen. Nous avons vu que c'était au niveau de la partie antérieure cornéenne de cet angle que se trouve le canal de Schlemm qui n'est séparé de la cavité de la chambre antérieure que par le système trabéculaire scléro-cornéen.

La *chambre postérieure*, beaucoup plus irrégulière, est comprise entre l'iris en avant, les procès ciliaires en dehors, le cristallin en dedans, le corps vitré en arrière. Les deux chambres, séparées par l'iris, communiquent par la pupille. La partie postérieure de la chambre postérieure est traversée par les fibres de la zonule.

L'*humeur aqueuse* est transparente et fluide comme de l'eau. Son poids spécifique est de 1,008 et son indice de réfraction est de 1,337. Elle est sécrétée par les procès ciliaires. Elle est vraisemblablement

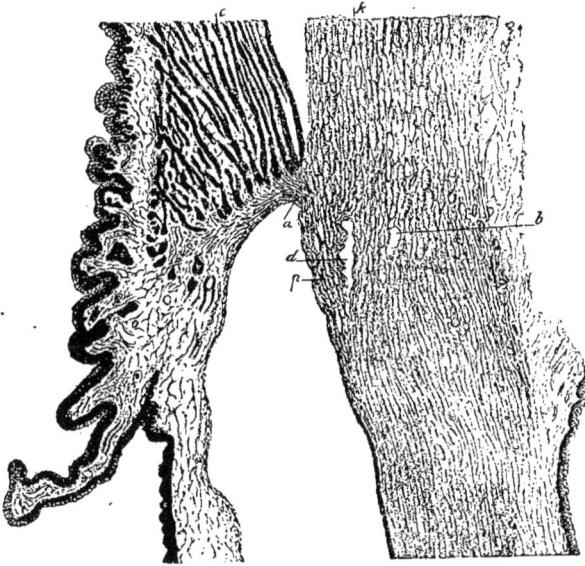

Fig. 674. — Angle de la chambre antérieure (homme adulte). — Gr. 70 D.
(D'après Rochon-Duvigneaud.)

*a.* Tendon du muscle ciliaire; c'est en ce point que se trouve l'angle de la chambre antérieure. — *b*, Une veinule intra-sclérale. — *d*, Canal de Schlemm. — *i*, Muscle ciliaire. — *k*, Sclérotique. — *p*, Système trabéculaire scléro-cornéen. — Cette figure reproduit deux accidents de préparation : le muscle ciliaire est écarté de la sclérotique et l'iris est trop rapproché de la cornée. Le fragment représenté du tractus uvéal paraît avoir pivoté autour du point *a*. — Les parties antérieures sont dirigées en bas.

résorbée, au niveau du système trabéculaire scléro-cornéen, par le canal de Schlemm qui la verse dans les veinules sclérales antérieures.


## CHAPITRE DEUXIÈME

# ANNEXES DE L'ŒIL

Les annexes de l'œil comprennent : 1° la capsule de Tenon; 2° les muscles de l'orbite; 3° les sourcils; 4° les paupières; 5° la conjonctive; 6° l'appareil lacrymal.

## § I. CAPSULE DE TENON [1]

Sous le nom d'aponévrose de Tenon, on désigne un système aponévrotique complexe formé de deux parties essentielles : 1° une capsule
fibreuse qui embrasse la partie scléroticale du globe oculaire; 2° des
gaines musculaires, rattachées à la base de l'orbite par des ailerons
ligamenteux.

Capsule et gaines musculaires présentent d'étroites connexions :

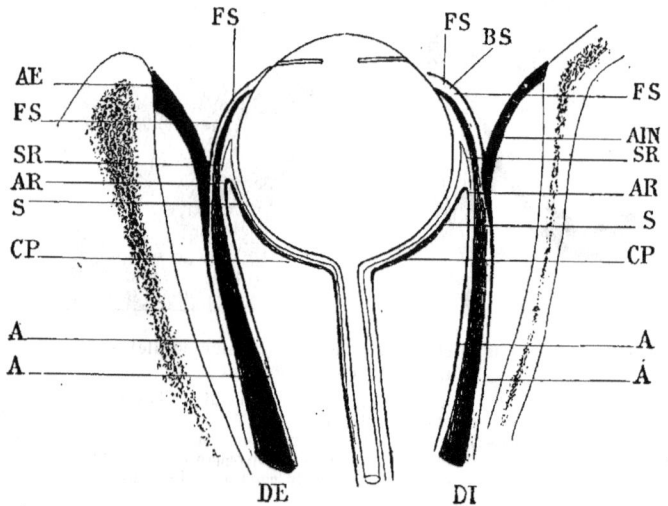

Fig. 675. — Schéma de la capsule de Tenon de l'homme (coupe horizontale).
Aponévrose en bleu, muscles en rouge, séreuse en noir.

DE, muscle droit externe. — DI, muscle droit interne. — A, gaine des muscles. — AR, feuillet
profond de la gaine des muscles *abandonnant* le muscle et se repliant sur l'hémisphère postérieur
du globe qu'il tapisse en formant la capsule postérieure CP. — AE, aileron ligamenteux externe. —
AIN, aileron ligamenteux interne. — FS, fascia sous-conjonctival ou capsule antérieure. — BS,
bourse séreuse. — S, membrane séreuse de la cavité de Tenon. — SR, cette membrane se repliant en
suivant dans son repli le feuillet profond de la gaine du muscle.

c'est ce qui explique que certains anatomistes aient décrit les gaines
comme des prolongements de la capsule, alors que d'autres regar-
daient au contraire celle-ci comme une dépendance de celles-là. Cette
question de subordination, purement conventionnelle, ne présente

1. Dans le *Traité d'Anatomie Humaine*, le chapitre Aponévrose de Tenon et Muscles de l'œil a été
rédigé par M. le Dr Motais.

aucune importance et l'on peut décrire successivement : 1° la capsule oculaire ; 2° les gaines musculaires et leurs ailerons.

1. La *capsule oculaire* embrasse par sa concavité toute la portion scléroticale du globe, c'est-à-dire ses 9/10 environ. Sa partie antérieure, placée en avant de l'équateur, porte le nom de fascia sous-conjonctival.

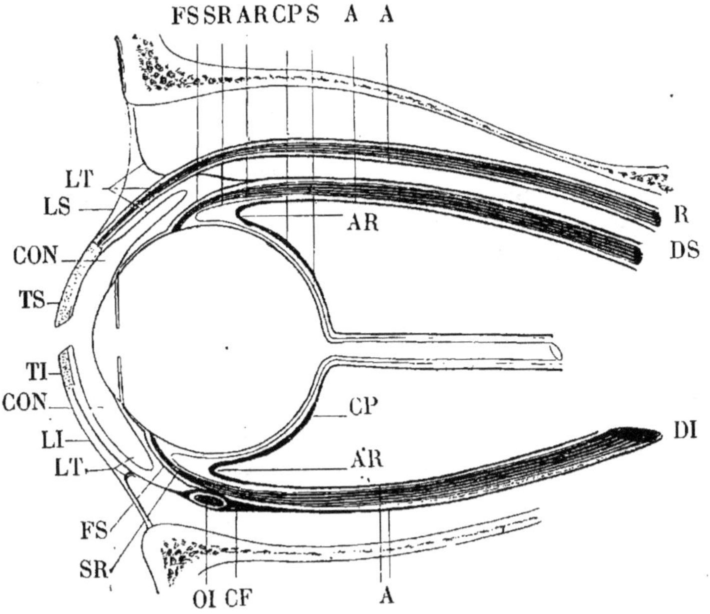

Fig. 676. — Schéma de la capsule de Tenon de l'homme
(coupe verticale).

Aponévrose en bleu, muscles en rouge, séreuse en noir.

DE, muscle droit inférieur. — DS, muscle droit supérieur. — R, muscle releveur de la paupière. — OI, coupe du muscle petit oblique. — TI, cartilage tarse inférieur. — TS cartilage tarse supérieur. — CON, espace conjonctival. — A, aponévrose formant la gaine des muscles. — AR, feuillet profond de la gaine des muscles *abandonnant* les muscles et se repliant sur l'hémisphère postérieur du globe qu'il tapisse en formant la capsule postérieure CP. → CF, cravate fibreuse dont la gaine du muscle droit inférieur entoure le muscle petit oblique. — fascia sous-conjonctival ou capsule antérieure. — LT, LT, lamelles terminales de l'entonnoir aponévrotique se rendant aux cartilages tarses et aux rebords orbitaires (l'un des tirets de gauche qui devrait s'arrêter à la ligne se rendant au cartilage tarse est prolongé par erreur jusque dans le sac conjonctival). — S, membrane séreuse de la cavité de Tenon. — SR, cette membrane suivant la gaine profonde des muscles dans so n repli sur l'hémisphère postérieur.

La capsule oculaire enveloppe le globe du nerf optique à la cornée. Elle est souple et élastique.

L'orifice postérieur de la capsule entoure le nerf optique. Son orifice antérieur forme, entre la cornée et la ligne d'insertion des tendons,

une large ceinture adhérente à la sclérotique. Sa face superficielle est
en rapport, en arrière, avec le tissu cellulo-adipeux rétro-bulbaire et
la face profonde des muscles; en avant, avec la conjonctive.

La capsule est traversée par tous les organes qui, primitivement
contenus dans la loge postérieure, passent dans la loge antérieure pour
pénétrer dans le globe ou se fixer sur lui : nerf optique, vaisseaux et
nerfs ciliaires, muscles extrinsèques de l'œil. On admet généralement
que ces muscles ne perforent pas la capsule oculaire, mais la refoulent
devant eux en s'en coiffant. En réalité, comme l'a bien démontré Motais,
chaque muscle traverse la capsule par une véritable boutonnière, et son
tendon chemine entre la sclérotique et la partie antérieure de la capsule.

Cette partie intra-capsulaire du tendon adhère intimement à la face
profonde de la capsule aponévrotique. Mais ces adhérences sont limitées aux bords latéraux du tendon et la partie centrale de celui-ci est
séparée de la capsule par du tissu cellulaire lâche et parfois même par
une petite bourse séreuse.

Entre la capsule fibreuse et la sclérotique existe un espace lymphatique : c'est la fente ou cavité de Tenon. Sa limite antérieure est tra-
cée par les insertions tendineuses des muscles droits. En arrière, aucune
communication n'existe entre cette cavité et les espaces lymphatiques
sous-dural et sous-arachnoïdal du nerf optique. Mais une large communication est établie entre cette cavité et l'espace sous-arachnoïdien
du cerveau.

La face concave de la capsule ainsi que la sclérotique sont tapissées
par un endothélium qui se prolonge autour des travées connectives qui
unissent ces deux membranes (S. fig. 675 et 676).

2. *Les gaines musculaires* sont au nombre de six. Leur disposition
varie suivant que l'on envisage les muscles droits ou les muscles
obliques.

La gaine des muscles droits est réduite à une mince toile celluleuse
au niveau des 2/3 postérieurs de leur corps charnu. Elle s'épaissit
progressivement d'arrière en avant et se transforme en un étui fibreux
de plus en plus résistant, qui se termine sur les lèvres de la boutonnière capsulaire, à travers laquelle s'engage le muscle, pour aller se
fixer sur le globe.

La gaine du muscle petit oblique entoure ce muscle dans toute son
étendue. Par contre la gaine du grand oblique, réduite à une mince
toile celluleuse sur la portion directe de ce muscle, ne devient fibreuse
qu'au niveau de sa portion réfléchie. Les gaines des deux muscles obliques se terminent comme celles des muscles droits sur les lèvres de la
boutonnière capsulaire qui livre passage au tendon.

Les tendons des muscles moteurs du globe adhèrent intimement à leur gaine tenonienne. Ce sont ces adhérences ainsi que celles qui unissent le segment juxta-oculaire du tendon à la face profonde de la partie antérieure de la capsule, qui limitent le retrait de ce tendon lorsqu'on en pratique la ténotomie au voisinage de son insertion sclérale.

*Ailerons ligamenteux.* — Des différentes gaines musculaires, à l'exception de celle du grand oblique, partent des expansions aponévrotiques qui se portent vers la base de l'orbite. On les a décrites sous les noms les plus variés : *prolongements du second ordre, tendons d'arrêt, tendons orbitaires*, etc. Ce terme de tendon est particulièrement impropre; car, d'une part, ces expansions ne se détachent point des tendons eux-mêmes, mais de leurs gaines, et, d'autre part, ils n'ont nullement la structure d'un prolongement tendineux.

Ces ailerons présentent certains caractères communs : leur épaisseur relativement considérable, leur forte résistance, leur adhérence intime à la face superficielle du muscle, leur insertion au rebord orbitaire.

L'aileron émané du droit externe est le plus résistant. Il se dirige en avant et légèrement en dehors pour se fixer sur la paroi externe de l'orbite, près de la base de celui-ci, en arrière et un peu au-dessus

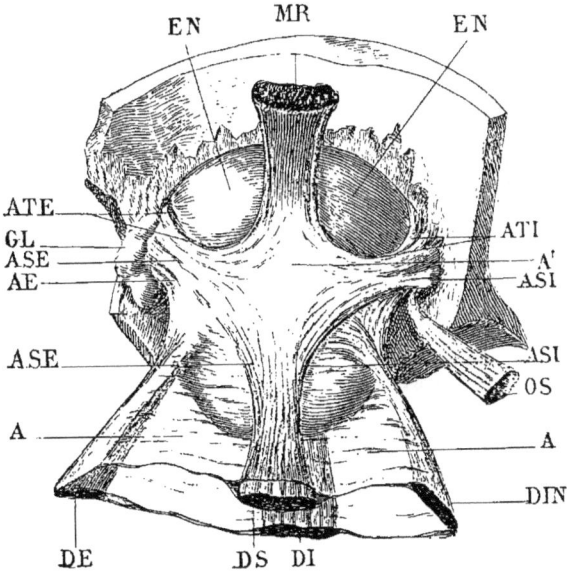

Fig. 677. — Ailerons ligamenteux supérieurs du muscle droit supérieur. Ailerons tendineux du muscle releveur (côté gauche).

DS, muscle droit supérieur. — DI, muscle droit inférieur. — DIN, muscle droit interne. — DE, muscle droit externe. — MR, muscle releveur de la paupière. — OS, muscle oblique supérieur. — GL, glande lacrymale soulevée de sa loge. — AA, lames cellulo-adipeuses intermusculaires. — ASE, aileron supérieur externe. — ASI, aileron supérieur interne. — ATE, aileron tendineux externe du muscle releveur. — ATI, aileron tendineux interne. — A', gaine du muscle droit supérieur se jetant sur la face profonde du muscle releveur.

de l'insertion du ligament palpébral externe. Cet aileron, dans son tiers externe, contient quelques fibres lisses. — L'aileron du droit interne est moins épais et plus large. Il ne vient que des 3/4 inférieurs de la surface du muscle, se porte en avant et en dedans, et se termine sur la moitié supérieure de la crête de l'unguis. Dans toute sa longueur, il contient des fibres lisses en plus grand nombre que l'aileron externe. — La présence du releveur de la paupière au-dessus du droit supérieur est un obstacle à l'existence d'un aileron médian pour ce muscle. Aussi celui-ci possède-t-il deux ailerons latéraux : l'un part du bord interne du

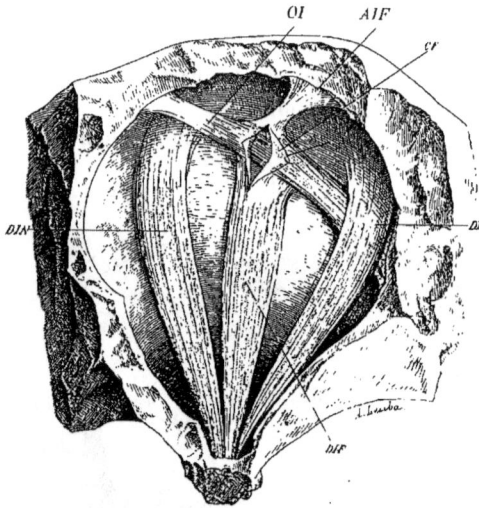

muscle à 27 ou 28 millimètres du fond de l'orbite, se dirige en avant et en dedans vers la poulie du muscle grand oblique à laquelle il s'insère : c'est l'aileron supérieur interne ; l'autre part du bord externe du même muscle, se rend — après avoir jeté une expansion à l'aileron externe — à l'angle externe de l'orbite où il se confond en partie avec l'extrémité tendineuse externe du muscle releveur : c'est l'aileron supérieur externe. — L'aileron du droit inférieur présente une

FIG. 678. — Muscles de l'œil de l'homme ; face inférieure (côté droit).

DIN, muscle droit interne. — DIF, muscle droit inférieur. — DE, muscle droit interne, — OI, muscle oblique inférieur. — CF, cravate fibreuse. — AIF, aileron inférieur.

disposition très spéciale. Il se jette presque immédiatement sur la gaine du muscle petit oblique et se dédouble pour envelopper ce muscle ; il se reconstitue au niveau du bord antérieur de celui-ci et se porte en avant et en dehors pour se fixer sur la partie antéro-externe de la paroi inférieure de l'orbite, en un point à peu près symétrique de l'organe du petit oblique. Cet aileron envoie toujours quelques fibres dans la paupière inférieure. Il sert donc de bande de renvoi à deux muscles : le droit inférieur et le petit oblique.

Il suffit de jeter un regard d'ensemble sur l'appareil aponévrotique qui vient d'être décrit pour voir que la capsule oculaire et les ailerons orbitaires, émanés des gaines musculaires, constituent une cloison frontale qui divise la cavité de l'orbite en deux loges. La loge antérieure contient le globe oculaire; la loge postérieure renferme les muscles, les vaisseaux et nerfs et la masse adipeuse; cette couche abondante de graisse, du fond de l'orbite jusqu'à l'équateur de l'œil, remplit les intervalles situés entre les muscles. Au niveau de la capsule oculaire, la séparation de ces deux loges est assez effective et l'on peut énucléer le globe sans ouvrir la loge postérieure. Il n'en est plus de même au voisinage du cadre osseux de l'orbite. Les ailerons laissent entre eux des vides et la mince toile celluleuse qui les unit constitue une cloison plus théorique que réelle.

## § 2. MUSCLES DE L'ORBITE

Les muscles de l'orbite sont au nombre de sept. L'un est annexé à l'appareil palpébral, c'est le releveur de la paupière supérieure ; les six autres se terminent sur le globe oculaire. Ce sont les quatre muscles droits et les deux muscles obliques.

1. **Releveur de la paupière supérieure.** — Le muscle releveur de

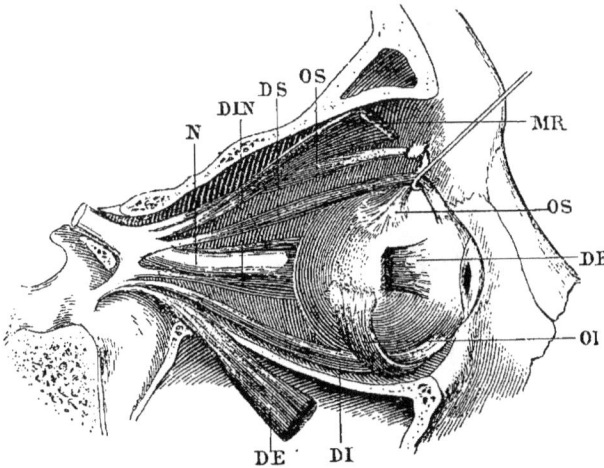

Fig. 679. — Muscles de l'orbite chez l'homme.

DE, DE, muscle droit externe sectionné. — DI, muscle droit inférieur. — DIN, muscle droit interne. — DS, muscle droit supérieur écarté pour découvrir l'insertion bulbaire du muscle oblique supérieur. — OS, muscle oblique supérieur. — OI, muscle oblique inférieur. — MR, muscle releveur de la paupière dont le tendon est excisé. — N, nerf optique. — Le tendon de Zinn — non désigné — se reconnaîtra facilement par l'insertion des trois muscles droits externe, inférieur et interne.

la paupière supérieure prend naissance au sommet de l'orbite. Il naît de la gaine du nerf optique au-devant du trou optique, au-dessus de l'origine du muscle droit supérieur.

Il parcourt d'arrière en avant la cavité orbitaire en cheminant au-dessous du plafond de celle-ci, recouvert seulement par le nerf sus-orbitaire et recouvrant lui-même le droit supérieur. Il arrive ainsi au niveau de la paupière supérieure.

Son tendon terminal perfore le septum orbitale et s'épanouit par de petites languettes dans le tissu cellulaire assez dense qui unit les fibres du segment prétarsien de la portion palpébrale de l'orbiculaire. La face profonde du tendon adhère au bord supérieur du muscle palpébral supérieur, muscle à fibres lisses qui va se fixer d'autre part au bord supérieur du tarse (v. p. 1114).

Action. — Le releveur de la paupière supérieure élève cette paupière, aidé dans ce rôle par le muscle droit supérieur ; nous avons vu, en effet, que la gaine ténonienne de ce muscle envoyait une expansion à la face profonde du tendon du releveur.

2. **Muscles droits.** — Il existe quatre muscles droits. Tous prennent naissance au fond de la cavité orbitaire, en dedans de la fente sphé-noïdale. Ils divergent, se portent autour du globe oculaire et se fixent un peu en avant de l'équateur, sur la sclérotique. Leur corps musculaire est aplati et affecte la forme d'un triangle isocèle à base antérieure. Leur origine se fait par des fibres tendineuses courtes et serrées, auxquelles succède le corps charnu ; celui-ci se termine, en avant, par un tendon mince et allongé. Chacun des muscles droits possède une gaine conjonctive dépendant de la capsule de Tenon. Leur longueur moyenne est de 40 millimètres environ.

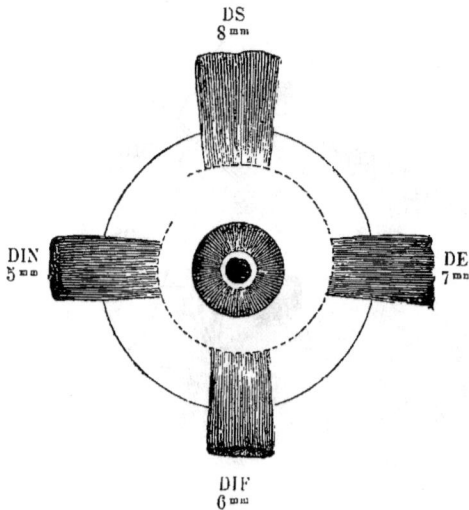

Fig. 680. — Schéma classique des insertions scléroticales des muscles droits. (D'après Tillaux.)

DIN, muscle droit interne. — DIF, muscle droit inférieur. — DE, muscle droit externe. — DS, muscle droit supérieur.

Origine. — Ces muscles groupent leurs insertions postérieures ou orbitaires dans un cercle très resserré entourant le nerf optique et se fixent sur la gaine du nerf optique et sur le tendon de Zinn. *Le tendon de Zinn*, court et résistant, se détache du corps même du sphénoïde. Il se bifurque presque dès son origine en deux branches, l'une externe, l'autre interne, et prend ainsi la forme d'un Y. De la branche externe se détache une expansion qui va se fixer sur le bord supérieur de la fente sphénoïdale ; de même, la branche interne donne naissance à une expansion moins résistante qui va se perdre sur la face interne de la gaine durale du nerf optique (v. fig. 594, p. 928 du tome II).

Le *muscle droit inférieur* s'insère dans l'angle que forment en s'écartant les deux branches de bifurcation du tendon de Zinn. — Le *droit externe* se fixe sur la branche de bifurcation externe du tendon et sur son expansion. — Le *droit interne* se fixe sur la branche de bifurcation interne et l'expansion correspondante. — Le *droit supérieur* s'insère sur la gaine du nerf optique, et cette insertion, contournant en dehors l'artère ophtalmique, vient atteindre le bord supérieur de la fente *sphénoïdale* à la limite de l'anneau de Zinn.

**Terminaison.** — Les quatre muscles droits se terminent sur le sclérotique au niveau de l'hémisphère antérieur de l'œil. Le siège exact de leur insertion sclérale présente un grand intérêt, tant au point de vue physiologique qu'au point de vue opératoire. On admet schématiquement que le milieu de la ligne d'insertion du droit interne est à 5 millimètres de la circonférence de la cornée, que les points correspondants des insertions des droits inférieur, interne et supérieur sont respectivement à 6, 7 et 8 millimètres de cette circonférence.

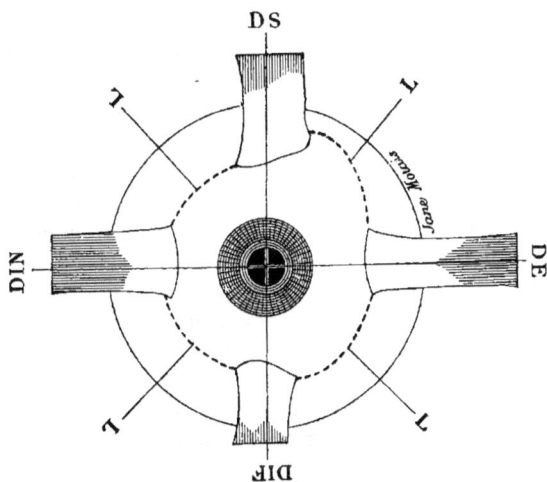

Fig. 681. — Insertions scléroticales des muscles droits. d'après Motais.

DS, muscle droit supérieur. — DIN, muscle droit interne. — DE, muscle droit externe. — DIF, muscle droit inférieur. — L, L, L, L, lignes d'insertion de la capsule antérieure à la sclérotique.

L'ensemble des insertions dessinerait ainsi une ligne spiroïde assez régulière (voir fig. 680).

En réalité, les choses sont beaucoup plus complexes. Le milieu de l'insertion ne répond généralement pas au méridien correspondant de la cornée. Le trajet de l'insertion est assez irrégulier et peut être fort oblique par rapport à la tangente de la cornée passant par le méridien correspondant. Ceci est très exact surtout pour les muscles droits supérieur et inférieur, comme le montre la figure 681.

**Rapports.** — On peut envisager à ces muscles deux portions : l'une postérieure ou orbitaire, l'autre antérieure ou oculaire. L'aileron correspondant forme la limite de ces deux portions. La face profonde de la portion orbitaire est séparée du nerf optique par une abondante masse graisseuse. Le nerf optique est l'axe d'une pyramide schématique formée par les muscles droits. La face superficielle de ceux-ci, recouverte par une mince gaine conjonctive, est unie au périoste de la cavité orbitaire par des tractus celluleux. Le ganglion ophtalmique est en regard de la face profonde du muscle droit externe, à 5 millimètres du trou optique. Entre ce même muscle et le nerf optique se place l'artère ophtalmique. Les nerfs moteurs oculaire externe et nasal traversent le tendon postérieur du muscle droit externe. Le muscle releveur recouvre le muscle droit supérieur.

La portion oculaire s'étend de l'aileron à l'insertion sclérale, et les 9/10 de cette portion sont placés sous la conjonctive.

3. **Muscles obliques.** — Les muscles obliques sont au nombre de deux.

Le *muscle oblique supérieur* ou *grand oblique* s'insère en arrière sur la gaine du nerf optique, entre les muscles droits supérieur et interne. Il se dirige en avant et en haut en suivant l'arête supéro-interne de la cavité de l'orbite. Au niveau de l'angle supéro-interne de la base de l'orbite, il traverse sa poulie de réflexion formée par un anneau ostéo-fibro-cartilagineux. Un peu avant d'atteindre la poulie, le corps musculaire a fait place à un tendon nacré et brillant qui, après sa réflexion, se porte d'avant en arrière, de haut en bas et de dedans en dehors, passe sous le muscle droit supérieur et se termine sur la partie supéro-externe de l'hémisphère postérieur du globe après s'être élargi brusquement en éventail. Son extrémité antérieure est à 14 ou 15 millimètres du bord de la cornée.

Le *muscle oblique inférieur* ou *petit oblique* naît de la partie inférieure et interne de la base de l'orbite, sur le rebord osseux de l'orifice supérieur du canal nasal. Il se dirige en dehors et en arrière, passe sous le muscle droit inférieur, avec lequel il contracte une adhérence aponévrotique très intime, puis s'applique et s'enroule sur la sclérotique et s'insère sur l'hémisphère postérieur, au-dessous du muscle droit externe. La largeur de l'insertion est de 12 millimètres environ, et son extrémité antérieure est à 16 millimètres du bord cornéen.

**Mouvements du globe. — Action des muscles.** — Les muscles de l'œil, au point de vue physiologique, sont groupés en 3 paires :
1ʳᵉ paire : les droits interne et externe ;
2ᵉ paire : les droits supérieur et inférieur ;
3ᵉ paire : les obliques supérieur et inférieur.

L'action de la 1ʳᵉ paire est simple ; elle fait tourner le globe autour de son axe vertical. La limite de rotation extrême est de 46 degrés pour l'abduction, de 44 degrés pour l'adduction.

L'obliquité en dedans et en dehors des muscles droits supérieur et inférieur rend leur action plus complexe. Il est admis que l'axe de rotation des muscles de la 2ᵉ paire forme, avec l'axe optique, un angle de 63 degrés ouvert en dehors. Le droit supérieur portera donc l'œil en haut et en dedans ; le droit inférieur en bas et en dedans. Ces deux muscles ne peuvent produire seuls ni l'élévation ni l'abaissement directs. La limite extrême est de 50 degrés pour l'abaissement et de 44 degrés pour l'élévation.

Les muscles obliques forment avec l'axe optique un angle de 59 degrés ouvert en dehors. Le muscle oblique supérieur porte la cornée en bas et en dehors et incline en dedans la partie supérieure du méridien vertical ; le muscle oblique inférieur déplace la cornée en haut et en dehors, et incline en dehors la partie supérieure du méridien vertical.

L'action combinée de la 2ᵉ et de la 3ᵉ paire portera directement l'œil en haut ou en bas. De l'action successive ou combinée des six muscles résultera la rotation de l'œil dans tous les sens. La convergence a lieu par l'action simultanée des deux muscles droits internes.

**Équilibre du globe. — Moyens de fixité.** — Le centre de rotation de l'œil est à peu près invariable. Grâce à quels éléments anatomiques une telle fixité est-elle obtenue ? Par sa tonicité seule, un muscle tend toujours à ramener son point d'insertion mobile vers son point fixe. Les quatre muscles droits sont donc rétracteurs ; le petit oblique et le grand oblique sont protracteurs, et c'est cet antagonisme entre les muscles droits et les muscles obliques qui est l'élément actif de l'équilibre du globe. D'autre part, la partie postérieure de la capsule s'oppose au déplacement du globe en arrière tandis que sa partie antérieure soutient et régularise l'action rétractrice des muscles droits et s'oppose au déplacement du globe en avant.

De plus, même chez les sujets les plus amaigris, la masse graisseuse rétro-orbitaire toujours abondante joue les fonctions d'un coussinet. De même, les paupières contribuent dans une certaine mesure à maintenir

Abrégé d'Anat. — III.                    71

le globe en avant. Enfin, les vaisseaux du fond de l'œil, les nerfs
ciliaires et principalement le nerf optique opposent une résistance au
déplacement en avant.

**Mécanisme des mouvements du globe.** — L'œil ne subit que des mouvements de rotation, mais le véritable mécanisme de ces mouvements
est beaucoup plus complexe que celui de l'énarthrose. On ne doit plus
admettre que la sphère oculaire roule librement dans une capsule
fibreuse, à laquelle elle est adhérente, notamment aux deux pôles. En
réalité, la rotation du globe comporte les phénomènes suivants :
1° inflexion du nerf optique dans le sens de la rotation ; 2° le déplacement de la capsule et du tissu cellulo-graisseux rétro-bulbaire dans le
sens de la rotation.

**Rôle de la capsule de Tenon.** — La capsule de Tenon joue cependant
un rôle considérable dans la mécanique des mouvements du globe et
modifie dans une large part l'action des muscles. Le rôle fondamental
est rempli par les ailerons. Ceux-ci constituent tout d'abord pour les
muscles droits un troisième tendon, tendon de renvoi, sur lequel le
muscle se réfléchit. — Il représente, d'autre part, un véritable tendon
d'arrêt pour le muscle, limite sa contraction et s'oppose ainsi à son
raccourcissement exagéré. Enfin, en maintenant le muscle écarté du
globe il l'empêche de comprimer celui-ci.

## § 3. SOURCILS

*Définition.* — Les sourcils sont deux saillies musculo-cutanées,
arquées et poilues, qui séparent le front de la paupière supérieure.

*Configuration extérieure.* — On distingue à cet arc à concavité
inférieure trois portions :
tête, corps et queue. La
tête, portion la plus large,
s'étend en dehors jusqu'au
bord externe de l'échan-
crure sus-orbitaire ; elle se
continue insensiblement
avec le corps et la queue qui
recouvre l'apophyse orbi-
taire externe du frontal. Si
les sourcils s'unissent sur
la ligne médiane, il y a
synophridie. L'arc sourcilier, moins cintré que l'arcade orbitaire, ne
saurait lui être parallèle ; aussi la tête du sourcil est-elle au-dessous et
le corps au-dessus de celle-ci.

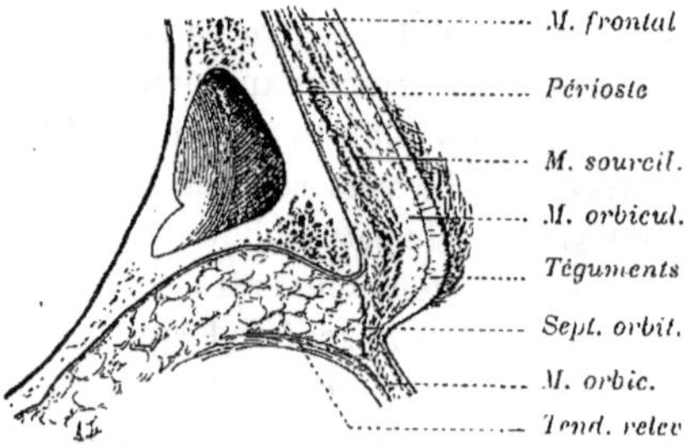

M. frontal
Périoste
M. sourcil.
M. orbicul.
Téguments
Sept. orbit.
M. orbic.
Tend. relev

FIG. 682. — Coupe sagittale du sourcil.

*Constitution*. — Le sourcil est constitué par quatre couches super-posées, qui sont, en allant de la superficie vers la profondeur :

1° La *peau*, beaucoup plus épaisse que celle des régions voisines; elle adhère fortement aux plans sous-jacents et contient dans son épaisseur un grand nombre de glandes sudoripares et sébacées. Les poils sont soyeux, longs de 1/2 à 1 centimètre, obliquement dirigés en dehors. De volumineuses glandes sébacées sont annexées à cet appareil pileux.

2° Une *couche musculaire* qui présente trois ordres de faisceaux musculaires disposés sur deux plans, d'ailleurs confondus plus bas. Le plan superficiel comprend quelques faisceaux longitudinaux du muscle frontal et quelques faisceaux excentriques du muscle orbitaire. Le plan profond comprend le corps du muscle sourcilier. Ces deux plans mus-culaires sont séparés par une lame de tissu conjonctif.

3° La *couche sous-musculaire* est formée d'un tissu conjonctif lâche, grâce auquel le sourcil glisse sur le périoste.

4° Le *périoste*, assez épais, est fortement adhérent au squelette sous-jacent.

**Vaisseaux et nerfs.** — Les *artères* viennent de l'artère frontale interne, de l'artère sous-orbitaire, de l'artère temporale superficielle et de l'artère lacrymale. — Les *veines* se jettent dans une arcade, parallèle au bord inférieur du sourcil et tributaire de la veine ophtalmique supé-rieure. — Les *lymphatiques* vont se jeter dans les ganglions parotidiens et accessoirement dans les ganglions sous-maxillaires. — Tous les muscles du sourcil sont innervés par les rameaux frontaux du nerf facial qui les abordent par leur face profonde. Les filets sensitifs sont fournis par les deux nerfs frontaux externe et interne.

## § 4. PAUPIÈRES

*Définition*. Les paupières sont deux voiles musculo-membraneux qui, nés du pourtour de l'orbite et opposés par leurs bords libres, limitent entre eux une ouverture transversale, la fente palpébrale. Cette fente laisse à découvert une partie variable de la face antérieure du globe oculaire, sur lequel les paupières sont directement appliquées.

*Limites*. Ces limites ne s'accusent nettement qu'à la faveur d'un œdème ou d'une extravasation sanguine. La limite de la paupière supé-rieure répond, en haut, au bord inférieur du sourcil. La limite de la paupière inférieure, indiquée par le sillon orbito-palpébral inférieur, est située un peu au-dessus du rebord inférieur de la cavité orbitaire. En dehors les deux paupières se continuent insensiblement avec la peau de la tempe, qui est sillonnée chez le vieillard par les plis rayonnés de la patte d'oie. Du côté nasal, la limite est formée par un sillon qui prolonge supérieurement le sillon orbito-palpébral inférieur.

*Dimensions.* La hauteur de la paupière supérieure est de 25 millimètres à 20 ans ; celle de la paupière inférieure est de 12 millimètres.

*Couleur.* La couleur des paupières est généralement en harmonie avec celle de la peau de la face ; elle est souvent plus foncée sur la paupière inférieure. La couleur bleutée que prennent parfois les paupières dépendrait pour les uns d'un retrait de la lymphe et pour d'autres d'un véritable réflexe de pigmentation.

**Configuration extérieure.** — Il faut étudier aux paupières deux faces, deux extrémités et deux bords.

*Face antérieure.* — Cette face présente, à la paupière supérieure, deux parties bien distinctes : l'une inférieure, lisse, résistante, en contact avec le globe de l'œil (portion tarsienne) ; l'autre supérieure, simplement cutanée (portion orbitaire) et séparée de la précédente par le sillon orbito-palpébral supérieur. La paupière inférieure présente le sillon orbito-palpébral inférieur au-dessous duquel se trouve le sillon jugo-palpébral, formé de 2 segments, l'un interne, l'autre externe (v. fig. 683).

*Face postérieure.* — Cette face est formée par la conjonctive et sera étudiée plus loin.

*Extrémités.* — Au niveau de la commissure interne, la peau est soulevée par une petite saillie transversale due à la présence du tendon du muscle orbitaire. Au contraire, la commissure externe répond à une dépression linéaire des téguments.

*Bord orbitaire.* — C'est le bord adhérent de la paupière. Il dépasse le niveau du cul-de-sac conjonctival correspondant.

*Bord libre.* — Le bord libre est long de 30 millimètres, épais de 2 millimètres. Sur l'œil ouvert, chaque bord libre forme une courbe s'opposant par sa concavité à celle du côté opposé. Quand les paupières sont rapprochées, les bords libres accolés dessinent une ligne concave en haut. Chaque bord libre comprend une portion interne ou lacrymale et une portion externe ou bulbaire séparées par le tubercule lacrymal.

Entre le tubercule lacrymal, situé à 5 millimètres de l'angle interne de l'œil, et cet angle, les bords palpébraux, au lieu de s'unir à angle aigu, embrassent un espace semi-elliptique, dit *lac lacrymal*, au fond duquel se trouvent la caroncule lacrymale et le repli semi-lunaire de la conjonctive.

La portion bulbaire comprend les 7/8 du bord libre ; elle présente deux lèvres et un interstice large de 2 millimètres. Sur la lèvre antérieure du bord libre s'implantent obliquement les cils, au nombre de

100 à 150 pour la paupière supérieure. En avant de la lèvre postérieure du bord libre on aperçoit 25 à 30 petits pertuis représentant les orifices des glandes de Meibomius.

**Orifice palpébral.** — L'*orifice palpébral*, de forme elliptique, se termine latéralement par deux angles, dits angles de l'œil. L'angle externe, plus élevé

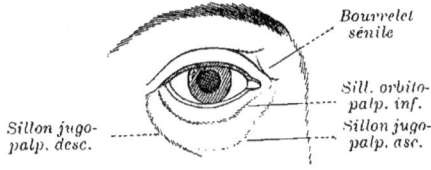

Fig. 683. — Sillons de la région palpébrale (œil droit). (D'après Merkel.)

que l'interne, dépasse de 4 à 6 millimètres le niveau de celui-ci. Cet angle externe est situé à 5 ou 7 millimètres du rebord osseux de l'orbite et à 1 centimètre de la suture fronto-malaire. Seul, il entre en rapport avec le globe oculaire. Le centre de la cornée est à peu près à égale distance des deux angles. Le bord inférieur de la cornée est un peu au-dessus du bord palpébral inférieur ; au contraire le bord palpébral supérieur recouvre toujours un faible segment de la cornée. Si les deux paupières se mettent en contact, elles laissent entre elles la *fente palpébrale*, dont la forme est celle d'une S italique très allongée et couchée transversalement.

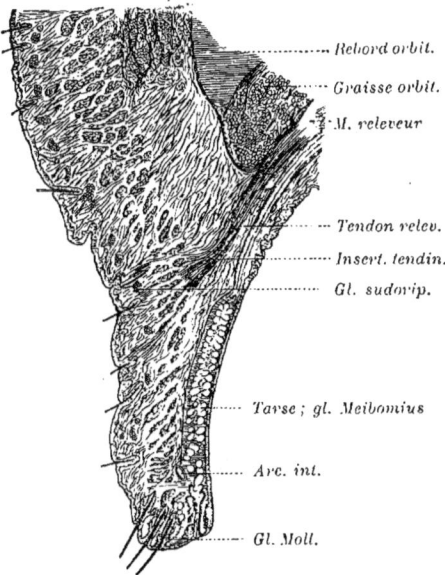

Fig. 684. — Coupe sagittale de la paupière supérieure. (D'après Merkel.)

**Constitution anatomique.** — Les paupières présentent six couches, qui sont d'avant en arrière :

1° **La peau**, fine, mince et transparente, n'a pas de glandes sébacées indépendantes, et ses glandes sudoripares sont petites et peu nombreuses.

2° **Une couche de tissu cellulaire lâche** très élastique, facile à plisser et à distendre, sauf cependant au niveau de l'angle externe.

3° **Couche musculaire.** — Cette couche est formée par un muscle aplati à fibres circulaires, le muscle orbiculaire (v. Myologie). Le faisceau le plus interne est le muscle de Riolan. Le muscle lacrymal postérieur, ou muscle de Horner, dépendance du muscle orbiculaire, occupe la face profonde du tendon réfléchi de ce muscle (v. plus loin).

Vers l'angle interne de l'œil, le tissu cellulaire lâche, recouvrant le tendon direct du muscle orbiculaire ou ligament palpébral interne, renferme dans son épaisseur l'artère et la veine angulaires. — C'est dans le tissu cellulaire qui sépare les fibres du muscle orbiculaire que viennent se terminer les fascicules tendineux du muscle releveur de la paupière supérieure qui vient de traverser la couche fibreuse sous-jacente.

4° **Couche fibro-élastique.** — Cette couche constitue le squelette de la paupière. Elle est formée de deux parties distinctes : l'une périphérique plus mince, les ligaments larges des paupières; l'autre centrale plus épaisse, les tarses des paupières.

a) Les *ligaments larges* représentent une membrane insérée, d'une

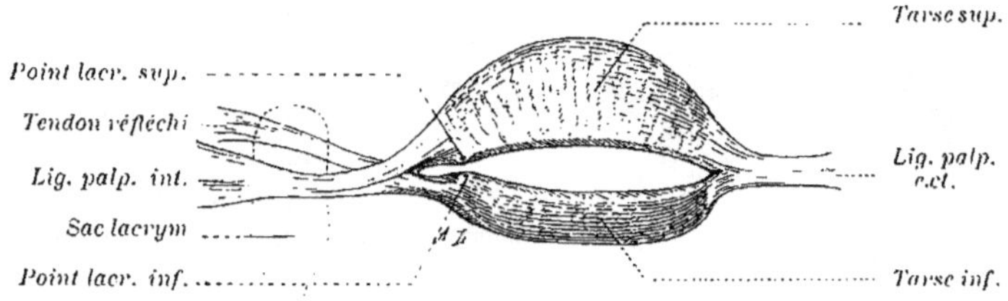

FIG. 685. — Tarses et ligaments palpébraux schéma. (côté gauche.)

part, au rebord osseux de l'orbite et, d'autre part, au bord convexe du tarse correspondant. En dedans et en dehors, les deux ligaments larges s'unissent par leurs fibres devenues horizontales. En dedans; ces fibres s'insèrent sur la crête de l'unguis, en arrière du sac lacrymal et du muscle de Horner, qui sont ainsi hors de l'orbite. Cinq orifices perforent le ligament large de la paupière supérieure et livrent passage de dedans en dehors : à l'anastomose entre la veine angulaire de la face et la veine ophtalmique supérieure; à l'artère nasale externe et au nerf homonyme; au nerf frontal interne; aux vaisseaux et nerf frontaux externes; aux vaisseaux et nerfs lacrymaux.

b) Les *tarses des paupières* sont deux lames fibro-élastiques denses qui s'étendent du bord libre de chaque paupière aux ligaments larges avec lesquels elles se continuent. Au niveau de leurs angles interne et externe, ils émettent des trousseaux fibreux qui sont dits ligaments des tarses ou ligaments palpébraux. Le *ligament palpébral externe*, assez mal limité, se fixe au niveau de la partie externe du rebord orbitaire. — Le *ligament palpébral interne*, né par deux racines des extrémités correspondantes des tarses, ne tarde pas à se diviser en deux branches qui se superposent d'avant en arrière. La branche antérieure, souvent désignée sous le nom de tendon direct de l'orbiculaire, se fixe sur la branche montante du maxillaire, immédiatement en avant de la gouttière du sac lacrymal. La branche postérieure, qui constitue le tendon réfléchi des auteurs, va s'attacher sur la crête de l'unguis, en arrière du sac lacrymal (v. fig. 685).

Les tarses sont formés de tissu conjonctif, auquel s'ajoutent des fibres élastiques. Ils contiennent dans leur épaisseur les glandes de Meibomius.

5° **Couche musculaire à fibres lisses** — Cette couche est décomposable en deux muscles, les muscles palpébraux, supérieur et inférieur. Le muscle palpébral supérieur s'étend du tendon du releveur de la paupière supérieure au bord convexe du tarse correspondant. Le muscle palpébral inférieur se détache de la face profonde de l'expansion palpébrale du tendon du muscle droit inférieur et se termine sur le bord inférieur ou convexe du tarse inférieur.

6° **La couche profonde ou muqueuse** est formée par la conjonctive qui sera étudiée plus loin.

**Bord libre.** — Le bord libre des paupières a une texture plus dense due aux mailles très serrées de son tissu conjonctif et à la présence de nombreuses papilles dermiques.

Les *follicules des cils*, obliquement implantés suivant la direction générale des cils, atteignent souvent par leurs extrémités profondes la face antérieure du tarse avec les glandes de Meibomius. Leur plus grande longueur atteindrait 2 mm.5 à la paupière supérieure, 1 mm.5 à la paupière inférieure.

**Glandes des paupières.** — Les paupières contiennent trois espèces de glandes, présentant des caractères assez particuliers : les glandes de Zeiss, les glandes de Moll et les glandes de Meibomius.

Les *glandes ciliaires ou glandes de Zeiss* sont le siège anatomique de l'orgeolet; au nombre de deux pour chaque follicule et s'ouvrant dans celui-ci, elles ont la structure des glandes sébacées ordinaires.

Les *glandes de Moll* sont des glandes sudoripares arrêtées dans leur développement, puisque au lieu de former un peloton glomérulé, leur tube sécrétant décrit un simple zigzag. Ces glandes s'ouvrent au niveau du bord libre de la paupière; on les trouve entre les follicules des cils et en arrière de ceux-ci.

Les *glandes de Meibomius* sont des glandes en grappe allongée, perpendiculaires au bord libre de la paupière. Elles sont au nombre de 35 à la paupière supérieure, de 25 à la paupière inférieure. Elles occupent toute la largeur et toute la hauteur des tarses dans l'épaisseur desquels elles sont renfermées. Elles peuvent être regardées comme une

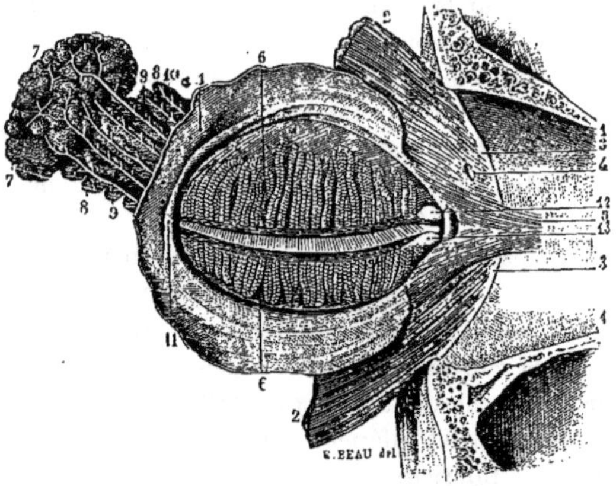

FIG. 686. — Glandes de Meibomius vues par transparence à travers la conjonctive.
(D'après Sappey.)

1, paroi interne de l'orbite. — 2, partie interne du muscle orbiculaire. — 3, insertion de ce muscle à la partie interne du rebord orbitaire. — 4, anneau fibreux pour l'artère nasale et le nerf nasal externe. — 5, muscle de Horner. — 6, glandes de Meibomius. — 7, portion orbitaire de la glande lacrymale.— 8, portion palpébrale de cette glande. — 9, conduits excréteurs et (10) conduits accessoires de la glande lacrymale, avec (11) leurs embouchures.

variété de glandes sébacées, dont le canal excréteur a un épithélium pavimenteux stratifié.

**Vaisseaux.** — 1° Artères. — Le sang artériel des paupières est fourni par les artères nasale, sus-orbitaire, temporale superficielle, lacrymale, le rameau malaire de la transverse de la face, l'artère sous-orbitaire et l'angulaire; mais surtout par les artères palpébrales supérieure et inférieure. Parvenue dans la paupière, chaque artère palpébrale longe le bord libre de celle-ci. Mais au moment où elle atteint ce bord, elle émet une branche qui suit le bord périphérique du tarse et se porte en dehors pour venir s'anastomoser à plein canal avec la terminaison du tronc principal. Il existe ainsi, au niveau de chaque paupière, une arcade artérielle marginale et une arcade artérielle périphérique. De celle-ci partent surtout des rameaux destinés à la conjonctive. L'arcade marginale donne des rameaux cutanés, des rameaux marginaux, de longs rameaux prétarsiens ascendants qui vont gagner l'arcade périphérique et des rameaux perforants marginaux qui traversent le tarse, pour se distribuer à la partie de la conjonctive qui avoisine l'orifice palpébral.

2° **Veines.** — Les veines naissent de deux réseaux : l'un postérieur, rétro-tarsien ; l'autre antérieur, pré-tarsien.

*a*) Le réseau veineux *rétro-tarsien* ou sous-conjonctival naît exclusivement des capillaires sous-conjonctivaux. Ses branches afférentes se jettent dans la veine ophtalmique supérieure pour la paupière supérieure, dans la veine ophtalmique inférieure pour la paupière inférieure.

*b*) Le réseau *pré-tarsien* aboutit à un réseau sous-cutané qui est tributaire de la veine ophtalmique supérieure et de la veine faciale pour

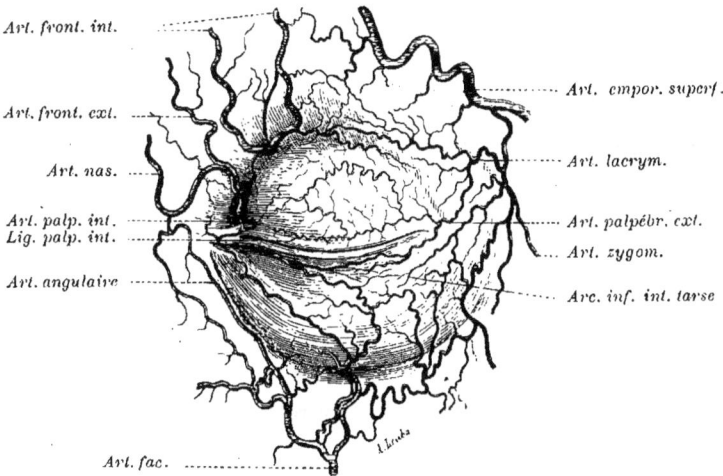

FIG. 687. — Circulation artérielle des paupières (côté gauche). (D'après Merkel.)

la paupière supérieure, de la veine faciale seulement pour la paupière inférieure.

3° **Lymphatiques.** — Les lymphatiques des paupières naissent par deux réseaux : un réseau cutané et un réseau conjonctival. Chacun de ces réseaux donne naissance à de nombreux collecteurs qui peuvent être répartis en deux groupes : un *groupe interne*, qui gagne les ganglions sous-maxillaires, en cheminant parallèlement aux vaisseaux faciaux ; un *groupe externe*, beaucoup plus important, tributaire des ganglions parotidiens.

**Nerfs.** — Les *nerfs moteurs* viennent : pour l'orbiculaire, de la branche supérieure du facial; pour le releveur de la paupière supérieure, du moteur oculaire commun.

Les *nerfs sensitifs* viennent du trijumeau. La paupière supérieure est innervée par l'ophtalmique de Willis (frontal externe et frontal interne), et la paupière inférieure par le maxillaire supérieur (nerf sous-orbitaire). L'angle externe des deux paupières est innervé par le nerf lacrymal et le rameau orbitaire du maxillaire supérieur.

Les *nerfs sympathiques* se rendent aux vaisseaux, aux glandes et aux muscles lisses de Müller.

## § 5. CONJONCTIVE

La conjonctive est une membrane muqueuse, mince et transparente, unissant les paupières au globe de l'œil.

**Configuration extérieure.** — Partie de la lèvre postérieure du bord libre des paupières, la conjonctive se porte profondément vers le bord adhérent de celle-ci, en tapissant la face postérieure des tarses, des muscles de Müller et des expansions tendineuses des muscles de l'œil. A 8 ou 9 millimètres du bord de la cornée, elle se réfléchit et passe sur la face antérieure du globe de l'œil en formant un cul-de-sac circulaire (fornix).

La conjonctive affecte ainsi la forme d'un sac à deux feuillets, dont le feuillet profond ou viscéral revêt le globe, et dont le feuillet superficiel ou pariétal s'applique sur les paupières.

La *conjonctive palpébrale*, mince et rosée, présente des plis horizontaux qui résultent des mouvements palpébraux.

Le *cul-de-sac conjonctival* répond sensiblement en haut et en bas aux sillons orbito-palpébraux correspondants. Il s'interrompt au niveau de la commissure interne, à cause de la présence de la caroncule lacrymale.

La *conjonctive oculaire ou bulbaire* est si transparente qu'au travers d'elle on aperçoit la couleur blanche de la sclérotique et les vaisseaux qui rampent à la surface de celle-ci, c'est-à-dire les vaisseaux conjonctivaux et les vaisseaux ciliaires antérieurs. La portion sclérale de la conjonctive bulbaire n'est séparée de la sclérotique que par un tissu cellulaire assez lâche. La portion cornéenne, formée du revêtement épithélial antérieur et de la lame élastique antérieure de la cornée, fait partie intégrante de celle-ci.

Dans la région de l'angle interne de l'œil, la conjonctive se continue avec deux formations de nature un peu différente : la caroncule lacrymale et le repli semi-lunaire.

La **caroncule lacrymale**, sorte de mamelon d'apparence muqueuse, est située au fond du lac lacrymal. Elle affecte la forme d'une saillie triangulaire dont la base arrondie répond à l'angle interne que forment les paupières, et dont le sommet plonge au-dessous de la paupière inférieure pour se perdre dans la partie inférieure du repli semi-lunaire. La caroncule repose profondément sur un coussinet adipeux. Elle a 5 mm. dans le sens transversal et 3 mm. dans le sens vertical. Sa structure rappelle celle du bord ciliaire. Elle est recouverte par un épithélium pavimenteux stratifié pourvu de nombreuses glandes dont les unes rappellent les glandes de Zeiss, les autres celles de Meibomius.

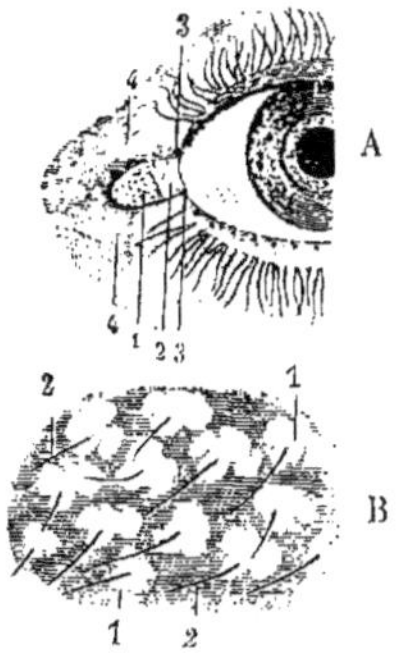

Le **repli semi-lunaire** est un repli de la conjonctive bulbaire. Situé en dehors de la caroncule et en grande partie caché par les paupières, il a la forme d'un croissant verticalement allongé. Il est formé de deux feuillets muqueux qui se continuent l'un avec l'autre au niveau du bord libre du repli. La plupart des animaux possèdent dans ce repli un cartilage hyalin plus ou moins développé. Le repli semi-lunaire n'est qu'un rudiment de la 3e paupière de certains vertébrés (membrane clignotante des oiseaux).

Fig. 688. — Caroncule lacrymale (côté gauche).(D'après Sappey.)

A. *Lac lacrymal* : 1. caroncule. — 2, repli semi-lunaire. — 3. points lacrymaux. — 4. portion lacrymale des bords libres des paupières. — B. Glandes sébacées (1) et poils (2) de la caroncule. vus à un grossissement de 7 diamètres.

**Structure**. — La conjonctive présente à considérer un chorion, un épithélium et des glandes.

Le **chorion** comprend deux couches : l'une superficielle, l'autre profonde. La couche superficielle est constituée par un tissu conjonctif délicat et réticulé et contient de nombreux leucocytes. La couche profonde, qui fait défaut au niveau de la conjonctive rétro-tarsienne, est formée de faisceaux connectifs puissants, perpendiculaires aux bords libres des paupières.

L'**épithélium** conjonctival présente sur la conjonctive palpébrale et jusqu'au fond du cul-de-sac le type cylindrique et sur la conjonctive oculaire le type pavimenteux.

Les **glandes** comprennent trois variétés. — 1° Les glandes *acino-tubuleuses de Krause*, qui sont disséminées dans le cul-de-sac conjonctival et dans la portion tarsienne de la conjonctive. Leur structure est analogue à celle des glandes lacrymales.

2° Les *glandes tubulaires de Henle*, que l'on rencontre surtout dans la conjonctive qui tapisse la face postérieure des paupières au voisinage du bord convexe du tarse. Ces glandes, souvent bifurquées, se terminent dans la profondeur par des extrémités arrondies, plus ou moins renflées.

3° Les *glandes utriculaires de Manz*, de forme ovalaire, sont surtout abondantes au niveau de la portion tarsienne de la conjonctive. Elles sont 18 à 30 pour chaque paupière. L'épithélium de leurs culs-de-sac est un épithélium cylindrique stratifié.

**Vaisseaux.** — 1° *Artères.* — La conjonctive reçoit ses artères : 1° des branches perforantes de l'arc externe du tarse qui se distribuent : à la partie périphérique de la portion palpébrale, au cul-de-sac, et à la portion sclérale de la conjonctive bulbaire ; 2° des branches perforantes de l'arc interne du tarse qui se distribuent à la portion tarsienne de la conjonctive palpébrale ; 3° des artères ciliaires antérieures qui viennent renforcer les rameaux fournis à la portion bulbaire de la conjonctive par les perforantes de l'arc externe du tarse. Autour de la cornée, les artères venues de l'arc artériel du tarse restent toujours plus superficielles que celles qui proviennent des artères ciliaires.

2° *Veines.* — Les veines, au nombre de une ou deux pour chaque artère, accompagnent celles-ci. Elles se jettent dans les veines palpébrales. Quelques-unes aboutissent aux veines des muscles droits qui sont tributaires de la veine ophtalmique.

3° *Lymphatiques.* — Les lymphatiques s'unissent à ceux des paupières dont ils partagent la terminaison.

**Nerfs.** — Les nerfs proviennent, pour la région interne, du nerf

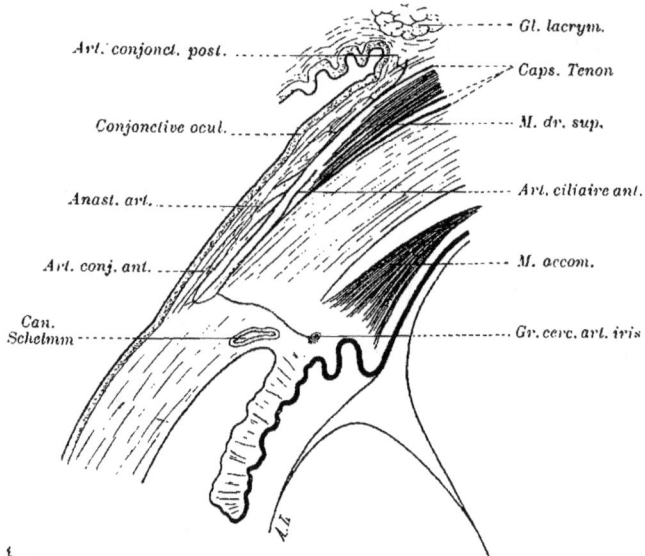

FIG. 689. — Circulation de la conjonctive bulbaire (schématique).

nasal externe ; pour la région périkératique, des nerfs ciliaires ; pour la région externe, du nerf lacrymal.

## § 6. APPAREIL LACRYMAL

L'appareil lacrymal complète le système de protection du globe en sécrétant les larmes qui facilitent le glissement des paupières sur le globe et humectent la partie antérieure de celui-ci. L'appareil lacrymal comprend : 1° la glande lacrymale, qui produit les larmes; 2° les voies lacrymales, formées par les conduits qui recueillent l'excès de la sécrétion à la surface du globe et le déversent dans les fosses nasales.

I. **Glande lacrymale**. — La glande lacrymale est une glande tubuleuse composée, dont les canaux excréteurs s'ouvrent dans la partie supéro-externe du cul-de-sac conjonctival.

Lobulée comme les glandes salivaires, elle est d'une couleur jaune rougeâtre. Elle occupe la fossette creusée sur la face inférieure de l'apophyse orbitaire externe de l'os frontal, à l'angle supéro-externe de l'orbite ; mais le tendon du muscle releveur de la paupière supérieure la divise en deux portions : l'une orbitaire, l'autre palpébrale.

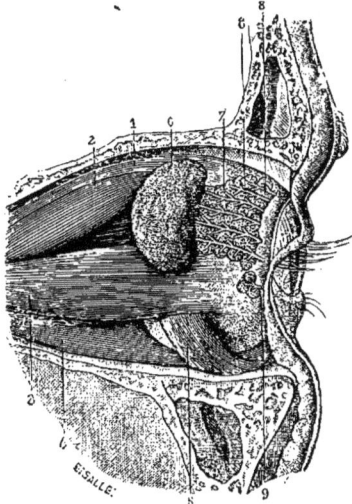

Fig. 690. — Les deux portions de la glande lacrymale, vues par leur face supérieure. (D'après Sappey.)

1, muscle releveur de la paupière supérieure. — 2, muscle droit supérieur. — 3, muscle droit externe. — 4, muscle droit inférieur. — 5, petit oblique. — 6, portion orbitaire de la glande lacrymale. — 7, portion palpébrale de cette glande, traversée par ses canaux et canalicules excréteurs. — 8, conduits excréteurs accessoires. — 9, conduit naissant de trois globules glandulaires inférieurs aberrants.

1) La *portion orbitaire*, appliquée contre le périoste de l'orbite, dans la fossette lacrymale, affecte une forme aplatie et ovalaire ; son grand axe est oblique en bas, en arrière et en dehors. Sa face supéro-externe répond au périoste, auquel la fixe sa capsule. La face inféro-interne répond aux bords externes du releveur de la paupière supérieure et du droit supérieur. Le bord antérieur, aminci, se met en rapport avec le ligament large de la paupière. Le bord postérieur reçoit vers son tiers externe l'artère lacrymale et le nerf de même nom. L'extrémité externe répond à l'expansion aponévrotique du muscle

droit externe. L'extrémité interne repose sur le releveur de la paupière supérieure.

La portion orbitaire de la glande lacrymale se trouve entourée de toutes parts par une enveloppe fibreuse, confondue en dedans avec les expansions aponévrotiques des muscles et en haut avec le périoste; mais c'est à tort qu'on la considère parfois comme un dédoublement de celui-ci. De l'intérieur de cette capsule se détachent de fines travées conjonctives élastiques qui pénètrent dans le parenchyme glandulaire et servent à le fixer ; ces travées sont nombreuses et épaisses au niveau de l'extrémité interne de la glande où elles forment le ligament suspenseur de Sœmmering.

La longueur de la portion orbitaire est de 2 centimètres environ, son épaisseur de 3 à 5 millimètres. Elle est grosse chez l'enfant et s'atrophie chez le vieillard.

2) La *portion palpébrale* semble se continuer avec la portion précédente par plusieurs lobules glandulaires qui occupent les brèches ménagées par le plan fibreux intermédiaire. Chacun des lobes de cette portion présente une capsule propre, mais les limites de la portion palpébrale elle-même sont très diffuses.

La face supérieure de la portion orbitaire est en rapport avec l'expansion fibreuse du muscle droit supérieur. Sa face inférieure repose sur la conjonctive du cul-de-sac. Le bord antérieur, d'où émergent les canaux de la glande, est parallèle au bord convexe du tarse. Le bord postérieur est confondu plus ou moins avec le bord postérieur de la portion orbitaire. L'extrémité interne occupe le même niveau

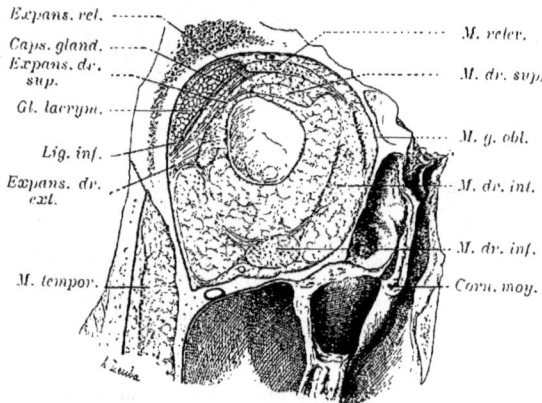

Fig. 691. — Coupe transversale de l'orbite parallèle aux bords postérieurs des deux os malaires et passant très près de ces bords.

que l'extrémité correspondante de la portion orbitaire. L'extrémité externe occupe la région de la commissure externe des paupières et empiète même parfois sur la paupière inférieure.

Les *canaux excréteurs* de la glande lacrymale se distinguent en principaux et accessoires. Les 2 ou 3 *canaux principaux* partent du bord antérieur de la portion orbitaire, traversent la portion palpébrale et débouchent à la surface de la conjonctive du cul-de-sac. Ces canaux reçoivent la plupart des canaux de la portion lacrymale. Les *canaux accessoires* sont les canaux indépendants de cette dernière portion ; ils siègent aux angles de la glande. Les orifices de ces différents canaux, au nombre de 12 à 14, s'ouvrent sur une ligne à peu près régulière dans la partie supéro-interne du fornix. Il existe d'ailleurs de nombreuses variétés qui expliquent les divergences de description des différents auteurs.

*Structure.* — La glande lacrymale est une glande tubuleuse composée, c'est-à-dire formée, comme les glandes en grappe, de lobes qui se décomposent en lobules, constitués eux-mêmes par un groupement d'acini. Chaque acinus représente un tube très long plusieurs fois ramifié, avec une membrane basale, hyaline sur laquelle reposent des cellules contractiles et aplaties (cellules en panier, de Boll) et des cellules pyramidales, sécrétantes. Parmi ces dernières, les unes ont un protoplasme finement réticulé et un noyau médian, les autres un protoplasme à larges mailles et un noyau basal.

Les petits canaux excréteurs font suite aux acini et se réunissent à angles aigus pour former des canaux plus volumineux ; ceux-ci se réunissent à leur tour et les canaux résultants vont se jeter dans le canal excréteur principal.

**Vaisseaux et nerfs.** — Les *artères* viennent de l'artère lacrymale, branche de l'ophtalmique.

Les *veines* se jettent dans la veine lacrymale, tributaire de la veine ophtalmique et s'abouchant dans celle-ci tout près du sinus caverneux.

Les *lymphatiques* aboutissent aux ganglions parotidiens. .

Le *nerf lacrymal*, branche de l'ophtalmique, parvient à la glande en longeant le bord supérieur du muscle droit externe ; mais il se bifurque, avant d'atteindre la glande, en un filet supérieur destiné à celle-ci et un filet inférieur qui va s'anastomoser avec le filet lacrymo-palpébral du rameau orbitaire du nerf maxillaire supérieur. Les fibres sécrétoires de la glande proviennent en grande partie du nerf facial et arrivent à la glande par le grand nerf petreux superficiel, le ganglion sphéno-palatin, le rameau orbitaire du nerf maxillaire supérieur et l'anastomose orbito-lacrymale.

II. **Voies lacrymales.** — Les larmes excrétées dans la partie externe du cul-de-sac conjonctival remplissent d'abord la rigole circulaire que forme le fornix autour de l'hémisphère antérieur de l'œil, et de là se répandent sur la face antérieure de celui-ci, grâce aux mouvements des paupières.

Elles tendent à s'accumuler au niveau de la partie interne de la fente palpébrale, limitée par la portion interne ou lacrymale du bord libre des paupières. Ce *lac lacrymal* où s'accumulent les larmes est comblé en partie par la saillie de la *caroncule lacrymale* qui dévie les larmes vers les *points lacrymaux*. Elles sont recueillies à ce niveau par les *canalicules lacrymaux*, qui les versent *dans le sac lacrymal*, puis dans le *canal nasal*. Ce dernier évacue finalement le produit de la sécrétion lacrymale dans le méat inférieur des fosses nasales.

**Configuration extérieure**. — 1° *Tubercules et points lacrymaux*. — Les points lacrymaux occupent le sommet de la saillie formée par les tubercules lacrymaux ; ils se distinguent des orifices des glandes de Meibomius par un orifice un peu plus considérable. Le point inférieur est à 6 mm. 5 de la commissure palpébrale interne, le supérieur est à 6 millimètres, d'où leur juxtaposition et non leur superposition pendant l'occlusion des paupières. La saillie des tubercules paraît s'accentuer avec l'âge.

2° *Conduits lacrymaux*. — Ces conduits cheminent dans l'épaisseur de la portion lacrymale du bord libre de chaque paupière. Ils se réunissent au delà de la commissure interne pour former le *canal d'union* qui se jette dans le sac lacrymal. Chaque conduit est coudé à angle droit et présente ainsi une portion verticale et une portion horizontale. Le coude est large et arrondi. La *portion verticale* commence par un *infundibulum* dont la base est au point lacrymal et dont le sommet porte le nom

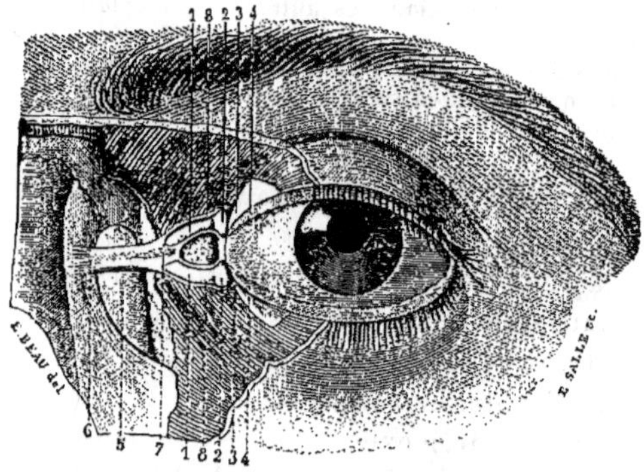

FIG. 692. — Points lacrymaux, conduits lacrymaux, sac lacrymal (côté gauche). (D'après Sappey.)

1, conduits lacrymaux. — 2, portion verticale de ces conduits.— 3, tarses supérieurs et inférieurs. — 4, bord libre des paupières avec les orifices des glandes de Meibomius. — 5, sac lacrymal. — 6, tendon de l'orbiculaire. — 7, point de bifurcation de ce tendon. — 8, gaine fibreuse que chaque moitié du tendon bifurqué fournit au conduit lacrymal correspondant.

d'*angustia*. Cette portion a 1 mm. 5 de longueur. — La *portion horizontale* est longue de 6 à 7 millimètres et d'un calibre assez irrégulier. Cette portion, avant de se jeter dans le canal d'union, est recouverte par le ligament palpébral interne qui lui adhère lâchement.

Avant de se réunir pour former le canal d'union, les canaux doivent perforer séparément le pont périostique qui, allant de la crête lacrymale

de l'unguis à la crête lacrymale de l'apophyse montante du maxillaire
supérieur, transforme la fosse lacrymale osseuse en une sorte de cavité
close. C'est dans cette cavité que le *canal d'union* est contenu. De
direction à peu près horizontale, il est long de 0 mm. 8 à 3 millimètres.
Parvenu au sac lacrymal, il débouche à peu de distance de l'extrémité
supérieure de celui-ci, en arrière du ligament palpébral interne. Les
deux canaux peuvent d'ailleurs s'ouvrir isolément dans le sac lacrymal.

3° **Sac lacrymal.** — Le sac lacrymal est placé à la partie interne de la

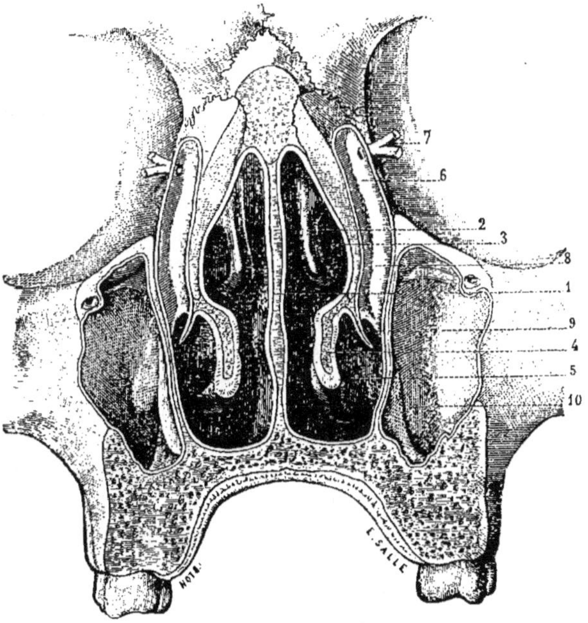

Fig. 693. — Direction générale et rapports avec le squelette du canal lacrymo-nasal.
(D'après Sappey.)

1, cloison des fosses nasales. — 2, extrémité antérieure du cornet moyen. — 3, méat moyen. —
4, coupe du cornet inférieur au niveau de l'embouchure du canal nasal. — 5, méat inférieur. — 6, sac
lacrymal. — 7, conduits lacrymaux. — 8, canal nasal. — 9, valvule de Horner. — 10, sinus maxillaire.

base de l'orbite. C'est un réservoir membraneux cylindrique un peu
incliné par son extrémité supérieure sur le plan sagittal, et à grand axe
faiblement incurvé en arrière. Sa hauteur est de 12 à 14 millimètres,
sa capacité est en moyenne de 20 millimètres cubes, mais elle peut
atteindre jusqu'à 120 centimètres cubes.

L'extrémité supérieure arrondie ou *fond* du sac lacrymal est placée
entre le muscle orbiculaire en avant et le ligament large des paupières

Abrégé d'Anat. — III.                                                     72

en arrière. Elle dépasse généralement le bord supérieur du ligament palpébral interne et se trouve placée à 15 millimètres au-dessous de la poulie du grand oblique; à ce niveau passent la racine inférieure de la veine ophtalmique supérieure, l'artère nasale et le nerf nasal externe. La face antérieure est en rapport avec le ligament palpébral interne, qui la croise transversalement. La face postérieure répond au tendon réfléchi du muscle orbiculaire doublé du muscle de Horner. La face externe est comprise dans l'angle d'écartement du tendon direct et du tendon réfléchi du muscle orbiculaire. La face inférieure est unie au périoste de la gouttière lacrymale par un feutrage de fibres conjonctives, dans lequel se trouve un plexus veineux très développé. Profondément, cette face répond au groupe des cellules ethmoïdales antérieures.

Le sac lacrymal est tapissé par une muqueuse mince, de coloration rosée. Ce sac présente fréquemment deux diverticules : l'un occupe la paroi externe du canal, c'est le sinus de Maier; l'autre occupe la paroi antérieure, c'est le recessus de Arlt. Les deux conduits lacrymaux se jettent parfois dans le premier de ces diverticules.

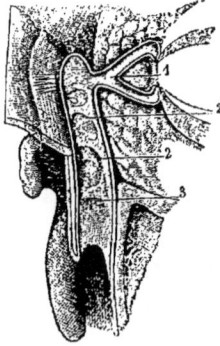

Fig. 694.— Voies lacrymales ouvertes par leur partie antérieure. (D'après Sappey.)

1, conduits lacrymaux.—2, sac lacrymal dont la muqueuse offre de légers replis. — 3, repli semblable appartenant à la muqueuse du canal nasal.

4° **Canal nasal**. — Ce canal fait suite au sac lacrymal et vient s'ouvrir dans le méat inférieur des fosses nasales. Le canal affecte la forme d'un cylindre aplati latéralement. Son diamètre antéro-postérieur mesure 3 millimètres, son diamètre transversal 2 mm. 5 environ. Le canal est uni solidement au périoste du canal osseux qui le contient par une couche de tissu conjonctif engainant un plexus veineux.

Le canal osseux dessine, en dehors, sur la paroi interne du sinus maxillaire, une légère saillie verticale; en dedans, il répond à la paroi externe des fosses nasales au niveau de la partie antérieure du méat moyen.

L'*orifice inférieur* du canal nasal se trouve à l'union du quart antérieur avec le premier quart moyen du méat inférieur, point éloigné de 3 centimètres du bord inférieur de l'orifice postérieur de la narine correspondante. Cet orifice affecte généralement une forme ovalaire à grand axe vertical. Dans d'autres cas, il est arrondi. Il est généralement placé à 4 ou 5 millimètres au-dessous de l'orifice du canal nasal osseux.

**Valvules.** — Un grand nombre de plis muqueux, situés sur la mu-

queuse des voies lacrymales, ont été décrits sous le nom de valvules:
valvule de *Bochda-leck* (au niveau des points lacrymaux), valvule de *Foltz* (au niveau de l'angustia), valvules de *Rosenmüller* et de *Huschke* (au niveau de l'orifice du sinus de Maier dans le sac lacrymal), valvule de *Béraud* (au niveau de l'orifice supérieur du canal nasal) et valvule de *Taillefer* (au niveau de la partie moyenne de ce canal). Enfin sur le bord interne de l'ori-

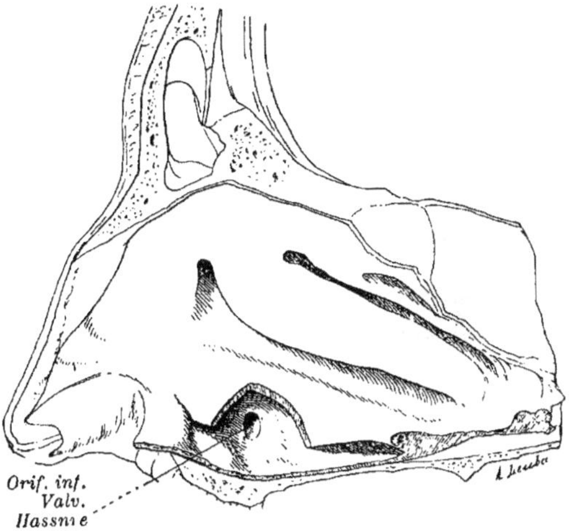

Fig. 695. — Orifice inférieur du canal nasal
(forme arrondie).

fice terminal du canal existe une sorte de repli muqueux constant, c'est la valvule de *Horner* qui représente un vestige du diaphragme membraneux qui obture l'orifice nasal des voies lacrymales avant la naissance.

*Structure.* — Les voies lacrymales sont tapissées par une muqueuse qui se continue en haut avec la conjonctive, en bas avec la pituitaire. Cette muqueuse est renforcée sur les conduits lacrymaux par la gaine musculaire, dépendante de l'orbiculaire et du muscle de Horner, et par une enveloppe conjonctivo-élastique. Sur le sac lacrymal et le canal nasal la muqueuse est également renforcée par une épaisse couche fibro-élastique creusée de canaux veineux.
La muqueuse comprend un épithélium reposant sur une membrane basale; il est pavimenteux, cylindrique, stratifié. Quant au derme, il est infiltré de cellules lymphatiques souvent disposées en follicules.

**Vaisseaux.** — Le sac lacrymal et le canal nasal reçoivent leurs *artérioles* de la palpébrale inférieure et du rameau interne de la nasale.

Les *veines* se jettent dans les veines sus-orbitaires et dans la veine angulaire de la face.

Les *lymphatiques* sont tributaires des ganglions rétro-pharyngiens, parotidiens et sous-sterno-mastoïdiens.

Les *nerfs* proviennent du nasal externe, sauf pour la partie inférieure du canal nasal qui reçoit des filets des nerfs dentaires antérieurs.

# APPAREIL AUDITIF

L'appareil auditif comprend : 1° *l'oreille externe*, formée par le *pavillon de l'oreille*, prolongé par le *conduit auditif externe*; 2° *l'oreille moyenne*, constituée par la *caisse du tympan*, qui loge les *osselets de l'ouïe* et présente une membrane vibrante, la *membrane du tympan*; 3° *l'oreille interne*, tapissée par un épithélium sensoriel où viennent s'épanouir les ramifications terminales du nerf auditif. L'oreille externe est l'organe de réception, — l'oreille moyenne, l'organe de transmission, — l'oreille interne, l'organe de perception des vibrations sonores.

## DÉVELOPPEMENT

Au point de vue embryologique, l'oreille se compose de deux parties bien distinctes : l'oreille interne, qui dérive de la vésicule auditive; l'oreille moyenne et externe, qui représente des produits de transformation de l'appareil branchial.

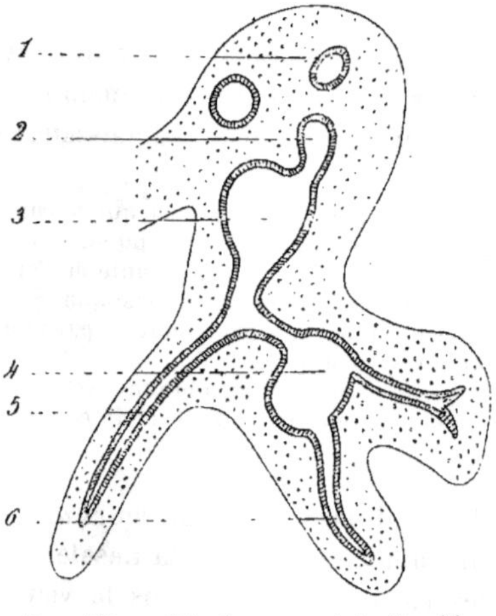

Fig. 696. — Développement de l'oreille interne (schématique).

Coupe transversale (côté droit) segment inférieur de la coupe.

1. Coupe du canal cochléaire. — 2. Partie initiale du canal cochléaire. — 3. Saccule. — 4. Utricule. — 5. Canal endolymphatique. — 6. Canal semi-circulaire postérieur.

A. *Oreille interne*. — Le premier rudiment de l'oreille interne est représenté par une fossette ectodermique, la *fossette auditive*, qui apparaît sur l'embryon de 3 millimètres (19 jours), en arrière de la 2ᵉ fente branchiale. Cette fossette se transforme bientôt en une vésicule (vésicule auditive), qui vient s'appliquer sur la paroi latérale du cerveau postérieur et perd tout rapport avec l'ectoderme. Cette vésicule s'étrangle bientôt à sa partie moyenne et se dilate à sa partie antérieure et à sa partie postérieure, pour former le saccule en avant, l'utricule en arrière. En même temps, la partie moyenne étranglée pousse un prolongement en bas et en arrière, le canal endolymphatique, qui paraît dès lors rattaché à l'utricule et au saccule par un pédicule bifurqué qui n'est autre que la partie moyenne de la vésicule auditive. Ultérieurement, l'utricule émet trois prolongements qui s'orientent suivant les trois plans de l'espace et forment les canaux semi-circulaires. En

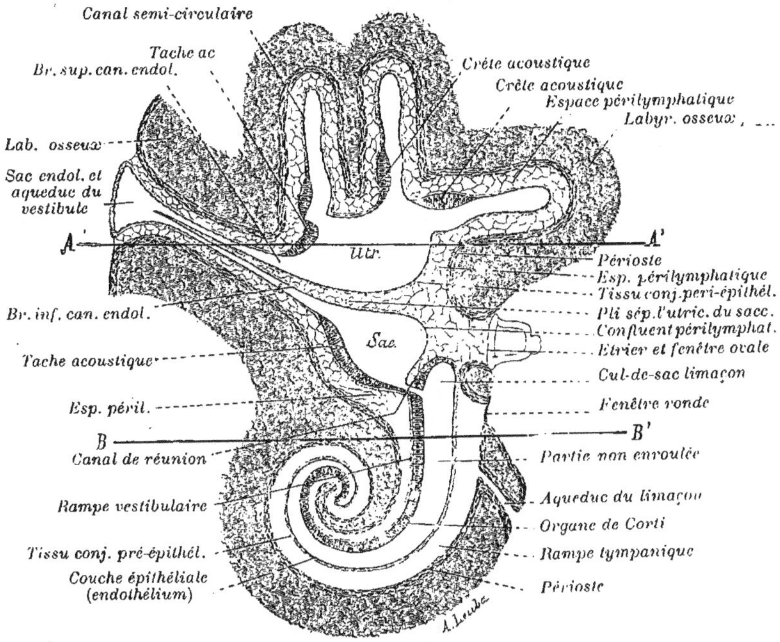

Fig. 697. — Développement de l'oreille interne (Très schématique). (D'après Cannieu).

Coupe transversale (côté gauche) segment inférieur de la coupe.

L'utricule et le saccule se sont séparés l'un de l'autre ; la bande neuro-épithéliale s'est fragmentée. Le limaçon s'est séparé du saccule. Le mésoderme s'est transformé en tissu conjonctif péri-épithélial, en périoste, en espaces périlymphatiques, en tissu osseux (labyrinthe osseux). Les organes membraneux compris entre les deux lignes AA' et BB' sont renfermés dans une seule et même enveloppe osseuse : le vestibule.

même temps le saccule primitif se divise par un étranglement (canalis reuniens de Hensen) en deux segments : l'un postérieur, le saccule définitif ; l'autre antérieur, le canal cochléaire qui s'allonge rapidement en s'enroulant sur lui-même. Ainsi se forme le labyrinthe membraneux. Primitivement formé d'une simple assise épithéliale, il ne tarde pas à s'entourer d'une série d'enveloppes que lui fournit le mésoderme adjacent : gaine conjonctive, gaine périlymphatique, capsule cartilagineuse qui deviendra ensuite osseuse au cours du développement. Quant à l'épithélium, s'il garde son caractère d'épithélium de revêtement sur la plus grande partie du labyrinthe membraneux, il se différencie en certains points pour former un épithélium sensoriel où viendront se terminer les filets du nerf auditif.

B. *Oreille externe et oreille moyenne.*—L'*oreille moyenne* se développe aux dépens de la poche endodermique de la *première fente*. La trompe d'Eustache représente le reliquat de la large communication primitive avec la cavité du pharynx. Les osselets de l'ouïe sont fournis par le squelette des arcs branchiaux adjacents. Le marteau et l'enclume dérivent de l'extrémité proximale du squelette du premier arc. L'étrier provient du squelette du deuxième arc. Pendant toute la vie fœtale, la cavité de l'oreille moyenne est réduite à une simple fente, et il apparaît nettement que les osselets de l'ouïe sont placés hors de cette cavité. A la naissance, la cavité tympanique s'accroît rapidement et les osselets font à son intérieur une saillie telle qu'ils y paraissent, mais à tort, réellement contenus.

L'*oreille externe* dérive également de la *première fente* branchiale, mais de la portion ectodermique de celle-ci. Elle représente primitivement une simple fente dont le développement de bourgeons marginaux modifie progressivement l'aspect, pour aboutir finalement à la formation du pavillon. La membrane du tympan représente la persistance de la lame qui sépare primitivement les deux sillons endodermique et ectodermique de la première fente.

CHAPITRE PREMIER

## OREILLE EXTERNE[1]

L'oreille externe est formée par le pavillon de l'oreille et par le conduit auditif externe.

§ . PAVILLON DE L'OREILLE

Le pavillon de l'oreille constitue une sorte d'entonnoir de forme irrégulière qu'on désigne vulgairement sous le nom d'oreille.

**Situation et topographie.** — Il est placé sur les parties latérales de la tête, et se trouve presque à égale distance de l'angle externe de

---

1. Les chapitres « Oreille externe et oreille moyenne » ont été rédigés par M. le D$^r$ Guibé, dans le *Traité d'Anatomie humaine*.

l'œil et de la protubérance occipitale externe. Il est compris entre deux horizontales dont la supérieure rase le point culminant de l'arcade sourcilière, et dont l'inférieure passe au-dessous de la sous-cloison du nez.

**Direction.** — Le grand axe du pavillon est légèrement incliné en haut et en arrière, et fait avec la verticale un angle, d'environ 10°, ouvert en haut; il est à peu près parallèle à la branche montante du maxillaire inférieur.

Le pavillon s'insère sur le crâne selon un angle qui varie de 25 à 45°. La mobilité du pavillon est grande, en haut et en arrière surtout, et il peut être aisément déplacé sur les parties profondes.

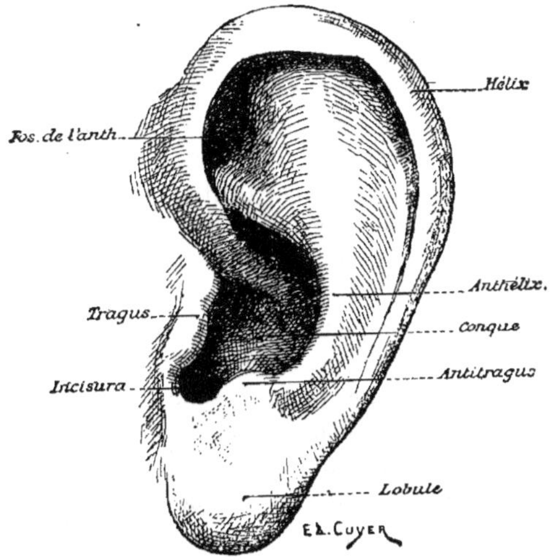

**Dimensions.** — Les dimensions du pavillon sont très variables : la *longueur* maxima oscille entre 5 et 8 centimètres; la *largeur*, entre 3 et 5 centimètres ; la *hauteur d'insertion*, entre 3 et 6 centimètres.

Fig. 698. — Le pavillon de l'oreille (côté gauche).

**Configuration éxtérieure.** — Le pavillon affecte une forme générale ovalaire et aplatie, de sorte qu'on peut lui décrire *deux faces* et *une circonférence*.

**1° *Face externe.*** — Cette face regarde en dehors et en avant. Elle présente une série de saillies et de sillons qui ont reçu des noms spéciaux. Elle est bordée à sa périphérie, en avant, en haut et en arrière, par un repli curviligne, mousse ou tranchant, l'*hélix*. Celui-ci prend naissance dans une cavité qui est la *conque* par une crête ou *racine de l'hélix* et se prolonge en bas, en s'effaçant peu à peu jusqu'à la naissance du lobule. Il circonscrit ainsi la plus grande partie du pavillon. Il présente parfois à sa partie postéro-supérieure un petit tubercule, le *tubercule de Darwin.*

En avant de l'hélix, se trouve une deuxième saillie, également curviligne, l'*anthélix*, qui, née dans la concavité antéro-supérieure de l'hélix, descend à peu près concentriquement à lui, en s'en rapprochant cependant, et se termine dans l'antitragus.

72.

Entre l'hélix et l'anthélix se trouve un sillon plus ou moins profond, surtout en haut, la *gouttière de l'hélix*. — A la partie inférieure de l'anthélix, on remonte une petite saillie, c'est l'*antitragus*.

Sur le contour antérieur du pavillon, en avant du méat auditif et le recouvrant en partie, est une autre saillie, le *tragus*. Le tragus a une forme triangulaire à base d'insertion antérieure, à sommet postérieur libre arrondi ou carré. Il est souvent surmonté d'une éminence plus petite, le *tubercule supratragique*. Il est séparé en haut de l'hélix, par un sillon, *sillon antérieur de l'oreille*, en bas, de l'antitragus, par une profonde échancrure, *échancrure intertragienne*.

La *conque* est une cavité profonde, limitée en avant, par le tragus, en haut et en arrière, par l'anthélix, en bas, par l'antitragus. La racine de l'hélix la divise en deux portions : l'une supérieure petite, l'autre inférieure plus grande, se continuant avec le conduit auditif externe.

Au-dessous de toutes ces parties, pend une masse charnue et molle, le *lobule*, à sommet inférieur arrondi, et séparé des parties voisines par de petits *sillons pré- sus-* et *rétro-lobulaires*.

2° **Face interne**. — La face interne du pavillon se compose de deux parties : une partie adhérente et une partie libre.

La partie adhérente correspond au tiers antérieur du pavillon et s'insère sur la partie latérale de la base du crâne, selon une surface ovalaire, verticale, en se continuant avec le conduit auditif externe et les téguments voisins.

La partie libre comprend les deux tiers postérieurs du pavillon et présente des inégalités qui reproduisent en sens inverse les saillies et les dépressions de la face externe.

3° **Circonférence**. — La circonférence du pavillon est constituée en avant, en haut et en arrière, par l'hélix, — en bas, par le lobule, — en avant, par la racine de l'hélix et par le tragus [1].

**Structure**. — Le pavillon de l'oreille est essentiellement formé par un squelette fibro-cartilagineux entouré d'une enveloppe cutanée.

*Fibro-cartilage du pavillon*. — Le fibro-cartilage du pavillon occupe la plus grande partie du pavillon de l'oreille, à l'exception du lobule, simple repli cutané. Il reproduit, mais accentuées, les saillies et les dépressions du pavillon lui-même. Il présente ainsi des saillies correspondant à l'hélix, à l'anthélix, au tragus et à l'antitragus.

Le cartilage de l'hélix a un bord libre crénelé ; près de son origine se trouve un petit tubercule, ou *épine de l'hélix*, et il se termine en une languette ou *queue de l'hélix*. Le cartilage de l'anthélix se continue

---

[1]. La morphologie du pavillon est extrêmement variable, — ses malformations sont loin d'être rares, et on les considère généralement comme des stigmates de dégénérescence. — La plupart constituent en tous cas de véritables anomalies réversives.

avec celui de l'antitragus. Quant au cartilage du tragus, de même forme que lui, il se continue par sa base avec le cartilage du conduit auditif, et présente à son sommet deux *éminences, tragienne* et *sus-tra-gienne.*

Le cartilage du pavillon est *d'épaisseur* inégale; mince au niveau de l'hélix, il est plus épais au niveau de la conque.

C'est un *cartilage élas-tique.* Il peut subir, chez les gens âgés, une cal-cification plus ou moins complète.

**Ligaments et muscles du pavillon de l'oreille.** — Au cartilage du pa-villon sont annexés des ligaments et des mus-cles.

I. **Ligaments.** — On les distingue en intrin-sèques et extrinsèques.

1) Les *ligaments in-trinsèques* sont des fais-ceaux conjonctifs in-sérés par leurs deux extrémités sur le pavil-lon même. Ils relient entre elles les différentes parties du cartilage.

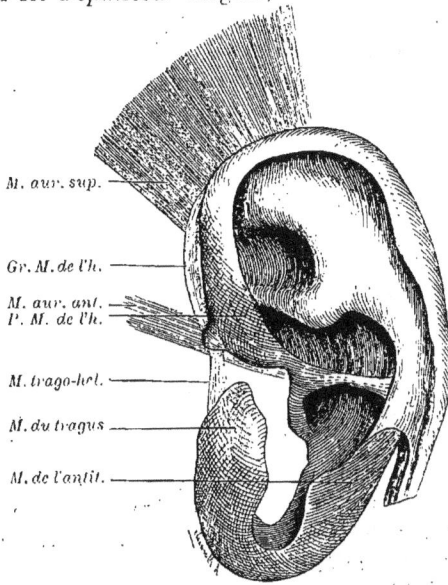

FIG. 699. — Muscles du pavillon de l'oreille. Face externe (Tataroff.

2) Les *ligaments extrinsèques* unissent le pavillon au temporal. — On en distingue généralement deux : *antérieur,* allant de l'aponévrose tem-porale à la partie antérieure de la conque, et *postérieur,* allant de la mastoïde à la convexité de la conque.

II. **Muscles.** — Comme les ligaments, ils sont extrinsèques et intrin-sèques.

1) Les *muscles extrinsèques* sont au nombre de trois : *auriculaire supérieur, auriculaire antérieur, auriculaire postérieur.* (v. T. I. p. 451).

2) Les *muscles intrinsèques* unissent les divers segments du cartilage du pavillon entre eux ou à la peau qui les recouvre. On distingue ainsi: le *grand muscle de l'hélix;* le *petit muscle de l'hélix;* le *muscle du tragus,* comprenant deux faisceaux, un faisceau principal et un fais-ceau accessoire ou *muscle pyramidal du pavillon;* le *muscle de l'anti-*

*tragus;* le *muscle dilatateur de la conque;* les *muscles transverse et oblique du pavillon.*

L'*action* de ces muscles est très faible, leur importance pratique nulle. Atrophiés chez l'homme, ils dérivent tous du muscle peaucier du cou.

*Peau du pavillon de l'oreille.* — La peau du pavillon de l'oreille se continue avec celle des parties voisines. Elle est mince, rosée, transparente, et tapisse étroitement le cartilage. Elle déborde le cartilage de l'hélix et forme le lobule en s'adossant à elle-même par l'intermédiaire d'une couche de graisse abondante.

Elle est doublée d'un *tissu cellulo-graisseux sous-cutané,* assez épais sur la face interne où la peau est peu adhérente; très mince, au contraire, sur la face externe où la peau adhère au cartilage. La peau du pavillon présente des glandes sébacées, quelques rares glandes sudoripares et de nombreux poils. Mais ceux-ci restent rudimentaires. Certains sujets présentent cependant, sur la face profonde du tragus, un bouquet de poils raides, comparables aux vibrisses des fosses nasales.

**Vaisseaux et nerfs.** — 1° Artères. — Les artères du pavillon viennent toutes de la carotide externe par l'intermédiaire de l'auriculaire postérieure et de la temporale superficielle.

*a*) Les branches de l'artère temporale superficielle forment les *artères auriculaires antérieures.* Elles sont au nombre de trois : *supérieure* ou artère principale de l'hélix, *moyenne* ou artère de la racine de l'hélix et *inférieure* ou artère du tragus et du lobule.

*b*) Les branches de *l'artère auriculaire postérieure* irriguent la face interne du pavillon et forment deux groupes, supérieur et inférieur, naissant au-dessus et au-dessous du muscle auriculaire postérieur.

2° Veines. — On les divise en *deux groupes* : *groupe antérieur,* allant à la veine temporale superficielle et groupe postérieur, allant aux veines auriculaires postérieures. Toutes se terminent dans la *veine jugulaire externe.*

3° Lymphatiques. — Ils forment, sur toute la surface du pavillon, un riche réseau dont les troncs collecteurs vont : les *antérieurs,* à un ganglion prétragien ; les *postérieurs* aux ganglions mastoïdiens ; les *inférieurs,* aux ganglions sous- sterno-mastoïdiens et aux ganglions de la chaine jugulaire externe.

4° Nerfs. — Les *nerfs moteurs* sont fournis par le *facial.* Les *nerfs sensitifs* viennent de l'*auriculo-temporal* et de la *branche auriculaire du plexus cervical superficiel.*

Il existe enfin de nombreuses fibres sympathiques vaso-motrices.

## § 2. CONDUIT AUDITIF EXTERNE

*Définition*. — Le conduit auditif externe est un canal ostéo-cartilagineux qui fait suite à la cavité de la conque.

*Limites*. — La membrane du tympan le ferme en dedans. En dehors, il se continue avec le pavillon ; la démarcation entre les deux est peu nette en avant, au niveau de la paroi antérieure ; en arrière, elle est marquée par la saillie plus ou moins forte du bord antérieur de la concavité de la conque.

*Direction*. — *L'axe du conduit auditif externe* est, dans l'ensemble, sensiblement transversal, un peu oblique cependant en avant et en

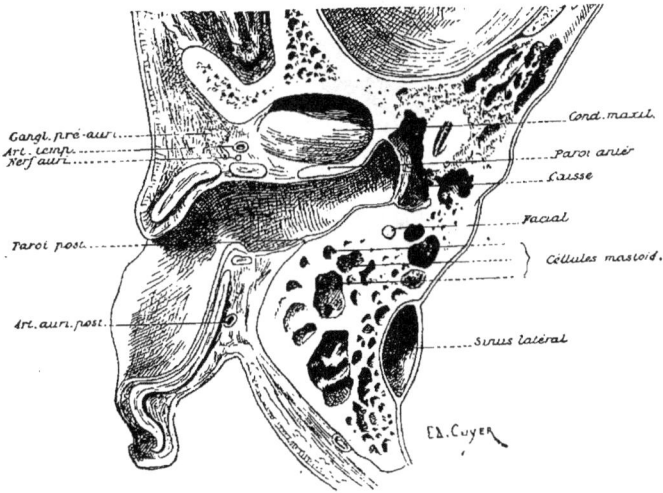

Fig. 700. — Coupe horizontale du conduit auditif externe (Gr. nat.).
Côté gauche (segment inférieur de la coupe).

dedans. Il est parallèle à l'axe du conduit auditif interne, mais il décrit des inflexions que nous étudierons successivement sur une coupe horizontale et sur une coupe frontale.

Sur *une coupe horizontale*, le conduit apparaît comme formé de deux segments : l'un, *externe*, oblique en arrière et en dedans ; l'autre, *interne*, oblique en avant et en dedans. On remarque sur cette coupe que la partie profonde de la conque, très oblique en avant et en dedans, forme avec le segment initial du conduit un angle obtus ouvert en arrière

Sur *une coupe frontale*, le conduit présente un segment externe obliquement ascendant et un segment interne descendant ; mais ces courbures sont peu marquées. La paroi inférieure est plus oblique que la paroi supérieure et forme avec la membrane du tympan un angle aigu ouvert en dehors.

En résumé, le conduit est d'abord oblique en arrière et un peu en haut, puis en avant et en bas. Aussi, pour introduire un spéculum, faut-il d'abord repousser en avant le tragus et porter le pavillon en

Fɪɢ. 701. — Coupe frontale du conduit auditif externe (Gr. nat.).
Côté gauche (segment antérieur de la coupe).

arrière et un peu en haut. On met ainsi la partie superficielle du conduit mobile dans l'axe de la partie profonde, fixe.

*Forme et dimensions.* — Le conduit auditif externe est généralement elliptique, sur une coupe verticale, perpendiculaire à l'axe. Mais il est irrégulier, devient circulaire à la fin de la portion cartilagineuse, et paraît s'élargir près du tympan. Il subit de plus une sorte de torsion, rendant sa face antérieure antéro-inférieure, et sa face postérieure postéro-supérieure.

Longueur. — La longueur du conduit auditif est en moyenne de deux centimètres pour la paroi supérieure, de deux centimètres et demi pour la paroi inférieure, inégalité qui tient à l'inclinaison de la membrane du tympan.

Calibre. — Le calibre varie suivant les points. A l'entrée de la portion cartilagineuse, le diamètre vertical mesure 10 millimètres, l'antéro-postérieur 9 ; au niveau de la partie moyenne de cette portion, les deux diamètres sont de 8 millimètres ; dans la portion osseuse, le diamètre vertical mesure encore 8 millimètres, mais le diamètre antéro-postérieur tombe à 5 millimètres. Le point le plus étroit est placé à quelques millimètres en dedans de la jonction de la portion cartilagineuse et de la portion osseuse.

**Rapports.** — On distingue au conduit auditif, 4 parois : supérieure, postérieure, antérieure et inférieure.

*Paroi supérieure ou crânienne.* — Cette paroi, constituée par le temporal, est épaisse dans ses deux tiers externes ; elle est plus mince et creusée de cellules dans son tiers interne. La paroi osseuse sépare le conduit auditif de la fosse temporo-sphénoïdale du crâne et de la face inférieure du lobe temporal.

*Paroi postérieure ou mastoïdienne.* Dans sa portion osseuse, elle est constituée par l'os tympanique et l'apophyse mastoïde séparés par une fissure, la fissure tympano-squameuse postérieure, où passent des rameaux vasculaires et nerveux. Cette paroi répond aux cellules mastoïdiennes.

*Paroi antérieure ou glénoïdienne.* — Constituée par l'os tympanal, elle répond à la cavité glénoïde du temporal et aux deux tiers internes du condyle du maxillaire inférieur en dedans ; — aux vaisseaux temporaux superficiels, au nerf auriculo-temporal, à la parotide, en dehors.

*Paroi inférieure ou parotidienne.* — Cette paroi est formée par l'os tympanal, en dedans, et par le cartilage, en dehors. Elle répond à la parotide.

**Structure.** — Le conduit auditif externe est formé par une charpente fibro-cartilagineuse et osseuse tapissée par un revêtement cutané.

**I. *Squelette.*** — Le squelette du conduit auditif externe comprend une portion cartilagineuse ou externe, et une portion osseuse, interne, plus longue. Ces deux portions sont reliées par un tissu fibreux intermédiaire.

**A) Portion cartilagineuse.** — Le *fibro-cartilage du conduit auditif* est la prolongation directe du cartilage du pavillon auquel il est uni par une portion rétrécie ou isthme ; il affecte la forme d'une gouttière ouverte en haut et en arrière. En dedans, cette gouttière se fixe sur l'orifice externe du conduit auditif osseux. En haut, elle est complétée par une lame fibreuse. En avant, elle présente des incisures, dont deux sont constantes.

La *structure* de ce cartilage est la même que celle du cartilage du pavillon.

**B) Portion osseuse.** — Conduit auditif osseux. — La portion osseuse du conduit auditif externe est un tunnel osseux formé par l'application, sur la face inférieure de l'écaille temporale, d'un os en gouttière, l'*os tympanal*. En avant, l'union des deux os ménage une scissure, la scissure de Glaser ou tympano-squameuse antérieure. Plus en dedans le *tegmen* *tympani*, dépendance du rocher, s'interpose entre le tympanal et l'écaille, d'où apparition de deux scissures, pétro-squameuse et pétro-tympanique antérieure. — *En arrière*, le tympanal s'unit en dehors à l'écaille (sc. tympano-squameuse postérieure); *en dedans*, au rocher (sc. pétro-tympanique).

A la partie postéro-supérieure de la circonférence externe du conduit

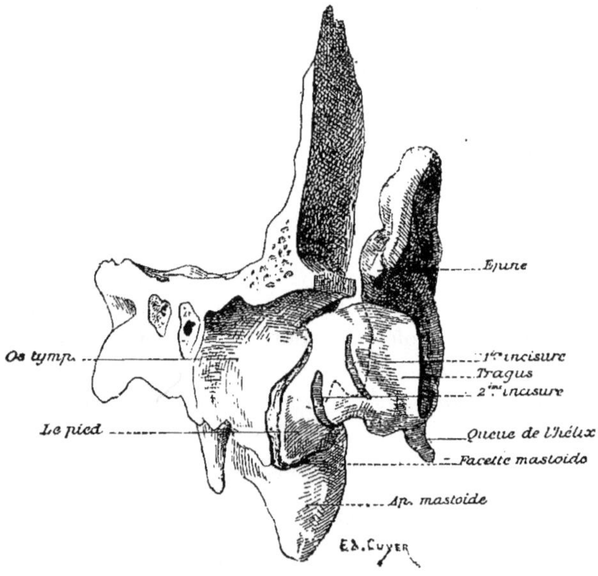

Os tymp.

Le pied

Épine

1<sup>re</sup> incisure
Tragus
2<sup>me</sup> incisure

Queue de l'hélix

Facette mastoïde

Ap. mastoïde

ED. CUYER

Fig. 702. — Le cartilage du pavillon et du conduit auditif.
(Côté gauche, vue antérieure.)

auditif osseux, se trouve une petite saillie osseuse, l'*épine de Henle*, point de repère important dans la trépanation de la mastoïde, mais qui n'existe guère qu'à partir de 10 ans.

*Chez le nouveau-né*, la portion osseuse du conduit auditif n'existe pas. La portion cartilagineuse vient se fixer à un anneau osseux dans lequel est enchâssée la membrane du tympan. Cet anneau, ouvert à sa partie supérieure, s'étend progressivement de dedans en dehors, et ainsi se forme la portion osseuse du conduit. Le conduit de l'enfant est plus étroit et plus rectiligne que celui de l'adulte. Il est très oblique en bas et en dedans.

II. *Peau du conduit auditif externe*. — La peau du conduit auditif externe le revêt dans toute son étendue, et va former la couche externe de la membrane du tympan. Dans la *portion cartilagineuse*, la peau est dense et épaisse, et abondamment pourvue de poils fins et de glandes.

Dans la *portion osseuse*, la peau est mince et lisse, à peu près dépourvue de glandes et de poils, et adhérente au périoste.

**Annexes de la peau.** — A la peau sont annexés des poils et des glandes. Les *poils* n'existent que dans la portion cartilagineuse.

Les *glandes* sont de deux ordres : les *glandes sébacées*, accompagnant les follicules pileux, et occupant les couches superficielles du derme, et les *glandes cérumineuses*. Les *glandes cérumineuses*, simple variété de glandes sudoripares, sont franchement sous-dermiques et forment une couche glandulaire sous-cutanée de couleur jaune brunâtre. Surtout abondantes au niveau de la portion cartilagineuse, elles diminuent progressivement au fur et à mesure qu'on se rapproche de la portion osseuse, et au niveau de celle-ci on ne les trouve plus guère que sur la paroi supérieure. Elles secrètent une substance spéciale, le *cérumen*, d'abondance variable.

**Vaisseaux et nerfs.** — **Artères.** — Les artères du conduit auditif externe viennent de la *carotide externe*, par l'*auriculaire postérieure*, la *temporale superficielle*, la *maxillaire interne*, pour la portion cartilagineuse ; par la *tympanique*, pour la portion osseuse.

**Veines.** — Les veines se divisent en 3 *groupes : inférieur*, allant aux *veines auriculaires postérieures; profond*, se jetant dans le *plexus articulaire; supérieur*, allant au réseau du cuir chevelu.

**Lymphatiques.** — Les lymphatiques vont aux *ganglions préauriculaires, mastoïdiens* et *jugulaires externes*.

**Nerfs.** — Les nerfs sont fournis par la *branche auriculaire du plexus cervical superficiel*, par l'*auriculo-temporal* et par le *rameau auriculaire* du *pneumo-gastrique*.

CHAPITRE DEUXIÈME

## OREILLE MOYENNE

L'oreille moyenne est formée : 1° par la caisse du tympan ; 2° par l'antre pétreux et les cellules mastoïdiennes ; 3° par la trompe d'Eustache.

### § 1. CAISSE DU TYMPAN

**Préparation.** — Pour étudier l'oreille moyenne, on commencera par découvrir la face externe de la membrane du tympan, en détachant du temporal le pavillon et la portion cartilagineuse du conduit, puis en détruisant la paroi antérieure de la portion osseuse du conduit à l'aide de la pince gouge. Pour étudier les osselets et la configuration interne de la caisse, on commencera par isoler avec prudence le temporal du reste du crâne. On enlèvera ensuite le paroi supérieure de la caisse, ce qui est facile en raison de la minceur de cette paroi. On complétera cette étude en pratiquant des coupes de l'os à l'aide d'une scie très fine. C'est également sur des coupes que l'élève se fait le plus facilement une idée de la disposition des cellules mastoïdiennes et de la trompe d'Eustache.

La caisse du tympan est une cavité intermédiaire au conduit auditif externe et à l'oreille interne : elle contient les osselets de l'ouïe.

*Forme.* — La forme de la caisse du tympan est très irrégulière. On peut la comparer à une lentille biconcave aplatie transversalement et obliquement inclinée en bas, en arrière, et en dedans.

*Dimensions* — Elle mesure en moyenne : 15 millimètres dans le sens antéro-postérieur, 15 millimètres également dans le sens verti-

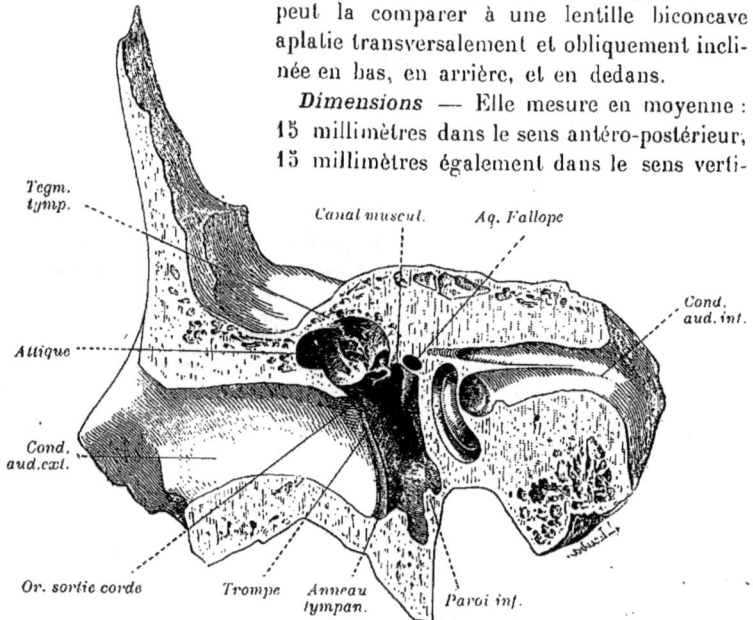

FIG. 703. — Coupe frontale de la caisse du tympan. Côté gauche. Moitié antérieure (Politzer).

cal, 5 millimètres dans le sens transversal à la périphérie de la caisse et 1 à 2 millimètres au centre.

**Parois.** — On décrit à la caisse du tympan, *six parois* : externe, interne, supérieure, inférieure, antérieure et postérieure.

**1. Paroi externe ou tympan'que.** — La paroi externe est formée par la membrane du tympan, entourée d'un anneau osseux dans lequel elle est enchâssée.

A). *Membrane du tympan.* — La membrane du tympan est une

membrane fibreuse qui ferme en dedans le conduit auditif externe et en forme le fond.

**Forme.** — Assez régulièrement circulaire chez l'enfant, elle s'allonge chez l'adulte, et tend à devenir ovalaire à grand axe vertical.

**Dimensions.** — Son diamètre vertical est en moyenne de 10 à 11 millimètres, son diamètre antéro-postérieur, de 8 à 9 millimètres. Son épaisseur est de 0 mm. 1. Aussi sa *résistance* n'est-elle pas très considérable, et ses déchirures sont fréquentes dans les traumatismes de la région ou par les bruits trop intenses.

**Inclinaison.** — La membrane du tympan *regarde en bas, en avant et en dehors.* Elle forme avec le plan horizontal un angle, dit *angle d'inclinaison*, de 40 à 45°.

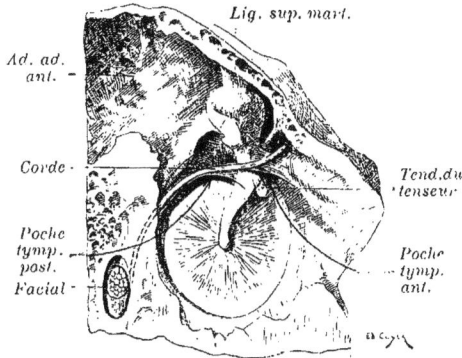

Fig. 704. — Face interne de la membrane du tympan et paroi externe de la caisse (côté gauche).

Une verticale abaissée du pôle supérieur de la membrane du tympan tombe à 5 ou 6 millimètres de son pôle inférieur. Cette inclinaison varie suivant les sujets ; elle est sensiblement identique chez le nouveau-né et chez l'adulte.

**Configuration extérieure.** — La membrane du tympan présente à étudier *une circonférence* et *deux faces.*

1° *Circonférence.* — La circonférence du tympan est enchâssée comme un verre de montre dans une rainure de l'os tympanal ou *sillon tympanique.* Elle est fixée dans cette rainure par un bourrelet de tissu conjonctif dense, le *bourrelet de Gerlach.* Mais le cercle tympanal est incomplet. Son sixième supérieur fait défaut, il se termine donc supérieurement par deux cornes, séparées par un espace dit *segment de Rivinus.* A ce niveau, la membrane du tympan, privée de l'insertion que lui fournit le cercle tympanal, remonte jusqu'à la partie supérieure de l'orifice profond du conduit auditif externe. Cette partie supérieure du tympan, plus mince et moins tendue que le reste de la membrane, porte le nom de *membrane flaccide de Schrappnell.*

2° *Face externe.* — Cette face est concave ; le sommet de cette concavité porte le nom d'*ombilic* et se trouve placé un peu en arrière et au-dessous du centre du tympan. Il répond à l'extrémité du manche du marteau. La face externe est obliquement traversée par une ligne

Abrégé d'Anat. — III. 73

blanchâtre déterminée par le manche du marteau qui se dirige en bas, en arrière et en dedans pour se terminer à l'ombilic.

Au niveau de la partie supérieure du manche du marteau, la membrane du tympan est soulevée en une saillie conique par la petite apophyse de cet osselet. De cette saillie partent deux *bourrelets* qui se portent vers chacune des extrémités de l'anneau tympanal, et limitent inférieurement la membrane de Schrappnell.

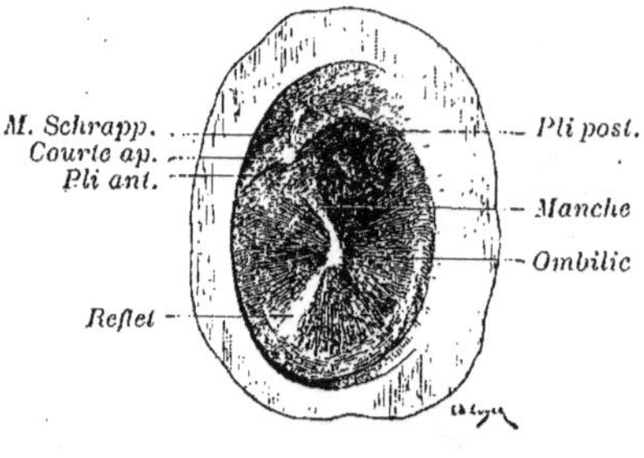

FIG. 705. — Membrane du tympan, vue par sa face externe (côté gauche).

3° *Face interne.* — La face interne de la membrane du tympan est convexe. Au-dessus de son plan, on voit faire saillie le manche du marteau recouvert par la muqueuse. De chaque extrémité du croissant tympanal partent deux replis de la muqueuse tympanique, soulevés par deux ligaments, et qui se portent vers la base du marteau, ce sont les *plis malléolaires antérieur* et *postérieur*. Dans le repli antérieur cheminent le ligament antérieur, l'apophyse grêle du marteau et une artériole; dans le repli postérieur passe parfois la corde du tympan. Ces deux replis limitent au-dessous d'eux deux poches : *poches tympanique antérieure et postérieure*.

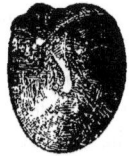

FIG. 706. — Membrane du tympan convexe (côté gauche).

*Examen otoscopique.* — Vue à l'otoscope sur le vivant, la membrane du tympan présente une *coloration gris perle*.

A cause de son obliquité, elle apparaît plus petite qu'elle n'est en réalité. A sa partie antéro-supérieure, on distingue une saillie blanchâtre acuminée : c'est l'apophyse externe du marteau, et au-dessous d'elle, une bande jaunâtre qui se porte en arrière vers l'ombilic : c'est le manche du marteau. On peut encore apercevoir le promontoire, la branche verticale de l'enclume, la corde du tympan.

Dans le segment inférieur, on voit un reflet lumineux à sommet ombilical, *cône lumineux de Wilde*.

*Structure.* — La membrane du tympan est essentiellement formée par une *membrane fibreuse*, membrane propre, tapissée en *dehors*, par la *peau* du conduit auditif externe, — et en *dedans*, par la *muqueuse de la caisse*.

La *couche cutanée* est très mince. Elle se compose d'un épithélium pavimenteux stratifié corné reposant sur une membrane anhyste mince, doublée d'un chorion sans papilles, poils ni glandes.

La *couche moyenne* ou *fibreuse*, membrane propre, se compose de faisceaux de fibres conjonctives comprenant des fibres radiées, des fibres circulaires et des fibres dendritiques. — Les fibres radiées forment une couche externe; — les fibres circulaires une couche interne; — les fibres dendritiques, une couche intermédiaire.

La *couche interne ou muqueuse* fait partie de la muqueuse de la caisse et comprend un endothélium plat reposant sur une membrane hyaline propre. Il n'y a pas de sous-muqueuse

Au niveau de la membrane de Schrappnell, la couche fibreuse manque, la peau et la muqueuse sont directement accolées.

Le manche du marteau et la corde du tympan sont compris entre la couche fibreuse et la muqueuse tympanique.

**Vaisseaux et nerfs.** — Les artères de la membrane du tympan forment *deux réseaux :* un *réseau externe* ou cutané, qui vient de *l'auriculaire postérieure* — et un *réseau interne* ou tympanique, qui dépend des *artères tympanique* et *stylo-mastoïdienne.*

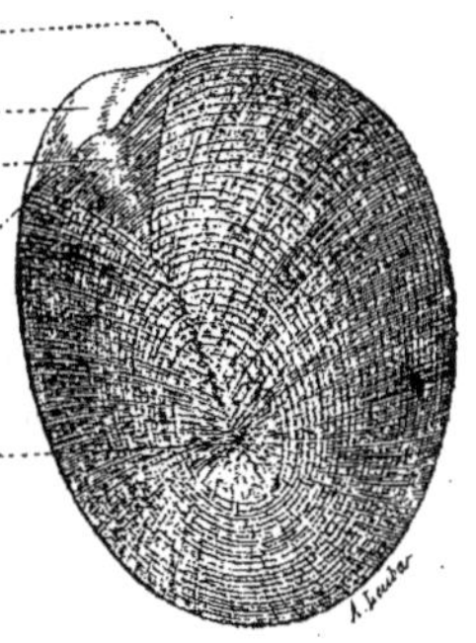

Les *veines*, aboutissent pour le *réseau cutané*, à la jugulaire externe — pour le *réseau tympanique*, au plexus ptérygoïdien.

Les *lymphatiques* s'unissent les uns aux lymphatiques du conduit auditif externe, les autres à ceux de la caisse.

Les *nerfs* viennent de *l'auriculo-temporal* et du *rameau auriculaire du pneumogastrique* pour la face cutanée ; — du nerf de Jacobson (glosso-pharyngien) pour la face profonde.

FIG. 707. — Les deux couches de fibres de la membrane du tympan (face externe) (Schwalbe).

B). **Portion osseuse de la paroi externe.** — La membrane du tympan ne forme que les deux tiers environ de la paroi externe de la caisse. Le reste de cette paroi est constitué par un cadre osseux. Ce cadre mesure en avant, en arrière et en bas 2 mm. à 2 mm. 5. En haut il atteint 5 à 6 millim., formant une lame osseuse, *mur de la logette,* creusée d'une excavation où se logent la tête du marteau et l'enclume.

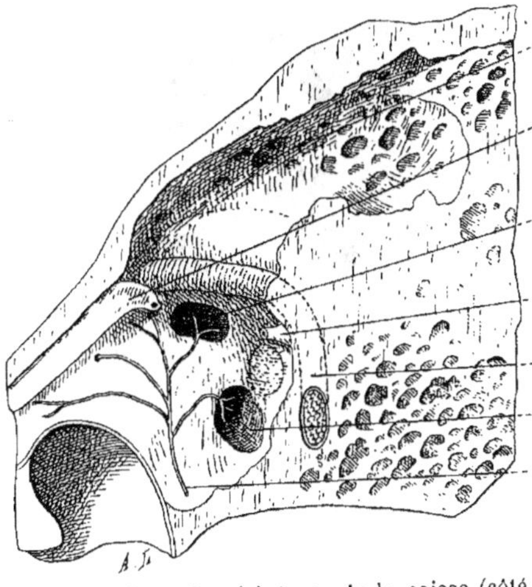

FIG. 708. — Paroi interne de la caisse (côté gauche).

**2. Paroi interne ou labyrinthique.** — La paroi interne ou labyrinthique présente en son centre une saillie arrondie. le *promontoire*, soulevée par le premier tour de spire du limaçon. Sur le promontoire on aperçoit des gouttières qui logent les filets du nerf de Jacobson.

Au-dessus et en arrière du promontoire, se trouve une dépression, *fosse de la fenêtre ovale*, au fond de laquelle s'ouvre la *fenêtre ovale* ou *vestibulaire*. Cette fenêtre répond au vestibule ; elle est fermée par le périoste et est recouverte par la base de l'étrier.

En arrière et au-dessous du promontoire, se trouve la *fenêtre ronde*, située elle aussi au fond d'une petite dépression ou *fosse de la fenêtre ronde*. Fermée par le périoste tympanique, formant le *tympan secondaire*, elle répond à la rampe tympanique du limaçon.

Entre ces deux fenêtres, et en arrière du promontoire, est une troisième fossette très profonde, le *sinus tympani*.

Au-dessus et en avant du promontoire, on remarque un canal osseux qui se termine par un cul-de-sac arrondi, percé d'un trou et appelé *bec de cuiller*. Ce canal loge le *muscle du marteau*, dont le tendon émerge par l'orifice.

Au-dessus et en arrière de la fenêtre ovale apparaît une saillie cylindrique oblique en bas et en dehors, longue de 10 à 12 millimètres, c'est la *deuxième portion de l'aqueduc*

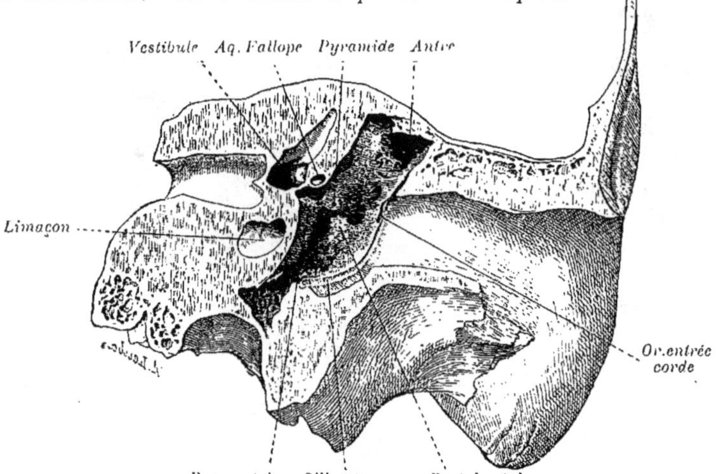

*Vestibule   Aq. Fallope   Pyramide   Antre*

*Limaçon*

*Or. entrée corde*

*Promontoire   Sillon tymp.   Protub. styl.*

Fig. 709. — Coupe frontale de la caisse du tympan (côté gauche).
Moitié postérieure (Politzer).

*de Fallope*, qui loge le nerf facial. Le conduit n'est séparé de la cavité tympanique que par une mince lamelle osseuse souvent déhiscente.

**3. Paroi postérieure.** — La paroi postérieure ou *mastoïdienne* est irrégulière et anfractueuse. Elle présente : à sa partie supérieure, l'orifice de l'antre pétreux, *aditus ad antrum*, qui fait communiquer la caisse avec les cellules mastoïdiennes ; à sa partie moyenne, l'*orifice d'entrée de la corde du tympan*, et en dedans de cet orifice une saillie conique creuse, la *pyramide*, de laquelle émerge le tendon du muscle de l'étrier ; à sa partie inférieure, la *protubérance styloïde*. ·

Dans sa moitié inférieure, cette paroi répond à la 3e portion de l'aqueduc de Fallope.

**4. Paroi antérieure.** — La paroi antérieure ou tubo-carotidienne est occupée dans son tiers supérieur par l'*orifice tympanique de la trompe*. En avant de cet orifice se trouvent : la *suture tympano-squameuse de Glaser*, par où passe l'artère tympanique et le ligament antérieur du marteau, et l'*orifice de sortie de la corde du tympan*.

Dans son segment inférieur, la paroi antérieure, irrégulière, répond au canal carotidien. Elle est formée par une mince cloison perforée par le conduit carotico-tympanique et, parfois, déhiscente.

**5. Paroi supérieure.** — La paroi supérieure ou crânienne, *tegmen tympani*, est oblique en bas et en avant comme la paroi antérieure de la pyramide pétreuse, dont elle fait partie. Elle est très mince et irrégulière. A sa partie externe, se trouvent les restes de la suture pétro-squameuse. généralement disparue et anormalement béante chez l'adulte, large encore, au contraire, chez l'enfant. Chez ce dernier, elle donne passage à des veines anastomotiques entre les veines tympanique et le sinus pétreux supérieur.

**6. Paroi inférieure.** — La paroi inférieure ou jugulaire, *plancher de la caisse*, forme une gouttière antéro-postérieure en contre-bas du tympan. Elle répond à la fosse jugulaire. La caisse entre donc en rapport à ce niveau avec le *golfe de la jugulaire*, dont elle n'est souvent séparée que par une mince lamelle, parfois perforée. Cette paroi est anfractueuse; elle laisse passer l'artère tympanique et le nerf de Jacobson.

**Osselets de l'ouïe.** — Les osselets de l'ouïe sont au nombre de 3 : le *marteau*, l'*enclume* et l'*étrier*.

1° *Marteau*. — Le marteau est le plus externe et le plus long des osselets. On lui considère une tête, un col, un manche, et deux apophyses.

La *tête*, logée dans la partie supérieure de la caisse, est un ovoïde à face postérieure articulaire.

Le *col* est aplati transversalement.

Le *manche* descend, en se coudant à angle obtus sur le col, dans l'épaisseur de la membrane tympanique jusqu'à l'ombilic.

Des *deux apophyses*, l'une *externe, petite apophyse*, se détache de la face externe du col, et soulève la membrane du tympan ; l'autre antérieure, grêle, *longue apophyse*, va de la face antérieure du col à la scissure de Glaser.

FIG. 710. — Chaîne des osselets vue par sa partie antérieure (côté droit).

1, Tête du marteau articulée en arrière avec le corps de l'enclume. — 2, Apophyse externe du même osselet. — 3, Son apophyse grêle ou antérieure naissant de la partie inférieure de son col. — 4, Son manche. — 5, Longue branche de l'enclume. — 6, Os lenticulaire. — 7, Étrier vu par son bord antérieur.

2° *Enclume*. — Située en arrière et en dedans du marteau, l'enclume peut être comparée à une molaire avec *un corps* et *deux racines*.

Le *corps* est un cube aplati transversalement. Sa face antérieure s'articule avec le marteau.

Les *deux racines* naissent de la face postérieure du corps. Elles forment entre elles un angle obtus ouvert en arrière. La *racine supérieure*, ou *courte apophyse*, se dirige vers le bord inférieur de l'aditus où elle se fixe. — La *racine inférieure*, ou *longue apophyse*, se porte verticalement en bas, et se termine par un renflement, l'*os lenticulaire*.

3° *Étrier*. — L'étrier s'étend horizontalement de l'apophyse articulaire de l'enclume à la fenêtre ovale. Il présente : une *tête* aplatie de haut en bas et articulée par sa face externe avec l'os lenticulaire ; une *base*, lame osseuse, ovalaire, encroûtée de cartilage, appliquée sur la fenêtre ovale, et *deux branches* grêles, antérieure et postérieure, qui unissent la base et la tête.

*Connexions des osselets*. — Les osselets sont articulés entre eux et unis aux parois de la caisse par des muscles et des ligaments.

1° **Articulations.** — Elles sont au nombre de deux : a) articulation par *emboîtement réciproque*, avec ménisque et synoviale, de la tête du marteau et du corps de l'enclume; b) articulation de l'enclume, et de la tête de l'étrier, formant une *énarthrose*.

FIG. 711. — Têtes de l'enclume et du marteau, vus d'en haut avec leurs ligaments (Schwalbe) (Or. droite).

2° **Connexions des osselets avec les parois de la caisse.** — Le *marteau*, par son manche et son apophyse externe, s'unit à la membrane du tympan.

L'*étrier* est relié à la fenêtre ovale, sur laquelle il s'applique par un ligament : *ligament annulaire de la base de l'étrier*.

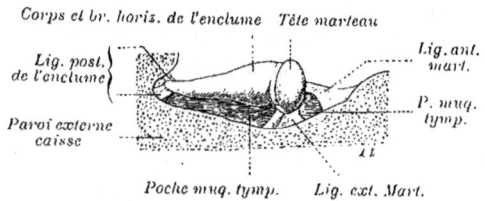

D'autre part le marteau et l'enclume sont unis aux parois de la caisse par des *ligaments, trois pour le marteau,* supérieur, antérieur et externe, *deux pour l'enclume,* supérieur et postérieur.

3° **Muscles moteurs des osselets.** — Ils sont au nombre de deux, le *muscle du marteau* et celui *de l'étrier.*

Le *muscle du marteau,* contenu dans le canal osseux déjà signalé, sort par le bec de cuiller et se fixe sur la racine du manche du marteau.

Il tend la membrane du tympan, en attirant en dedans le manche du marteau, et augmente la pression dans le labyrinthe, en refoulant l'étrier sur la fenêtre ovale.

Le *muscle de l'étrier* sort par la pyramide et se fixe à la tête de l'étrier.

Il relâche le tympan et diminue la pression labyrinthique.

**Division topographique de la caisse.** — La caisse peut être divisée en trois segments : 1° un *segment moyen* ou *tympanique,* compris entre deux lignes horizontales passant immédiatement au-dessus et au-dessous du croissant tympanal, c'est la *caisse proprement dite* ; 2° un *segment inférieur,* sous-jacent au précédent, recessus hypotympanique ; 3° un *segment supérieur, attique,* logeant la tête et le col du marteau, la branche supérieure et le corps de l'enclume.

**Muqueuse de la caisse.** — La caisse du tympan est tapissée par une muqueuse blanche, très mince, adhérente au périoste. L'*épithélium* en est plat, sauf au niveau de la trompe où il est cylindrique cilié. La muqueuse tapisse tous les organes de la caisse qui la soulèvent en plis, limitant des *poches muqueuses.*

**Poches muqueuses de la caisse du tympan.** — Les plus constantes et les plus importantes de ces poches se superposent en trois étages le long de la partie supérieure de la paroi externe de la caisse.

La *poche supérieure* est limitée, en dehors, par le mur de la logette — en dedans par le corps de l'enclume et la tête du marteau, — en bas, par le ligament externe du marteau.

La *poche moyenne* (poche de Prussak) est comprise entre la membrane flaccide en dehors, le col du marteau en

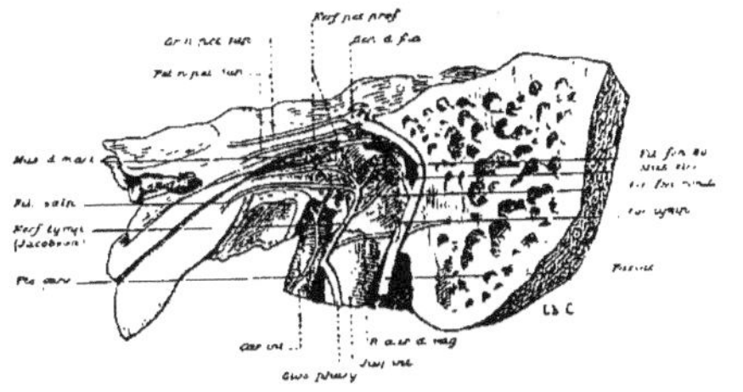

Fig. 712. — Muscles et nerfs de l'oreille moyenne (côté gauche). (Arnold.)

dedans ; le ligament externe de cet os, en haut ; son apophyse externe, en bas.

Les *poches inférieures* sont au nombre de deux, antérieure et postérieure, séparées par le manche du marteau et comprises entre les replis tympano-malléolaires et le tympan.

Toutes ces poches communiquent plus ou moins entre elles.

**Vaisseaux et nerfs.** — Les *artères* de la muqueuse sont fournies par la tympanique et la stylo-mastoïdienne (carotide externe), et acces-

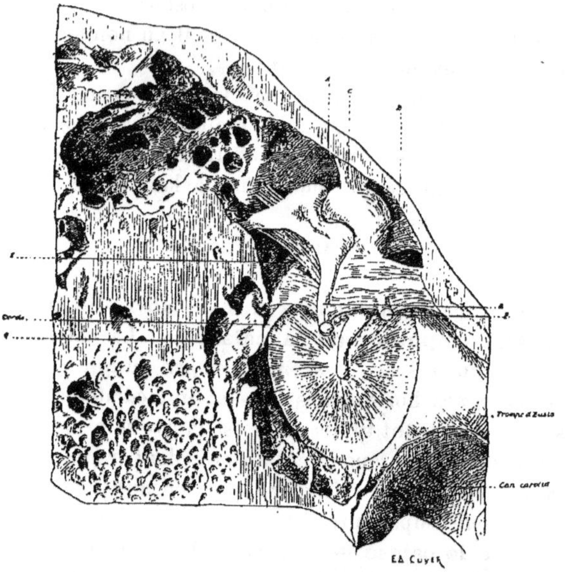

FIG. 713. — Paroi externe de la caisse. Ligaments du marteau et de l'enclume (côté gauche).

A et B, les deux compartiments de la poche sus-tympanique. — K, lig. supérieur du marteau. — D, poche postérieure de l'enclume. — E, branche verticale de l'enclume. — F, tendon du muscle du marteau. — G, aqueduc de Fallope.

soirement par la carotide interne, la pharyngienne inférieure et la méningée moyenne.

Les **veines** vont au *plexus pharyngien*, à la *jugulaire interne*, au *plexus carotidien*.

Les **lymphatiques** sont peu connus.

Les **nerfs sensitifs** viennent du nerf de Jacobson (glosso-pharyngien).

Les *nerfs moteurs* viennent du trijumeau, pour le muscle du marteau ; du facial, pour le muscle de l'étrier.

### § 2. TROMPE D'EUSTACHE

La trompe d'Eustache est un conduit ostéo-cartilagineux et muqueux étendu de la paroi antérieure de la caisse à la paroi externe de l'arrière-cavité des fosses nasales. C'est la voie par laquelle l'air du pharynx arrive dans la caisse.

*Direction.* — La trompe se dirige obliquement en avant, en bas et en dedans, et forme avec le conduit auditif externe, un angle obtus ouvert en dehors; avec le conduit auditif interne, un angle aigu ouvert en dedans.

*Morphologie.* — La trompe d'Eustache est formée de deux segments en troncs de cône unis par leurs sommets : l'un externe, *portion osseuse*; l'autre interne, *portion cartilagineuse.*

Sa *longueur* totale est de 35 à 40 mm.

Elle est aplatie de dedans en dehors.

Son *calibre* varie elle présente en effet deux orifices extrêmes dilatés, *orifice tympanique* haut de 5 mm., et *orifice pharyngien* haut de 8 mm., et un point rétréci ou *isthme*, situé à la jonction des portions cartilagineuse et osseuse.

**1° Portion osseuse de la trompe.** — La portion osseuse de la trompe est un canal osseux long de 13 à 14 mm. et prolongeant en avant la cavité de la caisse. Elle est comprise dans sa partie initiale, entre le canal du muscle du marteau en haut, la scissure de Glaser en bas, l'épine du sphénoïde en avant; plus en dedans elle répond en arrière au canal carotidien.

**2° Portion cartilagineuse.** — Cette portion comprend un fibro-cartilage en gouttière à concavité inférieure, dont les deux lèvres sont unies par une lame fibreuse qui le transforme en canal. Elle s'unit par son sommet au sommet de la portion osseuse, et s'ouvre dans le pharynx par sa base élargie. Les deux lèvres de la gouttière sont égales au voisinage de l'extrémité externe; près de l'orifice pharyngien la lèvre postérieure est beaucoup plus haute et plus épaisse que l'antérieure.

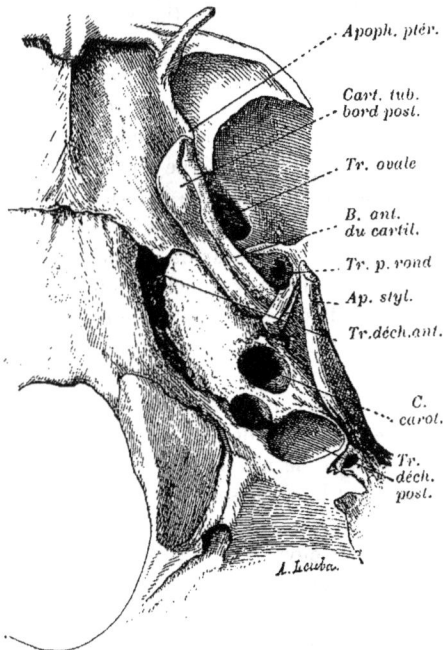

Fig. 714. — Rapports du cartilage de la trompe avec le squelette du crâne (Schwalbe).

**Rapports**. — La *face antéro-externe* de la trompe entre successivement en rapport de dehors en dedans avec : l'épine du sphénoïde, l'artère méningée moyenne, le nerf maxillaire inférieur, le muscle ptérygoïdien interne, le péristaphylin externe, le bord postérieur ou l'aile interne de l'apophyse ptérygoïde échancré pour la recevoir.

Fig. 715. — Coupes transversales du cartilage de la trompe (Schwalbe).

1, près de son insertion. — 2 et 3, dans sa portion initiale. — 4, à la partie moyenne. — 5, au voisinage du pavillon. — A, bord antérieur. — B, bord postérieur.

La *face postérieure* répond au péristaphylin interne, puis à la muqueuse pharyngienne de la fossette de Rosenmuller.

Le *bord supérieur* est uni à la fissure sphéno-pétreuse par un tissu fibreux.

La *paroi inférieure* répond à l'interstice des deux péristaphylins.

La trompe et les deux péristaphylins sont engainés dans des expansions aponévrotiques, dépendances de l'aponévrose péripharyngienne.

*Muscles de la trompe*. — Ils sont au nombre de deux : *péristaphylins externe et interne* et ont été déjà étudiés (voir Voile du palais).

Le péristaphylin externe s'insère sur le segment de la membrane tubaire attenant à la lèvre antérieure. Il est dilatateur de la trompe.

Le péristaphylin interne ne présente que de faibles insertions sur la face postérieure du cartilage, et s'accole à la face inférieure de la membrane tubaire. Son action sur la trompe est incertaine. Pour les uns, il est dilatateur ; pour les autres, constricteur.

Signalons enfin le faisceau tubaire du *pharyngo-staphylin*.

*Orifice tympanique*. — Cet orifice répond à la paroi antérieure de la caisse, qu'il constitue presque en entier. Haut de 5 mm., il est presque de niveau avec le plancher de la caisse.

*Orifice pharyngien*. — Cet orifice s'ouvre sur la paroi externe de l'arrière-cavité des fosses nasales, au-dessus du voile, en arrière du cornet inférieur.

Fig. 716. — Orifice pharyngien de la trompe. Rapports avec la cloison.

Sa forme et ses dimensions sont variables. Le plus souvent il est triangulaire à base inférieure.

Ses bords antérieur et surtout postérieur sont saillants et soulevés

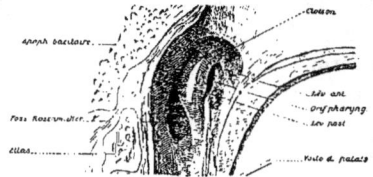

par le cartilage tubaire. Ces deux bords ou lèvres de l'orifice déterminent au-dessous d'eux la formation de deux replis muqueux, l'un postérieur, *salpingo-pharyngien*, l'autre antérieur, *salpingo-palatin*. Sous la trompe, entre ces deux replis, est la saillie du muscle péristaphylin interne, séparé d'eux par deux sillons de même nom.

Au-dessus de l'orifice tubaire est une fossette, la *fossette sus-tubaire*; en arrière, une autre fossette, la *fossette de Rosenmüller*, beaucoup plus profonde et beaucoup plus importante.

L'orifice pharyngien mesure en moyenne 8 à 9 mm. de haut sur 4 de large. Il est situé à 1 centimètre en arrière du cornet inférieur, et à 1 centimètre au-dessus du voile du palais, à 6 ou 7 centimètres de l'ouverture des narines.

**Muqueuse.** — La muqueuse tapisse la face interne du squelette ostéocartilagineux. Dans la portion pharyngienne elle est épaisse et présente un épithélium cylindrique cilié. On y trouve des glandes muqueuses et un abondant *tissu lymphoïde* formant l'*amygdale tubaire*. Dans la portion osseuse, la muqueuse s'amincit, les glandes deviennent rudimentaires et le tissu lymphoïde disparaît.

**Vaisseaux et nerfs.** — Les *artères* de la trompe viennent de la *pharyngienne ascendante* et de la *maxillaire interne*. — Les *veines* vont au *plexus veineux ptérygoïdien*. — Les *lymphatiques* se rendent aux ganglions carotidiens. — Les *nerfs* viennent du ganglion sphéno-palatin.

### § 3. CELLULES MASTOIDIENNES

L'apophyse mastoïde est creusée de cavités aériennes, simples annexes de la caisse du tympan, avec laquelle elles communiquent et qu'on appelle *cellules mastoïdiennes*

*Antre pétreux et cellules mastoïdiennes.*—Une cellule mastoïdienne est constante dans sa forme et ses dimensions; c'est

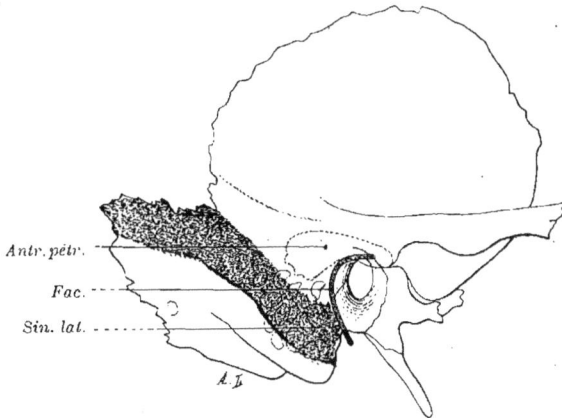

Fig. 717. — Schéma des rapports du facial avec l'antre pétreux.

l'*antre pétreux*. Il continue en arrière la cavité épitympanique ou attique. Sa forme est irrégulière et ses dimensions variables. Son grand axe, oblique en arrière et en dehors, prolonge celui de la trompe d'Eustache. Il communique avec la caisse par un canal étroit et court, l'*aditus ad antrum*, qui s'ouvre à la partie postérieure de l'attique par un orifice évasé.

Autour de l'antre se groupent de nombreuses cellules, moins constantes et disposées radiairement autour de lui. On les divise en deux grands groupes : les *cellules pétreuses* et les *cellules squameuses*.

Les *cellules squameuses* sont situées dans la partie antéro-supérieure, écailleuse, de la mastoïde, en arrière du conduit auditif externe.

Les *cellules pétreuses* occupent la partie postéro-inférieure, pétreuse, de la mastoïde. En bas elles s'étendent jusqu'à la pointe de la mastoïde, et forment là un groupe de cellules qu'on isole parfois sous le nom de *cellules de la pointe*.

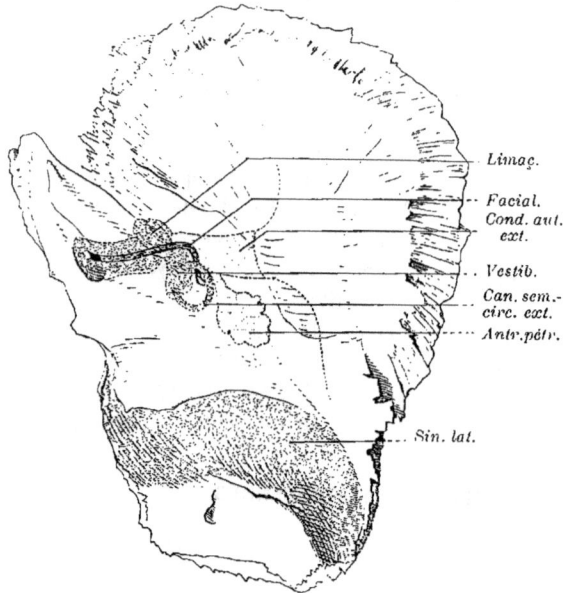

Fig. 718. — Schéma des rapports du facial avec le labyrinthe et l'antre pétreux.

Les organes intra-osseux sont supposés vus par transparence.

*Limaç.*
*Facial.*
*Cond. aut. ext.*
*Vestib.*
*Can. sem.-circ. ext.*
*Antr. pétr.*
*Sin. lat.*

**Topographie et rapports de l'antre.** — Projeté sur la face externe de la mastoïde, l'antre répond au quadrant antéro-supérieur de celle-ci. Il est situé en arrière et un peu au-dessus du conduit auditif externe, au-dessous de la crête sus-mastoïdienne. Le centre de la cavité est placé sur l'horizontale passant par l'*épine de Henle*, et à 7 mm. en arrière de cette épine, point de repère opératoire important.

Dans cette situation, l'antre répond : *en dehors*, aux cellules pétreuses et squameuses qui le séparent de la surface de l'os ; — *en dedans*, au labyrinthe ; — *en avant*, à l'attique dans lequel il s'ouvre par l'aditus ; — *en arrière*, au *sinus latéral*, rapport important mais très variable ; — *en haut*, au *tegmen tympani*, et à la suture pétro-squameuse, béante chez l'enfant, fermée chez l'adulte. — *En bas* enfin, l'aditus est en rapport avec le facial, au niveau du coude de jonction des portions horizontale et verticale de ce nerf.

**Structure.** — L'antre et toutes les cellules mastoïdiennes sont revêtues d'une mince muqueuse adhérente à l'os, présentant un épithélium pavimenteux simple, et dépourvu de glandes.

**Vaisseaux.** — Les *artères* viennent de la *méningée moyenne*, de la *stylo-mastoïdienne* de l'*auriculaire postérieure*.

Les *veines* vont, les unes aux veines *méningées moyennes*, les autres au *sinus latéral*.


CHAPITRE TROISIÈME

## OREILLE INTERNE [1]

L'oreille interne est la partie essentielle de l'organe de l'ouïe. Elle apparaît la première au cours du développement ontogénique et représente à elle seule l'appareil auditif chez les êtres inférieurs.

L'oreille interne est constituée par un ensemble de tubes membraneux (labyrinthe membraneux) qui sont contenus dans des cavités creusées dans la pyramide pétreuse (labyrinthe osseux). Le labyrinthe osseux reproduit la forme générale du labyrinthe membraneux sur lequel il se moule, en quelque sorte, au cours du développement. Mais le moule osseux est notablement plus volumineux que son contenu membraneux, dont il est séparé par l'espace périlymphatique.

Nous étudierons successivement :

1) L'anatomie du labyrinthe membraneux.
2) L'anatomie du labyrinthe osseux.
3) Les rapports des deux labyrinthes.
4) La structure du labyrinthe membraneux ainsi que ses nerfs et ses vaisseaux.


### § 1. ANATOMIE DU LABYRINTHE MEMBRANEUX

Comme nous l'avons vu, le labyrinthe membraneux est primitivement composé par une simple vésicule, la vésicule auditive. Cette vési-

t Ce chapitre a été rédigé par M. le professeur Cannieu, dans le *Traité d'Anatomie humaine*.

cule, allongée dans le sens antéro-postérieur, s'étrangle au niveau de sa partie moyenne, alors qu'elle se dilate à chacune de ses extrémités pour former deux vésicules secondaires. La partie moyenne, étranglée, émet un prolongement très grêle, le *sac endolymphatique*. La partie antérieure, dilatée, forme le *saccule*. La partie postérieure constitue l'*utricule*. Ces deux vésicules communiquent par le segment moyen, très rétréci, qui, infléchi à angle aigu, forme une double racine au sac endolymphatique.

Le saccule donne naissance, par son extrémité antérieure, à un canal

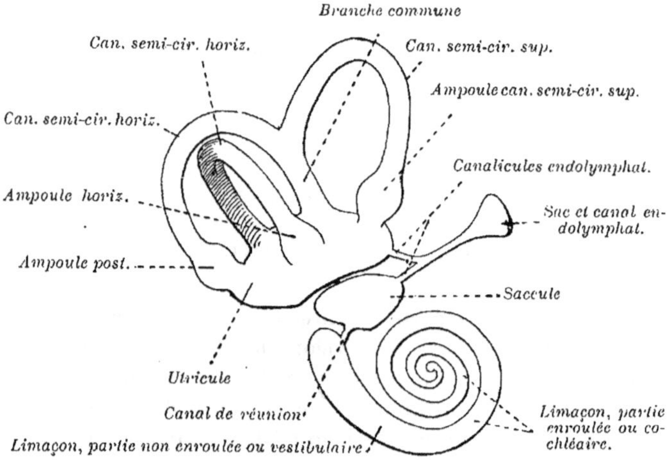

Fig. 719. — Labyrinthe membraneux vu par sa face supérieure (côté droit).

qui s'enroule sur lui-même, c'est le *canal cochléaire* ou limaçon membraneux. La partie initiale de ce canal, qui se rétrécit secondairement, porte le nom de *canal de Hensen*. L'utricule émet de son côté trois évaginations, qui forment les *canaux semi-circulaires*.

Comme on le voit, le labyrinthe membraneux comprend trois parties :

Une partie moyenne, que l'on désigne quelquefois sous le nom de vestibule membraneux et qui comprend l'utricule et le saccule, auxquels on peut rattacher le canal endolymphatique;

Une partie postéro-supérieure, formée par les canaux semi-circulaires;

Une partie antéro-inférieure, constituée par le canal cochléaire.

**Utricule.** — L'utricule affecte la forme d'une vésicule logée dans la partie supérieure du vestibule osseux. On considère l'utricule comme ayant une forme cubique et on lui décrit six parois.

La paroi supérieure présente quatre orifices appartenant aux canaux semi-circulaires. Un cinquième orifice, appartenant au canal semi-circulaire postérieur, se voit sur la paroi postérieure. La paroi interne présente l'ouverture de la racine utriculaire du canal endolymphatique. La paroi inférieure répond extérieurement au saccule.

Sur la paroi interne, on aperçoit une tache blanchâtre faisant une légère saillie : c'est la tache auditive de l'utricule, point de terminaison du filet utriculaire du nerf auditif (rameau vestibulaire).

L'utricule est légèrement aplati d'avant en arrière. Il mesure 4 millimètres dans le sens transversal, 2 millimètres dans le sens vertical et le sens antéro-postérieur.

**Saccule.** — Le saccule est régulièrement arrondi. Placé au-dessous et un peu en avant de l'utricule, il est plus petit que celui-ci ; il mesure en effet 2 millimètres environ de diamètre. Le saccule présente deux ouvertures : l'une, placée en haut et en dedans, répond à la racine antéro-inférieure du canal endolymphatique ; l'autre, placée en bas et en avant, représente l'orifice du canalis reuniens de Hensen qui fait communiquer la cavité du saccule avec le canal cochléaire. Sur la paroi interne du saccule, se trouve la tache auditive, dans laquelle se termine le filet sacculaire de l'auditif (rameau vestibulaire).

**Sac endolymphatique.** — Le sac endolymphatique naît par deux racines, l'une sacculaire, l'autre utriculaire. Il se porte en arrière dans l'aqueduc du vestibule et se termine par un renflement arrondi, sous la dure-mère qui tapisse la face postérieure du rocher.

**Canaux semi-circulaires.** — Les canaux semi-circulaires sont au nombre de trois. Ce sont des tubes recourbés en demi-cercle, de forme arrondie, sur une coupe transversale. Chacun d'entre eux présente deux extrémités, qui aboutissent dans l'utricule. Au niveau de l'une de ses deux extrémités chaque canal présente une partie dilatée en forme d'ampoule. L'orifice qui répond à cette extrémité porte le nom d'orifice ampullaire ; l'autre orifice du canal constitue l'orifice non ampullaire. C'est au niveau de l'ampoule que se trouve la crête auditive, dans laquelle se termine le filet que le nerf acoustique (rameau vestibulaire) envoie à chaque canal.

On distingue les trois canaux circulaires d'après leur *situation* et leur *orientation*. Celle-ci présente un intérêt tout particulier, en raison de ce fait que chacun des canaux est orienté par rapport à l'un des trois plans de l'espace.

Le canal s.-c. supérieur répond au plan sagittal.

Le canal s.-c. postérieur répond au plan frontal.

Le canal s.-c. externe répond au plan horizontal.

Les canaux semi-circulaires s'ouvrent dans l'utricule. Mais nous

avons vu, en étudiant ce dernier, que les orifices étaient au nombre de
5 seulement. Comme nous avons trois canaux il faut de toute nécessité
que deux d'entre eux aient un orifice commun. Effectivement les extrémités non ampullaires des canaux s.-c. postérieur (frontal) et supérieur (sagittal) se fusionnent, avant de s'ouvrir dans l'utricule. Quatre
de ces orifices occupent la face supérieure de l'utricule. Deux sont
externes, deux internes. Les deux externes appartiennent au canal s.-c.
externe (horizontal). Des deux internes, l'antérieur est l'orifice ampullaire du canal s.-c. supérieur (sagittal), le postérieur représente l'abouchement commun des extrémités non ampullaires des canaux supérieur (sagittal) et postérieur (frontal). L'orifice qui occupe la face
postérieure de l'utricule répond à l'extrémité ampullaire du canal s. c.
postérieur.

**Limaçon.** — Le limaçon membraneux affecte la forme d'un tube,
le tube cochléaire, qui se dirige d'abord d'arrière en avant, puis se contourne en décrivant plusieurs tours de spire, orientés dans le sens
frontal.

La portion initiale, non spiralée, est située au-dessous du saccule,
dans la partie inférieure du vestibule osseux. Elle commence en arrière
par un cul-de-sac qui ne communique avec le saccule que par un canal
très étroit, le *canalis reuniens de Hensen*. En avant, elle se continue,
sans aucune ligne de démarcation, avec la portion spiralée.

La portion spiralée décrit trois tours à deux tours et demi de spire.
Son sommet se termine en cul-de-sac. Cette portion est logée dans le
tube limacéen du limaçon osseux, au niveau de la lame spirale qui,
comme nous le verrons plus loin, cloisonne ce tube.

Sur une coupe transversale le tube cochléaire apparaît avec une
forme prismatique triangulaire. Nous décrirons ses parois en étudiant
les rapports qu'il présente avec le limaçon osseux.


### § 2. ANATOMIE DU LABYRINTHE OSSEUX

Le labyrinthe osseux sert d'enveloppe au labyrinthe membraneux. Il
n'est pas directement appliqué sur ce dernier. Les espaces périlymphatiques les séparent, et ce n'est qu'en certains points que les deux
labyrinthes sont en contact immédiat. Le labyrinthe osseux comprend :
le vestibule, les canaux semi-circulaires, le limaçon osseux, les aqueducs du vestibule et du limaçon.

**Vestibule.** — Le vestibule, partie centrale du labyrinthe osseux,
est compris entre le conduit auditif externe et la caisse du tympan. Il
est situé sur le trajet de la même ligne horizontale qui constitue, du

moins approximativement, l'axe commun du conduit auditif externe et du conduit auditif interne.

La forme du vestibule est assez irrégulière. On lui donne, pour les besoins de la description, une forme cubique et on lui décrit six parois.

La paroi *supérieure*, à peu près plane, présente quatre ouvertures pour les canaux semi-circulaires. — La paroi *inférieure*, concave, se continue en avant, sans ligne de démarcation aucune, avec la paroi du

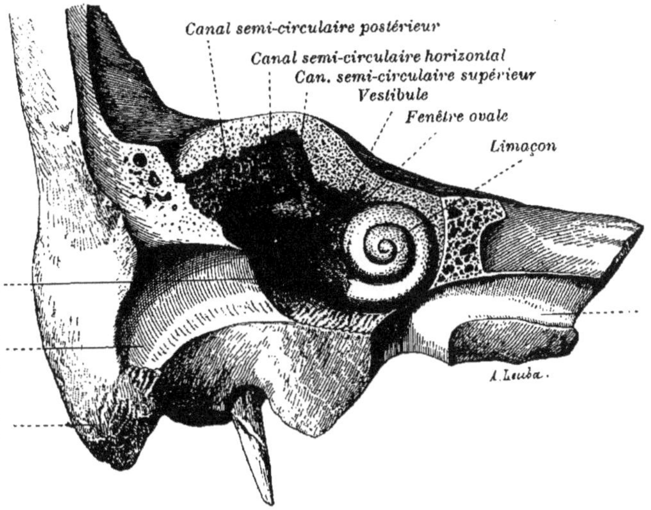

Fig. 720. — Forme et situation du labyrinthe (oreille interne) dans le rocher. Temporal droit. (Cannieu.)

tube limacéen. — La paroi *externe* présente deux ouvertures : la fenêtre ovale, sur laquelle est appliquée la base de l'étrier; la fenêtre ronde, sous-jacente à la précédente, et formée par le périoste. — La paroi *antérieure* présente l'orifice d'entrée du tube limacéen. — La paroi *postérieure* nous montre l'orifice ampullaire du canal semi-circulaire frontal.

La paroi *interne* contribue à former le fond du conduit auditif externe. Elle présente trois fossettes : une fossette supérieure (*fossette semi-ovoïde*), qui répond à l'utricule et dont le fond présente une tache criblée (tache utriculaire), à travers laquelle se tamise le nerf utriculaire; — une fossette inférieure (*fossette hémisphérique*), séparée de la précédente par la *crête du vestibule* et répondant au saccule; son fond présente la tache criblée sacculaire qui livre passage au nerf sacculaire;

Abrégé d'Anat. — III.                                        74

Amp. can. semi-cir. sup. Can. post.
Amp. can. semi-cir. horiz. | | Canal horiz.

Branche commune

Antre mastoïd.

Caisse tympan.

Cond. aud.
interne

Membr. tympan.

Cond. aud. ext

Fenêtre ovale

Fenêtre ronde

A.Leuba

Limaçon

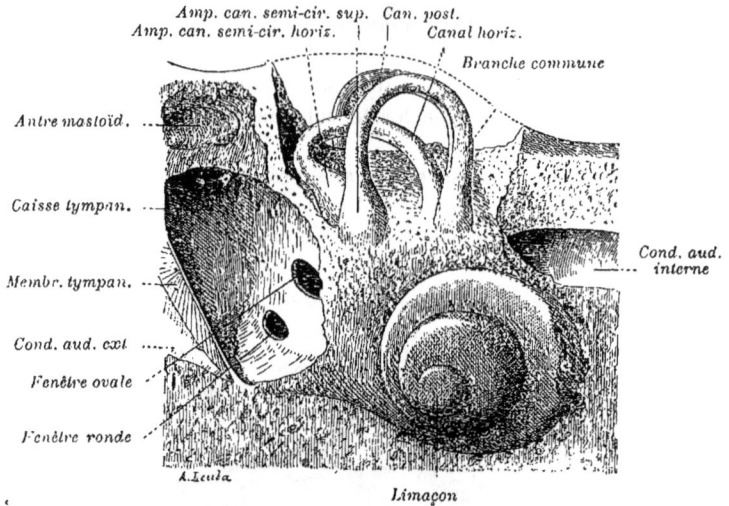

Fig. 721. — Le labyrinthe osseux, dans le rocher vue antérieure (côté droit). (Cannieu).

Les parties antérieures de la caisse du tympan et des conduits auditifs externe et interne ont été enlevées.

Orif. amp. can. horiz. Orif. amp. can. semi-supér.
Fenêtre ovale | | Orif. non ampul. can. horiz.

Orif. non ampull., can. semi-circ. sup. et post.
Goutt. sulcif. et can. endolymphatique
| Fossette cochléaire

Fossette semi-ovoïde
Foss.
hémisph.

Antre
mastoïd.

Caisse
du tymp.
Paroi
ext. vestib.
Membr.
tympan
Cond.
aud. ext.

Cond. aud.
int.

Rampe
vestibul.
Lame
spirale
Or.nerv.ext.
de la lame
spir. oss.

Rampe
tympan.

A.Leuba.

Fenêtre ronde |
Cav. sous-vestib. ou tympanique |
Plancher du vestibule

| Origine limaçon osseux
Origine lame spirale
Orif. amp. can. semi-circ. post.

Fig. 722. — Montrant les diverses parties de l'oreille en général et en particulier
du labyrinthe osseux, vue antérieure (côté droit). (Cannieu.)

Des sections ont été faites dans les parois afin d'apercevoir les différentes cavités.

— une fossette postérieure, la *fossette cochléaire*, plus petite que les précédentes et répondant à l'extrémité postérieure du canal cochléaire.

— Sur cette même paroi, on rencontre la *gouttière sulciforme* qui conduit à l'orifice du canal vestibulaire qui loge le canal endolymphatique.

La cavité vestibulaire comprend, en réalité, deux portions : l'une, supérieure, le vestibule proprement dit ; l'autre, inférieure, la cavité sous-vestibulaire. Ces deux portions sont séparées par une lamelle osseuse très mince, souvent brisée sur les rochers qui n'ont pas été préparés avec beaucoup de soin. Cette lamelle osseuse n'est pas autre chose que la partie initiale ou vestibulaire de la *lame spirale*, que nous allons retrouver en étudiant le limaçon (v. fig. 722).

**Canaux semi-circulaires.** — Les canaux semi-circulaires affectent la même disposition que les trois conduits membraneux auxquels ils servent d'enveloppe. Ils présentent la même orientation et le même mode d'ouverture dans le vestibule osseux.

**Limaçon.** — Le limaçon, qui loge la portion enroulée du canal cochléaire, est placé en avant du vestibule, en dedans de la caisse du tympan. Son axe, sensiblement horizontal, se dirige directement en avant.

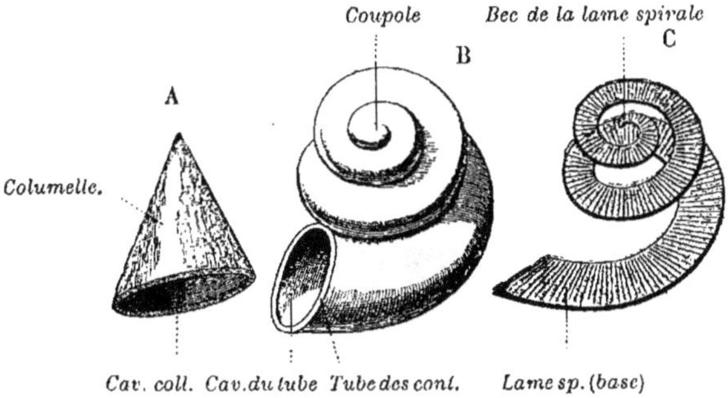

Fig. 723. — Parties constitutives du limaçon osseux. (Cannieu.)

On peut schématiquement considérer le limaçon comme formé par la réunion de trois parties : la columelle, le tube limacéen ou lame des contours, la lame spirale.

1) La *columelle* est le noyau central, autour duquel s'enroule le tube limacéen. Elle affecte la forme d'un cône creux, dont la base regarde en arrière et dont le sommet ne dépasse pas la partie supérieure du deuxième tour de spire.

La face intérieur de ce cône présente une double série d'orifices disposés sur une *ligne spirale*. Ces orifices conduisent par autant de canaux dans le *canal spiral*, qui chemine dans l'épaisseur de la columelle et qui loge le ganglion spiral de Corti. Du canal spiral partent d'autres canaux qui se portent dans l'épaisseur de la lame spirale

(v. plus loin) et s'ouvrent au niveau du bord externe de celle-ci.

2) Le *tube du limaçon*, souvent désigné sous le nom de *lame des contours*, s'enroule autour de la columelle. Il se fusionne en dedans avec celle-ci. De même, il y a fusion des deux parois des deux tours de spire adjacents. Lorsqu'on suppose le limaçon examiné par sa base, qui regarde en arrière, on voit que le tube limacéen s'enroule à droite dans le sens des aiguilles d'une montre, à gauche en sens inverse. L'enroulement répond généralement à deux tours de spire et demi.

Comme nous l'avons vu, le tube du limaçon commence au niveau du vestibule. Il se termine au sommet du limaçon par un cul-de-sac que l'on désigne sous le nom de *coupole*.

3) La *lame spirale* est une cloison spiroïde qui s'enroule autour de la columelle et qui, cheminant dans le tube du limaçon, tend à diviser ce tube en deux compartiments désignés sous le nom de rampes du limaçon.

La lame spirale commence dans le vestibule; elle divise l'orifice vestibulaire du tube limacéen en deux orifices superposés : l'un supérieur, qui s'ouvre dans le vestibule proprement dit et qui conduit dans

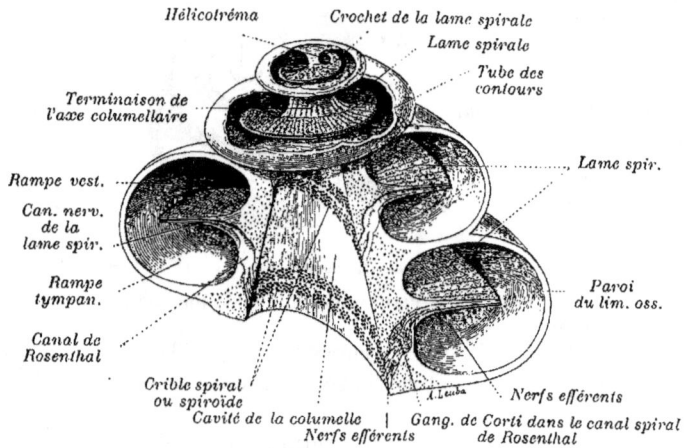

Fig. 724. — Limaçon osseux, côté droit (vue supérieure). (Cannieu.)

la rampe, dite pour cette raison : *vestibulaire* l'autre inférieur, qui débouche dans la cavité sous-vestibulaire et qui conduit dans la rampe dite *tympanique*.

Étudiée sur un limaçon en place, la lame spirale présente à considérer une face antérieure qui répond à la rampe vestibulaire, une face postérieure qui regarde la face tympanique, un bord externe et

un bord interne. Le bord interne est appliqué sur la paroi externe du
tube du limaçon. Il ne perd contact avec cette paroi qu'au niveau de la
coupole. En ce point, en effet, la lame spirale se termine par un crochet dont la concavité se détache de la lame des contours et délimite
avec celle-ci un orifice, l'*hélicotréma*, qui met en communication les
deux rampes. Le bord externe de la lame spirale, sur le limaçon étudié
à l'état sec, reste à distance de la paroi externe du tube du limaçon.
La lame spirale ne sépare donc qu'incomplètement les deux rampes.
Mais nous verrons qu'à l'état frais, la lame spirale est prolongée par la

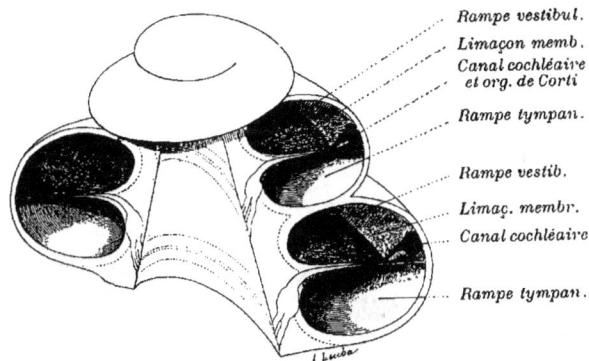

Fig. 725. — Le limaçon osseux et membraneux, côté droit (vue supérieure). (Cannieu.)

membrane basilaire. Les deux rampes sont ainsi complètement séparées et ne communiqueront que par l'hélicotréma au niveau de la
coupole.

**Aqueduc du vestibule.** — L'aqueduc du vestibule commence sur
la paroi interne de ce dernier, au niveau de la gouttière sulciforme; il
se termine sur la face endocranienne postérieure du rocher. Il loge le
canal et le sac endolymphatiques.

**Aqueduc du limaçon.** — L'aqueduc du limaçon est un conduit
très fin qui se détache de la partie initiale de la rampe tympanique et
débouche sur la face exocranienne postérieure du rocher, un peu en
dehors de la fosse jugulaire.

## § 3. RAPPORTS DU LABYRINTHE OSSEUX ET DU LABYRINTHE MEMBRANEUX

Le labyrinthe membraneux est contenu dans les cavités du labyrinthe osseux. Mais, notablement plus petit que ces dernières, il en est

séparé par un espace, l'espace périlymphatique, rempli par un liquide séreux, la périlymphe. Nous verrons, cependant, qu'en certains points du labyrinthe, il y a contact entre les parties molles de l'oreille interne et leur coque osseuse. Il peut même y avoir fusion entre l'enveloppe conjonctive du labyrinthe membraneux et le périoste qui tapisse la paroi du labyrinthe osseux.

**Vestibule.** — Le vestibule contient : l'utricule, le saccule et la par-

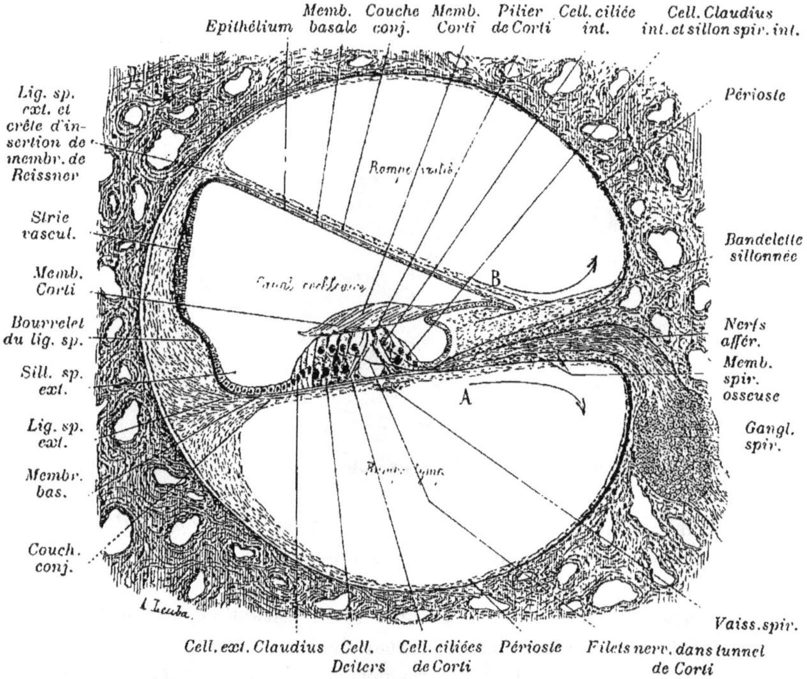

FIG. 726. — Coupe transversale d'un tour de spire des limaçons osseux et membraneux.
(Cannieu.)

Le périoste en rouge.

tie initiale du canal cochléaire et du canal endolymphatique. L'utricule est placé en haut et en arrière, le saccule est situé au-dessous et en avant de lui, le canal cochléaire est sous-jacent au saccule. Ces trois sacs membraneux entrent en contact avec la paroi interne du vestibule, au niveau des fossettes que nous avons décrites plus haut et qui livrent passage aux filets nerveux du nerf auditif. Entre les parties molles et la paroi externe du vestibule, il existe un vaste espace périlymphatique (*confluent périlymphatique*).

. **Canaux semi-circulaires.** — Les canaux semi-circulaires membraneux n'occupent point la partie centrale du tube osseux qui les loge, ils sont placés excentriquement et leur bord convexe s'accole au bord correspondant du canal semi-circulaire osseux. Il y a adhérence intime en ce point. Au niveau de l'ampoule, la fusion est encore plus intime en regard de la tache criblée qui livre passage au filet nerveux qui se termine dans la tache auditive du segment ampullaire du canal semi-circulaire membraneux.

**Limaçon.** — Au niveau du limaçon, les rapports des deux labyrinthes sont beaucoup plus complexes.

Comme on le voit sur la fig. 726 le canal cochléaire est placé dans la rampe vestibulaire du limaçon osseux. Il entre en contact avec la paroi osseuse en deux points : au niveau de la paroi externe du tube du lima- çon et au niveau de la paroi antérieure[1] de la lame spirale dans l'étendue du tiers externe au niveau de celle ci. Au niveau de ces points, l'enveloppe conjonctive du tube cochléaire se fusionne d'une façon in-

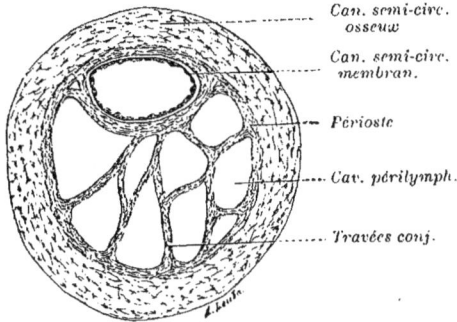

Fig. 727. — Coupe d'un canal semi-circulaire.
(D'après Rüdinger.)

time avec le périoste du limaçon, et il est impossible de distinguer ce qui appartient à l'une ou à l'autre de ces formations.

C'est précisément au niveau et au voisinage de ces zones de fusion que le périoste du tube limacéen présente des épaississements qu'il nous faut maintenant signaler.

. L'*épaississement externe* porte le nom de *ligament spiral*. Il répond à toute l'étendue de la paroi externe du tube limacéen. Sur les coupes transversales il affecte la forme d'un croissant dont le bord convexe est appliqué contre l'os et dont les deux cornes se continuent en avant et en arrière avec le périoste qui tapisse les parois antérieure et postérieure du tube osseux. — Le bord concave présente, en allant d'arrière en avant : une première crête, très saillante, sur laquelle s'insère le bord externe de la *membrane basilaire*; — un sillon, le *sillon spiral externe*; — une saillie arrondie, qui forme le *bourrelet spiral externe*; — une

---

1. Nous rappelons que ces désignations répondent à la situation normale, horizontale du limaçon.

dépression en gouttière, c'est la *strie* ou bande vasculaire ; — une nouvelle crête d'insertion, sur laquelle vient se fixer la *membrane de Reissner*.

L'épaississement *périostique interne* porte le nom de *bandelette sillonnée;* il affecte, sur la coupe transversale, la forme d'un triangle isocèle à sommet interne. Ce sommet répond à l'insertion interne de la membrane de Reissner. La base est creusée d'une dépression, le sillon spiral interne limité par deux lèvres : l'une antérieure vestibulaire, l'autre postérieure tympanique, donnant insertion à la membrane basilaire. Le bord postérieur de la bandelette sillonnée est appliqué sur la lame spirale. Son bord antérieur est découpé par des rangées de dents, séparées par des sillons qui donnent à la bandelette son aspect spécial et son nom.

Le canal cochléaire apparaît sur la coupe transversale comme un triangle isocèle à sommet interne. Sa base répond à la partie du ligament spiral comprise entre les insertions sur ce ligament de la membrane basilaire et de la membrane de Reissner. A ce niveau, il y a fusion de la paroi conjonctive du canal et du périoste. — Son bord antérieur, libre, porte le nom de *membrane de Reissner*. Cette membrane, très mince, s'étend de la crête antérieure du ligament spiral au sommet de la bandelette sillonnée. — Le bord postérieur de la coupe du canal cochléaire est formé : 1° par la bandelette sillonnée où il y a également fusion de la paroi conjonctive du canal et du périoste; 2° par la membrane basilaire qui, comme la membrane de Reissner, répond à une partie libre de la paroi du tube cochléaire. La membrane basilaire s'étend de la crête postérieure du ligament spiral au sommet de la lame spirale.

Comme on le voit, le canal cochléaire appartient à la rampe vestibulaire du limaçon, et la membrane basilaire qui forme sa paroi postérieure complète, entre les deux rampes, la séparation que ne faisait qu'ébaucher la lame spirale osseuse.

Antérieurement, les deux rampes du limaçon communiquent au niveau de l'orifice de l'hélicotrème, ménagé par le crochet de la lame spirale, orifice que la partie toute terminale de la membrane basilaire complète sans l'obturer. En arrière, les deux rampes restent séparées; la rampe vestibulaire s'ouvrant dans le vestibule, la rampe tympanique aboutissant à la cavité sous-vestibulaire.

**Aqueducs du vestibule et du limaçon.** — L'*aqueduc du vestibule* contient le canal endolymphatique. Sa fossette terminale, obturée par la dure-mère, loge le sac endolymphatique auquel aboutit le canal.

L'*aqueduc du limaçon* ne contient aucune partie du labyrinthe membraneux. Il est une dépendance des espaces périlymphatiques.

## § 4. STRUCTURE DU LABYRINTHE MEMBRANEUX

Toutes les parties qui constituent le labyrinthe membraneux ont une même structure générale. Leur paroi comprend, en allant du dedans en dehors :

Une couche conjonctive ;
Une couche vitrée ;
Une couche épithéliale.

1° La **couche conjonctive** est essentiellement formée de fibres conjonctives, entre lesquelles se trouvent des cellules étoilées et des cellules migratrices. Sa structure ne présente rien de spécial, sauf au niveau de la bandelette sillonnée où les faisceaux se disposent de façon à former des crêtes, limitant des sillons que comblent incomplètement les cellules conjonctives qui en occupent le fond.

2° La **couche vitrée** est claire, transparente. On l'appelle encore membrane basale.

3° La **couche épithéliale** a un aspect différent, suivant qu'on l'examine au niveau des parties non différenciées de l'épithélium labyrinthique, ou au niveau des parties neuro-épithéliales.

Au niveau des parties non différenciées, l'épithélium est formé par des cellules basses, très aplaties, d'aspect endothélial, disposées en une seule assise.

Au niveau des parties neuro-épithéliales la disposition devient plus complexe. Elle varie d'ailleurs suivant qu'on l'examine au niveau du limaçon ou des autres parties du labyrinthe. On retrouve cependant toujours la même disposition générale ; il existe au niveau de ces points deux ordres d'éléments cellulaires : les uns, ciliés, en rapport avec la terminaison des fibres nerveuses, constituent les *éléments sensoriels* ; les autres, privés de cils, constituent de simples *cellules de soutien*. Mais la disposition de détail de ces éléments varie suivant qu'on l'envisage au niveau des taches et des crêtes auditives que l'on trouve dans les sacs vestibulaires et les canaux semi-circulaires, ou au niveau de l'organe de Corti du limaçon.

A. *Taches et crêtes auditives.* — Au niveau du saccule et de l'utricule, l'épithélium sensoriel forme les deux *taches auditives* que nous avons signalées sur la paroi externe de ces deux vésicules membraneuses. — Dans les canaux semi-circulaires, la partie différenciée se présente sous la forme d'une *crête auditive*, placée dans la cavité de l'ampoule de chaque canal. La crête est disposée transversalement par rapport à l'axe de l'ampoule.

La disposition de l'épithélium est d'ailleurs identique au niveau des taches et des crêtes auditives. L'épithélium est formé par des cellules ciliées et par des cellules de soutien.

*a)* CELLULES CILIÉES. — Les cellules ciliées sont de deux sortes, cellules à long col et cellules à col court, dont les corps cellulaires sont disposés sur deux rangées mais dont les portions ciliées occupent le même niveau. Cette portion ciliée comprend un plateau arrondi d'où émergent de nombreux poils qui s'agminent en une sorte de pinceau conique.

*b)* CELLULES DE SOUTIEN. — Les cellules de soutien, dépourvues de cils, se disposent également en deux couches : l'une, superficielle, est immédiatement sous-jacente aux cellules ciliées; l'autre, profonde, est appliquée contre la membrane basale. Les unes et les autres envoient des prolongements qui vont d'une part jusqu'au niveau du plateau des cellules ciliées et, d'autre part, jusqu'à la vitrée.

B. *Épithélium du canal cochléaire. Organe de Corti.* — Le canal cochléaire est tapissé par un épithélium non différencié au niveau

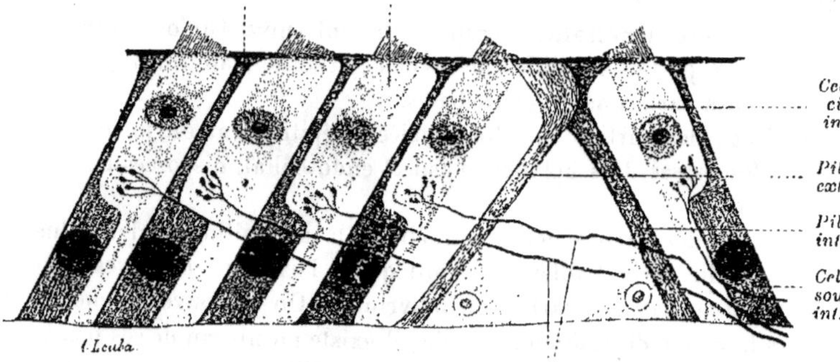

FIG. 728. — Organe de Corti. (Cannieu.)

de sa paroi externe (ligament spiral), de la paroi antérieure (membrane de Reissner) et au niveau des deux portions externe et interne de sa paroi postérieure. Mais au niveau de la partie moyenne de cette paroi postérieure, c'est-à-dire au niveau du segment interne de la membrane basilaire, les éléments épithéliaux ont subi une différenciation très marquée pour constituer l'organe de Corti.

L'organe de Corti, qui repose sur la partie interne de la membrane basilaire, affecte sur les coupes transversales la forme d'une saillie arrondie que l'on désigne parfois sous le nom de *papille spirale* et qui court dans toute la longueur du limaçon membraneux.

Les cellules qui forment la partie interne de l'organe de Corti sont inclinées en dehors. Celles, beaucoup plus nombreuses, qui constituent sa partie externe sont inclinées en dedans. De là, la formation d'un tunnel de forme triangulaire dont la base postérieure repose sur la membrane basilaire et dont les parois sont constituées par des cellules de soutien, d'aspect spécial, qui se touchent par leur sommet. Ces cellules portent le nom de *piliers de Corti*. A droite et à gauche des piliers de Corti, sont placées les cellules sensorielles alternant avec des cellules de soutien autres que les piliers de Corti.

Les *piliers de Corti* sont au nombre de deux sur une coupe transversale ; ils sont formés par un corps cellulaire élargi (base), qui repose sur la membrane basilaire. De ce corps, se détache un prolongement ascendant qui se renfle ensuite pour former la *tête* du pilier, qui est surmontée d'un *plateau* horizontal se prolongeant en une apophyse plus ou moins longue, également horizontale. La tête du pilier interne est creusée d'une cavité qui reçoit la tête convexe du pilier externe.

Les *cellules ciliées* ou *cellules auditives* présentent un corps cellulaire, de la partie inférieure duquel se détache un prolongement qui vient s'insérer sur la membrane basilaire. L'extrémité supérieure de la cellule est arrondie ; elle est recouverte par un plateau cuticulaire portant un certain nombre de cils rangés en forme de fer à cheval regardant du côté du tunnel.

Les *cellules de soutien* ou *cellules de Deiters* présentent, comme les cellules auditives, un corps cellulaire et un prolongement. Mais le corps est inférieur et est en rapport avec la membrane basilaire, tandis que le prolongement est supérieur et s'interpose entre les cellules auditives.

Il n'existe qu'une seule rangée de cellules auditives et de cellules de Deiters en dedans du tunnel. Il en existe quatre rangées en dehors. Les cellules auditives internes portent le nom de *cellules du sommet* ; les cellules auditives externes forment les *cellules de Corti*.

En dedans et en dehors de l'organe de Corti, on trouve des cellules cylindriques qui représentent des éléments de transition entre les cellules hautement différenciées de la région auditive et l'épithélium aplati qui tapisse les autres parties du canal cochléaire ; ces cellules de transition portent le nom de *cellules de Claudius*.

**Membrane réticulaire.** — La surface de l'organe de Corti est recouverte par une cuticule d'une minceur extrême, la membrane réticulaire, à travers laquelle émergent les cils des cellules auditives. Cette membrane n'est pas autre chose que le résultat de la fusion des plateaux des cellules de l'organe de Corti. Les figures compliquées, que l'on remarque lorsqu'on examine cette membrane de face, résultent de l'aspect variable et de la juxtaposition des plateaux de ces cellules.

**Membrane de Corti** (membrana tectoria). — La membrane de Corti est une autre formation cuticulaire qui prend naissance sur la partie interne de la bandelette sillonnée et se porte ensuite en dehors, recouvrant ainsi l'organe de Corti. Son bord externe, libre, flotte dans l'endolymphe du canal cochléaire.

**Endolymphe.** — Les cavités du labyrinthe membraneux sont remplies par un liquide que l'on désigne généralement sous le nom d'endolymphe ou humeur de Scarpa. C'est un liquide clair, limpide, parfois assez consistant.

### Nerfs.

Le nerf acoustique (8e paire crânienne) se ramifie dans le labyrinthe membraneux. On peut le considérer comme formé par l'accole-

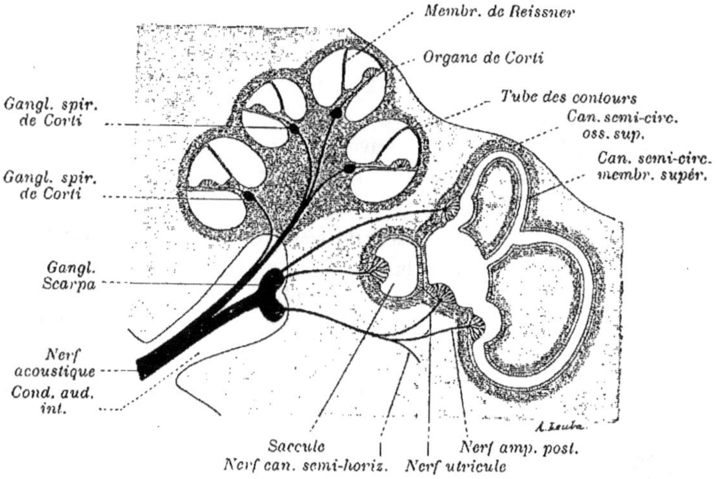

Fig. 729. — Nerf acoustique (côté droit). (D'après Mathias Duval.)
Le canal semi-circulaire horizontal n'est pas figuré.

ment de deux branches qui ne se séparent effectivement qu'au fond du conduit auditif interne : le nerf vestibulaire et le nerf cochléaire. Ces deux nerfs, dont les origines réelles et les connexions centrales sont absolument distinctes, répondent à deux fonctions bien différentes de l'oreille interne. Le nerf vestibulaire est le nerf de l'équilibration ; le nerf cochléaire, le nerf de l'audition.

1° **Nerf vestibulaire.** — Le nerf vestibulaire présente sur son trajet un ganglion volumineux, le ganglion de Scarpa, qui occupe la partie postérieure du fond du conduit auditif interne. Le ganglion de Scarpa, homologue des ganglions rachidiens, est formé par des cellules qui ont gardé la disposition bipolaire que présentent primitivement les cellules des ganglions spinaux.

Le ganglion de Scarpa donne naissance à trois rameaux :

Le *nerf sacculaire*, qui traverse la fossette postéro-inférieure du conduit auditif interne et se termine sur la tache acoustique du saccule ;

Le *nerf ampullaire postérieur*, qui s'engage dans la même fossette, traverse le foramen singulare de Morgagni et aboutit à la crête acoustique du canal semi-circulaire frontal ;

Le *nerf utriculaire*, qui se divise lui-même en trois rameaux qui traversent la fossette postéro-supérieure du conduit auditif et se distribuent : le premier à l'utricule (*rameau utriculaire*), le deuxième à la crête acoustique du canal semi-circulaire horizontal (*rameau ampullaire externe*), la troisième à la crête acoustique du canal semi-circulaire sagittal (*rameau ampullaire supérieur*).

*Terminaison.* — Les rameaux du nerf vestibulaire présentent un mode de terminaison identique. Leurs fibrilles terminales, arrivées au niveau de la vitrée des taches ou crêtes acoustiques, perdent leur myéline, s'insinuent entre les cellules de soutien et se résolvent en bouquets de filaments, terminés en massue qui s'appliquent contre le ventre des cellules ciliées.

2° **Nerf cochléaire.** — Le nerf cochléaire pénètre dans la cavité de la columelle. Il s'y divise en une multitude de petits faisceaux qui pénètrent dans les orifices de la double rangée spirale que nous avons décrite sur la face interne de la columelle et suivent les canaux osseux réunis dans l'épaisseur de cette dernière. Ils arrivent ainsi dans le canal spiral rempli par les cellules du *ganglion de Corti*. Chacun des cylindraxes qui les composent n'est que le prolongement central d'une de ces cellules, qui ont gardé, comme celles du ganglion de Scarpa la disposition bipolaire primitive.

Le ganglion spiral émet à son tour de nombreux filets qui s'engagent dans les canaux creusés dans l'épaisseur de la lame spirale osseuse. Ils émergent au niveau du bord externe de celle-ci par les foramina nervina et se terminent dans l'organe de Corti.

*Terminaison.* — Les fibrilles terminales perdent leur myéline à leur sortie des foramina. Les cylindraxes nus rampent alors sur la partie lisse de la membrane basilaire, passent entre les cellules internes de Claudius et, arrivés à peu de distance des piliers internes, se soulèvent obliquement vers le haut et se divisent en deux groupes. Les fibrilles internes aboutissent aux cellules ciliées internes ou cellules du sommet.

Les fibrilles externes traversent le tunnel de Corti et aboutissent aux cellules ciliées externes ou cellules de Corti. Les unes et les autres finissent par des arborisations terminales, appliquées contre le corps des cellules auditives.

### Vaisseaux [1]

**Artères.** — L'*artère auditive interne* ou artère labyrinthique est une branche du tronc basilaire. Elle pénètre dans le conduit auditif interne et se divise en deux branches : une branche vestibulaire et une branche cochléaire.

1) La branche vestibulaire donne naissance à trois artérioles qui se distribuent : la première à l'utricule, la seconde au canal semi-circulaire supérieur et à son ampoule, la troisième au canal semi-circulaire horizontal.

2) La branche cochléaire donne naissance à deux rameaux :

*a)* L'*artère vestibulo-cochléaire*, qui se distribue au canal semi-circulaire postérieur, au saccule et à la partie initiale du canal cochléaire ;

*b)* L'*artère cochléaire* proprement dite, qui chemine par un trajet spiroïde dans l'intérieur de la columelle et fournit des filets internes pour le nerf cochléaire et des filets externes pour les parties molles contenues dans le tube limacéen.

**Veines.** — Le sang veineux de l'oreille interne est recueilli par trois veines :

1) La *veine*, ou plus exactement les *veines auditives internes*, qui sont satellites de l'artère et se terminent généralement dans le sinus pétreux supérieur.

2) La *veine de l'aqueduc du vestibule*, qui provient plus particulièrement du vestibule et suit l'aqueduc pour aboutir finalement au sinus pétreux supérieur ;

3) La *veine de l'aqueduc du limaçon*, qui a un territoire mixte cochléaire et vestibulaire, et se termine dans la jugulaire interne.

**Circulation lymphatique.** — L'oreille interne ne possède point de vaisseaux lymphatiques proprement dits. On peut considérer comme les représentant les *espaces périlymphatiques*. La périlymphe que contient ces derniers entoure complètement le labyrinthe membraneux, sauf au niveau des points où celui-ci adhère au périoste. Les espaces périlymphatiques communiquent avec les espaces péri-méningés, et plus particulièrement avec l'espace sous-arachnoïdien, par l'aqueduc du vestibule, l'aqueduc du limaçon et les gaines lymphatiques du nerf acoustique.

# NEZ ET FOSSES NASALES[1]

L'olfaction a pour siège les fosses nasales, qui livrent aussi passage à l'air de la respiration contenant les particules odorantes.

Les *fosses nasales*, creusées dans le massif facial supérieur, au-dessus de la cavité buccale, au-dessous de l'orbite, constituent un vaste système de cavités anfractueuses et irrégulières, que prolongent les sinus de la face. Les fosses nasales sont précédées et protégées par la saillie du nez et tapissées par la muqueuse pituitaire, qui se continue en avant avec la peau des narines.

Nous étudierons successivement :

1° le nez ;

2° le vestibule des fosses nasales ou narines ;

3° les fosses nasales proprement dites ;

4° les sinus.

## DÉVELOPPEMENT

Vers la 3e semaine de la vie intra-utérine, les prolongements nasaux du bourgeon frontal se creusent d'une fossette, dite *olfactive*, qui communique avec la cavité buccale par une gouttière, le *sillon nasal*. Celui-ci reçoit en dehors le sillon naso-lacrymal. Dans la suite, les fossettes olfactives, de plus en plus profondes, s'allongent d'avant en arrière. La soudure du bourgeon maxillaire supérieur avec le bourgeon nasal interne transforme l'extrémité antérieure de la gouttière nasale en un canal qui est la narine. La gouttière nasale possède alors deux orifices : un orifice extérieur et un orifice intérieur, buccal, qui est une fente antéro-postérieure. Cette fente se sépare de la bouche par les lames palatines issues du bourgeon maxillaire supérieur, tandis que, du bourgeon frontal, descend une lame médiane, la cloison nasale, où se développent la lame perpendiculaire de l'ethmoïde, le vomer et le cartilage de la cloison. La cloison se soude aux lames palatines et les 2 fosses nasales sont définitivement séparées l'une de l'autre.

Les fossettes olfactives sont revêtues d'un épithélium ectodermique. Leur fond, tapissé par un épithélium plus épais, répond à un diverticule

1. Dans le *Traité d'Anatomie humaine*, l'article NEZ ET FOSSES NASALES a été rédigé par M. Jacques.

de la vésicule cérébrale antérieure, le *bulbe olfactif*, d'où naîtront les nerfs olfactifs. La capsule *cartilagineuse* du nez se développe vers la 6ᵉ semaine. Les *cornets* se montrent vers la fin du 3ᵉ mois, comme des bourgeons de la paroi externe des fosses nasales. Les *sinus* apparaissent plus tardivement, les sinus ethmoïdaux et maxillaires, pendant le 5ᵉ mois de la gestation, les sinus sphénoïdaux et frontaux, après la naissance.

## § 1. NEZ

Le nez est un auvent ostéo-cartilagineux qui surplombe l'entrée des fosses nasales.

### Configuration extérieure.

Dirigé obliquement en bas et en avant, il a la forme d'une pyramide triangulaire et présente trois faces : deux latérales, une postérieure; un sommet, supérieur; une base, inférieure.

Les 2 *faces latérales* du nez, planes, triangulaires, présentent une partie supérieure fixe et une partie inférieure mobile, l'aile du nez. Elles s'inclinent vers les joues dont elles sont séparées en haut par un angle émoussé, l'*angle naso-génien*, et en bas par le profond *sillon naso-génien*. Elles s'unissent en dedans suivant une crête verticale, le *dos du nez*.

C'est sur les variétés de forme, de longueur et de direction du dos du nez que sont basés les différents types du nez : nez droit, nez retroussé, nez aquilin ou busqué. Le dos du nez se termine inférieurement en une saillie arrondie, *le lobe* ou *lobule du nez*.

La *face postérieure* du nez s'applique au massif facial et répond aux fosses nasales : elle présente deux gouttières que sépare une cloison.

Le *sommet du nez*, concave dans le sens vertical, se sépare du front par une dépression qui manque sur le nez grec.

La *base du nez* est située dans un plan plus ou moins rapproché de l'horizontale; on y voit deux orifices elliptiques, convergeant en avant, plus larges en arrière qu'en avant, les *orifices inférieurs des fosses nasales*, séparés par la *sous-cloison*. Celle-ci est mince dans sa partie moyenne et s'épaissit à ses deux extrémités. Le grand axe des orifices se dirige d'arrière en avant.

L'indice nasal céphalométrique est le rapport de la largeur maxima du nez à sa hauteur.

$$\frac{\text{Largeur maxima} \times 108}{\text{hauteur}} = \text{indice nasal céphalométrique.}$$

D'après cet indice, on divise les individus et les races en trois catégories : les leptorhiniens, à petits indices; les plathyrhiniens, à grands indices; les mésorhiniens, à moyens indices.

### Constitution anatomique.

Le nez comprend une charpente ou *squelette ostéo-cartilagineux*, une *couche musculaire* et une *enveloppe cutanée*. Dans sa partie supérieure, il prend part à la formation des fosses nasales. Sa partie inférieure est creusée de deux cavités qui lui appartiennent en propre : les *narines*.

I. **Squelette du nez**. — A. *Portion osseuse*. — Six os participent à la formation du squelette nasal. Ce sont les apophyses montantes du

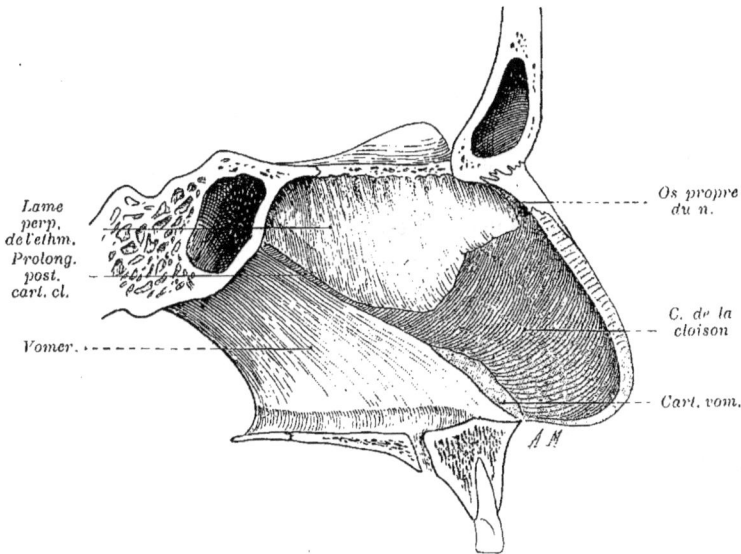

FIG. 730. — Squelette ostéo-cartilagineux de la cloison.

maxillaire supérieur, les os propres du nez, la partie antérieure de la lame verticale de l'ethmoïde, l'épine nasale du frontal.

B. *Portion cartilagineuse*. — Les cartilages du nez sont au nombre de trois principaux : un supérieur et deux inférieurs.

Le *cartilage supérieur* est formé de trois parties : une partie médiane, appelée *cartilage de la cloison*, et deux parties latérales qui, se continuant avec la précédente, se replient en dehors dans les faces latérales du nez sous le nom de *cartilages latéraux*. Les *cartilages inférieurs* forment le squelette de l'aile du nez.

Abrégé d'Anat. — III.                    75

a) Le *cartilage de la cloison*, irrégulièrement quadrilatère, occupe l'angle rentrant formé par le vomer et la lame perpendiculaire de l'ethmoïde et complète la séparation des deux fosses nasales.

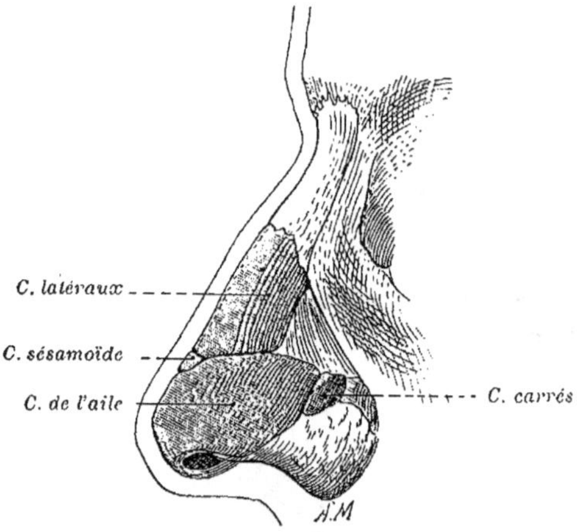

Son bord postérieur et inférieur s'unit au vomer et envoie entre les deux lames vomériennes un prolongement qui peut aller jusqu'au corps du sphénoïde.

Le bord supérieur et antérieur répond au dos du nez, depuis les os propres du nez jusqu'au lobule dans lequel il s'enfonce.

FIG. 731. — Squelette du nez, vu de profil.

Le bord antérieur et inférieur est logé dans la sous-cloison.

b) Les *cartilages latéraux* sont deux lamelles aplaties et triangulaires. Leur base se continue avec le cartilage de la cloison, leur sommet se dirige vers le sillon naso-génien.

Leur bord supérieur s'unit aux os propres du nez; leur bord inférieur est réuni au cartilage de l'aile du nez par une membrane fibreuse.

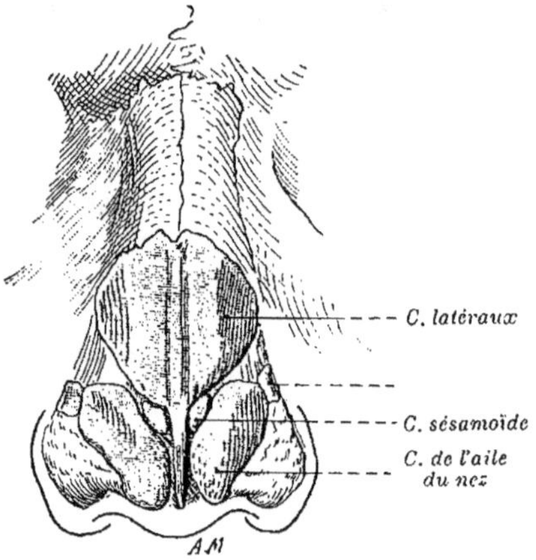

c) *Cartilage de l'aile du nez.* — De chaque côté, le cartilage de l'aile du nez figure une sorte de fer à cheval à concavité postérieure dont les deux branches circonscrivent l'orifice des fosses nasales. La branche interne

FIG. 732. — Squelette du nez, vu de face.

s'adosse à son homologue du côté opposé et au cartilage de la cloison dans la sous-cloison. La branche externe constitue le squelette de l'aile du nez.

*d) Cartilages accessoires.* — Ils portent le nom de *cartilages carrés*, de *cartilages sésamoïdes*, de *cartilages vomériens.*

Les *cartilages carrés,* au nombre de deux ou trois, prolongent en arrière la branche externe du cartilage de l'aile du nez.

Les *cartilages sésamoïdes,* en nombre variable, simples grains ou lamelles, sont situés entre les cartilages latéraux et les cartilages de l'aile.

Les *cartilages vomériens* occupent le bord postéro-inférieur du cartilage de la cloison. Ils portent le nom de Huschke et de Jacobson.

*Membrane fibreuse.* — Une membrane fibreuse, résistante, relie les cartilages du nez les uns aux autres et, se confondant avec leur périchondre, leur permet de se mobiliser les uns sur les autres.

II. **Muscles.** — Les muscles du nez, au nombre de cinq, sont : le pyramidal, le transverse du nez, le dilatateur des narines, le myrtiforme, l'élévateur commun de l'aile du nez et de la lèvre supérieure (Voir t. I, p. 457-458).

III. **Enveloppe cutanée.** — L'enveloppe cutanée se continue au niveau des orifices des narines avec la muqueuse du vestibule. Mince et mobile sur le dos du nez, elle est épaisse et adhérente aux plans sous-jacents sur l'aile du nez, le lobule et la sous-cloison. Dans ces mêmes points, elle est très riche en glandes sébacées de toutes dimensions.

## § 2. NARINES

Les **narines,** creusées dans la partie inférieure du nez, très distinctes des fosses nasales par leur revêtement, se présentent comme deux cavités ovoïdes, un peu aplaties transversalement, hautes de 1 à 1 cm. 5.

I. Leur *paroi externe* présente deux régions distinctes :

1° Une *région inférieure,* de forme semi-lunaire, garnie de longs poils, vibrisses, et de glandes sébacées volumineuses ;

2° Une *région supérieure,* plus étendue, correspondant à la face interne du cartilage alaire, région nue.

Un relief longitudinal, le *pli du vestibule,* marque l'interstice des cartilages alaires et latéraux.

II. Sur la *paroi interne,* la région inférieure, correspondant à la sous-cloison, est soulevée en son milieu par l'extrémité de la branche interne du cartilage de l'aile, et porte des vibrisses. La région supérieure correspond à la cloison ; la peau y est mince et glabre.

Les parois externe et interne s'unissent en avant et forment le *ventricule du nez* ou *cavité du lobule,* garni de vibrisses.

III. L'*orifice inférieur* est, comme l'*orifice supérieur,* une fente elliptique et oblique dont la partie étroite est dirigée en avant et en dedans.

La limite entre les fosses nasales et le vestibule répond à un plan passant par le bord antérieur libre de l'os nasal et par l'épine nasale antérieure.

Les narines sont tapissées par un revêtement cutané qui se continue par une zone de transition avec la muqueuse pituitaire.

**Vaisseaux et nerfs.** — Les *artères* du nez viennent de l'ophtalmique et surtout de la faciale, qui lui fournit l'artère transverse et l'artère de la sous-cloison. — Les artères des narines viennent de l'ethmoïdale antérieure, de la sphéno-palatine et de l'artère de la sous-cloison.

Les *veines* se jettent dans la veine angulaire ou dans la veine faciale.

Les *lymphatiques* cutanés communiquent avec les lymphatiques du vestibule et vont aux ganglions parotidiens, et surtout aux ganglions sous-maxillaires.

Les *nerfs moteurs musculaires* viennent du facial ; les *nerfs sensitifs*, du trijumeau.

### § 3. FOSSES NASALES PROPREMENT DITES

Les fosses nasales osseuses ont été étudiées au tome I, p. 179. Il nous

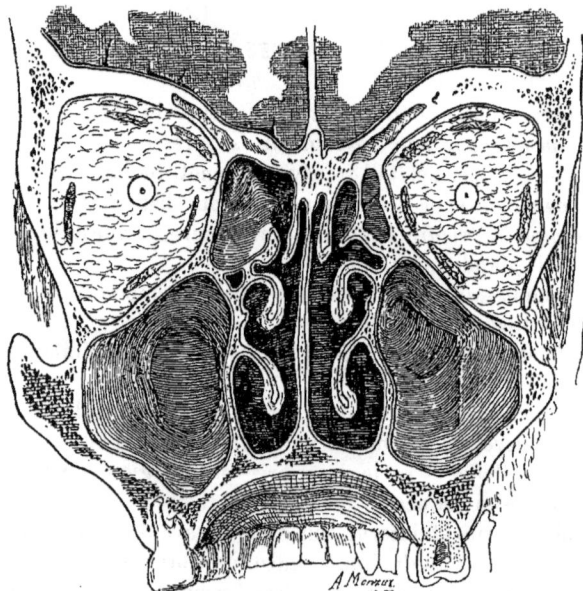

Fig. 733. — Coupe frontale des fosses nasales.

reste à décrire la *muqueuse* qui les tapisse et se prolonge dans les sinus de la face.

**Caractères physiques.** — L'*épaisseur* de la muqueuse pituitaire varie suivant les points considérés. Elle est maxima dans l'étage inférieur ou respiratoire des fosses nasales; sur le bord libre des cornets moyen et inférieur, elle atteint jusqu'à 3 et 4 millimètres d'épaisseur.

Sa *coloration* chez le vivant est partout rosée, violacée sur le bord

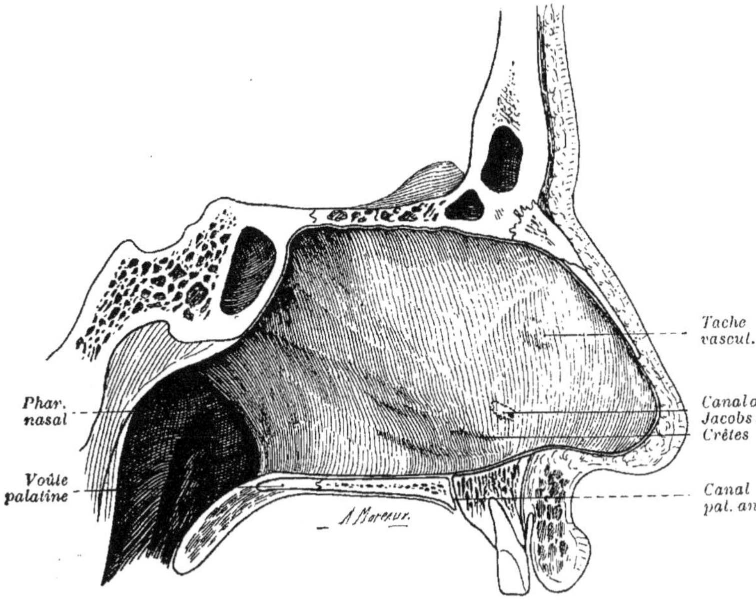

Fig. 734. — Cloison des fosses nasales.

libre et sur la queue des cornets seulement où il existe un système érectile. La région olfactive présente un reflet jaunâtre.

De *consistance* molle et friable sur le cadavre, elle est plus résistante sur le vivant.

*Adhérence.* — La pituitaire est très adhérente au périoste avec lequel elle se décolle. L'adhérence de cette fibro-muqueuse au squelette, faible au niveau du plancher, des méats et de la cloison osseuse, est plus intime au niveau des sinus et des cornets.

**Trajet.** — La muqueuse pituitaire revêt fidèlement les parois des fosses nasales osseuses et se continue, en avant, avec la peau des narines, en arrière, avec la muqueuse du pharynx.

Notons les détails intéressants qu'elle présente dans son trajet.

73.

1° **La muqueuse du plancher** forme un petit cul-de-sac peu profond au niveau de l'orifice supérieur du canal palatin antérieur.

2° **Au centre de la cloison**, la muqueuse s'épaissit et se soulève en un bourrelet allongé horizontalement, le *tubercule* de la cloison, qui limite avec le cornet moyen la fente olfactive. La cloison est le siège de nombreuses déformations d'origine squelettique : éperons, crêtes, incurvations, déviations.

A quelques millimètres au-dessus du canal incisif, une gouttière

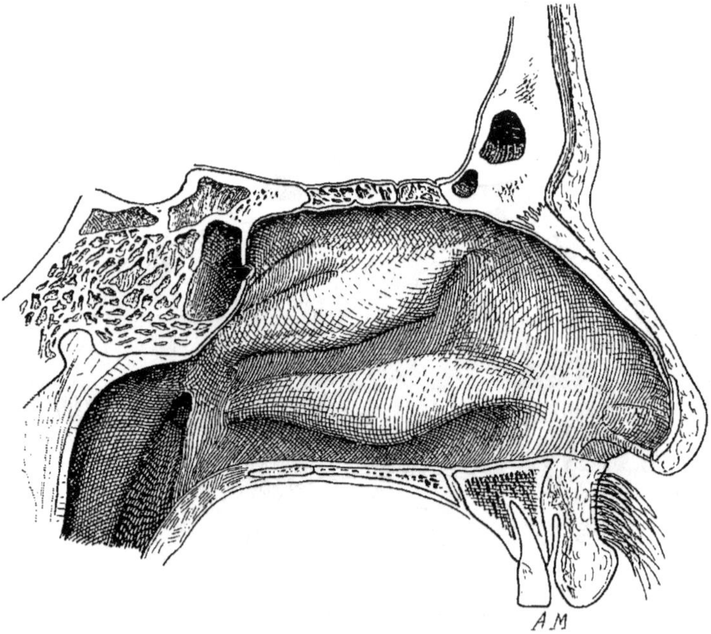

Fig. 735. — Paroi externe des fosses nasales.

étroite, oblique en haut et en arrière, conduit dans une petite cavité tubulaire, logée dans la muqueuse septale. Cette formation, l'*organe de Jacobson*, qui est rare chez l'adulte, représente une fosse nasale rudimentaire.

3° **Sur le toit des fosses nasales,** la pituitaire ferme les trous de la lame criblée et présente l'*orifice du sinus sphénoïdal.* Cet orifice est situé à mi-hauteur de la face antérieure du sphénoïde, plus près de la paroi externe des fosses nasales que de la cloison. Il est ovale et son grand axe vertical mesure 3 millimètres. Un repli de la muqueuse le dissimule partiellement. Par cet orifice la muqueuse pituitaire s'invagine dans le sinus sphénoïdal.

4° **La paroi externe**, en arrière des fosses nasales, est séparée du cavum naso-pharyngien par le *sillon nasal postérieur*, et du corps du sphénoïde par le *recessus sphéno-ethmoïdal*. A la partie inférieure de ce recessus, la pituitaire rencontre et ferme le trou sphéno-palatin.

La paroi externe, en avant des cornets inférieur et moyen, est plane, lisse, et porte le nom d'*agger* ou de *carina*. Elle est quelquefois soulevée par la saillie du *canal lacrymal*. Le reste de la paroi externe des

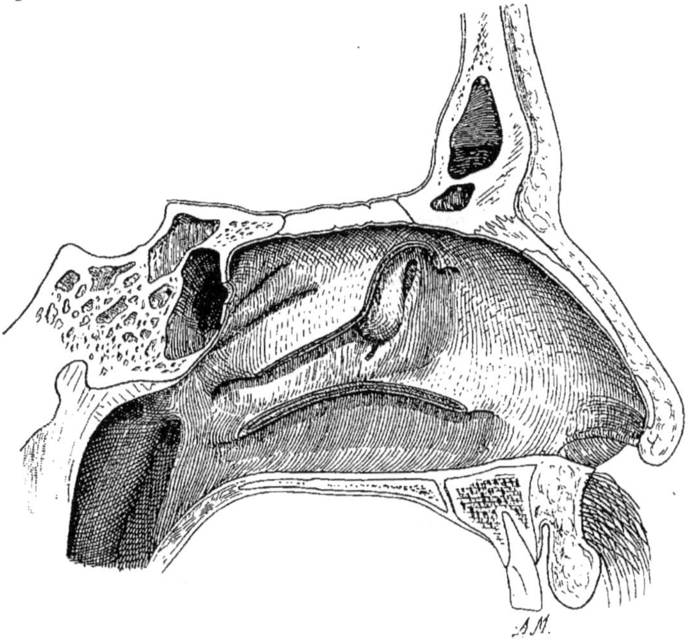

Fig. 736. — Paroi externe des fosses nasales : les cornets moyen et inférieur ont été réséqués.

fosses nasales est occupé par les cornets et les méats, très différents à l'état frais de l'état squelettique.

**A. Cornets.** — Les cornets sont au nombre de 3, quelquefois de 4 quand le cornet supérieur est dédoublé.

Chaque cornet a une extrémité antérieure élargie ou *tête* ; un *corps* fusiforme ; une extrémité postérieure ou *queue*, tantôt effilée, tantôt renflée ; une *face interne* ou septale convexe, un *bord inférieur* libre, une *face externe*, excavée en gouttière.

Les 3 cornets ont leurs queues dans un plan vertical affleurant les choanes ; leurs têtes se disposent suivant une ligne oblique parallèle au dos du nez et située à 25 millimètres en arrière de lui.

**B. Méats.** — Dans le *méat supérieur*, on voit d'ordinaire 3 orifices conduisant dans les cellules ethmoïdales postérieures.

Au niveau du *méat moyen*, en arrière de l'apophyse unciforme, la pituitaire s'enfonce dans une gouttière étroite et profonde, la *gouttière infundibulaire*. Celle-ci reçoit en avant le canal naso-frontal, qui conduit dans le sinus frontal (voir plus loin).

A la partie inférieure de la gouttière infundibulaire s'ouvre l'orifice normal du sinus maxillaire, orifice elliptique horizontal mesurant 3 à 19 millimètres de largeur et quelquefois, en arrière de celui-ci, l'orifice accessoire, de forme circulaire.

A la partie moyenne du sillon infundibulaire s'ouvrent plusieurs petits orifices arrondis des cellules ethmoïdales antérieures.

En arrière de la bulle ethmoïdale, dans une *gouttière* dite *rétro-bullaire*, s'ouvre, par un petit pertuis, la cellule de la bulle.

Le *méat inférieur*, spacieux, présente sur sa paroi externe l'orifice inférieur du canal lacrymo-nasal. Cet orifice a le plus souvent la forme d'une fente précédée d'un sillon et est situé à 6 ou 7 millimètres au-dessous du sommet du méat.

**Structure de la pituitaire.** — La structure de la pituitaire diffère dans la région olfactive et dans la région respiratoire.

**A. *Région respiratoire*.** — La pituitaire se compose de deux couches : la couche superficielle ou *épithélium*, la couche profonde ou *chorion*.

1) L'*épithélium* est stratifié. Les cellules profondes sont arrondies, les superficielles sont cylindriques, ciliées. De place en place, il y a quelques cellules caliciformes.

2) Le *chorion* est formé de nombreuses cellules fixes, de fibres conjonctives rares et de quelques fibres élastiques. Il est infiltré de nombreuses cellules lymphatiques et de tissu adénoïde dans la partie la plus reculée du méat inférieur. La zone profonde du derme au niveau des cornets est transformée en un véritable tissu érectile.

Sa face profonde est distincte du périoste; une membrane basale le sépare de l'épithélium.

*Glandes.* — Les glandes sont très nombreuses, surtout au niveau des cornets. Elles sont en grappes, et Sappey les a divisées, d'après leur forme, en glandes en épi et en glandes globuleuses.

**B. *Région olfactive*.** — Elle comprend le *méat et le cornet supérieur*, une *partie du méat moyen* et la zone correspondante de la *cloison*.

Le *derme* renferme un grand nombre de glandes tubuleuses. Leur épithélium est infiltré de granulations pigmentaires jaunes ou brunes.

L'*épithélium* se compose de 3 ordres de cellules : des *cellules olfac-tives*, des *cellules de soutènement* et des *cellules basales*.

Les *cellules de soutènement* sont cylindriques ; elles présentent au-dessous du noyau un prolongement profond très grêle, quelquefois ramifié, qui descend jusqu'à la basale.

Les *cellules basales*, étoilées, ana-stomosées, forment un réseau protoplas-mique à la limite du derme et de l'épi-thélium.

Les *cellules olfac-tives*, *cellules de Schultze*, sont les

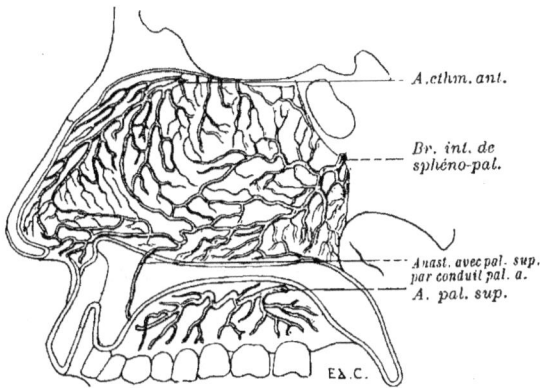

Fig. 737. — Artères de la cloison des fosses nasales.

véritables cellules sensorielles. Elles sont fusiformes, renferment à leur partie moyenne, renflée, un noyau transparent et arrondi. Leur extrémité périphé-rique se termine par un bâtonnet à la surface libre de la muqueuse ; leur extrémité centrale, grêle, flexueuse, pa-raît se continuer avec une fibre du nerf olfactif.

**Vaisseaux et nerfs.** — 1) Les *ar-tères* viennent de la sphéno-palatine, de l'artère de la sous-cloison et des deux ethmoïdales.

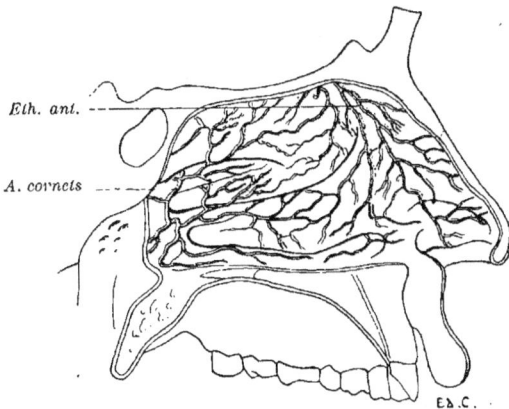

Fig. 738. — Artères de la paroi externe des fosses nasales.

La cloison reçoit ses artères de la branche interne de la sphéno-palatine, des branches internes des ethmoïdales et de l'artère de la sous-cloison. Ces artères s'anastomosent entre elles et avec la terminaison de la pa-latine supérieure. Un peu au-dessus de l'épine nasale antérieure, il existe un carrefour artériel, la *tache vasculaire de la cloison*.

La paroi externe reçoit, principalement de la branche externe de la sphéno-palatine, les artères du cornet et du méat moyens; accessoirement, quelques petits rameaux de la palatine supérieure, des branches externes des ethmoïdales, de l'artère de l'aile du nez.

2) Les *veines* efférentes, nées par un réseau sous-épithélial et par un

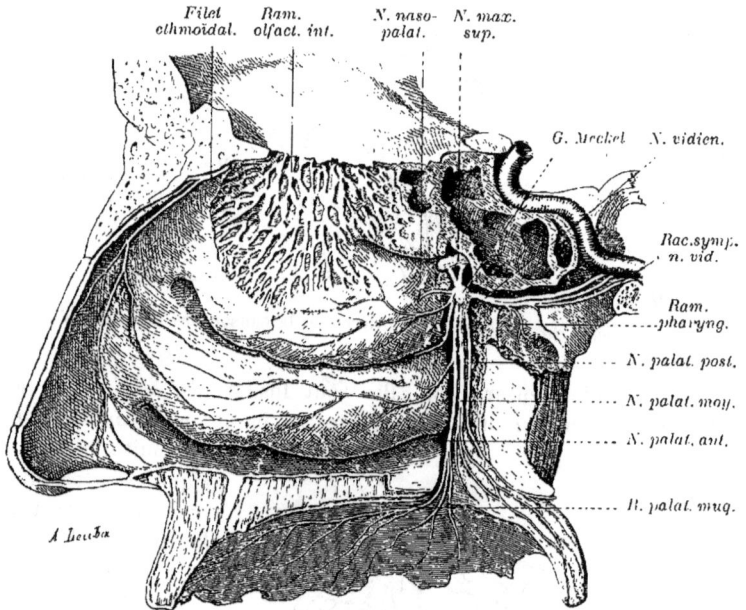

Fɪɢ. 739. — Nerfs de la paroi externe des fosses nasales. (D'après Hirchsfeld.)

réseau profond (véritable corps érectile dans certains points de la pituitaire), forment 4 groupes :

1° Le *groupe inférieur*, venu du vestibule et de la région voisine, gagne la veine faciale.

2° Le *groupe supérieur* est formé par les veines ethmoïdales, satellites des artères et tributaires de l'ophtalmique.

3° Le *groupe postéro-inférieur* se jette dans les veines du voile du palais et des plexus pharyngiens latéraux.

4° Le *groupe postéro-supérieur*, voie principale, va à travers le trou sphéno-palatin dans le plexus ptérygoïdien.

3) Les *lymphatiques* aboutissent aux ganglions rétro-pharyngiens et carotidiens supérieurs.

*Nerfs.* — La pituitaire reçoit un nerf de *sensibilité spéciale*, l'*olfactif*, dont le territoire est limité à une surface de 1$^{cmq}$,5.

Les nerfs de *sensibilité générale* viennent du trijumeau par le

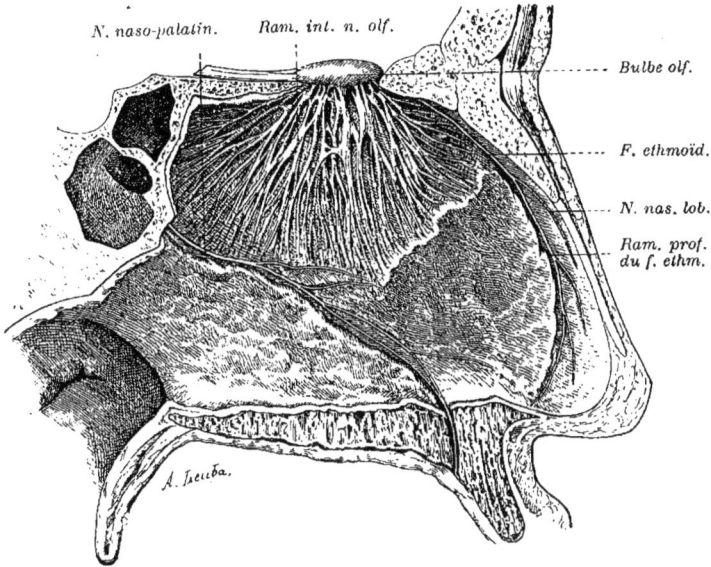

*N. naso-palatin.*    *Ram. int. n. olf.*    *Bulbe olf.*    *F. ethmoïd.*    *N. nas. lob.*    *Ram. prof. du f. ethm.*

Fig. 740. — Nerfs de la cloison des fosses nasales. (D'après Hirschfeld.)

rameau nasal interne de l'ophtalmique et par les nerfs sphéno-palatins, palatin antérieur et nasaux supérieurs du nerf maxillaire inférieur.

Les *nerfs sympathiques*, venus du ganglion sphéno-palatin, se distribuent aux vaisseaux et aux glandes.

### § 4. SINUS

Les sinus sont des cavités irrégulières annexées aux fosses nasales. Ils sont au nombre de 4 de chaque côté, à savoir : le sinus frontal, les cellules ethmoïdales, le sinus sphénoïdal, le sinus maxillaire.

1) **Sinus frontaux.** — Au nombre de 2, l'un droit, l'autre gauche, ils n'apparaissent que vers 15 ans et ont un développement très variable suivant les sujets et d'un côté à l'autre. En forme de pyramides triangulaires creuses, ils présentent trois parois, une base et un sommet.

*a)* La *paroi antérieure* ou cutanée, ordinairement épaisse, est recouverte par les téguments de la région sourcilière.

*b)* La *paroi postérieure* ou cérébrale, mince, est en rapport avec les méninges, l'origine du sinus longitudinal et le pôle antérieur du lobe frontal.

*c*) La *paroi interne* est formée par la cloison médiane intersinusale, mince, quelquefois perforée, fréquemment déviée latéralement.

*d*) Le *sommet*, supérieur, est à l'union de la paroi cutanée et de la paroi cérébrale. Il remonte à un niveau variable.

*e*) La *base* ou paroi inférieure, orbito-nasale, véritable paroi chirurgicale, est en rapport, par sa moitié externe, avec la paroi supérieure de l'orbite, par sa moitié interne, avec les cellules ethmoïdales.

Le sinus frontal s'ouvre dans le deuxième méat par le *canal frontal*, long de 10 à 15 millimètres, large de 2 à 3 millimètres, oblique en bas, en dedans et en arrière. Son orifice nasal est dans le prolongement de la gouttière de l'unciforme.

2) **Cellules ethmoïdales.** — Constituées par des cellules développées dans l'ethmoïde seul ou par des demi-cellules ethmoïdales complétées par un autre os du voisinage, elles forment par leur réunion le *labyrinthe ethmoïdal*. Celui-ci est contigu en avant au sinus frontal, en arrière au sinus sphénoïdal, en bas au sinus maxillaire, et est compris entre les fosses nasales, la cavité orbitaire et la cavité crânienne. Il représente un cube à *six* faces. Les deux faces principales sont *nasale* et *orbitaire*, les quatre autres sont creusées de demi-cellules que complètent : *en haut* le frontal, *en bas* le maxillaire supérieur et le palatin, *en avant* la branche montante du maxillaire supérieur et l'unguis, *en arrière* le palatin et le sphénoïde.

Les cellules ethmoïdales, au nombre de 7 à 8, forment deux groupes : *a*) les cellules *antérieures*, ou cellules du 2ᵉ méat, viennent s'ouvrir, les unes, dans la moitié supérieure de la gouttière de l'infundibulum, sur les parois du canal frontal, les autres, dans la gouttière de la bulle ; *b*) les cellules *postérieures*, volumineuses, s'ouvrent dans le méat supérieur par trois ou quatre orifices.

Rarement une des cellules ethmoïdales postérieures s'ouvre dans le 4ᵉ méat. La plus postérieure des cellules de ce groupe se met en rapport immédiat avec le sinus sphénoïdal et le canal optique.

3) **Sinus sphénoïdaux.** — Ils sont au nombre de 2, l'un droit, l'autre gauche, et séparés l'un de l'autre par une cloison mince, souvent déviée latéralement. Leur développement est variable.

Ils peuvent être *petits*, *moyens* ou *grands*. Les sinus de dimensions moyennes occupent exclusivement le corps du sphénoïde. Les *grands* sinus ont des *prolongements*, dits : *antérieur* (autour du canal optique), *palatin* (en contact avec le sinus maxillaire), *ptérygoïdien* (dans la base des grandes ailes du sphénoïde), *basilaire* (dans l'apophyse basilaire de l'occipital).

Le sinus sphénoïdal, de forme cubique, présente *six* parois : *a*) la paroi *supérieure*, crânienne, répond à la selle turcique, au corps pituitaire, au chiasma optique ; *b*) la paroi *inférieure*, épaisse, résistante, est rhino-pharyngée ; *c*) la paroi *latérale* ou externe présente deux segments : un *segment postérieur*, crânien, en rapport avec le sinus caverneux, la carotide interne et les nerfs contenus dans la paroi externe du sinus caverneux ; un *segment antérieur*, orbitaire, en rapport avec le canal optique et la partie interne de la fente sphénoïdale ; *d*) la paroi *médiale* ou interne est formée par la cloison ; *e*) la paroi *postérieure* répond à l'apophyse basilaire ; *f*) la paroi *antérieure* est en connexion, dans son segment supérieur, avec la partie postérieure du labyrinthe ethmoïdal, et, par son segment inférieur, forme la partie postérieure de la voûte des fosses nasales. Sur ce segment est l'orifice nasal du sinus sphénoïdal, ovalaire, mesurant 2 millimètres et situé plus près du toit que de la base du sinus.

4) **Sinus maxillaires.** — Les sinus maxillaires ou antres d'Highmore, les plus vastes de la face, creusés dans les maxillaires supérieurs, pairs et symétriques, ont une capacité et des dimensions variables.

Les *grands* sinus envoient des prolongements : en haut, dans la branche montante du maxillaire supérieur (prolongement *orbitaire*) ; en dehors, dans l'os malaire (prolongement *malaire*) ; en bas, dans le bord alvéolaire (prolongement *alvéolaire*) et vers la voûte palatine (prolongement *palatin inférieur*) ; en haut et en arrière vers la partie supérieure du palatin (prolongement *palatin supérieur*).

Le sinus maxillaire a la forme d'une pyramide quadrangulaire à base nasale, interne, à sommet externe, malaire, et présente quatre parois : 1) la paroi *antérieure*, concave, répond à la fosse canine et, au-dessus du cul-de-sac gingivo-labial, est recouverte par les parties molles de la joue ; 2 et 3) la paroi *postérieure* et la paroi *inférieure* s'unissent suivant un bord mousse, sont convexes et limitent en avant la fosse zygomatique ; 4) la paroi *supérieure*, plane, a des rapports intimes avec le nerf et l'artère sous-orbitaires et les parties molles de l'orbite.

La *base* ou paroi nasale répond aux méats moyen et inférieur. Ses rapports sont surtout étendus avec le méat inférieur.

Le *sommet* s'étend jusqu'à la moitié interne de l'os malaire.

Des 4 *bords* du sinus maxillaire, le seul intéressant, en pathologie, est le bord *inférieur* ou alvéolaire qui est en rapport avec les racines des 2 premières grosses molaires et de la 2e pré-molaire.

Le sinus maxillaire s'ouvre dans la fosse nasale par le *canal maxillaire*, long de 6 à 8 millimètres, large de 3 à 5 millimètres, qui naît sur la partie supéro-interne du sinus et s'ouvre à l'extrémité postérieure de la gouttière de l'infundibulum par une fente elliptique, longue de 3 à 19 millimètres, large de 3 à 6.

# LIVRE DEUXIÈME

# APPAREIL DIGESTIF[1]

L'appareil digestif se compose du tube digestif et de glandes annexes. Ces glandes qui, par leur volume, constituent de véritables organes sont : les glandes salivaires, le foie, le pancréas et la rate.

Le *tube digestif* est un canal qui s'étend de la bouche à l'anus. Sa forme tubulée primitive ne s'est conservée, chez l'homme, que dans l'œsophage et l'intestin grêle. Il a une longueur de 9 mètres dont 8 reviennent à l'intestin. Successivement facial, cervical, thoracique et abdominal, il est toujours prévertébral, tantôt appliqué directement sur la colonne vertébrale, tantôt suspendu à distance à cette tige osseuse. Sa structure fondamentale présente deux types dont le diaphragme fait la limite : la portion supérieure, sus-diaphragmatique, simple canal de passage, possède une muqueuse à épithélium pavimenteux stratifié et une musculature striée, c'est-à-dire une muqueuse dure et des muscles à contraction brusque et énergique ; la portion inférieure, abdominale, cavité digestive, a pour parois une muqueuse à épithélium cylindrique, molle, riche en glandes et une musculature de fibres lisses, à contraction lente.

Le tube digestif se décompose en une série de segments individualisés par leur forme et leur structure, les uns dilatés, les autres rétrécis, qui sont : la bouche, le pharynx, l'œsophage, l'estomac et l'intestin, celui-ci divisé en intestin grêle et en gros intestin.

## DÉVELOPPEMENT[2]

Comme nous l'avons vu (T. I, p. 14) le tube digestif n'est d'abord qu'une simple gouttière dont la concavité, tournée du côté ventral, s'ouvre dans la vésicule ombilicale. Cette gouttière, largement ouverte au début, tend à se fermer de plus en plus par l'accroissement des replis qui limitent l'aire embryonnaire et à se transformer en tube. Mais cette fermeture, précoce au niveau des deux extrémités de l'embryon, ne s'opère que tardivement pour la partie moyenne, au niveau de laquelle le canal digestif s'ouvre dans la vésicule ombilicale par le *canal omphalo-mésentérique*.

1. La description du *Tube digestif* proprement dit a été rédigée par M. Jonnesco et revisée par M. Charpy pour la partie anatomique et par M. Soulié pour la partie histologique dans le *Traité d'Anatomie humaine*.
2. Le *Développement du tube digestif* a été rédigé par M. le P[r] Prenant, dans le *Traité d'Anatomie humaine*.

On peut diviser l'intestin primitif en trois segments : un segment antérieur, intestin céphalique, répondant à l'extrémité céphalique de l'embryon ; un segment postérieur, intestin terminal, ré-
pondant à l'extrémité cau-
dale ; un segment moyen, intestin digestif, intermédiaire aux deux précédents.

**1. Intestin céphalique.**
— L'intestin céphalique encore appelé intestin respiratoire est essentiellement ca-
ractérisé par la présence sur ses parties latérales des fentes branchiales, limitant entre elles les arcs branchiaux.

*Appareil branchial.* —
Chez l'embryon humain, aux stades compris entre 3 et 15 millimètres, il existe cinq arcs branchiaux séparés par quatre fentes branchiales. Au niveau de chacune des fentes,

FIG. 741. — Coupe sagittale schématique d'un embryon.

CCA, cul-de-sac amniotique. — *g*, extrémité caudale. — *ia*, intestin antérieur. — *ip*, intestin postérieur. — *rpa*, repli pariétal antérieur. — *rpp*, repli pariétal postérieur. — COV, canal omphalo-mésentérique. — VO, vésicule ombilicale.

l'ectoderme et l'endoderme s'adossent, mais, chez les vertébrés supérieurs, il n'y a point de communication entre l'intestin et l'extérieur.

Les extrémités antérieures des deux premiers arcs atteignent la ligne médiane ; les arcs sous-jacents restent de plus en plus éloignés de celle-ci. Ainsi se forme un espace triangulaire à sommet céphalique, à base caudale, le *plastron branchial*. Ce plastron, examiné par sa face profonde, présente les formations suivantes : un tubercule arrondi placé au-dessous de l'union des deux premiers arcs, c'est le *tuberculum impar* qui formera la partie antérieure de la langue ; — une saillie aplatie qui réunit les 2ᵉ et 3ᵉ arcs d'un côté à ceux du côté opposé, c'est la *pièce commune* aux 2ᵉ et 3ᵉ arcs, ébauche de la racine de la langue ; — entre le tuberculum et la pièce commune on aperçoit un orifice, le *foramen cæcum*, point de départ de l'évagination qui donnera naissance à la plus grande partie du corps thyroïde. En arrière de la pièce commune se trouve une saillie en fer à cheval, la *furcula* qui formera l'épiglotte et en arrière de laquelle se produira l'évagination qui don-
nera naissance aux poumons (v. fig. 741 bis).

Les arcs branchiaux sont placés d'abord les uns en arrière des autres. Mais, au cours du développement, les arcs supérieurs tendent à

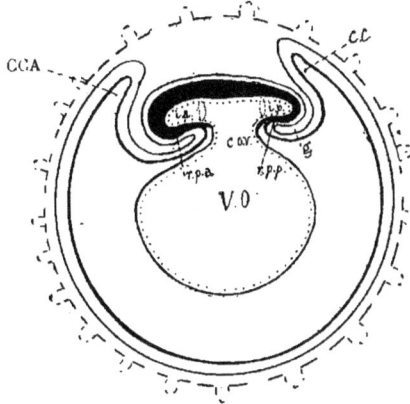

recouvrir les inférieurs qui sont rejetés vers la profondeur (voyez fig. 741 bis). Ainsi se forme une dépression profonde sur la région latérale du cou, c'est le *sinus pré-cervical*, qui disparaît ultérieurement sans laisser de traces.

Chez les vertébrés supérieurs, l'appareil branchial a surtout une signification représentative. Cependant il intervient dans une certaine mesure dans la formation de la face et du cou. Nous avons signalé les organes qui prennent naissance aux dépens du plastron branchial. Le cartilage du 1er arc persiste pour former le cartilage de Meckel, squelette transitoire de la mâchoire inférieure, ainsi que le marteau et l'enclume. De même, le squelette du 2e et du 3e arc donne naissance à l'étrier, ainsi qu'aux pièces de l'appareil hyoïdien. Le rôle du 4e et du 5e arc est plus problématique. Quant aux fentes branchiales, la première donne naissance à l'oreille externe par sa partie ectodermique, à l'oreille interne par sa partie entodermique. Les fentes sous-jacentes sont le point de départ d'évaginations multiples que nous signalerons plus loin.

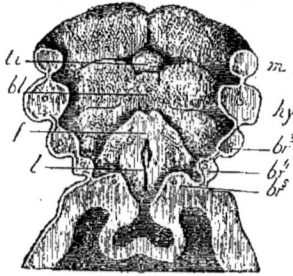

Fig. 741 bis. — Coupe frontale de la tête d'un embryon, montrant les fentes branchiales.

*Évolution de l'intestin céphalique*. — *Formation de la bouche*. — L'intestin céphalique se termine d'abord en cul-de-sac au niveau de son extrémité antérieure. Mais, dès le stade de 2 millimètres, il se forme en regard de cette extrémité une dépression de l'ectoderme, la fossette buccale. Celle-ci est d'abord séparée de la cavité de l'intestin par la membrane pharyngienne, formée par l'ectoderme et l'entoderme adossés ; cette membrane disparaît bientôt sans laisser de traces.

La bouche primitive ne répond en rien à la bouche définitive. Celle-ci se délimite secondairement par l'apparition d'une série de bourgeons ; bourgeons frontaux, maxillaires supérieurs et maxillaires inférieurs, qui prennent part à l'édification de la face et convergent vers le futur orifice buccal. — La cavité buccale communique d'abord avec les fosses nasales dont elle est séparée ultérieurement par les lames palatines qui s'unissent sur la ligne médiane pour former la voûte et le voile du palais.

*Formation du pharynx et de l'œsophage*. — La partie toute antérieure de l'intestin céphalique prend part à la formation de la bouche et plus particulièrement de son plancher. Le reste forme le pharynx et l'œsophage. Celui-ci résulte de la division du segment postérieur de l'intestin céphalique en deux tubes parallèles, l'un ventral, le tube pulmonaire, l'autre dorsal, le canal œsophagien.

*Dérives de l'intestin céphalique.* — Abstraction faite des parties qui dérivent d'une transformation directe de l'appareil branchial, l'intestin céphalique donne naissance à un grand nombre d'organes, formés aux dépens d'évaginations de son épithélium. Ce sont : le lobe antérieur de l'hypophyse qui naît de la partie la plus reculée de la dépression buccale ectodermique (v. t. II, p. 818); le corps thyroïde, le thymus et les parathyroïdes (v. t. III, p. 1388); l'appareil pulmonaire (v. t. III, p. 1331) et enfin les glandes salivaires et les dents.

*Glandes salivaires.* — Les glandes salivaires apparaissent dans le courant du 2ᵉ mois. La sous-maxillaire se développe la première (6ᵉ semaine); puis apparaissent la parotide et la sublinguale.

*Dents.* — Au cours du 2ᵉ mois de la vie intra-utérine, l'épithélium du bord alvéolaire du maxillaire pousse dans la profondeur une crête épithéliale continue, la *lame dentaire.* Par son bord inférieur, cette lame émet des *bourgeons dentaires,* qui prennent bientôt la forme de massues arrondies (*organes de l'émail*) reliées à la lame dentaire par un pédicule (*collet de l'organe de l'émail*). L'extrémité libre de chacune de ces massues se déprime bientôt en fond de bouteille et chaque organe adamantin prend ainsi la forme d'une cloche dont la paroi est formée de deux assises épithéliales, l'une interne, l'autre externe, comprenant entre elles une couche réticulée (*réticulum de l'émail*). L'assise épithéliale interne (*membrane de l'émail*)

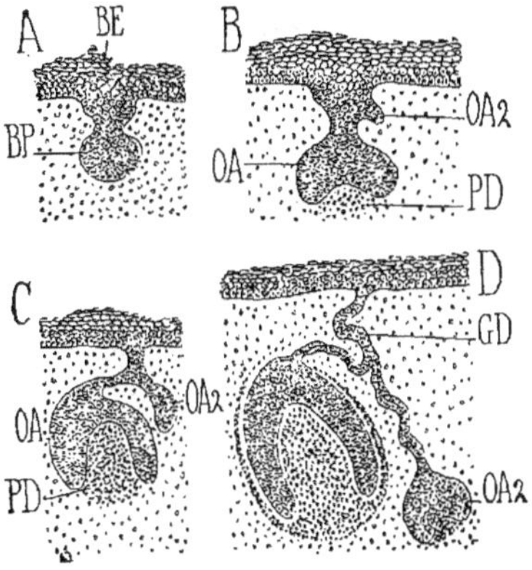

Fig. 742. — Schéma de la formation d'un follicule dentaire. (Mathias Duval.)

A. Première apparition du follicule dentaire : BE, bourrelet épithélial (formation transitoire); au-dessous, formation du bourgeon épithélial primitif (BP), par végétation profonde de l'épithélium de la région gingivale

B. Ce bourgeon épithélial primitif prend la forme d'*organe de l'émail* (OA). — PD, papille dentaire. — OA2, organe de l'émail de la dent de seconde dentition.

C. État plus avancé; l'organe de l'émail de la dent de seconde dentition.

D. Follicule dentaire constitué. — GD, gubernaculum dentis. — OA2, organe de l'émail de la dent de remplacement ou de seconde dentition.

seule, prend part à la formation de l'émail, qui est un produit cuticulaire de cette couche épithéliale.

Chaque organe de l'émail, en prenant sa disposition cupuliforme, emprisonne une certaine quantité de tissu mésenchymatique. Les cellules périphériques de celui-ci se disposent au-dessous de la membrane de l'émail en une assise régulière pour former la *membrane de l'ivoire,*

Abrégé d'Anat. — III.                                                  76

et prennent alors le nom d'*odontoblastes*. Les odontoblastes émettent par leur extrémité superficielle des prolongements, *fibres de Tomes*, autour desquelles se dépose l'ivoire. Mais le corps cellulaire des odontoblastes n'est pas englobé dans l'ivoire et ces cellules restent libres à la périphérie de la cavité centrale que ménage l'ivoire et qui forme la *pulpe dentaire*, essentiellement constituée par les vaisseaux et nerfs de la dent.

L'ébauche dentaire ainsi formée est entourée par un tissu conjonctif condensé, le *sac dentaire*. Comme l'émail ne tapisse pas la totalité de l'ivoire, au niveau du point où celui-ci est à découvert, le sac dentaire s'ossifie pour constituer le cément.

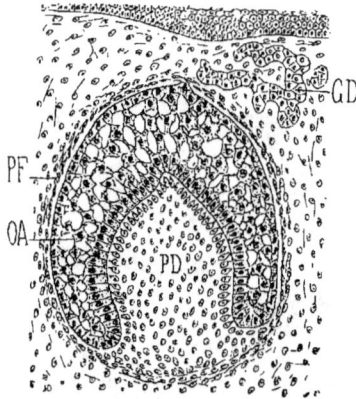

FIG. 743. — Évolution du follicule dentaire.
(Mathias Duval.)

PF, paroi du follicule. — OA, organe de l'émail. — PD, papille dentaire (organe de l'ivoire et de la pulpe dentaire). — GD, gubernaculum et ses bourgeons épithéliaux.

Les dents apparaissent en deux séries qui constituent la première dentition (dents de lait) et la deuxième dentition. Le mode général de développement est toujours identique. Mais les dents de la deuxième dentition qui succèdent à une dent de lait se développent aux dépens du pédicule épithélial de celle-ci.

**2. Intestin moyen.** — La partie moyenne du tube digestif est située dans la cavité péritonéale. Dès la troisième semaine, elle se différencie en trois régions différentes : le renflement stomacal, l'anse duodénale et l'anse intestinale primitive. Comme la morphogenèse de l'intestin moyen est intimement liée au développement du péritoine, nous l'étudierons en même temps que ce développement (v. p. 1589).

*Dérivés de l'intestin moyen.* — La région duodénale de l'intestin moyen donne naissance au foie et au pancréas. Au voisinage de ces deux glandes, la rate apparaît dans l'épaisseur du mésentère gastroduodénal.

*Foie.* — Le foie se développe aux dépens de deux évaginations de la paroi ventrale du duodénum qui apparaissent chez l'embryon de 3 millim. De ces deux diverticules, le postérieur fournit la vésicule biliaire, l'antérieur donne naissance à une série de ramifications qui s'anastomosent entre elles pour constituer un réseau glandulaire. Le foie apparait ainsi tout d'abord comme une glande tubulée ramifiée. Mais cette ébauche épithéliale est bientôt pénétrée par une ébauche conjonctivo-vasculaire (*bourrelet hépatique*) qui émane du septum transversum, futur diaphragme, et qui remanie profondément la glande hépatique primitive pour lui donner sa structure définitive. Le foie est primitivement placé en avant de l'estomac dans l'épaisseur du mésogastre antérieur. Nous verrons plus loin les modifications que subit son appareil péritonéal (v. Développement du péritoine, p. 1589).

*Pancréas.* — Le pancréas se développe aux dépens de trois ébauches : une ébauche dorsale, qui naît de la paroi dorsale du pancréas et deux ébauches ventrales qui se détachent du diverticule hépatique antérieur ou cranial. Ces trois ébauches se fusionnent pour constituer le pancréas définitif et bourgeonnent dans l'épaisseur du méso-duodénum.

*Rate.* — La rate apparaît dans l'épaisseur du mésogastre postérieur. Elle est formée par un amas de cellules mésenchymatiques qui se groupent autour

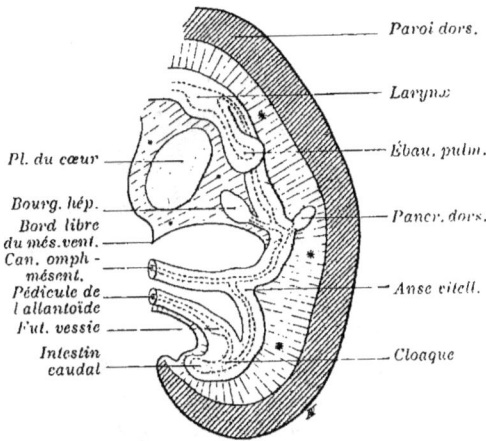

Fig. 744. — Coupe sagittale d'un embryon, passant un peu à gauche de la ligne médiane, pour montrer la grande cavité pleuro-péritonéale, l'intestin, ses diverticules et les mésos.

d'une branche de la veine porte (future veine splénique). Ces cellules se disposent ensuite pour former un réseau dans les mailles duquel s'ouvrent les branches de la veine de façon à constituer une circulation lacunaire. En certains points cependant, les mailles du réseau restent remplies par certains des éléments cellulaires qui n'ont pas pris part à la formation du réticulum.

3. **Intestin terminal**. — L'intestin terminal occupe la région postérieure de l'embryon. D'abord terminé en cul-de-sac, il s'ouvre à l'extérieur lorsqu'apparaît l'anus. La formation de cette région étant essentiellement liée au développement des organes génito-urinaires, nous l'étudierons en même temps que ce développement (v. t. III, p. 1404).

## CHAPITRE I

## BOUCHE

La *bouche* est la cavité initiale du tube digestif. Elle est située entre les mâchoires, au-dessous des fosses nasales, en avant du pharynx.

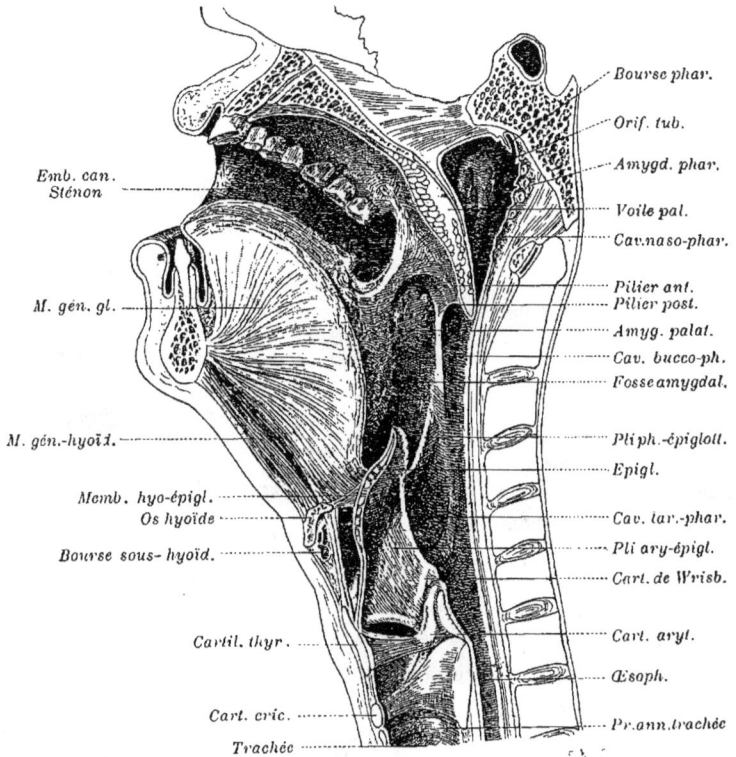

FIG. 745. — Cavité buccale et cavité pharyngienne (d'après Luschka).

Coupe médiane antéro-postérieure. La tête renversée en extension. — Remarquer la couche glandulaire du voile du palais et la division du pharynx en trois portions : nasale ou respiratoire, buccale et pharyngienne.

Elle sert, d'une part, à la mastication, à la gustation et à l'insalivation des aliments, et, d'autre part, à l'articulation des sons.

Fermée, il n'y a pas de vide; les parois s'appliquent exactement les unes sur les autres. Ouverte, c'est une cavité ovoïde, petite chez l'homme, horizontalement dirigée, dont le grand diamètre, d'ailleurs à peine plus grand que les autres, est antéro-postérieur et mesure 7 centimètres, et dont la grosse extrémité est tournée en avant. Elle est ouverte en avant et en arrière aux deux extrémités de l'ovoïde; ces deux orifices sont : en avant, la *fente* ou *orifice buccal*; en arrière, l'*isthme du gosier*, qui conduit au pharynx.

On lui distingue six parois : une paroi antérieure, les lèvres; une paroi postérieure, le voile du palais; une paroi supérieure, la voûte palatine; une paroi inférieure, la langue; et deux parois latérales, les joues. — La paroi antérieure est doublée en arrière par les arcades dentaires. Cette double paroi limite une cavité accessoire, le *vestibule de la bouche*, placée en avant de la cavité buccale proprement dite.

### § I. LÈVRES

**Préparation.** — Le vestibule de la bouche étant suffisamment distendu par de l'étoupe et l'orifice buccal suturé, disséquer la couche musculaire sous-cutanée; cette dissection est très difficile. Remarquer la situation des artères coronaires. Puis détacher toute la région, en large ellipse, et la disséquer par sa face profonde, en enlevant la muqueuse pour voir la couche glandulaire.

**Définition.** — Les *lèvres* sont deux replis musculo-membraneux qui ferment la partie antérieure de la cavité buccale. Elles servent à prendre les aliments, à retenir la salive, à produire les sons, à exprimer les passions.

Distinguées en *supérieure* et *inférieure*, elles présentent : une face antérieure ou cutanée; une face postérieure ou muqueuse, appliquée

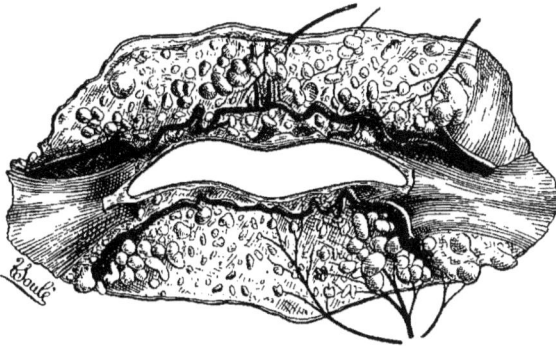

Fig. 746. — Couronne glandulaire des lèvres.

Les lèvres sont vues par leur face interne, après ablation de la muqueuse. Artères coronaires en rouge. A droite les nerfs ont été conservés.

contre les arcades dentaires et séparée d'elles par le vestibule, un bord adhérent ou périphérique assez indistinct; un bord libre qui s'unit avec celui de la lèvre opposée, au niveau des *commissures* ou *angles des lèvres*, et limite la *fente buccale* ou orifice buccal.

La lèvre supérieure est séparée de la joue par le *sillon naso-labial*.

Elle est elle-même creusée, sur la ligne médiane, du *sillon sous-nasal* ou gouttière nasale, vestige de la soudure des bourgeons incisifs ou bourgeons nasaux internes. Sur son bord libre se détache le *tubercule médian*. La lèvre inférieure est séparée du menton par le *sillon mento-labial*. Son bord libre est légèrement échancré au milieu. Le bord libre des lèvres, rouge, lisse, brillant (rouge des lèvres), zone de transition entre la peau et la muqueuse, est sinueux, comme nous venons de le dire. La fente buccale qu'il circonscrit est transversale et très dilatable.

**Structure.** — Les lèvres sont composées de quatre couches qui sont, de dehors en dedans : la peau, la couche musculaire, la couche glandulaire et la muqueuse.

La *peau*, épaisse, dense et pourtant très sensible, est remarquable par les poils longs et raides de la moustache chez l'homme adulte. Elle est intimement adhérente aux muscles sous-jacents, d'où l'étranglement des furoncles des lèvres.

La *couche musculaire*, mélangée de tissu adipeux, forme le *corps de la lèvre*. Un grand nombre de muscles peauciers, que nous avons décrits avec les muscles de la face, viennent s'y terminer et s'y confondent en une masse indistincte. Tous ont une direction radiée, à l'exception du muscle orbiculaire ou *sphincter des lèvres*, qui occupe le bord libre et présente la disposition d'une boutonnière transversale.

La *couche glandulaire* est une nappe de petites glandes en grappes, une cinquantaine à chaque lèvre, dont les conduits s'ouvrent sur la muqueuse ; ces *glandes labiales* occupent le tissu conjonctif sous-muqueux et forment une véritable couronne autour de l'orifice buccal.

La *muqueuse*, humide, mince, peu adhérente, de couleur gris rosé, est reliée aux gencives sur la ligne médiane par un *frein* ou filet, peu marqué sur la lèvre supérieure.

**Vaisseaux et nerfs.** — Les *artères* fondamentales viennent des artères *coronaires*, branches de la faciale. Les coronaires supérieure et inférieure forment un cercle vasculaire autour de la fente buccale et sont situées près du bord libre, sous la muqueuse ; on peut sentir leur battement en pinçant ce bord entre les doigts. — Les *veines* se rendent à la veine faciale. On connaît la richesse du réseau veineux du bord libre (lèvres violettes) et la fréquence des tumeurs érectiles de cette région. Leur communication indirecte avec la veine ophtalmique, affluent des sinus veineux du crâne, explique le danger des anthrax des lèvres. — Les *lymphatiques* se jettent dans les ganglions sous-mentaux et dans les ganglions sous-maxillaires, constamment envahis dans le chancre syphilitique et l'épithélioma des lèvres. — Les *nerfs* moteurs sont fournis par le facial; les nerfs sensitifs par le trijumeau, par le plexus sous-orbitaire pour la lèvre supérieure, par le plexus mentonnier pour la lèvre inférieure.

### § 2. JOUES

**Préparation**. — Disséquer la peau. Reconnaître le canal de Sténon, la boule de Bichat; préparer la face externe du buccinateur avec son plexus nerveux.

**Définition.** — La *joue* est une paroi molle qui ferme latéralement la cavité buccale. Cette définition restreint la joue à la partie de la face qui répond au muscle buccinateur et qui est revêtue en dedans par la muqueuse buccale, c'est la joue proprement dite, ou partie buccale de la joue pour ceux qui comprennent sous ce nom toute la région latérale de la face jusqu'à la région parotidienne. Elle a les mêmes fonctions que les lèvres. Ses limites extérieures sont indistinctes et conventionnelles; mais intérieurement elles sont nettement indiquées par la réflexion de la muqueuse sur les gencives.

Elle a une forme quadrilatère avec quatre bords : supérieur, inférieur, antérieur et postérieur. Sa surface est convexe; elle se creuse dans l'amaigrissement et la chute des dents. Elle a deux faces : une face externe, cutanée; une face interne, muqueuse.

**Structure.** — Dans la structure de la joue rentrent : la peau, une couche adipeuse, une couche musculaire et une muqueuse.

La *peau*, fine, colorée, est recouverte plus ou moins de poils chez l'homme adulte.

La *couche adipeuse* se présente sous deux formes (fig. 760) :

1° Le *tissu adipeux* de la joue, masse diffuse, très épaisse à la partie postérieure, à laquelle la joue doit sa rondeur et que traversent l'artère et la v. faciales et des fibres musculaires, notamment le grand zygomatique; — 2° la *boule graisseuse de Bichat*, organe ovoïde, bien circonscrit par une capsule fibreuse, facilement énucléable, de consistance ferme, qui s'interpose entre le buccinateur et le masséter, sur lequel il se prolonge. Elle est traversée par le canal de Sténon. Son plein développement et sa forme typique correspondent à la première enfance. Placée dans un carrefour musculaire, elle sert d'organe de remplissage et de glissement dans les mouvements de la mastication.

La *couche musculaire* est constituée par le muscle buccinateur, véritable charpente de la joue. Ce muscle est revêtu sur sa face externe par l'*aponévrose buccinatrice* ou *buccale*, et porte sur cette même face un plexus nerveux et des vaisseaux. Le canal de Sténon le perfore.

La *muqueuse* lisse et gris rosé, adhère intimement à la face interne du buccinateur et ne se laisse pas plisser. Elle s'applique sur les

76..

arcades dentaires dont elle prend l'empreinte. Elle présente vers le collet de la 1ʳᵉ grosse molaire supérieure l'étroit orifice du canal de Sténon, assez difficile à voir. Ce canal est accompagné d'un groupe de petites glandes salivaires, les *glandes molaires*, situées dans l'interstice du muscle ou même en dehors de lui. Ce sont les seules glandes de la joue.

**Vaisseaux et nerfs**. — Les *artères* viennent de la *buccale*, branche de la maxillaire interne, et de la *transverse de la face*, branche de la temporale. On connaît le riche réseau capillaire des joues et sa facile vaso-dilatation. — Les *veines* sont tributaires de la veine faciale. — Les *lymphatiques* se rendent aux ganglions parotidiens, aux ganglions sous-maxillaires, et à de petits ganglions qu'on rencontre chez les deux tiers des sujets à la face externe du buccinateur, *ganglions géniens* ou faciaux (fig. 498). — Le *nerf* moteur du buccinateur provient du facial. Les nerfs sensitifs, issus du trijumeau, sont des filets du nerf buccal, branche du maxillaire inférieur, et accessoirement du sousorbitaire, par conséquent du maxillaire supérieur.

## § 3. GENCIVES

En arrière des lèvres et des joues, et formant comme une seconde paroi de la bouche, se trouvent les *arcades alvéolo-dentaires*, supérieure et inférieure. Celles-ci ont pour squelette le bord alvéolaire des os maxillaires, tapissé par les gencives et prolongé par les dents qui y sont implantées. Les dents seront décrites à part comme annexes de la cavité buccale.

La *gencive* est une muqueuse dense qui recouvre le bord alvéolaire des maxillaires. Elle revêt leur face postérieure qui appartient à la cavité buccale proprement dite, et s'y continue avec la muqueuse palatine ou avec celle du plancher buccal ; et leur face antérieure, dans le vestibule de la bouche, où elle se réunit à la muqueuse des lèvres et des joues. Elle se poursuit d'une face à l'autre dans les espaces interdentaires. Autour de la dent, elle forme une sertissure, l'*anneau gingival*, sorte de bourrelet haut de 2 à 3 millimètres, dans lequel s'enchâsse jusqu'au collet la partie de la racine des dents qui déborde la base de l'alvéole ; elle contribue à maintenir les dents en place. Dans l'alvéole même, elle se continue avec le ligament dentaire ou périoste alvéolo-dentaire, qui a une structure différente.

La muqueuse gingivale a une coloration rosée ou blanchâtre, en rapport avec l'état général du sang, une grande épaisseur et une forte densité, surtout au niveau de l'anneau dentaire, où elle semble cartilagineuse. Elle adhère intimement au périoste du bord alvéolaire et forme avec lui une fibro-muqueuse. Elle est remarquable encore par ses grandes papilles vasculaires, son peu de sensibilité et l'absence de glandes.

**Vaisseaux et nerfs.** — Les *artères* des gencives proviennent d'une *arcade artérielle gingivale*, appliquée contre l'os, à un demi-centimètre du bord libre, et qui est elle-même alimentée par les artères alvéolaires, sous-orbitaire, dentaire inférieure, de la maxillaire interne. — Les *veines* ont un trajet semblable. — Les *lymphatiques*, très serrés et nombreux, se rendent à un gros tronc collecteur horizontal, analogue à l'arcade artérielle, qui lui-même aboutit aux ganglions sous-maxillaires postérieurs. — Les *nerfs* viennent des dentaires supérieur et inférieur, branches du trijumeau.

**Vestibule de la bouche.** — Entre les lèvres et les joues, d'une part, les arcades alvéolo-dentaires, d'autre part, est une cavité, *vestibule de la bouche*, dont on se rendra bien compte en y promenant les doigts, la bouche étant fermée. Ce vestibule sert à l'exploration des aliments et à une gustation préliminaire.

Il a une forme courbe et parabolique, d'une hauteur de 5 centimètres. Ses deux parois sont : l'une antérieure et aussi externe, formée par les lèvres et la joue; l'autre postérieure, par les arcades alvéolaires avec les gencives et les dents. Un sillon supérieur et un sillon inférieur marquent la jonction des deux parois. Parfois des *plis latéraux* traversent le sillon inférieur, divisant la cavité en loges, dont les postérieures rappellent les poches buccales ou abatjoues de certains animaux. La bouche étant fermée, le vestibule communique avec la cavité buccale par un *orifice postérieur*, situé entre la dernière molaire et le bord antérieur de la branche du maxillaire; cet orifice est assez grand pour laisser passer une sonde œsophagienne et permettre d'alimenter le malade dans le cas d'occlusion de la bouche.

Dans le vestibule se déverse la salive des glandes labiales et celle de la glande parotide.

### § 4. VOUTE PALATINE

**Préparation.** — Étudier les particularités de la muqueuse ; puis la disséquer avec soin, pour mettre à nu de chaque côté les glandes, les vaisseaux et les nerfs.

**Définition.** — La *voûte palatine*, ou palais, est une paroi dure qui sépare la cavité buccale des fosses nasales et qui sert surtout à la mastication. Circonscrite en avant et sur les côtés par les arcades alvéolo-dentaires, elle se continue avec elles soit dans leur charpente osseuse, soit dans leur muqueuse (gencives); en arrière, le voile du palais lui fait suite, et la limite indistincte à la surface n'est indiquée profondément que par le bord postérieur dur des os palatins que l'on peut sentir, et quelquefois sur la muqueuse par une arcade à concavité postérieure. C'est le palais dur, fixe, par opposition au voile, qui est le palais mou ou mobile. De forme parabolique, il mesure 5 centimètres en longueur, un peu plus de 4 en largeur.

Il présente sur la ligne médiane la crête du *raphé*, qui se prolonge sur le voile, ligne de soudure des bourgeons palatins ; — à l'extrémité antérieur du raphé, le *tubercule palatin*, qui répond profondément à l'orifice antérieur du canal palatin; — de chaque côté du raphé et en avant, les *crêtes palatines*, ou plis palatins, au nombre de 3 à 7, transversales, dures, plus marquées chez l'enfant, s'effaçant progressivement d'arrière en avant dans le cours de la vie. Les crêtes et le tubercule sont riches en corpuscules du tact.

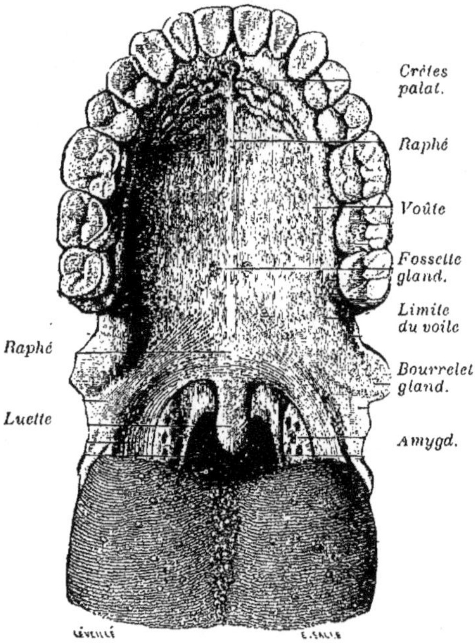

**Structure.** — La voûte palatine est formée d'une charpente osseuse, d'une couche glandulaire et d'une muqueuse.

La charpente osseuse est le plateau horizontal formé par les apophyses transversales des maxillaires supérieurs et des palatins.

La *couche glandulaire*, très mince en avant, au niveau des crêtes, comble les angles de la voûte osseuse et forme une nappe de plus en plus épaisse en arrière, où elle se continue avec la couche du voile.

FIG. 747. — Voûte palatine et voile du palais (d'après Sappey).

En bas l'amygdale entre les deux piliers du voile ; au-dessous, un fragment de la langue.

Ces glandes acineuses, *glandes palatines* salivaires, très nombreuses, disposées sur plusieurs plans, s'ouvrent isolément à la surface de la muqueuse par des orifices visibles à l'œil nu.

La *muqueuse* est blanchâtre ou rosée, épaisse en avant. C'est elle qui, en se moulant sur la couche glandulaire, donne à la voûte sa forme concave dans le sens transversal. Elle adhère intimement au périoste dans toute la périphérie où elle se continue avec les gencives et dans la partie antérieure; dans la région postérieure, son adhérence est de plus en plus faible, à cause de l'interposition de la couche glandulaire. Une nappe graisseuse, visible par transparence, la sépare de cette couche.

**Vaisseaux et nerfs.** — Les *artères* sont fournies par la sphéno-palatine et surtout par la palatine supérieure ou descendante, branche de la maxillaire interne. Cette artère, à la sortie du canal palatin postérieur, sur la limite de la voûte et du voile, donne une branche, *palatine antérieure*, qui se dirige en avant, dans l'angle osseux qui sépare le bord alvéolaire de la voûte. — Les *veines* suivent le trajet des artères. — Les *lymphatiques*, collecteurs du réseau, se portent en arrière et croisent le pilier antérieur du voile du palais pour aboutir aux ganglions jugulaires.

Les *nerfs* viennent du maxillaire supérieur par deux branches efférentes du ganglion de Meckel; le *nerf palatin antérieur*, ou grand nerf palatin, qui sort par le canal palatin postérieur et accompagne l'artère correspondante; — le *nerf sphéno-palatin interne* ou *naso-palatin*, qui débouche sur la voûte par le trou palatin antérieur, au niveau du tubercule palatin. Ce sont des nerfs sensitifs et sécréteurs.

### § 5. VOILE DU PALAIS — AMYGDALES

**Préparation.** — La coupe du pharynx ayant été faite et le pharynx étudié (voir plus loin), la paroi postérieure du pharynx fendue, on dissèque le voile par sa face postérieure, après l'avoir fixé avec des épingles sur une plaque de liège ou de carton. Il suffit d'enlever la muqueuse pour préparer facilement les muscles du voile.

Le voile, avec ses piliers et l'amygdale, appartiennent logiquement au pharynx; mais pour simplifier la description, nous les décrirons avec la cavité buccale.

**Définition.** — Le *voile du palais* est une cloison membraneuse qui prolonge la voûte palatine et sépare en arrière la bouche du pharynx. C'est le palais mou ou mobile des anciens anatomistes. Il sert d'obturateur pendant la déglutition et modifie l'émission des sons.

Oblique, au repos, en bas et en arrière, il a une surface quadrilatère longue de 3 centimètres, large de 4 centimètres, épaisse de 1 centimètre. On lui décrit deux faces : l'une antérieure, l'autre postérieure, et quatre bords.

La *face antérieure* ou buccale, concave, lisse, rosée, présente un *raphé* médian, des saillies glandulaires et quelquefois des orifices de glandes près du raphé. C'est d'elle que naissent les *piliers antérieurs du voile.*

La *face postérieure* ou nasale, face supérieure de quelques auteurs, que l'on ne peut voir sur le vivant qu'avec le miroir pharyngien, montre elle aussi un raphé médian creux ou saillant, et une surface mamelonnée. Sa couleur est plus foncée.

Le *bord supérieur* épais est fixé au bord postérieur de l'os palatin et, comme nous l'avons vu, indiqué quelquefois par deux arcades à la surface de la muqueuse. Les bords *latéraux* sont séparés de la joue par un bourrelet dû à une traînée de glandes sous-muqueuses.

Le bord *inférieur* est remarquable. Seul il est libre. De sa partie moyenne descend un prolongement conique, long de 1 à 2 centimètres, la *luette* (uvula), dont la base se continue avec le voile, et dont le sommet touche la base de la langue. De chaque côté de la luette, le bord devient tranchant, concave et forme l'origine des *piliers postérieurs* du voile.

La luette est assez souvent déviée d'un côté ou de l'autre, et quelquefois bifide.

**Piliers du voile. Isthme du gosier.** — De chaque côté du voile descendent deux piliers ou arcs membraneux qui se portent l'un vers la langue, l'autre vers le pharynx, et qu'on appelle piliers antérieurs et postérieurs (fig. 747).

Les *piliers antérieurs* partent de la face antérieure du voile, se portent en dehors et en bas, en décrivant une courbe à concavité interne et se terminent sur les côtés de la langue, à l'extrémité du V lingual. Ils contiennent dans leur épaisseur le muscle glosso-staphylin.

Les *piliers postérieurs* naissent du bord inférieur du voile et se portent en dedans des piliers antérieurs, en arrière de la langue, sur les parties latérales du pharynx. Comme ils sont concentriques aux piliers antérieurs, les quatre piliers sont visibles à la fois par devant quand la bouche est ouverte. Ils renferment le muscle pharyngo-staphylin.

Les piliers ont tous une forme triangulaire, effilée à leur origine sur le voile, élargie à leur extrémité inférieure. Ils possèdent une face profonde ou externe, adhérente; une face superficielle ou interne, libre, muqueuse.

Entre les deux piliers antérieurs de chaque côté, le voile en haut, la langue en bas, est l'orifice postérieur de la bouche, qui fait communiquer celle-ci avec le pharynx: c'est l'*isthme du gosier*.

Entre les deux piliers postérieurs, le voile en haut et la paroi postérieure du pharynx en arrière, est l'*isthme pharyngo-nasal*, qui fait communiquer la partie nasale respiratoire du pharynx avec sa partie buccale, digestive.

Enfin entre les piliers antérieurs et les postérieurs s'étale une dépression, de forme triangulaire dont la base repose sur les côtés de la langue. C'est la *fosse, loge* ou *excavation amygdalienne*, qui contient l'*amygdale*, et que nous décrirons avec cet organe, à la suite du voile du palais.

**Structure.** — Le voile du palais, sur une épaisseur maxima de 1 centimètre, comprend une double muqueuse, une double couche glandulaire et une couche fibro-musculaire; cette dernière fait en quelque sorte la charpente ou corps du voile, que la muqueuse avec sa couche glandulaire sous-jacente tapisse sur ses deux faces en se repliant autour du bord libre.

*Muqueuse.* — La muqueuse n'est pas la même sur les deux faces, et cette différence résulte de ses transformations fœtales; celle de la face antérieure prend le type de l'épithélium buccal; celle de la face postérieure, celui de l'épithélium nasal, à fonction respiratoire. La limite est au bord inférieur du voile. Les maladies respectent souvent cette distinction. La muqueuse antérieure, buccale, est épaisse, lisse; sa couleur est pâle, blanc rosé; son épithélium est dès la naissance pavimenteux stratifié. La muqueuse postérieure, nasale, est rouge, granuleuse et mince; son épithélium, primitivement cylindrique cilié, ne revêt que secondairement et par places le type pavimenteux.

*Couche glandulaire.* — Cette couche est formée d'un grand nombre de glandes, semblables à celles de la voûte palatine; elle représente les deux tiers au moins de l'épaisseur totale du voile. Plus considérable et plus uniforme sous la muqueuse antérieure (fig. 745), elle entoure d'un collier la base de la luette et se prolonge sur le pilier antérieur. Ces glandes acineuses sont englobées dans un tissu conjonctif assez dense; elles sont quelquefois le point de départ de kystes ou d'adénomes.

*Couche fibreuse et musculaire.* — A. *Charpente fibreuse.*— Le voile contient entre ses deux couches muqueuses une charpente fibreuse qui lui donne une certaine fermeté, et sert en partie aux insertions musculaires. Cette charpente est constituée par l'aponévrose palatine qui est transversale, et le raphé fibreux qui est antéro-postérieur.

L'*aponévrose palatine* est une lame tendineuse, mince, résistante, quadrilatère, qui occupe le tiers supérieur du voile sur une hauteur de 1 centimètre. Elle s'étend transversalement d'un crochet à l'autre de l'apophyse ptérygoïde. Son bord supérieur est fixé au bord osseux de la voûte palatine; son bord inférieur libre donne au toucher l'impression d'une arête tranchante. Les fibres qui la constituent sont en majeure partie l'épanouissement du tendon du muscle péristaphylin externe.

Le *cordon fibreux du raphé* est une étroite bandelette, large de 1 millimètre, qui descend de l'épine nasale postérieure à la luette.

B. *Couche musculaire.* — Elle comprend 5 paires de muscles. Sur la ligne médiane : les *palato-staphylins*; — sur les côtés et en haut : les *péristaphylins internes* et *péristaphylins externes*; — sur les côtés et en bas : les *glosso-staphylins* (piliers antérieurs), et les *pharyngo-staphylins* (piliers postérieurs).

1° *Palato-staphylin.* — Petit muscle vermiforme, médian, qui, rapproché de celui du côté opposé, semble former un seul muscle, l'azygos uvulæ; il est situé sous la muqueuse postérieure. Il s'insère en haut à un épaississement de l'aponévrose palatine, au niveau de l'épine nasale; en bas, sur la pointe de la luette.

Il est releveur de la luette, levator uvulæ.

2° *Péristaphylin*

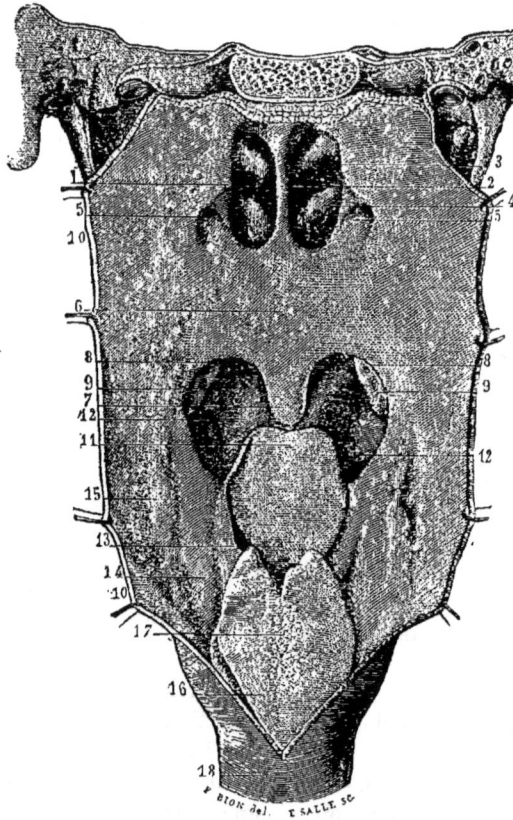

FIG. 748. — Muscles du voile du palais (d'après Sappey).

Les muscles sont vus par leur face postérieure, après ablation de la muqueuse. — A, trompe d'Eustache. — 1, glosso-staphyl. — 2, péristaph. int. — 3, 4, 5, 6, 7, 8, pharyngo-staphylin. — 9, stylo-pharyngien. — 10, constrict. supérieur.

*interne.* — C'est le premier muscle qu'on trouve sur les côtés en disséquant le voile par derrière; il recouvre le péristaphylin externe, dont il est séparé par une cloison fibreuse. Il s'insère en haut par un double faisceau : 1° à la face inférieure du rocher ; 2° au bord inférieur du cartilage de la trompe d'Eustache et à la partie membraneuse avoisinante (plancher de la trompe) de ce conduit. De là il descend en bas et en dedans, vers le voile du palais, en décrivant une courbe à concavité supérieure et interne, et se termine par un large éventail de fibres qui occupent toute l'étendue du voile et se fixent dans le cordon fibreux du raphé, quelques-unes dans le tissu fibreux périglandulaire.

Il est releveur du voile qu'il arrondit en dôme (*levator veli*). Il paraît démontré que son faisceau tubaire dilate et ouvre la partie inférieure de la trompe.

3° *Péristaphylin externe.* — Ce muscle a aussi une double insertion supérieure, sur le sphénoïde et sur la trompe. Il naît : 1° par un faisceau ptérygoïdien, de la fossette scaphoïde qui surmonte la fosse ptérygoïde et de l'aile interne de l'apophyse ptérygoïde ; 2° par un faisceau tubaire, du crochet externe du cartilage de la trompe d'Eustache et de la portion membraneuse voisine. De là il se porte en bas, le long de l'aile interne de l'apophyse ptérygoïde, devient tendineux et se réfléchit sur le crochet de cette aile ; puis il se dirige transversalement dans le voile du palais où il s'épanouit en s'unissant avec celui du côté opposé et en formant l'*aponévrose palatine*. Il a donc deux portions : une verticale, musculaire ; une horizontale ou réfléchie, aponévrotique. Une bourse séreuse facilite sa réflexion sur la poulie du crochet ptérygoïdien.

Il est tenseur du voile (*tensor veli*), en transformant l'aponévrose palatine en un plan rigide ; il est aussi dilatateur de la trompe, dont il ouvre la partie supérieure. Les deux muscles péristaphylins sont, par leurs faisceaux tubaires, apériteurs de la trompe qu'ils ouvrent, pendant la déglutition, pour laisser entrer l'air dans l'oreille moyenne.

4° *Glosso-staphylin.* — Ce muscle grêle est contenu dans le pilier antérieur du voile. Il s'insère en haut sur la face antérieure de l'aponévrose palatine et sur le raphé médian. Il descend en décrivant une courbe à concavité interne et se termine à la base de la langue, par des fibres les unes transversales, les autres longitudinales. Ses deux extrémités sont élargies en éventail.

Il est constricteur de l'isthme du gosier. Les deux muscles en se contractant se rapprochent l'un de l'autre comme deux rideaux.

5° *Pharyngo-staphylin.* — Ce muscle long, vertical, dissocié en éventail à ses deux extrémités occupe le pilier postérieur, et s'étale dans le voile et dans le pharynx. Il naît en haut, par une triple racine : par un faisceau principal, du voile lui-même (raphé fibreux et tissu conjonctif périglandulaire), et par deux faisceaux accessoires, du crochet ptérygoïdien et du bord inférieur du cartilage de la trompe d'Eustache (faisceau tubaire). Il descend dans le pilier postérieur en dedans de l'amygdale, puis derrière la langue, et se termine par deux faisceaux : un faisceau thyroïdien, qui se fixe au bord postérieur du cartilage thyroïde; un faisceau pharyngien, qui contournant la paroi latérale du pharynx s'insère sur la paroi postérieure, au voisinage de la ligne médiane. Quelques fibres de ce dernier faisceau s'entre-croisent avec celles du côté opposé.

Le pharyngo-staphylin est constricteur de l'isthme pharyngo-nasal, compris entre les piliers postérieurs. Il ferme donc la communication entre le pharynx nasal et le pharynx buccal pendant la déglutition. Par son faisceau tubaire, il est apériteur de la trompe.

**Vaisseaux et nerfs.** — Les *artères* du voile proviennent des deux palatines, de la *palatine supérieure* ou *descendante*, branche de la maxillaire interne, et de la palatine *inférieure* ou *ascendante*, branche de la faciale. — Les *veines* issues des plexus sous-muqueux se jettent dans les veines nasales postérieures et dans les veines de la base de la langue. — Les *lymphatiques* naissent de riches réseaux. Ceux de la face antérieure s'unissent aux lymphatiques de la voûte palatine pour aller dans les ganglions jugulaires. Il en est de même de ceux du pilier antérieur. Ceux de la face postérieure et ceux du pilier postérieur se rendent les uns dans les ganglions rétro-pharyngiens, les autres dans les ganglions jugulaires (le long de la veine jugulaire interne).

Les *nerfs* sensitifs du voile sont fournis par les trois nerfs palatins, moyen, antérieur et postérieur, issus du ganglion de Meckel, et par lui du maxillaire supérieur. Les nerfs moteurs se répartissent de la façon suivante : le muscle péristaphylin externe, tenseur du voile, est innervé par le nerf masticateur du maxillaire inférieur, qui lui envoie un filet à travers le ganglion optique, et qui innerve aussi le tenseur du tympan ou muscle du marteau. Tous les autres muscles, péristaphylin interne, palato-staphylin, glosso et pharyngo-staphylin, reçoivent leur motricité du vago-spinal, c'est-à-dire du plexus pharyngien où se confondent les fibres du pneumogastrique et du spinal. On n'admet plus aujourd'hui la participation du glosso-pharyngien à la motricité du voile ni celle du facial, autrefois classique. Il serait toutefois possible qu'à titre d'anomalie, le facial prit part quelquefois à l'innervation motrice.

| | | |
|---|---|---|
| *Péristaphylin externe* | Tenseur du voile et apériteur de la trompe. | Trijumeau par le nerf masticateur. |
| *Palato-staphylin* | Releveur de la luette. | |
| *Péristaphylin interne* | Releveur du voile. | |
| *Glosso-staphylin* | Constricteur de l'isthme du gosier. | Vago-spinal. |
| *Pharyngo-staphylin* | Constricteur de l'isthme pharyngo-nasal. | |

## § 6. AMYGDALES

**Préparation.** — On préparera les amygdales et les piliers en même temps que le pharynx.

**Définition.** — Les *amygdales* ou *tonsilles*, amygdales *palatines* pour les distinguer des amygdales pharyngiennes et linguales, sont deux corps glandulo-lymphatiques situés sur les côtés et un peu en arrière de l'isthme du gosier. Elles ont les fonctions des organes lymphatiques : formation des globules blancs, défense de l'organisme contre les invasions microbiennes (fig. 745 et 747).

Elles sont situées dans la *loge amygdalienne* (excavation, fosse amygdalienne ), entre les deux piliers, débordant le pilier antérieur , débordées par le pilier postérieur. Leur forme, leur volume sont ceux d'une amande, d'où elles ont tiré leur nom. Elles sont à peu près verticales, et leur longueur est de 2 centimètres.

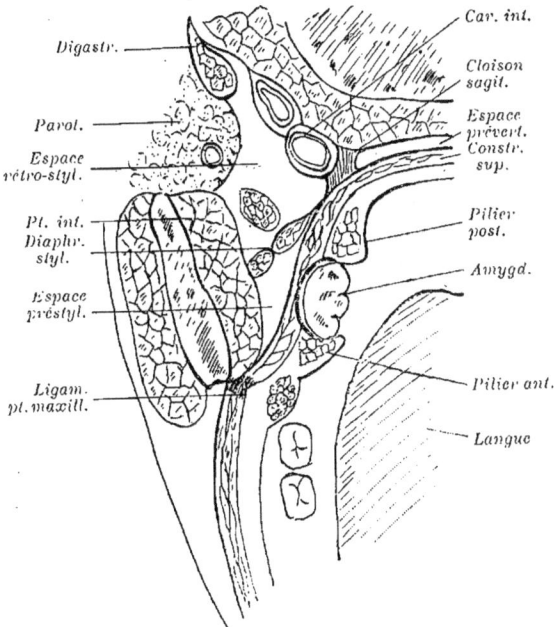

FIG. 749. — Rapports de l'amygdale sur la coupe horizontale (d'après Arsimoles).

La capsule de l'amygdale se confond avec la tunique fibreuse du pharynx qui recouvre par devant le constricteur supérieur. L'amygdale est en rapport avec l'espace préstylien où se développent les phlegmons périamygdaliens. Les deux espaces pré et rétro-styliens, division de l'espace maxillo pharyngien, sont séparés par le diaphragme stylien (M. stylo-pharyngien, le plus interne ; M. stylo-hyoïdien, stylo-glosse). C'est dans l'espace rétro-stylien que font saillie la parotide et les gros vaisseaux.

Comparez avec la figure 764 et la description de l'espace maxillo-pharyngien qui l'accompagne.

L'amygdale est maintenue en place : par la continuité de sa muqueuse avec celle des piliers, et par son adhérence profonde à la tunique fibreuse du pharynx et à des muscles qui prennent insertion sur elle (muscles tonsillaires).

On lui décrit deux faces, deux bords et deux extrémités ou pôles.

La *face interne* ou libre, saillante dans le pharynx, a un aspect criblé dû à des orifices qui conduisent dans des diverticules, appelés *cryptes amygdaliens*. Cette face est souvent recouverte partiellement ou même complètement par un pli muqueux, le *pli triangulaire* ; on dit alors que l'amygdale est encapuchonnée.

La face *externe* ou adhérente, profonde, convexe, est tapissée par la tunique fibreuse du pharynx, qui lui adhère, et par le constricteur supérieur du pharynx. Elle est située un peu au dessus de l'angle de la mâchoire, en avant et en dedans de l'espace maxillo-pharyngien. La carotide interne et la carotide externe en sont éloignées de 2 centimètres, et séparées par les muscles styliens. L'artère faciale lui est parfois contiguë, et c'est le seul gros vaisseau qui puisse être atteint dans une opération.

Le bord *antérieur* ou externe longe le pilier antérieur; le bord *postérieur* ou interne, le pilier postérieur.

Le *pôle supérieur* répond à la fossette sus-amygdalienne; le *pôle inférieur*, à la base de la loge et se rapproche de la langue.

**Structure.** — Une coupe transversale microscopique de l'amygdale suffit pour montrer que cet organe est formé par un plissement de la muqueuse et que ce système de plis est enchâssé dans une coque fibreuse, la *capsule*. La capsule, épaisse de 1 millimètre au plus, est une sorte de coupe, qui par sa convexité adhère aux muscles et aux aponévroses voisines et fixe la glande, tandis que sa concavité émet des prolongements conjonctifs qui s'enfoncent entre les plis muqueux et portent les vaisseaux. Les plis de la muqueuse représentent autant de *glandes folliculeuses* (fig. 755).

Une glande folliculeuse, dont le type simple existe à la base de la langue, est une invagination sacciforme de la muqueuse. La muqueuse conserve son épithélium pavimenteux, mais son derme est infiltré de follicules lymphatiques, visibles à l'œil nu comme des points ou de fines granulations. La cavité du sac porte le nom de *crypte*, crypte muqueux. Des glandes en grappe y déversent leur produit, et elle se remplit d'une masse concrète, d'un magma, souvent caséeux, qui renferme des cellules épithéliales desquamées, des globules blancs sortis par diapédèse et de nombreuses bactéries. Cette masse ne sort que difficilement par l'étroit orifice du crypte.

L'amygdale est une agglomération d'une douzaine de glandes folliculeuses. Leur forme y est irrégulière et compliquée. Les *cryptes amygdaliens* anfractueux débouchent tantôt à la surface par des orifices arrondis, et tantôt s'unissent en deux ou trois longues poches ou même en une seule fente verticale.

L'amygdale n'atteint son développement complet que dans le cours de la première enfance. Elle subit chez l'adulte des phénomènes de régression.

**Vaisseaux et nerfs.** — Les *artères* sont fournies par *l'artère tonsillaire*, rameau de la palatine ascendante, elle-même branche de la faciale. L'artère tonsillaire relativement grosse se divise sur la face profonde de la glande en plusieurs rameaux qui pénètrent dans son intérieur. Elle peut produire des hémorragies abondantes. — Les *veines* forment sur la face adhérente un *plexus tonsillaire* qui se déverse en avant, par la veine pharyngienne, dans la jugulaire interne, en arrière dans le plexus de la fosse temporale. — Les *lymphatiques*, issus des réseaux interstitiels de l'organe, sortent à travers la capsule et vont aboutir aux ganglions qui entourent la veine jugulaire interne, au voisinage du tendon postérieur du digastrique.

Les nerfs proviennent du glosso-pharyngien, qui forme sur la face externe de l'amygdale le petit *plexus tonsillaire*.

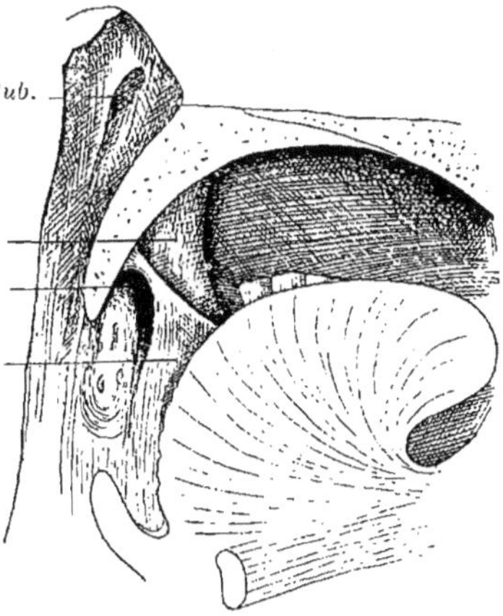

**Fossette sus-amygdalienne.** — Chez le nouveau-né, il existe au-dessus du pôle supérieur de l'amygdale, dans l'interstice des deux piliers, une dépression qui se prolonge vers le voile du palais; c'est la *fossette sus-amygdalienne* ou supra-tonsillaire, *recessus palatin*, reste de la

FIG. 750. — Fossette sus-amygdalienne (d'après His).

Cette fossette est bordée en avant par le pli triangulaire, lui-même rattaché au pilier antérieur.

deuxième fente branchiale, analogue à la fossette de Rosenmüller. Elle a pour paroi antérieure un repli muqueux, le *pli triangulaire*, dont le sommet se perd dans le voile, tandis que la base s'insère sur le bord de la langue; son bord antérieur se confond avec le pilier antérieur, et son bord postérieur se fixe sur la partie moyenne de l'amygdale.

Cette disposition primitive, simple, se modifie avec l'âge par l'extension progressive de l'amygdale vers son pôle supérieur. Il est rare que

la fossette et le pli disparaissent en totalité; rarement aussi la forme
fœtale persiste, auquel cas on peut introduire une sonde jusqu'à 1 centimètre et plus vers le voile. Dans l'état habituel, le pli triangulaire,
reconnaissable à sa surface externe lisse, se soude de façon variable
avec la face libre de l'amygdale, et la fossette sus-amygdalienne s'infiltre
de tissu lymphoïde. Elle constitue alors la *partie palatine* de l'amygdale et devient un vaste crypte amygdalien, anfractueux, où débouchent
des diverticules qui s'enfoncent vers le voile ou vers la profondeur;
son orifice est étroit. Sous cette forme (*sinus de Tourtual*), elle joue un
rôle important dans la pathologie de l'amygdale.

## § 7. LANGUE

**Préparation.** — Enlever la moitié du maxillaire inférieur, en laissant une portion de la symphyse où s'attachent les muscles. On peut utiliser les pièces qui
ont servi pour la préparation des glandes sous-maxillaire et sublinguale. Fixer la
pointe de la langue en dehors de la cavité. Disséquer les muscles par la face
externe, dissection facile. Sur une langue extraite, on étudiera les particularités
de la muqueuse. La langue du nouveau-né révélera mieux certains détails. Des
coupes transversales montreront le septum lingual et l'intrication des muscles.

**Définition.** — La langue est un organe musculo-membraneux qui
occupe la partie inférieure de la cavité buccale. Elle sert d'abord à la
gustation, à la mastication et à la déglutition, et en second lieu à la
phonation.

Elle est située dans la partie centrale et postérieure du *plancher de
la bouche* qu'elle déborde dans sa partie libre. Le plancher buccal est
constitué essentiellement par le mylo-hyoïdien, qui s'attache au maxillaire inférieur et à l'os hyoïde; ce muscle sépare le cou de la bouche.
Autour de la langue sont les *gouttières alvéolo-linguales*, occupées
par les glandes sublinguales.

La langue est fixée aux organes voisins par des liens nombreux :
par la continuité de sa muqueuse avec celle de la bouche et du pharynx,
par une membrane fibreuse et surtout par des muscles à l'os hyoïde,
au maxillaire inférieur, à l'apophyse styloïde et au voile du palais.
Elle n'en est pas moins très mobile. — Ses dimensions sont celles de
la cavité buccale proprement dite. — Sa direction générale est antéro-
postérieure.

**Forme et rapports.** — La langue a la forme d'un ovoïde, à grosse
extrémité postérieure. On lui distingue deux parties; une partie libre
et une partie adhérente ou racine.

La *racine* de la langue est un pédicule musculaire qui l'attache à l'os hyoïde et au maxillaire inférieur. Ces muscles sont le génio-glosse et l'hyo-glosse.

La *partie libre*, recouverte par la muqueuse, fait saillie dans la bouche et dans le pharynx. De forme ovoïde, aplatie de haut en bas, elle se divise à son tour en deux portions : une portion posté-rieure verticale, *base de la langue*, qui est la grosse extrémité de l'ovoïde ; une portion anté-rieure, horizon-tale, *corps* de la langue, qui se termine par la pointe. La limite de ces deux por-tions, qui ont une origine em-bryologique et une structure distinctes, est marquée par le *sillon terminal*, en arrière des papilles calici-formes. On ap-pelle *dos de la langue* toute la face convexe de cette portion li-bre, qu'elle ap-partienne au corps ou à la base.

1° *Base de la langue*. — La

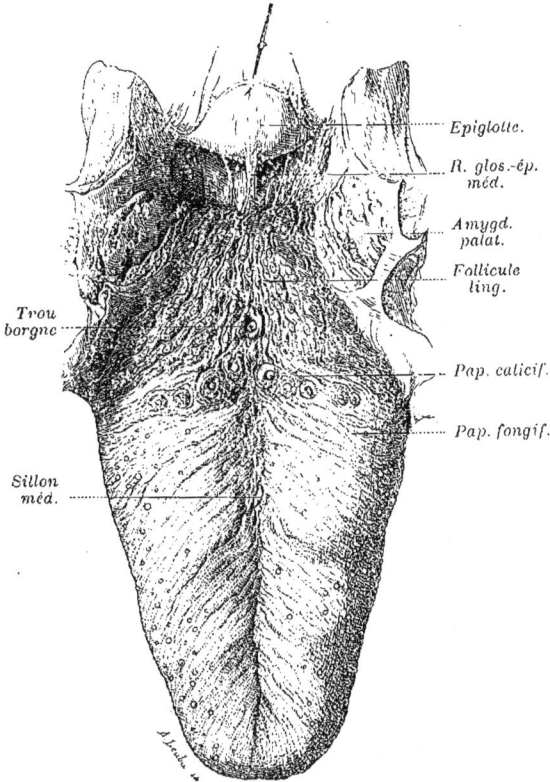

Fig. 751. — Face dorsale de la langue étalée.

Le sillon terminal, en partie oblitéré, se reconnaît encore en arrière des papilles caliciformes et parallèlement à leur rangée. — L'amygdale linguale est très développée. — Sur le bord de la langue à gauche et dans le prolonge-ment des papilles caliciformes, on remarque quelques franges qui sont les papilles foliées.

base de la langue est une partie verticale, quadrilatère, qui regarde le pharynx. Elle a une face et quatre bords.

La face, dite aussi pharyngienne, présente une couleur gris blan-châtre, piquetée de points jaunes, et un aspect mamelonné. Elle est hérissée d'un grand nombre de saillies arrondies, perforées au centre, qui sont des glandes folliculeuses ; on en compte une cinquantaine, de la grosseur d'une lentille ; leur réunion forme l'*amygdale linguale* de nature lymphatique.

Le bord supérieur est marqué par le *sillon terminal* qui répond à la soudure des trois bourgeons primitifs de la langue. Coudé en V à ouverture antérieure, ce sillon, qui n'est bien marqué que chez l'enfant, est situé à quelques millimètres en arrière du V des papilles caliciformes qu'il embrasse. Il est creusé à sa partie médiane, au sommet du V, d'une dépression, *foramen cæcum* ou *trou borgne*, qui n'est pas constante et dans laquelle se trouve quelquefois incluse une papille caliciforme. Il est le seul vestige de l'ancien *canal thyréoglosse* du fœtus, qui s'étendait jusqu'à la glande *thyroïde*.

Le bord inférieur est rattaché à la face antérieure de l'épiglotte par trois replis muqueux, les *replis glosso-épiglottiques* médians et latéraux, qui circonscrivent des fossettes où peuvent s'engager des corps étrangers.

Les bords latéraux reçoivent en avant l'insertion des piliers antérieurs et se continuent avec la base amygdalienne.

2° **Corps de la langue.** — Le corps ou partie buccale, partie horizontale, comprenant les deux tiers antérieurs de la langue, présente deux faces, deux bords et un sommet ou pointe.

La *face supérieure* ou dorsale, partie antérieure du dos de la langue, en rapport avec la voûte palatine et le voile, de couleur blanc rosé, est divisée en deux moitiés par le *sillon médian*. Elle est hérissée de saillies ou *papilles* de la langue, qui diffèrent par leur forme et leur volume, et que l'on divise en trois catégories : les filiformes, petites, les fongiformes, moyennes, et les caliciformes, grosses. Les papilles *filiformes* petites, coniques, sont disséminées sur toute la surface. Les papilles *fongiformes*, qui ressemblent à un champignon ou à une framboise, grosses comme une petite tête d'épingle, au nombre de 150 à 200, s'amassent sur tout sur les bords et vers la pointe ; ailleurs elles sont éparses. Enfin les *papilles caliciformes*, les plus volumineuses, sont des papilles fongiformes entourées d'un calice ; un sillon circulaire les sépare du bourrelet calicinal. Au nombre d'une dizaine ou plus, elles sont cantonnées en avant du sillon terminal, et disposées sur deux lignes obliques et convergentes, qui forment le *V lingual*. La papille médiane est souvent contenue dans le foramen cæcum où elle a été entraînée.

La *face inférieure* de la langue, lisse, unie, présente sur la ligne médiane un sillon longitudinal, et en arrière de lui le *frein* ou *filet*, repli muqueux qui l'attache au plancher de la bouche. Sur les côtés se voient des franges lamelliformes, restes du *pli frangé* du nouveau-né ; on aperçoit par transparence les veines ranines.

Les *bords*, en rapport avec les arcades dentaires dont ils portent souvent l'empreinte, sont coupés de petits plis. Dans leur moitié postérieure, et en avant des extrémités du V lingual, ces bords présentent 8 ou 10 replis verticaux, formant des lames et des sillons qui peuvent atteindre en arrière 1 centimètre de hauteur. Ce sont les *papilles foliées*, production atrophiée qui rappelle l'*organe folié* des rongeurs ; celui-ci, riche en bourgeons gustatifs, joue le rôle qui chez l'homme est dévolu aux papilles caliciformes.

La *pointe* de la langue, mince et plate, creusée d'un sillon médian vertical, touche la face postérieure des dents incisives.

**Structure de la langue.** — La langue comprend : une muqueuse, une charpente fibreuse, des muscles, des glandes, des vaisseaux et des nerfs.

1° **Muqueuse linguale** — La muqueuse présente deux types différents suivant qu'elle appartient à la région du corps, *muqueuse gustative*, ou à celle de la base, *muqueuse lymphatique*.

La muqueuse de la face dorsale ou supérieure du corps de la langue a une grande épaisseur et son derme possède une densité considérable. Elle adhère intimement aux muscles sous-jacents. Sa surface est veloutée ; elle est partout *papillaire*, et nous avons indiqué les trois espèces de papille qu'on y rencontre. La muqueuse de la base est au contraire boursouflée, mince et peu adhérente ; elle est partout *folliculeuse*. Nous reviendrons plus loin sur la structure de ces glandes folliculeuses.

2° **Charpente fibreuse.** — La langue possède dans son intérieur une charpente fibreuse, formée de deux membranes insérées perpendiculairement l'une sur l'autre : la membrane glosso-hyoïdienne et le septum lingual. On peut y joindre le derme de la muqueuse dorsale, qui est dense comme du fibro-cartilage et qui reçoit l'insertion d'un grand nombre de fibres musculaires.

La *membrane glosso-hyoïdienne* est une lame fibreuse, quadrilatère, haute de 2 centimètres, large de 3 centimètres, qui s'élève verticalement sous la muqueuse de la base et sa couche glandulaire. Son bord inférieur s'attache au bord supérieur de l'os hyoïde ; son bord supérieur, arrondi et plus court, se perd un peu en arrière du V lingual. Sa face postérieure est sous-muqueuse ; sa face antérieure donne insertion à des muscles.

Le *septum lingual* est une lame fibreuse médiane, placée de champ entre les deux muscles génio-glosses. Elle a la forme d'une faux, dont la base tournée en arrière a 1 centimètre de hauteur. C'est par cette base qu'elle s'insère sur le tubercule médian de la face antérieure de l'os hyoïde et sur la partie moyenne de la membrane glosso-hyoïdienne.

Son sommet se perd entre les muscles de la pointe. Ses deux faces reçoivent des fibres musculaires. Elle est exclusivement fibreuse ; mais on y rencontre quelquefois des nodules cartilagineux ou osseux.

3° **Muscles de la langue.** — Les muscles de la langue comprennent :
5 muscles pairs : *Stylo-glosse, hyo-glosse, génio-glosse, lingual supérieur, lingual inférieur.*

1 muscle impair : *transverse de la langue.*

Deux autres muscles s'y terminent : le glosso-staphylin, que nous

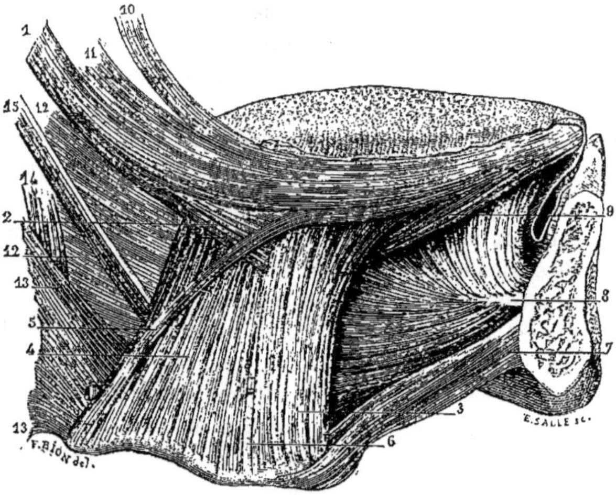

Fig. 752. — Muscles de la langue (d'après Sappey).

1, 2, stylo-glosse. — 3 et 4, hyo-glosse. — 3, le faisceau basio-glosse. — 4, le faisceau cérato-glosse. — 5, faisceau accessoire de l'hyo-glosse. — 7, génio-hyoïdien. — 8, génio-glosse. — 9, lingual inférieur. — 10, glosso-staphylin (pilier antér. du voile. — 11, 12, pharyngo-glosse (faisceaux linguaux du constricteur supérieur du pharynx). — 13, constricteur moyen. — 15, stylo-hyoïdien.

avons décrit avec les muscles du voile (pilier antérieur), et l'amygdalo-glosse, qui est un faisceau du constricteur supérieur du pharynx.

*Stylo-glosse.* — Ce muscle long s'insère à la partie inférieure de l'apophyse styloïde et au ligament stylo-maxillaire. De là il se porte en bas, en avant et un peu en dedans, sur le côté de la langue. Il s'y divise en deux faisceaux : un faisceau externe ou longitudinal, qui continue la direction du muscle, suit le bord de la langue et arrive jusqu'à sa pointe ; un faisceau interne ou transversal, qui s'épanouit dans la base de la langue.

Il est rétracteur de la pointe et élévateur de la base.

*Hyo-glosse.* — Ce muscle plat, quadrilatère, est situé sur la partie latérale et inférieure de la langue.

Il s'insère en bas : 1º sur le corps de l'os hyoïde, dans la partie du bord supérieur qui avoisine la grande corne ; 2º sur toute la longueur de la grande corne. De là ses fibres se portent verticalement en haut, s'engagent entre le stylo-glosse et le lingual inférieur et se disséminent en éventail dans l'épaisseur de la langue. — On appelle *basio-glosse* la portion du muscle qui naît du corps de l'hyoïde ; *cérato-glosse*, celle qui naît de la grande corne. Elles sont séparées en bas par une ligne celluleuse, en haut par le faisceau transversal du stylo-glosse.

L'hyo-glosse est en rapport par sa face externe avec la glande sous-maxillaire et le nerf grand hypo-glosse, par sa face interne avec l'artère linguale. Ce rapport important est utilisé pour la ligature de l'artère.

Il est abaisseur de la langue. En déprimant ses bords, il l'arrondit en dôme.

*Génio-glosse*. — Muscle volumineux, triangulaire, rayonné, situé sur la partie médiane.

Il s'insère en avant, par un petit tendon, aux apophyses géni supérieures du maxillaire inférieur. De là ses fibres s'étalent en un vaste éventail ; les plus antérieures se recourbent pour se porter à la pointe de la langue ; les moyennes, de beaucoup les plus nombreuses, gagnent en direction oblique le corps et la base de la langue et se fixent au septum lingual, à la membrane glosso-hyoïdienne et au derme de la muqueuse ; enfin les inférieures, horizontales, atteignent l'os hyoïde et s'insèrent à la partie médiane de son bord supérieur.

Le génio-glosse est en rapport par sa face interne avec le muscle opposé dont il est séparé en haut par le septum, en bas par une graisse molle de glissement ; par sa face externe, avec la glande sublinguale, le nerf lingual et l'artère linguale. Son bord inférieur répond au muscle génio-hyoïdien.

Il est tout à la fois protracteur et rétracteur de la langue, suivant qu'il agit par ses fibres moyennes ou antérieures. La contraction simultanée de toutes ses fibres abaisse la langue et la creuse en gouttière.

*Bourse de Fleischmann*. — De chaque côté du frein de la langue, entre la glande sublinguale et le génio-glosse est un tissu cellulaire lâche de glissement. Sur un certain nombre de sujets, on y observe une petite bourse séreuse, aplatie, longue d'un centimètre ; c'est la *bourse de Fleischmann*.

*Lingual supérieur*. — Ce muscle est situé superficiellement sous la muqueuse de la face dorsale.

Il naît en arrière, par des fibres pâles et disséminées, de la face antérieure de l'épiglotte et de la petite corne de l'os hyoïde. Il se dirige en haut et en avant, gagne le dos de la langue et se place immédiatement au-dessous de la muqueuse à laquelle ses fibres s'insèrent successivement. Plus compact en avant, il se poursuit jusqu'à la pointe de la langue. Il est juxtaposé au muscle congénère de l'autre côté, sans limite bien précise ; aussi quelques auteurs les décrivent comme un muscle impair et médian.

Il élève la pointe et l'incurve en arrière. Il raccourcit la langue.

*Lingual inférieur.* — Ce muscle, comme le précédent, a une direction antéro-postérieure et s'étend de la base à la pointe de la langue.

Il s'insère en arrière sur la petite corne de l'hyoïde et, par quelques fibres éparses, dans le tissu conjonctif périglandulaire de la base de la langue. De là suivant un trajet arciforme il se dirige en avant, accolé à la face externe du génio-glosse; l'artère linguale est interposée entre ces deux muscles, le long du bord inférieur du lingual. Il se termine dans la muqueuse de la pointe.

Il porte la pointe de la langue en bas et en arrière. Il raccourcit la langue. Il sert peut-être de muscle excréteur aux glandes folliculeuses et aux glandes muqueuses de l'amygdale linguale.

*Transverse de la langue.* — On désigne sous ce nom un ensemble de fibres transversales qu'on observe sur toutes les coupes frontales de la langue, depuis sa pointe jusqu'à sa base. Elles naissent des faces latérales du septum lingual, se dirigent en dehors en passant à travers les faisceaux du génio-glosse, au-dessous du lingual supérieur, et se terminent dans la muqueuse des bords de la langue.

Le transverse raccourcit la langue dans le sens de sa largeur.

4° **Glandes de la langue.** — Les glandes de la langue peuvent, au point de vue de leur siège, se répartir en deux classes : les glandes sous-muqueuses et les glandes intra-musculaire. A l'exception de celles du V lingual, toutes sont des glandes en grappe et du type muqueux ; elles sécrètent un mucus salivaire, analogue à celui des autres glandes de la muqueuse buccale.

1° *Glandes sous-muqueuses.* -- On les observe dans deux régions : à la base de la langue et dans le V lingual. Il n'y en a pas en avant du V.

Les glandes de la base forment sous l'amygdale linguale une couche épaisse et continue. Elles s'ouvrent les unes sur la muqueuse des crêtes ou des sillons, les autres dans la cavité des follicules.

Les glandes du V lingual sont localisées à la région des papilles caliciformes. Ce sont des glandes du type séreux, qui s'ouvrent dans le sillon des papilles caliciformes et le remplissent d'un flot de liquide séreux pendant la gustation. Ranvier les a appelées les *glandes du goût.*

2° *Glandes intra-musculaires.* — Au nombre de deux de chaque côté, l'une à la pointe, l'autre sur le bord, ce sont les glandes de Nühn et les glandes de Weber.

La *glande de Nühn* (1845) ou *de Blandin*, ou glande de la pointe, est un amas glandulaire, situé à la face inférieure de la pointe de la langue, sur laquelle il fait saillie près de la ligne médiane, quand on relève la pointe et qu'on l'incurve en arrière. Ovoïde, longue d'un à deux centimètres, la glande est intercalée entre le génio-glosse en dedans, le faisceau commun du stylo-glosse et du lingual inférieur en dehors. Son extrémité antérieure s'avance à 1 centimètre de la pointe et touche presque celle du côté opposé. Elle possède 4 ou 5 canaux excréteurs qui s'ouvrent sur la face inférieure de la langue, sur le bord libre de la frange muqueuse ou pli frangé que l'on voit en arrière du frein (fig. 762).

La *glande de Weber* ou glande du bord est aussi un groupe de glandules, en forme d'amande, de 1 centimètre de diamètre dans ses diverses dimensions, situé dans l'épaisseur du stylo-glosse. Elle répond à l'extrémité latérale du V lingual. Ses petits conduits s'ouvrent à ce niveau sur la face inférieure ou sur le bord de la langue.

**Vaisseaux et nerfs.** — Les *artères* de la langue proviennent de la *linguale*, branche importante de la carotide externe. Vers l'extrémité antérieure de sa portion horizontale, la linguale donne l'*a. dorsale de la langue*, qui monte vers la base de cet organe, à laquelle elle est destinée ; elle fournit par conséquent à l'amygdale linguale. Plus loin le tronc artériel abandonne une seconde collatérale, l'*a. sublinguale*, qui se répand dans le plancher de la bouche et notamment dans la glande sublinguale ; puis il monte entre le stylo-glosse et le génio-glosse, à 15 millimètres au-dessous de la muqueuse à la partie moyenne, et arrive à la pointe de la langue où il s'anastomose avec celui du côté opposé, au-dessus du frein, par l'*arcade ranine*. Dans tout ce trajet, il fournit de nombreux rameaux aux muscles et à la muqueuse.

Les *veines* efférentes des divers éléments de la langue, et notamment du plexus veineux demi-érectile des papilles fongiformes et caliciformes, sont : les *veines dorsales*, qui ont le même territoire que l'a. dorsale ; — les *veines linguales profondes*, petites, qui enlacent l'artère ; — enfin la *veine ranine* ou inférieure, volumineuse et superficielle à la face inférieure de la langue (fig. 762). Ces trois branches en se réunissant constituent la *veine linguale*, qui se jette dans la jugulaire interne.

Les *lymphatiques* naissent en petite partie des muscles de la langue, en très grande partie, par un vaste réseau qui couvre toute la face dorsale jusqu'au sillon terminal, de la muqueuse gustative. De là on peut dire que les troncs collecteurs s'échappent en rayonnant dans toutes les directions, même par la partie centrale, entre les deux génio-glosses. Ceux de l'extrême pointe descendent aux ganglions sous-mentaux ou sus-hyoïdiens médians ; les suivants vont aux ganglions sous-maxillaires antérieurs. Tous les autres, c'est-à-dire l'immense majorité des lymphatiques, ceux de presque toute la muqueuse dorsale, gustative et lymphoïde, se dirigeant en arrière le long de l'hyo-glosse ou à travers le pharynx, vont aboutir aux ganglions de la jugulaire interne, à la partie de la chaîne ganglionnaire qui accompagne cette veine depuis le digastrique jusqu'au scapulo-hyoïdien. Le plus élevé de ces ganglions, qui est en même temps le plus gros, est le principal collecteur des lymphatiques de la langue.

Les *nerfs* principaux de la langue sont fournis par le grand hypoglosse, le lingual et le glosso-pharyngien. D'autres rameaux accessoires proviennent du facial, du pneumo-gastrique et du grand sympathique.

Le grand hypoglosse est son nerf moteur ; il innerve tous ses muscles. — Le nerf lingual, branche du maxillaire inférieur, est sensitif ; il se distribue à la muqueuse de la face inférieure, des bords de la pointe et des deux tiers antérieurs de la face dorsale, le V lingual excepté, ainsi qu'aux glandes de la même région. — Le glosso-pharyngien, sensoriel et sensitif, a pour territoire la base de la langue et en plus une partie du corps, les papilles caliciformes du V lingual. Il forme sous la muqueuse le *plexus lingual*, qui envoie des filets à la muqueuse, aux glandes folliculaires et surtout aux papilles caliciformes et aux papilles foliées. Les territoires du glosso-pharyngien et du lingual se recouvrent partiellement.

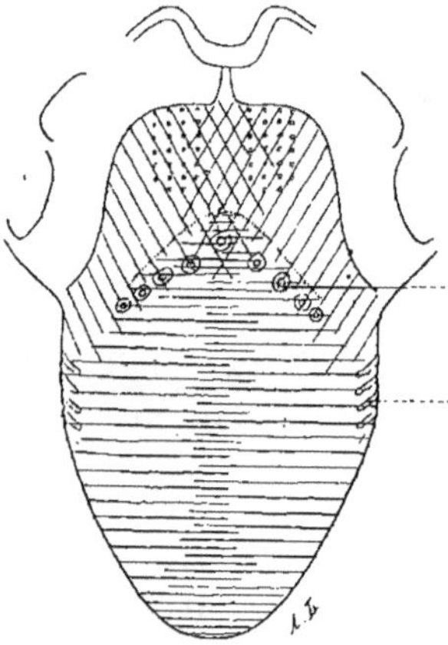

Le facial donne à la langue deux nerfs : l'un vaso-dilatateur, la corde du tympan, qui arrive fusionné avec le nerf lingual ; l'autre, le rameau lingual, qui reste confiné à la partie de la base qui avoisine le pilier antérieur et au muscle stylo-glosse. Le pneumogastrique, par la branche interne du laryngé supérieur, abandonne quelques ramuscules à la muqueuse de la base. Enfin le sympathique est l'origine des plexus nerveux qui entourent l'artère linguale.

FIG. 753. — Territoires sensitifs de la langue (d'après Zander).

En avant le territoire du lingual, indiqué par des traits transversaux. — En arrière celui du glosso-pharyngien (traits obliques) qui couvre la base de la langue et s'étend aux papilles caliciformes. — Les points répondent à des ramifications du laryngé supérieur (du pneumogastrique) qui se répandent sur les replis glosso-épiglottiques.

*Pap. calic.*

*Pap. fol.*

**Résumé histologique.** — La *muqueuse linguale* possède un épithélium pavi-

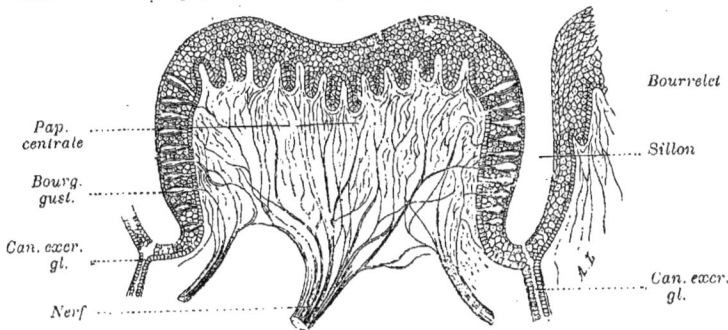

Pap.
centrale

Bourg.
gust.

Can. excr.
gl.

Nerf

Bourrelet

Sillon

Can. excr.
gl.

FIG. 734. — Papille caliciforme (d'après (Schwalbe).

Coupe verticale grossie. On a conservé à droite le sillon et une partie du calice (bourrelet) qui entoure la grosse papille fongiforme centrale.

menteux stratifié. Il y a des terminaisons nerveuses intra-épithéliales et des corpuscules de Meissner dans certaines papilles.

Les *papilles filiformes* sont formées par un bouquet de papilles dermiques que

Épithél.

Cav. foll.

Follic. lymph.

Can. excr. gl.

Gl. acin.

Coupe can. excr. gl.   Vaisseau

FIG. 733. — Follicule amygdalien.

Coupe grossie d'un follicule ou glande folliculeuse. Ce follicule appartient à l'amygdale linguale ; mais la structure est la même pour les autres amygdales. — Remarquer la couche lymphatique qui double l'épithélium.

surmonte un pinceau de filaments épidermiques. Elles contiennent une anse vasculaire.

Les *papilles fongiformes* ont une surface hémisphérique papillaire, dans laquelle pénètre un bouquet d'anses vasculaires. On y trouve quelquefois des bourgeons du goût.

Les *papilles caliciformes* n'ont des papilles dermiques qu'à la surface. Les deux parois du sillon circulaire sont lisses et renferment dans l'épaisseur de leur épithélium des bourgeons du goût. Les *bourgons du goût* sont des corps ovoïdes, dont la base repose sur le derme, et dont le sommet qui affleure la surface de l'épithélium est percé d'un orifice ou *pore* gustatif, dans lequel font saillie les cils des cellules gustatives. Le bourgeon est un amas de cellules épithéliales disposées comme les écailles d'un oignon ou d'un bourgeon floral; il y a des cellules périphériques ou de recouvrement, et des cellules centrales ou *gustatives*, munies d'un cil périphérique. — Les nerfs, issus du glosso-pharyngien, forment d'abord un plexus sous-épithélial ou sous-gemmal qui contient peut-être des cellules nerveuses; puis un plexus intra-gemmal, dont les fibrilles nues cheminent entre les cellules gustatives et se terminent librement au sommet, autour du pore central.

Les *glandes* sont de deux sortes : les glandes *muqueuses*, qui sécrètent de la mucine et qui ont le type acino-tubuleux; elles comprennent la presque totalité des glandes de la langue; — les glandes séreuses, qui sont annexées aux papilles caliciformes; elles versent dans leur sillon un liquide séreux. Leur type est acineux.

Les *glandes folliculeuses* de l'amygdale linguale renferment une cavité ou crypte, tapissée par l'invagination de la muqueuse avec son épithélium stratifié et son derme papillaire. Sous cette muqueuse s'étend une couche lymphoïde ou adénoïde de tissu lymphatique diffus ou conglobé en follicules. Dans le crypte, à une hauteur variable, débouchent des glandes muqueuses.


A la cavité buccale sont annexées les dents et les glandes salivaires.


# CHAPITRE II

## DENTS[1]

**Préparation.** — Etudier d'abord les arcades dentaires en place. Extraire une incisive, une canine et une molaire pour observer leur forme caractéristique. Avec une scie fine, fendre dans sa longueur une canine en place, pour se rendre compte de sa structure intérieure et de ses rapports avec l'alvéole. La canine étant monopapillaire est la dent type. Pour voir les nerfs, il faut enlever la table externe du maxillaire inférieur.

**Définition.** — Les dents sont des organes durs, implantés dans les alvéoles des maxillaires et destinés à la mastication. Accessoirement chez l'homme, les dents servent aussi à l'articulation des sons.

Il y a 20 dents dans la première enfance; 32 à partir de la seconde enfance et pendant tout l'âge adulte.

**Forme et structure macroscopique.** — Les dents étant des papilles calcifiées ont dans leur type le plus simple, comme dans les

---

1. Ce chapitre a été rédigé par M. Amoedo, dans le *Traité d'Anatomie humaine*.

canines qui représentent une seule papille, une forme conique ou ovoïde. On leur distingue extérieurement une partie renflée, visible hors de l'alvéole, la *couronne*, et une partie effilée incluse dans. l'alvéole, la *racine*; le *collet* est la ligne de jonction circulaire, ordinairement déprimée en sillon, qui unit la racine et la couronne. L'extrémité de la racine s'appelle le sommet ou *apex*.

Une coupe longitudinale montre que la dent se compose d'une cavité remplie par une substance molle et d'enveloppes dures. C'est la *cavité pulpaire*, divisée elle-même en une partie élargie, toujours unique, contenue dans la couronne, la *chambre pulpaire*, et une partie rétrécie, unique ou ramifiée suivant les dents, et ouverte au niveau de l'apex, le *canal radiculaire*. Elle contient la *pulpe*, tissu mou, très vasculaire.

Les enveloppes dures sont : en dedans, l'ivoire où dentine ; en dehors, l'émail et le cément.

L'*ivoire* ou *dentine* est une subtance jaunâtre, à cassure fibreuse et lustrée, qui forme la plus grande partié de la dent et entoure la cavité pulpaire, excepté à son sommet où passent les vaisseaux et les nerfs. L'*émail* recouvre l'ivoire dans toute l'étendue de la couronne. Il est blanc-bleuâtre, excessivement dur, il use la lime et fait feu sous le briquet. Le *cément* est une couche osseuse qui revêt l'ivoire à partir du collet; il est en contact avec l'alvéole.

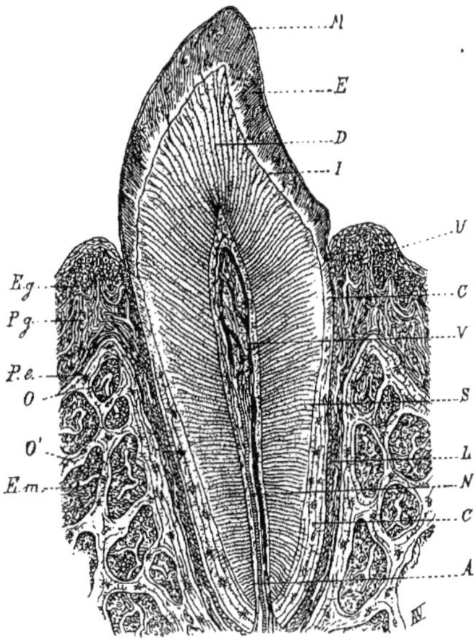

FIG. 756. — Structure et fixation des dents. — Coupe longitudinale d'une incisive.

*M*, membrane de Nasmyth. — *E*, émail. — *D*, dentine. — *I*, zone anastomotique entre l'ivoire et l'émail. — *U*, union entre l'émail et le cément. — *C*, Cément au niveau du collet. — *C'*, cément radiculaire. — *S*, zone intermédiaire entre la dentine et le cément. — *L*, ligament alvéolo-dentaire. — *N*, artériole de la pulpe se ramifiant en capillaires. — *V*, veine de la pulpe formée par les capillaires. — *A*, nerf de la pulpe. — *Eg*, Épithélium stratifié de la muqueuse gingivale. — *Pg*, zone capillaire de la gencive. — *Pe*, périoste. — *O*, paroi alvéolaire. — *O'*, tissu spongieux. — *Em*, espaces médullaires du tissu spongieux. — (D'après Böderker).

**Fixation des dents. Articulation alvéolodentaire.** — Les anciens croyaient que les dents sont implantées dans les maxillaires comme des clous dans une planche ; ils appelaient gomphose ce mode d'union. Mais la dent ne touche en aucun point la surface osseuse de l'alvéole, elle n'est pas jointive et se détache le plus souvent sur le squelette. Elle est fixée à l'alvéole par un ligament dit *ligament dentaire* ou *alvéolo-dentaire*, nommé autrefois périoste alvéolo-dentaire, qui forme autour du collet une collerette de fibres radiées, et qui sur toute la racine se porte obliquement de la paroi alvéolaire au cément; il ne fait défaut que sur l'apex. Il fixe et suspend la dent. Son ramollissement rend les dents branlantes.

Du moment qu'il y a deux surfaces osseuses, l'alvéole et le cément, réunies par un ligament fibreux, on peut admettre l'existence d'une *articulation alvéolo-dentaire*, du genre des synarthroses.

Dans son ensemble, la dent nous présente les rapports suivants : la couronne est entièrement libre, et n'a que des rapports à distance avec les dents voisines. La partie distale de la racine à partir du collet, sur une hauteur de deux millimètres, fait saillie hors de la base de l'alvéole; elle est enchâssée dans un bourrelet circulaire de la gencive, dit anneau gingival; tout le reste de sa surface, c'est-à-dire les trois quarts jusqu'au sommet, est en rapport de contiguïté avec l'alvéole, séparé de lui par le ligament dentaire. L'apex est également séparé du sommet alvéolaire par un espace rempli de tissu mou où passent les nerfs et les vaisseaux.

**Vaisseaux et nerfs.** — Les *artères* proviennent de la dentaire inférieure pour le maxillaire inférieur, de l'alvéolaire et de la sous-orbitaire pour le maxillaire supérieur. Ces trois branches appartiennent à la maxillaire interne. Elles donnent les *artères pulpaires*, qui pénètrent dans la pulpe par le foramen de l'apex unique ou par le sommet des racines multiples. D'autres artères arrivent aussi à la dent par le ligament dentaire. — Les *veines* suivent un trajet analogue. — Les *lymphatiques* de la pulpe et de la gencive se rendent aux ganglions sous-maxillaires et parotidiens, fréquemment engorgés dans les lésions dentaires. — Les *nerfs* sont fournis par les dentaires antérieurs et postérieurs du maxillaire supérieur, et par le dentaire inférieur, toutes branches du trijumeau. Ils vont former des plexus dans la pulpe.

**Résumé histologique.** — Le *cément* est du tissu osseux ordinaire, sans canaux de Havers. Ceux-ci apparaissent quand le cément est volumineux.

La *dentine* ou ivoire est formée par une substance fondamentale analogue à celle de l'os, avec une proportion plus forte de sels calcaires. Elle est parcourue par des tubes fins, les *canalicules dentaires*, qui vont en sens radié de la cavité pulpaire à la face profonde du cément ou de l'émail, où ils se terminent dans des vacuoles (*couche granuleuse*). Ils émettent sur leur trajet des branches latérales anastomotiques. Leur paroi constitue la *gaine de Neumann*.

L'*émail* est un pavage de prismes à six pans, disposés perpendiculairement à la surface et revêtus d'une *cuticule* extérieure. Ces prismes sont d'anciennes cellules épidermiques cylindriques qui se sont calcifiées.

La *pulpe* est une papille de tissu conjonctif muqueux, riche en nerfs et en vaisseaux. Sur la périphérie s'étend une couche unique de grandes cellules cylindriques, les *odontoblastes*, dont le sommet tourné vers la dentine émet un long prolongement la *fibre dentaire*, qui parcourt tout le canalicule, jusqu'à l'émail. Ces cellules jouent un rôle dans la formation de l'ivoire, et peut-être aussi dans la sensibilité de la dent, par les relations de leurs prolongements basilaires avec les plexus nerveux.

L'homme possède deux dentitions : une première dentition dite aussi temporaire, particulière à la première enfance ; une seconde dentition,

Fɪɢ. 757. — Dents de la première et de la seconde dentition (d'après Sappey).

La première dentition est achevée (20 dents); enfant de 4 à 5 ans. — Les dents permanentes ou de la deuxième dentition sont encore incluses dans les maxillaires : les premières grosses molaires sont prêtes à sortir.

1, 1. Incisives temporaires internes. — 2, 2. Incisives temporaires externes. — 3, 3. Canines temporaires. — 4, 4. Molaires temporaires antérieures. — 5. 5. Molaires temporaires postérieures. — 6, 6. Incisives internes permanentes. — 7, 7. Incisives externes permanentes. — 8, 8. Canines permanentes. — 9, 9. Petites molaires antérieures permanentes. — 10, 10. Petites molaires postérieures permanentes, beaucoup moins développées que les précédentes. — 11, 11. Premières grosses molaires permanentes.

ou permanente, qui est celle de la seconde enfance et du reste de la vie. Ce fait, à des degrés divers, est commun à tous les mammifères. Les dents

Abrégé d'Anat. — III.                                      78

temporaires reproduisent le type ancestral de la souche; elles sortent rapidement et tombent de même; elles sont un appareil provisoire, à côté duquel la nature tient en réserve l'appareil définitif des dents permanentes.

**Première dentition.** — Elle commence au 6e mois, après la naissance, et se termine à 2 ans, quelquefois à 3 ans. Elle débute par les incisives inférieures; après les incisives sortent les petites molaires, puis les canines qui sont très loin du bord alvéolaire. Il y a en tout 20 dents. Comme elles sont symétriques en haut et en bas, à droite et à gauche, il suffit d'énumérer les dents de la moitié d'un maxillaire pour avoir la formule dentaire : 2 incisives + 1 canine, + 2 petites molaires, soit 2. 1. 2, quart de la formule totale. Cette formule nous montre que les dents du petit enfant sont les mêmes que celles de l'adulte, avec les grosses molaires en moins. Il a en tout 8 incisives, 4 canines, et 8 molaires; soit 20 dents de 2 ans à 7 ans.

Les dents de la première dentition sont dites *caduques* ou *dents de lait*. Elles sont bleuâtres, plus petites, et moins denses que les dents permanentes. Jusqu'au moment de leur éruption elles sont renfermées chacune dans un sac conjonctif dit *sac dentaire*. Il est probable que c'est la poussée progressive de la racine qui fait s'ouvrir par résorption le sac et la gencive qui le recouvre.

Elles tombent toutes successivement de 7 à 12 ans, et sont remplacées par les dents permanentes. Il n'y a donc plus de dents de lait à 12 ans.

**Deuxième dentition.** — La deuxième dentition, ou des dents permanentes, a pour effet : 1° de remplacer toutes les dents de lait par des dents analogues; ce remplacement commence vers 7 ans et s'achève à 12 ans; il se fait dans l'ordre même où étaient sorties les dents provisoires. L'espace occupé par les dents nouvelles est égal à celui des dents anciennes, le maxillaire ne s'accroissant en longueur, à partir de la troisième année, que par sa partie postérieure; — 2° d'amener au jour 12 dents nouvelles, qui sont les grosses molaires.

Il est à remarquer que toutes ces dents étaient déjà formées chez le fœtus. Pendant leur période d'attente ou d'inclusion, elles sont situées en arrière des dents de lait et plus loin du bord alvéolaire. La sortie se fait par perforation de la cloison qui séparait les deux dents; la dent nouvelle pénètre dans l'alvéole de la dent ancienne dont la racine s'atrophie; la couronne isolée tombe.

L'ordre est le suivant : les premières grosses molaires vers la 7e année, dents de 7 ans; puis les dents de remplacement, les canines vers 12 ans, dites dents de l'œil, parce que la racine des canines supérieures arrive jusqu'à la base de l'orbite et peut y produire des lésions; puis les deuxièmes grosses molaires. Les troisièmes grosses molaires ou dents de sagesse sortent de 20 à 30 ans, et souvent une ou plusieurs d'entre elles restent incluses toute la vie dans leurs alvéoles.

Dans la vieillesse les dents, devenues vitreuses et fragiles, tombent sans ordre régulier ; cependant ce sont ordinairement les molaires qui commencent.

En somme, la deuxième dentition comprend 32 dents, dont la formule par quart est : 2 incisives, 1 canine, 2 petites molaires ou prémolaires, 3 grosses molaires ; soit 2. 1. 2. 3, ce qui fait en tout 8 incisives, 4 canines, 8 prémolaires, 12 molaires.

On observe assez souvent des dents surnuméraires, surtout du type conique ; souvent aussi, comme nous l'avons dit, une ou plusieurs dents de sagesse font défaut.

Les dents se disposent en deux rangées superposées, *arcades dentaires*, qui décrivent une courbe parabolique, et qui nous présentent : une face antérieure convexe, dite aussi face externe, face labiale ; une face postérieure concave, dite aussi face interne, face linguale ; un bord adhérent ou alvéolaire et un bord libre. Outre ces deux faces, chaque dent en a deux autres, latérales, qui sont contiguës aux dents voisines. Quelquefois il y a entre les dents d'une même arcade des intervalles plus ou moins grands appelés *diastèmes*.

Le bord libre donne lieu à quelques remarques.

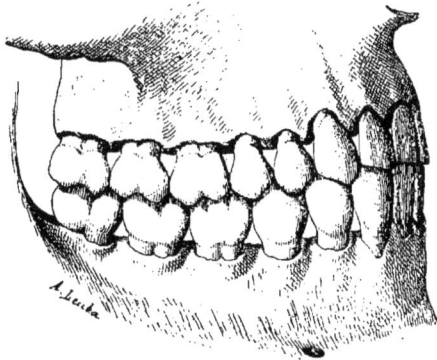

Fig. 738. — Arcades dentaires. Articulation des deux rangées.

Quand les deux arcades se touchent, leur surface de contact constitue l'*articulation inter-dentaire*, qu'il ne faut pas confondre avec l'articulation alvéolo-dentaire. Elle dessine une ligne horizontale dans l'ensemble, mais sinueuse dans le détail. Les dents s'engrènent de haut en bas, de telle sorte que, sauf pour la dernière molaire, une dent s'oppose toujours à deux autres. En outre les incisives supérieures passent en avant des inférieures. Les dents de la rangée supérieure sont plus grosses que celle de l'inférieure ; elles sont l'enclume sur laquelle frappe le marteau de l'arcade inférieure, dans la mastication.

**Caractères particuliers des dents.** — Les dents se divisent en incisives, canines et molaires.

78.

Les *incisives* sont des rugines. Elles se terminent en effet par un *bord tranchant*, qui sur une dent jeune est découpé en 3 festons ou fleur de lis, mais bientôt devient rectiligne. Ce bord est le résultat de l'obliquité de la face postérieure taillée en biseau. Elles viennent les premières et partent les dernières. Ce sont par excellence les dents des rongeurs.

Il y a pour chaque moitié de la mâchoire une incisive médiane, et une incisive latérale. Les incisives latérales supérieures présentent de grandes variations de forme et de grosseur et peuvent faire défaut.

Les *canines* sont des poinçons qui déchirent. Leur couronne conique finit en pointe ou cuspide. Leur longue racine peut atteindre 2 centimètres. Elles dépassent souvent les autres. Ce sont les dents des carnivores, et souvent un organe puissant d'attaque chez le mâle, même encore chez le gorille.

Les *molaires* sont des meules qui broient. Leur couronne se termine par un plateau horizontal, appelé *face triturante*, qui présente des *tubercules* ou *cuspides* séparés par des sillons. Les racines d'une ou de plusieurs molaires supérieures peuvent pénétrer dans le sinus maxillaire et y faire saillie sous une mince lamelle osseuse ou même sous la muqueuse. Leur avulsion, dans ce cas, ouvre le sinus.

On distingue les molaires en deux catégories, les petites et les grosses molaires. Les petites molaires ou prémolaires sont des bicuspides; elles n'ont que deux tubercules sur leur face triturante. Il y en a deux, la première et la seconde, à chaque demi-arcade. Leur racine est unique ou imparfaitement divisée. — Les grosses molaires, *molaires* proprement dites, au nombre de trois, première, deuxième et troisième, dont la dernière est la dent de sagesse, ont de 3 à 5 tubercules sur la face triturante; leurs racines sont multiples. Les plus fortes sont les premières; c'est entre elles que nous plaçons un corps dur que nous voulons broyer, et c'est par elles surtout qu'un choc sur le menton se transmet aux os de la face et du crâne.

Les molaires sont les dents des herbivores. Toutefois, leurs tubercules les rendent aptes à mastiquer tout aliment.

La dentition humaine, comme celle des singes, est une dentition omnivore, ou plus exactement indifférente.

## CHAPITRE III

### GLANDES SALIVAIRES

Outre les petites glandes disséminées qui occupent en grand nombre la muqueuse de la bouche, il existe de chaque côté trois grosses glandes dites *salivaires*, dont deux, la parotide et la sous-maxillaire, sont situées en dehors de la cavité buccale, et la troisième, ou glande sublinguale, à son intérieur.

## § 1. PAROTIDE

**Préparation.** — Disséquer d'abord le plan superficiel de la région parotidienne et de la région massétérine, qui montrera la base de la glande et le canal de Sténon; — puis énucléer la glande en l'attaquant par sa partie postérieure et infé- rieure, et la rejeter sur le masséter appendue à son canal; on aura sous les yeux la loge parotidienne; — couper en travers le canal de Sténon pour constater l'étroitesse de sa lumière.

**Définition.** — La parotide est une glande salivaire située au-dessous de l'oreille, dans la région dite parotidienne. Lâchement unie aux

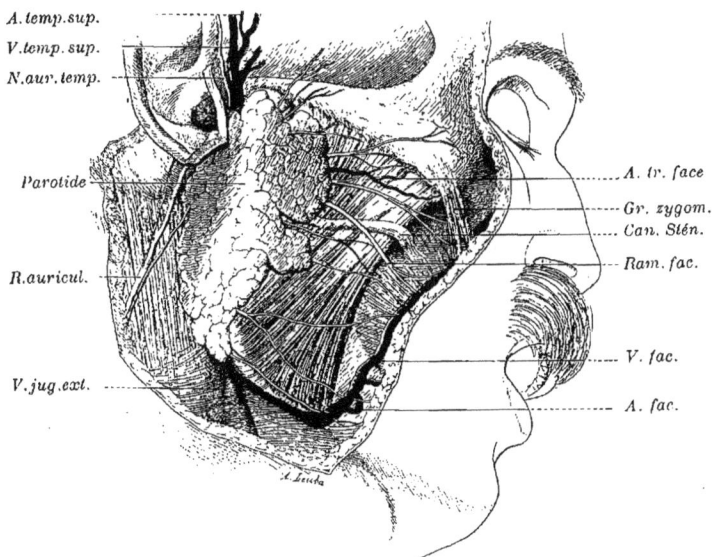

A.temp.sup.
V.temp.sup.
N.aur.temp.

Parotide

R.auricul.

V.jug.ext.

A. tr. face
Gr. zygom.
Can. Stén.
Ram. fac.

V. fac.

A. fac.

Fig. 759. — Glande parotide. — Face externe.

La parotide accessoire fait défaut. — La glande est en rapport en arrière avec le sterno-mastoïdien. Le canal de Sténon, passant sur le masséter, s'enfonce dans le buccinateur.

parois de la loge qui la contient, elle est solidement fixée par sa base à l'aponévrose qui la recouvre et qui envoie des cloisons dans son inté- rieur, et par sa partie centrale à la carotide externe et à ses branches de division qui traversent la glande. D'où la difficulté de son énu- cléation.

**Couleur. Consistance. Volume.** — Sa couleur est jaunâtre, rosée

78..

pendant la sécrétion. Sa consistance assez ferme est pâteuse et permet à la glande de se mouler comme une cire dans l'excavation qui la renferme. Son poids est de 30 grammes. Son volume, très variable, influe sur l'étendue de ses rapports.

**Forme et Rapports.** — La parotide a la forme d'une pyramide triangulaire, longue de 3 centimètres environ, couchée transversalement, la base regardant en dehors, le sommet en dedans; c'est un coin enfoncé vers le pharynx. Elle occupe un interstice osseux et musculaire, placé à la jonction de la tête et du cou, et appelé *excavation*, *loge*, *creux parotidien*. Cette loge a pour parois : en haut, le conduit auditif externe et l'articulation temporo-maxillaire, en arrière le muscle sterno-mastoïdien et les muscles styliens, en avant la branche du maxillaire inférieur et le muscle ptérygoïdien interne. Elle est largement ouverte en dehors, vers la peau, et étroitement en dedans, vers le pharynx. L'artère carotide externe et la veine jugulaire externe la traversent verticalement.

La parotide ayant une forme pyramidale, nous lui décrirons : une base, trois faces dites supérieure, antérieure et postérieure, et un sommet.

La *base* ou *face externe* est une large surface ovalaire, au contour sinueux, qui déborde la loge parotidienne et s'étend en arrière sur le sterno-mastoïdien, en avant sur le masséter, sur lequel elle pousse un prolongement triangulaire, dit massétérin, très adhérent au muscle, et d'où émerge le canal de Sténon; en bas, tantôt elle arase le bord du maxillaire, et tantôt le dépasse de 2 ou 3 centimètres. Elle est en rapport avec la peau; sous la peau, avec une partie du muscle risorius, la branche auriculaire du plexus cervical, et quelquefois des ganglions lymphatiques sous-cutanés, et immédiatement enfin avec l'*aponévrose parotidienne*, portion de l'aponévrose cervicale superficielle, qui lui adhère et la contient. Sous l'aponévrose et près de l'oreille, se rencontrent ordinairement 2 ou 3 ganglions (*g. parotid. superfic.*). Cette face est la seule partie de la glande accessible à l'exploration.

La *face supérieure*, étroite, bord supérieur pour quelques auteurs, s'applique sur le conduit auditif externe cartilagineux auquel elle adhère intimement et sur l'articulation temporo-maxillaire, d'où les abcès parotidiens dans l'otite, le retentissement des parotidites sur l'articulation.

La *face antérieure* concave embrasse le bord postérieur du maxillaire sur lequel elle glisse sans adhérence, et s'étend en dedans sur le muscle ptérygoïdien interne, en dehors sur le masséter; entre ce dernier muscle et la glande, passent des rameaux du nerf facial.

La *face postérieure* convexe, très irrégulière, est en rapport successivement de dehors en dedans avec l'apophyse mastoïde et le muscle sterno-mastoïdien, le muscle digastrique, l'apophyse styloïde et les muscles et ligaments qui la prolongent (ligam. stylo-maxillaire, muscles styliens de Riolan). Cette face s'unit à l'antérieure par un bord inférieur qui repose en dehors sur la *bandelette maxillaire*, arcade fibreuse qui sépare les loges parotidienne et sous-maxillaire.

Le *sommet* de la glande, ou extrémité interne, répond à l'espace maxillo-pharyngien. On admet qu'assez souvent la glande émet à ce niveau un *prolongement pharyngien*, qui, passant en avant de l'apophyse styloïde, pénètre dans l'espace maxillo-pharyngien et entre en contact avec le pharynx et avec le gros paquet vasculo-nerveux de cet espace (carotide interne, veine jugulaire interne). On conçoit que ce rapport profond, rendu plus intime en cas de tumeur maligne, rend difficile et dangereuse l'extirpation complète de la parotide.

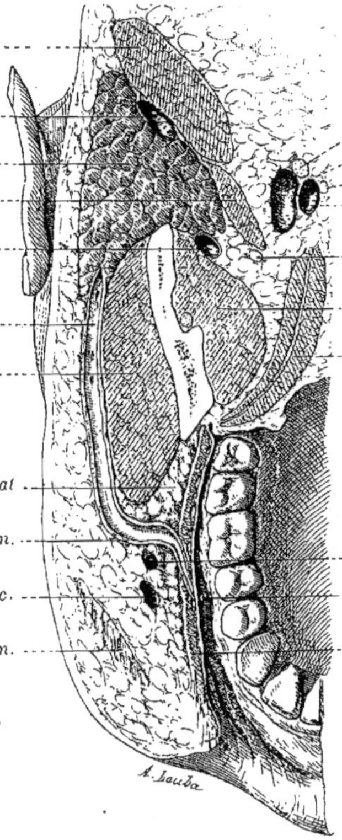

Fig. 760. — Coupe horizontale de la parotide et du canal de Sténon.

Cette coupe montre la face externe ou base de la parotide, sa face antérieure concave, sa face postérieure convexe et son sommet dirigé en dedans, vers le pharynx. Par exception, la carotide externe est en dehors de la glande.

Nous venons d'étudier le rapport périphérique de la parotide; mais cette glande est, en outre, traversée par des organes importants qui lui créent des rapports intrinsèques. Ces organes sont :

1° De nombreux ganglions lymphatiques dits *g. parotidiens profonds*, rassemblés surtout le long des gros vaisseaux ;

2° L'artère carotide externe, qui embroche la glande de bas en haut et la porte adhérente à son tronc et à ses branches, comme le gui sur le pommier; quelquefois cependant elle lui est simplement contiguë.

L'artère, qui est à peu près parallèle au bord postérieur du maxillaire, fournit, dans l'épaisseur de la glande, l'auriculaire postérieure, les parotidiennes, la transverse de la face, quelquefois l'occipitale, et toujours ses deux branches terminales, temporale superficielle et maxillaire interne;

3° La veine jugulaire externe, qui descend parallèlement à l'artère, en dehors d'elle. Elle a les mêmes branches de division, les mêmes collatérales, et, en plus, s'anastomose avec la jugulaire interne par un gros canal, la communicante intra-parotidienne;

4° Deux nerfs, le facial et l'auriculo-temporal. Le facial, sortant profondément du trou stylo-mastoïdien et se dirigeant horizontalement vers le maxillaire inférieur, passe derrière les gros vaisseaux qu'il contourne en dehors. Il se divise dans l'épaisseur même de la glande en ses deux branches terminales : la temporo et la cervicofaciale. — Le nerf auriculo-temporal ou temporal superficiel, branche du maxillaire inférieur, est situé près du col du condyle; il s'anastomose avec le facial et sort de la glande au-dessus de l'arcade zygomatique.

**Vaisseaux et nerfs de la parotide.** — Les *artères* naissent directement de la carotide externe (*a. parotidiennes*) ou de ses branches collatérales. — Les *veines* se rendent à la veine jugulaire externe; elles forment des plexus autour de l'articulation temporo-maxillaire et du canal de Sténon. — Les *lymphatiques* se jettent dans les ganglions parotidiens superficiels et profonds que nous avons signalés et qui sont au nombre d'une douzaine. Il y a, en outre, de nombreux ganglions minuscules que l'on reconnaît sur les coupes histologiques.

Les *nerfs* proviennent de deux sources : 1° de l'auriculo-temporal, qui apporte vraisemblablement à la glande ses filets sécrétoires qu'il a empruntés au ganglion otique, lequel, à son tour, les a reçus du nerf facial; 2° de la branche auriculaire du plexus cervical, qui abandonne un certain nombre de *filets parotidiens*, probablement sensitifs.

**Canal de Sténon.** — Les conduits excréteurs de la parotide se réunissent en un tronc principal qui commence à se former à l'angle postérieur et inférieur de la glande, monte obliquement et émerge du bord antérieur de la face externe. A ce niveau, il devient le *canal de Sténon* (Sténon, anatomiste suédois du xviiᵉ s.). Ce canal est blanc, arrondi, long de 4 centimètres, épais comme une plume de corbeau. Il se dirige horizontalement, suivant une ligne qui irait du tragus à la commissure des lèvres; cette ligne de repère pour sa découverte descend d'ailleurs un peu trop bas en avant.

Il croise les muscles masséter et buccinateur. Dans sa *portion mas-sétérine*, il est superficiel, situé en avant du masséter auquel il adhère, à un travers de doigt au-dessous de l'arcade zygomatique; des filets du nerf facial et l'artère transverse de la face l'accompagnent. Puis il se coude deux fois, en baïonnette, en passant sur la boule graisseuse de Bichat et devient profond. La *portion buccinatrice* qui succède au second coude traverse obliquement le muscle buccinateur, accompagné du groupe des glandes molaires.

Il s'ouvre dans le vestibule de la bouche, sur la face interne de la joue, par un petit orifice en bec de flûte qui répond à l'intervalle de la 1re et de la 2e grosse molaire, à la hauteur de leur collet, à 35 milli-mètres de la commissure des lèvres.

Le canal de Sténon possède une épaisse paroi propre et une gaine externe aponévrotique, émanation des aponévroses du masséter et du buccinateur, lâchement unie à cette paroi. Sa lumière est très étroite et ne mesure que 1 millimètre de diamètre.

*Parotide accessoire.* — On observe fréquemment sur le trajet du canal de Sténon, au-dessus de lui ou quelquefois appliqué sur lui, au-dessous de l'arc zygomatique, et près du bord antérieur du mas-séter, un lobule glandulaire isolé, qui porte le nom de *parotide acces-soire*. Son conduit excréteur s'ouvre toujours dans le canal de Sténon, auquel le tissu glandulaire est très adhérent. C'est une formation aber-rante, plus ou moins détachée, de la glande-mère.

*Fonction.* — La parotide sécrète la salive parotidienne, remar-quable par sa fluidité. Elle est énorme chez les herbivores à alimen-tation sèche.

## § 2. GLANDE SOUS-MAXILLAIRE

**Préparation.** — Disséquer la région sus-hyoïdienne latérale. Prendre garde que la glande tombe, une fois l'aponévrose ouverte. Constater avec soin les rap-ports de l'artère faciale. Pour voir le canal de Wharton et la glande accessoire, il faut faire la préparation indiquée pour la glande sublinguale.

**Définition.** — La glande sous-maxillaire est une glande salivaire située au-dessous et en arrière du corps du maxillaire inférieur.

Elle occupe le *creux* ou *loge sous-maxillaire* qui fait partie de la région sus-hyoïdienne latérale; cette loge triangulaire est comprise entre le maxillaire inférieur, le muscle mylo-hyoïdien et l'aponévrose cervi-cale. La glande n'est nulle part adhérente, contrairement à la parotide; elle se meut dans une atmosphère séreuse et s'énuclée avec facilité. Volumineuse ou procidente, elle descend au-dessous de l'os hyoïde; dans l'extension de la tête, attitude de dissection et d'opération, elle se dégage presque entièrement du maxillaire et devient superficielle.

Sa couleur est brune, sa consistance assez molle, son poids de 8 grammes, sa longueur de 3 centimètres.

**Forme et Rapports.** — La glande sous-maxillaire a la forme ovoïde d'une amande, qui comprimée par les parois de sa loge a pris trois faces et deux extrémités. La *face externe* ou osseuse est reçue dans la *fossette sous-maxillaire* du maxillaire inférieur. — La *face inférieure* ou cutanée descend obliquement du maxillaire à l'os hyoïde. Superficielle, facilement explorable, elle repose sans lui adhérer sur l'aponé-

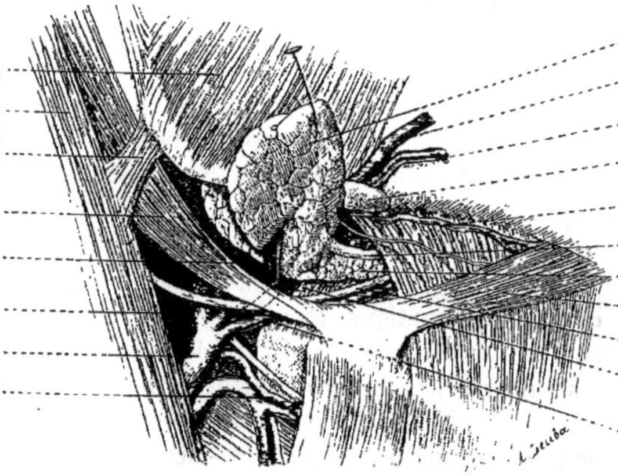

Fig. 761. — Glande sous-maxillaire.

La glande a été partiellement relevée. On aperçoit ses deux prolongements, le postérieur qui se dirige vers l'angle du maxillaire, et l'antérieur ou sous-maxillaire accessoire qui s'engage avec le canal de Wharton entre le mylo-hyoïdien en avant et l'hyo-glosse en arrière.

vrose sous-maxillaire, portion de l'aponévrose cervicale superficielle. Celle-ci la sépare du peaucier et de la peau. A la jonction des faces externe et inférieure, le long du corps de l'os courent l'artère sous-mentale, branche de la faciale, et une chaîne de ganglions lymphatiques. — La *face interne* ou musculaire est encadrée par le digastrique qu'elle déborde; elle repose sur un plan musculaire constitué en arrière par l'hyo-glosse que croise le nerf grand hypoglosse, en avant par le mylo-hyoïdien. C'est par ce plan musculaire qu'on pénètre sur l'artère linguale cachée par le muscle hyo-glosse.

*L'extrémité antérieure* répond au ventre antérieur du digastrique. — *L'extrémité postérieure* est remarquable. Elle repose sur la bandelette maxillaire qui la sépare de la parotide. La veine faciale croise sa face inférieure; l'artère faciale contournée en S s'engage dans un profond sillon de sa face externe et de son bord supérieur qu'elle quitte pour apparaître sur le bord inférieur du maxillaire, en avant du masséter. Cette même extrémité émet deux prolongements : un petit *prolongement postérieur* qui se dirige en arrière, derrière l'hyo-glosse, vers la dernière molaire et fait saillie sous le plancher buccal ; un gros *prolongement antérieur* qui s'engage entre l'hyo-glosse et le mylo-hyoïdien et se place sur ce dernier muscle, sous la muqueuse buccale. C'est ce prolongement tantôt continu avec le reste de la glande, qu'il peut égaler en volume, tantôt isolé, qui constitue la *sous-maxillaire accessoire*. Aplati, couché sur le canal de Wharton dans lequel débouche son conduit, séparé par le nerf lingual de la glande sub-linguale, il rappelle tout à fait la parotide accessoire.

**Canal de Wharton.** — Le canal excréteur, *canal de Wharton*, collecteur des conduits secondaires, caché profondément sous la face interne, sort du milieu de cette face, et passe sur le plancher de la bouche en contournant le bord postérieur du mylo-hyoïdien. Il longe d'abord la sous-maxillaire accessoire qui repose sur lui et qui lui envoie son conduit excréteur, puis la face interne de la glande sub-linguale qui le loge dans un sillon et à laquelle il adhère, mais dont il ne reçoit aucun canalicule, et arrive au frein de la langue. Là, il se coude et se dirige d'arrière en avant sur un court trajet de 4 millimètres, parallèle à celui du côté opposé. Il s'ouvre par un étroit orifice, *ostium ombilicale*, dans une papille saillante sur le côté du frein et appelée *caroncule salivaire*. Long de 4 à 5 centimètres, il est accompagné dans son trajet par l'artère sublinguale, par la veine ranine et par le nerf lingual qui d'abord externe passe en fronde au-dessous de lui pour lui devenir interne. Tous ces organes sont en dedans de lui, contre la langue.

Plus gros que Sténon, large de 3 millimètres, blanc, affaissé, avec une paroi mince et une large cavité, le canal de Wharton ressemble à une veine (fig. 762).

**Vaisseaux et Nerfs.** — La glande sous-maxillaire tire ses artères de la faciale même et de sa collatérale, l'artère sous-mentale. — Les veines ont la même disposition. — Les lymphatiques se rendent aux *ganglions sous-maxillaires*, petite chaîne de 3 à 6 nodules qui longent le bord inférieur de l'os, dans l'intérieur de la loge. Le plus gros est appliqué sur l'artère faciale. On sent facilement sous la peau ces ganglions, très fréquemment engorgés dans les maladies de la face, des lèvres, des dents. Ils peuvent simuler la glande elle-même. Rarement il en existe sur la face interne.

Les nerfs viennent de plusieurs sources : du ganglion sous-maxillaire, situé en arrière près du bord supérieur de la glande et qui lui-même est une dépendance du lingual, branche du maxillaire inférieur (le lingual contient les filets de la corde du tympan) ; — du plexus facial sympathique, qui entoure l'artère faciale et fournit aussi au ganglion nerveux ; — peut-être du mylo-hyoïdien, rameau du dentaire inférieur (nerf maxillaire inférieur).

**Fonction.** — La glande sous-maxillaire sécrète la salive sous-maxillaire qui sert surtout à la gustation.

### § 3. GLANDE SUBLINGUALE

**Préparation.** — On peut la découvrir de deux manières : ou bien en extrayant le maxillaire inférieur avec la langue, et en disséquant la muqueuse du plancher de la bouche ; ou bien en faisant sauter sur la tête en place la branche horizontale du maxillaire, et en attaquant la glande par sa face externe. Cette seconde manière en donne une idée moins nette, mais ménage le sujet.

**Définition.** — La glande sub-linguale est une glande salivaire située sur le plancher de la bouche, sur le côté de la langue qui la recouvre.

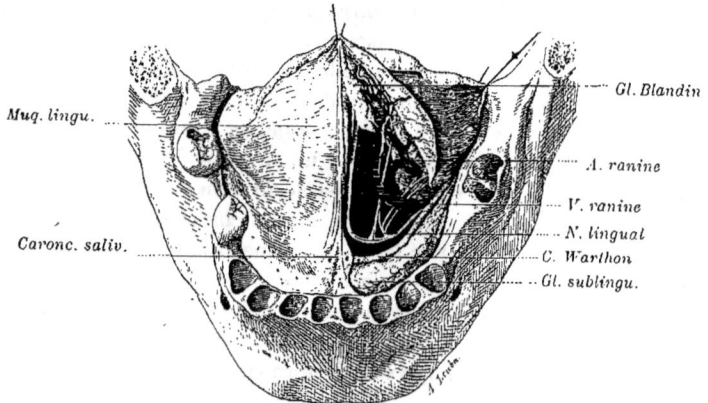

FIG. 762. — Glande sub-linguale.

La pointe de la langue est relevée : sa face inférieure disséquée montre la glande de Nühn-Blandin, près de la terminaison de l'a. linguale ou ranine.

Elle a la couleur et la consistance des autres glandes salivaires. Plus petite mais plus longue que la sous-maxillaire, elle a 5 centimètres de long et pèse 2 à 3 grammes.

Sa forme oblongue, allongée d'avant en arrière, permet de lui considérer deux faces, deux bords et deux extrémités. La *face externe* est en rapport avec la fossette sub-linguale du maxillaire inférieur. Sa *face interne* répond à la langue, plus particulièrement au muscle génio-glosse, dont elle est séparée par le canal de Wharton qui lui adhère intimement, par l'artère sub-linguale, la veine ranine et le nerf

**lingual**. Le *bord supérieur* soulève la muqueuse et produit ainsi la *crête sub-linguale*. Le *bord inférieur* répond au muscle mylo-hyoïdien qui forme le corps du plancher de la bouche et à travers lequel elle envoie quelques petits prolongements sus-hyoïdiens.

L'*extrémité postérieure* est séparée de la glande sous-maxillaire accessoire par le nerf lingual. L'*extrémité antérieure* s'accolle à celle du côté opposé, de chaque côté du frein de la langue.

**Canaux de Rivinus**. — La glande sub-linguale n'est pas une glande unique, mais une agglomération de glandules indépendantes au nombre de 12 à 15, qui ont chacune leur canal excréteur. Ces conduits obliques émergent du bord supérieur de la glande et se dirigeant en avant et en dedans débouchent par de fins pertuis sur la crête sublinguale. Ce sont les *canaux de Rivinus*. Quelquefois les glandes de la partie moyenne ou même d'autres points ont un gros canal collecteur unique, long de 15 à 20 millimètres, qui débouche dans le canal de Wharton ou à côté de lui dans l'ostium ombilicale. On l'appelle le *canal de Bartholin*.

Sous une autre forme, on peut dire que des deux glandes sublinguales que nous montre l'anatomie comparée, *la glande de Rivinus*. glande polystomatique, et la *glande de Bartholin*, qui est monostomatique, l'homme possède normalement et constamment la première, tandis que la seconde n'apparaît qu'à titre de variété peu fréquente.

**Vaisseaux et nerfs**. — Les artères de la glande sub-linguale viennent de l'*a. sublinguale*, branche de la linguale. Les veines se jettent dans la veine ranine. Les lymphatiques sont tributaires des ganglions sous-maxillaires. Les nerfs proviennent du petit *ganglion* nerveux *sub-lingual ou de Blandin*, situé entre la glande et le maxillaire inférieur; ce ganglion tire sa branche afférente du *filet sub-lingual* du lingual, branche du maxillaire inférieur.

**Fonction**. — La glande sécrète la salive sub-linguale, remarquable par sa viscosité.

**Résumé histologique** [1] — Les glandes et glandules salivaires sont des glandes en grappe; elles sont composées de lobules, les lobules d'acini; les *acini* ou cavités sécrétantes ont la forme de tubes sinueux.

On les divise en glandes *séreuses*, qui sécrètent un liquide clair et fluide, et, comme ce liquide est riche en albumine, on appelle aussi ces glandes *albumineuses*; — et glandes *muqueuses*, dont la sécrétion est riche en mucine. Les acini des glandes séreuses sont tapissés d'une couche de cellules épithéliales granuleuses; ces granulations sont du ferment. Les cellules des glandes muqueuses sont des cellules claires, qui renferment du mucigène et sont analogues aux cellules caliciformes.

1. Ce chapitre a été rédigé par M. le professeur Laguesse dans le *Traité d'Anatomie humaine*.

Des trois grosses glandes salivaires, la parotide est une glande séreuse, la sous-maxillaire et la sublinguale sont mixtes. Dans les glandes mixtes, les cellules muqueuses et les cellules séreuses peuvent alterner irrégulièrement dans le revêtement de l'acinus, ou bien les cellules séreuses se disposent en amas sous les cellules muqueuses et constituent les *croissants de Gianuzzi*.

Entre la couche épithéliale et la membrane vitrée sont placées des *cellules en panier*, qui sont des éléments contractiles.

Les canaux excréteurs intra-lobulaires ont un épithélium prismatique dont les cellules sont *striées* en long.

Les grands canaux (Sténon, Warthon) ont une paroi conjonctivo-élastique et un revêtement épithélial cylindrique à deux couches.

# CHAPITRE IV

# PHARYNX

**Préparation**. — Pour étudier cet organe, il faut faire la *coupe du pharynx*, qui consiste à enlever toute la portion de la tête située en avant de la colonne vertébrale. La section de la base du crâne doit présenter une surface angulaire, à sommet antérieur. Cette coupe peut se faire de haut en bas ou de bas en haut. — 1° De haut en bas. La voûte du crâne ayant été enlevée ainsi que le cerveau, on scie transversalement la base en passant immédiatement en avant du conduit auditif externe. Cette coupe est difficile à réussir. Il est prudent vers la fin d'obliquer de chaque côté et de se repérer sur l'atlas, pour ne pas tomber trop en avant, dans la voûte du pharynx. Une fois la base sciée, on libère les parties molles de chaque côté en incisant le long des apophyses transverses des vertèbres cervicales et en ayant soin de laisser en avant avec le pharynx le gros paquet vasculo-nerveux. On coupe transversalement en bas au niveau des premiers anneaux de la trachée. Puis on distend modérément le pharynx avec de l'étoupe ou un corps quelconque, et on le dissèque par sa face postérieure. Après l'étude des muscles, on fend sur le milieu la paroi postérieure et on étudie la face interne de la cavité. La même préparation sert pour les muscles du voile du palais et pour l'amygdale. Pour bien voir l'amygdale pharyngienne, il faut un nouveau-né ou un enfant. — 2° De bas en haut. Procédé plus simple et plus sûr. On coupe horizontalement toutes les parties molles du cou jusqu'à la colonne vertébrale, en passant au-dessous du larynx, par les premiers anneaux de la trachée. On passe le doigt derrière le pharynx ou la partie supérieure de l'œsophage et en avant des muscles prévertébraux. On se rend compte de l'espace prévertébral et des cloisons sagittales qui le ferment de chaque côté. On incise peu à peu les cloisons de bas en haut, ainsi que les parties molles sus-jacentes, en ayant soin de laisser en avant le paquet vasculo-nerveux. Cette étude de l'espace rétro-pharyngien ou prévertébral est des plus importantes, surtout à la partie supérieure. Arrivé sur l'apophyse basilaire, on la coupe par deux traits de scie obliques que l'on combine de façon à passer juste en avant de l'atlas et en arrière des apophyses styloïdes, qu'on tâche de garder au moins partiellement avec le pharynx pour ménager l'insertion du stylo-pharyngien. On complète avec le ciseau. Le reste comme dans la première coupe. Commencer la dissection des constricteurs par le plus inférieur, en enlevant la tunique adventice. Bien observer à la partie supérieure les ganglions rétro-pharyngiens et la tunique fibreuse, et sur les côtés la position de l'amygdale. Profiter de la pièce pour étudier l'espace maxillo-pharyngien.

Les angles du pharynx présentent une difficulté spéciale; car ils donnent insertion aux cloisons sagittales qui ont disparu dans la coupe, à l'aponévrose stylo-pharyngienne et à la gaine vasculaire.

**Définition.** — Le pharynx est une cavité musculo-membraneuse placée entre la bouche et l'œsophage. Sorte de carrefour interposé entre les voies digestives et les voies aériennes et dans lequel s'ouvrent les fosses nasales, la trompe d'Eustache, la b uche et le larynx, il sert à la déglutition, à la respiration et à la phonation (fig. 745).

**Situation. Limites.** — Il est situé en avant de la colonne vertébrale, en arrière de la face et du larynx. Il appartient à la fois à la tête

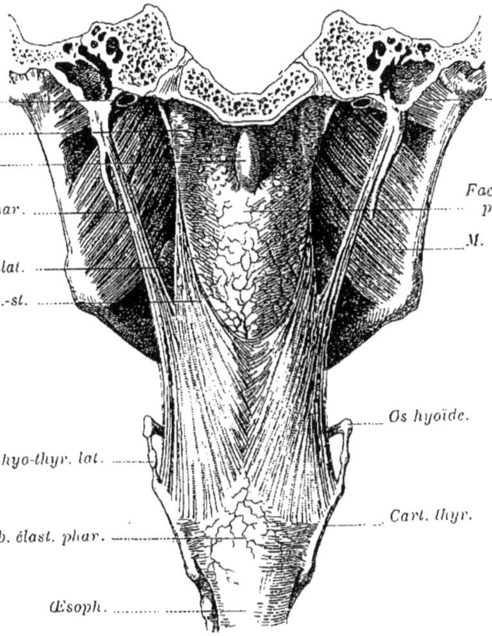

FIG. 763. — Pharynx vu par sa face postérieure (d'après Luschka).

On a enlevé les muscles constricteurs. Remarquer : sur les côtés l'espace maxillo-pharyngien, la terminaison du muscle pharyngo-staphylin (pilier postérieur du voile), le muscle stylo-pharyngien, les trois saillies de la muqueuse (bourse pharyngienne et fossettes de Rosenmüller).

et au cou. Sa limite supérieure est la base du crâne, c'est-à-dire la face inférieure de l'apophyse basilaire de l'occipital; sa limite inférieure répond en arrière au corps de la 6e vertèbre cervicale, en avant au bord inférieur du cartilage cricoïde, repère facile à trouver sur le vivant. Il finit avec le larynx, et l'œsophage commence avec la trachée.

**Fixité.** — Le pharynx est suspendu à la voûte du crâne, par sa muqueuse et par l'insertion de sa tunique fibreuse. Sa partie inférieure mobile monte et descend dans la déglutition, et l'excursion de ce mouvement peut atteindre 7 centimètres. En outre il est rattaché à toutes les parties voisines : à la colonne vertébrale, par les cloisons sagittales ; au squelette de la face, à l'os hyoïde, au larynx, par les insertions des muscles et le prolongement de sa muqueuse ; à l'œsophage, qui est sa continuation.

**Dimensions.** — Le pharynx a une longueur de 15 centimètres et une largeur qui par suite de sa disposition en entonnoir mesure 6 centimètres au niveau des fosses nasales, 4 centimètres et demi derrière le larynx, et n'a plus que le diamètre du doigt à son orifice inférieur.

**Face externe et Rapports.** — Le pharynx a la forme d'une pyramide quadrangulaire, dirigée verticalement ; il présente une base supérieure et un sommet tronqué qui regarde en bas et se continue avec l'œsophage. Organe creux, il offre à étudier une face externe et une face interne.

I. *Face externe.* — La surface externe figure une gouttière avec une face postérieure et deux faces latérales ; il n'y a pas de face antérieure, elle est confondue avec les fosses nasales, la bouche et le larynx. A la jonction des trois faces sont les *angles* du pharynx.

La *face postérieure* plane est une *face vertébrale*. Elle est en rapport sur toute son étendue avec la face antérieure des corps vertébraux que recouvrent en partie les muscles prévertébraux et leur aponévrose. Entre le pharynx et la colonne est l'*espace prévertébral*. Occupé par du tissu cellulaire lâche qui permet les mouvements ascensionnels du pharynx, cet espace est fermé de chaque côté par des lames conjonctives, très extensibles mais résistantes, qui s'étendent des angles du pharynx à l'aponévrose prévertébrale ; ce sont les *cloisons sagittales*. Il se continue avec l'espace rétro-œsophagien, et par lui arrive jusque dans le médiastin postérieur. C'est dans cette couche celluleuse que se développent les abcès prévertébraux ou rétro-pharyngiens.

Les *faces latérales* présentent des rapports différents dans la portion céphalique et dans la portion cervicale, ces deux portions étant d'ailleurs d'égale longueur.

Dans sa portion céphalique, le pharynx est en rapport avec l'*espace maxillo-pharyngien*. Cet espace est formé par la convergence en avant de la paroi latérale du pharynx, et de la branche du maxillaire inférieur que recouvre le muscle ptérygoïdien interne ; de là sa forme triangulaire sur la coupe horizontale, le triangle ayant pour base en arrière la colonne vertébrale. En hauteur, il est vertical, et s'étend de la base du crâne à l'angle du maxillaire inférieur. Au milieu d'une graisse de remplissage, il contient le gros paquet vasculo-nerveux de l'artère carotide interne, de la veine jugulaire interne et du nerf pneumogastrique, accompagné d'une chaîne de ganglions lymphatiques. Les nerfs glosso-pharyngien, grand hypoglosse et spinal le traversent à sa partie supérieure. Le ganglion cervical supérieur du grand sympathique et les nerfs qui en partent occupent sa partie postérieure, contre l'angle du pharynx, appliqués sur l'aponévrose prévertébrale. Le pharynx est en rapport avec tous ces organes.

Il importe de remarquer que l'espace maxillo-pharyngien est à son tour divisé en deux espaces secondaires par le *diaphragme stylien*. On appelle ainsi une cloison verticale constituée au milieu par l'apophyse styloïde et par les muscles styliens du bouquet de Riolan, en dedans par l'aponévrose stylo-pharyngienne qui s'étend de l'apophyse styloïde et du muscle stylo-pharyngien à l'angle du pharynx, en dehors par les ligaments stylo-maxillaire et stylo-hyoïdien. En avant de ce diaphragme s'étend l'*espace pré-stylien* (ptérygo-pharyngien de Jon-

nesco), qui est au contact immédiat de la paroi latérale du pharynx et ne renferme aucun organe important; il est le siège du phlegmon amygdalien. En arrière est l'espace *rétro-stylien* (stylo-pharyngien de Jonnesco), qui contient le paquet vasculo-nerveux ; la parotide vient y pointer, mais reste séparée du pharynx

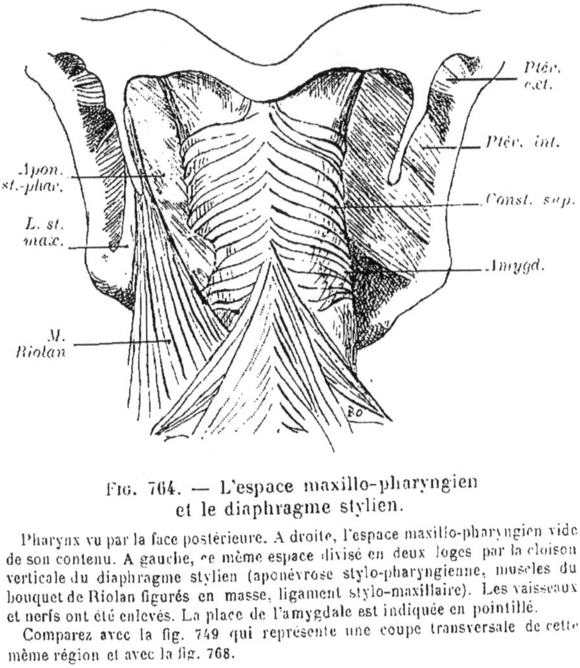

FIG. 764. — L'espace maxillo-pharyngien et le diaphragme stylien.

Pharynx vu par la face postérieure. A droite, l'espace maxillo-pharyngien vide de son contenu. A gauche, ce même espace divisé en deux loges par la cloison verticale du diaphragme stylien (aponévrose stylo-pharyngienne, muscles du bouquet de Riolan figurés en masse, ligament stylo-maxillaire). Les vaisseaux et nerfs ont été enlevés. La place de l'amygdale est indiquée en pointillé.
Comparez avec la fig. 749 qui représente une coupe transversale de cette même région et avec la fig. 768.

par le diaphragme stylien. Ce dernier espace est le siège probable du phlegmon latéro-pharyngien.

Dans sa portion cervicale, le pharynx reste en rapport avec le paquet vasculo-nerveux et, le long des cartilages du larynx, avec les lobes latéraux de la glande thyroïde. Au-dessous de l'hyoïde, la carotide interne est remplacée par la carotide primitive.

II. *Face interne.* — La cavité du pharynx présente une voûte et quatre parois : une paroi antérieure, une paroi postérieure et deux latérales.

La paroi antérieure ne lui appartient pas en propre, elle n'est que la face postérieure d'autres organes (voile du palais et langue), et c'est seulement derrière le larynx que le pharynx forme un canal complet.

La *voûte* appliquée sur la partie antérieure de l'apophyse basilaire est un peu oblique en bas et en arrière. Sa surface plissée constitue l'*amygdale pharyngienne* que nous décrirons avec la muqueuse.

La *paroi antérieure* est constituée de haut en bas par les parties sui-

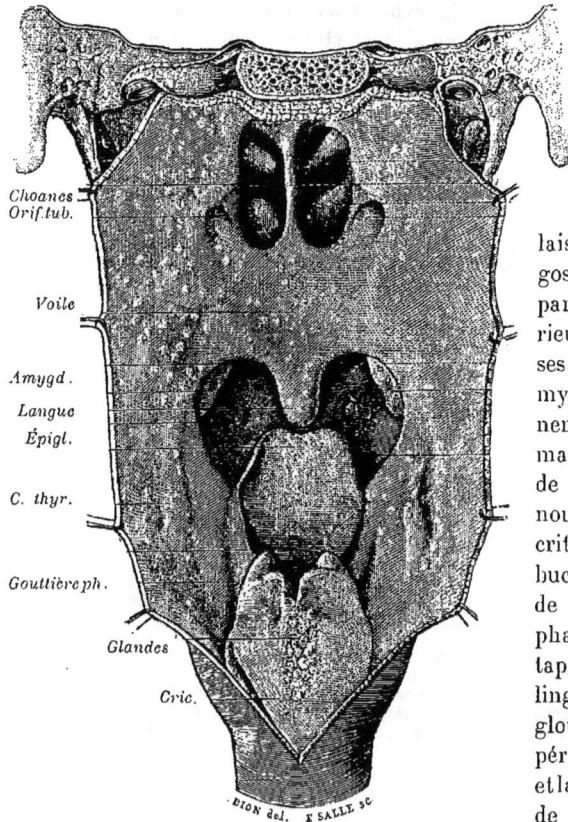

vantes : les orifices postérieurs, ovalaires , des fosses nasales, ou *choanes* ; — le voile du palais ; — l'isthme du gosier circonscrit par les piliers antérieurs. Le voile avec ses piliers et l'amygdale appartiennent au pharynx ; mais, pour la clarté de la description, nous les avons décrits avec la cavité buccale ; — la base de la langue, face pharyngienne que tapisse l'amygdale linguale ; — l'épiglotte, l'orifice supérieur du larynx et la face postérieure de ses cartilages aryténoïde et cricoïde tapissée par la muqueuse pharyngienne.

*Choanes*
*Orif.tub.*
*Voile*
*Amygd.*
*Langue*
*Épigl.*
*C. thyr.*
*Gouttière ph.*
*Glandes*
*Cric.*

*DION del. F SALLE sc.*

Fig. 765. — Pharynx vu par sa face antérieure
(d'après Sappey).

On a fendu et écarté la paroi postérieure du pharynx. De haut en bas, s'échelonnent les orifices du nez, de la bouche et du larynx.

La *paroi postérieure* est rosée, unie ou légèrement mamelonnée par des saillies glandulaires.

Les *parois latérales*, de plus en plus étroites à mesure que l'on descend, présentent à leur partie supérieure l'extrémité saillante du pavillon de la trompe d'Eustache.

Les *angles* ou sillons latéraux qui unissent la face postérieure aux faces latérales sont remarquables par les fossettes de Rosenmüller qui avoisinent les trompes d'Eustache. Nous allons revenir sur ce point.

Derrière le larynx, les parois latérales se rencontrent avec la paroi antérieure en formant une dépression ovalaire ou triangulaire à grosse extrémité supérieure, qui commence sur les côtés de l'épiglotte et se termine en se rétrécissant sur les côtés du cartilage cricoïde. Ce sont les *gouttières pharyngo-laryngées*, ou plus simplement les *sinus piriformes*. Chez les mammifères, elles sont considérables et méritent le nom de *fosses*. On suppose qu'elles servent au passage des liquides et des petites bouchées.

La cavité du pharynx que nous venons de décrire dans son ensemble se divise, d'après les rapports de sa paroi antérieure, en trois portions nasale, buccale et laryngienne. Les deux premières ont pour limite naturelle entre elles le bord libre du voile du palais ; la portion buccale finit en bas à l'os hyoïde, qui sépare la langue du larynx (fig. 631 et 671).

La partie nasale est des plus intéressantes ; elle constitue la *cavité naso-pharyngienne* (naso-pharynx, arrière-cavité des fosses nasales). Exclusivement aérienne, destinée à la respiration, à la phonation et à la ventilation de l'oreille moyenne, cette cavité a une forme cubique, haute et longue de 2 centimètres et large de 4 centimètres. Elle a pour parois la voûte du pharynx avec son amygdale, la face supérieure du voile du palais, les choanes en avant, en arrière la portion de la paroi postérieure qui répond à l'arc antérieur de l'atlas, et les portions des faces latérales qui contiennent la trompe d'Eustache et les fossettes de Rosenmüller (fig. 745 et 767).

La trompe, en s'avançant obliquement dans la cavité naso-pharyngienne, forme une saillie évasée, *pavillon de la trompe*, situé à 1 centimètre au-dessus du voile du palais et à 2 centimètres en arrière du cornet inférieur. Son orifice arrondi ou triangulaire regarde en bas, en dedans et en avant.

La *fossette de Rosenmüller* est une dépression verticale qui occupe l'angle du pharynx, en arrière de la trompe. Profonde de 1 centimètre et plus, au point qu'une sonde en s'y engageant sur le vivant donne l'illusion d'avoir pénétré dans la trompe, elle s'étend sur toute la hauteur de la cavité. Sa surface est tomenteuse, quelquefois traversée par des brides. C'est un reste de la 2e fente branchiale.

**Structure du pharynx.** — Le pharynx est composé de quatre couches qui sont de dehors en dedans :

La tunique adventice;

La tunique musculaire;

La tunique fibreuse;

La tunique muqueuse.

1° *Tunique adventice* (aponévrose externe, gaine lamelleuse). — C'est une membrane celluleuse dense, un fascia, qui enveloppe tout le pharynx et qui constitue la gaine des muscles constricteurs. Elle a les mêmes limites et les mêmes insertions que ces muscles. Les ganglions lymphatiques rétro-pharyngiens sont noyés dans son épaisseur. Ses angles latéraux reçoivent les insertions des cloisons sagittales et de l'aponévrose stylo-pharyngienne. Ses parties latérales prennent dans la région supérieure une densité fibreuse; à ce niveau, la tunique adventice fait cloison entre le ptérygoïdien interne et les muscles péristaphylins, et reçoit du péristaphylin externe des renforcements tendineux. C'est cette partie condensée que les auteurs décrivent sous le nom d'*aponévrose latérale* du pharynx; Cruveilhier, *aponévrose pétro-pharyngienne*; Jonnesco, *aponévrose latérale externe*.

2° *Tunique musculaire.* — Cette tunique est formée par les trois muscles constricteurs qui embrassent étroitement le pharynx. Cet organe reçoit en outre le stylo-pharyngien et le pharyngo-staphylin.

En tout 5 paires de muscles qui sont les :

Constricteur supérieur;

Constricteur moyen;

Constricteur inférieur;

Stylo-pharyngien;

Pharyngo-staphylin.

Nous avons décrit le pharyngo-staphylin avec le pilier postérieur du voile du palais. Nous commencerons par le constricteur inférieur parce qu'il est le plus superficiel. Les trois constricteurs, muscles plats et curvilignes, s'imbriquent en effet en se recouvrant de bas en haut.

1° *Constricteur inférieur*. — Ce muscle a la forme d'un trapèze. Son bord inférieur est horizontal, son bord supérieur oblique monte vers la ligne médiane; ses deux bords externe et interne sont verticaux.

Il s'insère en dehors par un double faisceau, aux cartilages cricoïde et thyroïde : 1° au cricoïde, sur la face latérale de son anneau; 2° au thyroïde, à la ligne oblique de sa face externe, aux tubercules qui la terminent, et à toute la partie du cartilage qui est située en arrière de cette ligne. En dedans ses fibres se terminent sur le raphé médian en s'entrecroisant partiellement avec les fibres opposées.

Ce muscle recouvre le constricteur moyen et quelquefois même le constricteur supérieur. Le nerf laryngé supérieur s'engage sous son bord supérieur, et le laryngé inférieur ou récurrent sous son bord inférieur.

2° *Constricteur moyen.* — Ce muscle est triangulaire; son sommet est à l'os hyoïde, et sa base sur la ligne médiane. Avec celui du côté opposé, il forme un grand losange. Il est remarquable par sa minceur.

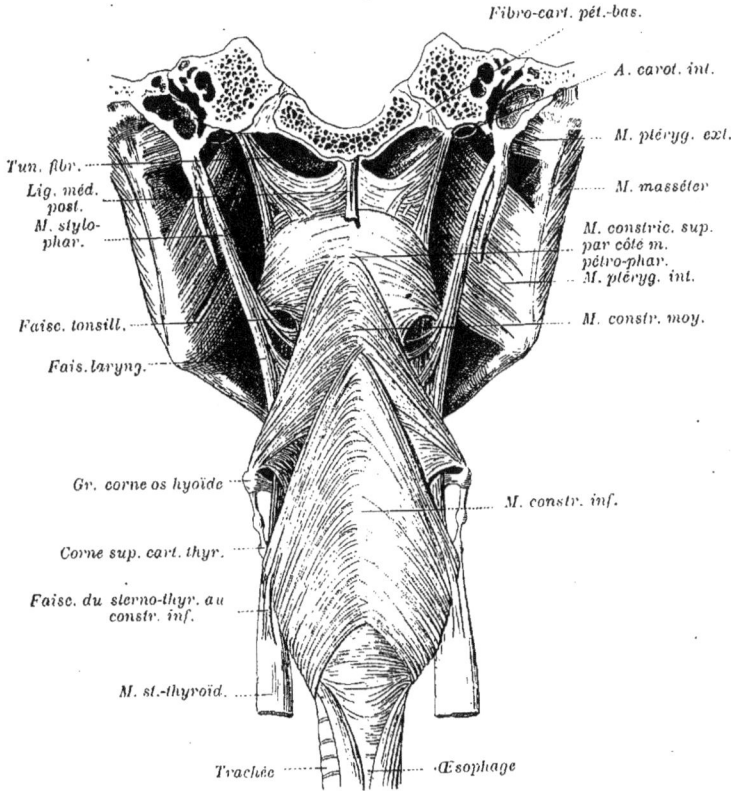

Fig. 766. — Muscles du pharynx (d'après Luschka).
La tunique adventice qui couvrait les muscles a été enlevée.

Il s'insère en dehors : à l'os hyoïde, à sa petite corne et à toute la longueur de sa grande corne; en dedans, au raphé médian.

Il recouvre le constricteur supérieur. Sous son bord supérieur légèrement saillant s'engage le muscle stylo-pharyngien.

3° *Constricteur supérieur.* — Plus mince encore, ce muscle a une forme quadrilatère. Ses fibres sont horizontales; le bord supérieur est arciforme, à concavité supérieure.

Il s'insère en dehors sur une ligne verticale : 1° à l'aile interne de l'apophyse ptérygoïde et à son crochet entre les deux péristaphylins qu'il sépare, laissant en dehors de lui le péristaphylin externe ; 2° au ligament ptérygo-maxillaire, qui lui est commun avec le buccinateur ; 3° à la partie postérieure de la ligne myloïdienne du maxillaire inférieur. En dedans, il se fixe au raphé fibreux médian du pharynx et s'entrecroise avec le muscle opposé, comme le font tous les constricteurs.

Ce muscle n'arrive pas jusqu'à la base du crâne ; il en reste séparé par un espace de 1 centimètre et demi dans lequel apparaît la tunique fibreuse. Il forme, avec la tunique adventice qui le recouvre, la paroi interne de l'espace maxillo-pharyngien.

Quelques fibres du constricteur supérieur vont à la base de la langue (faisceau lingual, *muscle pharyngo-glosse*). Parmi celles-ci, il en est qui prennent insertion sur la capsule de l'amygdale, et constitue un petit muscle plat, l'*amygdalo-glosse*, muscle tonsillaire, adducteur de cette glande.

Comme l'indique leur nom, ces trois muscles sont constricteurs ; ils resserrent transversalement la cavité pharyngienne. Accessoirement les deux inférieurs peuvent élever l'os hyoïde et le larynx. La partie cricoïdienne du constricteur inférieur sert de sphincter à l'entrée de l'œsophage et soulève la muqueuse en bourrelet.

4° *Stylo-pharyngien*. — Ce muscle long, extrinsèque au pharynx dans la plus grande partie de son trajet, s'insère en haut à la base de l'apophyse styloïde. De là il se porte en bas et en dedans et aborde l'angle du pharynx en passant sous le bord supérieur du constricteur moyen. Devenu intra-pharyngien il se termine par un large éventail. Les fibres transversales s'insèrent sur la paroi latérale du pharynx, sur l'amygdale (muscle tonsillaire, antagoniste de l'amygdalo-glosse) et sur les replis épiglottiques. Les fibres descendantes se fixent sur le bord postérieur du cartilage thyroïde et atteignent même le cricoïde.

Le stylo-pharyngien traverse obliquement l'espace maxillo-pharyngien. Il est longé sur son bord externe par le nerf glosso-pharyngien. Son bord interne donne insertion à l'*aponévrose stylo-pharyngienne*, cloison fibreuse triangulaire à sommet inférieur qui s'attache d'autre part à l'angle du pharynx. Nous l'avons déjà indiquée à propos de l'espace maxillo-pharyngien.

Ce muscle est élévateur et dilatateur de la cavité pharyngienne.

*Muscles surnuméraires*. — On rencontre fréquemment des faisceaux surnuméraires à la partie supérieure. Le plus constant est le *muscle pétro-pharyngien*, petit faisceau allongé qui descend de la base du crâne le long de l'angle du pharynx, en recouvrant le constricteur supérieur.

3° **Tunique fibreuse.** — La tunique fibreuse, *aponévrose interne* du pharynx ou mieux intra-pharyngée, est une membrane conjonctive interposée entre la couche musculaire qui glisse sur elle et la muqueuse à laquelle elle adhère intimement. Elle a exactement la forme du pharynx, avec une partie postérieure et des parties latérales. En dehors elle a les mêmes insertions que ses muscles; en dedans, sur la face postérieure, elle constitue le *raphé médian* sur lequel s'insèrent les constricteurs.

La tunique fibreuse est d'autant plus nette et plus dense qu'on l'examine plus près de la base du crâne. Dans la partie nasale, elle a le type fibreux; au-dessous, elle n'est plus qu'une mince *membrane élastique*. On la prépare sans trop de peine dans toute la partie qui correspond au constricteur supérieur, portion nasale et buccale du pharynx. Arrivée à l'os hyoïde, elle n'est plus dissécable. C'est à tort qu'on a décrit un renforcement en arrière de l'amygdale, sous le nom d'*aponévrose amygdalienne*; la tunique y est mince, et d'ailleurs interrompue par les insertions des muscles tonsillaires sur la capsule de l'amygdale.

C'est dans la partie supérieure qu'elle offre sa plus grande densité. Entre la base du crâne et le bord supérieur du constricteur supérieur, sur la face postérieure du pharynx, elle a l'aspect d'une aponévrose (*aponévrose céphalo-pharyngienne* de Cruveilhier). La tunique adventice qui se fusionne avec elle augmente encore son épaisseur. Son insertion à l'apophyse basilaire présente trois renforcements ligamenteux : 1° le *ligament suspenseur médian* qui descend du tubercule pharyngien sur le raphé médian; 2° les *ligaments suspenseurs latéraux*, qui se portent du rocher sur les angles du pharynx; ils sont formés de deux faisceaux entre lesquels s'évagine la muqueuse de la fossette de Rosenmüller (fig. 763).

4° **Tunique muqueuse.** — La muqueuse du pharynx présente deux types différents suivant qu'elle occupe la partie digestive ou la partie respiratoire.

Dans toute la portion buccale et laryngée, et sur toute la face postérieure du pharynx jusqu'à la voûte, la muqueuse a le *type buccal*. D'un gris plus ou moins rosé, construite sur le type dermo-papillaire, avec de grosses papilles saillantes et un épithélium pavimenteux stratifié, elle est appliquée sur la tunique fibreuse et lui adhère. Il n'y a pas de sous-muqueuse, excepté dans la partie laryngée où nous avons vu que la tunique fibreuse faisait défaut. On trouve des glandes muqueuses éparses sous la muqueuse et même en dehors de la tunique fibreuse; un groupe confluent se voit derrière le larynx. Des îlots discrets de tissu lymphoïde existent dans la paroi postérieure; leur hypertrophie donne lieu à la pharyngite granuleuse. On a signalé aussi dans la partie inférieure quelques bourgeons gustatifs.

79.

La muqueuse du *type nasal* est localisée à la cavité naso-pharyngienne; elle revêt la face postérieure du voile, les faces latérales et la voûte. Rouge, molle, épaisse, elle possède un épithélium cylindrique cilié. Elle est riche en glandes et s'infiltre par place de tissu lymphoïde. Cette infiltration se voit sur le pavillon de la trompe, dont la lèvre postérieure devient l'*amygdale tubaire* de Gerlach (1878), dans la fossette de Rosenmüller, et sur toute l'étendue de la voûte où elle forme l'amygdale pharyngienne.

**Amygdale pharyngienne.** — L'*amygdale pharyngienne* ou de *Luschka* (1869) ne présente sa forme normale que chez l'enfant. Elle se montre sous l'aspect d'une plaque. saillante et plissée, quadrilatère comme la voûte du pharynx qu'elle occupe entièrement, et mesurant comme elle de 2 à 4 centimètres suivant l'âge et suivant les diamètres considérés. Sa surface offre des plis et des sillons disposés en éventail, qui convergent vers une dépression profonde de 2 à 3 mm., située tout à fait en arrière et au milieu, au bout du sillon médian. Cette dépression est la *fossette médiane* ou *recessus médian* du pharynx. La fossette répond, non point à l'ancien canal pharyngien de la glande pituitaire, mais à l'adhérence de l'extrémité supérieure du pharynx à la corde dorsale embryonnaire (fig. 745 et 767).

La muqueuse qui revêt cette formation, cylindrique ciliée dans les sillons, pavimenteuse sur les crêtes, montre à sa partie profonde une nappe continue de tissu lymphoïde, dans lesquels les follicules lymphatiques se voient à l'œil nu comme des grains de semoule. La couche lymphatique ou adénoïde, que limite en dessous une *lame élastique*, repose sur une épaisse couche glandulaire qui déverse ses produits dans les sillons et les anfractuosités. Enfin celle-ci est à son tour fixée au périoste basilaire épais et adhérent, origine des polypes naso-pharyngiens.

En résumé, de la surface à la profondeur, s'étagent les couches suivantes : l'épithélium, la couche lymphoïde avec sa limitante élastique ; la couche glandulaire et le périoste basilaire.

L'amygdale pharyngienne est un organe de l'enfance et de l'adolescence. Elle est bien marquée à la naissance; elle atteint son plein développement à la deuxième année et le garde jusqu'à la puberté. Avec la puberté, elle commence à subir des phénomènes de régression, et chez l'adulte, en partie atrophiée et disloquée, en partie déformée par les lésions inflammatoires très fréquentes, elle se réduit à quelques plis irréguliers près de la ligne médiane. Souvent la fossette médiane s'allonge et prend la forme d'un entonnoir profond de 1 centimètre, connu sous le nom de *bourse pharyngienne* de Meyer.

L'ensemble des formations amygdaliennes que nous avons étudiées jusqu'à présent constitue l'*anneau lymphatique* du pharynx.

**Anneau lymphatique du pharynx, de Waldeyer.** — On désigne sous ce nom la réunion des formations lymphoïdes qui sont situées dans le pharynx vrai, au sens embryologique, c'est-à-dire en arrière du sillon terminal de la langue. Cet anneau, sensiblement vertical, commence par l'amygdale pharyngienne, se continue par l'amygdale tubaire, le tissu lymphoïde du voile du palais et du pilier postérieur, l'amygdale palatine, et se ferme sur la ligne médiane par l'amygdale linguale. Les quatre amygdales ont une même structure générale, avec des différences de forme extérieure. Toutes sont des organes dont le plein développement correspond à l'enfance et à l'adolescence; elles commencent à rétrograder avec la puberté. Placées à l'entrée des voies respiratoires et des voies digestives, elles apparaissent comme un organe de défense contre les invasions microbiennes de l'extérieur.

**Vaisseaux et nerfs.** — Les *artères* du pharynx proviennent toutes de la carotide externe. La portion buccale et la portion laryngienne reçoivent leurs vaisseaux : de la pharyngienne ascendante, de la palatine ascendante qui provient de la faciale, et du rameau pharyngien de la thyroïdienne infé-

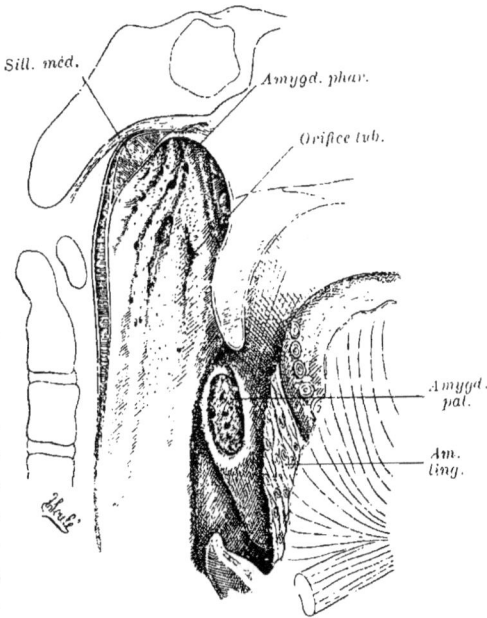

Fig. 767. — Anneau lymphatique du pharynx
(d'après Th. Schmidt).

Cette coupe médiane antéro-postérieure montre la moitié gauche de l'anneau lymphatique formée par les amygdales pharyngienne, tubaire, palatine et linguale.

rieure. A la portion naso-pharyngienne la maxillaire interne envoie l'artère ptérygo-palatine ou pharyngienne supérieure par sa branche sphéno-palatine, et l'artère vidienne.

Les *veines* forment deux plexus : un *plexus sous-muqueux*, bien bien marqué dans la partie laryngienne; un *plexus péri-pharyngien*, situé extérieurement entre la couche musculaire et la tunique adventice. Ce dernier plexus qui s'étend sur les trois faces du pharynx et qui reçoit la presque totalité des veines profondes se déverse soit en avant dans le plexus ptérygoïdien, soit aux angles du pharynx dans une longue *arcade latérale*, qui elle-même se jette par des troncs transversaux dans la veine jugulaire interne.

Les *lymphatiques* naissent des réseaux muqueux et musculaires. Ils se partagent en deux groupes distincts. Ceux de la cavité naso-pharyngienne se jettent dans les ganglions rétro-pharyngiens que nous avons vus être situés sur la face postérieure du pharynx, près de son angle, à 1 ou 2 centimètres au-dessous de la base du crâne (fig. 499). Ces ganglions souvent volumineux jouent un rôle important dans la pathologie de cette région. Les troncs lymphatiques des portions buccale et laryngée se portent en dehors aux ganglions de la chaîne jugulaire interne.

Les *nerfs* sensitifs et moteurs proviennent du *plexus pharyngien*, situé sur les faces latérales et muni de ganglions nerveux. Ce plexus tire ses branches afférentes du nerf glosso-pharyngien et du pneumogastrique, celui-ci ayant, comme on le sait, reçu la branche interne du spinal. Le ganglion cervical supérieur du grand sympathique fournit des filets vasculaires et sécréteurs.

## CHAPITRE V

## ŒSOPHAGE

**Préparation.** — La portion cervicale de l'œsophage se prépare facilement en même temps que la trachée, derrière laquelle elle est située, et que le paquet vasculo-nerveux qu'il faut ménager. — La portion thoracique est visible quand on a enlevé le cœur et le péricarde; on peut enlever les poumons, mais il faut conserver la trachée et sa bronche gauche, la partie horizontale de la crosse de l'aorte et toute l'aorte descendante. Une préparation intéressante consiste à observer l'œsophage par derrière en faisant tomber les vertèbres dorsales et la portion voisine des côtes. La portion abdominale s'étudie avec l'estomac.

. Une coupe transversale montre ses diverses tuniques, que l'on disséquera sur un segment de quelques centimètres de long fendu et épinglé sur un liège.

**Définition.** — L'œsophage est un conduit musculo-membraneux qui s'étend du pharynx à l'estomac.

Il fait passer les aliments de la cavité pharyngienne dans la cavité gastrique (troisième temps de la déglutition).

**Situation. Limites.** — L'œsophage occupe successivement dans son trajet la partie inférieure de la région cervicale, toute la région thoracique dans le médiastin postérieur et une très petite partie de la cavité abdominale. Il est constamment situé au-devant de la colonne vertébrale.

Sa limite supérieure répond au bord inférieur du cartilage cricoïde, repère fondamental, facile à constater; l'œsophage commence avec la trachée. Ce point correspond à la 6e vertèbre cervicale, qui présente le *tubercule carotidien* sur son apophyse transverse. Cette extrémité est à 15 centimètres des arcades dentaires et difficile à atteindre avec le doigt, même sur le cadavre (fig. 745).

La limite inférieure est sur l'estomac, à la jonction de la petite courbure avec la grosse tubérosité. Entre cette dernière et l'œsophage, un sillon profond, demi-circulaire, qui se traduit intérieurement par un repli valvuloïde, marque sur le côté gauche du canal sa pénétration dans l'estomac. Cet abouchement répond à la face gauche de la 10e vertèbre dorsale ou à son disque sous-jacent.

**Fixité.** — L'œsophage est maintenu en place par la continuité de ses deux extrémités avec le pharynx et l'estomac; par des tractus conjonctifs ou musculaires qui l'unissent à la bronche gauche, à l'aorte, au diaphragme; enfin par les cloisons sagittales qui, insérées sur ses angles, le suspendent à la colonne vertébrale. Ces diverses attaches lui laissent une certaine mobilité, surtout au point de vue de son extension en longueur et en largeur.

**Forme et dimensions.** — La forme de l'œsophage est celle d'un tube un peu aplati d'avant en arrière. Aux deux extrémités sont l'*orifice supérieur* ou *pharyngien*, et l'*orifice inférieur* ou *cardiaque*. Le tube est ouvert et béant, sur le vivant, dans sa portion thoracique et abdominale, et peut-être aussi dans la portion cervicale.

Sa longueur est de 25 centimètres, dont 4 ou 5 pour la portion cervicale, 16 ou 18 pour la portion thoracique et 2 ou 3 seulement pour la portion abdominale. Sa largeur extérieure est de 2 à 3 centimètres. Il laisse passer une sonde de 2 centimètres de diamètre; cependant sur certains sujets, il est des points étroits dont le diamètre est réduit à 15 millimètres.

Toutefois, le calibre de l'œsophage n'est point régulier, il présente constamment des parties étroites et des parties larges. Les *rétrécissements* les plus constants au point de vue de leur siège sont : les rétrécissements cricoïdien, à l'orifice supérieur; aortique, au contact de la crosse de l'aorte; bronchique, en arrière de la bronche gauche, et diaphragmatique, au-dessus et dans l'orifice diaphragmatique. Des dilatations fusiformes les séparent. Ces points rétrécis sont importants pour le cathétérisme; ils sont des lieux d'élection pour l'arrêt des corps étrangers, pour les rétrécissements cicatriciels. La grande majorité des corps étrangers chez l'enfant s'arrêtent au-dessus du deuxième rétrécissement, au niveau ou un peu au-dessus de la fourchette sternale.

**Direction**. — Considéré dans son ensemble, l'œsophage est à peu près rectiligne et vertical et permet l'introduction de sondes droites. Examiné en place, il montre quelques flexuosités dans les deux sens.

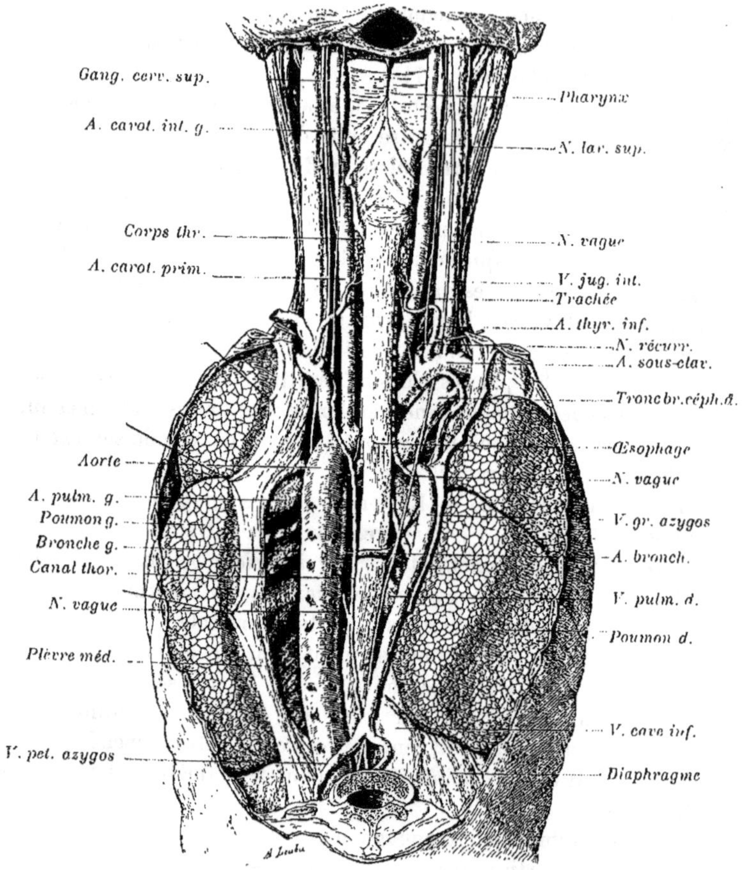

Fig. 768. — Œsophage. — Trajet et rapports.

Vu par la partie postérieure. La colonne vertébrale et les côtes ont été enlevées; le médiastin postérieur est ouvert. Les organes thoraciques sont un peu écartés pour mieux montrer l'œsophage.

Dans le sens antéro-postérieur, il s'adapte à la courbure cervico-dorsale de la colonne vertébrale; puis, à partir de la 4e dorsale, il descend tout droit et passe, au niveau du diaphragme, à 2 ou 3 centimètres en avant de la colonne. Ses flexuosités transversales ou latérales lui font décrire une ligne faiblement sinueuse. Il se dévie très légèrement à gauche dans la région cervicale, alors que la trachée se dévie à droite, ce qui les écarte l'un de l'autre ; puis dans le thorax il est reporté à droite de la ligne médiane par l'aorte qui le longe, et enfin près du diaphragme il revient franchement à gauche pour rencontrer l'estomac, à 2 centimètres de la ligne médiane.

**Rapports.** — L'œsophage se divise naturellement en trois portions : cervicale, thoracique et abdominale :

1° *Portion cervicale.* — L'œsophage est en rapport : en avant, avec la trachée dont la face postérieure membraneuse est aplatie et à laquelle il est relié par des travées conjonctives peu serrées. Ces rapports nous expliquent la rareté des blessures de l'œsophage que protège la trachée, et les symptômes mixtes de dysphagie et de dyspnée que présentent les corps étrangers de l'un ou de l'autre canal. L'œsophage déborde la trachée à gauche, fait important pour l'œsophagotomie, car une partie du conduit est à découvert et facilement abordable ; sur cette partie est appliqué le nerf récurrent gauche. — En arrière, avec la colonne vertébrale, recouverte par les muscles prévertébraux et leur aponévrose. Les cloisons sagittales du pharynx qui se prolongent jusque dans le thorax forment deux lames de champ qui s'insèrent sur cette aponévrose en arrière, sur les angles de l'œsophage et de la trachée en avant. Ainsi se trouve circonscrit un espace rétro-œsophagien, suite de l'espace rétro-pharyngien, tous deux constituant l'espace prévertébral, par lequel des abcès peuvent descendre dans le médiastin postérieur. — Latéralement, par le nerf récurrent droit, à droite ; par le bord postérieur des lobes latéraux de la glande thyroïde en haut, et plus en dehors, sur tout le trajet, par le paquet vasculo-nerveux (carotide primitive, jugulaire interne, pneumo-gastrique, chaîne ganglionnaire lymphatique), par l'artère thyroïdienne inférieure qui a donné une hémorragie mortelle dans un cas de corps étranger de l'œsophage, et enfin par le grand sympathique.

2° *Portion thoracique.* — Cette longue portion, qui mesure plus de 15 centimètres, est contenue dans le médiastin postérieur, qui montre sur la coupe une surface carrée.

Elle présente les rapports suivants : en avant, et de haut en bas, avec la trachée, puis avec la racine de la bronche gauche, le gros amas inter-trachéo-bronchique de ganglions lymphatiques, et la face postérieure du péricarde ; en arrière, avec la colonne vertébrale. Entre l'œsophage et la colonne s'interposent le canal thoracique et la veine azygos ; — latéralement, avec l'aorte thoracique à gauche, les nerfs pneumo-gastriques et la face interne de la plèvre et des poumons.

L'aorte, qui a passé à cheval sur la bronche gauche, descend d'abord sur la face gauche de la colonne vertébrale, puis devient médiane au-

dessus du diaphragme. L'œsophage est situé d'abord à droite de l'aorte,
puis en avant, et enfin à gauche; il contourne le vaisseau en une
longue spirale. C'est surtout à la partie supérieure qu'on a vu les
anévrismes de l'aorte s'ouvrir dans
l'œsophage, des corps étrangers de
l'œsophage ou un cancer de cet organe
perforer l'aorte.

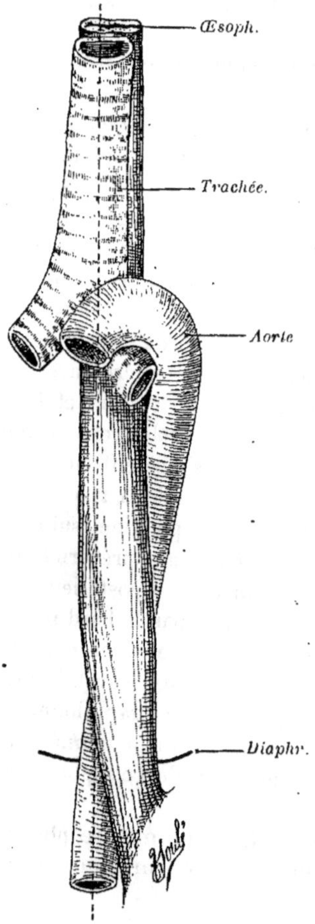

Les nerfs pneumo-gastriques sont
d'abord situés de chaque côté de l'œsophage. Au-dessus du diaphragme, le
pneumo-gastrique gauche se place
sur sa face antérieure, le droit sur
sa face postérieure ; cette déviation
est la conséquence de la torsion de l'estomac pendant la vie fœtale. Ces deux nerfs
enlacent le conduit de leurs arcades
anastomotiques, ce qui explique peut-
être certaines douleurs de distension.

Les plèvres médiastines et la cavité
pleurale qu'elles circonscrivent s'avancent de chaque côté dans le sens
antéro-postérieur. Dans la partie inférieure, elles s'insinuent dans les organes du médiastin, et souvent il se
forme un cul-de-sac pleural rétro-
œsophagien du côté droit. C'est là un
des dangers dans les interventions sur
l'œsophage par la voie postérieure.

Dans toute sa portion thoracique,
l'œsophage est accompagné par une
chaîne de ganglions lymphatiques, dits
*ganglions-péri-œsophagiens* qui sont
surtout nombreux à sa face antérieure
(fig. 492).

FIG. 769. — Rapports de l'œsophage
et de l'aorte.

La ligne ponctuée indique la ligne médiane. Remarquer que l'œsophage déborde
la trachée à gauche.

3° *Portion abdominale.* — L'œsophage traverse le diaphragme dans
l'*orifice œsophagien*, qui est plutôt
un canal, situé en avant et à gauche
de l'orifice aortique. Il est lâchement fixé au contour de ce canal par
un petit diaphragme membraneux. Dans la cavité abdominale, où son
parcours n'est que de 2 centimètres, il est appliqué en arrière sur le
pilier gauche du diaphragme, et entouré en avant par l'*échancrure*

*œsophagienne* du lobe gauche du foie. Son bord gauche longe la grosse tubérosité de l'estomac. Les nerfs pneumogastriques l'accompagnent sur ses deux faces. Un méso-péritonéal l'attache à la face inférieure du diaphragme.

**Structure de l'œsophage.** — La paroi de l'œsophage, épaisse de 2 millimètres, se compose de trois tuniques : une tunique musculaire, la plus extérieure, une tunique celluleuse et une tunique muqueuse.

*Tunique musculaire.* — Cette tunique est revêtue extérieurement d'une adventice semblable à celle du pharynx, mais trop mince pour qu'on la considère comme une tunique véritable. Elle est formée de deux couches, l'une externe, longitudinale, l'autre interne, circulaire.

Les *fibres longitudinales* s'insèrent à la partie supérieure sur le pourtour du cartilage cricoïde, et plus particulièrement à la crête médiane de ce cartilage à l'aide d'une membrane élastique triangulaire, appelée quelquefois *ligament suspenseur de l'œsophage*. Les faisceaux nés de ces diverses insertions constituent ce qu'on a nommé les muscles crico-œsophagiens. Ils ne tardent pas à se réunir en une couche continue. A la partie inférieure, les fibres longitudinales se continuent avec celles de l'estomac,

Les *fibres circulaires* forment des anneaux autour du conduit œsophagien, anneaux en général transversaux, quelquefois obliques et enroulés en hélice. Il n'y a pas de sphincter à l'orifice cardiaque. Cette couche est plus pâle et plus mince que la précédente ; il est probable que la pesanteur supplée à son faible développement pour la progression des aliments.

Les *fibres musculaires* de l'œsophage appartiennent à deux types ; celles de la portion cervicale sont des fibres striées, comme la musculature du pharynx ; celles de la portion thoracique et abdominale sont des fibres lisses. La transition se fait insensiblement. Il est à remarquer que l'œsophage est entièrement formé de fibres lisses chez les oiseaux et les reptiles, et de fibres striées chez les poissons. Chez beaucoup de mammifères, il est presque complètement strié.

*Fibres accessoires.* De la tunique longitudinale se détachent des bandelettes musculaires et tendineuses qui se portent sur les organes voisins et contribuent à la fixation de l'œsophage. Ces faisceaux inconstants, longs de 1 à 2 centimètres, composés de fibres lisses, constituent les muscles trachéo-œsophagien, broncho-œsophagien, pleuro, aorto, phréno-œsophagien.

*Tunique celluleuse ou sous-muqueuse.* — C'est une couche de tissu cellulaire lâche qui permet le glissement de la muqueuse. Elle contient des glandes, des plexus vasculaire et nerveux. Nos anciens classiques la décrivent à tort sous le nom de *tunique fibreuse* (Cruveilhier), cellulo-fibreuse (Sappey); car la seule portion dense de cette couche qu'ils avaient reconnue à l'œil nu dans son plan superficiel, sous-dermique, appartient à la muqueuse même.

**Tunique muqueuse.** — La muqueuse œsophagienne est d'un blanc mat. Elle est remarquable par sa grande épaisseur et par son extrême laxité, qui lui permet de se plisser en long et en travers. C'est grâce à sa couche lâche sous-muqueuse qu'elle peut jouer sur la couche musculaire. Cette laxité favorise sans doute la progression du bol alimentaire. Les *plis longitudinaux* qu'on observe sur le cadavre dans le conduit vide et qui donnent à sa coupe transversale un aspect étoilé n'existent peut-être pas pendant la vie.

La muqueuse est du type dermo-papillaire, comme celle du pharynx, avec de grosses papilles. Elle possède une muscularis mucosæ, c'est-à-dire une mince couche de fibres musculaires lisses, qui fait défaut dans le pharynx. Cette *musculaire muqueuse* est d'abord discontinue et remplace peu à peu la lame élastique de la muqueuse pharyngienne. C'est ce plan musculaire et élastique, assez dense, qui avait fait admettre une tunique fibreuse.

La muqueuse œsophagienne se termine au niveau du cardia par une ligne festonnée, qui marque la transition avec la muqueuse gastrique d'un type différent.

Les *glandes œsophagiennes* sont éparses et peu nombreuses; elles sont situées dans la sous-muqueuse. Ce sont des glandes en grappe, du type muqueux. Dans la partie inférieure, on trouve des glandes plus petites, plus superficielles, d'une structure mixte, séro-muqueuses, dites *glandes du cardia*. Elles sont très nombreuses et forment un anneau autour de l'orifice inférieur.

Les glandes de l'œsophage présentent cette particularité remarquable que leurs acini et leurs conduits excréteurs sont entourés complètement ou partiellement par du tissu lymphatique, tantôt à l'état diffus, tantôt condensé en follicules clos. On a ainsi de petits organes associés, lympho-glandulaires.

**Vaisseaux et nerfs.** — Les *artères* de l'œsophage viennent de sources différentes pour chacune de ses portions. Elles sont empruntées successivement : à la thyroïdienne inférieure, aux artères bronchiques, à l'aorte même par cinq ou six artères œsophagiennes, enfin à la diaphragmatique supérieure et à la coronaire stomachique.

Les *veines* forment deux plexus, l'un sous-muqueux, l'autre externe ou péri-œsophagien, reliés entre eux par des veines perforantes. Les troncs collecteurs de ces plexus se déversent dans le système cave pour toute la portion sus-diaphragmatique, par la veine thyroïdienne inférieure et azygos. Les veines efférentes de la partie abdominale sont tributaires du système porte par leur débouché dans les veines coronaires stomachiques; elles constituent ainsi une anastomose entre les systèmes veineux porte et cave, anastomose qui prend une grande importance dans certains cas d'obstacle à la circulation hépatique.

Les *lymphatiques* naissent de deux plexus, l'un muqueux et l'autre musculaire. Ceux de la portion thoracique se jettent dans les ganglions périœsophagiens ou médiastinaux postérieurs qui occupent de préférence la face antérieure de l'œsophage. Ceux de la portion cervicale se rendent aux gros ganglions sous-sterno-mastoïdiens et aux petits ganglions récurrentiels placés le long du nerf récurrent.

Les *nerfs* viennent, pour la portion cervicale, des nerfs récurrents (laryngé inférieur, du pneumo-gastrique) et du sympathique cervical; pour les autres portions, des nerfs pneumo-gastriques et du sympathique thoraco-abdominal. Ils forment un plexus musculaire et un plexus sous-muqueux.

## CHAPITRE VI

## ESTOMAC

**Préparation.** — Choisir un sujet jeune et de préférence un homme; l'estomac des femmes d'un certain âge étant fréquemment déformé et déplacé. D'ailleurs, il faut examiner beaucoup d'estomacs en place pour bien connaître ses variations. L'abdomen ouvert, on étudie l'organe *in situ*, direction, rapports, attaches épiploïques. Puis on l'extrait entre deux ligatures placées l'une au-dessus du cardia, l'autre au delà du pylore que l'on reconnaît à sa dureté noueuse. On le lave et on l'insuffle modérément, pour observer sa forme et la couche musculaire qu'on aperçoit par transparence. Préparer la cravate de Suisse le long de la petite courbure. Une section le long de cette courbure permettra d'étaler la muqueuse, et montrera la coupe du sphincter pylorique.

**Définition.** — L'estomac est une poche membraneuse intermédiaire à l'œsophage et à l'intestin grêle.

Les aliments y séjournent et y subissent un commencement de digestion qui les transforme en chyme, grâce au suc gastrique que sécrète la muqueuse.

**Situation.** — L'estomac est situé au-dessous du diaphragme, dans l'étage supérieur de la cavité abdominale; il occupe l'hypocondre gauche et une partie de l'épigastre.

Il importe, pour l'étude de la situation des organes abdominaux, de connaître la division de la partie antérieure de la cavité abdominale en régions secondaires. La plupart des auteurs emploient des lignes horizontales et verticales conventionnelles, difficiles à tracer. Il est plus

Abrégé d'Anat. — III. 80

naturel de se servir de la projection du squelette sur la paroi antérieure. On obtient ainsi neuf compartiments, formant trois zones superposées. Le dessin ci-joint indique leur nom et leur position. Remarquons
seulement que les hypocondres, par leur paroi et même par le plan
sous-jacent de la plèvre et du poumon, appartiennent à la poitrine;
c'est leur cavité qui est abdominale (fig. 770).

**Fixité.** — L'estomac est maintenu en place : 1° par la continuité de
ses deux extrémités avec l'œsophage et le duodénum, qui sont des
organes stables, auxquels il est comme suspendu; 2° par le péritoine.
Le péritoine le rattache à tous les organes environnants, mais les replis
importants pour sa fixation sont : l'*épiploon gastro-hépatique*, qui se
porte du foie à la petite courbure; le *ligament phréno-gastrique*, qui
attache la grosse tubérosité au diaphragme, et le *ligament profond* de
l'estomac, qui suit l'artère
coronaire stomachique et
se continue avec le péri-
toine de la paroi posté-
rieure de l'abdomen. Les
ligaments *gastro-colique*
et *gastro-splénique* qui
l'unissent au colon transverse et à la rate sont plus
lâches. A ces moyens de
fixité, il faut joindre le
coussinet de la masse in-
testinale sous-jacente et la
pression abdominale.

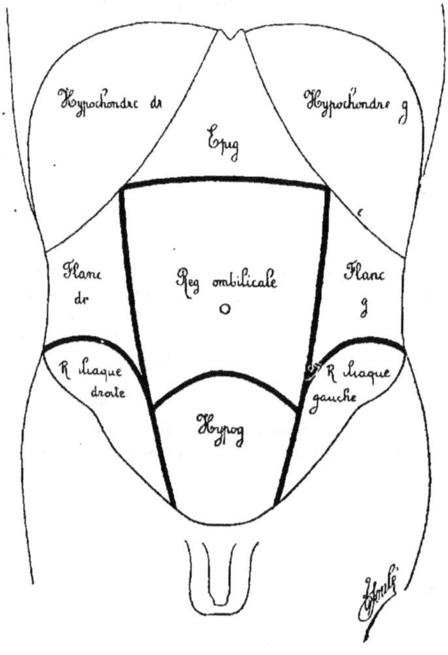

Ainsi maintenu, l'esto-
mac est un organe fixe.
Il s'allonge, se dilate et
exécute peut-être sur son
axe de faibles mouvements
de rotation; mais ses ex-
trémités restent en place,
le pylore seul accomplit
des mouvements physiolo-
giques de latéralité qui
ne dépassent pas quelques

Fig. 770. — Régions de l'abdomen.
Les traits renforcés indiquent les lignes conventionnelles.

centimètres. Dans les déplacements pathologiques, c'est encore le pylore
qui s'abaisse ou se dévie à gauche; le cardia et la grosse tubérosité restent fixés au diaphragme.

**Dimensions.** — L'estomac présente, comme on le comprend, de grandes variations dans son volume, suivant la corpulence du sujet et suivant son régime alimentaire. L'organe étant modérément distendu, sa longueur, mesurée obliquement du sommet du fond au pylore, varie de 25 à 30 centimètres; sa plus grande largeur de 10 à 12 centimètres. La petite courbure mesure 15 centimètres; la grande 40 centimètres. — La surface de la muqueuse mesure 600 à 800 centimètres carrés, pour une capacité de 1200 à 1400 centimètres cubes. — La capacité pour un homme adulte varie de 600 à 2000 centimètres cubes ou grammes d'eau, et la moyenne que l'on en déduirait serait fictive.

**Forme** ou **Configuration externe.** — L'estomac est piriforme; il

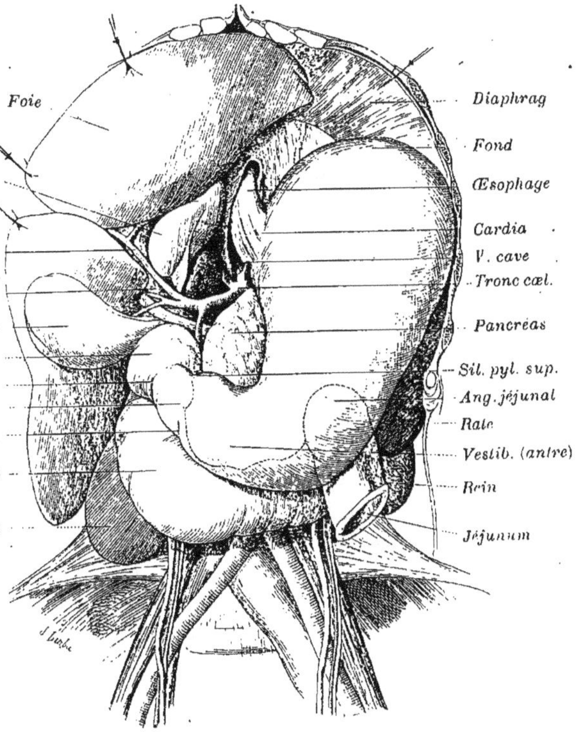

Fig. 771. — Forme, direction et rapports de l'estomac.

Le foie est relevé en haut et à droite. L'estomac est moyennement distendu; remarquer sa direction presque verticale. Le tubercule épiploïque du pancréas apparaît au-dessus de la petite courbure.

ressemble à une poire dont la petite extrémité serait recourbée. Insufflé, il prend la forme d'une cornemuse.

On distingue d'abord deux faces et deux bords ou courbures.

Les *faces* convexes et lisses sont l'une *antérieure*, l'autre *postérieure*.

Le *bord droit* ou *petite courbure* s'étend du cardia au pylore, sur le côté droit de l'estomac. D'abord vertical, il se coude pour devenir horizontal. — Le *bord gauche* ou *grande courbure* s'étend aussi du cardia au pylore. Il commence au bord gauche de l'œsophage et contourne tout le côté gauche convexe de l'estomac en décrivant les trois quarts d'un cercle.

Ainsi limité, l'estomac présente à considérer deux extrémités ou tubérosités, un corps, et deux orifices, le cardia et le pylore.

La *grosse tubérosité*, appelée aussi *grand cul-de-sac* ou *fond* de l'estomac, est cette calotte qui le termine à la partie supérieure. Elle a 4 ou 5 centimètres de hauteur. On lui donne pour limite inférieure une ligne horizontale passant par le bord supérieur du cardia.

La *petite tubérosité* ou *petit cul-de-sac*, antre du pylore, est la partie inférieure et horizontale de l'estomac. C'est son point le plus bas. Elle a une longueur de 10 centimètres. Un simple coude ou un sillon marque sa limite gauche sur la grande courbure; un sillon semblable existe mieux marqué sur la petite courbure. La petite tubérosité est presque toujours bosselée.

Le *corps* est la partie intermédiaire aux deux tubérosités. Sa direction est verticale.

Le *cardia*, vertical, de forme ovalaire, est placé à la jonction des deux courbures.

Le *pylore*, de forme circulaire, est marqué par un étranglement (sillon pylorique). Il regarde en haut, en arrière et un peu à droite.

*Estomac biloculaire.* — On rencontre assez souvent chez l'adulte, et plus particulièrement chez la femme, des estomacs dits *biloculaires* ou *en sablier*, divisés en deux loges et quelquefois plus par des étranglements transversaux de profondeur très variable. Ces étranglements disparaissent ou non par l'insufflation, suivant que la déformation est ancienne ou récente. Un très petit nombre de ces biloculations sont d'origine cicatricielle et relèvent d'un ancien ulcère de l'estomac; mais l'immense majorité sont dues à une contracture partielle de l'estomac, elle-même provoquée par une pression des organes voisins, presque toujours par la constriction du thorax (ceinture, corset). On ne les rencontre que très exceptionnellement chez les enfants.

*Direction.* — L'estomac est vertical. Cette formule absolue substituée à l'ancienne formule : l'estomac est horizontal, doit être entendue de la façon suivante. Le corps de l'estomac avec sa grosse tubérosité, c'est-à-dire la grande masse de l'organe, est sensiblement vertical, un peu oblique cependant en bas et à droite; la petite courbure seule, dans sa plus grande partie, est vraiment verticale. Quant à la petite tubérosité, elle est horizontale, et sur les grands estomacs elle peut s'allonger au point d'égaler presque la partie verticale; l'organe prend alors une forme *coudée*, en équerre.

**Rapports.** — Les 8/9 de l'estomac sont situés à gauche de la ligne médiane; seuls le pylore et les parties voisines sont à droite.

La *face antérieure* est en rapport : 1° en haut et à gauche, avec la paroi antérieure de l'hypocondre gauche. Ce rapport se fait suivant une surface semi-lunaire dont la base est le rebord costal, et dont la convexité répond à la voûte diaphragmatique. Cette surface, sonore à la percussion, porte le nom d'*espace de Traube* (1868); — 2° avec la paroi abdominale antérieure, dans la région épigastrique. Ce rapport s'agrandit quand l'estomac se distend. Dans la gastrotomie, l'incision classique se fait à 1 centimètre en dedans du rebord costal, en commençant au neuvième cartilage costal et en remontant le long des cartilages; c'est là qu'on est le plus sûr de rencontrer l'estomac. Il est à remarquer que le creux épigastrique répond au foie et non à l'estomac, le foie occupant le tiers supérieur de l'espace ombilico-xiphoïdien; — 3° en petite partie avec le foie.

La *face postérieure* répond à l'arrière-cavité des épiploons. Par l'intermédiaire de cette mince bourse séreuse, l'estomac repose sur une surface creuse, sorte de *lit de l'estomac*, modelé par les empreintes qu'il détermine sur les organes voisins. Ces organes sont de gauche à droite : la rate, par sa face interne gastrique en avant du hile; le rein gauche, dans le tiers supérieur de sa face antérieure; la capsule duodénale gauche, dans sa plus grande partie; le pancréas, dans sa face antérieure, et au-dessous de lui, l'angle du jéjunum (fig. 808). Il est fréquent de voir le pancréas soudé à l'estomac dans les ulcères de ce dernier organe.

La *grosse tubérosité* ou fond est recouverte à droite par le foie, qui s'étend plus ou moins loin, à droite et en arrière par le diaphragme. Ce dernier rapport nous explique comment l'estomac dilaté peut gêner la respiration en distendant le diaphragme et influencer le cœur et le poumon gauche situés au-dessus. Le bord droit de la grosse tubérosité est longé par l'œsophage. Sa face postérieure, recouverte en bas par le péritoine, se trouve en haut accolée directement au diaphragme dans une étendue très variable.

La *petite courbure* longe la face gauche de la colonne vertébrale. Elle est parcourue par les vaisseaux coronaires stomachiques et donne insertion à l'épiploon gastro-hépatique.

La *grande courbure*, parcourue elle aussi par un cercle vasculaire et servant de ligne d'insertion au grand épiploon, est encadrée par la portion gauche ou ascendante du colon transverse qui l'accompagne jusqu'à la rate. L'empiétement de ces deux organes l'un sur l'autre rend sur le

80.

vivant leur délimitation très difficile. Le point le plus bas de la grande courbure, et par conséquent de l'estomac, dans une réplétion modérée, est situé à trois travers de doigt au-dessus de l'ombilic.

Le *cardia* est sur le côté gauche de la colonne vertébrale (10ᵉ ou 11ᵉ dorsale), entre l'aorte et le foie.

Le *pylore* est situé un peu à droite de la ligne médiane; on l'atteint par une incision médiane. Il répond à la 1ʳᵉ lombaire, à 7 centimètres au-dessus de l'ombilic. Il repose sur l'aorte ou sur la veine cave, suivant qu'il est médian ou paramédian. Il est en rapport en avant avec le lobe carré du foie et souvent avec la vésicule biliaire, d'où sa coloration verte sur le cadavre par la bile transsudée.

**Surface interne.** — L'estomac étant ouvert, on aperçoit sa muqueuse dont nous décrirons plus loin les caractères généraux. Nous étudierons seulement ici les orifices.

L'orifice œsophagien ou *cardia* est remarquable par des plis radiés, que la distension fait disparaître; — par un bord festonné et un changement de coloration qui indiquent la limite entre la muqueuse œsophagienne et la muqueuse gastrique; — par sa largeur et sa dilatabilité; — enfin par l'absence de sphincter. La pénétration oblique de l'œsophage détermine dans la partie supérieure à gauche de l'orifice un repli pariétal, un éperon, qu'on a appelé *valvule cardiaque*, mais qui est souvent bien peu marqué et n'existe en tout cas que d'un côté; c'est plutôt un *pli cardiaque*.

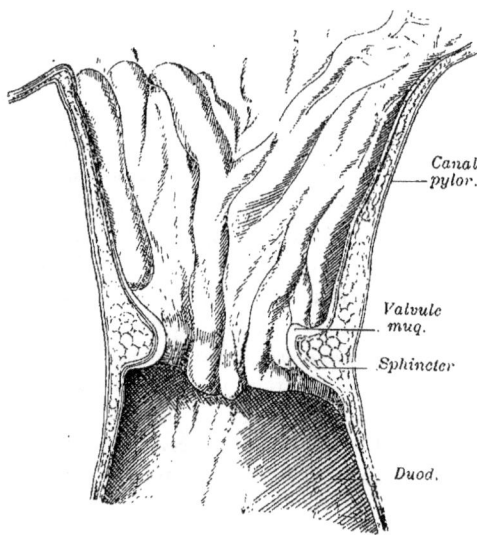

Canal
pylor.

Valvule
muq.

Sphincter

Duod.

Fig. 772. — Canal pylorique ouvert; pylore vu en coupe (nouveau-né).

Remarquer les plis longitudinaux de la muqueuse gastrique, et l'épaississement progressif de la couche musculaire circulaire pour aboutir à l'anneau sphinctérien.

L'orifice duodénal ou *pylore* se distingue par son étroitesse, sa faible dilatabilité, la présence d'une valvule muqueuse complète et d'un sphincter de fibres lisses. Sur beaucoup de sujets on introduit difficilement le petit doigt dans le pylore. La valvule est un soulèvement de la muqueuse par l'anneau sphinctérien ; ce n'est que sur une pièce desséchée qu'elle prend l'aspect d'un diaphragme, et elle ne contribue qu'à parfaire l'occlusion de l'orifice.

La partie de la cavité de l'estomac qui avoisine le pylore, pars pylorica, présente dans la région de la petite tubérosité des dépressions qui répondent aux bosselures extérieures. Ces cellules qui bien développées rappellent celles du gros intestin forment l'*antre du pylore* ou *vestibule pylorique*. Le vestibule se relie à l'orifice duodénal par le *canal pylorique*, segment tubulé, long de 5 centimètres, dont la muqueuse offre des plis longitudinaux et dont la musculature est plus épaisse.

**Structure.** — La paroi de l'estomac, épaisse de 3 millimètres, se compose de quatre tuniques superposées, qui sont de dehors en dedans : la tunique séreuse, la tunique musculaire, la tunique celluleuse ou sous-muqueuse , et la tunique muqueuse.

1° *Tunique séreuse ou péritonéale.* — Elle est formée par le péritoine qui adhère intimement aux deux faces et dont les deux feuillets s'écartent le long des courbures pour loger les vaisseaux.

2° *Tunique musculaire.* — Constituée par des fibres musculaires lisses, de couleur rouge pâle, disposées en faisceaux aplatis, cette tunique comprend trois

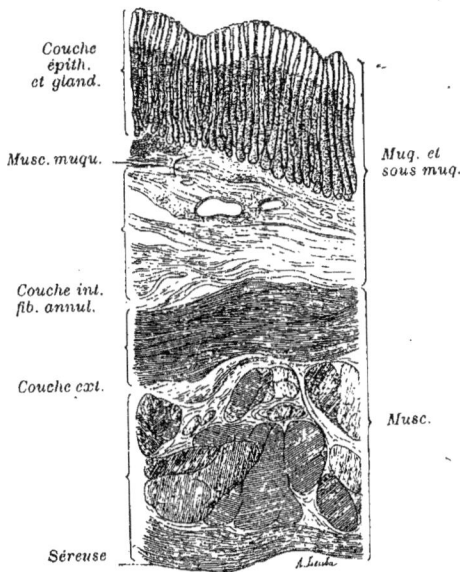

*Couche épith. et gland.*

*Musc. muqu.*

*Muq. et sous muq.*

*Couche int. fib. annul.*

*Couche ext.*

*Musc.*

*Séreuse*

Fig. 773. — Structure de l'estomac (d'après Stœhr).
Coupe histologique grossie 15 fois. — Les trois tuniques et leurs couches constituantes.

couches : la couche longitudinale externe, la couche circulaire, la couche longitudinale interne.

*Couche longitudinale externe.* — Ces fibres, en grande partie émanées de la couche longitudinale de l'œsophage, s'irradient sur les deux faces de l'estomac, dans le sens de son grand axe. Elles se condensent en deux points pour former la cravate de Suisse et le ligament du pylore. La *cravate de Suisse*, terme qui rappelle une cravate en usage au dix-huitième siècle, est un large et épais faisceau de couleur rouge, qui s'étend du cardia au pylore le long de la petite courbure. Il est probablement élévateur du pylore et contribue à son occlusion. Les *ligaments du pylore* ou *ligaments d'Helvétius* sont des faisceaux en

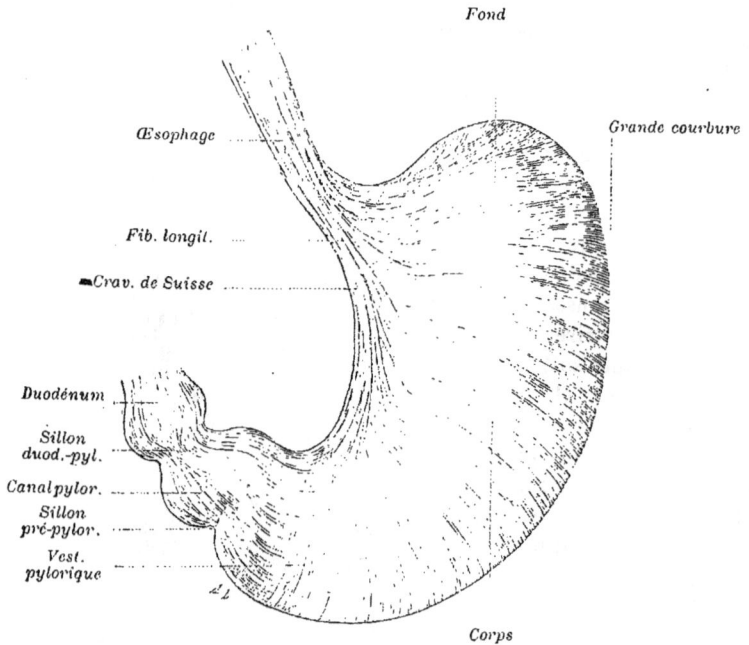

Fig. 774. — Tunique musculaire de l'estomac ; couche superficielle (d'après Luschka).

On aperçoit la partie principale des fibres longitudinales : c'est-à-dire la cravate de Suisse et les ligaments du pylore, et la plus grande partie des fibres circulaires. Les fibres obliques et le sphincter pylorique sont plus profonds et non visibles.

partie musculaires, en partie élastiques, qui courent sur le milieu des deux faces de la petite tubérosité.

*Couche circulaire.* — Ces fibres, qui prolongent celles de l'œsophage, forment une couche transversale, perpendiculaire au grand axe de l'estomac, et continue depuis le sommet de la grosse tubérosité, où elles sont très minces, jusqu'au pylore où elles vont toujours s'épaississant. C'est à ces fibres que sont dus la biloculation de l'estomac et les mouvements péristaltiques que l'on a plusieurs fois observés.

Il n'y a pas de sphincter à l'orifice œsophagien du cardia. Cet orifice est incomplètement fermé soit par l'implantation oblique de l'œso-

phage avec son pli cardiaque, soit par la prépondérance des fibres circulaires de la partie abdominale de l'œsophage. Le pylore possède au contraire un sphincter véritable, le *sphincter pylorique*, formé par une condensation des fibres circulaires. Cet anneau, épais de 5 à 8 millimètres, soulève la muqueuse en forme de valvule, *valvule pylorique*; il se présente à pic du côté du duodénum.

*Couche longitudinale interne.* — Ces fibres profondes, décrites aussi sous le nom de fibres obliques, fibres en anse, fibres paraboliques, sont d'abord ramassées en un étroit faisceau à cheval sur le sillon qui sépare l'œsophage de la grosse tubérosité. C'est de là qu'elles s'irradient en éventail et se dirigent principalement vers la grande courbure.

On ignore le mode d'action exacte des fibres longitudinales tant externes qu'internes, et l'on en est réduit à des hypothèses.

3° **Tunique celluleuse ou sous-muqueuse.** — Cette tunique est une couche de tissu cellulaire lâche qui est située sous la muqueuse et lui adhère. Elle contient les plexus vasculaires et nerveux dont les branches montent de là vers la muqueuse et en descendent.

4° **Tunique muqueuse ou Muqueuse.** — La muqueuse est une membrane gris rosé à l'état de vacuité, tranchant sur le blanc nacré de la muqueuse œsophagienne. Pendant la digestion, elle devient turgescente et prend une couleur qui varie du rose au rouge intense. Très mince sur le grand cul-de-sac, elle est plus épaisse, plus résistante et plus blanche du côté du pylore. Sa consistance est assez ferme, mais elle se ramollit rapidement sur le cadavre par l'action du suc gastrique.

Sa surface n'est pas lisse. Elle présente d'abord de grands plis longitudinaux et transversaux, *plis de distension*, qu'on voit dans toutes les cavités à volume variable et qui s'effacent quand l'organe se dilate; puis de petites saillies arrondies ou polygonales, larges de 3 à 4 millimètres, appelées *mamelons*, et circonscrites par des sillons microscopiques. La surface de ces mamelons est criblée de fossettes où débouchent les glandes gastriques.

Il importe d'observer que la muqueuse gastrique est une des plus putrescibles. Dans les salles de dissection, et surtout en été, elle présente presque toujours des altérations cadavériques : ramollissement, plaques et marbrures noirâtres. Elle est ordinairement couverte d'une couche de mucus qui disparaît sous un filet d'eau.

**Vaisseaux et nerfs.** — *Artères.* L'estomac est entouré d'un cercle artériel qui chemine le long de ses bords entre les deux lames péritonéales. Ses artères proviennent toutes du tronc cœliaque. Le long de la petite courbure s'étend la coronaire stomachique qui s'anastomose avec la pylorique, branche de l'hépatique. La grande courbure est embrassée à droite par la gastro-épiploïque droite, qui vient aussi de l'hépatique ; à gauche par la gastro-épiploïque gauche, branche de l'artère splénique. Cette dernière donne aussi les vaisseaux courts destinés à la grosse tubérosité.

Toutes ces artères émettent des *rameaux gastriques* qui se répandent sur les deux faces de l'estomac.

Les *veines* nées d'un premier plexus sous-muqueux, puis d'un large réseau sous-péritonéal, se déversent dans des troncs identiques aux troncs artériels. Toutes sont tributaires du système porte. Nous avons indiqué leur anastomose importante avec les veines œsophagiennes, et par là leur communication avec le système cave.

Les *lymphatiques* naissent de deux réseaux, l'un muqueux, l'autre musculo - séreux. Leurs troncs efférents se partagent en trois groupes. Le groupe de la petite courbure, le plus important, et qui a pour territoire la plus grande partie des deux faces de l'estomac, se jette dans les ganglions de la chaîne coronaire, à l'émergence de l'artère coronaire stomachique sur l'estomac. Le groupe de la grande

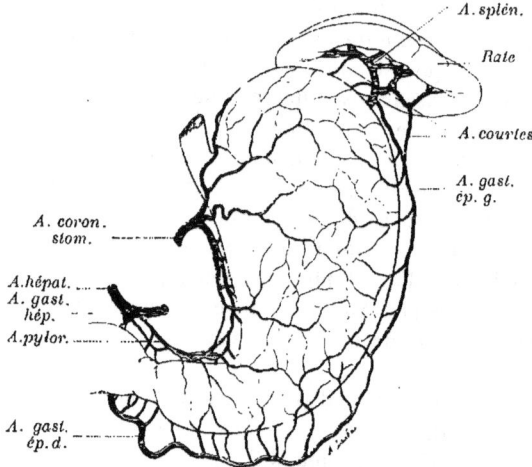

A. splén.
Rate
A. courtes
A. gast. ép. g.
A. coron. stom.
A. hépat.
A. gast. hép.
A. pylor.
A. gast. ép. d.

FIG. 775. — Cercle artériel de l'estomac.
(Comparer avec la figure 443.)

courbure se porte aux ganglions sous-pyloriques, et celui de la grosse tubérosité aux ganglions de la chaîne splénique.

Les *nerfs* proviennent des deux pneumogastriques et du plexus cœliaque du grand sympathique par le cercle artériel. Le nerf pneumogastrique gauche, le plus important, forme sur la paroi antérieure le plexus stomacal antérieur ; et le nerf droit, le plexus stomacal postérieur.

**Résumé histologique.** — La *muqueuse* gastrique est formée d'un épithélium cylindrique, à une seule couche, dont les cellules passent fréquemment au type caliciforme, et d'un chorion doublé d'une muscularis mucosæ.

Les glandes sont extrêmement nombreuses. On distingue : 1° les *glandes du cardia*, qui bordent l'orifice du cardia et présentent un type de transition entre les glandes de l'œsophage et les glandes gastriques; — 2° les *glandes du pylore*, qui occupent la région pylorique sur une longueur de 5 à 10 centimètres; elles font la transition entre les glandes gastriques et les glandes de Brünner du duodénum; — 3° les *glandes gastriques*.

Les *glandes gastriques* ou glandes à pepsine constituent la presque totalité des glandes de l'estomac. Ce sont des tubes ramifiés s'ouvrant au nombre de 2 ou 3 dans des fossettes profondes de la muqueuse (fossettes gastriques) qui servent de canal excréteur. Le tube est tapissé par deux couches de cellules glandulaires : une couche centrale de cellules dites *principales* (ou adélomorphes, c'est-à-dire à forme incertaine); une couche périphérique de cellules *bordantes* (ou délomorphes, c'est-à-dire à forme précise), qui sont granuleuses et sont probablement des cellules à ferment, sécrétant la pepsine.

L'estomac renferme les deux mêmes *plexus nerveux* (d'Auerbach et de Meissner), qu'on trouve dans l'intestin.

## CHAPITRE VII

# INTESTIN GRÊLE

L'intestin grêle est un tube cylindrique, musculo-membraneux, qui unit l'estomac au gros intestin. Il occupe les parties moyenne et inférieure de la cavité abdominale, et s'étend de l'épigastre à la fosse iliaque droite.

Dans sa cavité débouchent les canaux excréteurs du foie et du pancréas. La masse alimentaire qui sort de l'estomac, le *chyme*, s'y imprègne de la bile, du suc pancréatique et du suc intestinal qui le transforment en *chyle*. Celui-ci est absorbé par un vaste réseau sanguin et lymphatique. L'intestin grêle est donc à la fois un organe de digestion et d'absorption.

**Dimensions.** — Sa longueur mesurée en place, est de 6 mètres et égale trois fois et demi la longueur du corps. Elle varie de 4 à 8 mètres. Mesuré après avoir été extrait, l'intestin est plus long. Sa largeur va croissant de son commencement à sa terminaison, 5 centimètres au duodénum, 3 centimètres près du gros intestin ; d'où une disposition infundibuliforme. — Sa capacité est de 4 litres, mais peut varier du simple au double suivant les sujets.

Ces dimensions sont relativement les mêmes dans les deux sexes. Elles diminuent dans certaines maladies, l'inanition, la phtisie ; elles s'accroissent dans d'autres, telles que l'obésité.

La surface carrée mesurée sans déplissement de la muqueuse a été trouvée de 8500 centimètres carrés, chiffre brut, moyenne de deux adultes ; et après déplissement des valvules conniventes, surface vraie, de 10 000 centimètres carrés. Elle égale les deux tiers de la surface cutanée. Relativement à d'autres espèces animales, elle est peu considérable, et à ce point de vue l'homme se rapproche des animaux carnivores; mais considérée en elle-même, c'est une vaste étendue muqueuse qui nous explique la rapidité d'absorption de grandes masses liquides, l'abondance des sécrétions diarrhéiques, l'amaigrissement et la prostration qu'elles peuvent provoquer en un temps souvent très court. Ces remarques sont surtout vraies pour l'enfant, chez lequel la capacité de l'intestin grêle est presque le double de celle de l'adulte, relativement au poids de son corps.

**Divisions.** — L'intestin grêle se divise en trois portions : le *duodénum*, le *jéjunum* et l'*iléon*. Ces deux dernières, ayant la même structure et se continuant sans limites précises, sont aujourd'hui réunies en une seule, le jéjuno-iléon.

### § I. DUODÉNUM

**Préparation.** — Le duodénum est un organe profond, appliqué sur la paroi abdominale postérieure. Pour ménager le sujet, il convient d'étudier d'abord les rapports de l'estomac et ceux du colon transverse. Rabattant ensuite l'estomac en haut, on a sous les yeux la portion supérieure du duodénum; puis rabattant de même le colon transverse, on observe la partie inférieure et on cherche les fossettes duodénales sur le côté gauche du jéjunum. On complète cette étude en coupant à leur insertion le mésocolon transverse et la partie supérieure du mésentère. Après avoir bien constaté la position du canal cholédoque et celle des vaisseaux mésentériques supérieurs, et étudié les rapports du pancréas, on peut alors extraire le duodénum entre deux ligatures. La ligature supérieure se place sur le milieu de la première portion, de façon à laisser tout le pylore avec l'estomac, et l'inférieure un peu à gauche de l'artère mésentérique, pour ménager l'angle duodéno-jéjunal et son muscle suspenseur que l'on disséquera après. On enlève le duodénum avec le pancréas. On l'ouvre par son bord droit et on étudie dans un vase plein d'eau ses valvules et l'ampoule de Vater.

**Définition.** — Le duodénum est la première portion de l'intestin grêle. Il se différencie du reste de l'intestin grêle par sa situation profonde, sa fixité, son calibre, sa forme annulaire et ses connexions avec les canaux excréteurs du foie et du pancréas.

**Situation; limites.** — Il est situé profondément, sur le côté droit des vertèbres lombaires et en partie en avant d'elles. Il est à moitié au-dessus, à moitié au-dessous du colon transverse ou de son méso, en sorte qu'il appartient en partie à l'étage abdominal supérieur, en partie à l'étage inférieur.

Sa limite supérieure est marquée par le pylore qui termine l'estomac. Sa limite inférieure, qu'on fixait autrefois au passage de l'artère mésentérique supérieure, est aujourd'hui reportée plus loin, à l'angle duodéno-jéjunal sur le côté gauche de la colonne vertébrale.

**Fixité.** — Le duodénum est la partie la plus fixe de tout l'intestin. Sa partie inférieure est immobile, comme le canal cholédoque qui y débouche, et seule sa partie supérieure, surtout au voisinage du pylore, exécute des mouvements de latéralité et peut s'abaisser avec l'estomac.

Ses moyens de fixité sont : — l'épiploon gastro-hépatique, dont le bord droit renforcé par un épais tissu conjonctif se fixe à la face postérieure de la première portion du duodénum et a mérité le nom de *ligament duodéno-hépatique*, suspendant ainsi le duodénum au foie ; — la racine des deux mésos, mésocolon transverse et mésentère, qui le croisent et dont les feuillets séreux se réfléchissent sur sa face antérieure ; — le muscle suspenseur du duodénum ou muscle de Treitz.

Le *muscle de Treitz* (1853), ou muscle suspenseur du duodénum, est un faisceau triangulaire dont le sommet s'insère sur le pilier gauche du diaphragme et le tissu fibreux préaortique, et la base sur le bord supérieur du duodénum, au niveau de l'angle duodéno-jéjunal. Il est formé de fibres musculaires lisses. Sa longueur est de 1 à 2 centimètres.

**Dimensions.** — Duodénum veut dire 12 travers de doigt, soit environ 22 centimètres ; mesure exacte quand on prenait pour limite la mésentérique supérieure. Mais si on prolonge, comme nous l'avons fait, le duodénum jusqu'à l'angle jéjunal, on trouve 27 centimètres. La largeur est de 5 centimètres. La capacité de 200 grammes d'eau.

**Forme et direction.** — Le duodénum a la forme d'un anneau incomplet dont la concavité qui regarde à gauche embrasse la tête du pancréas. Cet anneau n'est pas régulièrement circulaire ; il est plutôt formé d'une série de portions rectilignes réunies par des coudes arrondis. Le duodénum se dirige en effet d'abord en haut et à droite, puis verticalement en bas, puis horizontalement, et enfin en haut et à gauche. De là quatre portions que l'on désigne

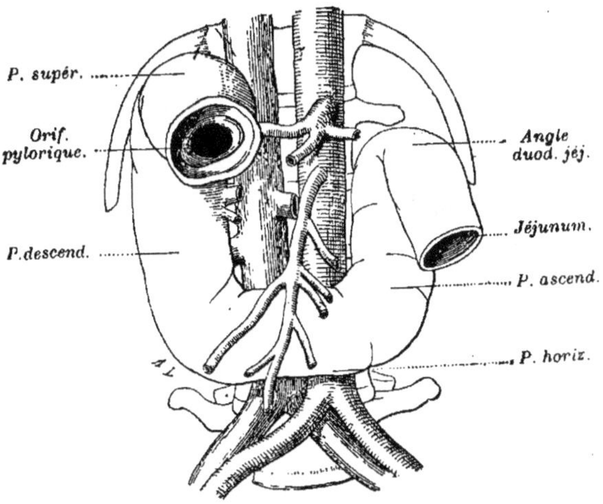

Fig. 776. — Duodénum. Son trajet ; ses quatre portions.

Ce duodénum appartient au type en 1'. Remarquer sa longue portion ascendante à gauche de l'aorte, et la situation de l'angle duodéno-jéjunal à gauche de la colonne vertébrale.

par les noms numériques de *première, deuxième, troisième* et *quatrième portions.* Celles-ci sont réunies par des coudes ou angles que l'on appelle *courbures.* Il y en a trois, parmi lesquelles on ne compte pas l'angle duodéno-jéjunal. La première et la seconde courbure sont seules bien marquées.

Les trois dernières portions et leurs courbures sont sujettes à varier dans leur forme. Elles peuvent se disposer en trois branches coudées à angle droit, en U, ou se réduire à deux branches coudées à angle aigu en V. De là les types en U, en V du duodénum. Dans ces dernières années, les anatomistes se sont beaucoup occupés de ces formes, qui n'ont aucun intérêt pratique.

**Rapports.** — *Première portion.* — Cette première portion,

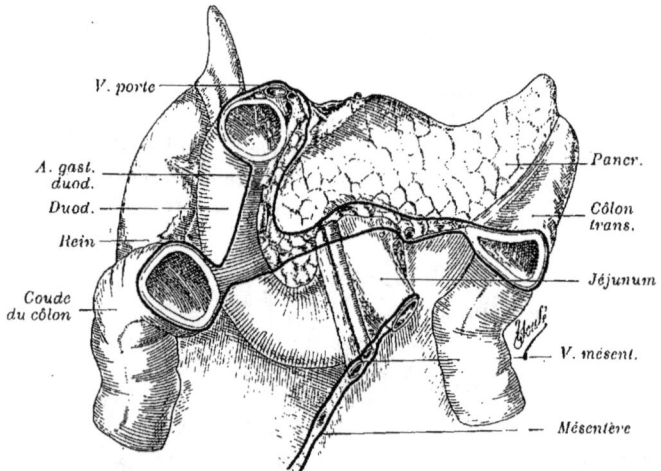

FIG. 777. — Rapports du duodénum.

Dessin d'après un moulage de His. Sur la droite du sujet, le rein et sa capsule surrénale. Remarquer l'insertion du grand épiploon (bande verticale le long de la deuxième portion du duodénum), la racine du méso-colon transverse (bande horizontale qui coupe cette deuxième portion et se prolonge sur le bord inférieur du pancréas), et la coupe du mésentère qui, faite près de sa racine, traverserait la troisième portion du duodénum.

appelée encore portion *supérieure,* mesure 3 centimètres de long; elle se dirige en haut, à droite et en arrière.

Elle est en rapport : en haut et de même en avant, avec la face inférieure du foie, c'est-à-dire avec la partie postérieure du lobe carré et de la vésicule biliaire. Le duodénum contracte assez souvent des adhérences inflammatoires avec la vésicule et des calculs peuvent alors passer de celle-ci dans l'intestin. En raison de l'importance de ces rapports, la première portion pourrait s'appeler *portion hépatique*; — en bas, avec le pancréas; — en arrière, avec l'épiploon gastro-hépatique, contenant le pédicule vasculaire du foie : artère hépatique, veine porte et canal cholédoque, qui croisent perpendiculairement le duodénum. Remarquer le passage du cholédoque, qui présente là sa portion rétro-duodénale.

La première portion est recouverte par le péritoine sur toute sa face antérieure et son bord supérieur, et sur une partie de sa face postérieure d'autant plus grande qu'on est plus près du pylore. Sur le haut de cette face postérieure s'insère le petit épiploon, et sur le bord inférieur le grand épiploon.

*Deuxième portion.* — Appelée encore *portion descendante*, cette partie, longue de 10 centimètres, présente souvent en son point le plus déclive, au niveau de la seconde courbure, une dilatation en forme de poche, où se ramassent les liquides biliaire et pancréatique.

Elle est en rapport : en avant, avec la vésicule biliaire, à laquelle elle peut être rattachée par un repli péritonéal, le *ligament cystico-colique*, qui lui est commun avec le colon, et plus bas avec le coude droit du colon transverse; — en arrière avec le rein droit, dont elle suit le bord interne, et par conséquent avec les organes du hile. Aussi a-t-on appelé la seconde portion, *portion rénale*. Quelquefois, elle laisse le rein à droite, et s'applique sur la veine cave inférieure; — à droite, avec le colon ascendant; — à gauche, avec le pancréas qui l'embrasse dans une demi-gouttière et lui adhère. C'est sur le milieu de cette face en hauteur et près du bord interne que pénètrent les canaux cholédoque et pancréatique.

La seconde portion est croisée transversalement par l'insertion ou racine du mésocolon transverse, qui la divise en deux parties à peu près égales. La partie supérieure, semblable à la première portion, est en grande partie péritonéale; le péritoine recouvre la moitié de sa face postérieure, son bord externe et toute sa face antérieure, soit les trois quarts de la circonférence. La partie inférieure au contraire n'est plus tapissée par le péritoine que sur sa face antérieure et une faible étendue de sa face postérieure.

*Troisième portion.* — Dite aussi *portion horizontale*, elle est longue de 8 centimètres. Elle fait défaut sur le duodénum en V. Elle est en rapport en arrière avec la colonne vertébrale (4e lombaire) et la veine cave et assez souvent avec l'aorte; — en avant, avec les anses de l'intestin grêle.

Cette portion n'est recouverte par le péritoine que sur sa face antérieure, comme d'ailleurs tout le duodénum sous-jacent au mésocolon transverse. Sa face antérieure est croisée obliquement par la racine du mésentère. Celui-ci contient les gros vaisseaux, artère et veine mésentériques supérieures, englobés dans son tissu conjonctif dense, et formant un pédicule qui pèse sur le duodénum où son passage est marqué par un rétrécissement, ce qui dans certains cas de prolapsus intestinal a pu provoquer des phénomènes d'obstruction intestinale.

*Quatrième portion.* — La quatrième portion, *portion ascendante*, longue de 6 centimètres, remonte obliquement vers l'angle duodéno-jéjunal, qui est situé à gauche de la ligne médiane. Cachée par le jéjunum et l'estomac, elle est tantôt placée au-devant de l'aorte et tantôt à sa gauche; dans ce dernier cas, elle est appliquée sur le pédicule vasculaire du rein gauche. Les deux tiers antérieurs de sa circonférence sont revêtus par le péritoine.

**Surface interne du duodénum.** — Lisse et unie dans sa portion supérieure, le duodénum présente dans le reste de son étendue de nom-

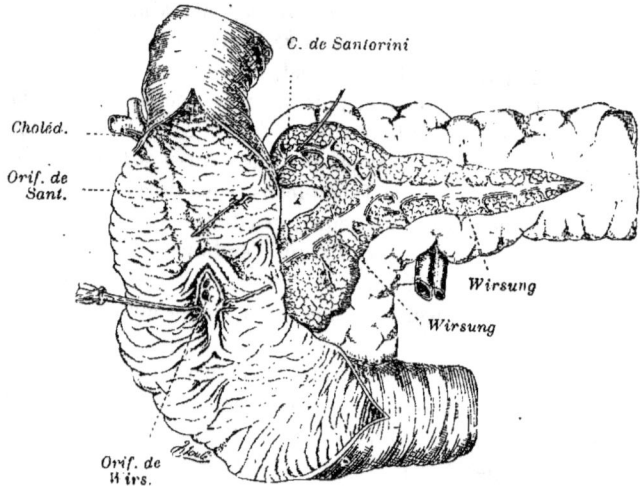

Fig. 778. — Face interne du duodénum (d'après Schirmer).

Le duodénum ouvert montre ses valvules conniventes et les deux caroncules. Un crin est engagé dans celle de Santorini; l'ampoule de Vater est érignée. Une portion du pancréas a été conservée et disséquée. Le cholédoque est rejeté en dehors.

breux replis transversaux de la muqueuse, pressés les uns contre les autres; ce sont les *valvules conniventes*, que nous décrirons avec le jéjuno-iléon. Sur la face postérieure de la portion descendante, à mi-hauteur environ et près du bord droit, on aperçoit deux saillies mamelonnées, l'une assez volumineuse, en partie cachée par un pli transversal, c'est le *tubercule de Vater* ou *grande caroncule*, dans lequel débouchent les canaux cholédoque et pancréatique; l'autre petite, difficile à trouver, à 2 centimètres au-dessus du tubercule de Vater, est la *petite caroncule de Santorini*, dans laquelle s'ouvre le canal accessoire du pancréas. Nous les étudierons à propos de ces conduits excréteurs (voir Voies biliaires et Canal pancréatique).

Nous décrirons la *structure* du duodénum avec celle du jéjuno-iléon.

**Vaisseaux et nerfs.** — Les *artères* du duodénum viennent de l'hépatique et de la mésentérique supérieure. L'hépatique fournit la gastro-duodénale, qui descend derrière la première portion du duodénum et se divise en gastro-épiploïque droite, destinée à l'estomac, et *pancréatico-duodénale supérieure*. La mésentérique supérieure donne de son côté une *pancréatico-duodénale inférieure*, plus petite, qui remonte vers la branche supérieure et s'anastomose avec elle sur le bord concave du duodénum, formant ainsi une arcade artérielle double, l'une antérieure, l'autre postérieure, dont les rameaux se portent sur le duodénum et sur la tête du pancréas.

Les *veines* ont une même disposition. Elles sont tributaires du système porte. Les unes se jettent directement dans le tronc porte, les autres dans la mésentérique supérieure et dans la splénique.

Les *lymphatiques* aboutissent aux ganglions qui accompagnent l'arcade artérielle. Ces ganglions sont les uns antérieurs, pré-pancréatiques; les autres postérieurs, rétro-pancréatiques. Ils communiquent avec la grande chaîne ganglionnaire qui suit le pédicule vasculaire du foie (fig. 488).

Les *nerfs* proviennent du plexus cœliaque qui entoure le tronc cœliaque et arrive au duodénum en suivant ses artères.

## § 2. JÉJUNO-ILÉON

**Préparation.** — On voit sans préparation la disposition de l'intestin grêle. On vérifiera la position de l'angle duodéno-jéjunal, la jonction de l'iléon avec le cæcum, et la ligne oblique de la racine du mésentère, qui sépare la cavité abdominale en deux moitiés asymétriques. Très souvent, un gros paquet d'anses intestinales occupe le petit bassin (entéroptose); ce prolapsus coïncide d'ordinaire avec d'autres déviations du foie, de l'estomac, du colon transverse, des reins. —Enlever l'intestin entre deux ligatures doubles. Celles de la partie inférieure seront placées à 10 centimètres du cæcum, pour ménager cet organe et sa valvule. Il est plus expéditif de couper le mésentère au ras de son insertion sur la paroi abdominale postérieure; mais en détachant l'intestin le long de son insertion au mésentère, on voit mieux la forme en éventail de ce dernier. On peut se contenter d'étudier la face interne du premier mètre supérieur, pour les valvules conniventes, et du dernier mètre inférieur, pour les plaques de Peyer. On fend l'intestin le long de son bord mésentérique, on le lave et on en examine des fragments sous l'eau. Disséquer les arcades vasculaires et les ganglions lymphatiques sur un segment de mésentère attenant à l'intestin.

**Définition.** — Le jéjuno-iléon est la partie de l'intestin grêle qui s'étend du duodénum au gros intestin. Nous avons dit que sa séparation en jéjunum et en iléon, le premier comprenant le tiers ou les deux cinquièmes supérieurs, est purement arbitraire.

**Situation.** — Il répond à toutes les régions des zones moyenne et inférieure de la paroi abdominale antérieure, c'est-à-dire la région ombilicale, les flancs, l'hypogastre et les fosses iliaques. En outre une partie occupe le petit bassin. Si on considère que le colon transverse et son méso divisent la cavité abdominale en deux étages, l'un supérieur, l'autre inférieur, le jéjuno-iléon est placé dans l'étage inférieur.

Sur la longueur totale, un cinquième seulement des anses intestinales est situé à droite, le reste est situé à gauche de la ligne médiane ou dans le bassin.

**Fixité.** — L'intestin grêle a pour moyens de contention : 1° un large repli du péritoine, le mésentère ; 2° la paroi abdominale. Celle-ci lutte contre le poids et la tension des anses intestinales, et le port des ceintures a pour but de renforcer cet effet. Il faut considérer aussi que l'intestin contient normalement des gaz qui par leur pouvoir ascensionnel neutralisent une partie de la pesanteur.

Le mésentère est un repli péritonéal qui s'étend obliquement de la 2ᵉ vertèbre lombaire à gauche à l'articulation sacro-iliaque droite, en croisant la troisième portion du duodénum. Tandis que sa racine, c'est-à-dire son bord pariétal, ne mesure que 15 centimètres de long, son bord intestinal plissé en collerette, a 4 ou 5 mètres de long. Sa plus grande argeur est de 15 centimètres.

Le jéjuno-iléon possède, grâce à ce méso suspenseur, une grande mobilité, et de fait, il se déplace facilement dans la grossesse, les ascites. Mais il ne faudrait pas croire qu'il soit *flottant* (hormis les cas d'épanchement pathologique). Ce n'est vrai que sur le cadavre ouvert. Sur le vivant, les anses intestinales se juxtaposent sans laisser aucun vide ni entre elles-mêmes ni entre elles et les organes voisins ; elles forment une masse visqueuse qui ne se déplace que lentement.

**Forme et direction.** — Le jéjuno-iléon commence sur la face gauche de la 2ᵉ vertèbre lombaire où le muscle de Treitz suspend le duodénum. De là il se dirige vers la fosse iliaque droite en décrivant de nombreuses flexuosités, dont la plupart sont transversales, mais dont un certain nombre sont verticales ou sans orientation définie. La dernière monte obliquement du petit bassin, par conséquent en haut et à droite, pour atteindre le cæcum vers le détroit supérieur. Ces flexuosités portent le nom d'*anses* ou *circonvolutions intestinales*. Chacune d'elles décrit un demi-huit de chiffre, presque un cercle complet, dont la convexité regarde la paroi abdominale antérieure. Elle possède un *bord libre*, ou antérieur, convexe ; un *bord adhérent*, ou postérieur, ou bord mésentérique, concave, sur lequel se fixe le mésentère ; deux *faces latérales*, qui se juxtaposent exactement aux faces des anses voisines ou des organes adjacents.

Chez 2 pour 100 des sujets, on voit se détacher du bord convexe de l'iléon, dans sa partie voisine du gros intestin, un doigt de gant, long

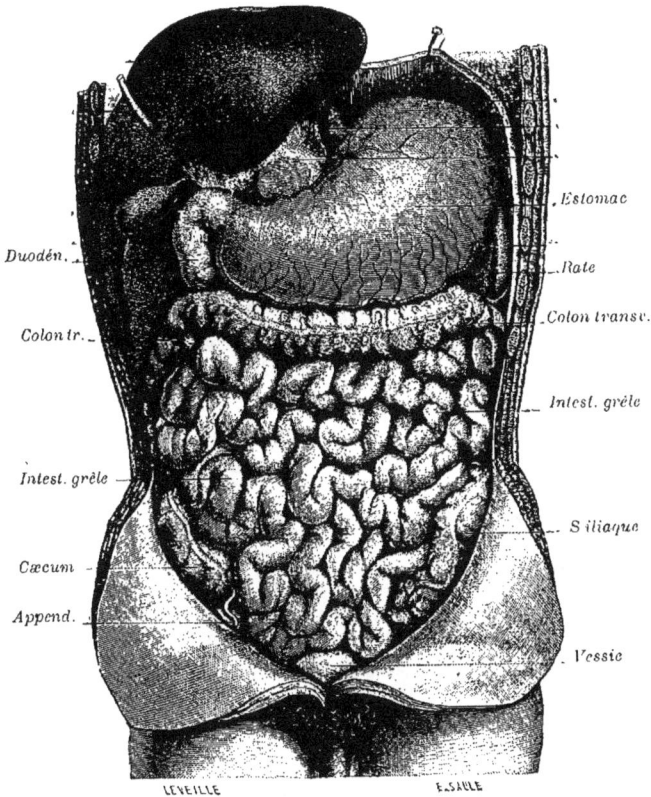

FIG. 779. — L'intestin grêle. Situation générale (d'après Sappey).

Le foie relevé laisse voir les deux premières portions du duodénum. Au-dessous du colon transverse qui sépare la cavité abdominale en étages supérieur et inférieur, s'étend le jéjuno-iléon.

de 3 à 9 centimètres, que des filaments peuvent rattacher à un point quelconque de la cavité abdominale. C'est le *diverticule de Meckel*, reste du canal vitellin ou omphalo-mésentérique de l'embryon.

**Rapports.** — La masse de l'intestin grêle est comme encadrée par le gros intestin. Elle est en rapport : en avant, avec la paroi abdominale antérieure, dont elle est séparée par le grand épiploon, qui s'étale comme un tablier; mais souvent aussi l'épiploon est relevé ou rejeté sur le côté. Les anses intestinales affleurent les orifices internes du canal inguinal et du canal crural, et peuvent facilement s'y engager, quand ces orifices sont mal fermés, de là les hernies ; — en arrière avec les gros vaisseaux de la veine cave et de l'aorte, le pôle inférieur du rein gauche, les uretères, — latéralement, avec le gros intestin, cæcum et colons, qu'elle déborde et recouvre plus ou moins ; — en haut, avec le colon transverse : — en bas, quelques anses descendent dans le petit bassin et s'interposent entre la vessie et le rectum chez l'homme, entre la vessie et l'utérus, l'utérus et le rectum chez la femme. Nous avons dit qu'il est fréquent d'observer chez les sujets amaigris l'entéroptose d'une grande partie de l'iléon dans l'excavation pelvienne.

La *surface interne* du jéjuno-iléon sera décrite avec la muqueuse.

**Structure de l'intestin grêle.** — L'intestin grêle, dont la paroi a une épaisseur d'un millimètre, se compose de quatre tuniques qui sont les tuniques séreuse, musculaire, celluleuse et muqueuse.

1° *Tunique séreuse* ou *péritonéale.* — Elle est constituée par un feuillet péritonéal luisant, extrêmement mince et très adhérent qui enveloppe toute la circonférence de l'intestin (du moins du jéjuno-iléon), à l'exception du bord adhérent.

2° *Tunique musculeuse.* — D'un rose pâle, composée de fibres lisses, cette membrane comprend deux couches : une *couche longitudinale*, externe ou superficielle, très mince et très pâle : elle est formée de fibres dirigées dans l'axe de l'intestin ; — une *couche circulaire*, dite aussi interne ou profonde, plus épaisse, dont les fibres sont perpendiculaires aux fibres longitudinales. C'est la contraction de ces fibres annulaires qui produit ces rétrécissements de l'intestin, longs de plusieurs centimètres, que l'on observe parfois sur le cadavre, et qui reconnaissent ordinairement pour cause des spasmes agoniques, fixés par la rigidité cadavérique. Ils disparaissent par l'insufflation.

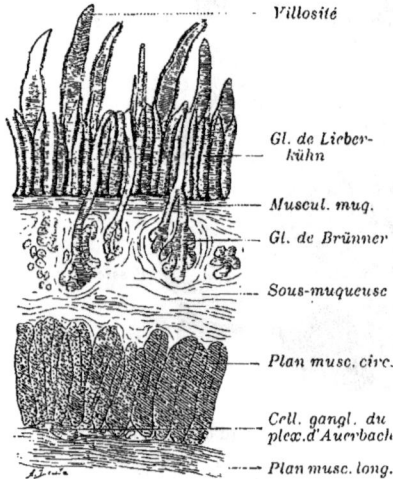

Fig. 780. — Structure de l'intestin grêle
(d'après Stöhr).
Coupe longitudinale du duodénum, chez le chat, grossie 30 fois. — La tunique séreuse n'est pas figurée.

*Villosité*
*Gl. de Lieber-kühn*
*Muscul. muq.*
*Gl. de Brünner*
*Sous-muqueuse*
*Plan musc. circ.*
*Cell. gangl. du plex. d'Auerbach*
*Plan musc. long.*

Les couches musculaires sont visibles par transparence sur un intestin lavé et distendu.

3° *Tunique celluleuse ou sous-muqueuse.* — La sous-muqueuse est une couche de tissu cellulaire lâche, atmosphère des vaisseaux et des nerfs destinés à la muqueuse. Dans le duodénum, elle contient une partie des glandes de Brünner.

4° *Tunique muqueuse* ou **Muqueuse**. — D'un gris à peine rosé, rougeâtre pendant la digestion, la muqueuse de l'intestin grêle est faiblement adhérente à sa sous-muqueuse. On voit à l'œil nu deux espèces de saillies sur sa face libre, les valvules conniventes et les follicules clos ; sous la face profonde se détachent les glandes de Brünner, dans le duodénum. Quant aux *villosités*, elles ne sont visibles qu'à la loupe et sous l'eau ; leur étude appartient à l'histologie.

*Valvules conniventes.* — Il faut choisir pour leur étude le duodénum et le commencement de l'iléon où elles sont grandes et nombreuses, et les faire flotter dans l'eau.

Les valvules conniventes ou *valvules de Kerkring* (1766) sont des replis muqueux disposés transversalement le long de l'intestin. Elles commencent avec la seconde portion du duodénum, atteignent leur plein développement en nombre et en grandeur dans les dernières portions du duodénum et le commencement du jéjunum, où elles s'imbriquent en couches continues, puis s'espacent et se raccourcissent progressivement et sont à peine reconnaissables dans le tiers inférieur de l'intestin. On en compte 700 à 800.

Elles sont de longueur variable et décrivent des arcs ou plus rarement des cercles. Leur hauteur atteint près d'un centimètre, quand elles sont très développées. Elles présentent un bord adhérent, un bord libre sinueux, deux faces et deux extrémités. Pour les constituer, la muqueuse se replie sur elle-même, entraînant dans son pli une partie de la sous-muqueuse avec ses vaisseaux (fig. 778).

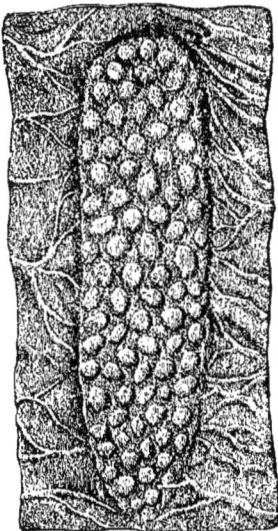

Fig. 781. — Plaque de Peyer
(d'après Quain).

Plaque du type elliptique ; gros follicules lymphatiques saillants à la surface. Sur les bords, ramifications de valvules conniventes.

Les valvules conniventes sont flottantes et se renversent dans les deux sens ; ordinairement cependant elles se couchent en s'imbri-

81.

quant, dans le sens du courant du bol alimentaire. Elles servent sans doute à ralentir cette masse pour prolonger son contact avec les sucs digestifs. Mais leur principal rôle est d'augmenter la surface de la muqueuse, qui grâce à cette disposition devient double pour la moitié supérieure de l'intestin, et triple pour le duodénum.

Les valvules conniventes sont particulières à l'homme et à quelques anthropoïdes.

*Follicules clos.* — Les *follicules clos* sont des follicules lymphatiques dont l'ensemble, avec le derme réticulé de la muqueuse, constitue l'appareil lymphoïde de l'intestin grêle. On les rencontre sous deux formes : à l'état solitaire, et à l'état aggminé (plaques de Peyer).

A. *Follicules solitaires.* — Ils sont disséminés sur toute la surface de la muqueuse depuis le pylore jusqu'au gros intestin, sur les valvules conniventes et dans leurs sillons. Leur nombre, comme aussi leur grosseur, varie extrêmement, de quelques centaines à quelques milliers. Ce sont de petites saillies blanchâtres, arrondies, qu'on voit mieux par transparence, et qui ont la grosseur d'un grain de mil; les plus gros ont 2 millimètres de diamètre. Ils sont imperforés, mais en regardant attentivement ils paraissent ombiliqués. En effet la muqueuse les entoure d'une couronne ou *bourrelet* au fond duquel apparaît comme dans une cupule la tête ou sommet du follicule.

B. *Plaques de Peyer* ou *follicules aggminés.* — Les plaques de Peyer (1667) sont des amas de follicules clos juxtaposés, aggminé signifiant aggloméré. Elles sont particulières à l'intestin grêle, tandis que les follicules solitaires se rencontrent dans tout le tube digestif et abondent notamment dans le gros intestin. Leur forme est le plus souvent arrondie, tantôt circulaire, du diamètre d'une pièce de 50 centimes, d'un franc ou plus; tantôt elliptique, ou même rubannée, allongée suivant le grand axe de l'intestin, et pouvant atteindre 10 à 12 centimètres de longueur sur 1 ou 2 centimètres de large. Il en est aussi d'irrégulières. On les reconnaît à leur aspect blanchâtre et à leur surface grenue; comme pour les follicules solitaires, on les voit mieux par transparence, elles se détachent alors en sombre. Leur surface est tantôt légèrement granuleuse (plaque lisse, de Sappey), tantôt très plissée, plaque gaufrée, avec tous les intermédiaires.

On en compte une trentaine en moyenne, avec des variations individuelles qui s'étendent de 5 à 80. Elles sont propres à l'intestin grêle. Exceptionnelles dans le duodénum, rares dans le jéjunum, elles sont d'autant plus nombreuses et plus volumineuses qu'on se rapproche plus de la fin de l'iléon. Souvent une large plaque annulaire entoure l'intestin près de la valvule iléo-cœcale. Elles occupent toujours le bord libre, en s'étendant plus ou moins sur les faces. Il faut donc avoir soin d'inciser l'intestin le long du bord mésentérique pour ne pas les diviser. Les plaques de Peyer sont constamment ulcérées dans la fièvre typhoïde.

**Glandes de Brünner.** — Les glandes de Brünner (1685) ou encore glandes duodénales, parce qu'elles sont propres au duodénum, sont abondantes dans la partie qui s'étend du pylore à l'embouchure du cholédoque, et plus particulièrement au voisinage du pylore ; elles y forment une nappe continue. Dans la seconde moitié du duodénum, elles sont de plus en plus éparses et disparaissent complètement vers l'angle duodéno-jéjunal. Pour les voir, il faut disséquer l'intestin par sa face externe, et enlever la tunique musculeuse. On observe alors dans l'épaisseur de la sous-muqueuse de gros grains glandulaires, gris-jaunâtres, dont le diamètre varie de 1 à 3 millimètres et dont le conduit excréteur assez long se dirige vers la muqueuse qu'il traverse pour aller s'ouvrir à sa surface. Outre cette couche glandulaire sous-muqueuse qui est la principale, il en existe une seconde plus petite, plus superficielle, logée dans l'épaisseur de la muqueuse (fig. 780).

Les glandes de Brünner sont des glandes tubuleuses composées, simulant des glandes en grappe. Leur produit de sécrétion est mal connu.

**Vaisseaux et nerfs.** — Les *artères* naissent de la mésentérique supérieure, branche de l'aorte, qui émet un grand nombre de divisions, dites *artères intestinales*. Celles-ci s'anastomosent en plusieurs arcades superposées, dont l'ensemble forme un grand réseau logé dans le mésentère. De la dernière arcade partent des branches qui au niveau du bord adhérent, véritable hile vasculaire, se divisent en un rameau antérieur et un rameau postérieur pour les deux faces de l'intestin et se rejoignent sur le bord libre.

Les *veines* ont une disposition semblable ; leurs arcades sont moins nombreuses. Ces arcades se déversent par les *veines intestinales*, au nombre d'une vingtaine, dans la veine mésentérique supérieure ou grande mésentérique, une des trois branches d'origine de la veine porte (fig. 470).

Les *lymphatiques* extrêmement nombreux présentent cette particularité d'avoir une couleur blanche, lactescente, pendant la digestion (*vaisseaux chylifères*). Ils émergent du bord adhérent et se rendent aux *ganglions mésentériques* très abondante (120 à 150), qui sont épars dans le mésentère, mais qui tendent à se grouper le long des arcades vasculaires et du tronc de l'artère mésentérique supérieure. On trouve très souvent ces ganglions tuméfiés et formant de gros paquets chez les tuberculeux avec lésions intestinales.

Les *nerfs* proviennent du plexus solaire. Ils accompagnent l'arbre mésentérique et ses branches. Ils se répandent sur les deux faces de l'intestin, en formant un *plexus sous-séreux* d'où naissent les filets qui constituent les plexus profonds.

**Résumé histologique.** — La *muqueuse* de l'intestin grêle comprend : 1° une couche de cellules épithéliales cylindriques, remarquables par leur plateau strié; entre elles sont intercalées par places des cellules caliciformes, véritables glandes muqueuses unicellulaires; — 2° un chorion en partie adénoïde, en partie fibro-élastique, que termine une musculaire muqueuse, à deux plans de fibres lisses.

Les *villosités* sont des saillies plates ou coniques, assez grosses pour être visibles à la loupe et serrées comme les épis d'un champ de blé. Elles couvrent toute la muqueuse de l'intestin grêle. Leur revêtement est l'épithélium que nous venons de décrire. Leur corps est un tissu conjonctif dans lequel on trouve : de nombreuses fibres musculaires lisses; un réseau capillaire sanguin, à type plasmodial, aboutissant à une veinule; un *chylifère central*, qui commence en cul-de-sac et aboutit au réseau lymphatique sous-muqueux; enfin des fibres nerveuses mélangées de cellules (*ganglions interstitiels*).

Les *glandes de Lieberkühn*, extrêmement nombreuses et situées entre les villosités, sont des tubes simples dont l'épithélium est le même que celui de la muqueuse. Dans le fond du tube sont des cellules granuleuses ou de *Paneth*, qui sécrètent peut-être du ferment (fig. 780).

Les *follicules clos* isolés ou agminés reposent par leur base sur la musculaire muqueuse, et par leur sommet soulèvent l'épithélium. Ce sont des condensations de tissu lymphatique. Les villosités font défaut à leur sommet.

Les *nerfs*, mélange de fibres à myéline et de fibres de Remak, forment trois plexus : un plexus sous-séreux; — un plexus inter-musculaire, *plexus myentérique* ou d'*Auerbach*, composé de fibres et de cellules nerveuses, qui fournit aux deux couches musculaires; — le *plexus de Meissner*, sous-muqueux, d'où partent les nerfs destinés à la muqueuse.

## CHAPITRE VIII

## GROS INTESTIN

**Préparation.** — Le rectum excepté, pour lequel nous donnerons des renseignements spéciaux, le gros intestin ne demande aucune préparation particulière. L'abdomen ouvert, on observe la position de chacun des colons successivement. Puis on enlève l'intestin grêle, si cela n'a déjà été fait; on étudie l'une après l'autre les portions du gros intestin. Enfin, on enlève celui-ci à son tour, en le sectionnant entre deux ligatures à la hauteur du détroit supérieur, à gauche, pour ménager le rectum. On le lave à grande eau, et on étudie certaines parties à l'état frais, en les ouvrant, tandis que d'autres morceaux seront insufflés et desséchés pour être observés quelques jours après à l'état sec. C'est surtout pour le cæcum et la valvule iléo-cæcale qu'il faut comparer une pièce fraîche avec une pièce sèche.

D'ailleurs, on ne saurait examiner trop de sujets, dans les salles d'autopsie ou de dissection, tant sont fréquentes et différentes, souvent même paradoxales, les variations de position du gros intestin, surtout pour le colon transverse et l'S iliaque.

**Définition.** — Le gros intestin est la dernière portion du tube digestif, celle qui s'étend de l'iléon à l'anus. Il sert à convertir en

matières fécales le résidu des substances alimentaires, à les emmaga-
siner dans son réservoir et à les expulser au dehors.

**Divisions. Situation. Direction.** — Le gros intestin est divisé,
par des limites conventionnelles, en trois segments qui sont le cæcum,

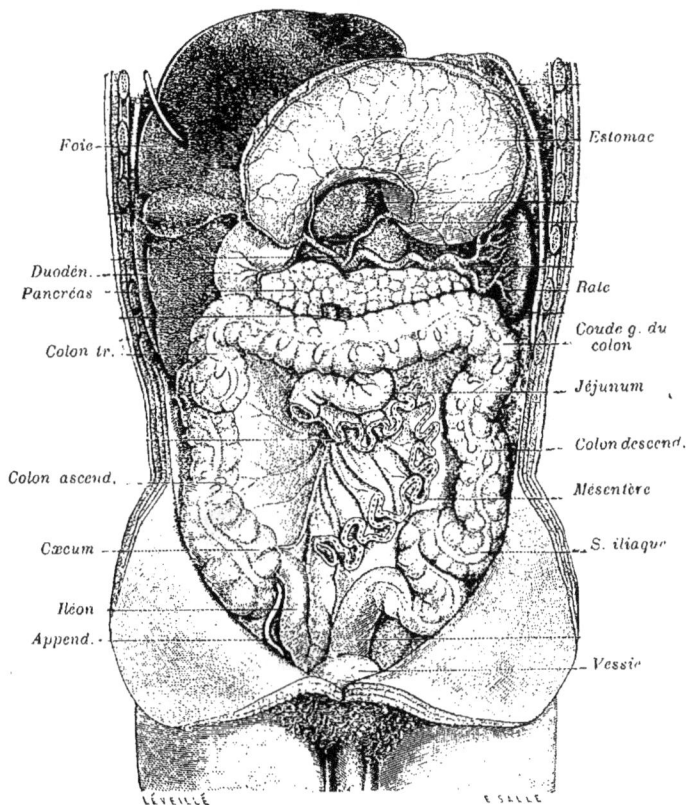

FIG. 782. — Le gros intestin (d'après Sappey).

Le foie et l'estomac sont relevés. L'intestin grêle a été presque entièrement réséqué le long de son
bord mésentérique. L'S iliaque présente le type classique décrit par les anciens auteurs, sans colon
pelvien.

le colon et le rectum. Le colon, à son tour, étant subdivisé en quatre
membres, il y a en tout six portions. Ces portions sont les suivantes :
le *cæcum* dans la fosse iliaque droite, le *colon ascendant* dans le flanc
droit, le *colon transverse* dans la région ombilicale, le *colon descendant* dans le flanc gauche, l'*S iliaque* ou *colon terminal* dans la fosse
iliaque gauche, et le *rectum* dans le petit bassin.

Le gros intestin encadre l'intestin grêle. C'est une grande anse à concavité inférieure, avec deux branches verticales et une branche transversale. Il figure assez bien un point d'interrogation (?).

Les parties qui le composent sont les unes fixes, comme le cæcum, les colons lombaires, le rectum ; les autres, très mobiles, comme le colon transverse et le colon terminal.

**Dimensions.** — Sa longueur est de 1ᵐ,50 à 2 mètres ; sa largeur varie, suivant les segments, de 6 à 9 centimètres. Sa surface carrée égale 3500 cent. carrés. Sa capacité est de 2 à 3 litres. Il est à remarquer que ce volume est peut-être plus que suffisant pour l'homme, car on a pu, sans inconvénient, enlever sur le vivant d'assez grandes portions du gros intestin.

**Configuration externe.** — Le gros intestin présente extérieurement des caractères qui permettent de le distinguer immédiatement de l'intestin grêle. Ce sont : le volume, les bandelettes musculaires, les bosselures et les appendices épiploïques.

Nous avons déjà indiqué son volume, qui, dans certaines parties très distendues, peut atteindre la grosseur du poing. On trouve souvent sur le cadavre, bien plus souvent que pour l'intestin grêle, et de préférence sur le colon transverse et le colon descendant, des segments longs de quelques centimètres à 50 centimètres et plus, rétractés, gros comme le doigt, et accompagnés ou non d'ampoules gazeuses. Ce sont des contractures produites dans les dernières heures de la vie, mais qui se montrent aussi dans le cours d'affections intestinales (*cordes coliques*).

Les *bandelettes*, ligaments du colon, tæniæ coli, sont des rubans longitudinaux, compacts, d'une couleur blanchâtre, larges de 1 centimètre. Nées à la base de l'appendice iléo-cæcal, elles s'étendent sur toute la longueur du gros intestin, dont elles semblent maintenir le froncement. Sur le cæcum et le colon ascendant, l'une des bandelettes est antérieure, les deux autres sont postéro-interne et postéro-externe. Elles changent de place sur le colon transverse et la reprennent sur le colon descendant. Elles se réduisent à deux sur le rectum.

Ces rubans sont formés par les fibres musculaires lisses de la couche longitudinale qui, minces, éparses sur le reste de la circonférence, se condensent ici en faisceau aplati.

Les *bosselures* sont les saillies ampullaires qui donnent au gros intestin un aspect froncé, boursouflé ; elles sont séparées par des étranglements ou *sillons*. Disposées sur trois rangs dans l'intervalle des bandelettes, elles sont très grosses sur le cæcum et vont en diminuant de volume ; sur le rectum, elles sont irrégulières. Leurs cavités intérieures sont les *cellules* du colon.

Les *appendices épiploïques* ou *graisseux* sont des franges graisseuses péritonéales, simples ou lobées, de couleur jaunâtre, sessiles ou le plus souvent flottantes, qui forment une collerette au gros intestin, dont elles sont caractéristiques. Suivant les régions, elles se disposent en une ou deux séries. Leur longueur s'étend d'un à plusieurs centimètres, et leur grosseur varie suivant l'état adipeux général du sujet. La graisse est contenue dans un sac en doigt de gant fournie par le péritoine. On a considéré ces appendices comme des réserves alimentaires; ce sont peut-être aussi des organes de glissement, comme les franges synoviales.

**Configuration interne.** — La face interne du gros intestin est l'envers de la face externe. Les bosselures apparaissent comme des cavités ou poches hémisphériques, disposées sur trois séries, et qui sont les *cellules* du colon. L'insufflation ne fait que les accentuer. Les sillons extérieurs se traduisent par des plis qui portent le nom de *crêtes* ou *valvules* coliques, ou encore, en raison de leur forme semilunaire, celui de plis sigmoïdes, replis falciformes. Leur hauteur est de 2 centimètres. Les valvules sont comprises entre deux bandelettes, et alternent d'une série à l'autre. Elles sont formées par le reploiement de toutes les tuniques de l'intestin.

Les crêtes et les cellules du colon ralentissent le cours des matières. Les crêtes servent au brassage de la masse, et les cellules forment autant de petits réservoirs.

**Structure.** — La paroi du gros intestin, épaisse de 1 à 3 millimètres, suivant les régions, est composée, comme celle de l'intestin grêle, de quatre tuniques : les tuniques séreuse, musculaire, celluleuse et muqueuse.

1° *Tunique séreuse ou péritonéale.* — Le péritoine enveloppe à peu près complètement certaines portions, comme le colon transverse, et d'autres, au contraire, partiellement, comme les colons lombaires. Le cæcum est entièrement intra-péritonéal, tandis que la portion inférieure du rectum est extra-péritonéale. Nous indiquerons au fur et à mesure ces différences importantes.

2° *Tunique musculaire.* — Cette tunique, formée de fibres lisses, est disposée en deux couches : une longitudinale et externe, une circulaire ou interne.

Les *fibres longitudinales* se condensent pour constituer les bandelettes; dans leur intervalle, elles ne forment qu'une nappe très mince. Les bandelettes maintiennent le froncement du gros intestin; si on les coupe, on peut allonger et déplisser l'intestin, qui reprend la forme d'un tube, mais reste encore irrégulier par suite de son adaptation à une forme ancienne.

Les *fibres circulaires* constituent une couche mince et continue. Dans l'épaisseur des crêtes, elles se condensent et forment de petits sphincters.

3° *Tunique celluleuse ou sous-muqueuse.* — La sous-muqueuse, tissu cellulaire lâche, atmosphère vasculo-nerveuse, est semblable à celle de l'intestin grêle.

4° *Tunique muqueuse ou Muqueuse.* — La muqueuse est d'un blanc cendré. Elle est lisse; elle ne possède ni villosités, ni valvules conniventes.

Il n'y a pas de plaques de Peyer dans le gros intestin; mais il y a de nombreux follicules clos solitaires. Ils sont disséminés sur toute son étendue et bien visibles dans certaines maladies. Comme sur l'intestin grêle, ils paraissent ombiliqués, car la muqueuse leur forme une couronne saillante large de 2 à 3 millimètres, et c'est au fond d'une petite fossette que se montre le sommet du follicule.

Les glandes de Lieberkühn, aussi nombreuses et plus longues que celles de l'intestin grêle, occupent toute l'étendue de la muqueuse jusqu'à l'anus.

**Vaisseaux et Nerfs.** — Nous décrirons les vaisseaux et les nerfs du rectum avec cet organe.

Les *artères* du gros intestin proviennent des mésentériques supérieure et inférieure, branches de l'aorte. La mésentérique supérieure fournit à la moitié droite de l'intestin; l'inférieure, à la moitié gauche. Elles communiquent largement entre elles sur la ligne médiane, par la *grande anastomose* dite *de Riolan*. Ces artères émettent des branches *coliques* droites et gauches, qui s'unissent entre elles en arcades; parvenues au bord adhérent de l'intestin, elles envoient sur ses deux faces des rameaux situés sous la tunique séreuse. De ces rameaux naissent les vaisseaux profonds destinés aux diverses tuniques (fig. 444).

Les *veines* ont une même disposition. Elles se rendent aux veines mésentériques supérieure et inférieure, appelées encore *grande* et *petite mésaraïque*, qui sont, avec la veine splénique, les origines de la veine porte (fig. 470).

Les *lymphatiques* se rendent d'abord aux ganglions régionnaires, situés le long des artères coliques, puis de ceux-ci aux gros ganglions massés autour du tronc des deux artères mésentériques.

Les *nerfs* viennent du sympathique par les plexus *mésentérique supérieur*, émané du plexus solaire, et *mésentérique inférieur*, qui naît du plexus lombo-aortique. Ils suivent le trajet des artères.


## § I. CÆCUM

**Définition.** — Le *cæcum* est une poche placée à l'origine du gros intestin. La limite qui le sépare du colon ascendant est quelquefois marquée extérieurement par un sillon horizontal ; mais, le plus souvent, c'est un plan conventionnel passant transversalement entre les bords supérieur et inférieur de l'iléon à son insertion. Intérieurement, c'est l'orifice même de la valvule iléo-cæcale qui marque la limite, la valve supérieure étant colique, et la valve inférieure cæcale.

Il occupe la fosse iliaque droite. Il se dirige en haut et un peu à droite (fig. 782 et 786).

**Fixation**. — Le cæcum n'a par lui-même aucun ligament véritable ; il est libre dans la cavité péritonéale. Mais il est retenu par sa continuité avec l'iléon et avec le colon ascendant ; or, le colon ascendant est immobilisé contre la paroi abdominale par le péritoine, qui y forme des replis appelés improprement *ligaments du cæcum*, dont nous reparlerons à propos du colon. Le cæcum est normalement peu mobile ; mais il peut être déplacé et faire partie des hernies. — On constate assez fréquemment des *ectopies cæcales* congénitales ; le cæcum est tantôt trop haut, placé sous le foie, tantôt trop abaissé et enfoncé dans le petit bassin.

**Dimensions**. — Le cæcum mesuré 6 centimètres dans ses divers diamètres. Sa capacité est de 100 grammes d'eau. On observe souvent des cæcums *rudimentaires* qui ne contiennent que 10 à 40 grammes d'eau, et, inversement, de grands cæcums, dont la capacité est de 200 à 600 grammes.

On sait que les herbivores ont un grand cæcum : celui d'un mouton contient 1 litre. L'homme a un petit cæcum, du type carnivore.

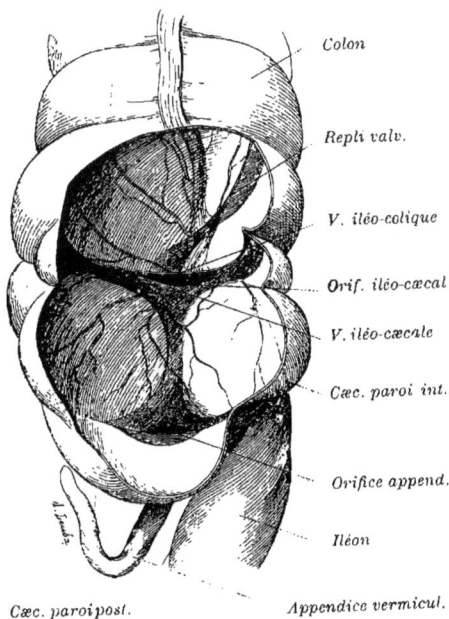

Fig. 783. — Cæcum : configuration interne.

On a enlevé un segment de la paroi externe du cæcum et du colon ascendant sur une pièce séchée et insufflée. Orifice iléo-cæcal et orifice appendiculaire.

**Forme et rapports**. — La face externe du cæcum présente l'origine des trois bandelettes et les trois séries de bosselures, superposées ordinairement au nombre de deux par série. Sa forme est celle d'une ampoule à laquelle on considère 4 faces et un fond.

Le *fond* lisse et uni répond au milieu de l'arcade crurale ou un peu en arrière. — La *face antérieure* répond à la paroi abdominale antérieure, à travers laquelle on peut l'explorer. — La *face postérieure* repose sur le muscle psoasiliaque dont elle est séparée par le fascia iliaca et le péritoine pariétal. — La *face droite* suit l'arcade crurale et la crête iliaque. — La *face gauche* répond au détroit supérieur du bassin. Elle reçoit l'implantation de l'appendice, et plus haut la jonction de l'iléon qui l'abordant obliquement forme avec elle un angle aigu, ouvert en bas et à gauche, l'*angle iléo-cæcal*.

Il est important de remarquer que toutes ces faces et le fond sont tapissés par le péritoine viscéral. Il n'y a pas de méso-cæcum, comme on l'a cru si longtemps. La main peut faire tout le tour du cul-de-sac intestinal, qui se projette librement comme le poing fermé entouré d'un mouchoir.

**Surface interne.** — Cette surface nous présente, outre les cellules et les crêtes habituelles, l'orifice de la valvule iléo-cæcale et celui de l'appendice.

**Valvule iléo-cæcale.** — La *valvule-iléo-cæcale* ou *valvule de Bauhin* (1605) est une évagination de l'intestin grêle dans le gros intestin, faisant barrière entre ces deux cavités. A l'état frais, elle représente un gros bourrelet transversal, percé d'un orifice où passe le doigt, orifice que circonscrivent deux lèvres superposées. Elle ressemble beaucoup à la fente buccale. L'orifice se termine par deux angles ou *commissures*. Nous avons déjà dit qu'il marque la séparation entre le cæcum et le colon.

La *lèvre* ou *valve supérieure* est horizontale, semi-lunaire, avec un bord libre concave, un bord convexe adhérent. Elle surplombe la lèvre inférieure et se termine

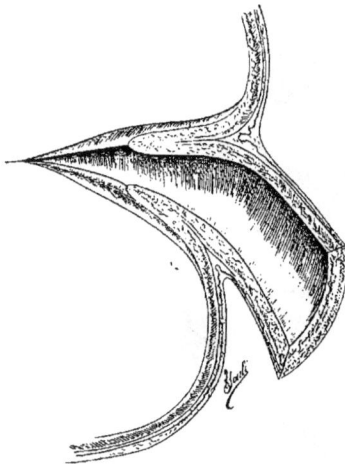

Fig. 784. — Coupe de la valvule iléo-cæcale (en partie d'après Toldt).

Les couches musculaires en rouge; les deux lignes pleines répondent aux deux plans de la couche longitudinale. Remarquer qu'une partie des fibres longitudinales sont aussi invaginées, avec la couche circulaire figurée par des hachures. Sur le bord de la valvule on observe les fibres irradiées d'un tissu conjonctif dense.

à chaque extrémité par un pli, *freins* de la valvule qui se prolongent sur les faces antérieure et postérieure du cæcum. La *lèvre* ou *valve inférieure*, plus étroite mais plus haute, est presque verticale et de forme elliptique. Son bord convexe adhère à la paroi du cæcum; son bord concave limite en bas l'orifice.

Sur une pièce sèche, les valves sont très nettes mais deviennent très minces, et l'orifice est circonscrit par des arêtes tranchantes.

La valvule iléo-cæcale est formée par une évagination de l'intestin grêle qui pénètre dans le gros intestin. Toutes les tuniques ne s'invaginent pas; la muqueuse, la sous-muqueuse, les fibres circulaires et la couche interne des fibres longitudinales se replient sur elles-mêmes; mais les fibres longitudinales externes et la séreuse restent en dehors et se portent directement sur le gros intestin. Les valves ne sont donc que des duplicatures partielles de la paroi de l'intestin grêle. Si on incise en dehors tout autour de l'iléon à son point de pénétration et qu'on coupe la séreuse et la couche musculaire sous-jacente, on n'aura plus qu'à tirer sur l'iléon pour voir celui-ci s'allonger de quelques centimètres, les valves se déplisser, disparaître, et l'étroite fente transversale remplacée par un large orifice circulaire.

La valvule s'oppose au reflux des matières dans l'intestin grêle. On considérait autrefois cet obstacle comme absolu, d'où le nom de *barrière des apothicaires*. Il est bien certain que, sur un cæcum extrait, la valvule est le plus souvent insuffisante et laisse passer l'eau, plus difficilement les gaz. Mais si le cæcum est en place, le reflux est déjà plus difficile, et sans doute pendant la vie, étant donnée les contractions des fibres musculaires, la valvule est-elle généralement *suffisante*, pour les liquides comme pour les solides.

**Appendice vermiculaire ou iléo-cæcal ou cæcal.** — L'appendice iléo-cæcal, ou plus simplement l'*appendice*, est un diverticule en doigt de gant de la cavité du cæcum. Organe rudimentaire, vestige des bosselures inférieures du grand cæcum des herbivores, il présente toutes les variabilités des organes régressifs en voie de disparition, comme aussi leur faiblesse congénitale qui les rend si accessibles aux maladies. Il est le siège de l'appendicite.

Il naît de la face interne du cæcum et quelquefois de son sommet. Sa forme est celle d'un cordon, d'un ver de terre (vermiforme, vermiculaire) dont il a à peu près la grosseur. Sa longueur moyenne est de 9 centimètres, mais peut varier de 2 à 24 centimètres. Sa largeur est celle d'un porte-plume.

Sa *direction* est tantôt droite, tantôt flexueuse, ou même tordue en spirale. Il est le plus souvent mobile, grâce à un repli péritonéal, *méso-appendice*, qui l'attache lâchement au bord inférieur de l'iléon; mais on peut aussi le trouver adhérent aux organes voisins. — Sa *situation* normale est d'être descendante et sous-cæcale ; il passe derrière le cæcum et sur son bord gauche et se place à cheval sur le détroit supérieur, empiétant par son sommet sur l'excavation pelvienne. D'autres fois, il se place en avant du cæcum, et assez souvent il prend une direction ascendante, il est *rétro-cæcal*, placé entre le cæcum et la fosse iliaque ; il peut alors remonter vers le rein et aller contracter des adhérences avec le foie. Cette situation profonde crée de grandes difficultés dans les interventions opératoires.

L'appendice est un tube qui s'ouvre dans le cæcum, au-dessous de la valvule iléo-cæcale, par un étroit orifice, muni parfois d'un repli saillant qu'on a décrit comme une valvule. Sa cavité est oblitérée chez un quart des sujets ; l'oblitération est surtout complète et fréquente chez les vieillards. On y trouve toutes sortes de corps étrangers, des résidus alimentaires, des œufs de parasites. Sa paroi épaisse de 2 millimètres est formée par les quatre tuniques du gros intestin. Sa tunique musculaire peut se contracter et évacuer le contenu de la cavité. La muqueuse est remarquable par une nappe de follicules clos, lymphatiques, qui est l'équivalent d'une véritable plaque de Peyer.

C'est un organe rétrogradé, mais non inutile ; son tissu lymphoïde, sa sécrétion muqueuse qu'il déverse dans le cæcum et peut-être aussi sa flore microbienne lui font jouer un certain rôle et lui ont permis de se maintenir.

**Vaisseaux du cæcum.** — Les artères et les lymphatiques présentent quelques particularités que nous devons mentionner.

Les *artères* proviennent de l'*iléo-colique*, ou colique droite inférieure, branche de la mésentérique supérieure. Cette artère se divise ordinairement en quatre branches secondaires qui sont : l'*iléale*, destinée à l'iléon ; la *cæcale antérieure*, qui passe sur la face antérieure du cæcum ; la *cæcale postérieure*, sur la face opposée, et enfin l'*artère appendiculaire* qui longe le bord adhérent de l'appendice. Il est à remarquer que cette dernière artère n'a que des anastomoses grêles avec les artères cæcales ; elle est presque *terminale*, et son oblitération doit entraîner la nécrose de l'appendice.

Les *lymphatiques* sont plus riches que ceux des colons, surtout ceux de l'appendice. Ils suivent les artères. De petits ganglions existent sur la face antérieure du cæcum et sur sa face postérieure, le long des artères cæcales ; mais les gros ganglions récepteurs des troncs lymphatiques sont situés dans le mésentère, dans l'angle iléo-colique (*ganglions iléo-cæcaux*) où ils forment un amas important. Là aussi aboutissent les lymphatiques appendiculaires.

## § 2. COLON ASCENDANT OU LOMBAIRE DROIT

Le *colon ascendant* ou *colon lombaire droit* est la partie du gros intestin qui s'étend du cæcum au colon transverse.

Il est situé dans la fosse lombaire droite et par ses extrémités il pénètre dans la fosse iliaque en bas, dans l'hypocondre en haut.

Il a 10 centimètres de long. Sa direction est verticale et légèrement coudée par rapport au cæcum qui est un peu oblique.

Il répond : en arrière, au muscle iliaque, au carré des lombes et au

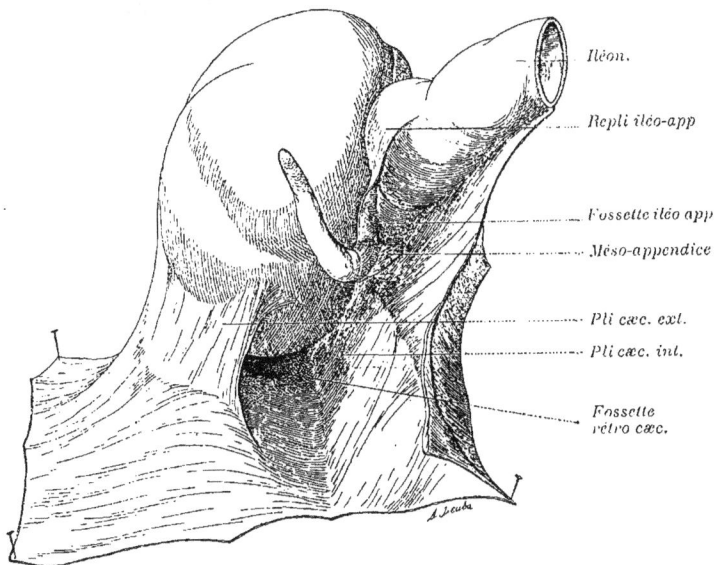

Fig. 785. — Fossette rétro-cæcale.

L'iléon et le cæcum sont renversés en haut. On voit la fossette rétro-cæcale qui remonte derrière le colon et que circonscrivent des replis du péritoine.

rein droit. Il est sous-jacent à la partie inférieure de la face antérieure du rein, sans interposition de péritoine, et ce rapport nous explique l'ouverture des abcès du rein dans le colon ; — en avant, aux anses de l'intestin grêle ; — en dehors, à la paroi abdominale, et tout à fait en haut à la face inférieure du foie ainsi qu'au fond de la vésicule biliaire ; — en dedans, avec le psoas, les anses grêles, et la portion descendante du duodénum.

Le colon ascendant est une des parties les plus fixes du gros intestin.

Dans la majorité des cas en effet, le péritoine ne recouvre que sa face antérieure et son bord externe; toute la face postérieure est directement appliquée sur les organes sous-jacents, ce qui permet de l'aborder par la paroi abdominale (colotomie lombaire). Il n'y a pas de méso-colon. Vers l'extrémité inférieure de la face externe, le péritoine en se réfléchissant du colon sur la fosse iliaque forme un repli assez solide, qu'on a appelé le *pli cæcal externe* (ligament supérieur ou pariéto-cæcal), bien qu'il appartienne plus au colon qu'au cæcum. Avec un autre repli, situé au côté interne, et qui est constitué par l'insertion du mésentère à la fosse iliaque, *pli cæcal interne* (ligament inférieur du cæcum), il limite la *fossette rétro-cæcale*, qui est surtout rétro-colique. Si on soulève le cæcum et qu'on le rejette en haut, le doigt s'enfonce par-dessous lui et par-dessous le commencement du colon dans un cul-de-sac qui est la fossette en question. L'appendice et les anses intestinales peuvent s'y engager.

Sur un quart des sujets, il existe un *méso-colon ascendant*, qui contient les vaisseaux, et laisse une certaine mobilité au colon.

## § 3. COLON TRANSVERSE OU ARC DU COLON

Le *colon transverse* est la partie du gros intestin qui s'étend du colon ascendant au colon descendant. Le mot *transverse* indique sa direction à peu près horizontale; et le nom d'*arc du colon* lui vient de la courbure à convexité antérieure qu'il décrit dans son trajet.

Étendu de la face inférieure du foie à la face interne de la rate, il occupe successivement l'hypocondre droit, la région ombilicale et l'hypocondre gauche. Il passe au-dessus de l'ombilic.

Sa longueur est de 45 centimètres, mais il peut notablement s'allonger en même temps qu'il se déplace et atteindre jusqu'à 90 centimètres de long.

Sa *direction* est d'abord transversale, perpendiculaire par conséquent à celle du colon ascendant; puis vers la ligne médiane elle monte obliquement le long de la grande courbure de l'estomac, pour aboutir au colon descendant qui est vertical comme le colon droit. Cette extrémité gauche est située à 5 centimètres plus haut que l'extrémité droite. De là deux portions et deux coudes dans le colon transverse.

La portion droite ou anse droite est horizontale, généralement flexueuse, et relativement fixe à cause de la brièveté de son méso. La portion gauche ou anse gauche est rectiligne, ascendante, et très mobile, grâce à la largeur du méso-colon transverse qui la suspend. Le *coude droit*, coude ou angle hépatique, fait un angle droit avec le colon ascendant. Le *coude gauche*, coude ou angle splénique, fait avec le colon descendant un angle très aigu, par suite de l'obliquité de la seconde portion du colon.

Le colon transverse est en rapport : en haut, du côté droit, avec la face inférieure du foie sur laquelle il trace l'empreinte colique, et le corps de la vésicule biliaire à laquelle il est souvent rattaché par un petit épiploon cystico-colique, ce qui explique comment des calculs biliaires peuvent être évacués dans le colon ; du côté gauche, avec l'estomac dont il suit la grande courbure. Suivant l'état de réplétion de ces deux viscères, ils peuvent se recouvrir l'un l'autre et on a beaucoup de difficulté en clinique à les délimiter ; — en bas, avec les circonvolutions de l'intestin grêle ; — en avant avec la paroi abdominale antérieure, dont il est séparé par les minces feuillets du grand épiploon devenu ligament gastro-colique ; — en arrière avec le duodénum dont il recouvre la moitié inférieure de la portion descendante et la troisième portion, et plus loin avec le rein gauche, qu'il croise à sa partie moyenne. Son coude gauche répond au tiers moyen du bord externe du rein, et à la partie inférieure de la face interne de la rate.

Son bord antérieur donne insertion au grand épiploon ; son bord postérieur, au méso-colon transverse.

**Moyens de fixité.** — Le colon transverse est maintenu en place : 1º par la paroi abdominale antérieure. Celle-ci, grâce à sa tonicité musculaire et à son élasticité, maintient tous les viscères de l'abdomen. Son rôle devient manifeste, quand on l'ouvre largement sur le cadavre. Son relâchement pendant la vie (grossesse, amaigrissement) entraîne les déplacements d'un grand nombre d'organes ; — 2º par les colons ascendant et descendant qui n'ayant pas de méso sont fixés à la paroi abdominale postérieure et tiennent l'arc du colon suspendu, comme une corde entre deux poteaux ; — 3º par des replis du péritoine.

Les principaux replis du péritoine sont le mésocolon transverse et les ligaments phréno-coliques droit et gauche.

Le *mésocolon transverse* règne sur toute la longueur de l'arc du colon. Il s'insère au bord postérieur du colon et aux organes profonds. Il laisse au colon transverse une assez grande mobilité à gauche, car il n'a pas moins de 7 centimètres de largeur et quelquefois 10 centimètres. Il faut tirer le colon à soi pour le tendre et le rendre manifeste.

Le *ligament phréno-colique droit* s'insère : d'une part sur le péritoine pariétal du diaphragme, au voisinage de l'extrémité antérieure de la 10ᵉ côte, souvent plus bas sur le muscle transverse, et d'autre part sur le coude droit du colon. Dans sa forme typique il reçoit le bord inférieur du foie dans sa concavité. Ce ligament manque dans la moitié des cas et n'est jamais très fort; aussi le coude droit du colon, mal soutenu, se déplace assez fréquemment.

Le *ligament phréno-colique gauche* est un solide repli péritonéal, long de 2 à 3 centimètres, qui émané du péritoine diaphragmatique, au voisinage de la 9ᵉ côte, se porte en éventail sur l'angle gauche du colon; ainsi suspendu, cet angle est rarement déplacé. Ordinairement le ligament colique embrasse dans sa concavité interne et supérieure le bord inférieur de la rate (sustentaculum lienis) (v. Péritoine).

Ce sont là les principaux ligaments péritonéaux du colon transverse; mais tout le long de sa face supérieure, il est rattaché aux organes sus-jacents par des replis accessoires, inconstants, que nous ne pouvons que mentionner. Ainsi il est relié au foie, à son lobe de Spieghel (*ligament hépato-colique*); — à la vésicule biliaire (*ligament cystico-colique*); — au duodénum, à sa première portion (*ligament duodéno-colique*); — à l'estomac, le long de sa grande courbure à gauche, par coalescence des feuillets du grand épiploon (*ligament gastro-colique*); — enfin au bord inférieur de la rate (*ligament spléno-colique*).

Malgré tous ces moyens de fixité, le colon transverse est la partie de tout l'intestin qui est le plus souvent déplacée, déplacements définitifs, acquis sous diverses influences et qui supposent presque toujours un allongement préalable. Chez les sujets d'un certain âge et principalement chez les femmes, il est 3 fois sur 4 dans une situation anormale. Il peut occuper un point quelconque de la cavité abdominale, depuis la voûte du diaphragme jusqu'au petit bassin. On le rencontre en avant du foie qu'il sépare du diaphragme, en avant de l'estomac, en avant du cæcum ou de l'S iliaque. Les déplacements en bas sont les plus communs, et se traduisent par des formes en arc, en U, en V, en M.

### § 4. COLON DESCENDANT OU LOMBAIRE GAUCHE

Le *colon descendant* ou *colon lombaire* gauche est la portion du gros intestin qui réunit le colon transverse au colon terminal. Il a la plus grande analogie de forme et de situation avec le colon ascendant qu'il répète.

Sa direction est verticale; sa longueur de 12 centimètres. Il occupe la fosse lombaire gauche. Son extrémité supérieure, qui répond au coude splénique du colon transverse, est située dans l'hypocondre gauche à un niveau plus élevé que celle du colon droit. Son extrémité inférieure s'abouche à l'S iliaque, vers le milieu de la crête iliaque.

Il est en rapport : en arrière, avec le carré des lombes; — en avant, avec les anses de l'intestin grêle, qui débordent plus ou moins en dehors de lui; — en dedans avec le bord externe du rein gauche (et non plus la face antérieure comme à droite); — en dehors avec la paroi abdominale, ou quelquefois les anses grêles.

Le colon descendant est fixe comme le colon ascendant; car le péritoine ne recouvre que sa face antérieure et ses bords, et l'applique contre la paroi abdominale. Sa face postérieure est dépourvue de péritoine, et facilement accessible en dehors du rein à une intervention opératoire. Il n'y a pas normalement de méso-colon.

C'est seulement dans 15 à 20 pour 100 des cas, chiffres à peu près semblables à ceux du côté droit, que l'on trouve un *méso-colon descendant*, qui, en recouvrant une partie de la face postérieure et formant pédicule, rend le colon mobile.

### § 5. S ILIAQUE OU COLON TERMINAL

L'S *iliaque* est la partie du gros intestin qui s'étend du colon descen-

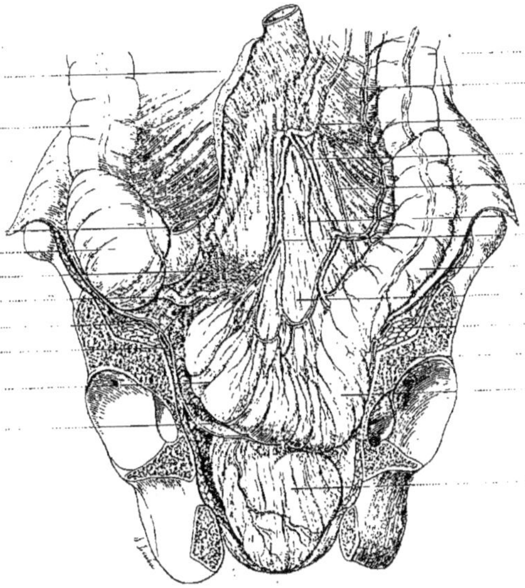

FIG. 786. — L'S iliaque avec ses deux portions : le colon iliaque et le colon pelvien.

Le bassin est largement ouvert en avant par une coupe frontale. On voit le colon pelvien ou anse sigmoïde occupant tout le haut de l'excavation, suspendu à son méso-colon ; situation typique, d'après une figure de Jonnesco.

dant au rectum. Comme le plus souvent la masse principale de ce segment intestinal occupe le petit bassin et non la fosse iliaque gauche, beaucoup d'auteurs tendent actuellement à abandonner l'ancien nom classique d'S iliaque. On pourrait avantageusement le remplacer par celui de *colon terminal*. Nous emploierons ces deux termes comme synonymes.

L'S iliaque est situé en partie dans la fosse iliaque gauche, en partie dans l'excavation pelvienne. Sa limite supérieure répond au milieu de la crête iliaque; sa limite inférieure, à la 3ᵉ vertèbre sacrée.

Sa longueur est de 60 centimètres, mais peut être très inférieure à ce chiffre ou au contraire atteindre 1 mètre.

L'S iliaque se divise en deux portions (Jonnesco) : la première, courte, à peu près droite, le *colon iliaque*; la seconde longue et flexueuse, le *colon pelvien*.

1° *Colon iliaque.* — Cette portion s'étend de la crête iliaque au détroit supérieur du bassin. Elle occupe le milieu ou le côté interne de la fosse iliaque. Sa direction est sensiblement rectiligne ou infléchie à concavité interne. Sa longueur est de 15 centimètres. Le *méso-colon iliaque*, quand il existe, étant toujours court, cette anse est fixe et ne se déplace que difficilement.

2° *Colon pelvien.* — Appelé souvent aussi *anse sigmoïde, colon sigmoïde, anse oméga*, cette seconde portion s'étend du détroit supérieur à la 3ᵉ vertèbre sacrée. Elle occupe le petit bassin, en arrière de la vessie ou de l'utérus, en avant du sacrum. Elle est très flexueuse, ce qu'indiquent les termes de sigmoïde et d'oméga. Ordinairement on compte trois branches, une verticale gauche et deux transversales; quelquefois quatre. Sa longueur est de 45 centimètres, et peut dépasser 80 centimètres.

Le colon pelvien possède un *méso-colon pelvien*, déployé en un large éventail qui atteint 10 centimètres de hauteur et qui présente au milieu de sa base un cul-de-sac qui est la *fossette inter-sigmoïde*. Grâce à ce méso, il jouit d'une grande mobilité, et distendu par des gaz ou des matières, il peut envahir toutes les régions de la cavité abdominale. On le rencontre dans la fosse iliaque droite fréquemment, dans la région ombilicale, sous le foie, dans l'hypocondre gauche en avant de l'estomac.

Enfin dans un nombre de cas insuffisamment déterminé, sur 10 pour 100 seulement des sujets d'après Jonnesco, bien plus fréquemment pour d'autres et notamment pour les classiques qui ont décrit l'S *iliaque*, le colon pelvien occupe en majeure partie la fosse iliaque gauche par deux branches verticales et parallèles, qui juxtaposées à la branche également verticale du colon iliaque figurent un S couché à deux flexuosités et à trois branches très rapprochées.

Dans sa portion iliaque, l'S iliaque est en rapport : en arrière avec le muscle iliaque; en avant avec les anses de l'intestin grêle, si l'S est vide, avec la paroi abdominale antérieure, s'il est distendu. C'est à travers cette paroi qu'on l'explore, qu'on reconnait les tumeurs stercorales, qu'on pratique l'anus artificiel.

La portion pelvienne s'intercale entre la vessie et le rectum chez l'homme, entre la vessie et l'utérus ou entre l'utérus et le rectum chez la femme. Il est bon de remarquer que sa partie inférieure comprend ce qu'on appelait autrefois la portion supérieure ou sus-ampullaire du rectum, et que la partie du méso-colon pelvien qui soutient ce segment long de 7 centimètres est l'ancien *méso-rectum* des auteurs.

## § 6. RECTUM

**Préparation.** — Il faut étudier le rectum dans les deux sexes. Choisissant un bassin qui pourra préalablement avoir été utilisé pour la dissection des muscles superficiels du périnée, et ayant bien lavé le rectum, on fera une coupe antéro-postérieure, non pas médiane, mais paramédiane, à deux doigts de la symphyse pubienne, de façon à n'ouvrir ni la vessie ni le rectum et à longer leurs faces latérales. On choisira le côté correspondant à la figure de l'ouvrage dont on se sert. On étudie avec soin les rapports, non seulement avec la vue, mais aussi par le *toucher rectal*. Puis on extrait le rectum que l'on distend par insufflation, en ne liant en bas que la collerette de la peau. On observe facilement son revêtement péritonéal, sa forme bosselée, ses bandes musculaires, les vaisseaux hémorroïdaux supérieurs. On l'incise; les valvules, les colonnes et la coupe du sphincter interne sont alors visibles.

**Définition.** — Le rectum est la portion terminale du tube digestif. Il joue, plus immédiatement que les autres segments du gros intestin, le rôle de réservoir et d'agent d'expulsion.

**Situation.** — Il est situé dans le petit bassin, en partie dans sa cavité, *portion pelvienne*; en partie dans sa paroi inférieure, *portion périnéale*. Sa limite supérieure est ordinairement indiquée par un rétrécissement, *collet de l'ampoule*, qui le sépare du colon pelvien. Elle correspond au corps de la 3e vertèbre sacrée. On voit que nous rattachons au colon pelvien de l'S iliaque ce qu'on décrivait autrefois sous le nom de portion supérieure du rectum et qui s'étendait, sur une longueur de 7 centimètres, jusqu'à la symphyse sacro-iliaque gauche, Sa limite inférieure est marquée par sa jonction avec la peau du périnée.

**Fixité.** — Le rectum est un organe immobile; il peut se dilater, s'invaginer, mais non se déplacer en masse; les déplacements latéraux de sa partie intra-pelvienne sont tout à fait restreints. Il est fixé : 1° par le péritoine, qui applique une partie de l'ampoule contre le sacrum, sans former de méso; — 2° par le fascia rectal, sorte d'aponévrose qui recouvre la partie non péritonéale de l'ampoule et la rattache à l'aponévrose périnéale supérieure; — 3° par deux muscles du périnée, le releveur de l'anus et le sphincter, qui embrassent son extrémité inférieure et qui s'insèrent d'autre part sur les parois du bassin. Péritoine, fascia et muscles se succèdent sans discontinuité.

**Dimensions.** — La longueur du rectum est de 15 centimètres, dont 12 pour la portion ampullaire. Sa largeur extérieure, à l'état de moyenne distension, est de 6 centimètres. La portion anale n'a que que 3 centimètres de long sur autant de largeur. — Sa capacité est de 400 à 500 grammes d'eau.

Il est extrêmement *dilatable*. Extemporanément, on peut après anesthésie y introduire la main, non sans dangers d'ailleurs. La distension lente, progressive, atteint les plus grandes limites; car on a vu le rectum, rempli par des matières fécales, occuper toute l'excavation pelvienne, avec une circonférence de 34 centimètres; et l'on sait que parmi les nombreux corps étrangers qu'on y a fait pénétrer figurent des verres à bière.

**Direction.** — Le rectum présente des inflexions dans les deux sens. Ses inflexions *latérales* sont faibles et négligeables, d'où son nom de rectum, droit; elles consistent dans une déviation à droite que présente souvent sa portion pelvienne. Il n'en est pas de même de ses inflexions *antéro-postérieures*, qui sont constantes, très accentuées et d'une grande importance pratique (fig. 788).

Le rectum décrit d'abord une courbure dont la concavité, concentrique à celle du sacrum et du coccyx, regarde en avant et en bas; puis il s'infléchit à angle droit, et se dirige obliquement à 45°, en arrière et en bas. Le point d'inflexion est le *coude* du rectum; il est à 3 centimètres du sommet du coccyx, et la paroi antérieure du rectum présente à son niveau une dilatation ou *cul-de-sac*. Il faut donc, quand on introduit le doigt ou un instrument par l'anus, le diriger en avant, vers la symphyse du pubis, puis au bout de 3 centimètres de parcours le redresser pour

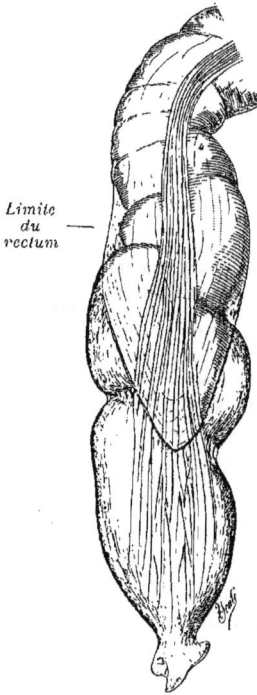

Limite du rectum

FIG. 787. — Rectum, vu par sa face antérieure.

Ampoule rectale; au-dessus, portion inférieure du colon pelvien. — Le péritoine est coupé au ras de son insertion; son extrémité inférieure en pointe correspond au cul-de-sac de Douglas. On voit que la plus grande partie du rectum est extra-péritonéale. — Bandelette musculaire antérieure sous le péritoine.

le porter en arrière. Si on continuait à le pousser en avant, on pourrait perforer la paroi antérieure du rectum ; de nombreux exemples de perforation ont été cités, le plus souvent par des canules destinées aux lavements.

**Configuration externe.** — Envisagé dans son ensemble et isolé, le rectum est fusiforme. En place, il se montre composé de deux parties bien différentes : l'ampoule et l'anus. L'ampoule est un réservoir, une sorte de vessie fécale ; l'anus est un canal d'évacuation, une sorte d'urètre. Tout les distingue, leur direction, leurs rapports, leur structure, leur fonction. Le coude du rectum marque leur séparation.

*L'ampoule* est la portion ampullaire, portion pelvienne, portion libre, portion supérieure ou moyenne des différents auteurs. Elle est ovoïde, longue de 12 centimètres, large de 6 centimètres, très dilatable. Elle est arquée, comme le sacro-coccyx sur lequel elle s'applique. Elle est bosselée, comme le colon, mais d'une façon moins typique. En effet, on reconnaît à sa surface, non point trois bandelettes longitudinales, mais deux seulement devenues médianes, l'une antérieure, l'autre postérieure, d'aspect charnu ; sur les côtés, des bosselures et des sillons. Ces *sillons* qui correspondent à des valvules intérieures sont latéraux et transversaux, alternant de droite à gauche. On en compte de 1 à 5, ordinairement 3 ; le plus important et le plus constant est situé à droite, à 8 centimètres de l'orifice anal.

*L'anus* est la portion anale, canal anal, portion sphinctérienne, portion périnéale, portion adhérente, portion inférieure des divers auteurs. C'est un canal rectiligne, long et large de 2 ou 3 centimètres, plus court chez la femme que chez l'homme, peu dilatable, à direction rectiligne. Nous dirons plus loin qu'il se particularise encore par une doublure de muscles striés et par un épithélium à type pavimenteux. Ce canal s'ouvre dans l'ampoule par un orifice interne ; il s'ouvre au dehors par un orifice externe, ou *orifice anal*, qui débouche au fond d'un entonnoir cutané, appelé *marge de l'anus*.

Un certain nombre d'auteurs ont réservé le nom d'anus à l'orifice externe et à sa marge cutanée ; mais on est généralement d'accord aujourd'hui pour comprendre sous ce nom toute la portion tubulaire ou inférieure du rectum, qui présente une même structure continue.

L'orifice anal est situé entre les ischions, à 3 ou 4 centimètres en avant du coccyx. Il a la forme d'une fente dont la direction est antéropostérieure, comme celle du sillon interfessier, et dont le grand axe est oblique en bas et en avant. On lui distingue deux bords latéraux et deux commissures. Autour de lui, la peau forme 6 à 10 *plis radiés* qui aboutissent à l'orifice ; ce sont des plis de distension ou plis musculaires, plis de froncement, qui disparaissent quand l'orifice est dilaté. Chez les sujets très amaigris, pendant la vie et surtout après la mort, l'anus prend souvent une disposition *infundibuliforme*.

**Rapports.** — On considère au rectum quatre faces : une face antérieure, une face postérieure et deux faces latérales. Ces dernières ne sont que des bords sur l'intestin vide ; elles se constituent par la distension de l'organe.

1° *Face postérieure.* — Cette face est en rapport avec la face anté-

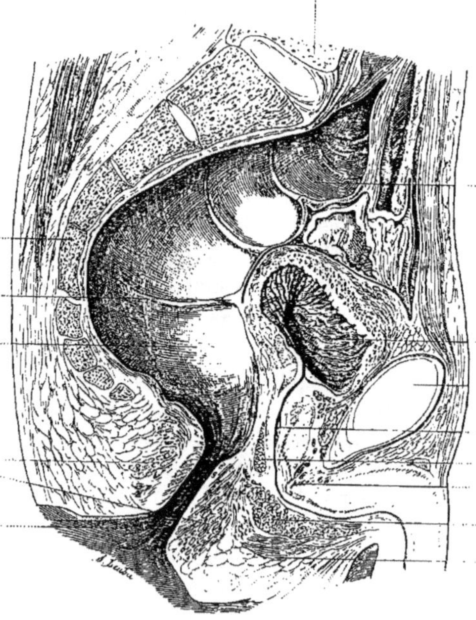

FIG. 788. — Rapports du rectum chez l'homme.

Coupe médiane antéro-postérieure du bassin. — Le cul-de-sac recto-vésical est ici très haut. Remarquer la division bien nette du rectum en deux portions : ampoule et anus. La muqueuse présente plusieurs valvules.

rieure du sacrum et du coccyx sur laquelle cheminent l'artère sacrée moyenne et ses veines, qui à la pointe du coccyx aboutissent à la *glande coccygienne* de Luschka. L'espace compris entre le rectum et le sacrum, *espace sacro-rectal* ou rétro-rectal, est occupé par du tissu lâche qui permet de décoller facilement le rectum. Sur les côtés passent les derniers nerfs sacrés. — Plus bas, c'est-à-dire dans la portion anale, au-dessous du coccyx, le rectum répond aux muscles sphincter externe et releveur de l'anus qui l'entourent en partie.

2º *Faces latérales.* — Ces faces sont divisées en deux portions par le muscle releveur de l'anus qui de la paroi latérale du petit bassin descend vers le rectum et s'y insère. Au-dessus de lui, la portion supérieure libre dans la cavité péritonéale est en rapport avec les anses du colon pelvien ou de l'intestin grêle, et quand le rectum est distendu, avec l'ovaire, les vaisseaux hypogastriques et le plexus sacré. La portion inférieure, c'est-à-dire au-dessous du releveur, forme avec ce muscle la paroi interne de la *fosse* ou *creux ischio-rectal.* Cette fosse qui existe

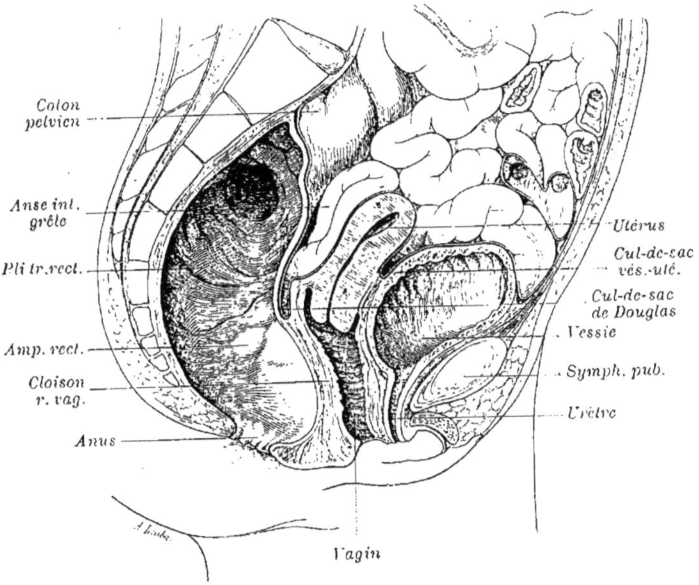

Fig. 789. — Rapports du rectum chez la femme (d'après Luschka).

Observer en avant le cul-de-sac recto-utérin et la cloison recto-vaginale. Remarquer le cul-de-sac que forme la paroi antérieure immédiatement au-dessus de l'anus. La portion anale du rectum est très courte ou incomplètement figurée sur ce sujet.

de chaque côté, est un espace prismatique triangulaire sur une coupe vertico-transversale. Sa paroi interne est formée par le muscle releveur anal qui se porte obliquement sur la face latérale du rectum, et médialement par cette même face; sa paroi externe, par la face interne de l'ischion; sa base, par la peau qui s'étend de l'ischion à l'anus. Ainsi se constitue une vaste cavité remplie de graisse; quand cette graisse a été résorbée au cours d'un abcès, le rectum semble pendre dans les fosses ischio-rectales comme un battant dans une cloche.

3º *Face antérieure.* — La moitié supérieure de cette face est recouverte par le péritoine. Les rapports sont différents chez l'homme et chez la femme.

A. *Chez l'homme.* — Trois organes constituent les rapports principaux, à côté desquels peuvent se grouper les rapports secondaires. Ce sont de haut en bas : la vessie, la prostate, le bulbe de l'urètre.

Le rectum est en rapport avec la face postérieure de la vessie. Il en est séparé par le cul-de-sac recto-vésical du péritoine où se logent des anses du colon pelvien et de l'intestin grêle ; — au-dessous du cul-de-sac péritonéal, avec le sommet des vésicules séminales et le canal déférent qui longe leur bord interne ; — toujours plus bas, avec la face postérieure de la prostate que l'on explore facilement par le toucher rectal.

Le *coude* du rectum répond au sommet ou *bec* de la prostate, à 5 centimètres de l'orifice anal. A partir de ce point, le rectum se portant en arrière limite, avec le canal de l'urètre qui se porte en avant, le *triangle recto-urétral* à base inférieure périnéale. Ce triangle est occupé par des muscles du périnée et surtout par le bulbe de l'urètre qui peut toucher le rectum chez les vieillards. Dans ce triangle se pratique la taille prérectale, le long de la paroi antérieure du rectum. Par le toucher rectal, on peut sentir une sonde passant dans l'urètre entre le bulbe et la prostate.

B. *Chez la femme.* — L'utérus et le vagin constituent les seuls rapports. Le rectum est en rapport médiat avec la face postérieure du corps et du col de l'utérus et le cul-de-sac postérieur du vagin ; médiat, car il est séparé de ces organes par la cavité péritonéale, dans laquelle s'insinuent fréquemment des anses de l'intestin grêle ou du colon pelvien. On sait que la cavité péritonéale forme à ce niveau le cul-de-sac recto-utérin, dont la partie basse, située au-dessous des ligaments utéro-sacrés, est elle-même le *cul-de-sac de Douglas.* Sur les côtés, la face antérieure du rectum répond aux ligaments larges et à leur base, à l'uretère et à l'artère utérine. — Au-dessous du cul-de-sac péritonéal, dans l'étendue du tiers moyen et en partie du tiers supérieur du vagin, le rectum s'adosse à cet organe et forme avec lui la *cloison recto-vaginale*, dans laquelle les deux parois rectale et vaginale sont simplement accolées et peuvent être séparées assez facilement.

Le *coude* du rectum répond à la limite du tiers inférieur du vagin. Le rectum se portant en arrière, il en résulte là aussi un triangle à base périnéale, beaucoup plus petit, le *triangle recto-vaginal*, occupé par un noyau musculaire qui constitue le corps périnéal.

**Configuration interne.** — Le rectum présente sur la face interne de l'ampoule, dont la couleur est gris rougeâtre, deux espèces de plis : des plis longitudinaux, *plis de distension*, qui donnent à la coupe du rectum un aspect étoilé, analogue à celui de l'œsophage, et qui disparaissent quand on étale la paroi ; des plis transversaux fixes, que la distension exagère au contraire, ce sont les *valvules du rectum* ou de *Houston* (1830).

Les valvules du rectum sont le relief intérieur des sillons extérieurs que nous avons décrits, bien qu'on voie quelquefois des valvules sans sillons. De même que pour les étranglements de la face externe, on en compte de 1 à 5 ou 6, ordinairement 3, alternant de droite à gauche. La plus constante et la plus volumineuse est située à droite, à 8 centimètres de l'orifice anal (*pli transversal* des Allemands, fig. 788). Leur

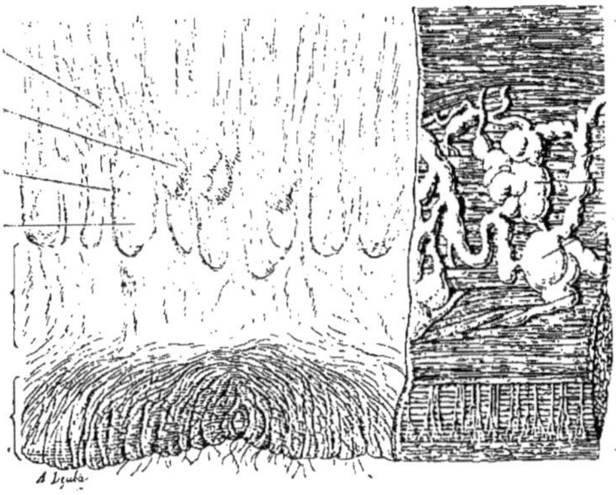

Fig. 790. — Anus ; face interne (en partie d'après Luschka).

La portion anale du rectum a été fendue et étalée ; à droite, la muqueuse a été disséquée et montre les ampoules veineuses, ébauches des hémorroïdes. Les colonnes et les valvules de Morgagni ne sont pas très accusées. On remarque que les deux sphincters, l'interne lisse et l'externe strié, se recouvrent et se dépassent réciproquement.

forme est semi-lunaire ; leur longueur de 5 à 10 centimètres ; leur largeur peut atteindre jusqu'à 2 centimètres. Elles ressemblent en tous points aux crêtes ou valvules coliques, et sont comme elles formées par un adossement de la muqueuse et de la sous-muqueuse avec des fibres musculaires circulaires. Elles sont un siège de prédilection pour les processus inflammatoires. — Entre les valvules, la paroi déprimée forme des loges ou poches, semblables aux cellules du gros intestin.

Dans sa portion anale, dont la muqueuse est d'un gris clair, le rectum présente successivement les colonnes de Morgagni, la zone cutanée lisse et la peau de la marge de l'anus.

Les *colonnes de Morgagni* ou *colonnes du rectum* sont de petits bourrelets longitudinaux disposés tout autour de la partie supérieure de l'anus. Au nombre de 5 à 8, longues de 1 centimètre, épaisses de 1 à 2 millimètres, elles ne font souvent qu'un bien faible relief ; la plus marquée se voit sur le milieu de la face antérieure. Elles sont produites par des faisceaux de la muscularis mucosœ, ou simplement par du tissu fibreux et ne s'effacent pas par la distension. Ces colonnes se terminent en bas par une partie élargie ou base. Les bases sont reliées entre elles, en forme de festons, par des replis muqueux semi-lunaires, analogues aux valvules sigmoïdes de l'aorte, et qu'on appelle les *valvules de Morgagni*. Le bord concave, libre, de ces valvules regarde en haut. En passant un stylet entre la valvule et la paroi du rectum qui lui fait face, on entre dans un cul-de-sac profond de quelques millimètres, qui porte le nom de *sinus* ou godet. On y trouve souvent des corps étrangers; c'est un point de départ habituel des abcès et fistules de l'anus.

Au-dessous de la zone des colonnes se voit une bande d'aspect cicatriciel, haute de 1 centimètre au plus, la *zone cutanée lisse*, dont nous parlerons à propos de la muqueuse; et après celle-ci, la peau de la région anale.

**Structure.** — Le rectum se compose de quatre tuniques, pareilles à celles du gros intestin : une tunique séreuse, complétée par un fascia, une tunique musculaire, une tunique celluleuse ou sous-muqueuse, et une tunique muqueuse.

1° *Tunique séreuse ou péritonéale et fascia rectal.* — Le péritoine recouvre en hauteur les deux tiers au plus de la face antérieure du rectum. Son point le plus bas, qui répond au fond du cul-de-sac de Douglas, est à 5 à 7 centimètres de l'anus chez l'homme, 5 à 6 chez la femme. Il est en général assez épais et peu adhérent à l'organe. Sur les côtés il monte obliquement et ne tapisse qu'une partie des faces latérales. La face postérieure est entièrement libre, car nous avons déjà dit que nous rattachions au méso-colon pelvien l'ancien *méso-rectum* des auteurs.

Toutes ces portions de l'ampoule que le péritoine ne tapisse pas, c'est-à-dire sa face postérieure et la plus grande partie de ses faces latérales et même une partie de sa face antérieure, sont recouvertes par une sorte d'aponévrose épaisse, résistante, le *fascia rectal*. Ce fascia est séparé de la tunique musculaire par une couche graisseuse dans laquelle sont contenus les vaisseaux hémorroïdaux et de petits ganglions. Il est tout à fait comparable au fascia vésical; et de même que l'aponévrose périnéale supérieure, en embrassant le col de la vessie, se réfléchit avec cet organe pour lui constituer une enveloppe fibreuse, le fascia vésical, qui complète l'enveloppe péritonéale, de même cette aponévrose, embrassant l'extrémité inférieure de l'ampoule, remonte sur ses faces libres et lui fournit le fascia rectal.

2° *Tunique musculaire.* — Cette tunique comprend deux couches, une couche externe longitudinale, une couche interne circulaire. Toutes sont des fibres lisses.

La *couche longitudinale* est continue; mais sur les côtés, ces fibres sont minces et espacées; les plus grosses passent, comme des ponts, par-dessus les sillons transversaux, tandis qu'elles se rassemblent sur la face antérieure et postérieure en deux gros faisceaux médians. Ces *bandelettes*, antérieure et postérieure, continuation des trois bandes du colon, dont deux se sont fusionnées, sont charnues, rougeâtres. Elles s'étalent en éventail sur la fin de l'ampoule, et, passant, partie entre les deux sphincters, partie à travers le sphincter externe, vont se fixer sur la peau de la marge de l'anus. La bandelette postérieure est renforcée par un petit muscle strié, le *muscle recto-coccygien* de Treitz ou *retractor ani*, qui se porte du coccyx à l'anus. La bandelette antérieure reçoit elle, aussi, des fibres qui lui viennent du transverse profond et de la musculature de l'urèthre; ces fibres en partie lisses, en partie striées, constituent le *muscle recto-urétral*.

La *couche circulaire*, également continue, présente par places des épaississements. Au niveau de chaque valvule du rectum, comme d'ailleurs dans les crêtes du colon, les fibres circulaires se condensent et forment comme un sphincter. Dans les grandes valvules, ces faisceaux musculaires sont assez forts et visibles à l'œil nu. On a décrit sous le nom de *sphincter d'O'Beirn*, celui qui est contenu dans la valvule la plus haute, près du collet de l'ampoule, et sous le nom de *sphincter de Nélaton*, celui qui occupe la grosse valvule du côté droit, à 8 ou 10 centimètres de l'anus. Ces soi-disant sphincters sont inconstants comme les valvules; leur forme est semi-lunaire et non annulaire; ils constituent dans la valvule une charpente contractile.

Le seul sphincter vrai et constant est le *sphincter interne*, sphincter lisse, sphincter involontaire. Pour lui donner naissance, la couche circulaire s'épaissit autour de l'anus et lui forme un anneau long de 4 centimètres, épais de 5 à 8 millimètres, plus épais à son extrémité inférieure, qui embrasse l'orifice anal. Il est emboîté par le sphincter externe, strié, qui le dépasse en bas. Sa contraction involontaire ferme d'une façon constante et tonique l'extrémité inférieure du tube digestif.

3° **Tunique celluleuse ou sous-muqueuse**. — Cette couche de tissu conjonctif, dans laquelle sont logées les dernières ramifications vasculaires et notamment les plexus hémorroïdaux des veines, est remarquable par sa grande laxité, comparable à celle de l'œsophage, ce qui nous explique la fréquence des prolapsus de la muqueuse rectale.

4° **Muqueuse**. — La muqueuse de l'ampoule ne diffère en rien de celle du gros intestin. Elle a, comme elle, un épithélium cylindrique, des glandes de Lieberkühn et des follicules clos épars.

La muqueuse anale est, au contraire, une muqueuse de transition,

muqueuse dermo-papillaire, partout couverte d'un épithélium pavimenteux stratifié, qui se fond progressivement avec la peau du périnée.
On y distingue trois zones, bien différentes même à l'œil nu : la zone
des colonnes, la zone lisse, la zone cutanée marginale (fig. 790).

La zone des colonnes de Morgagni est séparée de la muqueuse
ampullaire ou rectale proprement dite par une ligne sinueuse, dite
*ligne ano-rectale*, qui passe par l'extrémité supérieure des colonnes,
et de la zone lisse par une autre ligne festonnée dite *ligne ano-cutanée*,
formée par les arcades des valvules de Morgagni. L'épithélium est
stratifié sur les colonnes et les valvules, cylindrique entre ces colonnes
et dans les sinus. — La *zone lisse*, dont la hauteur varie de 5 à 10 millimètres, a un aspect blanchâtre, cicatriciel. La muqueuse dermo-
papillaire n'a ni pigment, ni poils, ni glandes. — La peau de la *marge
de l'anus* est, au contraire, remarquable par sa coloration pigmentée,
ses poils, qui ne sont bien apparents que chez l'homme, ses glandes
sébacées et sudoripares. Parmi ces dernières, il en est de volumineuses,
à sécrétion odorante, analogue aux grosses glandes sudoripares de
l'aisselle, et qu'on nomme les *glandes circumanales*.

**Vaisseaux et nerfs.** — Les *artères* du rectum ont comme origine
fondamentale l'artère hémorroïdale supérieure; comme origines accessoire, les artères hémorroïdales moyenne et inférieure et la sacrée
moyenne (fig. 418).

*L'artère hémorroïdale supérieure* impaire et médiane, est la branche
terminale de la mésentérique inférieure qui, elle-même, naît de l'aorte.
Vers le collet de l'ampoule, sur la face postérieure, elle se divise en
deux branches, droite et gauche, la droite plus grosse, qui descendent
obliquement sur les faces latérales du rectum, puis sur sa face antérieure. De là ce fait important que l'on peut inciser le rectum sur
toute la hauteur de sa ligne médiane postérieure sans atteindre de
gros vaisseaux. Ces deux branches descendent jusqu'à l'extrémité
inférieure et ont pour territoire la totalité du rectum.

Les artères *hémorroïdales moyennes* proviennent de l'hypogastrique.
Une partie de leurs branches est destinée aux organes génitaux. — Les
*hémorroïdales inférieures*, encore plus grêles, naissent de la honteuse
interne et se perdent surtout dans la marge cutanée de l'anus. La
*sacrée moyenne* fournit aussi quelques rameaux.

L'artère hémorroïdale supérieure, avec ses deux grosses branches
qui enlacent l'intestin, est l'artère vraie du rectum et, en tout cas, son
vaisseau principal et suffisant. Mais grâce aux anastomoses qui l'unissent aux autres hémorroïdales, nées de l'hypogastrique, elle peut être liée
ou oblitérée sans que la circulation rectale soit entravée; la suppléance
des voies secondaires est suffisante pour assurer l'irrigation artérielle.

Les *veines* portent les mêmes noms et ont la même distribution. Il importe de remarquer que si, dans la muqueuse ampullaire, leur origine se fait par de simples étoiles, dans la portion anale elle se fait par des plexus. Le *plexus hémorroïdal* est limité à la zone des colonnes de Morgagni. Les veines y présentent une grande tendance à la formation de glomérules et d'ampoules, qui sont les amorces des hémorroïdes internes, affection extrêmement commune. Les veines efférentes perforent la tunique musculaire et se jettent dans les veines hémorroïdales inférieures, origines de la veine mésentérique inférieure ou petite mésaraïque.

Les veines du rectum sont donc des veines du système porte, et les hémorroïdes également. Mais, comme pour les artères, les communications faciles avec les veines hémorroïdales moyennes et inférieures de l'hypogastrique, qui sont des efférentes accessoires, constituent une grande *anastomose porto-cave*, dont l'importance est considérable dans les obstructions de la circulation veineuse de l'intestin et du foie.

Les *lymphatiques*, nés des réseaux muqueux et sous-muqueux et aussi de la tunique musculaire, se répartissent en trois groupes : un groupe inférieur cutané, provenant de la marge de l'anus, qui, par le pli génito-crural, se rend aux ganglions du pli de l'aine ; — un groupe moyen, issu de la zone cutanée lisse, qui suit les vaisseaux hémorroïdaux moyens et inférieurs et aboutit aux ganglions hypogastriques ; — un groupe supérieur, dont le territoire représente la presque totalité du rectum, et qui, par le trajet des vaisseaux hémorroïdaux supérieurs, va se rendre dans les ganglions du méso-colon pelvien, après avoir traversé de petits nodules ganglionnaires para-rectaux situés sur la face postérieure du rectum.

Les *nerfs* du rectum, différents en cela de ceux des autres portions du gros intestin, proviennent de deux sources : du grand sympathique par les plexus hémorroïdaux supérieurs et moyens, satellites de ces artères ; de la moelle, par le plexus sacré, qui donne de nombreux filets directs à l'ampoule, et à l'anus le *nerf anal* ou hémorroïdal.


A l'intestin sont annexés des organes glandulaires de structure et de fonction très différentes : le foie, le pancréas et la rate.

# CHAPITRE IX

## FOIE

**Préparation**. — Choisir un sujet masculin, le foie des femmes d'un certain âge étant presque toujours déplacé et déformé. Sur le foie en place, constater les rapports de l'organe, la direction couchée du ligament suspenseur, la direction oblique de la vésicule biliaire. Glisser la main tout autour pour se rendre compte de sa hauteur et des ligaments coronaire et triangulaires. Observer l'épiploon gastro-hépatique, l'hiatus de Winslow et chercher s'il y a un ligament cystico-colique. Extraire le foie, si possible avec le diaphragme, après avoir lié la veine cave inférieure au-dessus des rénales. Ménager la capsule surrénale droite, qu'on laisse souvent adhérente au foie. Disséquer le hile. Une injection facile à faire, de 300

*Lig. susp.*

*Estomac*

*V. bil.*

*Rate*

*Gr. épipl.*

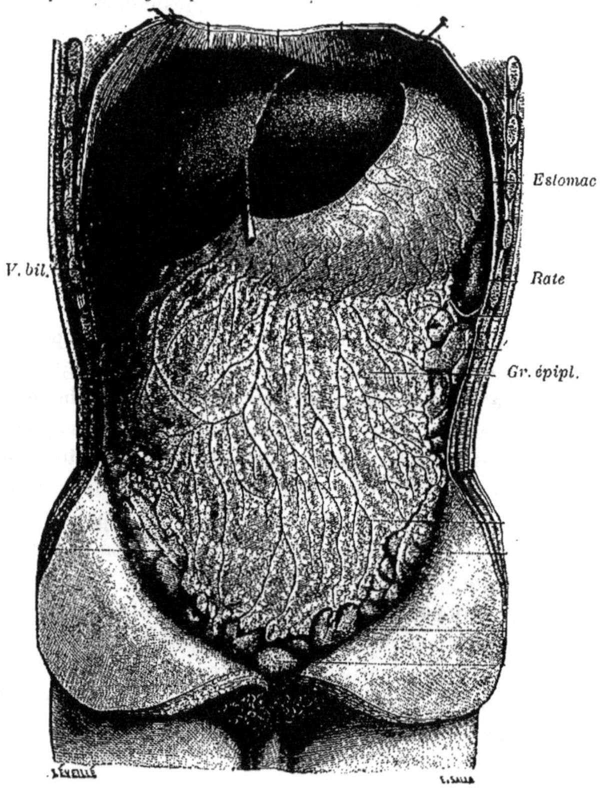

FIG. 791. — Foie en place (d'après Sappey).
Situation, face supérieure et rapports d'ensemble.

grammes d'eau dans la veine porte, rend au foie sa forme normale et montre la grandeur de sa vascularisation.

**Définition**. — Le foie est un organe glandulaire placé sur le trajet de la veine porte et destiné à la sécrétion de la bile et du sucre.

**Situation**. — Il occupe la presque totalité de l'hypocondre droit,

une partie de l'épigastre et de l'hypocondre gauche. Il est placé au-
dessous du diaphragme qui le sépare des poumons et du cœur, au-
dessus de l'estomac et de l'intestin.

**Fixité.** — Le foie n'est pas immobile. Il s'abaisse et s'élève de 1 centimètre dans la respiration ; il se déplace en tournant suivant la réplétion de l'estomac et du gros intestin et suivant le décubitus. Le corset
le fait quelquefois s'élever, plus souvent s'abaisser et tourner en avant
ou en arrière, anté ou rétroversion du foie.

Le foie est en quelque sorte collé au diaphragme. Il lui adhère par
une large étendue de sa face supérieure et surtout postérieure, à l'aide

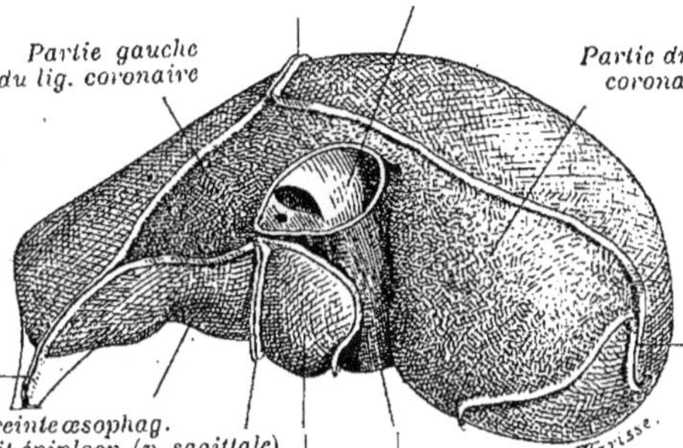

Fig. 792. — Ligaments péritonéaux du foie.

Le foie est vu d'en haut et par derrière. Remarquer la vaste surface du ligament coronaire : sa
portion qui descend à droite de la v. cave constitue le méso hépato-cave.

de tractus conjonctifs qui unissent les deux surfaces au contact. Cette
adhérence est complétée par des moyens de fixité qui sont : les ligaments
péritonéaux, — la veine cave inférieure, qui reçoit les veines sus-hépatiques issues du foie et qui est elle-même attachée à l'orifice quadrilatère
du diaphragme, — le coussinet élastique de la masse intestinale.

Les ligaments du péritoine qui avec la veine cave attachent le foie à
la voûte du diaphragme sont le ligament falciforme et le ligament coronaire avec ses prolongements triangulaires.

A. *Ligament falciforme* ou *suspenseur.* — Appelé encore grande
faux du péritoine ou de la veine ombilicale, ce ligament s'étend de l'ombilic à la face postérieure du foie. Il a une forme triangulaire, à sommet
ombilical, à base postérieure. Il est constitué par un repli du péritoine qui dans sa partie extra-hépatique contient la veine ombilicale
du fœtus ou le ligament rond qui lui succède, et dans sa partie sus-
hépatique se couche sur la face convexe du lobe gauche du foie. Le foie

est ainsi divisé en deux lobes droit et gauche. Ce ligament n'est pas suspenseur, pour le foie du moins; il limite le mouvement de latéralité.

B. *Ligament coronaire.* — Ce ligament en couronne, situé sur la face postérieure du foie, entoure la veine cave, centre de fixité du foie. Très court, très serré, long de 10 centimètres, large de deux à trois doigts, il est formé par la réflexion du péritoine du diaphragme sur le foie, et dans le champ circonscrit par cette réflexion les deux organes adhèrent intimement l'un à l'autre.

Le ligament coronaire reçoit perpendiculairement en avant l'insertion

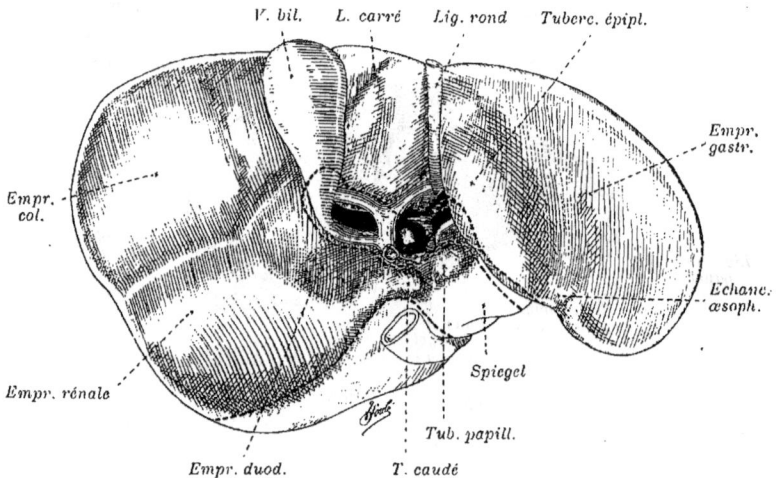

FIG. 793. — Face inférieure du foie.

La ligne pointillée indique l'insertion du péritoine (insertion du petit épiploon dans le hile et dans le sillon veineux). — La veine porte en bleu, le canal hépatique en noir. — La partie inférieure non ombrée de la figure appartient à la face postérieure du foie.
Le foie est figuré en place et fortement relevé.

du ligament falciforme, et se prolonge de chaque côté par des ailerons qui sont les ligaments triangulaires. Le *ligament triangulaire gauche*, le plus long et le plus mobile, s'étend sur le lobe gauche du foie; sa base libre regarde à gauche. Le *ligament triangulaire droit* est court et inconstant.

**Couleur.** — Le foie est rouge brun à la surface et sur la coupe. Il est jaune paille quand il est gras, jaune vif ou verdâtre quand il est imprégné de bile.

**Consistance.** — Le foie est le viscère le plus dur; cette dureté est bien amoindrie sur le vivant. Il est rigide et friable, ce qui l'expose aux déchirures. Enfin il est plastique, c'est-à-dire qu'il prend la forme de tous les organes qui sont en contact avec lui.

**Volume et poids.** — La longueur du foie ou diamètre transverse d'une extrémité à l'autre est de 28 centimètres; la largeur maxima en sens antéro-postérieur de 17 centimètres et l'épaisseur ou hauteur de 8 centimètres. Le poids est de 1500 grammes, une fois extrait; il faut ajouter 400 grammes de sang perdu. Comme pour toutes les glandes, il y a des variations considérables.

Chez le nouveau-né, le foie est énorme. Il remplit tout l'épigastre et couvre l'estomac. Ce gros volume diminue sensiblement après la première année; il en reste encore des traces jusque vers l'âge de 5 ans.

**Forme et rapports.** — Le foie a la forme d'un segment d'ovoïde, dont la grosse extrémité est à droite. On lui décrivait autrefois deux faces, une supérieure et une inférieure; aujourd'hui, et depuis His, on admet en plus une face postérieure prise aux dépens de l'inférieure et qui n'est bien visible que sur les foies distendus par l'injection; très marquée sur le foie à type bombé, elle l'est beaucoup moins dans le type plat. Nous distinguerons donc trois faces et une circonférence.

*Face supérieure.* — Dite encore *face convexe*, cette face lisse, arrondie, recouverte par le péritoine, est séparée en lobes droit et gauche par le ligament suspenseur qui s'y insère d'avant en arrière. Elle est en rapport avec le diaphragme et avec une petite partie de la paroi abdominale, entre l'ombilic et l'appendice xiphoïde. Par l'intermédiaire du diaphragme, le foie répond à la

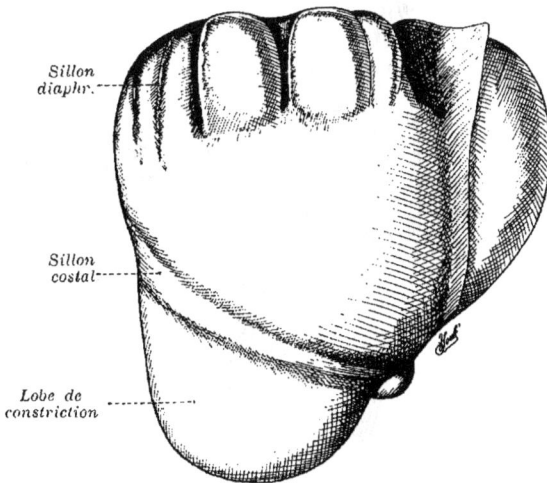

Fig. 794. — Sillons de constriction; leurs deux types diaphragmatique et costal.

Cette déformation de cause artificielle est fréquente surtout chez la femme, et constitue le foie de constriction.

plèvre diaphragmatique droite et à la plèvre costale qui tapisse les sept dernières côtes; à la cavité pleurale; à la base du poumon droit;

au péricarde et au cœur qui marquent sur son lobe gauche l'*empreinte cardiaque*. On comprend l'abaissement du foie dans l'inspiration, dans les pleurésies, l'envahissement de la plèvre ou du poumon par les abcès de la face convexe, les plaies du foie par blessure costale (fig. 795).

Cette face supérieure présente fréquemment, surtout chez les femmes, des sillons de deux espèces : les uns transversaux, cicatriciels, uniques ou peu nombreux, parallèles aux côtes et localisés à la partie droite de la face convexe; ce sont les *sillons costaux;* — les autres, multiples, non cicatriciels, dirigés en sens antéro-postérieur sur la partie culminante de l'organe et renfermant le plus souvent un pli du diaphragme, ce sont les *sillons diaphragmatiques*. Tous deux sont artificiels et produits dans la très grande majorité des cas par la constriction des vêtements, corset ou ceinture.

*Face inférieure.* — La face inférieure ou face *plane*, un peu inclinée

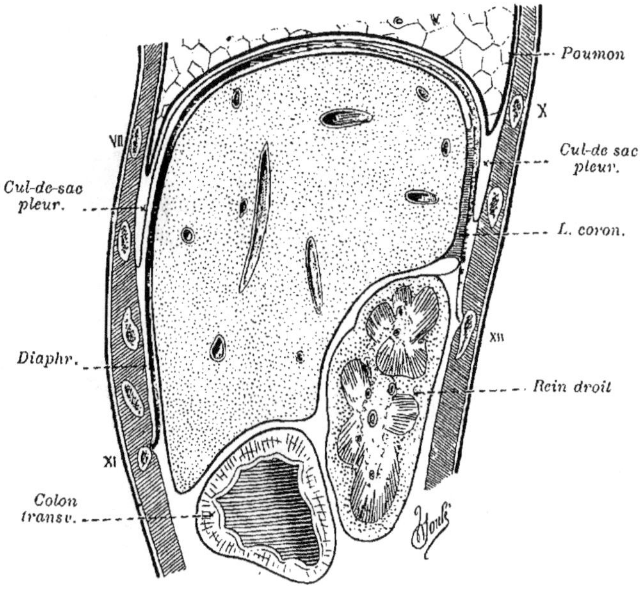

Fig. 795. — Coupe antéro-postérieure du foie.

La coupe passe par l'hypocondre droit. — Rapports de la face supérieure avec le diaphragme, le poumon et les culs-de-sac de la plèvre. — Remarquer la division de la face inférieure en deux étages; l'étage rénal se rattache plutôt à la face postérieure qu'à l'inférieure.

en bas et en avant, est divisée en lobes par des sillons disposés en H. De ces sillons, l'un est transversal, c'est le hile ou scissure du foie; les deux autres sont longitudinaux, c'est-à-dire antéro-postérieurs, et distingués en droit et gauche.

Le *hile du foie*, scissure ou sillon transverse, long de 5 à 6 centimètres, est le point de pénétration ou de sortie des vaisseaux du foie. On y voit en avant le canal hépatique, au milieu l'artère hépatique, en arrière la veine porte.

Le *sillon longitudinal gauche*, qui sépare le foie en ses deux lobes droit et gauche, se divise en deux portions : l'une en avant du hile,

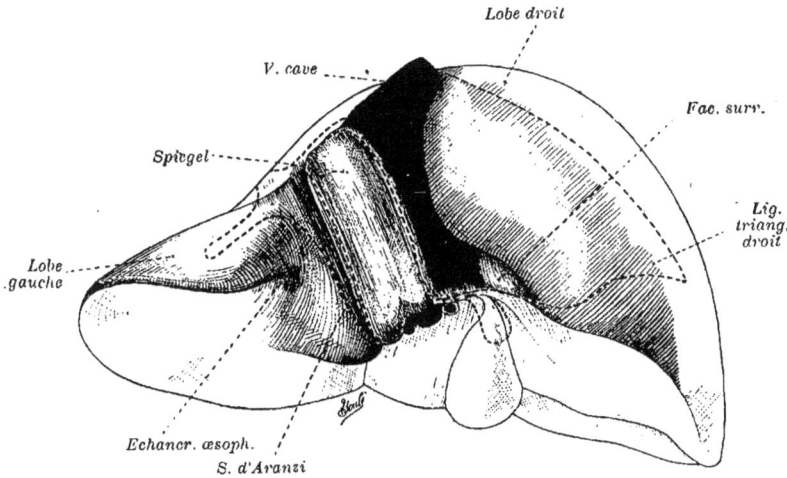

Fig. 796. — Face postérieure du foie.

Cette face est ombrée. — La ligne pointillée indique l'insertion du péritoine. La partie non péritonéale de cette face postérieure (ligament coronaire) est très vaste sur le côté droit de cette pièce ; comparée à la fig. 698.

*sillon de la veine ombilicale,* qui contient cette veine ou le ligament rond qui la remplace ; elle est souvent canaliculée par un ou plusieurs ponts de substance hépatique ; l'autre, en arrière du hile, *sillon du canal veineux,* qui contient les restes fibreux du canal d'Aranzi.

Le *sillon longitudinal droit* est simplement l'assemblage de la *fossette cystique,* qui contient la vésicule biliaire, et de la *gouttière de la veine cave* en arrière du hile.

En avant du hile est le *lobe carré* ou *éminence porte antérieure* qui répond au pylore de l'estomac. En arrière est le *lobe de Spiegel* ou *éminence porte postérieure* qui appartient à la face postérieure. A gauche du sillon de la veine ombilicale, on remarque sur la face inférieure du lobe gauche, l'échancrure œsophagienne près du lobule de Spiegel, le tubercule épiploïque en avant d'elle et la vaste *empreinte gastrique*

qui répond au grand cul-de-sac de l'estomac. A droite de la vésicule
biliaire, se voient : en avant l'*empreinte colique* produite par le coude
droit du colon transverse, en arrière la grande *empreinte rénale* qui
répond au tiers supérieur de la face antérieure du rein. Toutes ces empreintes portent aussi le nom de *facettes*.

    *Face postérieure.* — Triangulaire, haute de 6 à 8 centimètres, elle
montre de droite à gauche : la petite *empreinte surrénale* qui contient

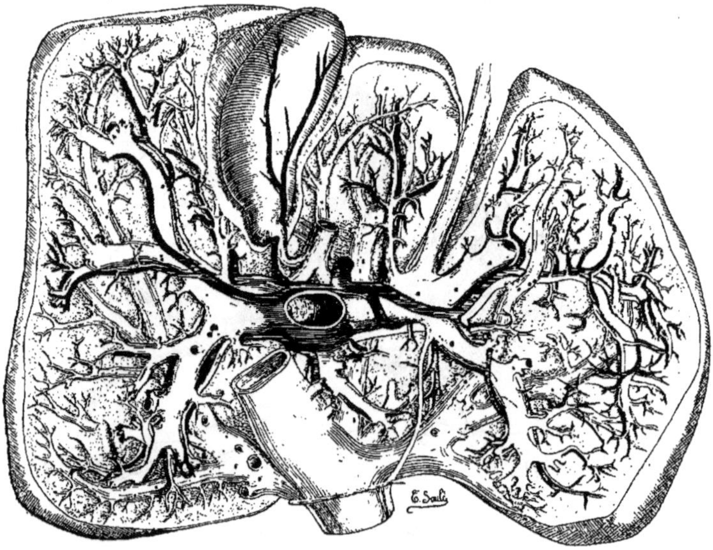

Fig. 797. — Vaisseaux sanguins et conduits biliaires (d'après Bourgery).

En rouge, l'a. hépatique; en bleu, la veine porte; en jaune, les voies biliaires. La veine cave et les
veines sus-hépatiques ont été réservées en noir. — Remarquer l'énorme disproportion entre le volume
de l'a. hépatique et celui du foie, la veine porte servant de vaisseau fonctionnel.

la capsule surrénale droite; — la *gouttière de la veine cave*, gouttière
profonde verticale, haute de 4 centimètres où se loge la veine cave qui
adhère intimement aux parois du canal; — le *lobule de Spiegel* plus
correctement *Spieghel*, petite masse quadrilatère qui se termine à
sa partie inférieure par une extrémité bifurquée en deux saillies, le
*tubercule papillaire* ou éminence triangulaire à gauche, le *tubercule
caudé à droite;* — le *sillon du canal veineux*, qui avec le sillon de la
veine cave encadre le lobule de Spiegel et contient le canal d'Aranzi
chez le fœtus, son *ligament veineux* chez l'adulte.

    *Circonférence.* — Elle fait le tour de la face inférieure et se décom-
pose en deux bords et deux extrémités.

Le *bord antérieur* ou *bord tranchant* du foie, souvent la seule partie accessible à l'exploration, est mince. Il présente deux échancrures ou incisures : l'*échancrure ombilicale*, anguleuse, où s'engage la veine ombilicale avec son ligament suspenseur; elle sépare les deux lobes, un peu à droite de la ligne médiane du corps; et l'*échancrure cystique* arrondie, qui répond au fond de la vésicule biliaire.

Le *bord postérieur* sépare la face postérieure de la face supérieure.

La *grosse extrémité* ou bord droit, nette et tranchante, répond à la partie la plus basse de l'hypocondre, 11e et 12e côtes.

La *petite extrémité* ou bord gauche, très variable de forme et de longueur, recouvre l'estomac et quelquefois la rate.

**Vaisseaux et nerfs.** — *Artères.* — L'artère du foie est l'*artère hépatique*, branche du tronc cœliaque. Sa petitesse est remarquable par

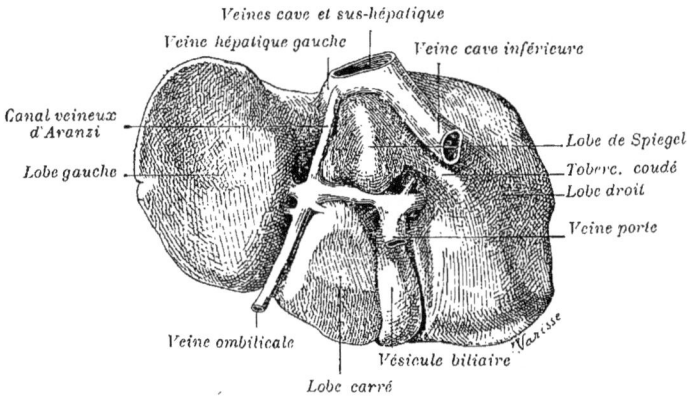

Fig. 798. — Système veineux fœtal.

La veine ombilicale, chez le fœtus, se déverse en partie dans le foie, en partie dans la veine cave par le canal anastomotique d'Aranzi.

rapport au volume de l'organe; c'est qu'elle est uniquement un *vaisseau nutritif*, comparable à l'artère bronchique, destiné à l'entretien du tissu hépatique, et non un *vaisseau fonctionnel*, rôle réservé à la veine porte. Parvenue dans le hile, en passant par l'épiploon gastro-hépatique, elle occupe la partie moyenne de ce sillon et s'y divise en deux branches, droite et gauche, qui à leur tour se subdivisent rapidement et vont fournir des rameaux à l'enveloppe du foie (rameaux superficiels), aux gaines glissoniennes et au parenchyme de l'organe (rameaux lobulaires ou parenchymateux).

*Veines.* — Le foie, contenant un système porte veineux, c'est-à-dire un système dans lequel les capillaires reçoivent des veines et en émettent, possède une veine afférente, la veine porte, et des veines efférentes ou sus-hépatiques.

La veine porte arrivée dans la partie postérieure du hile, à son extrémité droite, se divise en deux branches, une droite courte et grosse, une gauche longue et plus petite. Par des subdivisions progressives en éventail, satellites des artères et des canaux biliaires, elle se termine en donnant les *veines inter* ou *périlobulaires* qui entourent le lobule hépatique. Il est à remarquer que les branches portes, grosses et moyennes, ont dans leur ensemble une disposition transversale et qu'elles s'affaissent sur la coupe comme les veines ordinaires. En outre elles sont terminales, c'est-à-dire qu'elles ne s'anastomosent pas entre elles et constituent autant de territoires indépendants.

La veine porte amène au foie le sang de tout le tube digestif abdominal, y compris la rate et le pancréas; ce sang se charge d'une partie des aliments dans les capillaires de la muqueuse intestinale. C'est donc le vaisseau fonctionnel et presque une artère.

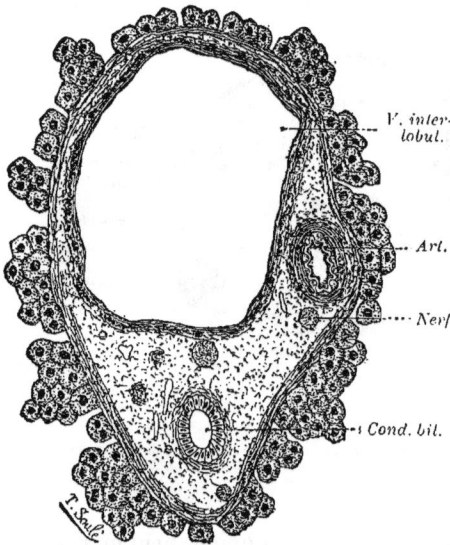

Fig. 799. — Espace porte ou espace de Kiernan.

Coupe histologique, grossie. — La veine interlobulaire est une ramification de la veine porte, qui va se terminer par la veine périlobulaire. Les vaisseaux sont plongés dans du tissu conjonctif. Tout autour de l'espace se voient des cellules hépatiques, cellules glandulaires.

Les *veines sus-hépatiques* sont deux troncs, l'un droit et l'autre gauche, gros comme le petit doigt, qui s'ouvrent dans la veine cave inférieure quand celle-ci parcourt sa gouttière de la face postérieure; il faut fendre la veine cave, si l'on veut voir l'orifice des veines sus-hépatiques. Celles-ci ont pour origine les veines centrales des lobules ou *veines intra-lobulaires*, et leurs branches se distinguent des branches portes par leur direction antéro-postérieure convergeant vers la veine cave et par leur béance sur la coupe.

On voit aussi sur la face interne de la veine-cave une vingtaine de petits orifices, qui sont les débouchés des *petites veines sus-hépatiques.*

**Système veineux fœtal.** — Pour comprendre la signification des cordons fibreux qui occupent chez l'adulte le sillon veineux ou sillon gauche du foie, il faut se rappeler la disposition des veines fœtales. Chez le fœtus et jusqu'à la naissance, il arrive du placenta une veine dite veine ombilicale, chargé de sang artérialisé, qui passe par le cordon, puis par l'ombilic et de là, portée par le ligament suspenseur, pénètre dans le sillon longitudinal gauche qui lui est destiné. Au niveau du hile elle se divise en deux branches : l'une, plus grosse, qui se jette dans la branche gauche de la veine porte, moins grosse qu'elle ; l'autre, qui continuant le trajet du tronc principal, sous le nom de *canal veineux d'Aranzi* ou Arantius, aboutit à la veine cave. Immédiatement après la naissance, la veine ombilicale inutilisée s'oblitère et se transforme en cordons fibreux ; celui qui est en avant du hile est le *ligament rond* du foie, celui qui est en arrière, dans le sillon d'Aranzi, est le *ligament veineux* (fig. 469).

**Lymphatiques.** — Les lymphatiques se distinguent en superficiels et profonds. Les vaisseaux superficiels forment des réseaux sous l'enveloppe et se terminent dans les mêmes ganglions que les vaisseaux profonds. Ceux-ci se divisent en deux groupes : un groupe ascendant, satellite des veines sus-hépatiques, dont les troncs collecteurs traversant le diaphragme avec la veine cave aboutissent aux ganglions qui entourent la terminaison de cette veine ; — un groupe descendant, satellite des branches portes, qui se rend aux ganglions sous-hépatiques. Ces derniers, au nombre de 5 ou 6, forment ordinairement deux chaînes, dont l'une suit l'artère hépatique et l'autre le canal cholédoque.

**Nerfs.** — Les nerfs, qui pénètrent dans le hile autour des branches artérielles, proviennent en majeure partie du grand sympathique par le plexus cœliaque, accessoirement du pneumogastrique droit et du phrénique droit.

**Conduits biliaires.** — Les voies biliaires dans le foie forment un arbre dont le tronc répond au canal hépatique, tandis que les ramifications dernières enveloppent le lobule hépatique. Les conduits sont anastomosés entre eux. Ils commencent à la périphérie des lobules (conduits périlobulaires) où ils reçoivent la bile des canalicules de ces lobules, s'engagent dans les espaces portes avec les nerfs et les vaisseaux, et de plus en plus volumineux par convergence des rameaux, forment dans le hile les deux branches du canal hépatique, en avant de l'artère.

**Fonctions du foie.** — Le foie a une double fonction : il sécrète la bile, liquide digestif qui s'écoule dans le duodénum, et il forme le glycogène, substance qui en se transformant en sucre ou glucose fournit les matériaux du travail musculaire. Il a aussi un rôle antitoxique et hématopoiétique.

**Résumé histologique[1].** — Le foie est entouré par une *capsule* fibro-séreuse. Celle-ci se continue dans l'organe par une capsule intérieure, appelée *capsule de Glisson* (1642), qui tapisse le hile et se prolonge dans le foie en enveloppant les gros vaisseaux (gaines vasculaires).

Le foie est originairement une glande en tubes ramifiés. Chez l'homme, ces tubes, en s'anastomosant et en se groupant autour de l'origine des veines sus-

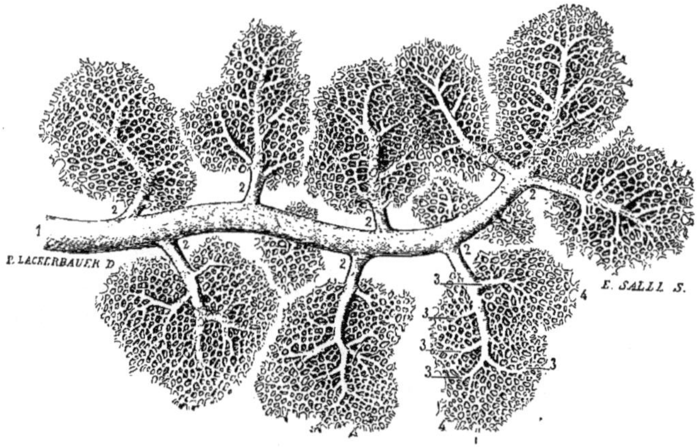

Fig. 800. — Groupes de lobules du foie (d'après Sappey).

On voit un certain nombre de lobules, réduits à leur squelette vasculaire sans cellules, appendus par leur veine centrale (2) à une veine sublobulaire. Ces veines sublobulaires en se groupant forment les veines sus-hépatiques. — Les branches portes ne sont pas figurées.

hépatiques, prennent un aspect lobulé. Le type lobulé ou réticulé est une transformation du type tubulé.

Le *lobule hépatique* est l'unité anatomique. Forme pyramidale; diamètre de 1 millimètre. Il est formé de cordons cellulaires. Les *cellules hépatiques* sont des cellules épithéliales glandulaires; elles contiennent du glycogène à l'état gommeux, des granulations biliaires et des granulations graisseuses. Les cordons sont creux, percés d'une très fine lumière, celle du *canalicule biliaire*, simple dépression entre deux cellules au contact. Ils sont soutenus par une trame fibrillaire.

A la périphérie du lobule se rangent en couronnes les terminaisons de la veine-porte, *veines périlobulaires*, et aussi de l'artère hépatique. Au centre est la *veine-centrale* ou *veine intra-lobulaire*, axe du lobule qui en sort pour se jeter dans les origines des veines sus-hépatiques; elle porte le lobule suspendu comme un pédoncule porte un fruit. Les veines périphériques sont reliées à la veine centrale par un réseau radié de capillaires qui ont gardé le type plasmodial embryonnaire, et qui entourent le cordon cellulaire au milieu duquel chemine le canalicule biliaire.

Les lobules sont contigus. Aux points de jonction de plusieurs lobules s'étendent les *espaces portes* ou *espaces de Kiernan* (1833), occupés par du tissu conjonctif, des branches de l'artère hépatique et de la veine porte, des nerfs et des canaux

1. Ce chapitre a été rédigé par M. Soulié dans le *Traité d'Anatomie humaine*.

biliaires. Les canaux biliaires ont un épithélium prismatique. Des *glandes biliaires*, glandes rudimentaires, débouchent dans leur intérieur. Ce sont eux qui forment les *vasa aberrantia*, qu'on observe principalement dans le ligament triangulaire gauche et dans le pont fibreux de la veine cave. Ces canaux aberrants sont des conduits biliaires avortés ou atrophiés.

La circulation sanguine se fait de la façon suivante. L'artère hépatique n'est qu'un vaisseau de nutrition. Le sang fonctionnel passe par la veine porte qui le conduit dans les veines périlobulaires ; de là, il traverse les capillaires du lobule

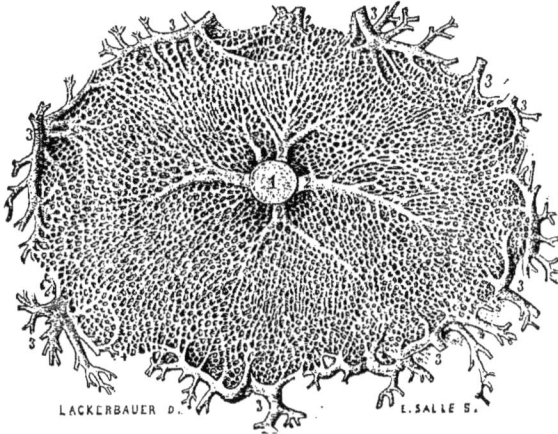

Fig. 801. — Réseau capillaire du lobule hépatique (d'après Sappey).
Coupe transversale. — Grossissement de 60 diamètres.

On remarque sur la périphérie de ce lobule la terminaison de la veine porte formant les veines péri-lobulaires (3) disposées en couronne ; — au milieu la veine centrale (1) ou veine intra-lobulaire, que l'on voit en long dans la fig. 706, origine des veines sus-hépatiques ; — entre les deux, un vaste réseau rayonnant de capillaires dans les mailles duquel sont placées les cellules hépatiques non figurées dans ce dessin.

où il alimente les cellules hépatiques; des capillaires, il se rend à la veine centrale et par elle dans les veines sus-hépatiques qui elles-mêmes s'ouvrent dans la veine cave. Le sang de la veine porte, issu des capillaires de l'intestin ou de la rate, traverse donc dans le foie un nouveau réseau capillaire interposé; c'est ce qu'on appelle un *système porte veineux*.

La circulation biliaire suit un trajet inverse. La bile sécrétée par la cellule hépatique se collecte dans des vacuoles que présentent ces cellules et s'engage dans les canalicules biliaires intercellulaires; elle se dirige vers la périphérie du lobule et là, dans l'espace de Kiernan, trouve les canaux biliaires interlobulaires qui la conduisent dans le canal hépatique, lui-même origine du canal cholédoque.

## APPAREIL EXCRÉTEUR DU FOIE OU VOIES BILIAIRES

**Préparation.** — Étudier d'abord les canaux excréteurs en place, en introduisant le doigt dans l'hiatus de Winslow pour se repérer. Achever leur étude sur le foie extrait, et sur le duodénum enlevé avec le pancréas. Les fendre pour constater l'état de la surface interne.

Les *voies biliaires*, dans leur portion extra-hépatique, comprennent le canal hépatique, la vésicule biliaire et son canal, canal cystique, et le canal cholédoque.

**1° Canal hépatique.** — Les canaux biliaires intra-hépatiques qui suivent les branches de l'artère hépatique et de la veine porte se réunissent dans le hile en deux *branches* ou racines, l'une droite, l'autre gauche, qui à leur tour en se fusionnant forment le *canal hépatique*. Celui-ci, long de 2 à 3 centimètres, de la grosseur d'une petite plume d'oie, occupe la partie la plus antérieure du hile du foie. Il se dirige en bas et en dedans, dans l'épiploon gastro-hépatique, s'accole au canal cystique et s'unit avec lui pour constituer le canal cholédoque.

**2° Vésicule biliaire.** — La vésicule biliaire, vésicule du fiel, est un réservoir membraneux où s'emmagasine la bile dans l'intervalle des digestions. Elle joue un rôle analogue à celui de la vessie et des vésicules séminales.

Elle est située dans la *fossette cystique* de la face inférieure du foie. Elle y est solidement fixée, d'abord par des adhérences qui unissent sa face supérieure avec le tissu du foie, et ensuite par le péritoine qui passe en pont sur sa face inférieure. Elle est immobile.

Sa longueur est de 10 centimètres, sa largeur de 4 centimètres. Sa capacité de 30 à 40 centimètres cubes ; progressivement distendue dans certaines maladies, elle peut contenir plusieurs litres.

**Formes et rapports.** — La vésicule est piriforme ; elle représente un ovoïde dont la grosse extrémité est dirigée en avant, et dont le grand axe, fait intéressant pour les opérations, n'est pas antéro-postérieur, mais très oblique en arrière et en dedans. On lui distingue un fond, un corps et un col.

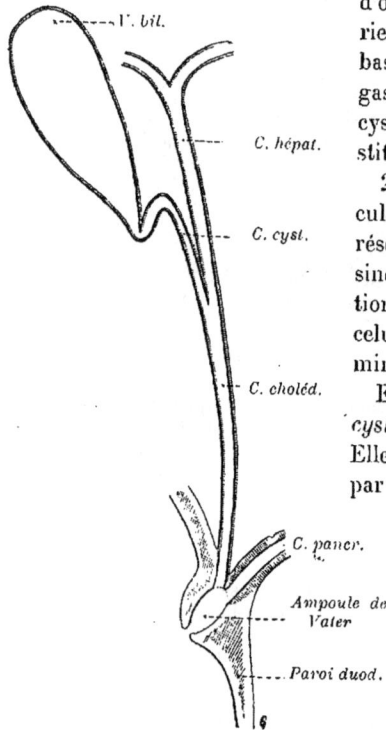

FIG. 802. — Les voies biliaires (schéma).

La bile suit le canal hépatique et le canal cholédoque, et ne peut refluer dans le canal cystique et la vésicule que si le cholédoque est fermé en bas par son sphincter.

Le *fond* est l'extrémité arrondie, libre, recouverte par le péritoine, qui fait ordinairement saillie, chez l'adulte, dans l'échancrure cystique du bord antérieur du foie. Seule partie accessible à l'exploration, c'est un repère important. Il répond à l'extrémité du 10ᵉ cartilage costal, à 10 ou 12 centimètres de la ligne médiane, à l'intersection du bord externe du muscle grand droit avec le rebord costal.

Le *corps* présente une face supérieure adhérente au foie, une face inférieure libre et deux bords où s'engage plus ou moins le péritoine. La face inférieure convexe est tapissée par le péritoine. Elle est en rapport en avant avec le colon transverse, auquel elle est même assez souvent unie par un repli du péritoine appelé *épiploon ou ligament cystico-colique* ; en arrière avec la première portion du duodénum et le pylore.

Le *col* qui termine la vésicule est une ampoule conique, longue de 2 à 3 centimètres et fortement coudée sur le côté gauche du corps. Sa surface est bosselée. Il est en rapport, au voisinage du hile, avec un ganglion lymphatique assez constant, le *ganglion du col*, qui est un repère pour les chirurgiens.

**Surface interne.** — La face interne de la vésicule biliaire, teintée en jaune par la bile

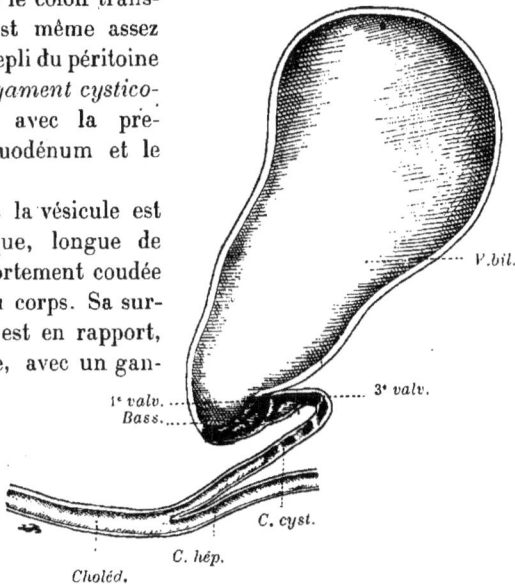

Fig. 803. — Valvules du col de la vésicule biliaire et du canal cystique (d'après Raynal).

Le col de la vésicule est teinté en vert. Inflexion en S de la vésicule de son col et du canal cystique.

sur le cadavre, grisâtre sur le vivant, offre un aspect *réticulé*, dû à des plis muqueux entrecroisés. Le cavité du col ou *bassinet* possède une valvule à chacune de ses extrémités, et quelquefois des valvules intermédiaires ; ces replis muqueux sont sans action sur le cours de la bile.

**Vaisseaux et nerfs.** — Les artères de la vésicule viennent de deux sources : 1° des artères perforantes qui vont du foie à sa face supérieure ; 2° de l'*artère cystique*, qui est une branche de l'artère hépatique, et dont les deux rameaux principaux suivent les bords de la vésicule. — Les veines sont aussi de deux ordres : 1° les *veines cystiques* *profondes* qui vont directement au foie, 2° les *veines cystiques superficielles*, qui accompagnent les artères et se jettent dans la veine porte du hile. — Les lymphatiques se rendent aux ganglions qui sont échelonnés le long du canal cystique et notamment au ganglion du col.

Les nerfs, émanés du plexus cœliaque, arrivent en enlaçant les veines et les artères et aboutissent à deux plexus logés dans l'épaisseur des tuniques.

3° **Canal cystique.** — Ce canal s'étend du col de la vésicule biliaire dont il est le conduit excréteur au canal hépatique. Il est long de 3 à 4 centimètres, du diamètre d'un petit cure-dents. Sa surface est noueuse, bosselée. Il ne continue pas la direction du col, mais se coude fortement sur lui, si bien que l'extrémité du corps, le col et le canal figurent un S italique à branches plus ou moins rapprochées ; il se dirige vers le canal hépatique, s'accole à lui, lui devient parallèle et s'ouvre sur son côté droit. Un éperon intérieur est le résultat de ce mode d'embouchure.

En fendant le canal cystique avec des ciseaux, on voit que son calibre est très petit et que sa surface est presque toujours coupée de crêtes muqueuses ou *valvules* qui lui donnent un aspect gaufré et rendent le cathétérisme très difficile. On en a vu jusqu'à une douzaine, irrégulièrement alternantes. Toutes ces valvules partielles, comme celles du col de la vésicule, sont les débris d'une longue crête muqueuse unique, dite *valvule spirale de Heister*, qui existe chez l'embryon humain et persiste toute la vie chez certains mammifères. Elles ne s'opposent ni au flux ni au reflux de la bile.

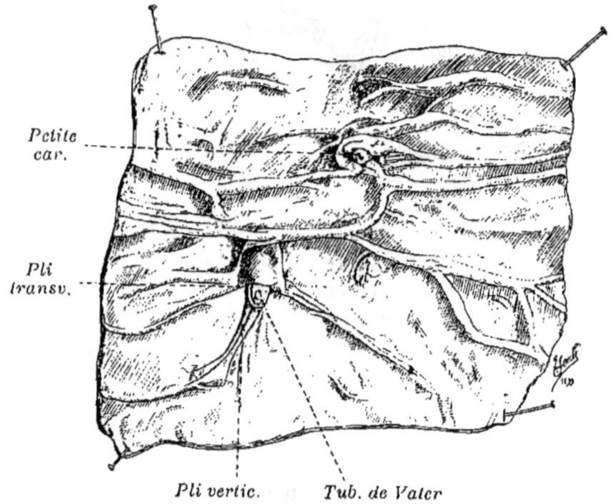

4° **Canal cholédoque.** — Continuation du canal hépatique, il s'étend de l'embouchure du canal cystique à l'ampoule de Vater.

FIG. 804. — Les deux caroncules.

Face interne du duodénum. Petite caroncule ou caroncule de Santorini ; grande caroncule ou tubercule de Vater.

*Petite car.*

*Pli transv.*

*Pli vertic.*      *Tub. de Vater*

Cylindrique, long de 6 centimètres, gros comme une plume d'oie, il se dirige verticalement en bas ; il est incliné un peu à droite et en arrière.

Au point de vue des rapports on lui distingue trois portions : duodénale, pancréatique et interstitielle. Il y a quelquefois une portion sus-duodénale, mais si courte qu'elle peut être fusionnée avec la portion suivante.

La *portion duodénale* est située derrière le duodénum, en arrière du coude de sa première partie sur la seconde. Contenue dans l'épiploon gastro-hépatique, elle occupe son bord libre, à droite de l'artère hépatique, en avant du tronc de la veine porte. Ces trois organes avec le péritoine qui les renferme sont placés en avant de l'hiatus de Winslow, dans lequel on n'a qu'à introduire le doigt pour soulever en avant ce paquet de vaisseaux (fig. 471).

La *portion pancréatique* suit la face postérieure de la tête du pancréas, contenue dans un sillon de la glande qui devient souvent en bas un canal complet. Elle longe le bord interne de la portion descendante du duodénum. En arrière d'elle sont des ganglions lymphatiques (chaîne du cholédoque) et la veine cave inférieure qui est un danger dans les interventions opératoires (fig. 488).

La *portion interstitielle* ou pariétale, longue de 15 millimètres, est comprise dans l'épaisseur de la paroi duodénale qu'elle traverse obliquement, accolée au canal pancréatique qui est au-dessous d'elle et à sa gauche. Elle s'ouvre dans l'ampoule de Vater.

**Surface interne du cholédoque.** — Le canal hépatique et le cholédoque qui lui fait suite n'ont pas de valvules comme le canal cystique. Leur muqueuse présente un grand nombre de vacuoles qui lui donnent un aspect criblé, lacunaire. L'extrémité inférieure du cholédoque est entourée par un sphincter lisse, *sphincter d'Oddi*, qui en fermant le canal permet à la bile de refluer dans la vésicule biliaire.

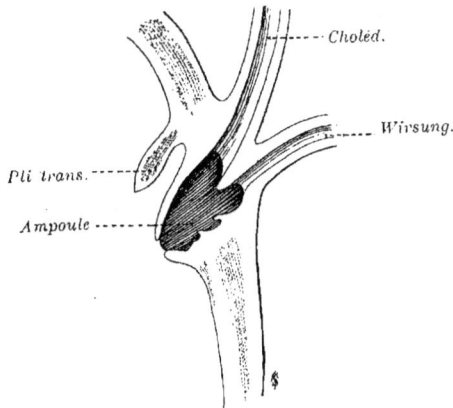

Fig. 805. — Coupe verticale de l'ampoule de Vater (d'après Cl. Bernard).

La disposition représentée ici, les deux canaux débouchant dans une ampoule commune, n'est pas constante et paraît n'exister que dans la moitié des cas. — Remarquer les crêtes valvulaires sur la paroi inférieure de l'ampoule.

**Ampoule de Vater.** — On appelle *tubercule de Vater* ou *grande*

Abrégé d'Anat. — III.

84

*caroncule de Santorini* une grosse papille longue d'un centimètre, située sur le bord gauche de la portion descendante du duodénum, à mi-hauteur ou un peu plus bas. Croisé par un *pli transversal* de la muqueuse qui le cache dans une espèce de capuchon, et retenu à sa partie inférieure par un *pli vertical* ou *frein* qui le maintient abaissé et appliqué contre la paroi, le tubercule de Vater ressemble au clitoris. Il est percé à son sommet d'un orifice assez étroit. La *petite caroncule* est à 3 centimètres au-dessus de lui.

Le tubercule de Vater qui contient les deux canaux cholédoque et pancréatique peut présenter deux dispositions. Dans le premier cas, forme ampullaire, la caroncule est creusée d'une cavité, dite *ampoule de Vater*, sorte de vestibule, pourvu de crêtes sur sa face inférieure, au fond duquel débouchent les deux conduits, le cholédoque en dessus, le pancréatique en dessous. Dans le second cas, forme pleine, les deux conduits arrivent en canons de fusil jusqu'au sommet du tubercule et s'ouvrent directement dans le duodénum. De toute manière, la disposition du tubercule de Vater s'oppose complètement par sa direction verticale au reflux des liquides intestinaux dans les canaux qu'il contient.

**Résumé histologique[1].** — La vésicule biliaire est formée de deux tuniques : 1° une tunique muqueuse, tapissée par un épithélium cylindrique à plateau finement strié. Les plis et crêtes du derme sont très vasculaires; 2° une tunique fibro-musculaire, mélangée de fibres conjonctives et de fibres musculaires lisses plexiformes. Il y a quelques glandes éparses.

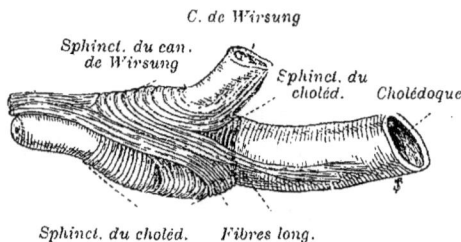

Fig. 806. — Sphincter d'Oddi (d'après Hendrickson).

Les fibres musculaires lisses entourent l'extrémité du canal cholédoque et celle du canal pancréatique.

Le canal cholédoque présente la même structure. Les fibres musculaires, rares sur le trajet du canal, constituent à son extrémité inférieure, à son débouché dans l'ampoule, un sphincter véritable, le *sphincter d'Oddi* (1887), qui règle le cours de la bile. En fermant le canal en dehors des périodes de digestion, il oblige la bile à refluer à contre-courant dans le canal cystique et dans la vésicule biliaire. Un sphincter simple, mais plus faible, entoure l'extrémité du canal de Wirsung.

1. Ce chapitre a été rédigé par M. Soulié dans le *Traité d'Anatomie humaine*.

# CHAPITRE X

# PANCRÉAS

**Préparation.** — La cavité abdominale étant ouverte, rejeter l'estomac en haut et vérifier sur place non seulement les rapports du pancréas qui sont assez compliqués, mais aussi sa forme qui s'altère beaucoup dès que l'organe a été enlevé et malaxé. Extraire le pancréas avec le duodénum; étudier sur sa face postérieure le canal cholédoque et les vaisseaux spléniques. Fendre le duodénum sur le bord droit qui est libre et chercher sur le bord gauche à l'intérieur les deux caroncules. Les deux canaux pancréatiques peuvent être mis à nu par simple abrasion de la partie antérieure en s'aidant du scalpel et de la rugine.

**Définition.** — Le pancréas est une glande digestive volumineuse, placée au-devant de la colonne vertébrale et fixée au duodénum dans

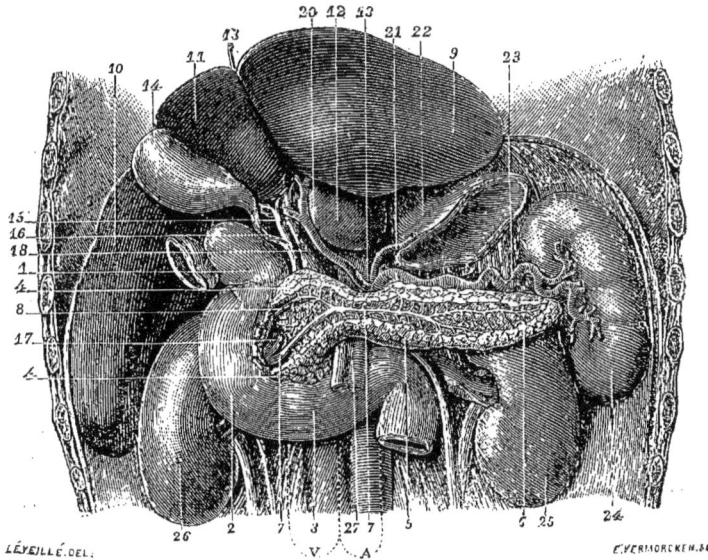

FIG. 807. — Pancréas; situation générale (d'après Sappey).

1, 2 et 3. Duodénum. — 4, 5 et 6. Pancréas. — 7. Canal de Wirsung. — 8. Canal de Santorini. — 9, 10 et 11. Foie. — 12. Lobe de Spiegel. — 14. Vésicule biliaire. — 15. Canal hépatique. — 16. Canal cystique. — 17. Canal cholédoque. — 18. V. porte. — 20. Artère hépat. — 23. Artère splén. — 24. Rate. — 25 et 26. Reins. — 27. V. mésent. sup. — 28. V. cave.

lequel elle verse son produit de sécrétion, le suc pancréatique. On l'a appelée aussi *glande salivaire abdominale.*

**Situation.** — Il occupe la région épigastrique entre le duodénum et la rate, en arrière de l'estomac, en avant de la 1re vertèbre lombaire. Sa situation profonde rend son exploration très difficile.

84.

**Fixité.** — Le pancréas, enclavé dans le duodénum, est immobile comme lui. Seule sa queue peut se déplacer dans les mouvements de l'estomac et de la rate.

**Couleur. Consistance. Dimensions et Poids.** — La couleur de la glande est jaunâtre, analogue à celle des glandes salivaires. Sa consistance est assez ferme au toucher, mais son tissu granuleux est très friable. Sa longueur est de 15 centimètres, sa largeur est de 4 cen-

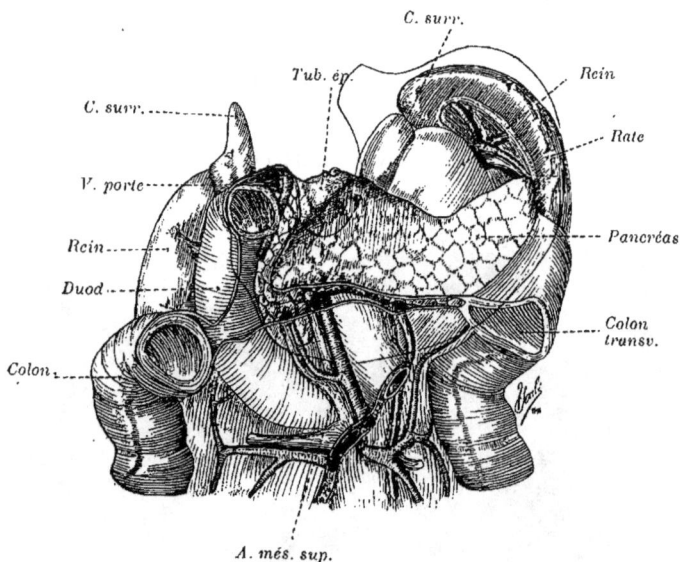

Fig. 808. — Rapports du pancréas (d'après un moulage de His).

Le contour de l'estomac est projeté en rouge par devant le pancréas. — Le col est très peu prononcé. Remarquer l'insertion du méso-colon transverse le long du bord antéro-inférieur du pancréas.

timètres au niveau du corps, son épaisseur de 1 cm. 5 à 2 centimètres. Son poids est de 80 grammes. Comme pour les glandes salivaires, il y a de très grandes variations dans le poids et le volume du pancréas.

**Forme.** — Le pancréas, allongé transversalement et renflé à son extrémité droite, a la forme d'un marteau. On lui distingue une partie centrale ou *corps*, une grosse extrémité droite ou *tête*, séparée du corps par un étranglement qui est le *col*, et une petite extrémité gauche effilée qui est la *queue*. Dans sa partie inférieure, la tête possède un prolongement recourbé qui reçoit dans sa gouttière ouverte en avant la veine mésentérique inférieure, et qu'on appelle le *crochet* du pancréas, le *petit pancréas*, le *pancréas de Winslow*. Le corps, triangulaire sur la coupe, a trois faces, une antérieure, une postérieure, d'égales dimensions, et une petite face inférieure qui est presque un bord.

**Direction.** — Le pancréas est dirigé horizontalement de droite à gauche, comme couché en travers de la colonne vertébrale, sur laquelle il se moule en partie, en s'incurvant en arrière.

**Rapports.** — La *face antérieure*, recouverte entièrement par le péritoine, est en rapport avec l'estomac qui y repose comme sur un *lit* ; elle est séparée de cet organe par l'arrière-cavité des épiploons. C'est essentiellement une face *gastrique*.

La face *postérieure*, non péritonéale, présente des rapports complexes. Au niveau de la tête, elle est en rapport avec la veine cave, avec le tronc de la veine porte et ses branches d'origine. Elle est creusée d'une gouttière, plus ou moins fermée, *sillon du cholédoque*, qui loge le canal cholédoque, descendant vers l'ampoule de Vater. Au-dessous du col passent les gros vaisseaux mésentériques supérieurs, artère et veine. Derrière le corps, dont la face présente deux gouttières longitudinales parallèles qui reçoivent au-dessus l'artère splénique, au-dessous la veine, *sillons spléniques*, on trouve de droite à gauche : l'aorte, dont les battements sont perceptibles à travers l'organe chez les sujets amaigris et qui sépare la glande de la colonne vertébrale, le rein gauche avec ses vaisseaux et sa capsule surrénale.

La *face inférieure*, large de 2 centimètres, repose sur l'intestin grêle.

Il y a trois bords : un supérieur, un antérieur et un inférieur. Le *bord supérieur* est remarquable par une saillie qu'il présente à son extrémité droite, à côté du col : c'est le *tubercule épiploïque*, qui repose en arrière sur le tronc cœliaque et le plexus solaire, et est en rapport avec un tubercule semblable de la face inférieure du foie. Le *bord antérieur*, qui est aussi inférieur, répond à la racine du méso-colon transverse. Le bord *postérieur* est appliqué sur le rein et sur l'angle duodéno-jéjunal.

La *tête* du pancréas, aplatie, quadrilatère, verticalement dirigée, adhère intimement par toute sa circonférence à la concavité de l'anneau du duodénum, qu'elle embrasse dans une sorte de gouttière ; cette adhérence nous rappelle que le pancréas est une évagination du duodénum, ou plus exactement de la portion initiale du cholédoque.

La *queue* ou extrémité gauche, mal séparée du corps, est en rapport avec la face interne de la rate. Si elle est courte, elle est reliée à cet organe par l'épiploon pancréatico-splénique qui contient les gros vaisseaux de la rate.

**Vaisseaux.** — *Artères.* — Le pancréas n'a pas d'artère propre comme les gros viscères qui l'entourent. Sa principale artère est la *pancréatico-duodénale*, une des deux branches de bifurcation, avec la gastro-épiploïque droite, de la gastro-duodénale, elle-même branche de l'artère hépatique. Elle est destinée à la tête. D'autres rameaux lui viennent : de la mésentérique supérieure, qui donne la pancréatico-duodénale inférieure ou accessoire, et de l'artère splénique pour le corps et la queue.

**Veines.** — Les veines, disposées comme les artères, se jettent dans la veine splénique et la mésentérique supérieure. Le pancréas appartient au système porte.

**Lymphatiques.** — Les lymphatiques se jettent dans les nombreux ganglions qui entourent le pancréas. Les principaux ganglions sont ceux de la *chaîne splénique*, qui accompagne les vaisseaux de la rate sur la face postérieure du pancréas : les autres sont situés à l'origine des vaisseaux mésentériques supérieurs, et le long des vaisseaux pancréatico-duodénaux, en avant et en arrière de la tête de la glande. En somme, ces ganglions péri-pancréatiques sont satellites des vaisseaux sanguins (fig. 487 et 488).

**Nerfs.** — Ils proviennent du plexus solaire et de ses branches de division.

**Conduits excréteurs.** — Le pancréas contient dans son intérieur deux conduits excréteurs : le canal de Wirsung et le canal de Santorini, ce dernier n'étant, après la période embryonnaire, qu'une branche spéciale du canal principal.

1° *Canal de Wirsung.* — Appelé *canal pancréatique* ou canal de Wirsung, du nom de l'anatomiste bavarois qui le découvrit en 1642, ce conduit principal est logé dans l'épaisseur de la glande dont il forme l'axe, à égale distance des bords et des parois. Blanc, fibreux, mince, il commence très étroit vers la queue, suit l'axe du corps en grossissant de plus en plus, puis se coude au niveau du col et descend dans la partie inférieure de la tête, à gauche du canal cholédoque auquel il s'accolle, pour se terminer dans l'ampoule de Vater, creusée elle-même dans le tubercule de Vater ou grande caroncule. Près de sa terminaison, il a la grosseur d'une petite plume d'oie. Il s'ouvre dans l'ampoule, au-dessous du cholédoque, par un orifice assez étroit muni d'un sphincter lisse. Sur son trajet, il reçoit perpendiculairement des conduits secondaires, d'où son aspect de mille-pattes.

2° *Canal de Santorini.* — Dit aussi canal accessoire, canal récurrent, ce conduit, découvert au xviii° siècle par l'anomiste italien Santorini, occupe la partie supérieure de la tête du pancréas. Il se dirige obliquement en bas et en dedans pour se jeter dans le canal de Wirsung au niveau de son coude. Ce qui le distingue d'une branche collatérale ordinaire, c'est, outre sa constance, le fait que sa petite extrémité ou

droite s'ouvre dans l'intestin, et aussi, comme nous le dirons, son origine embryologique. L'orifice intestinal est creusé dans une petite papille
de 2 à 3 millimètres de large, située sur la partie descendante du duo-

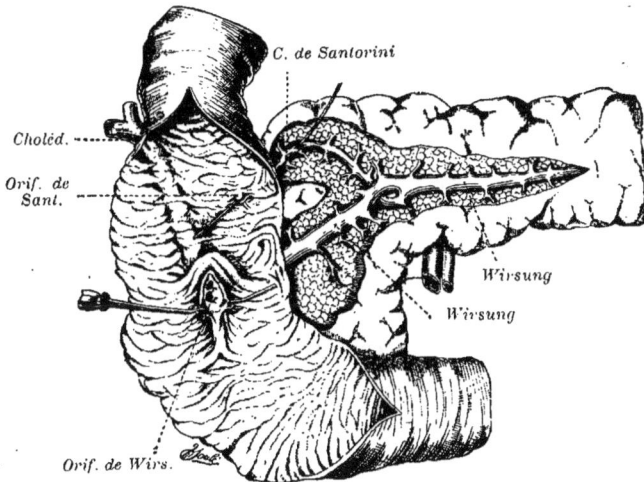

FIG. 809. — Embouchure des canaux pancréatiques (d'après Schirmer).

Le chodéloque est rejeté en dehors ; un crin est engagé dans Santorini, l'ampoule de Vater est érignée. — Compar. avec les fig. 804 et 805.

dénum, à 3 centimètres au-dessus du tubercule de Vater; c'est la
*petite caroncule* ou *caroncule de Santorini*, quelquefois d'ailleurs
imperforée. Le canal accessoire est donc ouvert à ses deux bouts, et
bien que normalement le cours du suc se fasse vers le conduit principal, le liquide pourrait accidentellement se déverser directement dans
l'intestin.

Le canal de Santorini est chez l'embryon le conduit principal, et
s'étend à toute la longueur du pancréas; le canal de Wirsung, d'abord
indépendant et limité à sa partie descendante, ne tarde pas à
s'anastomoser avec le canal de Santorini au point qui sera le coude et à
absorber toute la portion qui occupe le corps; Santorini atrophié
devient un simple canal collatéral. Cette disposition embryonnaire
explique les grandes variétés des canaux dans l'anatomie comparée et
leurs anomalies chez l'homme.

**Fonction.** — Le pancréas sécrète le *suc pancréatique* et le déverse
dans le duodénum au moment de la digestion. Ce suc contient des
ferments qui agissent sur les trois espèces de matières alimentaires, les
albuminoïdes, les féculents et les graisses.

84...

**Résumé histologique**[1]. — Le pancréas est une glande en grappe composée. Les lobules initiaux ont de 2 à 5 millimètres. Les canaux excréteurs portent appendus à leur origine, comme des fruits, deux espèces de corps : les uns creux, acini ou cavités sécrétantes; les autres pleins, *îlots de Langerhans*.

L'*acinus* est formé de deux assises cellulaires. Dans l'assise externe sont les *cellules principales*, cellules pancréatiques ou sécrétantes, remarquables par leurs grains de zymogène; ce sont elles qui secrètent le ferment pancréatique. — L'assise interne est un revêtement mince et discontinu de cellules dites *centro-acineuses* qui bordent la lumière du canal. On leur attribue un rôle de soutien. — Le canal de l'acinus se prolonge en boyaux entre les cellules principales (*canalicules intercellulaires*).

Les *îlots de Langerhans* sont des amas de boyaux cellulaires anastomosés entre eux et complètement remplis par leurs cellules. Ce sont peut-être les organes de la sécrétion interne.

Le *canal de Wirsung* a pour paroi une couche conjonctive et élastique mêlée de quelques fibres musculaires lisses, et un revêtement d'épithélium cylindrique.

**Pancréas d'Aselli.** — On appelle ainsi un amas de ganglions lymphatiques situé à la racine du mésentère. On ne l'observe que chez certaines espèces animales, notamment chez les carnivores.


# CHAPITRE XI

## RATE[2]

**Préparation.** — Après ouverture de la cavité abdominale, on ne voit généralement pointer que l'extrémité inférieure ou externe de la rate, sur le bord gauche de la grosse tubérosité de l'estomac. Étudier d'abord la rate in situ : constater sa direction, ses ligaments, ses rapports et ses vaisseaux. — Puis l'extraire avec précaution, après s'être repéré sur les extrémités et les bords (l'extrémité supérieure est large et arrondie, l'inférieure pointue; le bord antérieur est crénelé); se rendre compte d'une part de la *loge splénique* vidée, d'autre part de la forme de l'organe. Des coupes transversales lavées sous un filet d'eau donneront une idée sommaire de la capsule, de la pulpe splénique, et pourront montrer des corpuscules de Malpighi.

**Définition.** — La rate est un organe lymphatique situé dans l'hypocondre gauche et annexé au tube digestif.

**Situation.** — La rate occupe dans l'hypocondre gauche un espace en forme de calotte, appelé *loge splénique*, dont la paroi postérieure est constituée par le diaphragme, la paroi antérieure par l'estomac et le colon transverse, et la paroi inférieure ou plancher par le rein gauche.

**Moyens de fixité.** — La rate est maintenue en place : 1° par des ligaments péritonéaux, dont nous parlerons plus loin, et dont les plus efficaces sont les ligaments phréno-splénique et phréno-colique gauche; 2° par le rein gauche sur lequel elle s'appuie; 3° par la pression abdominale. Malgré cela, elle est plutôt suspendue que fixée, et jouit d'une certaine mobilité, qui se manifeste pendant la distension de l'estomac et pendant les mouvements respiratoires du diaphragme.

1. Ce chapitre a été rédigé par M. le prof. Laguesse dans le *Traité d'Anatomie humaine*.
2. Ce chapitre a été rédigé par M. Picou dans le *Traité d'Anatomie humaine*.

**Nombre.** — La rate est unique. On rencontre assez souvent des *rates surnuméraires*, au nombre de 1 à 20, petites masses ovoïdes,

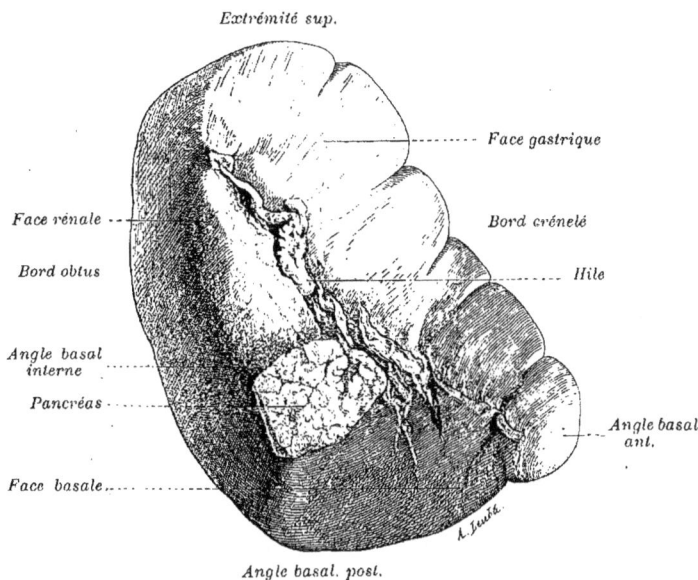

FIG. 810. — Forme de la rate (d'après Cunningham).

Rate vue par sa face interne. Remarquer sa base (face basale) et la division de sa face interne en deux faces, gastrique (claire) et rénale (ombrée).

semblables à des ganglions lymphatiques, qui occupent de préférence les épiploons gastro-splénique et pancréatico-splénique.

**Couleur.** — La couleur est rouge foncé sur le vivant, lie de vin sur le cadavre.

**Consistance.** — La rate est très friable, d'où la fréquence de ses ruptures et des hémorragies traumatiques. Elle se laisse facilement déchirer et le doigt en pénétrant dans son tissu mou perçoit un craquement, le *cri de la rate.*

**Volume et Poids.** — Les dimensions sont de 12 centimètres en longueur, 8 centimètres en largeur et 4 centimètres en épaisseur. C'est la longueur qui éprouve les variations les plus marquées. La rate offre en effet un volume très différent suivant les conditions de santé ou de maladie; elle augmente pendant la digestion.

Son poids moyen est de 225 grammes.

**Direction.** — La rate est parallèle aux côtes sur laquelle elle est comme couchée; son hile s'étend le long du 9e espace intercostal. Son grand axe n'est donc pas vertical, comme on le dit quelquefois, mais très oblique et quelquefois presque horizontal; il se dirige en bas et en avant.

**Forme et Rapports.** — La rate, vide de sang et flasque, a la forme d'une calotte ou d'un croissant; injectée, c'est une pyramide à trois faces, avec un sommet et une base. Les faces sont distinguées en costale, rénale et gastrique.

La *face costale* ou face externe, convexe et lisse, est appliquée sur le

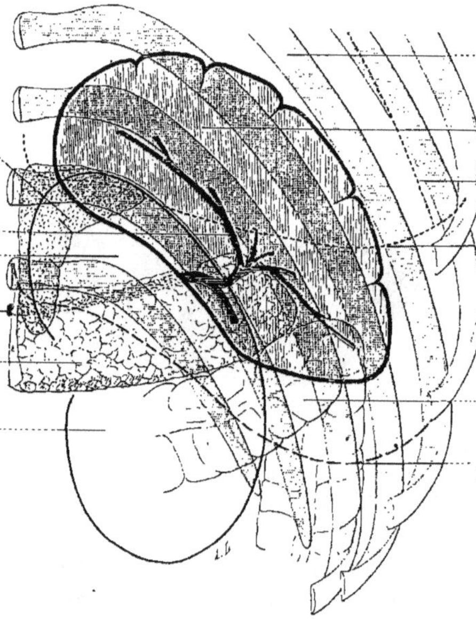

FIG. 811. — Rapports de la rate en arrière.

La rate est projetée sur la paroi costale. On voit qu'elle est anté-pulmonaire par sa partie supérieure et complètement antépleurale. — Remarquer la direction très oblique de son grand axe, presque parallèle aux côtes. — Voyez aussi la fig. 808.

diaphragme qui la sépare des 9e, 10e et 11e côtes et espaces intercostaux correspondants. Entre les côtes et le diaphragme est la cavité pleurale; la rate est anté-pleurale sur toute son étendue et anté-pulmonaire par sa partie supérieure. — La *face rénale* ou partie postérieure de la face interne des auteurs, plane, est en rapport avec la face antérieure du rein gauche et la capsule surrénale. — La *face gastrique*, partie antérieure de la face interne, excavée, est en rapport avec l'estomac, avec sa face postérieure et sa grosse tubérosité. Elle présente vers son tiers postérieur le *hile de la rate* ou scissure, constitué par une série de trous vasculaires, qui donnent passage aux branches de l'artère et de la veine spléniques. Le hile est parallèle au grand axe de la rate et très irrégulier dans la disposition de ses fossettes.

Des trois bords : le supérieur ou *bord crénelé*, mince, convexe, est remarquable par des incisures qui sont le vestige de la disposition lobulée de l'organe; — l'inférieur ou bord obtus, forme une sorte de bourrelet — et le bord interne ou mieux intermédiaire, mince, saillant, méconnu par beaucoup d'auteurs, sépare la face gastrique de la face rénale.

Le *sommet*, dit encore pôle ou extrémité supérieure ou interne, ou tête de la rate, est épais, arrondi, situé à 2 centimètres des corps vertébraux et souvent coiffé par le lobe gauche du foie qui peut se prolonger sur la face externe de la glande.

La *base*, triangulaire, prolongement de la face gastrique, regarde en bas, en dedans et en avant; elle est en rapport avec le colon transverse en avant, avec la queue du pancréas en arrière. Son angle externe, pointu, bien détaché, constitue l'*extrémité inférieure* ou externe, pôle inférieur ou queue de la rate; il est enchâssé dans la concavité du ligament phréno-colique gauche, qui a mérité le surnom de soutien de la rate.

**Disposition du péritoine.** — Le péritoine recouvre les trois faces et la base de la rate d'une mince enveloppe séreuse ou feuillet viscéral, qui se confond avec la capsule fibreuse. Ce revêtement n'est interrompu qu'au niveau du hile où le péritoine se réfléchit pour se porter sur les organes voisins, diaphragme, estomac et pancréas, formant ainsi trois replis, dont l'un situé en avant du pédicule vasculaire est l'épiploon gastro-splénique, tandis que les deux autres en partie continus et placés derrière le pédicule de la rate constituent l'épiploon pancréatico-splénique en bas, le ligament phréno-splénique en haut.

Cette disposition ne peut être bien comprise que sur les figures du chapitre *Péritoine*.

L'*épiploon gastro-splénique* est un repli qui s'étend, dans le sens antéro-postérieur, entre la lèvre antérieure du hile et la grande courbure de l'estomac. Il contient les vaisseaux courts et l'artère gastro-épiploïque gauche.

L'*épiploon pancréatico-splénique*, qui n'est bien marqué que quand le pancréas est court et n'atteint pas la rate, va de la lèvre postérieure du hile à la queue du pancréas. Long de 2 à 3 centimètres, il contient l'artère splénique et ses premières branches de division; il fait partie du pédicule vasculaire de l'organe.

Le *ligament phréno-splénique*, qui semble prolonger le précédent, relie l'extrémité supérieure du hile au péritoine diaphragmatique, un peu au-dessous du cardia. Il a reçu le nom de ligament suspenseur de la rate, mais il est inconstant et ne paraît jouer qu'un rôle secondaire.

**Vaisseaux de la rate.** — *Artères.* — L'artère de la rate est *l'artère splénique*, une des trois branches du tronc cœliaque. Ce gros vaisseau suit la face postérieure du pancréas, puis l'épiploon pancréatico-splénique; au voisinage de la rate, il se divise en 3 à 5 branches qui pénètrent par les orifices vasculaires du hile. Il est à remarquer que chaque branche, ainsi que tous les rameaux qu'elle émet, est indépendante, sans anastomose avec les voisines; c'est ce qu'on appelle une *artère terminale*. Les injections poussées par une branche reviennent par la veine correspondante et ne se répandent point dans les départements adjacents. Cette indépendance des territoires vasculaires prédispose la rate aux infarctus par embolie.

*Veines.* — Les veines sont satellites des artères et situées en arrière d'elles dans le hile. Elles se réunissent pour former le tronc unique de

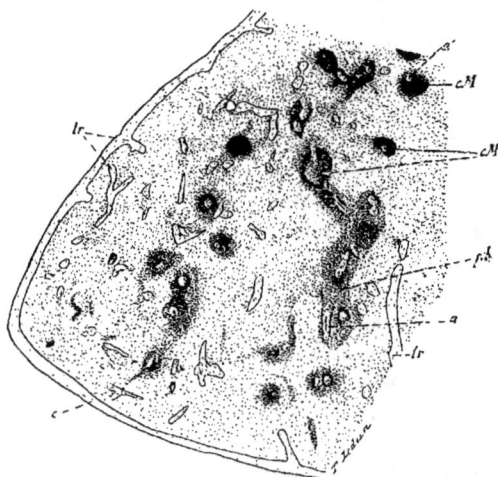

l'énorme *veine splénique*, qui est une des branches d'origine de la veine porte et par elle verse son sang dans le foie. La rate, comme le reste du tube digestif abdominal, appartient donc au système porte.

*Lymphatiques.* — Les lymphatiques se distinguent en *superficiels* ou sous-péritonéaux et *profonds*. Ces derniers, satellites des vaisseaux sanguins, émergent du hile

FIG. 812. — Structure de la rate.
Coupe faiblement grossie. — *c*, capsule. — *tr*, travées qui en émanent. — *a, a'*, artères. — Le fond est formé par la pulpe rouge, sur laquelle se détachent en blanc les corpuscules de Malpighi, *cM*.

par 8 ou 10 troncs et se jettent dans ceux des *ganglions spléniques* qui occupent l'épiploon pancréatico-splénique.

*Nerfs.* — Émanés du plexus solaire, ils forment le *plexus splénique*, qui enlace d'abord l'artère splénique, puis pénètre par rameaux isolés dans les fossettes du hile. Assez nombreux et fins, ils se jettent sur les parois des vaisseaux. On ne connaît pas de ganglions nerveux.

**Fonction de la rate**. — La rate, rangée autrefois parmi les *glandes vasculaires sanguines* et apparentée aux organes lymphoïdes, a une fonction hémato-poiétique, c'est-à-dire de formation du sang. Elle sert à la production des globules blancs, à la destruction et à la production des globules rouges.

**Résumé histologique[1]**. — La grosse charpente de la rate est formée par la capsule et par les travées qui en émanent; elle est de nature fibro-élastique, avec quelques fibres musculaires lisses.

La structure de la rate, encore indéterminée sur plusieurs points, peut être schématisée ainsi : les artérioles, qui terminent les gros troncs, débouchent non pas dans des capillaires, mais dans un tissu caverneux de couleur rouge sombre, qui constitue la *pulpe* ou *boue splénique*. Les parois de ce tissu sont formées par des cellules endothéliales ramifiées et anastomosées ; ce sont leurs prolongements qui représentent les *trabécules* du réticulum. Les *aréoles*, communicantes entre elles, sont remplies par du sang qui contient des éléments variés : globules rouges, globules blancs, leucocytes qui renferment des globules rouges ou leurs produits de destruction, hématoblastes, grandes cellules à noyaux bourgeonnants. — De ce tissu caverneux, où il circule lentement à travers ces éléments qu'il balaye, le sang passe dans les *veinules capillaires*, larges vaisseaux anastomosés qui communiquent avec les aréoles de la pulpe par des orifices percés dans leurs parois. Les veinules s'abouchent dans les veines.

Les artérioles présentent cette particularité d'être enveloppées d'une *gaine lymphoïde* qui se renfle par place pour former les *corpuscules de Malpighi*, que l'on distingue à l'œil nu, surtout sur les rates d'enfants, comme de petites taches blanches. Gaines et corpuscules ont la même structure que le réticulum de la pulpe et n'en diffèrent que parce que leurs aréoles contiennent uniquement des globules blancs; le terme de lymphoïde est donc impropre, puisqu'il s'agit d'un tissu endothélial spécial, le *tissu splénique*. L'ensemble des gaines artérielles et de leurs corpuscules constitue la *pulpe blanche*, par opposition à la pulpe rouge de la boue splénique; ces deux tissus caverneux communiquent d'ailleurs largement entre eux. La rate est d'abord composée uniquement de pulpe blanche, dont une partie se transforme en pulpe rouge par l'invasion du sang artériel. Cette transformation va toujours en s'accroissant, et chez le vieillard il ne reste plus de pulpe blanche.

1. Ce chapitre a été rédigé par M. le prof. Laguesse dans le *Traité d'Anatomie humaine*.

# LIVRE TROISIÈME
# APPAREIL RESPIRATOIRE[1]

La respiration est une des fonctions élémentaires de la cellule vivante. Chez les organismes inférieurs, les échanges gazeux se produisent directement entre le protoplasma et le milieu extérieur. Chez les êtres à organisation plus complexe, les éléments cellulaires n'effectuent plus ces échanges que par l'intermédiaire du milieu intérieur constitué par le sang. C'est ce dernier qui, en un point déterminé de l'organisme, emprunte à l'air ou à l'eau l'oxygène qu'il apporte ensuite aux autres parties de l'individu, en même temps qu'il élimine l'acide carbonique dont il s'est chargé dans son passage à travers les tissus. Chez les vertébrés supérieurs, c'est au niveau des poumons que le sang entre en contact avec le milieu extérieur, c'est-à-dire avec l'air.

Les poumons peuvent être considérés schématiquement, comme deux poches membraneuses tapissées par un réseau capillaire, d'une richesse extrême, qui n'est séparé de l'air contenu dans la poche que par une mince assise cellulaire, l'épithélium respiratoire. L'air est amené aux poumons par un ensemble de canaux : larynx, trachée et bronches, qui constituent les voies respiratoires. Il ne parvient d'ailleurs à celles-ci qu'après avoir traversé les fosses nasales et le pharynx. La circulation de l'air est assurée par des muscles nombreux qui modifient les dimensions de la cage thoracique, portion du squelette différenciée pour contenir les poumons. L'appareil respiratoire est donc relativement complexe. Mais en anatomie descriptive, on ne considère comme en faisant partie que les voies aériennes proprement dites (larynx, trachée et bronches) et les poumons, auxquels on rattache la séreuse qui les enveloppe, c'est-à-dire la plèvre. Nous décrirons successivement ces différentes parties. Pour nous conformer à l'usage, nous ferons suivre leur étude de celle des dérivés de l'appareil branchial (thymus, glande thyroïde, parathyroïdes).

## DÉVELOPPEMENT

L'appareil respiratoire est un dérivé du segment céphalique du tube digestif.

1. Les chapitres LARYNX, TRACHÉE, POUMONS, PLÈVRE ont été rédigés par M. le professeur Nicolas dans le *Traité d'Anatomie humaine*.

Sur l'embryon humain de 3 millimètres (18 jours environ), on voit se former, sur la paroi ventrale de l'intestin céphalique, une gouttière verticale, dont la partie supérieure commence immédiatement au-dessous du quatrième arc branchial. Au stade de 4 millimètres, cette gouttière pousse, au niveau de sa partie inférieure, un bourgeon arrondi qui se divise presque immédiatement en deux bourgeons secondaires ; ces bourgeons constituent les premiers rudiments des deux poumons ; la gouttière dont ils émanent est l'ébauche du larynx et de la trachée.

**Poumons.** — Les deux bourgeons pulmonaires, d'abord placés dans l'épaisseur du mésentère ventral, font bientôt saillie sur les parties latérales de celui-ci, dans la cavité pleuro-péritonéale encore indivise. Chacun d'eux donne d'abord naissance aux bronches primaires, au nombre de trois pour le poumon droit, de deux pour le poumon gauche. Ces bronches se divisent à leur tour et ainsi se forme, par une série de divisions successives, la totalité de l'arbre bronchique. Les alvéoles pulmonaires n'apparaissent qu'à partir du 6e mois de la vie fœtale. Elles sont tapissées par un épithélium cubique qui ne prend le caractère endothélial qu'au moment de la naissance, après les premières inspirations.

La portion du cœlome interne qui loge les poumons s'isole successivement du péritoine par suite de la formation du *septum transversum*, première ébauche du diaphragme, puis du péricarde, à la suite de l'apparition des *replis pleuro-péricardiques*. Ainsi se forment les deux cavités pleurales qui entourent les deux poumons.

**Larynx et trachée.** — A partir du stade de 8 millimètres (25 jours) la gouttière respiratoire se sépare de l'intestin par rapprochement et soudure des replis qui l'ont isolée de celui-ci. Au niveau de la partie supérieure cependant, la communication primitive persiste sur une certaine étendue pour former l'orifice supérieur du larynx.

Le tube épithélial, pédicule des deux poumons, ne tarde pas à se différencier pour former d'une part, le larynx, d'autre part, la trachée.

La portion laryngée des voies aériennes s'entoure de pièces cartilagineuses dans le milieu du deuxième mois. On a considéré ces cartilages du larynx comme des reliquats du squelette branchial. Mais cette manière de voir est absolument arbitraire, car ces pièces cartilagineuses n'apparaissent que lorsque l'appareil branchial a subi une régression pour ainsi dire complète. Vers la même époque, la partie moyenne de la lumière du larynx se rétrécit par rapprochement de ses parois latérales. Ce rétrécissement, qui va même jusqu'à l'occlusion à peu près totale, répond à la glotte, qui ne recouvre sa perméabilité qu'au courant du troisième mois. — Les cartilages de la trachée se dessinent dès la fin du deuxième mois.

## CHAPITRE PREMIER

## LARYNX

Le larynx est l'organe producteur de la voix. Indépendamment de cette fonction qui lui est propre, il partage avec la trachée et les bronches, le rôle de conduit aérifère.

**Situation.** — Le larynx est placé dans la région moyenne du cou, au-dessous de l'os hyoïde, au-devant de la colonne vertébrale.

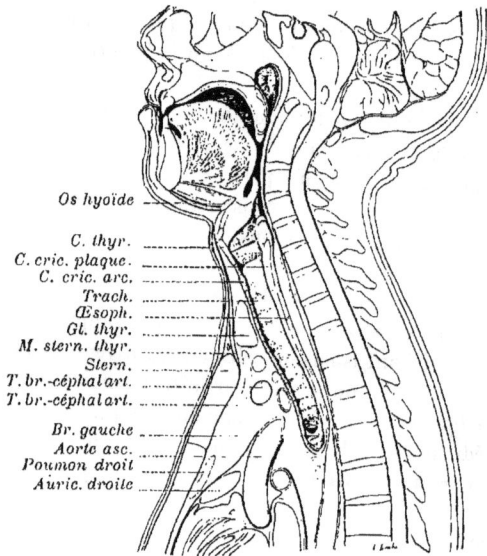

Os hyoïde

C. thyr.
C. cric. plaque.
C. cric. arc.
Trach.
Œsoph.
Gl. thyr.
M. stern. thyr.
Stern.
T. br.-céphal art.
T. br.-céphal art.

Br. gauche
Aorte asc.
Poumon droit
Auric. droite

FIG. 813. — Coupe sagittale d'un homme de 21 ans (d'après W. Braune).

Cette figure montre la situation du larynx.

La situation du larynx varie suivant l'âge et le sexe. Haut situé chez le nouveau-né (limite supérieure, corps de l'axis), il s'abaisse progressivement jusqu'à la puberté. C'est à ce moment que les différences individuelles et sexuelles se manifestent.

Chez l'homme adulte, le larynx est habituellement situé au-devant des quatre dernières vertèbres cervicales, et s'étend sur toute leur hauteur. Le fond de l'échancrure thyroïdienne répond au corps de la 5e vertèbre ou au 4e disque intervertébral; le bord inférieur de l'arc du cricoïde, au bord inférieur du corps de la 7e vertèbre. — Chez la femme, il est un peu plus élevé.

Les *variations individuelles* sont également considérables, et peuvent atteindre la hauteur d'une vertèbre.

Les *mouvements des organes voisins* influent sur la situation du larynx. Il s'élève dans l'extension de la colonne vertébrale, et s'abaisse dans la flexion. Il descend au moment de l'inspiration, pour remonter dans l'expiration. Il s'élève et s'abaisse pendant la déglutition. — Pendant son fonctionnement, et surtout pendant le chant, il est soumis à des alternatives d'ascension et de descente. — Le larynx est enfin passible de mouvements de latéralité, mais sous des influences purement extrinsèques.

**Dimensions.** — Les dimensions du larynx varient suivant l'âge, le sexe et les individus. Elles s'accroissent lentement jusqu'à la puberté. A ce moment, elles augmentent rapidement, surtout dans le sexe masculin. Après la puberté, le larynx continue à s'accroître lentement et acquiert ses dimensions définitives vers l'âge de 20 à 25 ans.

Le larynx de l'*homme adulte* possède des dimensions plus considérables dans tous les sens, que celui de la femme. Le *diamètre vertical* maximum, mesuré du bord libre de l'épiglotte au bord inférieur du cartilage cricoïde, atteint en moyenne 7 centimètres chez l'homme, 5 centimètres chez la femme. Le *diamètre transverse* mesure 4 centimètres chez le premier, 3 cm. 05 chez la seconde. Le *diamètre antéro-postérieur* est de 3 centimètres chez l'homme, 2 cm. 05 chez la femme.

## § 1. CONFIGURATION EXTÉRIEURE

La surface extérieure du larynx peut être partagée en deux régions :
L'une *antérieure* ou cervicale, superficielle, accessible directement par la dissection.

L'autre *postérieure* ou pharyngienne, profonde, que l'on étudie après ablation du larynx.

**I. Surface antérieure.** — La surface antérieure du larynx comprend trois zones : inférieure, moyenne et supérieure. Les deux premières seules sont superficielles et facilement accessibles à la vue et au toucher.

La *zone inférieure*, convexe dans le sens transversal, est formée par un cartilage, le *cartilage cricoïde*, recouvert à droite et à gauche de la ligne médiane par le muscle crico-thyroïdien. — Un interstice, *interstice*

Abrégé d'Anat. — III. 85

*crico-thyroïdien*, comblé par une lame fibro-élastique, la sépare de la zone moyenne.

La **zone moyenne** est anguleuse et fait sous la peau une saillie plus ou moins prononcée (pomme d'Adam). Elle répond au *cartilage thyroïde*.

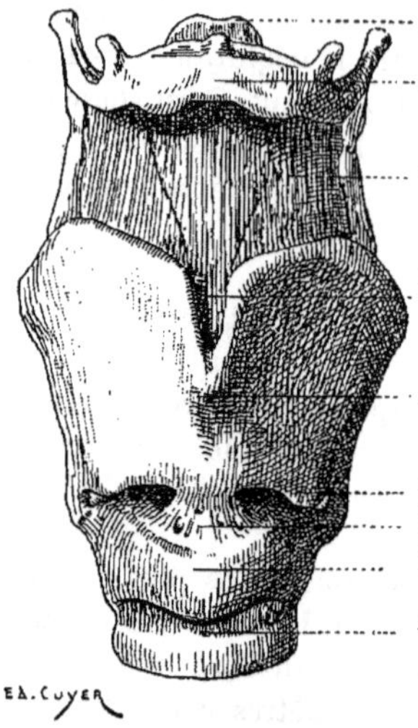

*Epigl.*
*O. hyoïde*
*Memb. thyr. hyoïd.*
*Echanc. thyr.*
*Angl. thyr.*
*Tub. inf.*
*Lig. cric. thyr. moyen*
*Cart. cric. (arc.)*
*Memb. cric. trach.*

EA. COYER

Fig. 814. — Le cartilage thyroïde.
(Vue antérieure.)

Sur la ligne médiane, ces deux zones ne sont recouvertes que par une lame aponévrotique épaisse et résistante (ligne blanche cervicale), et par la peau très mobile. — Sur les parties latérales, on trouve successivement, au-dessous de la peau et du muscle peaucier : l'aponévrose moyenne du cou (lame prémusculaire), les muscles sterno-hyoïdien et omo-hyoïdien et sterno-thyroïdien et le thyro-hyoïdien, enfin le crico-thyroïdien appliqué sur le cartilage cricoïde Plus postérieurement se trouvent les lobes latéraux du corps thyroïde.

La **zone supérieure** ou épiglottique est représentée par la face antérieure de l'épiglotte, cachée derrière le ligament hyo-thyroïdien. Nous décrirons l'épiglotte avec la face postérieure du larynx.

II. **Surface postérieure**. — La surface postérieure du larynx limite en avant la cavité du pharynx, et la muqueuse qui la recouvre appartient à ce dernier organe. Elle se divise en trois régions : une médiane, saillante, et deux latérales symétriques, creusées en gouttières.

A. *Région médiane*. — La région médiane offre à considérer successivement de haut en bas : l'épiglotte, l'orifice pharyngien du larynx, une surface correspondant aux cartilages aryténoïdes, une surface correspondant au cartilage cricoïde.

L'*épiglotte* est une lame haute de 10 à 13 millimètres, inclinée obliquement en haut et en arrière. Mobile avec la langue et le larynx, elle s'abaisse dans la déglutition pour fermer l'orifice du larynx.

Elle possède deux faces : l'une antérieure ou *buccale*, revêtue par la muqueuse buccale et unie à la langue par des replis glosso-épiglottiques ; l'autre postérieure ou *laryngée*, tapissée par la muqueuse du larynx. La première est concave de haut en bas, et convexe transversalement ; la seconde est incurvée en sens inverse. Elles s'unissent par un bord libre, arrondi, échancré au niveau de la ligne médiane et plus ou moins renversé vers la cavité buccale.

L'*orifice pharyngien du larynx* est orienté très obliquement de haut en bas et d'avant en arrière. Sa forme est celle d'un ovale allongé

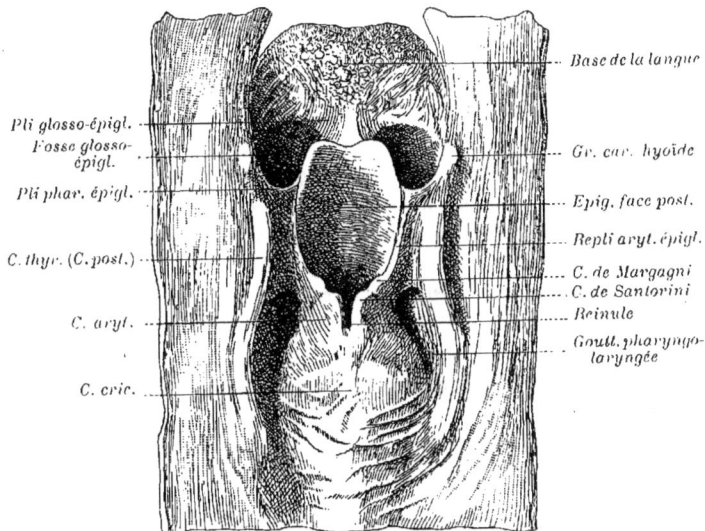

FIG. 815. — Face postérieure (pharyngée) du larynx, avec son orifice.

La paroi postérieure du pharynx a été incisée sur la ligne médiane et ses deux moitiés ont été écartées en dehors.

dans le sens antéro-postérieur et dont l'extrémité postérieure se prolonge en une fente verticale, *incisure* ou *fente interaryténoïdienne* ou *rimule*, qui descend sur la ligne médiane de la paroi postérieure du larynx.

Cet orifice est limité : en avant et en haut, par le bord libre de l'épiglotte ; latéralement, par des replis muqueux, *aryténo-épiglottiques*, qui vont de l'épiglotte aux aryténoïdes et présentent deux saillies dans leur quart postérieur : l'une antérieure, *tubercule de Morgagni* ; l'autre postérieure, *tubercule de Santorini*.

L'*incisure interaryténoïdienne* est comprise entre les extrémités supérieures des deux cartilages aryténoïdes.

Les dimensions de cet orifice varient suivant l'âge, le sexe, les sujets, et chez un même sujet avec le moment de la respiration, de la phonation et de la déglutition. Son diamètre maximum antéro-postérieur est de 3 à 4 centimètres, sa largeur de 1 cm. 05 à 2 centimètres.

La *surface correspondant aux cartilages aryténoïdes* est située au-dessous et en arrière de l'orifice du larynx, et répond à la face postérieure de ces cartilages et du muscle qui les recouvre. Triangulaire à base inférieure quand les cartilages sont rapprochés, elle devient quadrilatère quand ils s'écartent. Elle est oblique en bas et en arrière, et recouverte par la muqueuse pharyngienne, doublée d'un tissu cellulaire très lâche.

La *surface cricoïdienne* se présente sous l'aspect d'une saillie cylindroïde, verticale, fortement proéminente dans la cavité du pharynx. La muqueuse qui la revêt est très mobile.

B. *Régions latérales.* — Les régions latérales de la surface postérieure du larynx ou *gouttières pharyngo-laryngées* sont situées de part et d'autre de la région médiane. Larges et profondes supérieurement, elles diminuent progressivement de haut en bas et se perdent finalement sur les parois latérales de l'extrémité inférieure du pharynx.

Elles sont limitées : *en haut*, par le repli pharyngo-épiglottique ; *en dehors*, par la face interne des plaques latérales du cartilage thyroïde ; *en dedans*, de haut en bas, par la face externe des replis aryténo-épiglottiques, et par le bord externe des cartilages aryténoïdes et de la plaque du cricoïde. Leur muqueuse glisse facilement sur les couches sous-jacentes.

## § 2. CONFIGURATION INTÉRIEURE

**Préparation.** — On étudiera la configuration intérieure du larynx sur une coupe sagittale et sur une coupe frontale. Il faudra pratiquer ces coupes sur des larynx d'adultes, légèrement durcis par un séjour de 48 heures dans une solution faible de formol.

La configuration intérieure du larynx ne répond en rien à sa configuration extérieure ; c'est une cavité partagée en trois étages communiquant librement entre eux : 1° un étage supérieur ou *vestibule* du larynx ; 2° un étage moyen ; 3° un étage inférieur. Cette division est due à l'existence de deux paires de replis, tendus horizontalement et d'avant en arrière, les uns au-dessus des autres, et que l'on appelle les *cordes vocales* distinguées en *cordes vocales supérieures* ou fausses et *cordes vocales inférieures* ou vraies.

1° **Étage supérieur, vestibule du larynx.** — Le vestibule du larynx a la forme d'un tube aplati dans le sens sagittal, dont l'une des extrémités, coupée très obliquement de haut en bas et d'avant en arrière, est représentée par l'orifice pharyngien du larynx, tandis que l'autre, inférieure et horizontale, répond à l'espace limité par les cordes vocales supérieures.

On lui décrit quatre parois : antérieure, latérales et postérieure.

La *paroi antérieure*, la plus haute (4 à 5 centimètres chez l'homme, 3 à 4 chez la femme), est formée par la face postérieure du cartilage épiglottique et par le ligament qui le rattache au cartilage thyroïde. Très large à sa partie supérieure (2 à 2 cm. 5), elle se rétrécit de haut en bas et se termine en pointe entre les cordes vocales supérieures, où elle se relève parfois en une saillie, *le tubercule épiglottique*. — Elle est concave dans sa partie moyenne, convexe en haut et en bas.

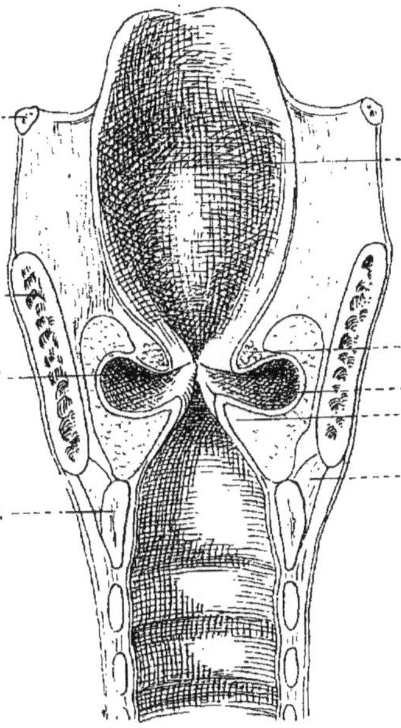

La *paroi postérieure* est comprise entre les extrémités supérieures des bords internes des cartilages aryténoïdes. Sa

O. hy. -
Epiglot.
(f. post.)
C. thyr.
Appendice -
Co. voc. sup.
Ventric.
Co. voc. inf.
M. cric. thyr.
C. cric. -

Fig. 816. — Coupe frontale d'un larynx durci dans l'alcool.
(Segment antérieur.)

limite inférieure est déterminée par un plan horizontal qui passerait par les extrémités postérieures des cordes vocales supérieures. Sa hauteur ne dépasse pas 1 centimètre. Sa largeur varie selon l'écartement des cartilages qui la limitent à droite et à gauche. La muqueuse qui revêt la paroi postérieure du vestibule est très mobile et présente des plis longitudinaux qui tendent à s'effacer quand cette paroi s'élargit.

Les *parois latérales*, deux fois plus hautes en avant qu'en arrière, sont formées par la lame interne des replis aryténo-épiglottiques. Elles sont quadrilatères et concaves dans les deux sens. Elles présentent en

85.

arrière deux bourrelets verticaux, parallèles : l'un antérieur, soulevé par un noyau cartilagineux, le *cartilage de Morgagni*; l'autre postérieur, soulevé par le bord interne de l'aryténoïde.

Elles sont limitées : *en avant*, par l'union du bord externe de la paroi antérieure avec le repli aryténo-épiglottique; *en haut*, par le bord libre de ce repli; *en arrière*, par le relief du bord interne de l'aryténoïde; *en bas*, par la corde vocale supérieure.

**Cordes vocales supérieures.** — La corde vocale supérieure s'étend de l'angle rentrant du cartilage thyroïde à l'extrémité inférieure du bourrelet correspondant au cartilage de Morgagni,

Sa longueur est en moyenne de 2 centimètres chez l'homme, de 12 millimètres chez la femme. Repli prismatique, triangulaire, elle présente : un bord libre, mousse, peu saillant; — et deux faces, l'une interne, *vestibulaire*, inclinée en bas et en dedans, l'autre externe et inférieure, *ventriculaire*.

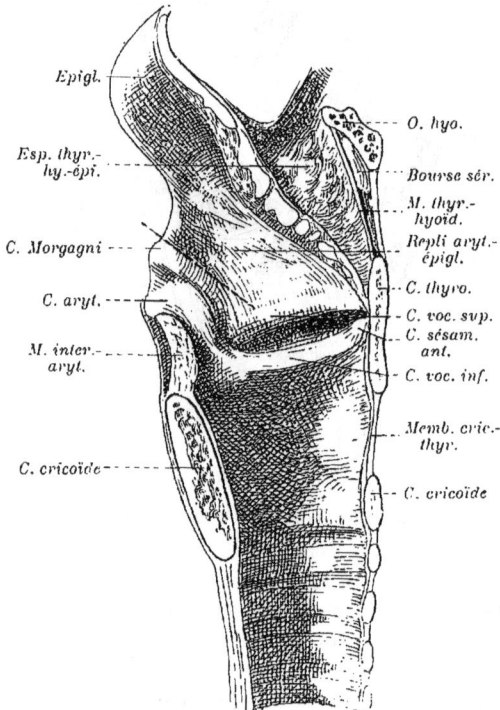

Epigl.
Esp. thyr.-hy.-épi.
C. Morgagni
C. aryt.
M. inter-aryt.
C. cricoïde

O. hyo.
Bourse sér.
M. thyr.-hyoïd.
Repli aryt.-épigl.
C. thyro.
C. voc. sup.
C. sésam. ant.
C. voc. inf.
Memb. cric.-thyr.
C. cricoïde

FIG. 817. — Moitié latérale gauche du larynx, vue par sa face interne.

Les cordes vocales supérieures renferment dans leur épaisseur : 1° des faisceaux fibro-élastiques; 2° des glandes très nombreuses; 3° des faisceaux musculaires striés. Ce sont, en somme, de simples replis de la muqueuse, renforcés par un substratum conjonctif. Leur rôle comme organes phonateurs est nul.

**2° Étage moyen.** — L'étage moyen du larynx comprend : une partie médiane impaire et deux parties latérales, symétriques, les ventricules du larynx ou de Morgagni.

La **partie médiane** antérieure est un espace circonscrit par les extrémités antérieures des cordes vocales supérieures et inférieures.

Les *ventricules de Morgagni* constituent deux diverticules latéraux, plus spacieux chez l'homme que chez la femme, qui s'enfoncent à droite et à gauche dans l'épaisseur des replis aryténo-épiglottiques. Chaque ventricule débouche dans la cavité du larynx par un orifice situé entre la corde vocale supérieure et la corde vocale inférieure. Cet orifice est une fente elliptique, allongée dans le sens antéro-postérieur et de dimensions très variables (2 cm. sur 4 mm. en moyenne chez l'homme). En avant, chacun de ces orifices se termine dans l'angle rentrant du cartilage thyroïde, de chaque côté de la ligne médiane, — ou bien ils se continuent l'un avec l'autre par une petite fossette médiane, *fossette centrale de Merkel*. En arrière, ils s'arrêtent contre le bord interne du cartilage aryténoïde.

La cavité ventriculaire elle-même se subdivise en deux parties : le *ventricule* proprement dit et l'*appendice*.

Le *ventricule*, horizontal, compris entre les deux cordes vocales, possède trois parois : inférieure, supérieure et externe. La paroi inférieure, concave dans tous les sens, répond à la face supérieure de la corde vocale inférieure. — La paroi supérieure est formée par la face inféro-externe de la corde vocale supérieure. Elle est plane ou légèrement concave, et présente en avant l'embouchure de l'appendice. — La paroi externe n'est le plus souvent qu'un simple bord résultant de l'union des deux parois supérieure et inférieure.

L'*appendice* est un diverticule du ventricule, qui se dirige verticalement en haut dans l'épaisseur du repli aryténo-épiglottique et de la corde vocale supérieure. Sa longueur est variable (1 centimètre en moyenne). Il s'ouvre dans le ventricule par une fente allongée sur la partie antérieure de sa face supérieure. Il est souvent cloisonné (v. fig. 000).

3° **Étage inférieur**. — L'étage inférieur a pour limites : en haut, les deux cordes vocales inférieures et la fente intermédiaire ou glotte ; en bas, le bord inférieur du cartilage cricoïde, circonscrivant l'orifice trachéal. Un plan oblique, unissant la partie moyenne du bord inférieur du cartilage thyroïde au bord supérieur du chaton du cartilage cricoïde, le sépare en deux régions, supérieure et inférieure.

La *région inférieure* est presque cylindrique. Elle correspond à la face interne du cartilage cricoïde ainsi qu'à la face postérieure de la membrane crico-thyroïdienne, revêtues par une muqueuse lisse, mince et assez adhérente.

La *région supérieure* est pyramidale. On peut lui décrire trois faces, deux latérales symétriques et une postérieure. — Les faces latérales, inclinées de bas en haut et de dehors en dedans, sont constituées par la face inférieure de la corde vocale inférieure. La face postérieure est constituée par la partie inférieure de l'espace interaryténoïdien tapissé par une muqueuse sillonnée de plis longitudinaux. En avant, les deux faces latérales convergent l'une vers l'autre et se rejoignent au niveau de l'angle rentrant du cartilage thyroïde.

*Cordes vocales inférieures ou vraies.* — Les cordes vocales inférieures sont deux replis proéminents, tendus d'avant en arrière et situés à la limite supérieure des parois latérales de l'étage inférieur du larynx. Plus saillantes que les cordes vocales supérieures, elles les débordent en dedans sur le larynx vu d'en haut, et apparaissent seules sur le larynx vu de la trachée.

En avant, les cordes vocales partent de l'angle rentrant du cartilage thyroïde, de chaque côté de la ligne médiane et à 2 mm. 5 en moyenne au-dessous des cordes vocales supérieures.

En arrière, elles se continuent chacune avec l'extrémité antérieure du relief produit par la face interne de l'apophyse vocale du cartilage aryténoïde.

La forme de la corde vocale inférieure est celle d'un prisme triangulaire dont la face externe est confondue avec la paroi latérale du larynx.

La face supérieure constitue le plancher du ventricule de Morgagni. La face interne est d'abord verticale, puis oblique en bas et en dehors. Le bord libre est horizontal et tranchant; en arrière, il se perd, en s'élargissant, sur la face interne du cartilage aryténoïde.

Divers éléments entrent dans la constitution des cordes vocales : la muqueuse, un cordon fibro élastique (ligament thyro-aryténoïdien inférieur) et un muscle, le muscle thyro-aryténoïdien. La muqueuse est très pâle, blanchâtre, comme nacrée, avec deux petites taches jaunâtres en avant et en arrière, dues : l'antérieure, à un sésamoïde; la postérieure, à l'apophyse vocale de l'aryténoïde.

La structure histologique de cette muqueuse, le ligament et le muscle seront décrits ultérieurement.

**Glotte.** — On appelle glotte, ou fente glottique, l'espace compris entre les cordes vocales inférieures et les faces internes des apophyses vocales : c'est la glotte vraie par opposition à la fausse glotte délimitée par les cordes vocales supérieures. La glotte est subdivisée en deux zones : *une antérieure*, glotte interligamenteuse, ou glotte vocale — et *une postérieure*, glotte interaryténoïdienne ou glotte respiratoire.

Les dimensions et la forme de la glotte varient, non seulement suivant le sexe et les individus, mais encore et surtout, chez un même

sujet, selon les diverses phases de la respiration et de la phonation.
La glotte, sur le cadavre, a la forme d'un triangle isocèle dont la
base interaryténoïdienne mesure de 4 à 5 mm., et dont les grands
côtés varient de 25 à 30 mm. chez l'homme, de 20 à 25 chez la femme.

## § 3. CONSTITUTION ANATOMIQUE DU LARYNX

Le larynx comprend : 1° un squelette, composé d'un certain nombre
de pièces cartilagineuses qui s'ossifient progressivement à partir d'une
certaine époque ; 2° des liens fibro-élastiques, qui réunissent ces cartilages entre eux et avec les organes voisins ; 3° des muscles, qui mettent
en mouvement ces pièces squelettiques ; 4° une muqueuse, qui revêt sa
cavité ; 5° des vaisseaux et des nerfs.

### A. SQUELETTE

La charpente du larynx est composée normalement de 11 cartilages.
Trois sont impairs. Ce sont : le cartilage cricoïde, le cartilage thyroïde
et le cartilage épiglottique. Quatre sont pairs : les cartilages aryténoïdes, les cartilages de Santorini, les cartilages de Morgagni, les cartilages sésamoïdes antérieurs.

**Cartilage cricoïde.** — Le cartilage cricoïde constitue la pièce
inférieure du squelette laryngien. Il
est uni en bas au premier anneau

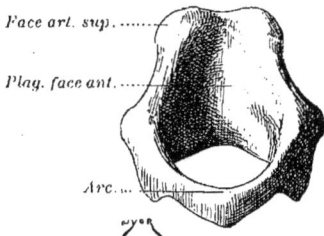

Face art. sup.
Plag. face ant.
Face art. sup.
Face art. inf.
Arc.
uyer
EL.Cuyer

FIG. 818. — Cartilage cricoïde vu par
devant et d'en haut.
(Homme adulte.)

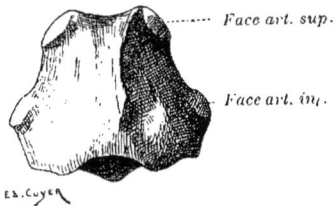

FIG. 819. — Cartilage cricoïde.
(Face postérieure.)

trachéal, en haut au cartilage thyroïde, par des lames élastiques, crico-
trachéale et crico-thyroïdienne. Il est annulaire et présente un bord
supérieur, oblique d'avant en arrière et de bas en haut. Sa hauteur
croît donc d'avant en arrière. On lui distingue deux segments : l'un

*antérieur* ou *arc*, comprenant les parties antérieures et latérales ; l'autre *postérieur* ou *plaque*, formé par la partie postérieure.

*Arc.* — Sa hauteur moyenne est de 6 millimètres en avant, de 16 latéralement ; son épaisseur, de 3 à 6.

La *surface externe*, convexe, est lisse et donne insertion au muscle crico-thyroïdien. En arrière, elle présente une facette articulaire par laquelle le cricoïde s'articule avec la corne inférieure du cartilage thyroïde. — La *surface interne*, lisse, est recouverte par la muqueuse. — Le *bord inférieur*, horizontal, présente 3 saillies : une antérieure, médiane, descendant plus ou moins vers la trachée, et deux latérales. — Le *bord supérieur* est oblique en haut et en arrière. Mince en avant, il s'élargit de chaque côté en une surface triangulaire pour l'insertion du muscle crico-aryténoïdien latéral, et présente plus en arrière une facette articulaire oblique en avant, en dehors et en haut, correspondant à celle du cartilage aryténoïde.

*Plaque.* — Haute de 18 à 23 millimètres en moyenne, elle présente deux faces. La *face postérieure* est divisée par une crête médiane en deux régions latérales excavées, recouvertes par les muscles crico-aryténoïdiens postérieurs. — La *face antérieure*, est creusée d'une gouttière médiane correspondante.

**Cartilage thyroïde.** — Le cartilage thyroïde est composé de deux lames latérales, quadrilatères, qui s'unissent sur la ligne médiane par leur bord antérieur et forment ainsi un angle dièdre ouvert en arrière et saillant en avant. L'union des deux lames ne se fait que sur une certaine étendue : elles restent séparées à leur partie supérieure par un espace de hauteur variable, l'*échancrure thyroïdienne*.

L'angle thyroïdien possède une ouverture variable. Il mesure 90 degrés environ chez l'homme ; il est plus grand chez l'enfant et chez la femme. Chacune des lames du cartilage thyroïde présente à considérer : 2 *faces*, antérieure et postérieure, 4 *bords*, inférieur, supérieur, antérieur et postérieur, 4 *angles* deux supérieurs et deux inférieurs.

La *face antérieure* ou externe est plane ou légèrement concave. Elle présente à sa partie postérieure, un peu au-dessous de son bord supérieur, une saillie, le tubercule supérieur du cartilage thyroïde, d'où se détachent 3 crêtes mousses, dont une inférieure qui, gagnant le tubercule inférieur, forme *la crête oblique*. Cette crête sépare la face en deux régions : l'une antérieure, recouverte par le muscle thyrohyoïdien ; l'autre, postérieure, masquée par le constricteur inférieur du pharynx.

La *face interne*, muqueuse, ne présente que quelques rugosités.

Le *bord supérieur* est mousse, horizontal, et se relève en arrière, pour se continuer avec le bord antérieur de la corne supérieure. Il donne insertion à la membrane thyro-hyoïdienne.

Le *bord inférieur*, horizontal, présente en arrière une saillie ou tubercule inférieur où aboutit la crête oblique.

Le *bord postérieur*, presque vertical, est épais et arrondi.

Le *bord antérieur* est le lieu d'union des deux lames, sauf au niveau de l'échancrure.

Les *deux angles postérieurs* se prolongent l'un et l'autre en une saillie ou

Fig 820. — Le cartilage thyroïde, face latérale.

*corne* : la corne *supérieure*, ou grande corne, haute de un centimètre, est oblique en haut et en arrière ; la corne *inférieure*, ou *petite corne*, présente sur sa face interne, une facette d'articulation avec le cricoïde.

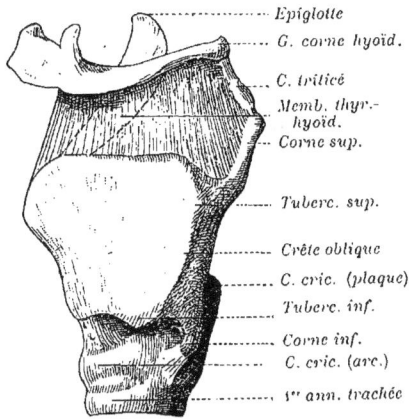

**Cartilages aryténoïdes.** — Ces cartilages, au nombre de 2, sont situés à droite et à gauche de la ligne médiane et reposent sur les surfaces articulaires supérieures du cartilage cricoïde. Ils sont séparés par un espace, *espace interaryténoïdien*, dont la largeur varie avec la position de ces cartilages.

Ce sont deux pyramides triangulaires, hautes de 15 millimètres en moyenne, minces en haut, épaisses en bas. Chaque cartilage présente : *deux faces*, antéro-externe et postérieure, *deux bords*, interne et externe, *un sommet* et *une base*.

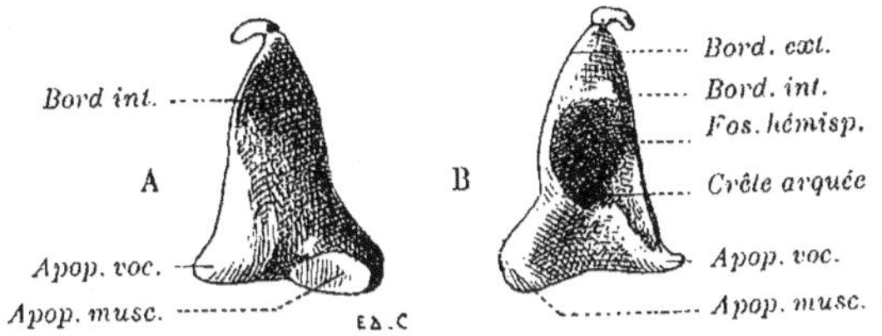

Fig. 821 et 822. — Le cartilage aryténoïde.

A, face postérieure. B, face antéro-externe.

La face postérieure est concave et lisse. — La face antéro-externe est convexe dans son ensemble, mais elle présente à sa partie moyenne une fossette, *fos-*

*selle hémisphérique*, limitée par une crête ou *crête arquée*. — Le bord interne, vertical, s'élargit en bas en une véritable face et se continue avec l'apophyse vocale. — Le bord externe est incurvé en S, verticalement. — Le sommet est coiffé du cartilage de Santorini.

La base, large, présente deux segments : l'un *interne*, incurvé en avant, forme l'*apophyse vocale*, oblique en avant et en dedans ; l'autre *externe*, oblique en arrière et en dehors, est l'*apophyse musculaire*, dont la face inférieure présente une facette articulaire en rapport avec la facette supérieure du cricoïde.

**Cartilage épiglottique.** — Le cartilage épiglottique est situé dans l'épaisseur de l'épiglotte : c'est une lame souple, jaunâtre, mince, sur les bords surtout.

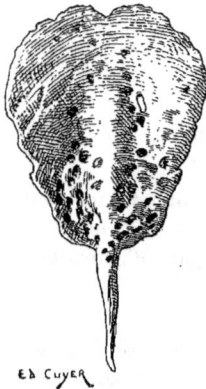

Il présente la forme d'une feuille munie de son pétiole. On lui décrit une base, deux bords latéraux, un sommet et deux faces.

La base, supérieure et libre, est échancrée en son milieu. — Les bords latéraux sont irréguliers, dentelés. — Le sommet, inférieur, est rattaché à l'angle rentrant du cartilage thyroïde par un ligament résistant. — La face antérieure est tapissée en partie par la muqueuse buccale; la postérieure est recouverte en totalité par la muqueuse laryngée.

Fig. 823. — Le cartilage épiglottique vu par sa face postérieure, laryngée.

La surface du cartilage est criblée de fossettes.

**Cartilages de Santorini** ou cartilages corniculés. — Ce sont deux petits nodules coniques, rattachés au sommet du cartilage aryténoïde par des tractus fibreux.

**Cartilages de Morgagni** ou C. cunéiformes. — On appelle ainsi deux petits bâtonnets cartilagineux situés dans l'épaisseur des replis aryténo-épiglottiques.

Les **Cartilages sésamoïdes** antérieurs sont compris dans les cordes vocales inférieures[1].

**Structure des cartilages du larynx. Leur ossification.** — Les cartilages thyroïde et cricoïde sont constitués par du cartilage hyalin; les cartilages épi-

1. On décrit encore des cartilages inconstants : les c. aryténoïdes postérieurs rattachés au bord externe des c. aryténoïdes et le c. interaryténoïde situé entre les deux aryténoïdes.

glottique, de Morgagni et sésamoïdes antérieurs par du cartilage élastique. Le cartilage aryténoïde est formé de cartilage hyalin, sauf l'apophyse vocale et le sommet, constitués par du cartilage élastique.

Tous ces cartilages s'ossifient progressivement, en général à partir de vingt ans chez l'homme, de vingt-deux ans chez la femme.

## B. APPAREIL LIGAMENTEUX

L'appareil ligamenteux du larynx présente à étudier : 1° les moyens d'union du larynx avec les organes voisins ; 2° les moyens d'union des cartilages entre eux.

## I. Moyens d'union du larynx avec les organes voisins.

Les trois cartilages pairs du larynx, c'est-à-dire le cartilage thyroïde, le cartilage cricoïde et le cartilage épiglottique servent respectivement de points d'attache aux ligaments extrinsèques.

A. Le *cartilage thyroïde* est relié à l'os hyoïde par une membrane fibro-élastique, la *membrane thyro-hyoïdienne*, qui, insérée sur toute la longueur de son bord supérieur et sur les cornes supérieures, va se fixer d'autre part au bord postéro-supérieur du corps et des grandes cornes de l'os hyoïde.

Elle présente trois épaississements formant des ligaments : *un médian*, le *ligament thyro-hyoïdien moyen*, allant de l'échancrure thyroïdienne au corps de l'hyoïde ; et *deux latéraux*, les *ligaments thyro-hyoïdiens latéraux*, qui répondent aux bords postérieurs de la membrane et vont du sommet de la corne thyroïdienne supérieure à l'extrémité postérieure de la grande corne hyoïdienne. Chacun de ces ligaments latéraux renferme un nodule cartilagineux, le *cartilage triticé*.

La membrane thyro-hyoïdienne, recouverte en avant par le muscle thyro-hyoïdien, en arrière par la muqueuse pharyngienne, est traversée par les vaisseaux et nerfs laryngés supérieurs.

B. Le *cartilage cricoïde* est uni à la trachée par une *membrane crico-trachéale*, qui se fixe d'une part sur le bord inférieur de l'arc de ce cartilage, d'autre part sur le bord supérieur du premier anneau de la trachée. Elle présente trois renforcements : un médian, *ligament crico-trachéal antérieur*, et deux latéraux, *ligaments crico-trachéaux postérieurs*.

C. *Ligaments épiglottiques*. — Ils comprennent :

1° La *membrane hyo-épiglottique*, impaire, médiane, presque horizontale, allant du bord supérieur du corps de l'hyoïde à la face antérieure du cartilage épiglottique ;

2° Le *ligament glosso-épiglottique*, impair aussi et médian, situé en arrière et au-dessus du précédent, reliant la face antérieure de l'épiglotte à la racine de la langue ;

3° Les *ligaments pharyngo-épiglottiques*, pairs et latéraux, unissant les bords de l'épiglotte aux parois latérales du pharynx.

Les ligaments glosso-épiglottique et pharyngo-épiglottiques soulèvent la muqueuse qui les recouvre en replis : *pli glosso-épiglottique*, médian, allant de la langue à l'épiglotte, et déterminant de chaque côté la formation d'une fossette, fosse glosso-épiglottique ; et *plis pharyngo-épiglottiques*, tendus de l'extrémité inférieure de l'amygdale à l'épiglotte, et limitant en avant et en haut la gouttière pharyngo-laryngienne.

## II. — Moyens d'union des cartilages entre eux.

Le cartilage cricoïde est uni au cartilage thyroïde et aux cartilages aryténoïdes par de véritables articulations. — De plus, ces mêmes cartilages sont reliés à distance par des membranes ou des ligaments.

1° **Articulations.** — **A.** *Articulation crico-thyroïdienne.* — Les surfaces articulaires sont représentées : *du côté du cartilage cricoïde*, par la facette articulaire inférieure, située à l'union de l'arc et de la plaque ; cette facette, concave, est oblique en haut et en dehors ; *du côté du cartilage thyroïde*, par la facette convexe décrite à l'extrémité de la face interne de la corne inférieure.

Une capsule maintient ces deux surfaces au contact. Elle est renforcée par deux ligaments : *ligaments cérato-cricoïdiens* supérieur et inférieur. Une synoviale revêt sa face profonde.

*Mouvements.* — Ils peuvent se faire dans tous les sens ; mais les mouvements d'élévation et d'abaissement sont de beaucoup les plus étendus.

**B.** *Articulation crico-aryténoïdienne.* — L'articulation crico-aryténoïdienne est une cylindrose. Les surfaces articulaires, obliques à 45°, sont des segments de cylindre, cylindre plein pour le cricoïde, cylindre creux pour l'aryténoïde. L'axe des cylindres est oblique en bas et en dehors. Le diamètre maximum de la facette aryténoïdienne qui occupe la base du cartilage est perpendiculaire à l'axe articulaire. Au contraire le diamètre maximun de la facette cricoïdienne est parallèle à cet axe.

La capsule qui unit les deux cartilages est renforcée en dedans par

un ligament solide, ligament *crico-aryténoïdien*. Elle renferme généralement un ménisque fibro-cartilagineux.

*Mouvements.* — Ils sont de deux ordres : *mouvements de glissement*
de haut en bas, ou de bas en haut, parallèles à l'axe articulaire avec
déplacement total de l'aryténoïde, et *mouvements de rotation* autour
de l'axe articulaire produisant des mouvements de flexion qui portent
l'apophyse vocale en bas et en dedans, et des mouvements d'extension
qui portent cette même apophyse en haut et en dehors,

*C. Articulation ary-corniculée.* — Les cartilages aryténoïdes sont
unis aux cartilages de Santorini, en général, par un ménisque
biconcave.

2° **Ligaments.** — *A. Ligaments crico-corniculés.* — Les ligaments
crico-corniculés sont deux tractus fibreux qui partent respectivement
du sommet des cartilages de Santorini, et qui se réunissent en un seul
cordon, allant se fixer sur le milieu du bord supérieur de la plaque du
cricoïde.

*B. Ligament thyro-épiglottique.* — Ce ligament est un cordon élastique, qui va du sommet du cartilage épiglottique à la face postérieure
de l'angle du cartilage thyroïde,
au-dessous du fond de l'incisure.

*C. Membrane crico-thyroï-
dienne.* — La membrane crico-
thyroïdienne est une membrane
résistante et extensible, trapé-
zoïde à base inférieure, qui s'é-
tend du bord inférieur de l'angle
du cartilage thyroïde au bord
supérieur de l'arc du cricoïde.

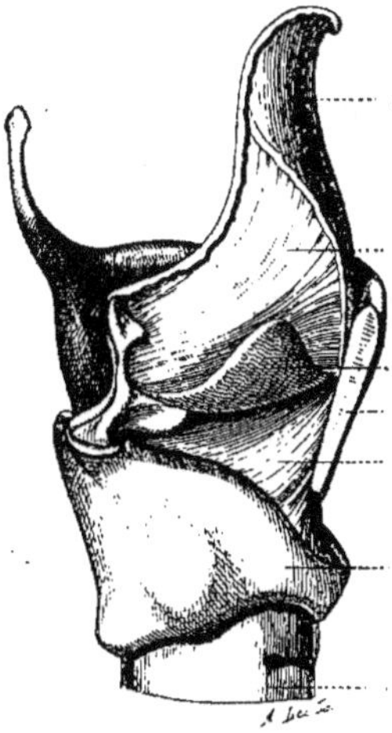

Tous ces ligaments sont suffisamment autonomes pour qu'on
puisse les considérer comme des
formations distinctes; il n'en
n'est pas de même d'autres ligaments que nous étudierons maintenant, et qui ne sont que des
parties épaissies d'une même
membrane, la *membrane élastique du larynx.*

*D. Membrane élastique.* — La

Fig. 824. — La membrane élastique du
larynx, vue par sa face externe, après
enlèvement de la lame latérale du c.
thyroïde et des muscles qui la doublent
(d'après Luschka).

membrane élastique du larynx est une lame conjonctivo-élastique, d'épaisseur variable suivant les régions, doublant la muqueuse à laquelle elle est sous-jacente, et qu'elle suit exactement dans tout son parcours. On peut la subdiviser en trois zones, correspondant aux trois étages de la cavité du larynx.

La *zone inférieure*, la plus épaisse, comprend toute la partie de la membrane située au-dessous et au niveau des cordes vocales inférieures.

La *zone moyenne* correspond aux ventricules de Morgagni ; elle est mince.

La *zone supérieure* est située dans l'épaisseur des replis aryténo-épiglottiques dont elle constitue la charpente. Ses faisceaux, étendus de l'épiglotte aux aryténoïdes, forment les *ligaments aryténo-épiglottiques*.

*Ligaments thyro-aryténoïdiens.* — Sous ce nom, on étudie des renforcements de la membrane élastique au niveau des cordes vocales. On les distingue en supérieurs et inférieurs.

1° Les *ligaments thyro-aryténoïdiens inférieurs*, les plus développés, sont logés dans l'épaisseur du bord libre des cordes vocales inférieures. Ils sont formés de fibres élastiques parallèles. Insérés, en avant, l'un à côté de l'autre, sur l'angle rentrant du cartilage thyroïde, ils vont s'attacher en arrière sur l'apophyse vocale du cartilage aryténoïde.

Dans leur épaisseur, au voisinage de leur origine thyroïdienne, on trouve les **cartilages sésamoïdes antérieurs**, d'où leur division en trois zones : *zone antérieure sésamoïdienne*, — *zone moyenne libre*, — *zone postérieure aryténoïdienne*. Sur une coupe, ils sont prismatiques triangulaires, à arête interne.

2° Les *ligaments thyro-aryténoïdiens supérieurs*, plus minces que les inférieurs, sont compris dans l'épaisseur des cordes vocales supérieures. Ils naissent du cartilage thyroïde, au-dessus des supérieurs, et vont s'insérer dans *la fossette hémisphérique* de l'aryténoïde.

## C. MUSCLES

**Préparation.** — Détacher le larynx et la partie supérieure de la trachée des parties voisines. Il est bon d'enlever en même temps l'os hyoïde et la partie inférieure du pharynx. Disséquer les deux muscles crico-thyroïdiens. Découvrir ensuite les muscles crico-aryténoïdiens postérieurs et ary-aryténoïdiens en enlevant la muqueuse pharyngée qui tapisse la face postérieure du larynx. Pour voir les autres muscles, sectionner une des deux plaques latérales du cartilage thyroïde, un peu en dehors de la ligne médiane; couper le ligament thyro-hyoïdien et rabattre en bas le segment détaché qui reste maintenu par les attaches du crico-thyroïdien. Enlever ensuite avec précaution la graisse. Ménager les nerfs qui traversent cette graisse.

Les muscles du larynx doivent être partagés en deux groupes. Le premier comprend les *muscles extrinsèques*, qui prennent seulement sur le larynx des insertions partielles et appartiennent essentiellement à des organes voisins. Tels, par exemple, certains muscles du pharynx, de la langue et du cou.

Le deuxième groupe est représenté par des muscles qui ont toutes leurs insertions sur les pièces squelettiques du larynx et par suite n'exercent leur action que sur elles. Ce sont les *muscles propres* ou *intrinsèques*, les seuls dont nous ayons à nous occuper ici. On divise ces muscles en *muscles dilatateurs* et *muscles constricteurs*; l'ensemble de ces derniers constitue le sphincter du larynx.

A ces deux groupes, il en faut ajouter un troisième, représenté par les muscles crico-thyroïdiens. Ceux-ci ne font pas partie à proprement parler de la musculature du larynx et devraient être rattachés au muscle constricteur inférieur du pharynx. Mais comme ils ont perdu normalement toute connexion avec celui-ci, on les décrit avec les muscles du larynx.

Nous étudierons successivement :

1° Les muscles crico-thyroïdiens; 2° le groupe des muscles dilatateurs comprenant les deux muscles crico-aryténoïdiens postérieurs; 3° le groupe des muscles constricteurs, ou sphincter du larynx, qui se décompose en trois muscles latéraux : *a*) les muscles crico-aryténoïdiens latéraux ; *b*) les muscles thyro-aryténoïdiens inférieurs; *c*) les muscles thyro-aryténoïdiens supérieurs; *d*) et un muscle postérieur : le muscle interaryténoïdien. Ce dernier seul est impair, tous les autres sont pairs et symétriques, ce qui donne un total de 11 muscles.

Les muscles du larynx, notamment les faisceaux du sphincter, se caractérisent par une variabilité extrême.

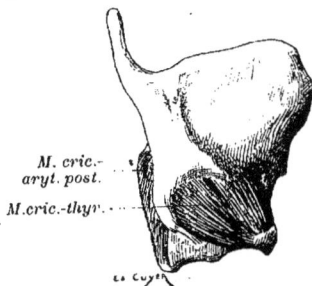

Fig. 825. — Muscle crico-thyroïdien. (Face externe.)

### I. Muscle crico-thyroïdien. —

Les faisceaux d'origine du muscle crico-thyroïdien se fixent sur toute la face antéro-latérale du cartilage cricoïde dans toute sa hauteur. En avant, ils n'atteignent ordinairement pas la ligne médiane, de sorte que les deux muscles restent séparés par un intervalle plus ou moins considérable, mais plus large en haut qu'en bas. En arrière, ils s'arrêtent à une certaine distance du bord postérieur de l'arc. Nées de toute cette surface, les fibres musculaires se dirigent plus ou moins obliquement vers

Abrégé d'Anat. — III.                                             86

le cartilage thyroïde et vont s'attacher sur son bord inférieur, sur sa face interne, sur le bord antérieur de sa corne inférieure et, en arrière du tubercule inférieur de ce cartilage, sur une petite partie de sa face externe.

Le muscle est souvent divisé en deux couches : *antérieure* superfificielle, à fibres verticales (*crico-thyroïdien droit*), et *postérieure*, profonde, à fibres obliques (*crico-thyroïdien oblique*).

*Action.* — Les muscles crico-thyroïdiens sont essentiellement *tenseurs* des cordes vocales. — En effet, quand ils prennent leur point fixe sur le cartilage cricoïde, leur contraction attire en avant et en bas le cartilage thyroïde ; les cordes vocales se trouvent entraînées dans le même sens et se tendent en s'allongeant. Si, au contraire, ils prennent leur point d'appui sur le cartilage thyroïde, l'arc du cricoïde est attiré en arrière et en haut; la plaque et les aryténoïdes, en arrière et en bas, entraînant l'extrémité postérieure des cordes vocales qui s'allongent et se tendent.

**II. Muscle crico-aryténoïdien postérieur.** — Épais et de forme triangulaire, ce muscle s'insère sur la moitié inférieure de la face postérieure du cartilage cricoïde, de chaque côté de la ligne médiane qui les sépare l'un de l'autre. De ces points d'insertion, les fibres musculaires convergent en haut et en dehors et vont se fixer par un tendon très court au bord postéro-latéral de l'apophyse musculaire du cartilage aryténoïde.

*Action.* — Les muscles crico-aryténoïdiens postérieurs sont abducteurs des cordes vocales, dilatateurs de la glotte, respirateurs, par conséquent, et non phonateurs. Ils attirent en effet en bas, en arrière et en dedans, l'apophyse musculaire du cartilage aryténoïde, dont l'apophyse vocale se déplace en avant, en haut et en dehors.

**Sphincter du larynx.** — Sous ce nom, on étudie l'ensemble des muscles adducteurs des cordes vocales. Aux premiers temps du développement, il existe là un muscle unique, annulaire, mais qui se dissocie secondairement, surtout par l'apparition dans son épaisseur des cartilages aryténoïdes. Chez l'adulte, les muscles adducteurs sont au nombre de 4, dont 3 pairs : crico-aryténoïdien latéral ; thyro-aryténoïdien inférieur; thyro-aryténoïdien supérieur; et 1 impair : interaryténoïdien. Tous ces muscles se continuent d'ailleurs plus ou moins les uns avec les autres.

**III. Muscle crico-aryténoïdien latéral.** — Le muscle crico-aryténoïdien latéral, court et triangulaire, s'insère sur la partie postéro-latérale, élargie en facette, du bord supérieur de l'arc du cartilage cricoïde. De là, ses fibres, inclinées en haut et en arrière, vont se fixer sur la face antéro-externe de l'apophyse musculaire du cartilage aryténoïde, en avant de l'insertion du muscle aryténoïdien postérieur.

*Action.* — Il détermine l'adduction des cordes vocales, et leur tension, en attirant l'apophyse musculaire en avant, l'apophyse vocale étant par celà même entraînée en arrière et en dedans.

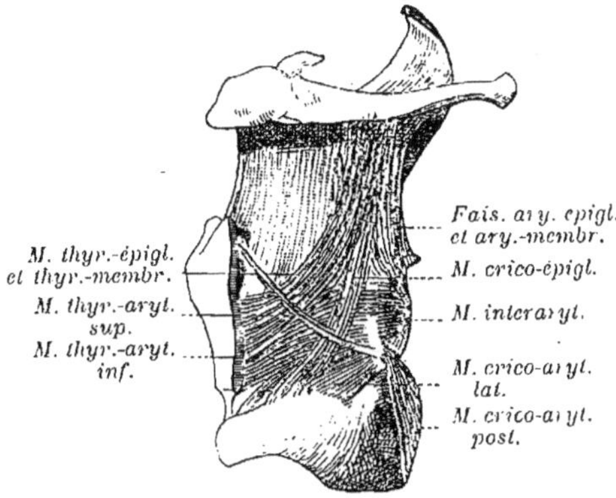

IV. **Muscle thyro-aryténoïdien inférieur.** — Le muscle thyro-aryténoïdien inférieur, large et épais,

*M. thyr.-épigl. et thyr.-membr.*
*M. thyr.-aryt. sup.*
*M. thyr.-aryt. inf.*

*Fais. ary. epigl. et ary.-membr.*
*M. crico-épigl.*
*M. interaryt.*
*M. crico-aryt. lat.*
*M. crico-aryt. post.*

Fig. 826. — Le sphincter du larynx, disséqué par sa face externe après enlèvement de presque toute la lame latérale gauche du c. thyroïde.

s'insère : *en avant*, sur la moitié inférieure de l'angle rentrant du cartilage thyroïde, — le plus souvent sur le ligament crico-thyroïdien, — enfin, quelquefois, sur le bord supérieur du cartilage cricoïde.

De là, ses fibres divergent et se séparent en deux couches plus ou moins fusionnées : *une couche externe*, superficielle, de fibres obliquement ascendantes vers les replis aryténo-épiglottiques ; — *une couche interne*, profonde, de fibres antéro-postérieures situées dans l'épaisseur des cordes vocales inférieures (muscle vocal), et qui vont se fixer sur la face antérieure du cartilage aryténoïde, dans la fossette hémisphérique, et à la pointe de l'apophyse vocale. Quelques-unes se terminent sur le ligament thyro-aryténoïdien correspondant.

*Action.* — Le muscle thyro-aryténoïdien inférieur est constricteur de la glotte et tenseur des cordes vocales. Cette tension se fait de deux manières : par augmentation de consistance et de volume du muscle contracté et par traction directe sur le ligament élastique.

V. **Muscle thyro-aryténoïdien supérieur.** — Ce muscle n'est pas constant et son degré de développement est variable. Il se fixe à la partie supérieure de l'angle rentrant du cartilage thyroïde, descend en arrière et en bas, en dehors du muscle thyro-aryténoïdien inférieur, et va s'insérer à l'apophyse musculaire du cartilage aryténoïde.

VI. **Muscle interaryténoïdien.** — Ce muscle, impair, est situé entre les cartilages aryténoïdes, en arrière d'eux, au-dessous de la muqueuse pharyngienne. Il comprend deux groupes de faisceaux : l'un superficiel, *interaryténoïdien oblique*, l'autre, profond, *interaryténoïdien transverse.*

*a)* **Muscle interaryténoïdien oblique.** — Dans les cas typiques, l'interaryténoïdien oblique se compose de deux bandelettes, qui s'attachent chacune à la face postérieure de l'apophyse musculaire du cartilage aryténoïde ; ces bandelettes se dirigent en haut et en dehors, s'entre-croisent et vont s'attacher respectivement à la pointe et à la partie voisine du bord externe du cartilage aryténoïde du côté opposé à celui d'où elles partent. Quel-

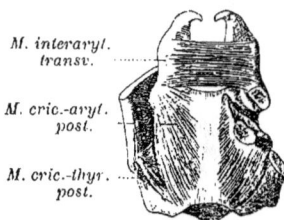

*M. interaryt. transv.*
*M. cric.-aryt. post.*
*M. cric.-thyr. post.*

Fig. 827. — Les m. crico-aryténoïdes postérieurs et le m. interaryt. transverse (imité de Luschka).

(L'apophyse musculaire du c. aryténoïde droit a été coupée et rabattue en bas avec le tendon du m. crico-aryt. post.)

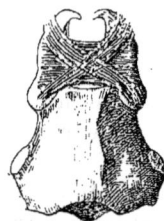

Fig. 828. — Muscle interaryténoïdien oblique et transverse.

ques fibres vont se perdre dans les replis aryténo-épiglottiques.

*b)* **Muscle interaryténoïdien transverse.** — C'est une lame musculaire épaisse, quadrilatère, dont les fibres s'étendent du bord externe de l'un des cartilages aryténoïdes au bord externe du cartilage opposé. En avant, ce muscle répond aux aryténoïdes et, entre ces cartilages, à l'espace interaryténoïdien et à la cavité laryngée. Le bord supérieur du muscle n'atteint pas le sommet des cartilages aryténoïdes ; son bord inférieur, rectiligne, est contigu au bord supérieur de la plaque du cricoïde.

*Action.* — Dans leur ensemble, les fibres de l'interaryténoïdien, en se raccourcissant, rapprochent les deux cartilages aryténoïdes l'un de l'autre, rétrécissent par conséquent la fente glottique. Ce muscle est encore constricteur de l'orifice supérieur du larynx et abaisseur de l'épiglotte.

### D. MUQUEUSE DU LARYNX

Au point de vue de sa structure, la muqueuse du larynx présente à étudier : 1° un épithélium ; 2° un derme ; 3° des glandes.

I. **Épithélium.** — Deux variétés d'épithélium prennent part à la constitution du revêtement épithélial du larynx : un épithélium pavimenteux stratifié ; un épithélium cylindrique à cils vibratiles.

*Chez l'adulte*, l'épithélium pavimenteux stratifié tapisse normalement : 1° Les cordes vocales inférieures ; — 2° la surface pharyngienne du larynx ; — 3° la face postérieure de l'épiglotte ; — 4° une partie des replis aryténo-épiglottiques.

L'épithélium cylindrique cilié revêt le reste de la muqueuse laryngée. Il comprend : une couche superficielle de cellules cylindriques à plateau et à cils vibratiles, — des cellules polyédriques profondes, intercalaires, — des cellules caliciformes, mélangées aux premières.

**II. Derme**. — C'est un stroma conjonctivo-élastique généralement mince, sans membrane basale, au moins constante. Dans les régions à épithélium pavimenteux, il présente des papilles plus ou moins développées.

*Follicules lymphatiques.* — Le derme est normalement infiltré de leucocytes, peu abondants dans la corde vocale inférieure, très abondants au niveau des ventricules de Morgagni (*tonsille laryngée*), de l'épiglotte, des replis aryténo-épiglottiques. On trouve de plus des follicules disséminées.

**III. Glandes**. — Ce sont des glandes muqueuses, tubuleuses, ramifiées ou acino-tubuleuses. Elles sont très nombreuses, et on les partage en plusieurs groupes : 1° groupe antérieur ou épiglottique ; 2° groupe postérieur ou interaryténoïdien ; 3° groupes latéraux symétriques, situés les uns dans les replis aryténo-épiglottiques et dans les cordes vocales supérieures, les autres dans les cordes vocales inférieures.

#### F. VAISSEAUX

**I. Artères**. — Les artères du larynx proviennent des artères thyroïdiennes. Elles sont au nombre de trois de chaque côté : l'*artère laryngée supérieure* et l'*artère laryngée moyenne*, qui sont fournies par l'artère thyroïdienne supérieure ; l'*artère laryngée inférieure*, qui vient de la thyroïdienne inférieure.

*Artère laryngée supérieure.* — Née habituellement de la thyroïdienne supérieure, l'artère laryngée supérieure se dirige horizontalement en dedans et traverse la membrane thyro-hyoïdienne. Après avoir fourni un rameau épiglottique ascendant, le tronc artériel descend verticalement sous la muqueuse de la gouttière pharyngolaryngée qu'il irrigue ; au niveau du bord inférieur de la lame latérale du cartilage thyroïde, il se partage en deux branches terminales qui s'anastomosent l'une avec l'artère laryngée moyenne, l'autre avec la laryngée inférieure.

*Artère laryngée moyenne* ou crico-thyroïdienne. — Née aussi de la thyroïdienne supérieure, mais plus grêle que la précédente, elle croise la face externe des muscles thyro-pharyngien et thyro-hyoïdien, et du cartilage thyroïde. Elle se divise à la hauteur du bord inférieur de la lame thyroïdienne en deux branches : l'une va former avec celle du côté opposé une anastomose en anse d'où partent des collatérales pour l'étage

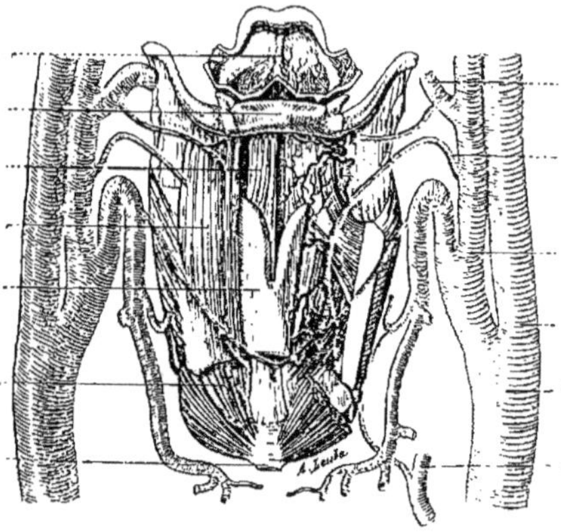

Fig. 829. — Origine et distribution des artères du larynx (d'après Luschka).
A gauche la lame latérale du cartilage thyroïde a été partiellement réséquée.

inférieur du larynx ; l'autre perfore la membrane crico-thy-roïdienne, et s'anastomose avec une branche terminale de la laryngée supérieure.

**Artère laryngée inférieure.** — Cette petite artère est fournie par la branche postérieure de l'artère thyroïdienne inférieure.

Avec le récurrent, elle passe sous le crico-pharyngien et, arrivée derrière l'articulation crico-thyroïdienne se divise en deux branches, dont l'une se perd dans le muscle crico-aryténoïdien postérieur, et dont l'autre s'anastomose avec la laryngée supérieure.

Toutes ces artères fournissent des capillaires sous-épithéliaux, anastomosés en réseaux. Dans la corde vocale inférieure, ces réseaux sont peu abondants et orientés dans le sens antéro-postérieur.

**II. Veines.** — Les veines du larynx, du moins leurs troncs principaux, accompagnent les artères du même nom et s'anastomosent aux mêmes endroits que celle-ci.

La **veine laryngée supérieure** suit le trajet de l'artère et vient se jeter dans une veine thyroïdienne supérieure (tronc thyro-laryngé) ou directement dans la jugulaire interne. Elle reçoit le sang des replis aryténo-épiglottiques et des muscles latéraux. Elle s'anastomose avec les laryngées moyenne et inférieure, les dorsales de la langue, le plexus pharyngo-laryngien.

La *veine laryngée moyenne* ou crico-thyroïdienne accompagne l'artère et aboutit au tronc thyro-laryngé.

La *veine laryngée inférieure* est formée par l'anastomose avec la veine laryngée supérieure, et par le tronc qui ramène le sang du muscle crico-aryténoïdien postérieur. Elle va se jeter dans la veine thyroïdienne inférieure.

### III. Lymphatiques.

— Le réseau d'origine des lymphatiques du larynx comprend deux territoires distincts : supérieur, répondant à la zone sus-glottique ; inférieur, répondant à la zone sous-glottique. Ces deux territoires sont séparés par les cordes vocales inférieures, au niveau desquelles les lymphatiques sont rares, mais communiquent entre eux au niveau de la paroi postérieure. Le réseau d'origine s'anastomose avec les lymphatiques des organes voisins (langue, pharynx, trachée).

*Troncs collecteurs.* — 1º Les troncs émanés du *réseau sus-glottique* accompagnent les vaisseaux laryngés supérieurs et vont se jeter dans les ganglions de la chaîne jugulaire interne ; 2º les troncs nés du *territoire sous-glottique* forment deux pédicules : l'un antérieur, dont les troncs aboutissent aux ganglions prélaryngés et prétrachéaux ; l'autre postérieur, dont les troncs se jettent dans les ganglions de la chaîne récurrentielle.

### F. NERFS

Le larynx est innervé par les deux nerfs laryngés, branches du pneumogastrique.

Le *nerf laryngé supérieur*, né de la partie inférieure du ganglion plexiforme, aborde le larynx par sa partie supérieure. Il se divise en deux branches : une branche interne qui perfore la membrane hyothyroïdienne et innerve la muqueuse de la zone sus-glottique ; une branche externe (nerf laryngé externe) qui innerve le muscle crico-thyroïdien, puis perfore la membrane crico-thyroïdienne pour se distribuer à la muqueuse de la zone sous-glottique.

Le *récurrent* se distribue à tous les muscles du larynx, le crico-thyroïdien excepté.

Telle est la formule classique. Elle est peut-être trop absolue. On admet aujourd'hui qu'*au point de vue moteur*, le crico-thyroïdien n'est pas exclusivement innervé par le laryngé externe, mais reçoit un filet supplémentaire venu du plexus pharyngien (nerf laryngé moyen d'Exner), que les autres muscles du larynx, tout en étant innervés d'une façon prépondérante par le récurrent, reçoivent également une innervation supplémentaire que leur fournit le laryngé supérieur.— Au point de vue sensitif, les limites semblent également moins tranchées que nous l'avons dit. C'est ainsi que le récurrent interviendrait dans l'innervation des cordes vocales inférieures (?)

**Terminaison des nerfs dans la muqueuse.** — La muqueuse laryngée est très riche en nerfs.

Les filets nerveux constituent par leurs ramifications, un plexus sous-épithélial et se terminent, ou librement dans l'épithélium, ou dans des organes spéciaux logés dans l'épithélium et dans le chorion, et dont la structure est semblable à celle des bourgeons gustatifs.

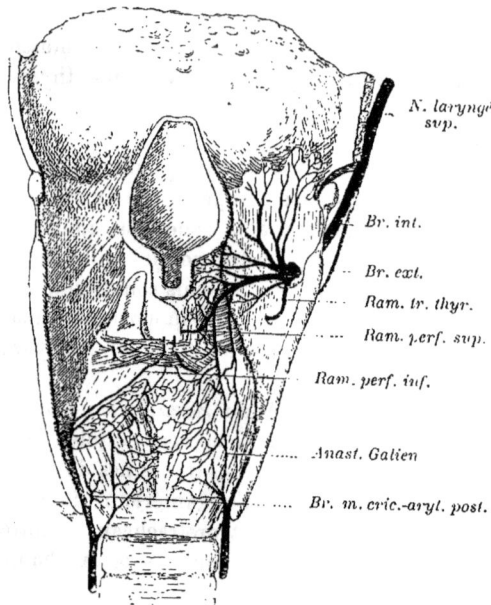

FIG. 830. — Distribution des nerfs dans le larynx humain (demi-schématique, d'après Exner.)
(Vue postérieure.)

# CHAPITRE II

## TRACHÉE

La trachée ou trachée-artère fait suite au larynx. D'abord située dans le cou, elle s'enfonce bientôt dans l'intérieur du thorax, et, après un certain trajet, se bifurque en fournissant les bronches.

**Situation. Direction.** — La trachée commence là où finit le larynx, c'est-à-dire au niveau du bord inférieur du cartilage cricoïde. Ce point, très variable par rapport à la colonne vertébrale, répond en général au corps de la 7e vertèbre cervicale.

Dans le jeune âge, l'origine de la trachée est d'une vertèbre plus élevée que chez l'adulte.

Son trajet est à peu près rectiligne, mais il n'est pas vertical. Sa direction est en effet oblique de haut en bas et d'avant en arrière. Il en résulte qu'elle devient de plus en plus profonde au fur et à mesure qu'on se rapproche de son extrémité inférieure.

Dans son trajet au cou, la trachée est située exactement sur la ligne médiane ; — dans sa portion thoracique, au contraire, elle est d'habitude légèrement déviée à droite.

L'endroit où elle se termine en se bifurquant varie comme son origine. Chez l'homme adulte il correspond généralement à la 3e ou à la 4e vertèbre dorsale.

**Forme.** — La forme de la trachée est celle d'un tube cylindrique qui serait aplati en arrière dans toute sa longueur. Cette partie postérieure, plane, a une largeur relative variable suivant l'âge. Chez l'adulte, elle représente habituellement le 1/5 ou le 1/4 de la circonférence de la trachée.

Sur une coupe transversale, la trachée présente donc l'aspect d'un arc sous-tendu par une corde plus ou moins longue. Mais la forme du cylindre trachéal varie. Chez l'adulte, il est comprimé : transversalement dans sa partie supérieure, d'avant en arrière dans sa partie inférieure ; dans sa partie moyenne, il est à peu près régulier.

De plus, généralement, les deux moitiés de la trachée ne sont pas symétriques. On trouve en effet deux dépressions constantes : l'une, *dépression aortique*, est située à gauche près de la bifurcation et est due à la présence de la crosse de l'aorte ; — l'autre, *dépression thyroïdienne*, s'étend sur la moitié gauche de la trachée, du 2e au 6e anneau, et semble être produite par la pression du lobe gauche du corps thyroïde.

**Dimensions.** — *a) Longueur.* — La trachée est un organe très élastique, susceptible de s'allonger et de se raccourcir beaucoup, sous l'influence des mouvements de flexion et d'extension de la colonne vertébrale — et des mouvements de déglutition et de phonation.

La longueur de la trachée, le sujet étant debout et la tête en position de repos, est en moyenne de 12 centimètres *chez l'homme*, — de 9 à 11 chez *la femme*. — Chez le nouveau-né, elle est de 4 cm. 5.

La longueur de sa portion cervicale, portion chirurgicale, est variable. Elle est en moyenne chez l'adulte de 6 cm. 5 lorsque la tête est en hyperextension.

*b) Calibre.* — Le calibre de la trachée, comme sa longueur, est soumis à de grandes variations qui dépendent non seulement de l'âge, du sexe et des individus, mais encore, chez le même sujet, de l'état de contraction ou de relâchement de ses fibres musculaires.

*Trachée relâchée.* — On admet communément que, dans cet état, le calibre de la trachée augmente graduellement depuis son origine jusqu'à sa terminaison. Il est plus considérable chez l'homme que chez la femme, et s'accroît de la naissance à l'âge adulte. Ses diamètres moyens sont :

| | Extrémité supérieure. | 1er tiers. | 2e tiers. | Extrémité inférieure. |
|---|---|---|---|---|
| D. frontal . | 13,1 | 14,7 | 18,1 | 20,7 |
| D. sagittal . | 26 | 16,2 | 18,3 | 19,1 |

La moyenne des diamètres est chez l'adulte de 16mm. 7 au 1er anneau, — de 18 au dernier.

*Trachée contractée.* — D'après Lejars et Nicaise, ce serait là l'état normal de la trachée pendant la respiration calme.

La moyenne du diamètre dans cet état est de 12 millimètres au 1er anneau, — de 11,8 au dernier.

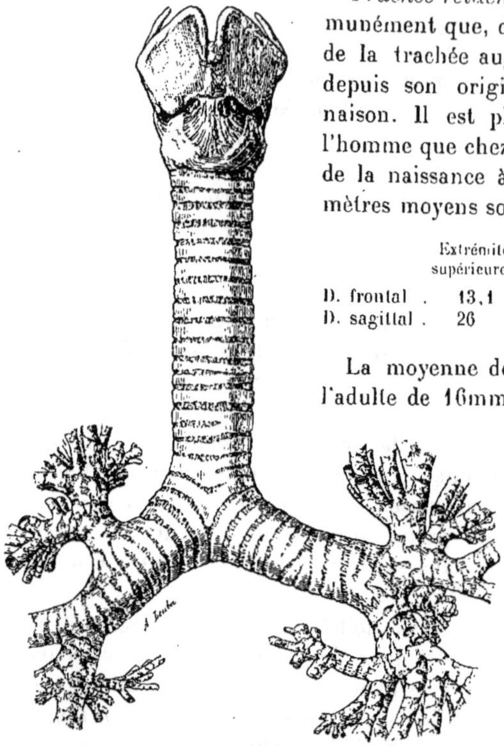

Fig. 831. — Le larynx, la trachée et les grosses bronches, vus par une face antérieure (d'après Bourgery).

*L'angle de bifurcation de la trachée est ici beaucoup trop ouvert.*

Comme on le voit, la différence entre les deux états de la trachée se traduit par un écart de 4 à 7 millimètres, sur la valeur du diamètre moyen. Cet écart est plus accusé encore pour le diamètre antéro-postérieur, car le resserrement des anneaux a pour conséquence la saillie, dans la lumière du tube, de sa paroi postérieure.

**Rapports de la trachée.** — *Portion cervicale.* — Cette portion s'étend de l'origine de la trachée (7e cervicale) au bord supérieur du sternum (2e dorsale).

Dans cette portion, les rapports de la trachée sont les suivants :

*En avant,* on trouve par ordre de dissection : la peau. le tissu cellulo-graisseux sous-cutané, l'aponévrose cervicale, — l'isthme du corps thyroïde, qui adhère à la trachée et qui recouvre normalement les 2ᵉ, 3ᵉ et 4ᵉ anneaux, plus rarement les 1ᵉʳ, le 5ᵉ ou le 6ᵉ. Au-dessous de l'isthme se trouve un tissu conjonctif lâche où sont logés les veines thyroïdiennes inférieures et des ganglions lymphatiques.

*En arrière*, la trachée repose dans toute son étendue sur l'œsophage auquel elle est unie par un système musculo-élastique ; mais l'œsophage

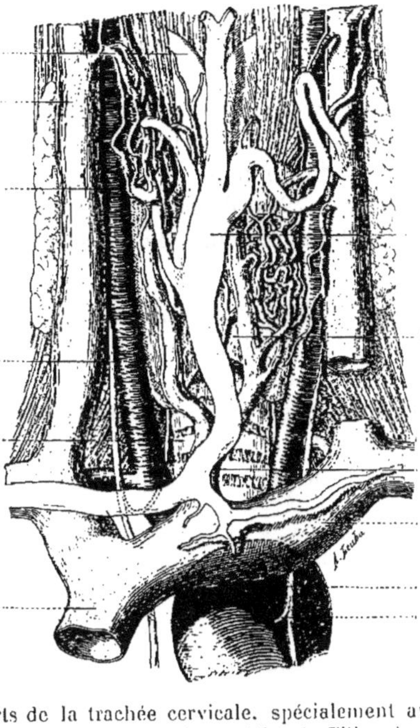

C. thyroïde

V. jug. int.

A. carot. prim.

V. jug. ant. sup.

Gl. thyr.

N. pneumog.

Trach.

V. jug. ant. prof.

T. v. brach. céph. g.

Aorte

V. cave sup.

Rec. gauche

Fig. 832. — Rapports de la trachée cervicale. spécialement avec les veines de la région sous-hyoïdienne (d'après Tillaux).

déborde la trachée à gauche, de 3 à 5 millimètres, et forme là avec elle une gouttière trachéo-œsophagienne, où est logé le récurrent gauche.

*Latéralement*, les plans superficiels sont les mêmes qu'en avant, avec en plus, les sterno-cléido-mastoïdiens et les sterno-thyroïdiens. Profondément, la trachée répond : en haut, aux lobes latéraux du corps thyroïde ; plus bas, au paquet vasculo-nerveux du cou, comprenant, en dedans la carotide primitive, en dehors la jugulaire interne, en arrière le pneumogastrique, réunis dans une même gaine. Il faut y joindre, tout contre la trachée, l'artère thyroïdienne inférieure et le récurrent dont le gauche monte dans la gouttière trachéo-œsophagienne.

*Portion thoracique.* — Dans cette portion, la trachée descend entre le médiastin antérieur et le médiastin postérieur.

*En arrière*, elle repose sur l'œsophage comme au cou.

*En avant*, dans sa partie supérieure, elle est croisée par le tronc veineux brachio-céphalique gauche, qui la sépare du thymus, et plus en avant, des muscles sterno-thyroïdiens et du sternum. — Dans sa partie inférieure, elle est recouverte : à droite, par le tronc artériel brachio-céphalique, et à gauche par la carotide primitive gauche.

*Latéralement*, la trachée répond aux plèvres médiastines ; à gauche, elle répond encore à la crosse aortique et au récurrent gauche ; à droite, à la veine cave supérieure et à la grande azygos.

**Au niveau de sa bifurcation**, la trachée est située derrière la branche droite de l'artère pulmonaire, contre la face supérieure de l'oreillette gauche. Elle est entourée de ganglions lymphatiques (ganglions inter-trachéo-bronchiques de Baréty), et du plexus nerveux pulmonaire.

Dans tout son trajet, elle est entourée d'un tissu cellulaire lâche.

**Constitution.** — La trachée est constituée par une série d'anneaux incomplets, ou même d'arcs cartilagineux, développés dans une membrane fibreuse qui les rattache les uns aux autres. Des faisceaux de fibres musculaires lisses, disposés en une couche continue, sous-tendent en arrière ces arcs, et le tube fibro-musculo-cartilagineux ainsi formé est tapissé sur sa face interne par une muqueuse.

**A.** *Anneaux cartilagineux.* — Ces anneaux ne sont pas fermés en arrière. Leur forme générale est donc celle d'un C couché dont la concavité regarde la colonne vertébrale. Ils sont régulièrement rangés les uns au-dessus des autres et ne se touchent par leurs bords que si la trachée est rétractée. Leur nombre chez l'homme est variable. Il est en général de 16 à 20. Leur hauteur mesure de 2 à 5 millimètres mais varie beaucoup. Leur épaisseur maxima atteint 3 millimètres.

Chacun de ces anneaux possède une face externe, superficielle, convexe dans le sens transversal, plane dans le sens vertical ; une face interne, concave dans le premier sens, convexe dans le second ; deux bords, supérieur et inférieur, à peu près parallèles et mousses ; enfin, deux extrémités coupées carrément ou arrondies. Mais la forme de ces cartilages n'est pas toujours aussi régulière, et il en est de plus ou moins hauts ou épais, de bifurqués, de soudés.

Le premier anneau se distingue généralement des autres par sa plus grande hauteur, et par des incisures transversales qui le segmentent incomplètement.

Le dernier anneau offre aussi une configuration très variable. Fréquemment, en effet, il prend part à la constitution de l'éperon qui sépare les orifices des deux bronches. Il se coude alors au niveau de sa partie moyenne, en formant un angle ouvert en haut ; ses parties latérales devenues obliques par rapport à l'axe de la trachée, constituent chacune le premier anneau bronchique.

Les anneaux de la trachée sont composés de cartilage hyalin. Leur résistance et leur élasticité sont considérables chez l'adulte, moindres chez l'enfant. Ils sont plus rigides chez le vieillard où ils se calcifient souvent.

B. *Membrane fibreuse.* — La membrane fibreuse relie les anneaux cartilagineux les uns aux autres et, à leur niveau, se dédouble pour les entourer complètement en formant leur périchondre. Les anneaux sont ainsi unis par des bandes fibreuses ou *ligaments interannulaires* ; en arrière, la membrane constitue entre leurs extrémités une lame continue d'un bout à l'autre de la trachée, la *membrane transverse*. En haut, elle forme le *ligament crico-trachéal*, qui est en réalité le premier des ligaments interannulaires.

La membrane fibreuse est composée de faisceaux conjonctifs, entre-croisés, mélangés à des fibres élastiques.

C. *Fibres musculaires lisses. Muscle trachéal.* — Les fibres musculaires lisses forment une couche continue, le muscle trachéal, tendu entre les extrémités libres des anneaux cartilagineux, en dedans de la membrane transverse.

Les faisceaux contractiles sont orientés transversalement. Ils s'insèrent chez l'homme à la face interne des cartilages au voisinage de leurs extrémités. Dans l'intervalle des anneaux, les fibres lisses se fixent sur la membrane fibreuse.

D. *Muqueuse.*— La muqueuse comprend : 1° un chorion, 2° un épithélium, 3° des glandes. Dans l'intervalle des anneaux cartilagineux seulement existe une *sous-muqueuse*, assez lâche.

1° *Chorion.* — Le chorion est caractérisé par la présence de fibres élastiques disposées en un réseau à mailles allongées dans le sens vertical, et surtout abondantes sur la face postérieure.

2° *Épithelium.*— Cet épithélium repose sur une membrane basale, condensation de la couche superficielle du chorion. Il possède les mêmes caractères que celui du larynx. C'est donc un *épithélium cylindrique stratifié à cils vibratiles*, où les cellules ciliées à plateau sont mêlées de cellules caliciformes. On y rencontre encore des îlots d'épithélium pavimenteux stratifié.

3° *Glandes.* — La muqueuse de la trachée est très riche en glandes muqueuses, qui forment même en certains endroits une couche continue. On les rencontre de préférence dans les espaces intercartilagineux et dans la partie postérieure membraneuse.

Dans la portion membraneuse, elles sont situées en arrière du muscle. Dans les autres régions, elles occupent la couche sous-muqueuse ou la partie la plus profonde de la muqueuse.

Toutes ces glandes rentrent dans le groupe des glandes acino-tubuleuses. Elles comprennent un canal excréteur qui se ramifie profondément, dichotomiquement en un nombre variable de tubes qui se contournent et s'enchevêtrent, et se divisent en tubes terminaux renflés à leurs extrémités. L'ensemble de ces tubes forme le corps de la glande. Le canal excréteur est tapissé d'un épithélium d'abord cylindrique cilié, puis prismatique bas. Les tubes glandulaires renferment : 1° de grandes cellules pyramidales claires, centrales ; 2° de petites cellules polyédriques, périphériques.

### Vaisseaux de la trachée.

*Artères*. — Les artères de la trachée viennent de plusieurs sources : 1° des artères thyroïdiennes inférieures, au voisinage de leur terminaison ; 2° des mammaires internes par l'intermédiaire de rameaux médiastinaux ; 3° des artères bronchiques ou trachéales nées du bord concave de la crosse de l'aorte ; 4° de l'artère thyroïdienne moyenne de Neubauer, quand elle existe.

Les artérioles nées de toutes ces sources se ramifient dans les différentes couches de la trachée, principalement dans la muqueuse et dans le muscle.

*Veines*. — Il existe une veinule principale dans chaque espace intercartilagineux ; toutes ces veinules se portent horizontalement d'avant en arrière pour venir s'ouvrir de chaque côté dans une ou deux petites veines sous-muqueuses plus ou moins parallèles à l'axe de la trachée, et qui vont se terminer elles-mêmes dans les veines œsophagiennes

*Lymphatiques*. — Les lymphatiques de la trachée naissent d'un réseau sous-muqueux. Les troncs émanés de ce réseau cheminent dans les espaces intercartilagineux et vont se terminer : ceux de la *région cervicale*, dans les ganglions de la chaîne récurrentielle ; — ceux de la *région thoracique*, dans les ganglions pré et intertrachéo-bronchiques.

### Nerfs.

Les nerfs de la trachée proviennent des pneumogastriques par les récurrents et des plexus pulmonaires, ainsi que des nerfs sympathiques par les filets que les ganglions cervicaux et les trois ou quatre premiers ganglions thoraciques envoient dans ces plexus. De ces nerfs, les uns sont vasculaires, d'autres musculaires, d'autres muqueux, d'autres glandulaires. Dans la muqueuse, ils forment plusieurs réseaux, mais leurs terminaisons intra-épithéliales sont peu connues.

CHAPITRE III

## POUMONS

Les poumons sont au nombre de deux, l'un droit et l'autre gauche. Entourés par une séreuse, *la plèvre* et sus-jacents au diaphragme, ils occupent la majeure partie de la cavité thoracique. Une cloison verticale les sépare l'un de l'autre : c'est le *médiastin*, où se trouvent le cœur, les gros vaisseaux, la trachée, l'œsophage, etc. Du médiastin s'échappent, de chaque côté, des organes, bronches, vaisseaux et nerfs, qui vont s'enfoncer dans l'intérieur du poumon et représentent son pédicule.

**Volume et dimensions.** — Le volume des poumons est en raison directe des dimensions du thorax. Il varie suivant les individus et, chez un même individu, selon qu'on le considère pendant l'inspiration ou l'expiration.

Pendant l'inspiration, le volume total augmente; mais, suivant le type respiratoire (abdominal ou costal, costal supérieur ou costal inférieur), l'agrandissement se fait de préférence dans un sens ou dans l'autre.

Chez le nouveau-né qui a respiré, le volume du poumon droit est en moyenne de 38 centimètres cubes; celui du poumon gauche, de 29 centimètres cubes.

Chez *l'homme adulte*, le poumon vide mesure de 694 à 879 centimètres cubes; fortement distendu, il atteint en moyenne 4000 centimètres cubes.

Les diamètres maxima du poumon chez l'adulte sont :
Le *diamètre vertical*, de 26 à 27 centimètres en arrière ;
Le *diamètre antéro-postérieur*, de 16 à 17 centimètres ;
Le *diamètre transversal*, de 9 cm. 5 à 10 centimètres.

Chez la femme, les poumons sont moins volumineux que chez l'homme. — Chez le nouveau-né et l'enfant, les dimensions et le volume du poumon droit l'emportent de beaucoup sur ceux du poumon gauche.

Il en est de même chez l'adulte, bien que la prédominance du poumon droit soit moins accentuée que chez l'enfant.

Pour ce qui est du volume relatif des différents lobes des poumons, les deux lobes du poumon *gauche* sont généralement égaux ; — à *droite*, le lobe inférieur comprend à lui seul la moitié du volume du poumon ; des deux autres lobes, le moyen est le plus petit.

**Poids.** — Les évaluations du poids des poumons sont approximatives. Il convient d'ailleurs de distinguer le poids absolu et le poids spécifique.

*Poids absolu.* — Il est de 60 à 65 grammes chez le fœtus à terme, — de 94 grammes en moyenne chez le nouveau-né qui a respiré.

Chez l'homme adulte, il atteint 1320 grammes (720 pour le droit, 510 pour le gauche) ; — 1050 grammes seulement chez la femme.

*Poids spécifique.* — Le poumon qui a respiré est plus léger que l'eau, et surnage quand on l'y plonge ; son poids spécifique oscille entre 0,356 et 0,625. — Le poumon qui n'a pas respiré, au contraire est vide d'air et tombe au fond de l'eau ; son poids spécifique est en moyenne de 1,068. — C'est là un moyen de reconnaître si le nouveau-né a ou non respiré.

**Capacité.** — Le volume de la masse gazeuse contenue dans les poumons varie suivant l'état d'inspiration ou d'expiration dans lequel se trouvent les poumons, et suivant l'amplitude de ces deux actes.

*Capacité totale.* — C'est la quantité totale d'air contenue dans les poumons après inspiration forcée : elle est en moyenne de 4500 centimètres cubes.

*Capacité vitale.* — C'est la quantité d'air mise en mouvement par le jeu de l'inspiration et de l'expiration forcées : elle s'élève en moyenne à 3500 centimètres cubes chez l'adulte sain.

*Air résiduel.* — On appelle ainsi la quantité d'air qui reste dans les poumons, après une expiration forte et ne peut en être expulsée que quand le poumon se vide complètement après ouverture de la plèvre : elle est de 1 litre environ.

*Air courant.* — C'est la quantité normale d'air inspiré ou expiré dans la respiration calme : elle est de 500 centimètres cubes.

*Air complémentaire.* — C'est la quantité d'air que nous inspirons dans les inspirations les plus profondes possibles en sus de la quantité normale : elle est de 1500 centimètres cubes.

*Air de réserve.* — C'est la quantité d'air qui reste dans les poumons en sus du résidu respiratoire après une expiration ordinaire : elle s'élève à 1500 centimètres cubes.

Mais la capacité pulmonaire varie beaucoup avec les individus. Elle est, moindre chez la femme que chez l'homme.

**Couleur.** — La surface extérieure des poumons est lisse, humide et brillante, quand ils sont distendus, et elle doit cet état à la présence du feuillet séreux qui la recouvre.

Sa couleur varie avec l'âge. Chez le fœtus, le poumon est rouge lie de vin. Chez le nouveau-né qui a respiré, il est rose. A partir d'un certain âge, la couleur devient grisâtre, bleue ou ardoisée, noire même, par places, coloration due à des dépôts pigmentaires. Le pigment dessine à la surface des poumons des champs polygonaux correspondant à la base des lobules pulmonaires.

**Consistance.** — La consistance des poumons qui ont respiré est molle, spongieuse ; ils s'affaissent quand on les comprime, sans reprendre ensuite complètement leurs dimensions premières. Si la compression est brusque et forte, elle s'accompagne d'une crépitation particulière.

Le tissu pulmonaire est très cohérent et se déchire difficilement quand il est sain.

**Élasticité.** — L'élasticité pulmonaire est très grande, et quand la plèvre est ouverte, le poumon se rétracte en chassant l'air qu'il contient.

## § 1. CONFIGURATION EXTÉRIEURE ET RAPPORTS

On considère au poumon : un *sommet*, arrondi, qui correspond à l'orifice supérieur du thorax ; une *base*, oblique, concave, diaphragmatique ; une *face externe*, convexe, costale ; une *face interne*, médiastine ou cardiaque, concave ; un *bord postérieur*, un *bord antérieur*, et un *bord inférieur*.

**A. Sommet.** — On comprend sous ce nom toute la partie de l'organe située au-dessus d'un plan horizontal passant par le bord supérieur de la deuxième côte. Il se présente ainsi sous l'aspect d'un cône mousse, dont la hauteur atteint à peu près le 1/7 de la hauteur totale du poumon.

La *face supéro-externe*, très convexe, présente deux gouttières déterminées, l'antérieure par l'artère sous-clavière, la postérieure par la première côte.

La *face interne*, concave, porte des deux côtés la gouttière oblique

Abrégé d'Anat. — III.                                       87

en haut et en arrière de l'artère sous-clavière, et à droite, celle que détermine le tronc veineux brachio-céphalique droit.

Les rapports du sommet avec la clavicule sont variables. En général, chez un sujet normal, debout, et respirant paisiblement, le sommet déborde la clavicule de 1 à 3 centimètres. Cette hauteur s'élève dans l'expiration, elle s'abaisse et peut devenir nulle dans l'inspiration.

Au point de vue de ses rapports avec la première côte, il s'élève en général de 10 à 15 millimètres au-dessus d'elle, au niveau de la partie moyenne. En arrière, il ne dépasse pas son col.

Dans toute cette étendue, le poumon est recouvert par la plèvre pariétale, formant ici le dôme pleural. Par son intermédiaire, il entre en rapport d'arrière en avant avec le plexus brachial, — le ganglion cervical inférieur du grand sympathique, — les artères vertébrale, intercostale supérieure, sous-clavière et mammaire interne, — la veine sous-clavière, — et, mais à gauche seulement, avec la partie terminale du canal thoracique. Il est croisé, de plus, latéralement par le tendon du scalène antérieur.

B. **Base.** — La base ou face inférieure des poumons a la forme d'une large demi-lune. Elle est concave et se moule sur la face supérieure du diaphragme qui la sépare : à droite, du lobe droit du foie ; à gauche, du lobe gauche, de la grosse tubérosité de l'estomac et de la rate. Dans son ensemble, elle est fortement oblique en bas et en arrière. A la périphérie, elle se loge dans le sinus costo-diaphragmatique.

Ses rapports avec la paroi thoracique varient avec le moment de la respiration.

Elle est plus élevée à droite qu'à gauche. Sur le cadavre, le point le plus élevé est situé : à droite, sur un plan horizontal passant par le bord supérieur de l'extrémité sternale de la quatrième côte ; à gauche, il est plus bas de la hauteur de ce cartilage.

C. **Face externe.** — La face externe, ou costo-vertébrale, répond aux côtes et aux espaces intercostaux, en avant ; aux faces latérales des vertèbres et des disques intervertébraux, en arrière. En avant, elle se rapproche plus ou moins de la ligne médiane. Sa hauteur maxima correspond au milieu de la 12e côte.

La face externe des poumons est coupée par une incisure profonde, scissure interlobaire, simple à gauche, bifurquée à droite, décomposant les poumons en *lobes*, et tapissée par la plèvre. La scissure interlobaire commence en arrière à environ 6 centimètres au-dessous du point culminant du sommet, puis se dirige en bas et en avant, et vient se terminer au-dessus de l'angle antéro-inférieur. A droite, au niveau de sa partie moyenne, cette scissure émet une branche oblique en haut et en avant qui se termine sur le bord antérieur. D'où, à droite, deux scissures : *grande scissure*, oblique, inférieure, et *petite scissure*, horizontale, supérieure. Les poumons sont ainsi divisés : le gauche en deux

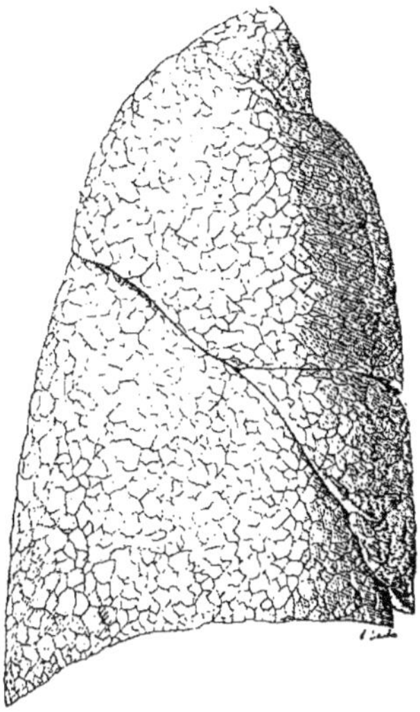

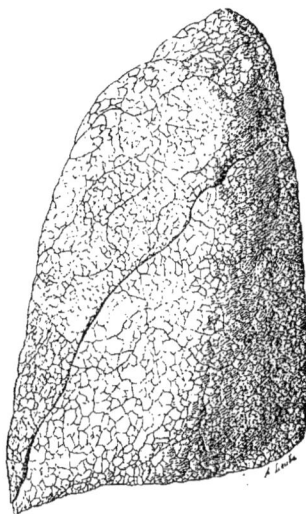

Fig. 833. — Face externe du poumon droit.

Fig. 834. — Face externe du poumon gauche.

lobes, supérieur et inférieur ; le droit en trois, supérieur, moyen, inférieur.

**D. Face interne.** — La face interne est caractérisée par la présence du hile. Dans les deux tiers antérieurs, elle est excavée et se moule sur le cœur (fosse cardiaque).

Au-dessus et en arrière de la surface cardiaque se trouve le hile, c'est-à-dire l'endroit par où pénètrent dans l'intérieur du poumon les éléments de son pédicule : bronches et vaisseaux bronchiques ; vaisseaux pulmonaires ; lymphatiques et nerfs.

Le hile occupe à peu près les deux tiers inférieurs de la hauteur totale de la face interne. A gauche, il a la forme d'une raquette, haute de 8 à 9 centimètres, large en haut (5 centimètres), effilée en bas. A droite, il est plus large, un peu moins haut, et rectangulaire.

Par rapport à la cage thoracique, le hile est compris entre deux plans horizontaux, l'un supérieur passant par la 4e côte, l'autre inférieur passant par le bord inférieur de la 6e.

Dans le hile s'enfoncent les organes du pédicule pulmonaire groupés les uns derrière les autres. Sur un plan postérieur se trouve la bronche souche, en arrière de laquelle cheminent les vaisseaux bronchiques et les nerfs pulmonaires ; en avant de la bronche, cheminent les

branches de division de l'artère pulmonaire en haut, les veines pulmonaires en bas. La bronche et les vaisseaux pulmonaires s'enfon-
cent dans l'excavation que forme le hile et émettent leurs premières collatérales avant de disparaître dans le parenchyme pulmonaire. Ainsi apparaissent au niveau même du hile les pédicules des trois lobes du poumon droit et des deux lobes du poumon gauche. Les lymphatiques, vaisseaux et ganglions, sont placés entre les troncs vasculaires,

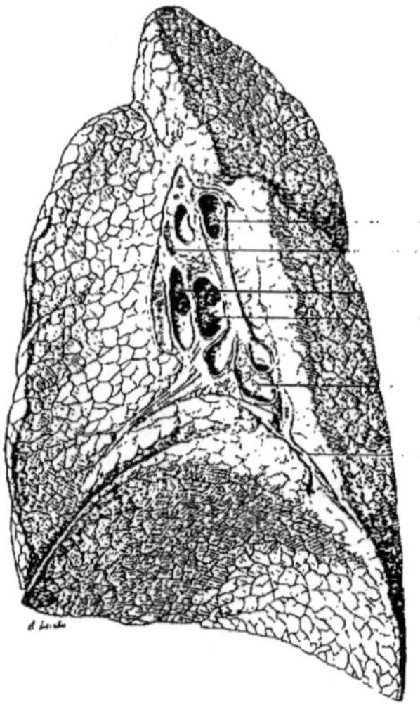

Ces organes sont entourés par la plèvre médiastinale qui se réfléchit autour d'eux pour se continuer

FIG. 835. — Face interne du poumon droit.

Sur cette pièce le hile se prolongeait en bas plus loin que d'habitude (V. fig. 24) et par suite la disposition du ligament du poumon est anormale.

avec le feuillet viscéral.

Sur la face interne du poumon, les organes du médiastin se creusent des gouttières : sous-clavière des deux côtés; tronc veineux brachio-céphalique, veine cave supérieure, veine cave inférieure, azygos, à *droite*; crosse de l'aorte, aorte thoracique, à *gauche*.

Entre les deux poumons, et en avant du cœur et des gros vaisseaux, on trouve encore le thymus ou ses vestiges graisseux.

FIG. 836. — Face interne du poumon gauche.

E) **Bord antérieur.** — Formé par l'union de la face costale avec la face médiastine, le bord antérieur du poumon est mince, légèrement

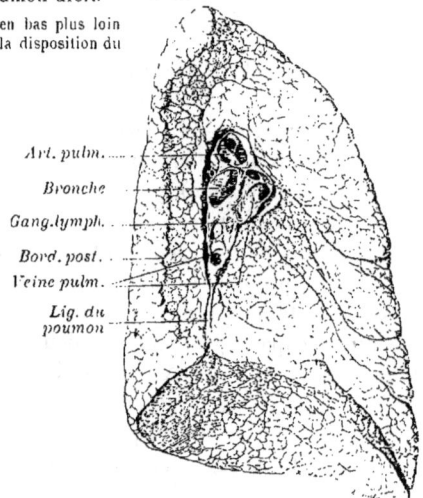

ondulé. A droite, il est convexe. A gauche, au-devant du cœur, il présente une échancrure, plus ou moins profonde, ou *incisure cardiaque*, limitée en bas par une languette assez mince.

F) **Bord postérieur.** — Le bord postérieur répond à l'union de la face médiastine avec la face vertébrale; aigu en haut, il s'émousse en bas. Par sa situation et sa direction, il correspond à la rencontre des faces latérales et antérieures des vertèbres thoraciques.

G) **Bord inférieur.** — Le bord inférieur comprend deux segments : l'un, externe, résulte de la réunion de la face costo-vertébrale avec la face inférieure; l'autre, interne, est formé par la rencontre de cette dernière avec la face médiastine. Le segment externe, mince, convexe, s'insinue dans le sinus costo-diaphragmatique. Le segment interne, concave, suit la ligne d'insertion du péricarde sur le diaphragme.


## TOPOGRAPHIE THORACO-PULMONAIRE

Le poumon n'est accessible à l'exploration que par son sommet et par toute l'étendue de sa face externe. Ce sont ces limites qu'il s'agit de déterminer.

Pour ce qui est du *sommet*, nous avons vu qu'en arrière il ne dépassait pas le col de la première côte : ce point répond au niveau de l'apophyse épineuse de la 1re vertèbre dorsale. En avant et sur les côtés, sa surface s'incline dans le sens de la côte, en se bombant légèrement de façon à dépasser la partie moyenne de celle-ci d'environ un travers de doigt.

La *face externe* est délimitée par le bord antérieur et par le segment externe du bord inférieur. La situation de ces bords variant avec le moment de la respiration, nous les étudierons dans un état moyen, correspondant à une respiration tranquille.

**Bord antérieur.** — Ce bord fait suite à la surface antérieure convexe du sommet. Ses rapports avec la cage thoracique sont différents à droite et à gauche, et varient également avec les individus.

Habituellement, voici quel est son trajet : le *bord droit* à son origine est en arrière de l'articulation sterno-claviculaire. Puis il descend obliquement en dedans, derrière la poignée du sternum et atteint le milieu d'une ligne qui unirait les bords inférieurs des extrémités antérieures des cartilages de la 2e paire costale. Il dépasse alors un peu la ligne médiane, se place à gauche de celle-ci, puis, devient vertical, et suit la face postérieure du sternum jusqu'à la hauteur de l'extrémité sternale de la 4e ou de la 5e côte droite. Il s'incline ensuite à droite

87.

et gagne la face postérieure de l'extrémité sternale de la 6ᵉ côte, parfois de la 7ᵉ, pour se continuer à ce niveau avec l'origine antérieure du bord inférieur.

Le bord *gauche* part comme le droit de l'articulation sterno-claviculaire et se dirige en bas et en dedans pour atteindre le bord droit au niveau de l'extrémité antérieure des deuxièmes côtes. Il descend alors verticalement un peu à gauche de la ligne médiane jusqu'au niveau de l'insertion sternale de la 4ᵉ côte gauche, se dirige obliquement en dehors, sous la face postérieure du cartilage de la 4ᵉ côte, puis s'incurve en bas, croise le cartilage de la 5ᵉ côte (à environ 3 centimètres du bord gauche du sternum), et rejoint l'extrémité antérieure du bord inférieur du cartilage de la 6ᵉ côte, à une distance plus ou moins considé-

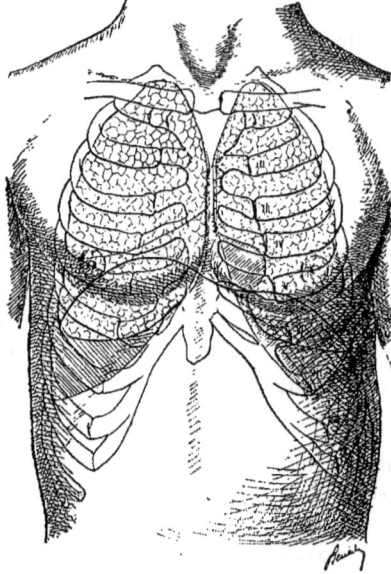

FIG. 837. — Limites des poumons (en bleu) et des plèvres (en rouge) (imité de Merkel). Etat moyen, vue antérieure.

rable du sternum. Ce trajet différent de la partie inférieure du bord antérieur du poumon est dû à la présence de l'échancrure cardiaque.

Le poumon gauche laisse donc à découvert une partie du cartilage de la 4ᵉ côte, la moitié interne du cartilage de la 5ᵉ côte, le tiers interne ou plus, du cartilage de la 6ᵉ. D'ailleurs, la forme et l'étendue de l'incisure cardiaque sont très variables. A son niveau, la limite de la plèvre reste toujours séparée du bord antérieur du poumon par un espace ou *sinus précardiaque*, où s'insinue le poumon dans les mouvements respiratoires, sans jamais le remplir complètement.

**Bord inférieur**. — Le bord inférieur commence, *à droite*, en arrière de l'extrémité sternale du cartilage de la 6ᵉ côte; *à gauche*, plus en dehors, sur le bord supérieur du tiers externe du cartilage de la 6ᵉ côte. De là, ils se dirigent tous deux en bas et en dehors, croisent la 6ᵉ côte, à l'union de l'os et du cartilage, puis, décrivant une légère courbure, coupent successivement les côtes sous-jacentes : le bord inférieur de la 7ᵉ dans la ligne axillaire, la 9ᵉ dans la ligne scapulaire. Ils atteignent enfin la 11ᵉ côte, et la suivent jusqu'à son

extrémité vertébrale. Le point le plus déclive de la courbe du bord inférieur est situé latéralement entre la ligne axillaire et la ligne scapulaire.

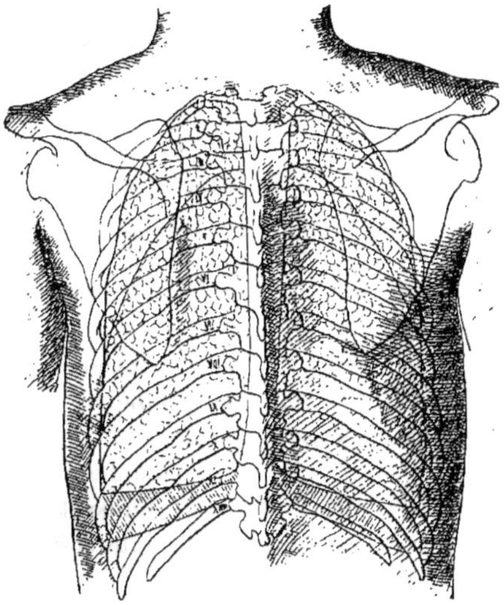

**Déplacements des pou-
mons.** — Les limites des
poumons se déplacent dans
une proportion qui dépend
de l'intensité des mouve-
ments respiratoires. Ce
déplacement varie encore
avec la région considérée.
Certaines régions, en raison de leurs connexions
spéciales, restent fixes ou
à peu près. C'est le cas
pour la région du hile, et
pour le sommet.

Le déplacement des pou-
mons atteint sa plus
grande amplitude vers le
bas. Le bord inférieur, en
effet, joue dans le *sinus
pleural costo-diaphrag-
matique*, s'y enfonce dans

Fig. 838. — Limite des poumons et des plèvres,
(imité de Merkel).
(Vue postérieure.)

l'inspiration, le quitte dans l'expiration. — Les bords antérieurs coïn-
cident avec les limites antérieures de la plèvre, sauf en une région
qui correspond à l'incisure cardiaque. En cet endroit seulement, le
bord antérieur du poumon gauche pourra se déplacer dans les deux
sens. Partout ailleurs, seul, le mouvement de retrait expiratoire est
possible, encore que très minime.

Quant au bord inférieur, ses changements de position sont beaucoup
plus importants à connaître, et faciles à apprécier par la percussion.
Ils atteignent leur maximum, latéralement, dans la région des lignes
axillaire et scapulaire. Pendant une inspiration profonde, il s'abaisse en
moyenne de 3 à 4 centimètres (bord inférieur de la 9e côte) sur la ligne
axillaire, de 2 centimètres (bord supérieur de la 11e) sur la ligne scapulaire. Mais, jamais les sinus pleuraux ne sont complètement remplis,
dans la station verticale du moins.

Le déplacement est plus grand encore dans le décubitus dorsal, et,
dans le décubitus latéral, du côté opposé à celui qui repose, le poumon pouvant alors, dans une profonde inspiration, remplir le sinus
pleural.

**Variation de la situation des poumons suivant l'âge.** — L'âge a une influence essentielle sur la situation des limites inférieures des poumons.

Chez le nouveau-né qui n'a pas respiré, les poumons sont rejetés dans la partie postéro-latérale de la cavité thoracique. Dès que l'enfant commence à respirer, le poumon se gonfle et se déplisse, mais d'une façon progressive, le droit plus et plus tôt que le gauche.

A partir des premières années de la vie, et jusqu'à la vieillesse, les limites inférieures du poumon tendent à devenir de plus en plus basses.

Le bord inférieur du poumon se trouve répondre ainsi successivement sur la ligne mamelonnaire, au 5e espace dans les 10 premières années, à la 6e côte de 10 à 40 ans; au 6e espace ou à la 7e côte à partir de 40 ans.

**Situation des scissures interlobaires.** — La situation des scissures par rapport à la paroi thoracique, bien que très variable, peut être schématisée de la façon suivante :

*A gauche*, la scissure commence en arrière à environ 6 centimètres au-dessous du point culminant du sommet, c'est-à-dire au niveau de la 3e côte ou du 3e espace intercostal. De là, la scissure se dirige obliquement en dehors et en bas sous l'omoplate, et vient aboutir sur la ligne mamillaire, au voisinage de l'extrémité antérieure de la 3e côte osseuse.

*A droite*, la scissure principale, oblique ou inférieure, naît en arrière au niveau du 4e espace ou de la 5e côte. En avant, elle aboutit à l'extrémité antérieure du 5e espace, sur le bord supérieur de la 6e côte en général. La scissure accessoire, horizontale ou supérieure, se détache de la précédente ordinairement dans la ligne axillaire, à la hauteur du 4e espace ou de la 4e côte. De là, elle monte légèrement oblique, en haut et en avant, et aboutit à l'extrémité antérieure du 3e espace.

Grâce à ces données, on voit dans quelles limites les différents lobes du poumon sont, chez le vivant, accessibles à l'exploration.

*En arrière*, toute la partie du poumon située au-dessus de la racine de l'épine de l'omoplate appartient au lobe supérieur : toute la partie située au-dessous, au lobe inférieur.

*En avant*, à gauche, le lobe supérieur est seul accessible ; à droite, il s'étend depuis le sommet jusqu'à la 4e côte ; le lobe moyen, depuis cet os jusqu'en bas.

Le lobe inférieur n'est pas explorable en avant. Latéralement, la 4e côte sépare, *à gauche*, le lobe supérieur, du lobe inférieur ; *à droite*, c'est à peu près au niveau de cette côte que commence le lobe moyen.

# § 2. CONSTITUTION ANATOMIQUE DES POUMONS

Les poumons se composent : A. Des ramifications bronchiques ; — B. Des lobules pulmonaires ; — C. De vaissèaux et de nerfs ; — D. De tissu conjonctif.

## A. ARBRE BRONCHIQUE

L'arbre bronchique est essentiellement constitué par une grosse bronche qui part de la trachée, atteint le poumon qui lui correspond au niveau du hile et s'enfonce dans la profondeur. Cette bronche, tronc commun de l'arbre tout entier porte le nom de BRONCHE SOUCHE ou de TRONC BRONCHIQUE.

Les deux bronches souches sont dirigées en bas, en arrière et en dehors. Leur trajet n'est ni rectiligne, ni symétrique. La *bronche droite* présente une courbure en forme de C allongé, à concavité inféro-interne, — la *gauche*, une double courbure en S plus ou moins accentuée. La courbure interne, concave en haut, est déterminée par la crosse de l'aorte, l'externe concave en bas embrasse le cœur.

Chacune des bronches souches présente à considérer une portion extra-pulmonaire et une portion intra-pulmonaire. C'est au niveau de celle-ci que s'épanouit l'arbre bronchique.

### I. Portion extra-pulmonaire.

Toute la portion du tronc bronchique comprise entre la trachée et la première branche collatérale émise par le tronc forme la *bronche* proprement dite.

L'angle de bifurcation de la trachée est habituellement *aigu* et varie de 56 à 90°. — La bronche *gauche* fait avec le plan médian un angle de 45°6 environ. La bronche *droite*, plus oblique, fait avec ce plan un angle moyen de 24°8, de sorte qu'elle semble parfois faire suite à la trachée.

**Longueur.** — La bronche droite, mesurée de la bifurcation de la trachée à la 1re collatérale est plus courte que la gauche : elle mesure en effet en moyenne 21 millimètres, alors que la gauche en atteint 50.

**Calibre.** — La bronche *droite* est, par contre, plus volumineuse que la gauche. Son diamètre transversal est en moyenne de 17 millimètres ; celui de la bronche gauche, de 14 millimètres. Cette différence de calibre entre la bronche droite et la bronche gauche est en rapport avec la capacité plus considérable du poumon droit.

**Rapports.** — Les bronches, en s'associant aux vaisseaux et aux nerfs, constituent les pédicules des poumons. Elles ont des rapports qui leur sont communs et d'autres qui sont particuliers à chacune d'elles.

1° *Rapports communs.* — Ce sont à peu près ceux que nous avons déjà mentionnés à propos du hile du poumon.

Chacune des deux branches de l'artère pulmonaire, oblique en haut et en dehors, atteint la face antérieure de la bronche correspondante oblique en sens inverse, et la croise à angle aigu pour venir se placer sur son bord supéro-externe. Les veines pulmonaires, obliques en dedans et en bas, sont en avant et au-dessous de la bronche. L'artère et les veines bronchiques cheminent sur la face postérieure de la bronche. Les lymphatiques et spécialement les ganglions sont irrégulièrement disséminés autour d'elle, mais forment cependant trois groupes principaux : ganglions intertrachéo-bronchiques dans l'angle de bifurcation de la trachée; prétrachéo-bronchiques au-dessus des bronches et sur les bords de la trachée, et interbronchiques dans les angles de division des bronches au niveau du hile. Quant aux nerfs, ils forment à ce niveau deux plexus : plexus pulmonaire, derrière la bronche, et plexus cardiaque, sous la bronche.

2° *Rapports spéciaux.* — La *bronche gauche* est contournée en haut par la crosse de l'aorte; l'œsophage, avec les pneumogastriques, passe en arrière d'elle. La *bronche droite* est contournée en haut par l'azygos, et croisée verticalement, en avant, par la veine cave supérieure.

### II. Portion intra-pulmonaire.

**Ramescence.** — Chaque bronche souche, après sa pénétration dans le poumon, donne naissance à un certain nombre de branches. Celles-ci, contrairement à ce que l'on croyait autrefois, ne se forment pas par *voie dichotomique* et ne sont donc pas des *branches terminales*. La bronche souche, qui parcourt la moitié inférieure du poumon en se dirigeant en bas et un peu en arrière, fournit sur son trajet des *branches collatérales*. Le mode de ramescence est donc purement monopodique. Mais si cette disposition est évidente au niveau de la partie initiale de la bronche souche, elle est beaucoup plus malaisée à dégager au voisinage de la terminaison de cette bronche.

Les collatérales qui se détachent de la bronche souche portent le nom de *bronches primaires*. Elles donnent, par voie monopodique également, des branches secondaires qui fournissent des branches tertiaires et ainsi de suite jusqu'aux dernières ramifications.

Les collatérales primaires naissent sur le tronc souche en deux séries linéaires, l'une antérieure, l'autre postérieure, et se répartissent ainsi en deux groupes, l'un ventral, l'autre dorsal.

Les bronches dorsales sont généralement plus courtes et moins volumineuses que les ventrales.

La bronche qui se distribue au lobe supérieur porte le nom de *bronche apicale*. On désigne sous le nom de *bronche cardiaque* une

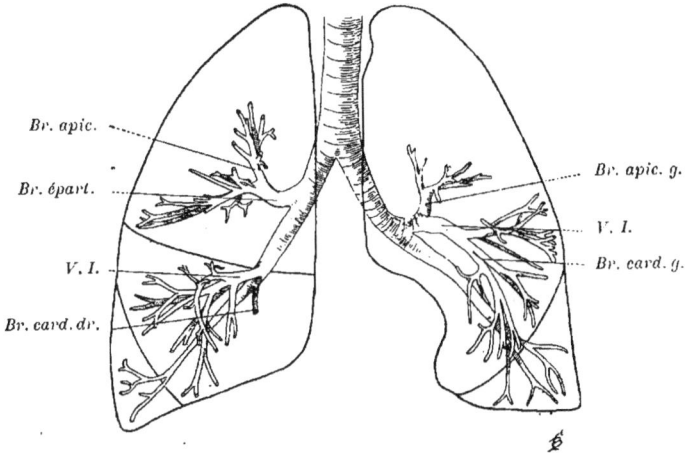

FIG. 839. — L'arbre bronchique chez l'homme et sa distribution dans les différents lobes du poumon, d'après Hasse.

(Vue antérieure.)

bronche accessoire, intermédiaire par son origine au système ventral et au système dorsal, et se distribuant à la partie inféro-interne du lobe inférieur, exceptionnellement isolée chez l'homme pour former un lobe cardiaque. La bronche cardiaque existe à droite comme à gauche.

Les deux arbres bronchiques droit et gauche ne sont pas symétriques. Cette asymétrie tient avant tout à l'origine différente de la bronche qui se distribue au lobe supérieur (bronche apicale). A droite, cette bronche apicale naît directement de la bronche souche ; à gauche elle se détache de la première collatérale ventrale. Cette asymétrie paraît être un phénomène secondaire au cours du développement. Mais le mécanisme de sa production est encore discutée (Narath, d'Hardivillier). Cette origine différente des bronches apicales droite et gauche permet d'admettre que les deux lobes supérieurs correspondants ne sont point strictement homologues.

L'artère pulmonaire se ramifie comme l'arbre bronchique par voie monopodique. Le tronc artériel coupe très obliquement la bronche souche, puis descend à son côté externe. C'est Aeby qui a, le premier, insisté sur ces rapports dont il a tiré de multiples conséquences. Il fit remarquer que la bronche apicale droite naissait au-dessus du croisement, qu'elle était par conséquent épartérielle et non homologue de la branche apicale gauche hypartérielle.

Malgré le retentissement de la théorie d'Aeby, qui avait voulu faire de la disposition de l'arbre bronchique un caractère morphologique de premier ordre, pouvant servir de base à une classification des mammifères, nous estimons que l'importance de cette question a été très exagérée.

**Constitution anatomique et structure.** — La portion extra-pulmonaire de la bronche souche (*bronche proprement dite*) possède la même configuration et la même structure que la trachée. Elle est formée par une charpente de pièces cartilagineuses disposées en anneaux incomplets, sous-tendus par une couche musculaire de fibres lisses et réunis par une membrane fibreuse qui les entoure. Une muqueuse, identique à celle de la trachée, tapisse la face interne du tube ainsi constitué.

La bronche souche intra-pulmonaire et ses collatérales primaires subissent une série de modifications successives portant sur le squelette cartilagineux, la couche fibreuse, la couche musculaire et la muqueuse.

Les cartilages se présentent dans la bronche souche et ses collatérales primaires sous forme de plaques ou de bandes de dimensions très variables, orientées tantôt transversalement, tantôt parallèlement à l'axe longitudinal de la bronche. A mesure qu'on s'éloigne de l'origine des grosses collatérales, les fragments de cartilages deviennent plus petits et s'écartent davantage les uns des autres. Ils disparaissent complètement au niveau des bronches d'un millimètre de diamètre. Jamais ils ne se rencontrent sur les bronches intra-lobulaires (voyez Lobules pulmonaires).

La couche fibreuse englobe les fragments de cartilage.

La couche musculaire forme en dehors de la zone fibro-cartilagineuse une couche annulaire discontinue, en ce sens, que ses fibres constituantes se disposent en bagues superposées, séparées par des bandes de tissu conjonctif. Au niveau des petites bronches, les faisceaux musculaires plus rares et plus espacés portent le nom de *muscles de Reissessen*.

La muqueuse est relativement peu épaisse. Sa face interne présente des plis longitudinaux qui ne s'effacent pas par la distension. Elle est constituée par un épithélium, un derme et des glandes.

L'*épithélium*, d'abord semblable à celui de la trachée, c'est-à-dire appartenant à la catégorie des épithéliums stratifiés à cils vibratiles et à cellules muqueuses, diminue ensuite d'épaisseur. Il cesse d'être stratifié à partir des bronches de deux millimètres et est formé dès lors par une seule couche de cellules cylindriques à cils vibratiles mélangées à des cellules caliciformes.

Le *derme* est formé de fibres conjonctives et de très nombreuses fibres élastiques. A la jonction du derme et de l'épithélium, il existe une basale.

Les *glandes*, très abondantes dans les grosses bronches, sont réduites à quelques acini dans les plus petites. Ce sont des glandes muqueuses du type tubuleux ramifié.

### B. LOBULES PULMONAIRES

Le parenchyme pulmonaire est décomposable en *lobules*.

Les lobules sont morphologiquement de petits segments polyédriques de un centimètre à un centimètre et demi de hauteur. Leur forme varie avec leur situation. Les profonds sont ovoïdes ; les superficiels sont nettement pyramidaux, et leurs bases périphériques accolées divisent la surface du poumon en une série de polygones de 4 à 8 côtés, mesurant de un centimètre à un centimètre et demi de largeur et limités par des lignes plus ou moins marquées, souvent noircies par des dépôts charbonneux.

Le lobule pulmonaire ainsi compris est bien séparé des lobules voisins par des cloisons conjonctives, dissociables facilement chez l'enfant, difficilement chez l'adulte et le vieillard.

A la manière des lobules glandulaires, il reçoit une seule bronche, qui lui sert de pédicule et d'axe et tient la place d'un canal excréteur, et une seule artère. Il constitue une *unité anatomique indépendante*.

I. **Architecture.** — Le lobule pulmonaire est appendu par son sommet à une petite bronche qui lui sert de pédicule, sous le nom de *bronche sus* ou *sub-lobulaire*. Elle prend en entrant dans le lobule le nom de *bronche* ou *bronchiole intra-lobulaire* et s'y ramifie encore richement avant que ses rameaux deviennent des canaux alvéolaires.

Le lobule est divisible dans sa hauteur en deux étages à peu près égaux : segment *supérieur* ou *étage du tronc*, et segment *inférieur* ou *étage de la ramure*. La bronchiole intra-lobulaire traverse l'étage supérieur à peu près suivant l'axe et en abondonnant presque constamment un certain nombre de *rameaux collatéraux* (1 à 5) plusieurs fois ramifiés à leur tour.

Arrivée à l'étage inférieur (étage de la ramure), elle se bifurque en deux branches sensiblement égales. Ces deux branches se bifurquent à leur tour trois ou quatre fois de suite; de sorte que la bronchiole intra-lobulaire s'épanouit par bifurcations successives en une sorte de *panache terminal* très touffu. Ces rameaux ultimes du lobule forment les *bronchioles terminales* ou *bronchioles acineuses*; leur nombre varie de 50 à 80.

Après un certain parcours, la bronchiole acineuse s'élargit en un *vestibule* au delà duquel elle prend le nom de *canal alvéolaire*. Devenue canal alvéolaire, elle continue à se diviser, et subit une, deux ou trois bifurcations successives très rapprochées; les derniers rameaux se terminent en culs-de-sac parfois élargis en massue.

La *bronchiole acineuse* porte déjà de place en place *quelques alvéoles*; les *canaux alvéolaires* en sont bosselés par un revêtement continu.

Ces alvéoles sont de petits sacs parfois plurilobés, polyédriques par pression réciproque. Ils sont de taille très inégale, mesurant généralement un à deux et demi dixièmes de millimètre de largeur; leur nombre est considérable.

Au canal alvéolaire ramifié en bouquet qui fait suite à une bronchiole acineuse, on donne généralement le nom *d'acinus pulmonaire*.

L'acinus paraît avoir environ deux millimètres de diamètre; il est généralement inséparable des acini voisins.

*Rapports avec les vaisseaux.* — A. L'*artère intra-lobulaire*, branche de l'artère pulmonaire, pénètre avec la bronchiole *dans le lobule*, et se divise comme elle, mais d'une façon plus précoce.

B. Les *veines*, au contraire, nées des capillaires acineux, passent à la *périphérie* du lobule et en gagnent le sommet où elles rejoignent le faisceau broncho-artériel.

*Tissu conjonctif.* — Le tissu conjonctif entoure chaque lobule d'une sorte de capsule fibreuse mince, confondue avec celle du lobule voisin, et qui se continue à la périphérie avec le tissu sous-pleural. Cette capsule périphérique forme les *espaces interlobulaires*, par opposition aux *espaces conjonctifs intra-lobulaires*. De la capsule partent enfin de petites cloisons incomplètes pénétrant dans le lobule, et tendant à le diviser en *lobulins*.

Sur les *coupes transversales*, la structure du lobule apparaît différente suivant le siège de la coupe.

*a). Étage supérieur.* — *A la périphérie* : espaces interlobulaires, capsule avec veines et lymphatiques. — *Au centre :* espace intra-lobulaire, branche, artère, lymphatiques.

*b). Étage moyen,* au niveau de la division en quatre. Le polygone est plus large ; à la périphérie, c'est encore l'espace interlobulaire. Au centre, apparaissent *quatre espaces intra-lobulaires,* formant *quatre lobulins.*

*c). Étage inférieur,* la coupe intéresse les canaux alvéolaires et les alvéoles.

**II. Structure.** — 1° *Bronche intra-lobulaire.* — Au point de vue histologique, la bronche intra-lobulaire comprend : une tunique conjonctive mince ; une musculeuse, formée de faisceaux musculaires lisses ; une muqueuse avec un chorion très mince, riche en fibres élastiques, et un épithélium prismatique cilié d'abord, qui plus loin perd ses cils et s'abaisse.

2° *Canal alvéolaire.* — Dans le canal alvéolaire, la tunique musculaire est réduite à des anneaux disséminés de moins en moins nombreux, les fibres élastiques sont plus abondantes. L'épithélium est constitué par des cellules cubiques mélangées à des nappes d'éphithélium respiratoire. — La bronche intra-lobulaire et les canaux alvéolaires sont unis par des *bronchioles de transition* à épithélium mixte.

3° *Alvéole.* — L'alvéole constitue une logette rétrécie à son ouverture, polyédrique, mesurant un à deux et demi dixièmes de millimètre de largeur en moyenne, complètement isolée des alvéoles voisines. Elle est constituée par une membrane propre, entourant un réseau capillaire que tapisse l'épithélium respiratoire.

*a). Paroi ou membrane propre.* — C'est une mince membrane conjonctive, amorphe, continue. Dans cette membrane sont incluses les *fibres élastiques* très nombreuses formant un réseau continu sur le fond des alvéoles (*fibres du sac*), avec condensation autour de l'orifice (*fibres d'orifice*). Il n'y a *pas de fibres musculaires lisses.*

*b). Réseau capillaire.* — Ce réseau est situé à la face interne de la membrane propre, à demi enclavé dans son épaisseur et faisant saillie à sa surface. Les mailles en sont de même largeur que le calibre des capillaires : celui-ci est de 6 à 8 μ.

*c). Épithélium respiratoire.* — Cet épithélium comprend deux sortes d'éléments bien distincts : des *petites cellules* (18 à 20 μ) : clairsemées, polyédriques, isolées ou réunies par groupes ; des *grandes lamelles* (40 à 100 μ.) : irrégulières sans noyau.

Les petites cellules occupent de préférence les mailles du réseau capillaire, les grandes lamelles s'étalant à sa surface.

## C. VAISSEAUX ET NERFS

Les poumons reçoivent deux systèmes de vaisseaux, l'un fonctionnel ou respiratoire, l'autre nourricier. Le système fonctionnel est constitué par les artères et les veines pulmonaires; le système nourricier, par les artères et les veines bronchiques.

I. **Vaisseaux fonctionnels.** — *Artère pulmonaire.* — L'artère pulmonaire, issue du ventricule droit, se partage en deux branches, l'une droite, l'autre gauche, qui se rendent au poumon correspondant.

Le trajet et le mode de ramescence des branches de l'artère pulmonaire sont calqués sur ceux de l'arbre bronchique. En d'autres termes il existe un tronc artériel, émettant des collatérales, qui à leur tour fournissent des rameaux plus petits et ainsi de suite. Nous avons indiqué les rapports réciproques du tronc bronchique et du tronc artériel et l'importance qu'avaient attachée à ces rapports certains anatomistes au point de vue de l'homologie des lobes du poumon (théorie de Aeby). Les divisions artérielles, étroitement accolées aux divisions bronchiques, arrivent avec elles jusqu'au lobule. Elles se ramifient comme la bronche intralobulaire jusqu'au niveau de l'acinus. Elles se capillarisent alors et forment un premier réseau (réseau périacineux), qui donne lui-même naissance à un deuxième (réseau alvéolaire ou de l'hématose), tapissant l'alvéole entre l'endothélium et la membrane propre et faisant saillie dans la cavité alvéolaire.

*Veines pulmonaires.* — Les veines pulmonaires naissent : a) du réseau capillaire périalvéolaire ; b) du réseau capillaire de la plèvre viscérale; c) du réseau capillaire de la portion terminale des petites bronches.

Les veines du premier groupe occupent la périphérie du lobule, contrairement aux artères qui sont intra-lobulaires.

Les veines du second groupe (veines pleuro-pulmonaires de Le Fort) vont se jeter dans les veines périlobulaires des lobules sous-pleuraux ou restent superficielles pour se terminer dans les troncs veineux du hile.

Les veines du troisième groupe (veines broncho-pulmonaires de Le Fort) ont ceci de particulier qu'elles correspondent au territoire de distribution des artères bronchiques. Elles se jettent dans les veines périlobulaires au moment où celles-ci abandonnent la périphérie du lobule pour venir s'accoler à la bronche sus-lobulaire.

Les branches plus volumineuses des veines pulmonaires sont satellites de l'arbre bronchique. Elles se résument en dernière analyse en deux troncs pour chaque poumon. Ces veines pulmonaires se terminent dans l'oreillette gauche.

**II. Vaisseaux nourriciers.** — *Artères bronchiques.* — Les artères bronchiques, au nombre de deux, viennent de la crosse aortique. Chacune d'elles, parvenue au niveau du hile, se place contre la face postérieure de la bronche. Elle abandonne alors de nombreux ramuscules aux ganglions lymphatiques, aux gros troncs vasculaires, au tissu cellulaire sous-pleural et interstitiel, puis se divise en rameaux terminaux, satellites des ramifications bronchiques. Ces rameaux se terminent dans l'épaisseur des bronches. Mais leur territoire s'arrête à l'entrée du lobule.

*Veines bronchiques.* — Les veines bronchiques ne correspondent qu'à une partie du territoire des artères du même nom. Toutes celles qui naissent des petites bronches vont en effet se jeter dans les veines pulmonaires.

Les veines bronchiques, nées des bronches de moyen et de gros calibre, peuvent être réparties en deux groupes (Zuckerkandl) : 1° un groupe antérieur, placé sur la face ventrale de l'arbre bronchique et dont les troncs collecteurs se jettent à droite dans la crosse de l'azygos, à gauche dans une veine bronchique postérieure. Certaines de ces veines peuvent se terminer dans les gros troncs des veines pulmonaires ; — 2° un groupe postérieur, placé sur la face dorsale de l'arbre bronchique et aboutissant dans la grande azygos, à droite ; dans l'hémiazygos supérieure, à gauche.

**Anastomoses des vaisseaux du poumon.** — On peut les répartir en plusieurs groupes.

1) **Anastomoses des branches terminales de l'artère pulmonaire.** — Les branches terminales de l'artère pulmonaire possèdent des territoires relativement indépendants, c'est-à-dire ne communiquant entre eux que par la continuité des réseaux capillaires. Aussi l'oblitération brusque de l'une de ces branches aboutit-elle à la production d'un infarctus.

2) **Anastomoses des artères pulmonaires et des artères bronchiques.** — Les artères pulmonaires et les artères bronchiques communiquent par des vaisseaux pouvant dépasser un calibre de 1/2 millimètre. Ces vaisseaux anastomotiques sont les uns superficiels, les autres profonds. Les anastomoses superficielles sont situées sous la plèvre et occupent généralement la face interne des poumons. Les anastomoses profondes se trouvent sur la paroi des ramifications bronchiques ; elles ne commencent à apparaître que sur les branches secondaires.

3) **Anastomoses entre les veines du poumon.** — De larges anastomoses entre le système des veines bronchiques et celui des veines pulmonaires existent au niveau des grosses bronches. Nous avons d'ailleurs vu que certains troncs terminaux des veines bronchiques allaient se jeter dans les veines pulmonaires.

4) **Anastomoses des veines pulmonaires avec les veines médiastinales.** — Ces anastomoses unissent la partie extra-pulmonaire des veines pulmonaires aux veines de l'œsophage, de l'aorte, du diaphragme et de la plèvre pariétale.

5) **Anastomoses artério-veineuses.** — Leur existence, admise par certains auteurs, n'est pas rigoureusement démontrée.

**Lymphatiques.** — Les vaisseaux lymphatiques, très abondants, se divisent en superficiels et profonds.

Les lymphatiques *superficiels* forment à la surface du poumon un réseau sous-pleural dont les collecteurs, au nombre de 4 à 5, vont se jeter dans les ganglions du hile.

Les lymphatiques *profonds* naissent de l'épaisseur des parois bronchiques et du tissu conjonctif interstitiel. Leur présence dans la paroi des conduits alvéolaires et des alvéoles n'est pas démontrée. Les collecteurs suivent les uns les ramifications bronchiques, les autres les troncs vasculaires et aboutissent aux ganglions du hile.

On admet généralement que les lymphatiques profonds s'anastomosent avec les lymphatiques superficiels à la périphérie du poumon. L'existence de ces anastomoses n'est pas absolument certaine et il est possible que les deux groupes de lymphatiques ne communiquent que grâce à la terminaison commune de leurs collecteurs.

**Nerfs.** — Les nerfs des poumons proviennent des plexus pulmonaires antérieur et postérieur, formés par des branches du nerf grand sympathique et du pneumogastrique. Ils sont constitués par un mélange de nerfs myéliniques et amyéliniques et présentent sur leur trajet de petits ganglions microscopiques. Ils se terminent dans les fibres lisses des bronches et des vaisseaux, dans la couche sous-épithéliale et même dans l'épithélium des petites bronches.

### D. TISSU CONJONCTIF INTERSTITIEL

Les espaces compris entre les lobules sont remplis par un tissu conjonctif lâche dans lequel sont plongés les bronches interlobulaires, les vaisseaux et les nerfs. Ce tissu conjonctif est relativement plus développé dans le jeune âge. Au niveau du hile, il se continue avec le tissu cellulaire du médiastin et forme sous la plèvre une nappe continue, la lame sous-pleurale.

Le tissu conjonctif interstitiel contient de nombreuses granulations pigmentaires, libres ou incluses dans les leucocytes et les cellules fixes. Ces granulations sont surtout nombreuses autour des artérioles. Elles tirent leur origine principale, sinon exclusive, des poussières charbonneuses amenées par l'air inspiré et recueillies à la surface des bronches par les leucocytes migrateurs.

## CHAPITRE IV

# PLÈVRES

Les plèvres sont deux sacs séreux enveloppant les poumons. Chacune d'elles comprend : une cavité close, normalement virtuelle, *cavité pleurale*, et deux feuillets qui la circonscrivent. De ces deux feuillets, l'un est appliqué sur le poumon, *plèvre viscérale* ; l'autre tapisse la face interne de la cavité thoracique, *plèvre pariétale*.

**1º Plèvre viscérale.** — La plèvre viscérale ou pulmonaire entoure toute la surface du poumon, sauf au niveau du hile et de l'attache du ligament pulmonaire.

Elle s'enfonce dans l'intérieur des scissures interlobaires, tapissant respectivement la face de chacun des lobes qui les limitent jusqu'au voisinage du hile. La plèvre viscérale, mince et transparente, adhère intimement au tissu pulmonaire par l'intermédiaire d'une mince couche de tissu cellulaire, le *tissu sous-pleural*, qui se continue avec le tissu conjonctif interlobulaire.

**2º Plèvre pariétale.** — La plèvre pariétale tapisse la face profonde de la cage thoracique, la face supérieure du diaphragme et les parties latérales du médiastin. On distingue donc une plèvre costale, une plèvre diaphragmatique et une plèvre médiastine. Ces trois portions du feuillet pariétal s'unissent entre elles en formant les *culs-de-sac pleuraux*.

a) *Plèvre costale.* — La plèvre costale, épaisse et résistante, est doublée sur sa face externe par une couche conjonctive assez dense, le *fascia endothoracique*. Elle recouvre : une partie de la face postérieure du sternum ; la face interne des côtes, des espaces intercostaux, du

triangulaire du sternum, les faces latérales des corps des vertèbres thoraciques et des disques intervertébraux; les vaisseaux mammaires
internes, en avant; les vaisseaux et nerfs intercostaux, les deux veines
azygos et la chaîne du grand sympathique, en arrière.

b) *Plèvre diaphragmatique.* — La plèvre diaphragmatique adhère

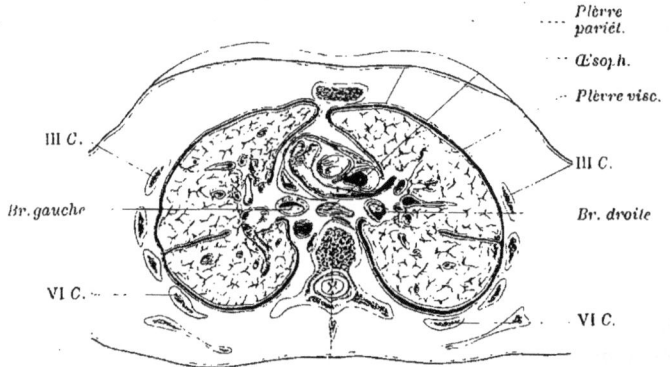

FIG. 840. — Coupe horizontale du thorax passant par le hile des poumons (d'après
Braune), destinée à montrer le trajet des feuillets de la plèvre.

solidement au diaphragme. Elle n'en recouvre que les parties latérales
et s'arrête aux limites du péricarde et du médiastin.

c) *Plèvre médiastine.* — La plèvre médiastine se comporte différemment suivant qu'on la considère au-dessus du pédicule, au niveau
du pédicule, ou au-dessous de lui.

*Au-dessus du pédicule pulmonaire*, la séreuse s'étend sans interruption d'avant en arrière, du sternum à la colonne vertébrale.

*Au niveau du pédicule*, au contraire, la plèvre s'arrête devant l'obstacle; elle se réfléchit de dedans en dehors sur tout son pourtour, et
se continue avec la plèvre viscérale, en formant un cul-de-sac.

*Au-dessous du pédicule*, la même disposition se reproduit: les deux
lames pleurales : antérieure, venue du sternum, et postérieure, venue
de la colonne vertébrale, se réfléchissent dans le feuillet pleural viscéral,
formant deux petits culs-de-sac, qui se juxtaposent et descendent ainsi
jusqu'au diaphragme auquel ils adhèrent, ou dont ils restent séparés.
Les deux culs-de-sacs adossés forment une sorte de petit méso qui porte
le nom de *ligament du poumon*.

La plèvre médiastine n'adhère intimement qu'au péricarde. Elle est
unie aux autres organes par un tissu cellulo-graisseux lâche.

Elle est mince, et les organes du médiastin qu'elle tapisse la soulèvent en relief. C'est ainsi qu'apparaissent sous elle : à *droite*, le cœur et le péricarde, l'aorte ascendante, la veine cave supérieure et le nerf phrénique droit, la trachée et le pneumo gastrique droit, la crosse de

la grande veine azygos, le pédicule pulmonaire droit ; — à *gauche*, le cœur encore, mais plus saillant, la crosse de l'aorte et le phrénique gauche, le tronc veineux brachio-céphalique gauche, la carotide primitive, la sous-clavière, la veine intercostale supérieure, le pédicule du poumon gauche ; et, en arrière, l'azygos, l'œsophage, l'aorte thoracique. — Autour de ces derniers organes, la plèvre se déprime en culs-de-sac, étudiés au chapitre œsophage.

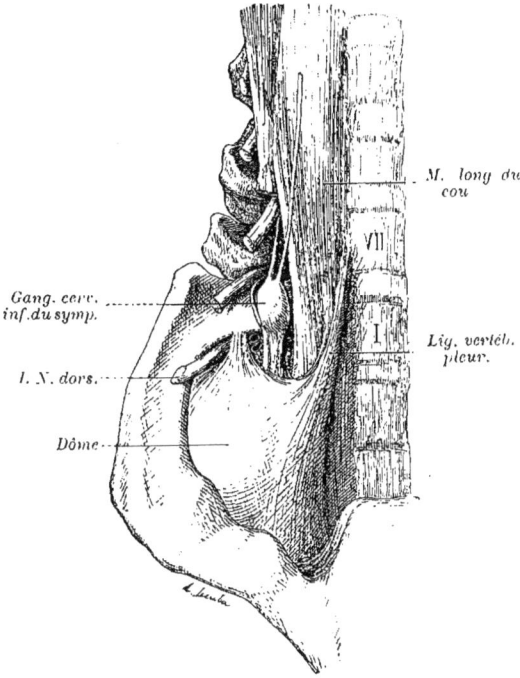

Fig. 841. — Le dôme pleural et ses faisceaux de renforcement.

Le ligament costo-pleural non indiqué par un tiret passe entre le 1er nerf dorsal et le ganglion cervical.

*d) Culs-de-sacs pleuraux.* — Les trois portions de la plèvre pariétale s'unissent entre elles pour former les culs-de-sac pleuraux. Le plus important de ces culs-de-sac est le cul-de-sac costo-médiastinal supérieur ou dôme pleural.

**Dôme pleural.** — Appliqué exactement sur le sommet du poumon, il affecte les mêmes rapports que celui-ci (v. p. 1365). Le dôme pleural est renforcé et fixé au squelette environnant par des faisceaux fibreux et souvent par un petit muscle, le *petit scalène*.

*Muscle petit scalène.* — Inconstant, ce muscle s'étend des apophyses transverses des 6e et 7e vertèbres cervicales, au bord supérieur de la première côte ; son tendon terminal adhère intimement à la plèvre

88..

sur laquelle il est appliqué et qu'il tend lorsqu'il se contracte.

*Faisceaux fibreux.* — Le fascia prévertébral et la gaine viscérale envoient au dôme pleural de nombreux tractus souvent mal individualisés. Il faut y joindre deux cordons apparaissant surtout quand le petit scalène fait défaut. Ce sont : le ligament costo-pleural et le ligament vertébro-pleuro-costal.

Le ligament *costo-pleural* part du bord antérieur du col de la 1re côte, et va se perdre sur la partie antérieure du dôme pleural.

Le ligament *vertébro-pleuro-costal* part du corps des 6e et 7e vertèbres cervicales, ou seulement de la 7e, passe sur le dôme pleural en s'y attachant, et se prolonge jusque sur la première côte, au niveau de l'insertion du scalène antérieur.

Entre ces deux ligaments se trouve une fossette, logeant le ganglion cervical inférieur du grand sympathique et l'artère intercostale supérieure. Le ligament pleuro-costal limite avec la 1re côte une deuxième fossette d'où émerge le 1er nerf dorsal.

**Cul-de-sac costo-diaphragmatique.** — Formé par la rencontre de la plèvre costale et de la plèvre diaphragmatique qui s'unissent à angle aigu, ce cul-de-sac commence, en avant, au niveau du bord inférieur du cartilage de la 6e côte, se dirige obliquement en bas et en dehors, derrière l'articulation de la 7e côte osseuse avec son cartilage, atteint le 7e espace dans la ligne mamillaire, puis, se recourbant en arrière, croise la 10e côte dans la ligne axillaire. Il devient alors horizontal, et atteint la 12e côte (bord inférieur ou bord supérieur), qu'il suit jusqu'à la colonne vertébrale. Il peut descendre jusqu'au niveau du bord inférieur de l'apophyse transverse de la 1re vertèbre lombaire; on est alors exposé à l'ouvrir au cours d'une opération sur le rein.

**Cul-de-sac costo-médiastinal antérieur.** — Les culs-de-sacs costo-médiastinaux antérieurs répondent aux bords antérieurs des poumons qui les remplissent presque complètement, sauf au niveau de l'échancrure cardiaque.

Le trajet de la plèvre est donc le même que celui du poumon correspondant. Les deux culs-de-sac, d'abord séparés en haut par un espace triangulaire, à sommet inférieur, s'adossent à partir des deuxièmes cartilages costaux, et descendent ainsi parallèlement un peu à gauche de la ligne médiane, jusqu'à la hauteur de l'extrémité sternale de la 4e côte droite. A partir de ce point, ils s'écartent à nouveau. Le gauche s'incline en dehors du bord gauche du sternum qu'il quitte au niveau de la 4e côte, décrit une légère courbure à convexité interne et atteint la 6e côte à une certaine distance en dehors de l'extrémité sternale de son cartilage, découvrant l'extrémité interne du 5e espace gauche, lieu de la ponction péricardique. Le droit s'écarte plus lentement, et gagne l'extrémité sternale de la 6ᵉ ou de la 7ᵉ côte. Le trajet de ces culs-de-sac est d'ailleurs sujet à des variations considérables.

**Cul-de sac costo-médiastinal postérieur.** — Formé par l'union de la plèvre costale et de la plèvre médiastinale, il suit : à droite, la veine azygos; à gauche, l'aorte thoracique, et correspond au bord postérieur du poumon.

**Structure de la plèvre.** — La plèvre comprend, au point de vue histologique : un endothélium, formé d'une seule couche de cellules plates irrégulières, et un substratum conjonctivo - élastique, plus épais pour le feuillet pariétal que pour le feuillet viscéral.

*Vaisseaux.* — *Artères.* — Les artères de la plèvre viscérale proviennent des artères bronchiques; celles de la plèvre pariétale sont fournies par les artères diaphragmatiques, mammaires internes, intercostales, médiastines et bronchiques.

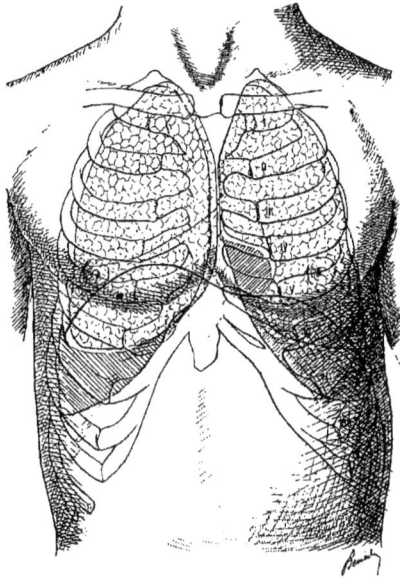

Fig. 842. — Limites des poumons (en bleu) et des plèvres (en rouge) (imité de Merkel).

État moyen, vue antérieure.

*Veines.* — Les veines de la plèvre viscérale ont été étudiées en même temps que les poumons; celles de la plèvre pariétale débouchent dans les intercostales.

*Lymphatiques.* — Les lymphatiques du feuillet viscéral se jettent dans les collecteurs superficiels du poumon. Ceux du feuillet pariétal se terminent dans les troncs intercostaux pour la plèvre costale, dans les troncs diaphragmatiques pour la plèvre diaphragmatique, dans les ganglions du médiastin postérieur pour la plèvre médiastine.

*Nerfs.* — Les nerfs viennent pour la plèvre viscérale, du plexus pulmonaire; pour la plèvre pariétale, du sympathique, du phrénique et du pneumogastrique.

CHAPITRE V

## DÉRIVÉS BRANCHIAUX[1]

### THYMUS — GLANDE THYROÏDE — PARATHYROÏDES

On peut rattacher à l'appareil respiratoire une série d'organes, placés chez l'adulte en avant du conduit laryngo-trachéal et dérivant embryologiquement de l'épithélium des fentes branchiales.

Deux de ces organes, le thymus et la glande thyroïde, sont connus depuis longtemps ; les parathyroïdes, au contraire, n'ont guère été étudiées que dans ces dernières années et bien des points de leur morphologie restent encore très obscurs.

#### DÉVELOPPEMENT

Nous avons indiqué page 1187 la disposition générale de l'appareil branchial. Nous avons vu qu'il existait chez l'embryon humain, aux stades compris entre 3 et 15 millimètres, cinq arcs branchiaux séparés par quatre fentes branchiales. Le cinquième arc est très rudimentaire. Au-dessous de lui se trouve une dernière poche qui est limitée inférieurement par le bord de la gouttière respiratoire. Cette poche porte le nom de fundus branchialis. On peut la considérer comme une cinquième poche branchiale rudimentaire.

1° **Thymus.** — Le thymus se forme chez l'homme aux dépens de deux tubes épithéliaux qui se détachent du fond de la troisième poche endodermique (Stieda, 1881 ; Born, 1883).

Les tubes thymiques bourgeonnent par leur extrémité inférieure et s'éloignent progressivement de la troisième fente. Ils s'abaissent ainsi au-dessous du croissant thyroïdien et se rapprochent de la ligne médiane. Les deux ébauches thymiques commencent à se fusionner dans le cours du 3e mois, et ainsi se constitue le thymus qui devient, en apparence du moins, un organe impair et médian. Nous indiquerons plus loin les stades de son évolution ultérieure.

Comme on le voit, le thymus ne dérive chez l'homme que d'une seule poche branchiale. Il n'en est pas de même chez les vertébrés inférieurs où le thymus naît de plusieurs ébauches superposées ou, en d'autres termes, a une origine nettement polymérique.

1. Dans le *Traité d'Anatomie humaine*, ce chapitre a été rédigé par M. Simon.

2° **Glande thyroïde**. — Les recherches déjà anciennes de Born (1883) et de Ilis (1885) ont montré que la glande thyroïde se formait aux dépens de trois ébauches : une ébauche impaire et médiane (thyroïde médiane) et deux ébauches paires et latérales (thyroïdes latérales).

*a) Thyroïde médiane*. — La thyroïde médiane se développe aux dépens d'une évagination de la paroi ventrale du pharynx. Cette évagination naît du champ mésobranchial, à la hauteur de la deuxième fente branchiale, et répond à la jonction de l'ébauche antérieure et de l'ébauche postérieure de la langue. Ce bourgeon descend en avant du pharynx et de la gouttière respiratoire jusqu'au niveau du bulbe aortique. A partir du stade de 14 à 16 millimètres l'extrémité inférieure du bourgeon thyroïdien se ramifie activement et donne un réseau de cordons épithéliaux qui *constitue la presque totalité, sinon la totalité du corps thyroïde*. Le pédicule qui réunit l'organe ainsi formé à la paroi ventrale du pharynx porte le nom de *cordon* ou *canal thyréoglosse*, qui disparaît normalement sans laisser de traces.

*b) Thyroïdes latérales*. — Les thyroïdes latérales naissent du fundus branchialis, c'est-à-dire de la cinquième poche endodermique. L'ébauche thyroïdienne latérale s'éloigne progressivement du pharynx auquel elle reste temporairement rattachée par le conduit *thyréopharyngien*. L'ébauche latérale paraît ne prendre qu'une part très minime à l'édification de la glande thyroïde. Chez certains animaux, elle ne prendrait même aucune part à la formation de cet organe.

Sur l'embryon de 18 à 20 millimètres, la glande thyroïde a déjà la disposition générale qu'elle aura chez l'adulte et affecte la forme d'un croissant à concavité postérieure.

Dans le courant du 4e mois, les cordons épithéliaux qui constituent la glande commencent à se morceler pour donner naissance aux vésicules qui constitueront plus tard d'une façon exclusive le parenchyme thyroïdien. En même temps que se développe le cou, la glande thyroïde subit un mouvement d'ascension apparente qui lui fait perdre ses connexions primitives avec le bulbe aortique et l'amène à occuper sa situation définitive en avant de la trachée, au-dessous du larynx.

Ces notions embryologiques nous expliquent l'existence des thyroïdes accessoires. Ces formations, qu'il ne faut pas confondre avec les parathyroïdes, avec lesquelles elles n'ont rien de commun, ne sont pas autre chose que des lobules erratiques, abandonnés par les bourgeons thyroïdiens, au cours de leurs migrations. On en a signalé dans la région de l'os hyoïde, dans la région prélaryngée, au voisinage de la crosse aortique.

3° **Parathyroïdes.** — Il existe deux paires de parathyroïdes, dérivant de la 3ᵉ et de la 4ᵉ fente branchiale.

Leur mode de développement est assez rigoureusement symétrique.

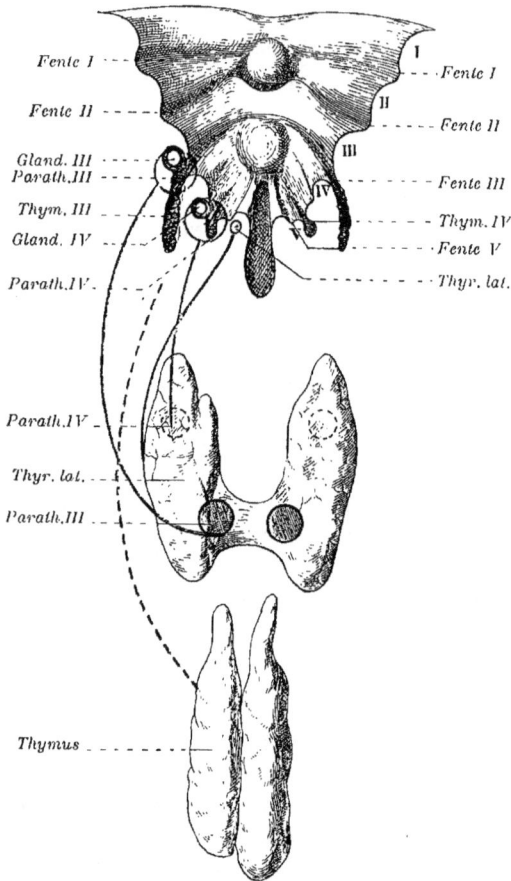

Chacune de ces fentes donne naissance : 1° par sa paroi ventrale, à une ébauche thymique ; 2° par sa paroi dorsale, à une petite masse glandulaire ; 3° enfin une partie de la fente elle-même persiste sous forme d'une ou plusieurs vésicules ciliées.

L'ébauche thymique de la 3ᵉ fente forme le thymus proprement dit. Nous avons vu que la plus grande partie de l'organe ainsi formé perdait toute connexion avec la fente et les autres organes qui en dérivent. Cependant, le pédicule de l'ébauche thymique garde ses connexions primitives et fournit un ou plusieurs grains thymiques. Au niveau de la 4ᵉ fente, ces grains résument la totalité de la formation thymique.

Fig. 843. — Schéma du développement des dérivés branchiaux.

(Vue postérieure du plastron branchial, du corps thyroïde et du thymus.)

La glandule dorsale, formée au niveau de la 3ᵉ fente, porte le nom de *glandule thymique* en raison de sa proximité d'origine avec l'ébauche thymique principale. La glandule correspondante, née de la 4ᵉ fente, porte le nom de *glandule thyroïdienne*, en raison du voisinage de l'ébauche thyroïdienne latérale qui naît du fundus branchialis immédiatement adjacent,

Les vésicules ciliées, formées par l'épithélium des poches endodermiques, présentent des caractères identiques pour l'une et l'autre fente.

Ainsi se constituent, au niveau de la 3e et de la 4e fente, deux agrégats ayant une constitution identique, puisque chacun d'eux comprend, en effet : 1° une glandule (thyroïdienne pour la 4e fente, thymique pour la 3e); 2° des grains thymiques; 3° des vésicules ciliées. Chacun de ces agrégats porte le nom de parathyroïde. Il existe donc une parathyroïde III et une parathyroïde IV.

Les migrations que subissent ultérieurement les parathyroïdes tiennent essentiellement à leurs connexions avec les organes plus volumineux qui prennent naissance à côté d'elles. Les glandules parathyroïdes IV suivent les ébauches latérales du corps thyroïde et viennent se placer à la face postérieure des lobes latéraux de celui-ci dans lesquels elles sont souvent plus ou moins incluses (d'où leur nom de parathyroïdes supérieures, ou parathyroïdes internes, ou, plus exactement, profondes). Les glandules parathyroïdes III, d'abord placées au-dessus des précédentes, sont ensuite entraînées par les ébauches du thymus. Elles deviennent ainsi sous-jacentes aux parathyroïdes IV, puis s'accolent à la face postérieure du corps thyroïde, au voisinage du pôle inférieur des lobes latéraux. Elles restent toujours superficielles. On les désigne sous le nom de parathyroïdes IV, parathyroïdes inférieures, parathyroïdes externes ou superficielles.

## § I. THYMUS

Le thymus est un organe glandulaire contenu dans la cage thoracique, au niveau du médiastin antérieur. C'est un organe propre à la vie embryonnaire, dont l'évolution, inachevée à la naissance, se poursuit durant la première moitié de la vie extra-utérine.

Au point de vue anatomique, l'évolution de cet organe peut se diviser en trois périodes :

1) Une période de croissance ;
2) Une période d'état ;
3) Une période de régression.

1° **Période de croissance**. — Nous avons indiqué déjà le mode d'origine du thymus. Les deux thymus droit et gauche, d'abord distincts, tendent à se fusionner au niveau de la ligne médiane et simulent ainsi un organe impair, formé de deux lobes.

Le thymus est d'abord un organe exclusivement épithélial. Il se compose de cordons creux à parois épaisses. Dès la fin de la grossesse, le thymus perd son caractère d'organe épithélial pour devenir un organe lymphoïde. Les détails du processus de transformation sont encore mal connus.

2° **Période d'état**. — Vers la deuxième année après la naissance, le thymus, définitivement formé, se présente sous forme d'une pyramide quadrangulaire à base inférieure, à sommet bifide. La majeure partie du thymus est comprise dans la cage thoracique (thymus thoracique), tandis que les extrémités supérieures répondent à la région cervicale (thymus cervical).

Le thymus se compose de deux lobes, droit et gauche, adossés l'un contre l'autre, et séparés par une mince cloison. Les deux lobes sont le plus souvent inégaux. Chaque lobe possède la forme d'une massue à grosse extrémité inférieure (corne inférieure), à sommet supérieur (corne supérieure).

La coloration du thymus est d'un rouge vineux chez le nouveau-né ; elle est rosée chez le fœtus et grisâtre à la période d'état. Le thymus présente un aspect extérieur lobulé. — Sa consistance est molle.

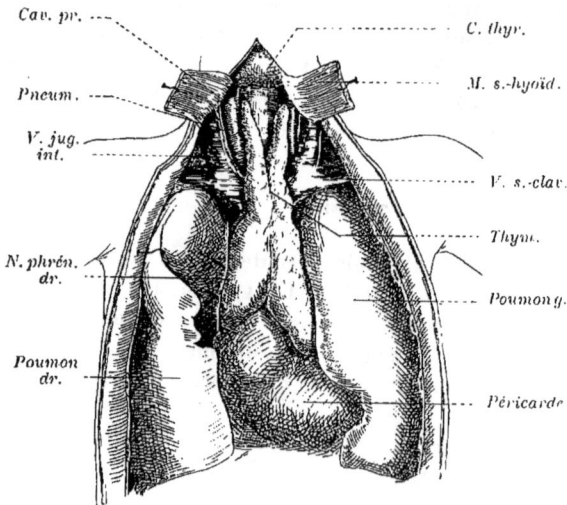

Cav. pr. — C. thyr. — M. s.-hyoïd. — Pneum. — V. jug. int. — V. s.-clav. — Thym. — N. phrén. dr. — Poumon g. — Poumon dr. — Péricarde

Fig. 844. — Thymus d'un enfant de 2 mois.

Ses dimensions sont variables. On trouve en moyenne 40 à 50 millimètres en longueur ; 20 à 30 en largeur ; 8 à 10 en épaisseur. — Son poids est, en moyenne, à la naissance, de 6 à 8 grammes.

**Rapports.** — 1° **Portion thoracique.** — En avant, la portion thoracique répond au manubrium et au corps du sternum jusqu'à la hauteur du 3e espace intercostal, ainsi qu'aux insertions sternales des muscles sterno-thyroïdiens. — En bas (cornes inférieures),

elle répond au péricarde. — *En arrière*, elle recouvre les gros vaisseaux de la base du cœur, et plus profondément la trachée et l'œso
phage. — *Latéralement*, elle répond aux faces internes des poumons;
à *droite* le thymus entre en rapport avec le phrénique droit.

2° **Portion cervicale.** — La portion cervicale comprend les *cornes supérieures*, qui remontent plus ou moins haut
dans la région cervicale.

Elles sont placées au-dessous des muscles
sous-hyoïdiens et de l'aponévrose moyenne,
en avant de la trachée et des gros vaisseaux.
Leur extrémité supérieure reste généralement
séparée du corps thyroïde par une distance
de 5 à 10 millimètres.

*Structure.* — Chaque lobe thymique est
entouré de toutes parts par une capsule conjonctive mince. Par sa face interne, cette
capsule donne naissance à de fines cloisons
qui séparent les lobules les uns des autres
et servent de soutiens aux vaisseaux thymiques.

Le thymus est dépourvu de canal excréteur. Il est formé de *lobules* polygonaux,
irrégulières. Chaque lobule est lui-même décomposable en *folicules*. Le follicule comprend deux zones concentriques : l'une *périphérique* ou *marginale*, granuleuse et opaque, formée d'un réticulum dans les mailles
duquel sont contenues de nombreuses cellules lymphoïdes; l'autre centrale, *zone
medullaire*, présentant un réticulum moins
dense et moins de lymphocytes.

Les *corps concentriques de Hassall* constituent les éléments caractéristiques du
thymus. Ce sont des corpuscules arrondis,
dont les parois sont formées par des cel-
lules épithéliales aplaties et imbriquées les unes sur les autres.

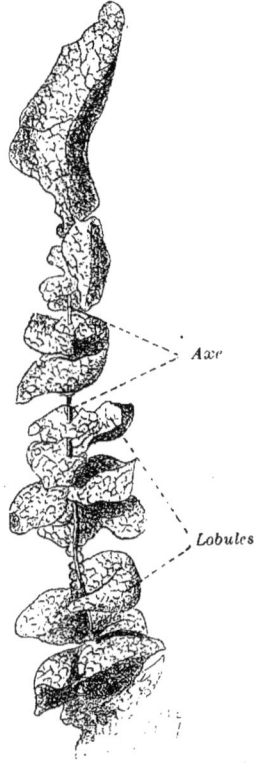

Fig. 845.— Fragment d'un thymus de veau dont les lobules
ont été séparés par la dissection (d'après Kœlliker).

Le thymus renferme encore des vésicules à épithélium cubique cilié.

Chaque follicule thymique est parcouru par un riche réseau capillaire.

**Vaisseaux.** — *a*) *Artères.* — Les artères thymiques principales
proviennent des mammaires internes. D'autres artères accessoires

viennent des thyroïdiennes inférieures, des péricardiques et dés diaphragmatiques supérieures.

*b) Veines.* — Les veines thymiques principales vont au tronc veineux brachio-céphalique gauche. Des veines accessoires se rendent aux mammaires internes, thyroïdiennes inférieures et diaphragmatiques supérieures.

*c) Lymphatiques.* — Les lymphatiques vont aux ganglions supérieurs de la chaîne mammaire interne.

*Nerfs.* — Les nerfs, assez abondants, viennent du sympathique.

3° **Période de régression.** — Durant cette période, le thymus décroît lentement de volume. La régression commence pendant la 2e année de la vie extra-utérine. Elle se termine entre 15 et 25 ans. On peut cependant retrouver des vestiges du thymus jusque chez le vieillard.

Au point de vue histologique, cette période est caractérisée par une dégénérescence graisseuse des éléments propres de l'organe et leur remplacement par du tissu conjonctif.

**Thymus accessoires.** — L'existence de *thymus accessoires* n'est pas rare; ce sont de petites glandes possédant la même structure que l'organe principal, mais variables dans leur volume, leur nombre et leur siège. Leur volume est en moyenne celui d'un pois ou d'un haricot. Leur nombre est variable (5 au maximum). Ces thymus accessoires constituent tantôt des glandes indépendantes; tantôt au contraire, ils sont rattachés au thymus ou au corps thyroïde.

## § 2. CORPS THYROÏDE

**Considérations générales.** — Le corps thyroïde, ou glande thyroïde, est un organe impair, placé au-devant de la trachée et du larynx, sur la face antérieure du cou.

A la palpation, on le sent comme une masse molle, mobile avec le larynx dans les mouvements de déglutition.

Il fait quelquefois défaut; il s'agit alors d'absence congénitale ou d'une atrophie secondaire de l'organe.

*L'aspect extérieur* de la glande rappelle celui du rein, sa surface libre est lisse et unie, coupée seulement de quelques sillons.

Sa *coloration* normale est rouge ou jaunâtre, violacée quand il y a gêne de la circulation veineuse. La *consistance* est uniformément molle.

Le *volume* est variable; moindre chez l'enfant que chez l'adulte, il est plus petit chez l'homme que chez la femme. — Le *poids moyen* est de 1 à 3 grammes chez le nouveau-né, de 22 à 24 grammes chez l'adulte.

**Formes et dimensions.** — La glande thyroïde affecte la forme d'un croissant à concavité supérieure, ou d'un fer à cheval, dont les parties latérales renflées constituent les *lobes*, et la partie moyenne rétrécie, l'*isthme*. L'isthme est surmonté d'un prolongement glandulaire plus ou moins grêle, la *pyramide de Lalouette*.

1° *Lobes latéraux.* — Les lobes latéraux sont deux masses volumineuses, larges et épaisses. Pyramides triangulaires à base inférieure,

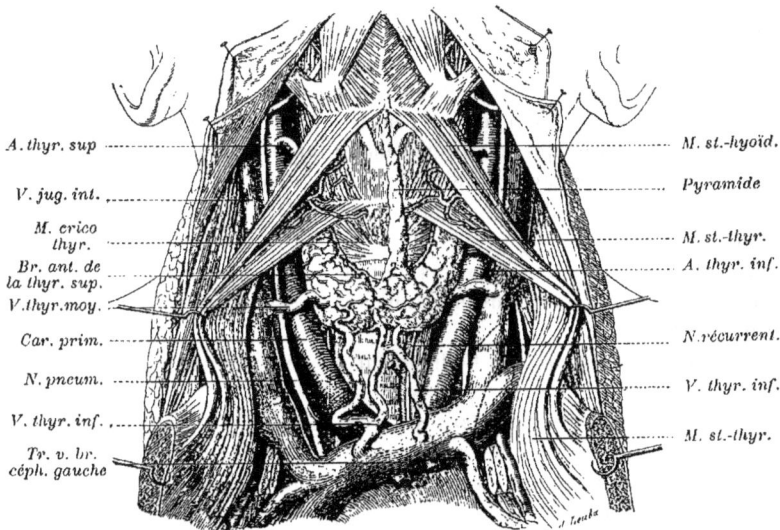

A.thyr. sup  
V. jug. int.  
M. crico thyr.  
Br. ant. de la thyr. sup.  
V.thyr.moy.  
Car. prim.  
N. pneum.  
V. thyr. inf.  
Tr. v. br. céph. gauche  

M. st.-hyoïd.  
Pyramide  
M. st.-thyr.  
A. thyr. inf.  
N. récurrent.  
V. thyr. inf.  
M. st.-thyr.  

Fig. 846. — Vue antérieure du corps thyroïde.

L'artère sous-clavière gauche, ainsi que les deux artères thyroïdes inférieures sont représentées en pointillé.

ils présentent : *un sommet* effilé ou corne supérieure, reporté en haut et en arrière; *une base* épaisse, arrondie; *une face antéro-externe* lisse et compacte ; *une face postérieure* irrégulière; *une face interne* concave; *trois bords* correspondants, antérieur, externe et postérieur.

*Leurs dimensions moyennes* sont de 3 à 4 centimètres dans le sens vertical, de 2 centimètres dans le sens transversal. Le lobe droit est généralement plus volumineux que le gauche.

2° *Isthme.* — L'isthme est une bandelette mince étendue entre les deux extrémités inférieures des lobes. Il présente une face antérieure convexe, une face postérieure concave, un bord supérieur et un bord inférieur.

Le développement de l'isthme est très variable, Il mesure généralement : 1 centimètre de large, 11 millimètres de haut, 5 millimètres d'épaisseur.

3° *Pyramide de Lalouette.* — C'est un prolongement long et grêle, cylindrique ou conique, qui naît du bord supérieur de l'isthme, généralement à gauche de la ligne médiane, et qui se prolonge jusqu'à l'os hyoïde à la face postérieure duquel il s'attache. La pyramide est sujette à de nombreuses variations et peut même faire complètement défaut.

**Moyens de fixité.** — La glande thyroïde est maintenue dans sa situation par une aponévrose d'enveloppe et des ligaments.

1) *Aponévrose d'enveloppe.* — L'aponévrose d'enveloppe est une toile celluleuse assez mince, simple condensation du tissu conjonctif lâche qui entoure le corps thyroïde. On peut la regarder comme une annexe de la gaine viscérale qui entoure le conduit laryngo-trachéal ainsi que le pharynx et l'œsophage. Il ne faut pas confondre cette gaine aponévrotique avec la capsule propre du corps thyroïde, dont elle est très aisément séparable.

2) *Ligaments.* — Ces ligaments sont des épaississements de l'aponévrose d'enveloppe ; ils fixent la glande au cricoïde, à la trachée et au paquet vasculo nerveux.

a) *Ligament médian.* — Ce ligament va de l'isthme au bord inférieur du cartilage cricoïde.

b) *Ligaments latéraux internes.* — Ils vont du bord postérieur des lobes latéraux au cricoïde et aux premiers anneaux de la trachée.

c) *Ligaments latéraux externes.* — Ce sont des sortes de mésos, au nombre de 6, trois de chaque côté, qui entourent les vaisseaux thyroïdiens supérieurs, moyens et inférieurs.

d) *Ligament supérieur.* — Il se détache du sommet de la pyramide de Lalouette et vient s'attacher au corps de l'os hyoïde.

**Rapports.** — Il faut distinguer les rapports de l'isthme et les rapports des lobes.

1° *Isthme.* — *Face antérieure.* — Au-devant de l'isthme on trouve de la superficie à la profondeur : la peau, le tissu cellulaire sous-cutané, l'aponévrose cervicale moyenne qui se dédouble au-dessus du sternum pour former l'espace sus-sternal, les muscles sous-hyoïdiens (sterno-cléido-hyoïdiens, omo-hyoïdiens, sterno-thyroïdiens).

*Face postérieure.* — Cette face, concave, recouvre le plus souvent les 2ᵉ, 3ᵉ et 4ᵉ premiers anneaux de la trachée. Elle peut encore empiéter sur le 1ᵉʳ anneau, chez l'enfant surtout, ou plus rarement recouvrir le 5e et même le 6e anneau. Entre cette face et la trachée se trouve un plexus veineux d'où naît la veine thyroïdienne moyenne.

2° **Lobes.** — *Face antéro-externe.* — Cette face est recouverte par

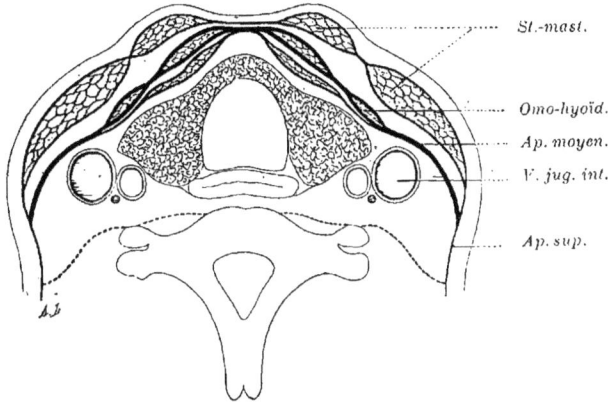

St.-mast.

Omo-hyoïd.

Ap. moyen.

V. jug. int.

Ap. sup.

Fig. 847. — Coupe transversale du cou passant au niveau de l'isthme du corps thyroïde (schématique).

les sterno-cléido-mastoïdiens, l'aponévrose moyenne et les muscles sous-hyoïdiens.

*Face postéro-interne.* — Elle est concave, et s'applique sur la face externe de la trachée (5 ou 6 premiers anneaux), du cricoïde, du thyroïde (1/3 inférieur). Elle répond encore à l'œsophage et à la partie inférieure du pharynx. Elle est longée par le *récurrent*.

*Face postérieure.* — Cette face répond au paquet vasculo-nerveux du cou (carotide primitive, jugulaire interne, pneumogastrique), aux artères thyroïdiennes inférieure et supérieure, au tronc du sympathique et au ganglion cervical moyen ou thyroïdien, à l'artère vertébrale (plus éloignée).

*Base.* — La base des lobes latéraux est placée au niveau du 5e ou du 6e anneau de la trachée.

*Sommet.* — Il répond à la partie moyenne du bord postérieur du cartilage thyroïde.

**Structure.** — Comme toute glande, la thyroïde se compose *d'acini sécréteurs*, plus souvent nommés *vésicules* ou *follicules*, et d'un *stroma conjonctif* qui contient de nombreux vaisseaux sanguins, des lymphatiques et des nerfs.

I. — *Vésicules thyroïdiennes.* — Les vésicules thyroïdiennes sont

Abrégé d'Anat. — III.                                                 89

des petits sacs arrondis, sphériques ou légèrement allongés, dont les dimensions oscillent entre 50 à 100 μ.

Leur paroi est constituée par une *assise épithéliale* continue, doublée en dehors, d'après quelques auteurs, d'une *membrane propre*, anhiste, dont l'existence est discutée. L'épithélium est formé d'une seule couche de cellules cylindriques ou cubiques. Ces cellules sont de deux sortes : des *cellules principales*, les plus nombreuses, à protoplasma clair, et des *cellules colloïdes*, à protoplasma granuleux, fortement colorable.

Les granulations de substance colloïde s'évacuent dans la cavité folliculaire. Celle-ci, distendue, se rompt dans une vésicule voisine ou dans un vaisseau lymphatique, pour reprendre ensuite le cycle de son évolution.

II. — *Stroma conjonctif.* — Il forme à la périphérie de la glande une *capsule mince*, émettant par sa face interne une multitude de prolongements (septa et septula) qui divisent l'organe en une série de petites loges contenant des lobules thyroïdiens (*cloisons interlobulaires*).

**Vaisseaux.** — 1° *Artères.* — Les artères destinées au corps thyroïde sont au nombre de quatre; ce sont : les *deux artères thyroïdiennes supérieures* et les *deux artères thyroïdiennes inférieures*. Il faut y joindre un tronc inconstant, l'*artère thyroïdienne moyenne* de *Neubauer*.

a) *L'artère thyroïdienne supérieure*, née de la carotide externe, se divise, au niveau de la corne supérieure, en *trois rameaux* : rameau de la face antéro-externe, rameau du bord antéro-supérieur, rameau du bord postérieur.

b) *L'artère thyroïdienne inférieure*, branche de la sous-clavière, après avoir croisé le récurrent et le sympathique, se divise à l'extrémité inférieure du lobe latéral en *trois rameaux* : rameau du bord inférieur, rameau du bord postérieur, rameau de la face antéro-externe.

A la surface de la glande, les branches terminales des artères thyroïdiennes s'anastomosent entre elles et forment ainsi un *réseau artériel* très riche.

De ce réseau partent de nombreux capillaires qui forment des filets à mailles serrées autour des follicules.

2° *Veines.* — Les veines succèdent dans la glande aux capillaires artériels, et forment à sa surface un riche plexus, *plexus veineux périthyroïdien*.

De ce plexus naissent *trois groupes de veines* pour chaque lobe.

*Veines thyroïdiennes supérieures*, qui contribuent à former le tronc thyro-linguo-facial.

*Veines thyroïdiennes moyennes*, affluents directs de la veine jugulaire interne.

*Veines thyroïdiennes inférieures*, les unes *médianes*, se jetant dans le tronc veineux brachio-céphalique gauche, les autres *latérales*, affluents de la jugulaire interne.

3° *Lymphatiques*. — Les lymphatiques naissent par des réseaux périfolliculaires, puis forment autour de la glande un réseau périthyroïdien, dont les efférents sont les uns ascendants, les autres descendants. Les rameaux ascendants se rendent soit aux ganglions précricothyroïdiens, soit aux ganglions sous-sterno-mastoïdiens. Les rameaux descendants se rendent dans les ganglions péritrachéaux.

**Nerfs.** — Les nerfs viennent du sympathique cervical, du récurrent, du laryngé externe et de l'hypoglosse, et suivent le trajet des artères. On les distingue en *nerfs vasculaires* et en *nerfs glandulaires*.

**Thyroïdes accessoires ou aberrantes.** — On donne le nom de *thyroïdes accessoires* ou *aberrantes* à des lobules glandulaires de dimensions généralement peu considérables, de structure identique à celle de la glande thyroïde, adhérents à celle-ci par un court pédicule, ou entièrement libres et situés plus ou moins loin de l'organe principal.

Les thyroïdes accessoires comprennent :

1° *Des thyroïdes accessoires supérieures*, avoisinant la concavité de l'os hyoïde.
2° *Des thyroïdes accessoires moyennes*, siégeant au-devant du cartilage thyroïde.
3° *Des thyroïdes accessoires inférieures*, placées immédiatement au-dessus de l'isthme du corps thyroïde.
4° *Des thyroïdes accessoires sus-aortiques*.
5° *Des thyroïdes accessoires latérales*.
6° *Des thyroïdes accessoires postérieures* rétro-trachéales ou rétro-œsophagiennes.

Ces glandes thyroïdes aberrantes dérivent du canal thyréo-glosse, vestige de l'ébauche thyroïdienne médiane, ou du canal thyréo-pharyngien, pédicule des ébauches latérales.

## § 3. PARATHYROÏDES

Les parathyroïdes ou glandules parathyroïdiennes, qu'il ne faut pas confondre avec les thyroïdes accessoires, ont été signalées pour la première fois par Sandström (1880). Elles ont fait depuis l'objet d'un grand nombre de recherches, qui ont élucidé leur structure et leur développement.

Il existe deux parathyroïdes de chaque côté :

1° La *parathyroïde externe*, dérivée de la troisième fente branchiale, est placée sur le bord postérieur des lobes latéraux du corps thyroïde au niveau de la terminaison de l'artère thyroïdienne inférieure. Elle se pré-

89.

sente sous la forme d'un grain brun rougeâtre de 6 à 10 millimètres de diamètre, accolé à la capsule du corps thyroïde.

On désigne cette parathyroïde sous le nom de glandule externe, parce qu'elle est placée hors du corps thyroïde. En raison de son origine aux dépens de la troisième fente, on la désigne encore sous le nom de parathyroïde III ou encore de parathymus III (Groschuff), à cause de ses connexions de voisinage avec l'ébauche du thymus.

2° La *parathyroïde interne* est placée au-dessus de la précédente, dans l'épaisseur même du parenchyme thyroïdien, au voisinage du bord postérieur des lobes latéraux. Sur une section du corps thyroïde, elle tranche sur le parenchyme voisin par sa couleur plus pâle.

On la désigne sous le nom de parathyroïde *interne* à cause de sa situation profonde. On l'appelle encore parathyroïde IV ou parathymus IV, parce qu'elle naît de la quatrième poche endodermique.

Comme nous l'avons vu en étudiant le développement des parathyroïdes, chacune de celles-ci constitue un véritable groupement, comprenant dans sa forme typique : 1° une glandule (glandule thymique ou glandule III pour la parathyroïde externe ; glandule thyroïdienne ou glandule IV pour la parathyroïde interne); 2° un ou plusieurs grains thymiques ; 3° des vésicules ciliées.

Les deux *glandules* ont une structure identique. Elles sont formées par des cellules, assez volumineuses, ordonnées autour des vaisseaux et groupées en lobules par de fines travées conjonctives. — Les *grains thymiques* présentent dans leur zone périphérique la structure lymphoïde du thymus adulte : dans leur zone centrale, ils ont conservé l'aspect épithélial du thymus primitif. — Les *vésicules épithéliales* sont des formations arrondies tapissées par un épithélium cylindrique, généralement pourvu de cils vibratiles.

# LIVRE QUATRIÈME

## APPAREIL URO-GÉNITAL

L'appareil urinaire et l'appareil génital ont entre eux d'étroites connexions. Chez l'individu arrivé à l'état de développement complet, nous voyons les vaisseaux des glandes génitales et des reins provenir d'une même région vasculaire. On constate d'autre part que les voies génitales et urinaires se fusionnent chez l'homme à leur partie terminale en un conduit unique, le canal de l'urètre, ou aboutir, chez la femme, dans un vestibule commun, qu'encadre la vulve. Mais c'est surtout lorsqu'on étudie le développement ontogénique et phylogénique de ces deux appareils qu'apparaissent avec la plus grande évidence les rapports qui les unissent. Non seulement leurs ébauches présentent une remarquable proximité d'origine, mais nous voyons même l'appareil génital se développer en partie aux dépens de l'appareil urinaire primitif dont il s'approprie en quelque sorte certaines portions. Aussi est-il impossible de scinder l'étude du développement de ces deux appareils et nous résumerons en un même chapitre l'histoire embryologique des organes urinaires et des organes génitaux.

## DÉVELOPPEMENT DE L'APPAREIL URO-GÉNITAL

Nous envisagerons successivement le développement de l'appareil urinaire et de l'appareil génital.

### § I. APPAREIL URINAIRE

Au point de vue embryologique, l'appareil urinaire se compose de deux segments absolument distincts : un segment supérieur, comprenant la glande rénale et son conduit excréteur ; un segment inférieur, formé par le réservoir vésical et son canal d'évacuation, l'urètre.

I. — **Segment supérieur.** — Au cours de son évolution intra-utérine, l'embryon possède successivement trois ébauches rénales distinctes dont la dernière persiste seule, du moins en tant que glande urinaire, pour former le rein définitif de l'adulte. Ces trois ébauches rénales ont reçu les noms de rein primordial ou pronéphros, de rein primitif ou mésonéphros, et de rein définitif ou métanéphros.

**1. Pronéphros.** — Le *pronéphros*, rein primordial ou céphalique, n'existe guère à l'état de développement complet que chez certains vertébrés inférieurs. Il est essentiellement formé de canalicules, qui représentent des diverticules métamériques du cœlome avec lequel ils restent temporairement en communication par un orifice qui porte le nom de néphrostome. Chaque ca-

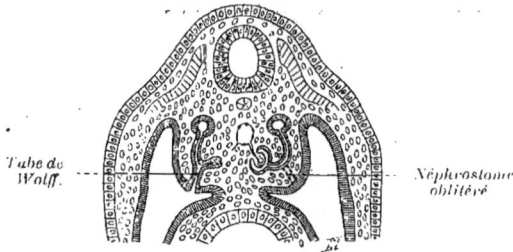

Tube de Wolff.

Néphrostome oblitéré

FIG. 848. — Coupe transversale schématique d'un embryon de vertébré inférieur, montrant le développement du pronéphros.

nalicule se met ensuite en rapport d'une part, par son extrémité médiale, avec un glomérule vasculaire, fourni par l'aorte et se jette d'autre part, par son extrémité distale, dans un canal excréteur à direction cranio-caudale ; en même temps disparaît la communication primitive avec la cavité cœlomique. Chez les amniotes, et plus particulièrement chez les mammifères, on ne retrouve le pronéphros que sous forme de débris, d'existence transitoire, à un stade très reculé du développement. Par contre son conduit excréteur persiste pour constituer le canal de Wolff.

Le *canal de Wolff*, conduit excréteur du pronéphros, se développe, en ce qui concerne son segment cranial, par l'union des extrémités distales des canalicules qui constituent le pronéphros. Son segment caudal, d'apparition plus tardive, se forme par bourgeonnement de l'extrémité caudale du segment cranial. Nous allons retrouver ce canal en étudiant le mésonéphros.

**2. Mésonéphros.** — Le *mésonéphros*, rein primitif, plus généralement connu sous le nom de corps de Wolff, est bien visible chez les embryons de 10 à 18 millimètres (5ᵉ à 6ᵉ semaine) et se présente sous l'aspect d'un corps réniforme, allongé dans le sens vertical, et occupant la partie profonde de la cavité abdominale, à côté de la glande génitale, en dehors de laquelle il est placé. En avant et en dehors de lui descend son canal excréteur, le canal de Wolff. Celui-ci n'est autre que le conduit du pronéphros que le mésonéphros s'est approprié, lors de l'atrophie du rein primordial. Il se termine inférieurement en se jetant dans le cloaque (voir plus loin).

Le corps de Wolff est essentiellement constitué par des canalicules transversaux, émanés du cœlome, mais perdant rapidement toute connexion avec celui-ci. Les canalicules possèdent une extrémité proximale glomérulaire et une extrémité distale qui débouche dans le canal de Wolff.

Chez les vertébrés inférieurs, le corps de Wolff se différencie en deux segments, l'un caudal qui fonctionne comme glande urinaire, l'autre cranial qui s'annexe à la glande génitale et lui fournit, du moins chez

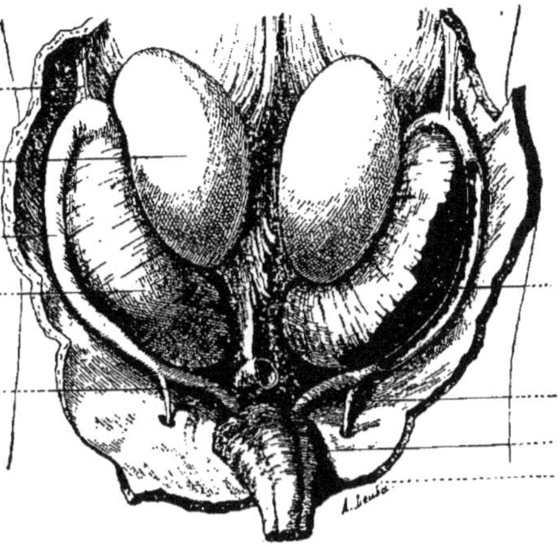

Fig. 849. — Corps de Wolff et glande génitale (d'après Kollmann).
Embryon humain de 17 mm.

les sujets mâles, ses voies d'excrétion. Chez les vertébrés supérieurs, la portion urinaire du corps de Wolff disparaît presque entièrement et n'est plus représentée que par des vestiges que l'on rencontre à côté des glandes génitales. Quant à l'évolution de sa partie supérieure ou génitale nous l'étudierons en même temps que celle de l'appareil génital.

. 3. **Métanéphros.** — Le rein définitif ou *métanéphros* est d'origine wolffienne; il se développe en effet aux dépens d'une évagination de l'extrémité caudale du canal de Wolff. Cette évagination, déjà bien visible sur l'embryon de 10 à 11 millimètres (4 semaines), donne naissance par bourgeonnement à la totalité du rein. Le pédicule forme l'uretère qui débouche plus tard dans le sinus uro-génital, lorsque celui-ci a absorbé le segment inférieur du canal de Wolff qui recevait primitivement le conduit excréteur du rein.

II. — **Segment inférieur.** — Le segment inférieur de l'appareil urinaire comprend la vessie et l'urètre.

89..

1) *La vessie* se développe aux dépens de la portion intra-embryonnaire de la vésicule allantoïde. Celle-ci, comme nous l'avons vu, est un diverticule de l'intestin caudal, avec lequel elle se continue d'abord sans ligne de démarcation bien nette par un canal curviligne qui constitue le cloaque. Cette portion intra-embryonnaire de l'allantoïde ne tarde pas à se différencier en 2 portions, l'une supérieure qui garde un calibre relativement réduit et constitue l'*ouraque*, l'autre inférieure qui se dilate pour constituer l'ébauche de la *vessie*. Inférieurement la vessie s'ouvre dans le cloaque. Mais celui-ci se divise bientôt en deux parties, par suite de la descente progressive de l'éperon mésodermique qui fait saillie au niveau de sa paroi craniale. La partie ventrale du cloaque ainsi cloisonné constitue le sinus uro-génital. Sa partie dorsale forme le segment terminal du rectum. Dans le sinus uro-génital débouchent l'uretère et le canal de Wolff. Mais la partie supérieure du sinus uro-génital est ultérieurement absorbée par la vessie et c'est ainsi que l'uretère s'ouvre secondairement dans cette dernière.

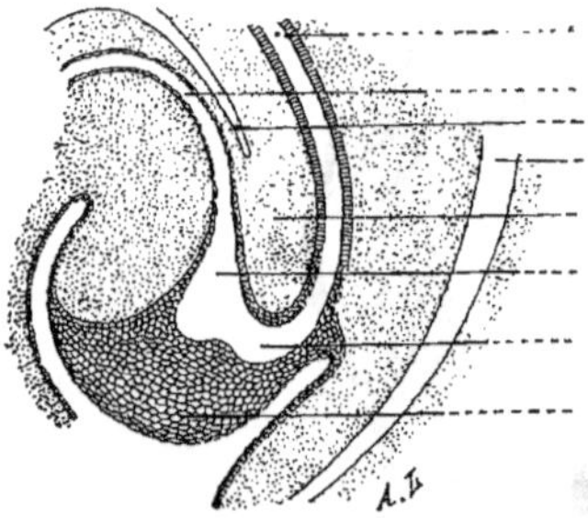

Fig. 850. — Section sagittale et axile de la région cloacale sur un embryon humain de 14 mm (d'après Tourneux).

*Int.*
*S. ped. all.*
*C. pl. per.*
*A. s. m.*
*E. per.*
*S. u. g.*
*Cl.*
*Bouc. cloc.*

L'ouraque se rétrécit de plus en plus et il est généralement imperméable au moment de la naissance. Il est alors nettement distinct du réservoir vésical avec lequel il se continuait initialement d'une façon insensible.

2) *L'urètre* se compose embryologiquement de deux segments distincts: un segment profond (*urètre postérieur*), qui se développe aux dépens de la partie inférieure du sinus urogénital; un segment superficiel (*urètre antérieur*), dont l'évolution est liée à celle du tubercule génital. Le segment formé aux dépens du sinus urogénital correspond sensiblement aux portions prostatique et membraneuse de l'urètre masculin et à la totalité de l'urètre féminin. Le segment développé aux dépens du tubercule génital répond à l'urètre spongieux de l'homme. Nous étudierons son mode de formation en décrivant le développement des organes génitaux externes.

### § 2. APPAREIL GÉNITAL

L'appareil génital comprend : 1º les glandes génitales, qui élaborent les cellules sexuelles; 2º les voies génitales, qui servent de vecteurs à ces cellules ; 3° les organes génitaux externes, différenciés en vue de la copulation.

I. — **Glandes génitales.** — Les premiers stades du développement de la glande génitale sont identiques dans l'un et l'autre sexe. Elle apparaît sous la forme d'une saillie allongée, sur la paroi dorsale du cœlome, immédiatement en dedans du corps de Wolff. A ce stade initial, elle est essentiellement constituée par un épithélium germinatif, portion différenciée de l'épithélium cœlomique. Cet épithélium pousse bientôt dans le mésoderme sous-jacent des cordons cellulaires, *cordons de Pflüger*, au milieu desquels apparaissent de volumineuses cellules, les *ovules primordiaux*.

1) *Glande génitale mâle.* — Lorsque la glande génitale évolue dans le sens masculin pour former le testicule, les ovules primordiaux disparaissent, tandis que les éléments restants se multiplient activement pour donner naissance aux conduits séminifères. Les cellules qui tapissent ces derniers se différencient bientôt en deux ordres d'éléments, dont les uns sont de simples cellules de soutien (*cellules de Sertoli*), alors que les autres (*cellules de la lignée séminale*) subissent une série de transformations successives qui aboutissent à la formation des spermatozoïdes. Entre temps, les conduits séminifères se sont mis en rapport avec la portion génitale du corps de Wolff qui, comme nous le verrons dans un instant, va former la partie initiale des voies spermatiques.

Le testicule est d'abord situé dans la région lombaire et l'origine de ses vaisseaux atteste encore chez l'adulte cette situation initiale. Au cours du développement, le testicule subit un mouvement de descente qui le conduit dans les bourses à la fin de la vie intra-utérine. (Voir Développement du péritoine.)

2) *Glande génitale femelle.* — Lorsque la glande génitale est destinée à former l'ovaire, l'épithélium germinatif persiste indéfiniment à sa surface et constitue l'*épithélium ovarien*. Les cordons cellulaires, émanés de l'épithélium germinatif, se fragmentent en une série d'amas arrondis, les *follicules primordiaux*. Chacun de ces follicules contient un *ovule primordial*. Contrairement, en effet, à ce qui se passe au niveau de la glande génitale mâle, les ovules primordiaux persistent dans la glande femelle. Nous verrons plus loin, en étudiant la structure de l'ovaire, les transformations successives que subissent les follicules primordiaux dont l'évolution se poursuit bien après la naissance, pendant toute la durée de la vie génitale.

L'ovaire, comme le testicule, abandonne la région lombaire vers le troisième mois de la vie intra-utérine, mais sa migration s'arrête lorsqu'il est parvenu à l'entrée de l'excavation pelvienne.

**II. — Voies génitales.** — Les voies génitales qui reçoivent les éléments sexuels, élaborés dans les glandes génitales, se développent aux dépens du corps de Wolff, du canal de Wolff et du conduit de Muller. Nous connaissons l'origine du corps et du canal de Wolff. Le canal de Muller se développe, dans son segment cranial, aux dépens d'une évagination de l'épithélium cœlomique; sa partie caudale se forme par prolifération des cellules inférieures du segment cranial. Elle se porte vers le sinus uro-génital dans lequel elle s'ouvre à la fin du deuxième mois. La partie supérieure des canaux de Muller est placée en dehors du canal de Wolff. Mais plus bas, chaque canal de Muller croise le canal de Wolff correspondant et se place en dedans de lui, en s'accolant à son congénère du côté opposé. Les quatre canaux ainsi juxtaposés constituent le *cordon génital*, qui descend dans un méso frontal cloisonnant la cavité cœlomique du pelvis jusqu'à la terminaison de ces canaux dans le sinus uro-génital.

L'évolution ultérieure du corps et du canal de Wolff, ainsi que celle du canal de Muller, varie beaucoup suivant le sexe.

1) *Sexe masculin.* — Chez l'homme, les voies génitales (voies spermatiques) ont une origine essentiellement wolffienne. Les canali-

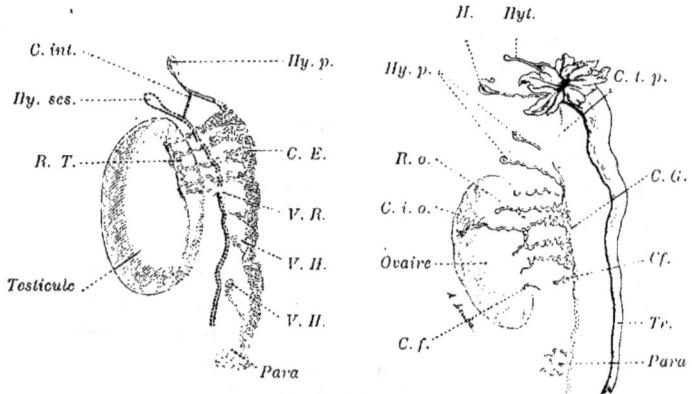

Fig. 851 et 852. — Schéma des homologies des dérivés wolffiens (*en bleu*) et mülleriens (*en noir*) dans les deux sexes (Pasteau et Rieffel).

cules du corps de Wolff fournissent la partie initiale des voies spermatiques, c'est-à-dire les tubes droits, le rete testis, les cônes efférents.

L'épididyme, le canal déférent et les conduits éjaculateurs représentent des dérivés du canal de Wolff. Les vésicules séminales ne sont que de simples diverticules secondaires de la partie terminale du canal déférent. Cependant certaines parties de l'appareil wolffien restent à l'état rudimentaire et se retrouvent à l'état de débris que nous ne ferons que signaler ici (voir plus loin, page 1475). C'est ainsi que la portion caudale (urinaire) du corps de Wolff donne naissance à l'*organe de Giraldès*. De même, certains canalicules de sa portion craniale, qui n'ont pas fait leur jonction avec les canalicules séminifères, constituent des *vasa aberrantia*. Enfin, on pense généralement que l'*hydatide épididymaire* représente la partie initiale du canal de Wolff.

Le canal de Muller reste inutilisé chez le mâle, Il n'en persiste que des débris. L'*hydatide testiculaire* est ordinairement regardée comme le reliquat de la partie initiale du canal de Muller, Quant à la partie terminale de celui-ci, elle se fusionne avec celle du côté opposé pour constituer un petit organe impair et médian, logé dans le veru montanum : l'*utricule prostatique*.

2) *Sexe féminin*. — Chez la femme, l'évolution des conduits génitaux primitifs est absolument différente. Les canaux de Muller prennent une importance considérable, alors que l'appareil wolffien subit une régression presque complète,

Le segment cranial de chaque canal de Muller reste indépendant de celui du côté opposé et donne naissance à la trompe. Le segment caudal s'accole au niveau de la ligne médiane à la portion correspondante du canal du côté opposé. A l'accolement succède d'ailleurs bientôt une fusion complète qui commence à la huitième semaine pour s'achever à la fin de la douzième. Ainsi se forme un canal impair et médian, le canal *utéro-vaginal* ou *canal de Leuckhart*, L'utérus et le vagin se différencient l'un de l'autre assez tardivement (5e mois) par suite de l'apparition d'un bourrelet indiquant l'emplacement futur du col. Les modifications histologiques que subissent ultérieurement les parois de l'utérus et du vagin viennent encore accentuer le processus d'individualisation du segment utérin et du segment vaginal du canal de Leuckhart.

Le vagin s'ouvre primitivement dans le sinus uro-génital qui, comme nous le verrons plus loin, donne naissance au vestibule de la vulve.

Le corps et le canal de Wolff ne prennent donc aucune part à la formation des conduits génitaux de la femme. Il n'en persiste que des débris. Le segment cranial du corps de Wolff donne naissance aux *canalicules* de l'organe de Rosenmuller ou *époophore*, son segment caudal est représenté par le *paraophore*. Quant au canal de Wolff, il persiste dans son segment cranial qui forme le *canal longitudinal de l'époophore*. Sa partie moyenne disparaît généralement sans laisser de traces. Quant à sa partie caudale, elle peut persister pour donner naissance au *canal de Gartner* (pour plus de détails, voir p. 1500).

**III. — Organes génitaux externes.** — Les organes génitaux externes se développent essentiellement aux dépens du sinus uro-génital et des bourrelets cutanés qui circonscrivent l'orifice par lequel ce sinus s'ouvre à l'extérieur. Les premiers stades du développement sont identiques dans l'un et l'autre sexe.

1) *Stade indifférent.* — Le sinus uro-génital est lui-même un dérivé du cloaque, aboutissant commun de la partie terminale de l'intestin et de la vésicule allantoïde. Le cloaque est d'abord fermé inférieurement par une lame mésodermique, tapissée à sa face superficielle par l'ectoderme et à sa face profonde par l'endoderme. Les cellules ectodermiques ne tardent pas à se multiplier; elles déterminent la régression du mésoderme sous-jacent et se fusionnent avec les cellules endodermiques pour former le *bouchon cloacal*. Ce bou-

Fig. 853. — Orifice cloacal d'un embryon de 8 semaines.
(D'après les modèles en cire de Ecker-Ziegler.)

chon cellulaire se désagrège à la fin du deuxième mois et la cavité cloacale communique avec l'extérieur. L'orifice du cloaque occupe le centre d'une saillie, l'*éminence cloacale*, séparée en arrière du bourgeon caudal encore très saillant par la *dépression sous-caudale*. Cet orifice affecte la forme d'une fente sagittale, limitée sur les côtés par deux lèvres, les *bourrelets génitaux*, en avant par un nodule arrondi, le *tubercule génital* et en arrière par une bride transversale, le *repli post anal*.

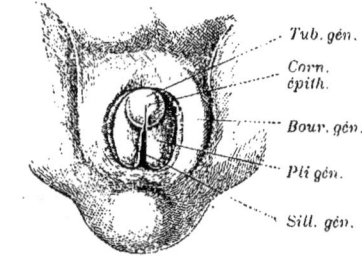

Mais, comme nous l'avons vu, la descente progressive de l'éperon périnéal ne tarde pas à diviser le cloaque en deux compartiments, l'un postérieur ano-rectal, l'autre antérieur uro-génital. Le sinus uro-génital s'ouvre alors à l'extérieur par un orifice distinct.

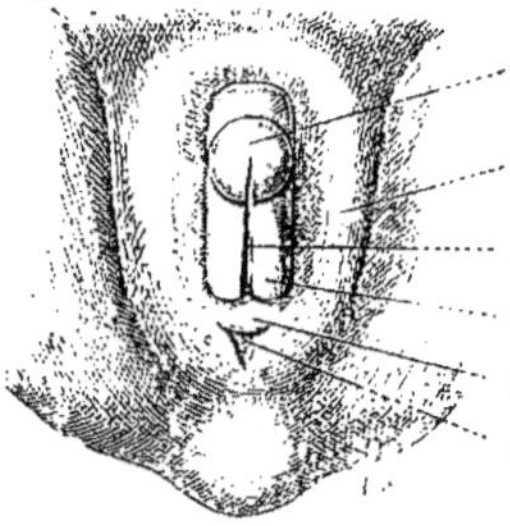

Fig 854. — Région périnéale d'un embryon de 2 mois et demi (stade indifférent).
(D'après les modèles en cire de Ecker-Ziegler.)

En avant de cet orifice, nous retrouvons le *tubercule génital* présentant sur sa face inférieure une gouttière, le *sillon uro-génital*. En arrière, se trouve la partie inférieure de l'*éperon périnéal*. Enfin, sur les côtés, sont placés les *bourrelets génitaux* en dedans desquels ont apparu deux replis moins saillants, les *plis génitaux* qui se con-

tinuent en avant avec les lèvres du sillon uro-génital, sur la face inférieure du tubercule génital. Telle est la disposition de la région vers la neuvième semaine, moment à partir duquel vont se produire une série de transformations qui différeront suivant le sexe.

2) *Sexe féminin.* — Lorsque l'embryon est du sexe féminin, la disposition primitive subit des modifications relativement peu importantes.

Les plus notables sont celles qui portent sur la partie inférieure du sinus uro-génital, dans laquelle sont venus s'aboucher les canaux

Capuchon
Clitoris
Gr. lèvre
Nymphe
Vestibule
Périn.
Anus

Fig. 835. — Transformation de l'ébauche primitive dans le sexe féminin (embryon de 4 mois et demi).

(D'après les modèles en cire de Ecker-Ziegler.)

de Muller. Cette partie inférieure s'élargit en effet considérablement en même temps qu'elle s'éverse en quelque sorte à l'extérieur, pour former

le *vestibule* de la vulve. Cette partie inférieure extériorisée du sinus uro-génital présente: en avant, l'orifice de la partie supérieure du même sinus qui est devenue le canal de l'urètre ; en arrière, l'orifice des deux canaux de Muller fusionnés en un seul pour former le vagin. Celui-ci s'invagine en quelque sorte par sa partie terminale dans le vestibule, déterminant ainsi la formation d'une véritable valvule qui constitue l'ébauche de l'*hymen*.

Les parties qui encadrent extérieurement l'orifice du sinus uro-génital se transforment de la façon suivante: le

Gland. pén.
Prépuce
Sill. gén.
Scrotum
Repli pér.
Anus

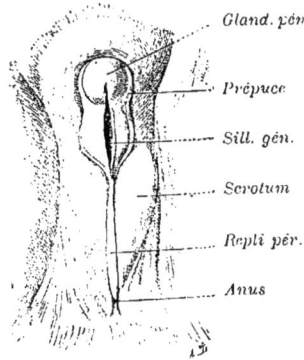

Fig. 836. — Transformation de l'ébauche primitive dans le sexe masculin (embryon de 3 mois et demi).

(D'après les modèles en cire de Ecker-Ziegler.)

tubercule génital donne naissance au clitoris, qui s'entoure d'un capuchon cutané que lui forme la partie antérieure des plis génitaux. Ceux-ci donnent naissance aux petites lèvres. Quant aux grandes lèvres, elles dérivent des bourrelets génitaux.

3) *Sexe masculin.* — Chez l'homme la région uro-génitale présente des transformations plus considérables.

Le sinus uro-génital forme la portion profonde de l'urètre que l'apparition ultérieure de la prostate (3ᵉ mois) et du sphincter strié permet de diviser en une portion prostatique et une portion membraneuse. Inférieurement le sinus uro-génital se prolonge en gouttière à la face inférieure du tubercule génital, qui a subi un accroissement considérable pour former la verge. Ultérieurement la partie inférieure du sinus et sa gouttière pénienne se trouvent fermées par suite de la coalescence sur la ligne médiane des plis génitaux. La partie antérieure du pénis se renfle pour former le gland ; à la face inférieure de celui-ci se forme, aux dépens d'une ébauche spéciale (le *rempart balanique*), le segment terminal de l'urètre. La partie antérieure des plis génitaux, continuant à s'accroître, arrive à entourer ces parties d'une formation cutanée, le *prépuce*. Quant aux bourrelets génitaux, d'abord séparés, ils s'accolent sur la ligne médiane et forment le scrotum dans l'épaisseur duquel le péritoine envoie vers le 3ᵉ mois le *processus vaginal*, ébauche de la tunique vaginale.

Avant d'aborder l'étude de l'appareil uro-génital, nous décrirons les glandes surrénales (1ʳᵉ *partie*), bien que ces organes ne présentent guère avec cet appareil que de simples rapports de contiguïté. Nous envisagerons ensuite successivement : l'appareil urinaire (2ᵉ *partie*); l'appareil génital de l'homme (3ᵉ *partie*); l'appareil génital de la femme (4ᵉ *partie*). Nous consacrerons ensuite un chapitre d'ensemble à la description du périnée, région complexe, vers laquelle convergent les segments terminaux des appareils urinaire, génital et digestif (5ᵉ *partie*). Enfin dans une 6ᵉ *partie*, nous décrirons la mamelle qui, en raison de son évolution et de ses fonctions, peut être considérée comme un annexe de l'appareil génital.

# PREMIÈRE PARTIE

# GLANDES OU CAPSULES SURRÉNALES[1]

**Préparation.** — Enlever avec précaution les viscères abdominaux : foie, esto-mac, rate, duodénum, pancréas. Étudier, chemin faisant, les rapports des capsules avec ces organes. Conserver intacts le diaphragme, les gros vaisseaux préverté-braux, les reins et leurs pédicules vasculaires. Étudier les rapports de la face postérieure des capsules et terminer par la dissection de leurs vaisseaux.

Les glandes surrénales sont des glandes closes à systématisation para-vasculaire, constantes chez tous les vertébrés et situées en arrière du péritoine, au voisinage des reins et des gros vaisseaux prévertébraux.

Les capsules surrénales sont au *nombre* de deux. Anormalement, il peut n'exister qu'une glande surrénale, soit par absence d'une des deux, soit du fait de la soudure de ces organes entre eux.

La *coloration* des glandes surrénales est jaunâtre à l'extérieur, brun foncé à l'intérieur, sur le vivant.

Leur tissu est fragile, leur *consistance*, assez ferme.

Le *poids* de chaque glande, quelque peu variable suivant les sujets, suivant le sexe, suivant le côté considéré, est d'environ 4 grammes. Les *dimensions* sont les suivantes : hauteur moyenne, 3 centimètres ; largeur, 4 cm. 5 ; épaisseur, 2 à 8 millimètres.

*Situation.* — La capsule surrénale recouvre seulement 5 fois sur 30 le pôle supérieur du rein ; elle est le plus souvent située entre le bord interne de celui-ci et la colonne vertébrale, au-dessus du pédicule rénal. Son extrémité supérieure ne dépasse pas le pôle supérieur du rein.

*Moyens de fixité.* — La glande surrénale est un des organes les mieux fixés de l'économie ; elle n'accompagne jamais le rein dans ses déplacements. Son moyen principal de fixation est une *capsule fibro-conjonctive*, séparée de la capsule du rein par une lame inter-surréno-rénale. Cette capsule fibreuse envoie sur tous les organes voisins des expansions qui ont été décrites sous le nom de ligaments : ligaments surréno-cave, surréno-aortique, surréno-hépatique, surréno-diaphrag-matique.

*Forme.* — Comparée à un bonnet phrygien, à un casque aplati, à une grosse virgule renversée, la glande surrénale est une lame aplatie dont la forme est très variable. Elle figure tantôt un ovoïde, tantôt une ellipse, tantôt un croissant ou une pyramide.

1. Dans le *Traité d'Anatomie humaine* le chapitre CAPSULES SURRÉNALES a été rédigé par M. le Dr G. Delamare.

*Direction*. — Son grand axe, oblique en bas, en arrière et en dehors, fait avec le plan médian vertical un angle de 25 à 30°.

**Configuration extérieure et rapports.** — On peut décrire à la glande surrénale 3 faces et 2 bords.

Les *faces* sont : la 1re *antéro-externe*, la 2e *postéro-interne*, la 3e *basale*.

La *face antéro-externe* est parcourue par un sillon transversal,

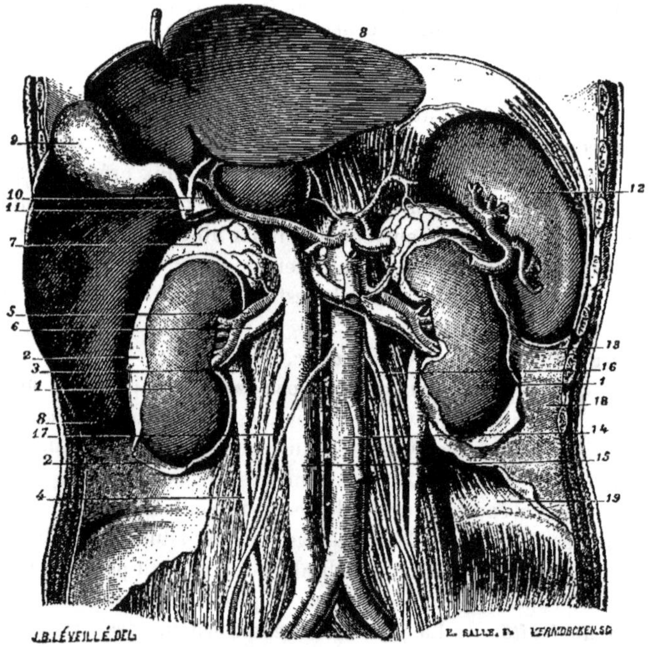

Fig. 857. — Rapports des glandes surrénales (Sappey).

1, 1. Les deux reins. — 2, 2. Capsule fibreuse qui les rattache à la paroi postérieure de l'abdomen — 3. Bassinet. — 4. Uretère. — 5. Artère rénale. — 6. Veine rénale. — 7. Capsule surrénale. — 8, 8. Le foie, qui a été soulevé pour montrer les rapports de sa face inférieure avec le rein droit. — 9. Vésicule biliaire. — 10. Partie terminale du tronc de la veine porte, au-devant duquel on voit l'artère hépatique à gauche, les conduits hépatique et cystique à droite. — 11. L'origine du conduit cholédoque résultant de la fusion des deux canaux qui précèdent.— 12. La rate, dont la face interne a été renversée en dehors pour la montrer dans ses rapports avec le rein gauche. — 13. Repli demi-circulaire sur lequel repose son extrémité inférieure. — 14. Aorte abdominale. — 15. Veine cave inférieure. — 16. Artères et veines spermatiques gauches. — 17. Veine spermatique droite allant s'ouvrir dans la veine cave ascendante. — 18. Lame cellulo-fibreuse sous-péritonéale ou *fascia propria* se dédoublant au niveau du bord convexe des reins pour former l'enveloppe qui les fixe dans leur situation. — 19. Extrémité inférieure du muscle carré lombaire.

oblique ou vertical, désigné sous le nom de *hile* et longé par l'artère surrénale moyenne. *A gauche*, son segment supérieur est séparé par l'arrière-cavité des épiploons de la face postérieure de la grosse tubérosité gastrique. Son segment inférieur est croisé par la queue du pancréas et les vaisseaux spléniques. Parfois, chez l'adulte, le bord postérieur de la rate entre en rapport avec la surrénale. — *A droite*, la face antérieure de la glande surrénale frappe une empreinte sur la face postérieure du foie et se met en rapport avec l'angle sous-hépatique du colon et la 2ᵉ portion du duodénum, avec la partie externe de la face postérieure de la veine cave inférieure, avec le péritoine pariétal et avec l'hiatus de Winslow.

La *face postéro-interne* ou *vertébro-diaphragmatique* repose sur les piliers du diaphragme qui la séparent des corps vertébraux des XIIᵉ dorsale et Iʳᵉ lombaire à gauche, de la XIIᵉ dorsale à droite ; ainsi que du sinus pleural costo-diaphragmatique et du dernier espace intercostal. Cette face est en rapport avec le tronc du sympathique, avec l'anastomose réno-azygo-lombaire à gauche, avec l'origine de la grande azygos à droite.

La *face inférieure* ou *basale*, regardant en bas, en arrière et en dehors, repose sur le bord interne et sur la face antérieure du rein au-dessus du pédicule rénal.

Les *bords* sont l'un *antéro-interne*, l'autre *postéro-externe*.

Le *bord antéro-interne*, rectiligne, répond *à gauche*, à l'aorte et au tronc cœliaque ; *à droite*, à la veine cave inférieure qui le recouvre et *des 2 côtés*, aux ganglions semi-lunaires, aux artères diaphragmatiques inférieures et aux artères surrénales moyennes.

Le *bord postéro-externe*, convexe et sinueux, continue le bord externe du rein au niveau du pôle supérieur de celui-ci.

**Structure.** — La glande surrénale se compose : 1° d'une capsule fibreuse ; 2° d'un parenchyme.

1° La *capsule fibreuse* est formée de fibres conjonctives, de fibres élastiques plus rares et de quelques fibres musculaires lisses. Elle envoie des prolongements externes sur les parois de la loge fibreuse surrénale et des prolongements internes qui pénètrent dans l'intérieur de la glande et la lobulisent.

2° Le *parenchyme* est constitué de deux zones, l'une périphérique ou *écorce*, l'autre centrale ou *moelle*, séparées par un liséré brunâtre.

L'*écorce* est jaunâtre, assez ferme et représente les deux tiers de la glande. Elle brunit sous l'influence de l'acide osmique.

La *moelle*, centrale, brune ou rouge, très fragile, verdit au contact des acides ferriques. Sur le cadavre elle est remplacée par une cavité.

*Résumé histologique.* — *Écorce.* — L'écorce est formée de cordons cellulaires pelotonnés en amas sous la capsule, disposés en faisceaux parallèles plus profondément, et enfin anastomosés en un réseau compliqué au voisinage de la moelle. Aussi distingue-t-on dans l'écorce 3 zones principales : la *zone glomérulaire*, la *zone fasciculée*, la *zone réticulée*.

*Moelle.* — La substance médullaire est formée par un réseau de larges cordons cellulaires séparés par de nombreux capillaires. Les cellules y sont cylindriques, plus grandes que dans l'écorce et remplies de granulations fines colorables en vert par le perchlorure de fer.

**Vaisseaux et nerfs.** — 1° Les *artères* sont au nombre de trois : la *surrénale supérieure*, grêle, née de la diaphragmatique inférieure; la *surrénale moyenne*, artère principale, branche de l'aorte abdominale; la *surrénale inférieure* venue de la rénale (v. fig. 863).

Ces artères abordent la glande par sa périphérie et forment un réseau dans la capsule; du réseau capsulaire partent des rameaux longs qui vont se terminer dans la moelle et des rameaux courts qui se capillarisent dans les différentes couches de la corticale.

2° Les *veines* se collectent dans la veine centrale qui émerge au niveau du hile et se jette à gauche dans la veine rénale, à droite dans la veine cave inférieure. — D'autres veines surrénales accessoires vont aux veines rénales et aux diaphragmatiques inférieures.

3° Les *lymphatiques* aboutissent par 2 ou 3 collecteurs aux ganglions les plus élevés des groupes latéro-aortiques et quelquefois à un ganglion latéro-vertébral sus-diaphragmatique.

4° Les *nerfs* sont très nombreux et viennent, principalement, du plexus solaire et du plexus rénal; accessoirement, du pneumogastrique et du phrénique. Dans la moelle, on trouve de nombreuses cellules nerveuses isolées ou agminées. Les nerfs se terminent sur les vaisseaux et autour des cellules glandulaires par des extrémités libres en boutons.

**Développement.** — L'origine des glandes surrénales est très discutée. On admet généralement qu'elles sont formées par la réunion de deux ébauches primitivement distinctes et correspondant, l'une à la substance corticale, l'autre à la substance médullaire.

L'ébauche corticale provient d'une végétation de l'épithélium cœlomique qui apparaît entre le 21e et le 25e jour de la vie intra-utérine à la partie interne et supérieure du corps de Wolff.

L'ébauche médullaire, émanée des ganglions sympathiques, apparaît plus tardivement que l'écorce, s'accole à celle-ci et la pénètre.

Pendant la vie fœtale, la glande surrénale est longtemps plus volumineuse que le rein. A quatre mois les deux organes ont le même volume; à la naissance, le poids de la capsule est le tiers de celui du rein.

**Glandes accessoires.** — Assez fréquemment il existe des glandes surrénales accessoires, grosses comme une tête d'épingle ou un pois; elles sont situées en des points divers : sous la capsule fibreuse ou dans la substance corticale du rein, derrière la veine cave inférieure, sur les rameaux du sympathique ou dans l'épaisseur de ses ganglions, dans le mésentère, et au voisinage de glandes génitales.

Les glandes accessoires sont ou complètes, formées de substance corticale et médullaire, ou incomplètes, formées seulement soit de substance corticale, soit de substance médullaire.

## DEUXIÈME PARTIE

# APPAREIL URINAIRE

L'appareil urinaire comprend :

1º *Les reins*, au nombre de deux, l'un droit, l'autre gauche.

2º Leurs canaux excréteurs (*calices, bassinet* et *uretère*).

3º Un réservoir commun : *la vessie*.

4º *L'urètre*, exclusivement urinaire chez la femme, vecteur à la fois de l'urine et du sperme chez l'homme.

## CHAPITRE I

## REINS[1]

**Préparation.** — Choisir un sujet jeune, maigre. à péritoine transparent. Étudier les rapports de la face antérieure du rein, à travers le péritoine intact, avec les viscères abdominaux ; enlever ensuite le péritoine et ces viscères. Décoller prudemment le duodénum, le pancréas et la rate ; conserver les gros vaisseaux prévertébraux, disséquer le pédicule rénal jusque dans le sinus. Extirper enfin le rein pour voir ses rapports postérieurs, dont on complétera l'étude par la dissection des plans musculo-aponévrotiques de la région lombaire, sur le sujet couché sur le ventre. — Une coupe menée suivant le grand axe du rein, sur son bord convexe, montrera sa structure, les calices et le bassinet.

*Nombre.* — Les reins sont au nombre de deux, l'un droit, l'autre gauche.

*Forme.* — Chaque rein a la forme d'un haricot, dont le hile serait dirigé en dedans ; mais cette forme varie et l'on distingue des reins allongés, des reins globuleux, des reins discoïdes. Le rein droit est souvent plus plat et moins volumineux que le rein gauche.

*Dimensions.* — Le rein mesure en moyenne 12 centimètres de longueur, 6 centimètres de largeur et 3 centimètres d'épaisseur. Toutes ces dimensions subissent de grandes variations.

*Poids.* — Le poids du rein chez l'adulte est d'environ 140 à 150 grammes ; il est un peu moindre chez la femme. Le poids des deux reins par rapport au poids du corps est chez le fœtus à terme comme 1 est à 80 et chez l'adulte comme 1 est à 200.

1. Ce chapitre a été rédigé dans le *Traité d'Anatomie humaine*, par M. le Dr A. Gosset.

*Couleur, consistance.* — Sa *couleur* est rouge sombre sur le vivant. Sa *consistance* ferme fait que le rein marque son empreinte sur les organes voisins (foie, rate).

*Direction et orientation.* — La direction du rein est oblique. Son extrémité inférieure est plus éloignée du plan médian que son extrémité supérieure. Ses faces s'orientent obliquement; la face postérieure, regarde en arrière et en dedans; l'antérieure, en avant et en dehors. Le plan de la face antérieure forme un angle de 45° ouvert en arrière avec le plan sagittal antéro-postérieur. Le bord interne, excavé, est placé sur un plan antérieur au bord externe.

Le rein présente donc une face antéro-externe, une face postéro-interne; un bord convexe, externe et postérieur; un bord concave, interne et antérieur.

**Rapports.** — Les reins sont placés de chaque côté de la ligne médiane, au niveau de la fosse lombaire. Cette fosse, limitée par la dernière côte, la crête iliaque et la colonne vertébrale, est comblée par des plans musculo-aponévrotiques.

Nous étudierons d'abord les rapports des reins avec le squelette, puis les rapports des faces, des bords et des extrémités.

*Rapports avec le squelette.* — Le rein est en rapport constant avec trois vertèbres : *la XIIe dorsale et les deux premières lombaires*, ce sont les *vertèbres rénales*; mais il déborde, en haut, la XIIe dorsale et, en bas, la IIe lombaire, se mettant ainsi en rapport avec *deux vertèbres pararénales* : la XIe dorsale et la IIIe lombaire ; 1 fois sur 3, il descend jusqu'au niveau de la crête iliaque.

Le rein se met en rapport avec les *deux dernières côtes*. Son pôle supérieur atteint la face interne de la 11e côte et la déborde rarement. La 11e côte varie très peu dans son inclinaison et sa longueur; il n'en est pas de même de la 12e côte. Celle-ci peut être longue ou courte. 4 fois sur 5, la 12e côte est *longue*, mesurant 7 à 14 centimètres. Elle se dirige alors *obliquement*, parallèlement à la 11e côte, et masque la moitié supérieure du rein. 1 fois sur 5, la 12e côte est *courte*, elle mesure moins de 7 centimètres, est *horizontale* et ne masque que le tiers supérieur du rein.

Au-dessous des côtes, sont les apophyses costiformes lombaires qui s'avancent à 4 centimètres en dehors de la ligne médiane. La première apophyse lombaire répond au hile rénal et joue un rôle important dans les ruptures traumatiques du rein.

*Face antérieure.* — Ses rapports diffèrent à droite et à gauche.

A) **A droite**, le rein est en rapport avec le foie, le duodénum, l'angle droit du côlon, la veine cave inférieure, l'artère colique droite supérieure.

Le *foie* recouvre par la facette triangulaire moyenne de sa face inférieure les 2/3 ou les 3/4 supérieurs du rein ; ce rapport a lieu par l'intermédiaire d'un double feuillet péritonéal. La *vésicule biliaire* touche
quelquefois le rein par son fond. — La 2ᵉ *portion* ou *portion prérénale
du duodénum* est appliquée, sans interposition de péritoine, sur le 1/3

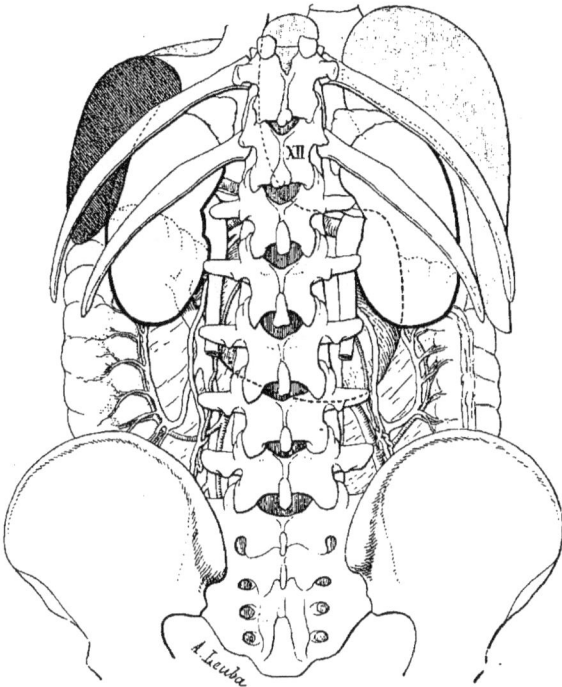

Fɪɢ. 858. — Rapports des reins avec les autres viscères abdominaux
(vue postérieure) (Farabeuf, in th. Récamier).

interne de la face antérieure du rein. — L'*angle colique droit*
recouvre l'extrémité inférieure du rein, le plus souvent sans interposition du péritoine. — La partie interne et supérieure de la face
antérieure est en contact avec la *veine cave inférieure*, qui à ce niveau,
se porte en haut et à droite.

B) **A gauche**, la face antérieure du rein se met en rapport avec la
rate, le pancréas, le colon.

La *rate*, par sa fossette postéro-interne, repose sur le 1/3 supérieur du
rein, sur une longueur de 7 centimètres. — La *queue du pancréas* et
l'*épiploon pancréatico-splénique* contenant les *vaisseaux spléniques*

90..

répondent au quart supérieur de la face antérieure du rein. — Le *côlon* par son angle gauche, *angle splénique*, aigu, orienté en haut et à gauche, suspendu par le ligament phrénico-colique, repose sur l'extrémité supérieure du rein ; par sa *portion descendante*, il recouvre la partie externe de la face antérieure et l'angle pariéto-rénal.

La partie du rein sous-jacente au mésocolon transverse répond à *l'artère colique gauche*, au *péritoine* et aux *anses grêles*. La partie

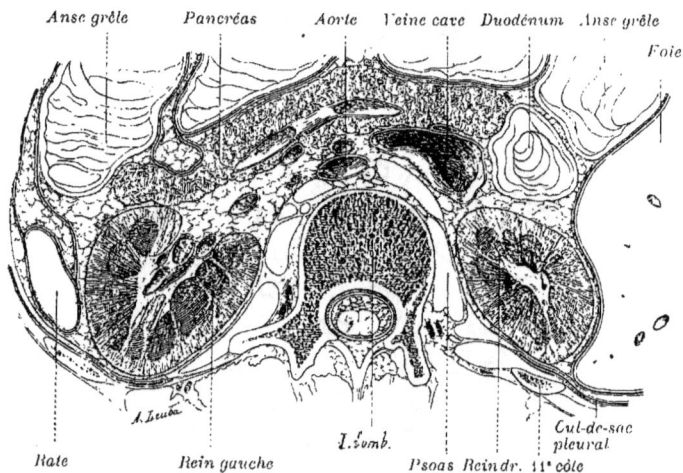

FIG. 859. — Coupe sur un sujet congelé passant au niveau de la 1re lombaire (Poirier).

sus-jacente, entre le pancréas, la capsule surrénale et la rate, répond à *l'arrière-cavité des épiploons* et, par son intermédiaire, à la *face postérieure de l'estomac*.

**Face postérieure.** — La face postérieure des reins présente à considérer deux portions, l'une inférieure. l'autre supérieure,

A. La portion **inférieure**, par son segment interne, répond au muscle psoas. Dans tout le reste de son étendue, elle repose directement sur la face antérieure, plane, du *carré des lombes*. Celui-ci, oblique en bas et en dehors, plus large au niveau de l'os iliaque qu'à sa partie supérieure, est débordé à ce niveau par le bord externe de la masse commune. Le psoas est couvert d'une mince aponévrose qui s'épaissit entre le corps de la deuxième vertèbre lombaire et la base de l'apophyse transverse de la première, formant l'*arcade du psoas*. De même, le carré des lombes est tapissé sur sa face antérieure d'une aponévrose mince qui est renforcée entre l'apophyse transverse de la première lombaire et le sommet de la 12ᵉ côte pour constituer le *ligament cintré* du diaphragme ou *arcade du carré des lombes* (Voir t. I, p. 508). — En arrière du carré des lombes, l'aponévrose d'origine du *transverse* s'insère sur le sommet des apophyses transverses. Dans sa partie supérieure, ·elle est renforcée par le ligament lombo-costal de Henle, trousseau fibreux

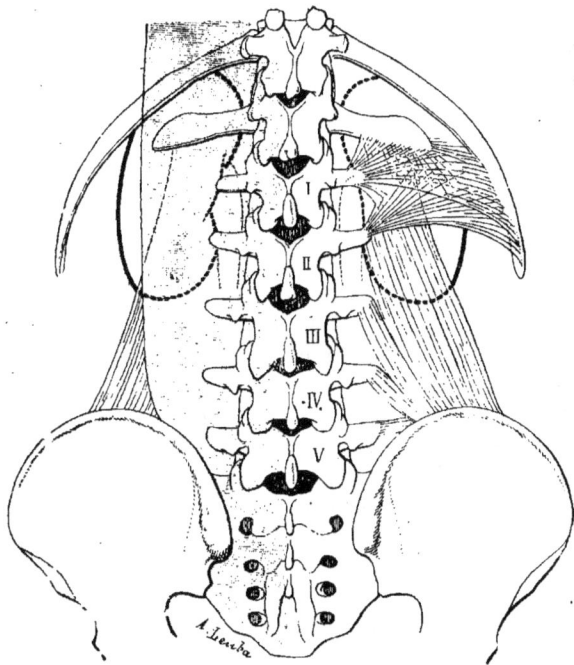

Fıɢ. 860. — Rapports des reins avec la colonne vertébrale, les côtes, les muscles et le ligament lombo-costal (Farabeuf, in th. Récamier).

irradié des apophyses transverses des deux premières vertèbres lombaires au bord inférieur et au sommet de la 12ᵉ côte; le ligament forme un plan résistant qui continue la 12ᵉ côte et gêne l'exploration du rein.

En arrière du muscle transverse, le bord postérieur du muscle petit oblique, le bord inférieur du petit dentelé, le bord externe de la masse sacro-lombaire et la 12ᵉ côte limitent le *quadrilatère de Grynfeltt* dont le fond répond à l'aponévrose du transverse ; ce quadrilatère est lui-même recouvert par l'aponévrose d'insertion du grand dorsal dont le bord externe, musculaire, limite avec le bord postérieur du grand oblique, en dehors, et la crête iliaque, en bas, le *triangle de Jean-Louis Petit.*

90...

B. La **portion supérieure** de la face postérieure du rein se met en rapport avec les faisceaux du diaphragme qui s'insèrent sur l'arcade du carré des lombes et sur l'arcade du psoas. Le plan ordinairement très mince des fibres qui naissent du ligament cintré peut manquer et il existe alors, à ce niveau, un *hiatus costo-lombaire*.

En arrière et au-dessus du diaphragme descend le cul-de-sac inférieur de la plèvre; oblique de la face interne de la 11e côte au corps de la Ire vertèbre lombaire, la plèvre déborde d'un demi-centimètre le bord inférieur de la 12e côte et laisse en dehors d'elle le segment externe de la 12e côte, quand cette côte est longue. Quand la côte est courte, elle est tout entière en rapport avec la plèvre.

A la jonction de ses deux portions la face postérieure du rein entre en rapport avec le *dernier nerf intercostal* et les *deux nerfs abdomino-génitaux* qui la croisent obliquement.

**Bord externe.** — Le bord externe, oblique en bas et en dehors, régulièrement convexe, déborde légèrement en dehors le bord de la masse commune; il répond, de haut en bas, au diaphragme, à la 11e côte, au dernier espace intercostal, à la 12e côte, au carré lombaire et au muscle transverse.

En outre, il est en rapport : à droite avec le foie, à gauche avec le colon descendant, et des deux côtés avec l'arcade veineuse exorénale.

**Bord interne.** — Ce bord présente à sa partie moyenne l'échancrure du hile. C'est un sinus profond de plus de 3 centimètres, en forme de bourse. Il est limité par deux bords, supérieur et inférieur, convexes, et par deux faces, antérieure et postérieure. Le hile empiète plus sur la face antérieure que sur la face postérieure du rein. Le sinus du rein loge les éléments du pédicule rénal, l'artère, la veine et le bassinet, superposés d'avant en arrière.

Le hile est recouvert, à droite : par la portion verticale du duodénum ; à gauche, par l'angle duodéno-jéjunal. Au-dessus du hile, le bord interne du rein est en rapport avec l'artère capsulaire inférieure et la capsule surrénale ; au-dessous du hile, il est longé par l'uretère.

**Extrémité supérieure.** — L'extrémité supérieure du rein, distante de 2 cm. 1/2 de la ligne médiane, se met en rapport avec les gros vaisseaux prévertébraux.

Le rein droit touche au bord externe de la veine cave inférieure. L'extrémité supérieure du rein gauche confine à l'aorte abdominale et est recouverte par l'angle gauche du colon.

Des deux côtés le pôle rénal supérieur est coiffé par la portion externe amincie de la capsule surrénale. Celle-ci est lâchement unie au rein chez l'adulte et ne l'accompagne pas dans ses déplacements.

**Extrémité inférieure.** — Moins volumineuse que l'extrémité supérieure, elle est distante de 5 centimètres de la crête iliaque, à gauche, et de 2 à 3 centimètres seulement, à droite.

**Moyens de fixité.** — Ils sont au nombre de trois : les *vaisseaux*, le *péritoine*, l'*enveloppe cellulo-fibreuse*.

1. Le rôle des **vaisseaux** est peu important. Leur section sous-capsulaire ne diminue pas la fixité du rein, et s'ils sont allongés dans l'ectopie rénale cet allongement est secondaire.

2. Le *péritoine* passe au-devant du rein, mais ne contracte avec lui aucune adhérence. Il est exceptionnel de constater autour du rein ectopié un méso péritonéal. Le péritoine prérénal est renforcé, à droite comme à gauche, par la lame de Toldt. Cette lame est le résultat de la coalescence des mésocolons ascendant et descendant primitifs avec le péritoine pariétal postérieur. C'est pour cette raison qu'elle ne dépasse pas à droite le 1/3 inférieur du rein, comme le coudé droit du colon, et remonte à gauche jusqu'au pôle supérieur de l'organe, comme l'angle splénique.

Le péritoine pariétal, en se réfléchissant sur les organes du voisinage, constitue des formations dites, à tort, ligaments hépato-rénal, duodéno-rénal, etc.

3. **Enveloppe cellulo-fibreuse** ou **fascia périrénal**. — Le rein est contenu dans une capsule cellulo-adipeuse à deux feuillets dont voici la disposition.

Le fascia propria ou lame cellulaire sous-péritonéale, arrivé sur le bord externe du rein, se dédouble en 2 feuillets, antérieur ou prérénal, postérieur ou rétrorénal. Le feuillet antérieur suit le péritoine, passe devant le rein, le pédicule rénal, les gros vaisseaux prévertébraux, et finit au voisinage de la ligne médiane, séparé de son homologue du côté opposé par le mésentère et son axe conjonctivo-vasculaire.

Le feuillet postérieur, plus résistant que l'antérieur, lame lisse et brillante, individualisé sous le nom de *lame de Zuckerkandl*, passe derrière le rein, tapisse le carré des lombes, le muscle psoas et va se fixer en dedans de ce dernier sur les corps vertébraux et les disques intervertébraux.

Suivis de bas en haut, les 2 feuillets périrénaux entourent les capsules surrénales, puis se fusionnent au-dessus d'elles et se fixent solidement à la face inférieure du diaphragme. Chez le fœtus et le très jeune enfant, le rein et la capsule occupent la même loge fibreuse, mais, chez l'adulte, les 2 organes sont séparés par un feuillet conjonctif intermédiaire. Au-dessous du rein, les 2 feuillets ne se fusionnent pas ; le feuillet antérieur continue à doubler le péritoine ; le feuillet postérieur se perd insensiblement dans le tissu cellulo-graisseux de la fosse iliaque. Assez souvent, ils sont reliés par des tractus celluleux qui forment un coussinet au pôle inférieur du rein. Ainsi constituée, la loge rénale contient le rein, le pédicule vasculaire, l'uretère, la capsule surrénale. Elle est bien fermée en haut et en dehors; elle l'est mal en bas et en dedans. C'est dans cette direction que le rein a tendance à se déplacer.

Entre les feuillets périrénaux, autour du rein, existe constamment une graisse abondante. Cette graisse, réduite à quelques pelotons chez le fœtus et le nouveau-né, augmente rapidement avec l'âge. Elle est plus abondante chez la femme. Elle fait presque défaut sur la face antérieure du rein, atteint son maximum d'épaisseur sur la face postérieure et forme une couche abondante sur le bord externe, au niveau du hile et aux deux pôles du rein. Compacte et facile à dissocier sur le cadavre, la graisse périrénale présente sur le vivant une consistance presque fluide qui gêne l'exploration et les manœuvres opératoires sur le rein.

La capsule adipeuse contient des veines nombreuses ainsi que des lymphatiques et constitue un milieu très absorbant.

*En réalité le rein est surtout fixé par la pression abdominale*, c'est-à-dire par la tonicité de la sangle musculaire abdominale s'exerçant sur le rein par l'intermédiaire des viscères abdominaux. Le relâchement de la sangle abdominale, la ptose viscérale et en particulier l'entéroptose accompagnent habituellement la *néphroptose*.

A l'état normal, le rein est mobile avec la respiration. Il monte et descend avec le diaphragme. La capsule adipeuse a pour fonction de permettre les mouvements d'expansion et de translation de la glande.

### Structure[1].

Le rein est formé par un parenchyme entouré d'une capsule.

I. **Capsule fibreuse.** — Mince et transparente, épaisse de $0^{mm},1$ à $0^{mm},2$ la capsule du rein est néanmoins assez résistante. Sa face externe est unie à la capsule adipeuse par des tractus conjonctifs et de petits vaisseaux. Sa face interne tapisse la surface du rein à laquelle elle adhère par des tractus conjonctifs très fins, mais dont elle se détache facilement à l'état normal. Elle pénètre au niveau du hile dans le sinus et se continue avec la tunique conjonctive des calices et du bassinet.

La capsule se compose de faisceaux de tissu conjonctif entre-croisés et de quelques fibres élastiques.

II. **Parenchyme rénal.** — A. *Étude macroscopique.* — Si l'on pratique une coupe médiane du rein suivant le grand axe de l'organe et du bord convexe vers le hile, on constate que le tissu rénal est formé de deux substances de couleur et d'aspect différents : 1° l'une, *centrale*,

---

1. Ce chapitre a été rédigé dans le *Traité d'Anatomie humaine*, par M. le Dr P. Nobécourt.

ou *médullaire*, constituée par des segments triangulaires de coloration plus ou moins foncée : les *pyramides de Malpighi* ; 2° l'autre, *corticale*, placée entre la capsule fibreuse et la base des pyramides de Malpighi et s'insinuant entre ces pyramides.

1° Les pyramides de Malpighi, au nombre de 8 à 12, sont disposées en 3 rangées frontales, antérieure, moyenne et postérieure. Triangulaires sur la coupe, elles sont en réalité coniques et présentent une base périphérique, une surface externe et un sommet tourné vers le hile. Ce sommet, libre, fait une saillie de 6 à 8 millimètres dans l'intérieur des petits calices. C'est la *papille* ; elle donne insertion au calice, au niveau d'une partie rétrécie, le *col*. Son extrémité libre est criblée de 12 à 30 trous, les *pores urinaires*,

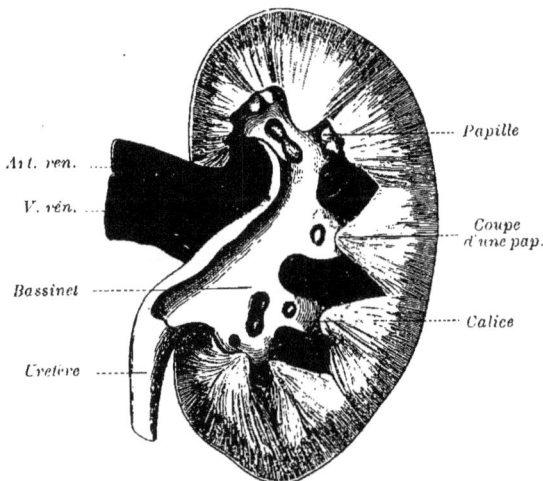

*Art. rén.*
*V. rén.*
*Bassinet*
*Uretère*
*Papille*
*Coupe d'une pap.*
*Calice*

Fig. 861. — Coupe du rein (d'après Bourgery, modifié).

dont l'ensemble forme l'*area cribrosa*. — La base de la pyramide, convexe, n'est pas nettement séparée de la substance corticale.

Les pyramides se composent de stries alternativement foncées et claires. Les *rayons clairs* ou *pâles* se continuent avec les pyramides de Ferrein de l'écorce ; les *rayons foncés* ou *colorés* s'arrêtent à la base de la pyramide.

2° La substance corticale moins ferme, plus jaunâtre que la substance centrale, se compose de 2 parties distinctes : les *pyramides de Ferrein* et le *labyrinthe*.

a) Les *pyramides de Ferrein* ou *irradiations médullaires* font suite aux rayons clairs de la pyramide de Malpighi. Elles diminuent de volume jusqu'à la capsule qu'elles n'atteignent pas et présentent une forme triangulaire à sommet capsulaire. Larges de 4 à 6 millimètres au niveau de leur base, elles sont au nombre de 5 à 600 par pyramide de Malpighi.

b) Le *labyrinthe* ou *substance glandulaire* sépare les pyramides de

Ferrein les unes des autres et de la périphérie du rein. Il contient de petits grains rougeâtres, visibles à jour frisant, les *corpuscules de Malpighi*.

La portion de substance corticale qui sépare les pyramides forme les *colonnes de Bertin*. Aux deux extrémités du rein, celles-ci ont la forme d'un cône dont le sommet répond au sinus du rein. A la partie moyenne du rein, elles ont la forme d'un double cône, très saillant dans la cavité du sinus et de coloration jaunâtre.

Le rein est ainsi composé de parties homologues; chaque pyramide de Malpighi, entourée de sa zone de substance corticale, constitue un *lobe* composé de *lobules*, chacun de ceux-ci étant représenté par une pyramide de Ferrein et la substance corticale adjacente.

La division en lobes et en lobules se retrouve dans la distribution vasculaire et existe chez l'homme au cours de la vie embryonnaire et chez divers mammifères.

B. *Étude histologique*. — Le rein est essentiellement formé par un ensemble de *tubes urinifères* dont l'étude histologique permet d'étudier le trajet et la structure.

1) Trajet. — Le tube urinifère commence dans la substance corticale par le *corpuscule de Malpighi* ou *glomérule* ; après une courte portion rétrécie ou *col*, il s'élargit, se pelotonne sous le nom de *tube contourné*. Au tube contourné fait suite l'*anse de Henle*, avec sa *branche descendante* étroite et sa *branche ascendante* plus large.

Puis, le tube urinifère redevient flexueux, forme le *canal intercalaire* ou de *communication*, et, par une portion très courte, le *canal d'union*, se jette dans un *tube collecteur*.

Les *tubes collecteurs* descendent directement vers le sommet de la papille, d'abord dans la pyramide de Ferrein puis dans la pyramide de Malpighi sous les noms de *rayons médullaires* puis de *tubes de Bellini*. Ils se réunissent les uns aux autres, diminuent de nombre et augmentent de calibre en se rapprochant de la papille.

Le nombre des tubes urinifères est de 560 000 (Sappey). — Leur longueur moyenne est de 4 centimètres. — Le diamètre moyen des tubes contournés est de 0 mm. 04 à 0 mm. 06; celui de la branche descendante de Henle de 0 mm. 01, celui de la branche ascendante de 0 mm. 02. Le calibre du canal intermédiaire se rapproche de celui du tube contourné. Les tubes collecteurs ont 0 mm. 040 à 0 mm. 045 à l'origine et 0 mm. 2 à 0 mm. 3 au pore urinaire.

2) Structure. — *a*) CORPUSCULES DE MALPIGHI OU GLOMÉRULES DU REIN. Rangés autour de la pyramide de Ferrein, dans le labyrinthe, au nombre de 560 000 dans chaque rein, suivant le calcul de Sappey, les corpuscules de Malpighi sont sphériques ou ovoïdes. Ils mesurent

0 mm. 2 à 0 mm. 3 de diamètre. Chaque corpuscule se compose de :
α, un *glomérule* proprement dit; β, une *capsule*.

α. Le *glomérule* est constitué par un réseau de capillaires émanés
d'une *artère afférente*
et aboutissant à une
*artère efférente*. Ces
artères pénètrent et sortent l'une à côté de
l'autre par le *pôle vasculaire* situé à l'opposé
du *pôle urinaire*.

L'*artère afférente* se
subdivise en branches
qui se résolvent en capillaires flexueux groupés en floccules. Ces capillaires sont embryonnaires, c'est-à-dire sont
formés d'une lame protoplasmique semée de
noyaux mais non différenciée en cellules distinctes. L'*artère efférente*, moins volumineuse que l'afférente,
possède un anneau musculaire lisse à la sortie
du glomérule.

β. La *capsule de
Bowman* forme une
sphère creuse à parois
minces (1 à 2 μ d'épaisseur). Elle présente
deux pôles : le pôle vasculaire perforé par les
vaisseaux et le pôle
urinaire continu avec
le tube contourné. Sa
face interne appliquée sur le bouquet glomérulaire en est séparée par
un espace virtuel.

La capsule est formée d'une membrane hyaline se continuant avec
la membrane propre du tube contourné. Cette membrane est revêtue à

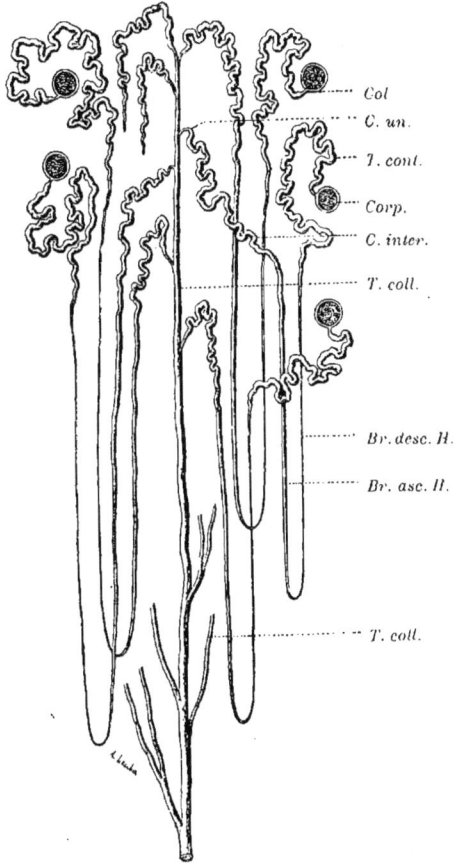

Fig. 862. — Trajet des tubes urinifères (schématique).

*Corp.*, corpuscule de Malpighi. — *Col*, col du glomérule. —
*T. cont.*, tube contourné. — *Br. desc. H.*, branche descendante
de l'anse de Henle. — *Br. asc. H.*, branche ascendante de l'anse
de Henle. — *C. inter.*, canal intercal-ire ou canal de communication. — *C. un.*, canal d'union. — *T. coll.*, tube collecteur.

sa face interne d'un épithélium à grandes cellules plates. On conteste encore chez l'adulte l'épithélium revêtant le bouquet glomérulaire. Cet épithélium existe pendant la vie intra-utérine.

*b*) Le TUBE CONTOURNÉ est formé d'une *membrane propre*, hyaline, amorphe, et d'un *épithélium* à une seule couche de cellules cylindriques, hautes, granuleuses, striées suivant leur grand axe et présentant du côté de la lumière du tube une bordure finement striée, dite *bordure en brosse*. Cet épithélium joue un rôle important dans la sécrétion des principes constituants de l'urine. Il se modifie pendant la sécrétion.

*c*) ANSE DE HENLE. — Dans la branche descendante, étroite, l'épithélium est aplati; dans la branche ascendante ou large, les cellules épithéliales sont prismatiques à protoplasma granuleux, pourvues ou non de bâtonnets, suivant les auteurs.

*d*) La PIÈCE INTERMÉDIAIRE et le CANAL D'UNION présentent la même structure.

*e*) Les TUBES COLLECTEURS sont constitués par une membrane propre, mince, qui disparaît dans la zone papillaire, et d'un épithélium à cellules claires, transparentes, disposées en une seule rangée et augmentant de hauteur vers le pôle urinaire.

Sur la papille, l'épithélium, d'abord formé d'une seule rangée de cellules prismatiques au pourtour du pôle urinaire, s'épaissit et présente trois assises de cellules polyédriques.

**Vaisseaux.** — I. *Artères.* — Les artères rénales sont au nombre de deux : l'une droite, l'autre gauche, et naissent de l'aorte abdominale au niveau de la II$^e$ vertèbre lombaire (voy. *Angiologie* t. II, p. 599). L'artère rénale se divise en branches terminales au niveau du sinus rénal. Ses rapports avec les autres éléments du pédicule rénal sont les suivants : l'artère, d'abord postérieure à la veine, la contourne et gagne son bord supérieur; là, elle se divise ordinairement en trois branches : antérieure, supérieure et postérieure. L'ensemble des branches artérielles forme une gouttière grillagée à concavité inférieure embrassant les veines et le bassinet. La *branche antérieure*, qui peut être double, se distribue à la face antérieure et à l'extrémité inférieure du rein; la *branche supérieure* irrigue l'extrémité supérieure; la *branche postérieure*, rétro-pyélique, la face postérieure.

Chacune de ces branches se divise à son tour en plusieurs rameaux dont la pénétration dans la substance rénale se fait suivant deux types. D'ordinaire l'artère pénètre une colonne de Bertin par sa partie moyenne et se divise en 2 rameaux divergents qui vont à 2 lobes contigus ou à 2 pyramides : c'est le *type bilobaire*. — Quelquefois la pénétration se fait autour de la saillie de Bertin et l'artériole suit directement les côtés de la pyramide; c'est le *type lobaire*, rare chez l'homme.

Dans les deux cas, chaque pyramide reçoit plusieurs (5 ou 6) artérioles, qui montent vers sa base; ce sont les *artères péripyramidales*.

Au niveau de la base de la pyramide, ces artères s'infléchissent vers l'axe de la pyramide, se subdivisent, s'anastomosent et forment ainsi la *voûte artérielle sus-pyramidale* dont l'existence est niée par certains anatomistes. De cette voûte partent des artères qui pénètrent dans le labyrinthe, sous le nom d'*artères radiées* ou *interlo-*

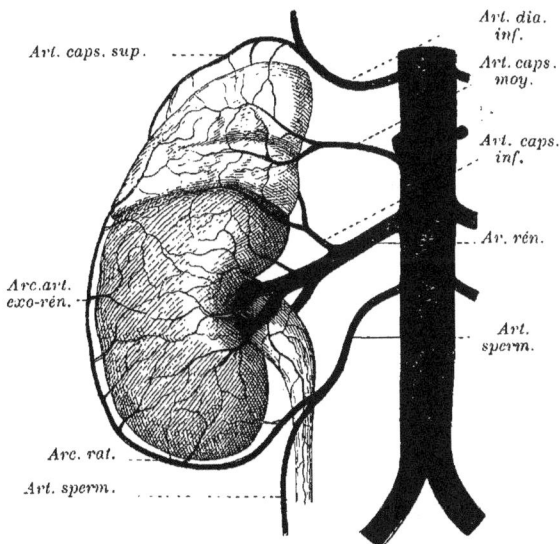

FIG. 863. — Branches collatérales de l'artère rénale et artères capsulo-adipeuses (d'après Schmerber).

*bulaires*. Celles-ci émettent des rameaux transversaux, les *artères glomérulaires*, et, à leur terminaison, donnent quelques ramuscules à la capsule fibreuse ou à l'enveloppe adipeuse.

L'artère glomérulaire pénètre dans le glomérule sous le nom d'*artère afférente* et se résout en un bouquet de *capillaires* qui se réunissent en une *artère efférente*. A sa sortie du glomérule, celle-ci présente un petit anneau musculaire, véritable sphincter, puis après un certain trajet arqué se termine en fournissant tout le *réseau capillaire* de la substance corticale (labyrinthe et pyramide de Ferrein).

Les pyramides de Malpighi contiennent des artères parallèles aux tubes de Bellini, les *artères droites* dont l'origine est discutée. Pour les uns, elles naissent des branches placées en amont des artères glomérulaires, ou de la voûte sus-pyramidale. Pour les autres, et c'est l'opinion la plus généralement admise, elles naissent des artères efférentes glomérulaires, c'est-à-dire du réseau capillaire profond de la substance corticale.

Les artères du rein ne sont pas des artères terminales. Il existe des anastomoses entre les artères des lobes et des lobules voisins ; de plus les artères rénales peuvent s'anastomoser avec des *artères rénales accessoires* provenant des artères lombaires et des artères capsulaires.

*Artères de la capsule graisseuse.* — Elles forment 5 groupes constants :

1) *Groupe rénal.* Les capsulo-adipeuses de ce groupe viennent du tronc et des branches de l'artère rénale. Elles sont abondantes surtout en arrière du bassinet. A ce groupe appartiennent les *artères perforantes* qui traversent le rein.

2) Le *groupe mésentérique* est formé d'artères petites et rares.

3) Le *groupe capsulaire* vient de l'artère capsulaire inférieure.

4) *Groupe spermatique.* Une branche de l'artère spermatique contourne l'extrémité inférieure du rein et forme le long du bord externe du rein une arcade exorénale.

5) Le *groupe lombaire* se compose d'artérioles venant des artères lombaires.

II. **Veines.** — Les veines du rein présentent une disposition analogue à celle des artères.

Il existe une *voûte veineuse sus-pyramidale* qui reçoit par sa concavité les *veines droites* ou *ascendantes*, veines de la pyramide de Malpighi, et par sa convexité les *veines interlobulaires* ou *veines radiées*. Celles-ci naissent sous la capsule fibreuse, souvent par des réseaux convergents visibles quand le rein est congestionné (étoiles de Verheyen), et reçoivent le sang du réseau capillaire de la substance corticale.

De la voûte sus-pyramidale partent les veines *péripyramidales* qui se réunissent pour former la *veine rénale* tributaire de la veine cave inférieure (voir Angéiologie).

Les veines du rein sont avalvulaires.

*Veines de la capsule graisseuse.* — Ces veines forment un réseau à mailles allongées dans le sens transversal, se jetant dans une longue arcade parallèle au bord externe du rein. De ce réseau ou de l'arcade émanent 5 groupes de veines efférentes :

1) Le *groupe des veines capsulo-rénales*, qui se jette dans les étoiles de Verheyen ou dans la veine rénale.

2) Le *groupe des veines capsulo-mésaraïques*, qui va aux veines coliques.

3) Le *groupe des veines capsulo-surrénales* aboutissant à la veine surrénale et aux veines diaphragmatiques inférieures.

4) Le *groupe des veines capsulo-spermatiques*, venu de la partie inférieure de la capsule et de l'uretère, et allant à la veine spermatique.

5) Le *groupe capsulo-lombaire*, qui se jette dans une des veines lombaires.

En outre, des veines capsulaires se jettent dans les réseaux veineux qui entourent le XII° nerf intercostal et les nerfs abdomino-génitaux.

Le système veineux de la capsule forme un important réseau de dérivation dans le cas d'obturation de la veine cave inférieure.

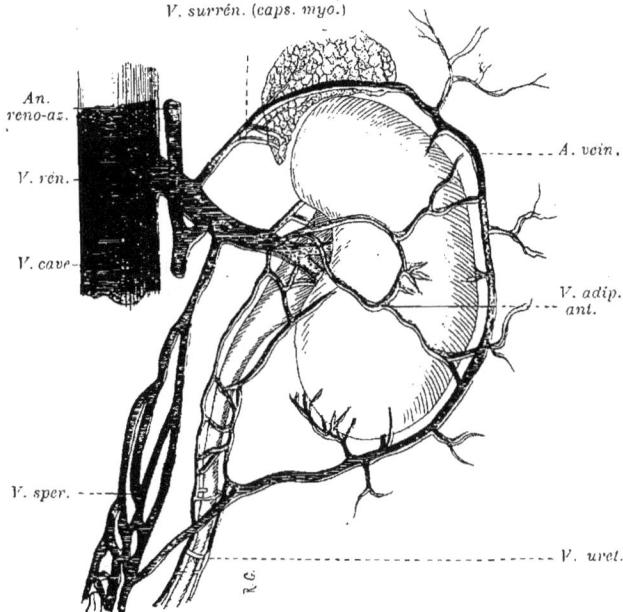

*V. surrén. (caps. myo.)*

*An. reno-az.*

*V. rén.*

*V. cave*

*V. sper.*

*A. vein.*

*V. adip. ant.*

*V. uret.*

Fig. 864. — Veine rénale et veines périrénales (Tuffier et Lejars).

Une autre voie anastomotique importante est représentée par le gros canal réno-azygo-lombaire, qui fait communiquer la veine rénale avec l'azygos.

3° *Lymphatiques rénaux.* — Les lymphatiques du rein forment deux réseaux, l'un superficiel, l'autre profond. Du *réseau superficiel* partent des troncs convergents ou divergents ; les premiers se dirigent vers le hile, les seconds gagnent la capsule adipeuse. Le *réseau profond*, dont l'origine est très discutée, donne naissance à 4 ou 7 collecteurs, qui émergent au niveau du hile, accompagnent la veine rénale et vont se jeter dans des ganglions situés au-dessous du hile, devant et derrière la veine cave à droite, sur les côtés de l'aorte à gauche, c'est-à-dire dans les ganglions juxta-aortiques.

**Nerfs.** — Les nerfs, satellites des artères rénales, viennent du plexus solaire, et particulièrement des branches externes du ganglion semi-lunaire, ainsi que du grand splanchnique et du petit splanchnique.

Peu nombreux, mais très volumineux, ils ne forment pas de plexus et présentent de petits ganglions, dont le plus constant est placé sur la face postérieure de l'artère rénale.

## CHAPITRE II

## APPAREIL EXCRÉTEUR DU REIN : CALICES, BASSINET, URETÈRE[1]

**Préparation.** — On étudiera d'abord l'uretère en place à travers le péritoine. Celui-ci sera décollé avec précaution, car il adhère à l'uretère. L'uretère découvert sera épinglé de haut en bas, ce qui permettra d'étudier ses rapports avec les vaisseaux de l'intestin, les vaisseaux iliaques et les organes pelviens.

Sa portion initiale sera étudiée en même temps que le pédicule rénal; sa portion terminale sera vue après l'ouverture de la vessie. On pourra enlever, d'un seul bloc, reins, capsule surrénale, vessie, le segment rénal de la veine cave inférieure et de l'aorte et épingler le tout sur une plaque de liège.

L'appareil excréteur du rein comprend les calices, le bassinet et l'uretère.

### A. CALICES

Du col de chaque papille rénale naît une sorte d'entonnoir membraneux, long de 5 à 15 millimètres, légèrement évasé à son insertion papillaire : c'est le *petit calice*. Il y a autant de petits calices que de papilles, c'est-à-dire 9 à 12. Quelquefois leur nombre se réduit par suite du fusionnement de deux papilles voisines qui viennent s'ouvrir dans un même calice.

Les calices se réunissent par groupes de 3 ou 4 pour former les *grands calices*. Ceux-ci sont généralement au nombre de 2, quelquefois de 3.

Le *grand calice supérieur* est oblique en bas et en dedans; le *moyen*, inconstant, est transversal, l'*inférieur* ascendant. Le calice moyen est le plus petit. Tous trois sont situés, d'ordinaire, dans le plan transversal passant par le bord externe du rein.

### B. BASSINET

Les 3 grands calices confluent pour former le *bassinet*, dont il existe deux types : le *bassinet ampullaire* et le *bassinet ramifié*.

a) *Bassinet ampullaire*. — Le bassinet ampullaire résulte de la convergence rapide des grands calices. Il présente la forme d'un entonnoir dont la base s'enfonce dans le sinus du rein et dont le grand axe

1. Ce chapitre a été rédigé dans le *Traité d'Anatomie humaine*, par M. le D' G'antenay.

est oblique en bas et en dedans. Son grand diamètre, vertical, mesure 14 à 22 millimètres.

b) *Bassinet ramifié.* — Quand les grands calices tardent à se réunir, le bassinet, très exigu, est ramifié. Cette disposition est sinon constante, du moins très fréquente. Le bassinet peut manquer.complètement.

**Rapports.** — Bien développé, le bassinet présente *deux faces,* l'une *antérieure,* l'autre *postérieure,* planes à l'état de vacuité, légèrement bombées à l'état de distension ; *deux bords,* l'un *supérieur,* convexe, oblique en bas et en dedans, l'autre *inférieur,* horizontal, ou légèrement concave ; une *base* et un *sommet.*

La *face antérieure* du bassinet est en contact immédiat avec les vaisseaux et les nerfs du rein. En outre, elle entre en rapport à droite, avec la deuxième portion du duodénum ; à gauche, avec la quatrième portion de celui-ci.

La *face postérieure,* plus étendue que la face antérieure, libre de tout rapport vasculaire important, est séparée du bord externe du psoas par le plexus veineux rétro-pyélique, une couche graisseuse abondante et un fascia celluleux. Elle répond à l'apophyse transverse de la 1$^{re}$ vertèbre lombaire.

Le *bord supérieur* est croisé par la branche supérieure de l'artère

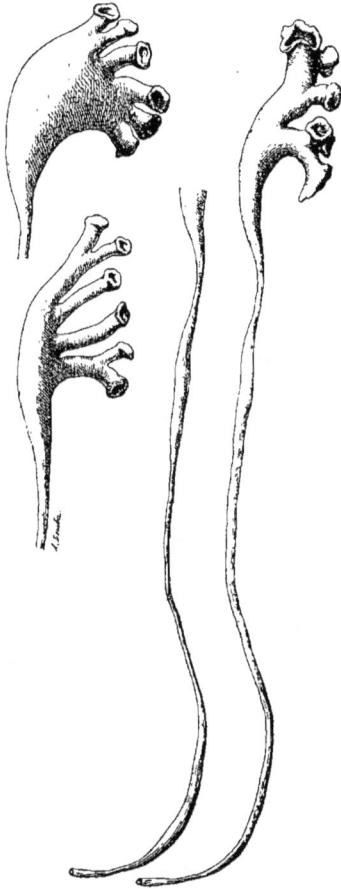

Fig. 865.— Moulage des calices, du bassinet et de l'uretère (Poirier).

A gauche, bassinet ampullaire ; à droite, bassinet ramifié.

rénale. Il est en rapport immédiat, à droite, avec la veine cave inférieure ; à gauche, avec l'aorte abdominale et la veine spermatique ; des deux côtés, il est longé par l'artère capsulaire inférieure.

Le *bord inférieur* est contigu au bord interne du rein et lui est uni par du tissu cellulo-graisseux.

La *base* du bassinet s'enfonce d'ordinaire à une profondeur de 2 à 4 millimètres dans le sinus du rein dont les bords l'encadrent.

Le *sommet* du bassinet se continue directement avec l'uretère.

### C. URETÈRE

L'uretère s'étend du bassinet à la vessie.

*Situation* et *division*. — Appliqué d'abord contre la paroi postérieure de la fosse lombaire, il traverse la fosse iliaque, puis la cavité pelvienne. Il présente ainsi 3 portions : *lombaire*, *iliaque* et *pelvienne*, auxquelles on peut ajouter une portion *terminale*, placée dans l'épaisseur de la vessie.

*Étendue* et *limites*. — L'origine de l'uretère est difficile à préciser. Pour les uns, il succède au bassinet par une modification graduelle de calibre, par une sorte d'infundibulum. D'autres le font commencer au niveau d'un point rétréci qui constitue le *collet de l'uretère*.

*Forme*. — La forme de l'uretère est celle d'un tube membraneux, flexueux, aplati et irrégulièrement calibré. Il présente deux ou trois points rétrécis. Le plus étroit est à l'origine de l'uretère, le 2e à 15 millimètres au-dessus de l'orifice vésical. Un 3e rétrécissement, inconstant, répond au détroit supérieur. Entre ces points rétrécis le conduit se dilate en un ou deux renflements fusiformes.

*Dimensions*. — 1° Sa *longueur* varie de 25 à 30 centimètres.

2° Son *calibre* est de 2 à 3 millimètres au niveau du collet; de 5 à 6 millimètres, dans la région lombaire; de 3 à 4 millimètres, au niveau du détroit supérieur; de 1 à 3 millimètres, au niveau de l'entrée dans la paroi vésicale.

*Direction*. — La *direction* de l'uretère n'est pas rectiligne. Sa portion lombaire dessine une légère courbe à convexité externe; dans sa portion iliaque, l'uretère en doublant les vaisseaux iliaques forme une courbure très allongée à convexité antérieure et décrit 3 ou 4 flexuosités.

Dans la cavité pelvienne, il s'applique d'abord à la paroi, puis s'en détache pour se porter vers la vessie; il décrit ainsi une courbe de court rayon dont la concavité regarde en avant, en haut et en dedans.

Les uretères, éloignés l'un de l'autre de 7 à 8 centimètres au niveau du bassinet, convergent jusqu'aux vaisseaux iliaques où ils divergent en même temps qu'ils se portent en avant. Dans le bassin, ils s'éloignent d'abord l'un de l'autre, puis se rapprochent rapidement pour atteindre la vessie. Quand ils abordent la paroi vésicale, ils sont encore à 6 centimètres l'un de l'autre; mais ils sont devenus presque transversaux, si bien qu'au niveau de leur orifice de terminaison ils ne sont plus séparés que par une distance de 3 centimètres.

**Rapports.** — 1° *Portion lombaire* : *En arrière*, l'uretère repose sur les insertions vertébrales du psoas. Il en est séparé par une couche graisseuse peu épaisse, par le fascia rétro-rénal, par le fascia iliaca, par la branche interne du nerf génito-crural et par le tendon du petit psoas qui le croisent. Par l'intermédiaire du psoas l'uretère répond aux apophyses transverses lombaires ; il est placé à un centimètre en dedans de leur sommet.

*En dedans*, l'uretère répond aux ganglions lymphatiques lombaires et aux vaisseaux pré-vertébraux ; à droite, la veine cave inférieure, distendue sur le vivant, lui est accolée; l'aorte est plus éloignée de l'uretère gauche.

*En dehors*, l'uretère est uni au pôle inférieur du rein par un tissu cellulo-graisseux, lâche, sorte de méso urétéro-rénal. Au-dessous du rein, il est côtoyé par la portion verticale des colons ; il est plus rapproché du colon ascendant que du colon descendant.

*En avant*, l'uretère est recouvert par le péritoine, renforcé par le mésocolon primitif accolé; il adhère à la séreuse et se décolle avec elle. Sa portion initiale est en rapport à droite avec la 2ᵉ portion, à gauche avec la 4ᵉ portion du duodénum. En outre, il est croisé par les vaisseaux spermatiques et utéro-ovariens et par les artères coliques. L'artère mésentérique inférieure côtoie le bord interne de l'uretère gauche, tandis que la veine mésentérique inférieure en suit le côté externe.

2° *Portion iliaque.* L'uretère, soulevé par les gros vaisseaux iliaques, est superficiel. Il se projette sur la paroi abdominale au tiers de la ligne horizontale menée par les épines iliaques antérieures et supérieures, ou à l'intersection de cette ligne avec une verticale passant par l'épine pubienne.

L'uretère appliqué d'abord sur l'artère iliaque primitive, croise l'iliaque externe à 1 centimètre au-dessous de son origine et se place sur l'hypogastrique. Pour Luschka, l'uretère gauche, plus postérieur, croise l'iliaque primitive; l'uretère droit, l'iliaque externe.

*En dehors* de l'uretère cheminent les vaisseaux spermatiques ou utéro-ovariens.

*En dedans*, le promontoire est à 2 centimètres 1/2 de l'uretère.

*En avant* il est recouvert par le péritoine pariétal. A gauche, il est croisé par le mésocolon ilio-pelvien contenant les artères sigmoïdes et répond à la paroi postérieure de la fossette sigmoïde. — A droite, l'uretère répond à la portion terminale du mésentère et à la fin de l'iléon. Le cæcum distendu et, parfois, l'appendice le recouvrent.

3° *Portion pelvienne.* Elle se divise en deux segments, l'un *pariétal*, l'autre *viscéral*, dont les rapports diffèrent dans les deux sexes.

A. **Chez l'homme** : *a*) Dans son *segment pariétal*, l'uretère longe à

91..

droite le bord antérieur, à gauche la face interne de l'artère hypogastrique. Il répond à distance à l'interstice des muscles pyramidal et

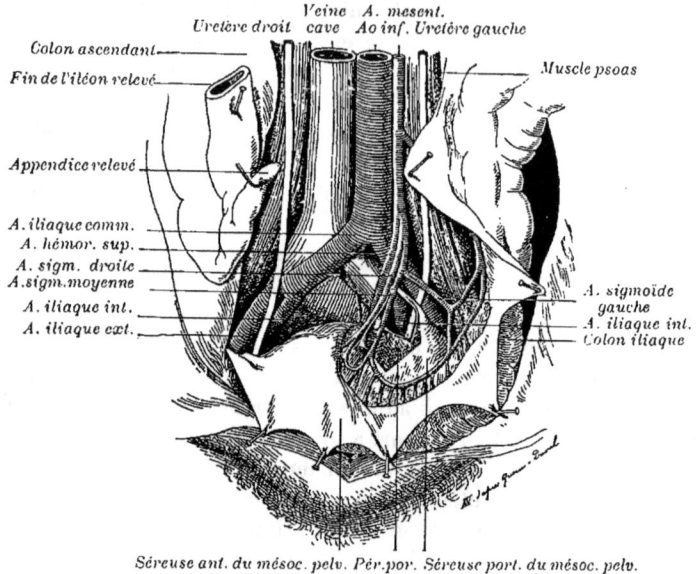

Fig. 866. — Rapports de la portion iliaque de l'uretère (Fredet).

obturateur interne, près du bord supérieur de la grande échancrure sciatique. Il croise la direction de l'artère et du nerf obturateurs, ainsi que de l'artère ombilicale qui restent en dehors de lui. En dedans, il se met en rapport médiat avec le rectum.

*b)* Le *segment viscéral* de l'uretère côtoie, à distance, le repli de Douglas et aborde le bas-fond vésical, au niveau du triangle formé par les vésicules séminales. En ce point, il est croisé en avant par le canal déférent et l'artère déférentielle; il s'engage ensuite entre la base de la vésicule séminale et la vessie. Là, enlacé par les veines et les artères vésicales postérieures, il s'adosse directement à la vessie sur une longueur de 2 centimètres. Le péritoine tend à s'insinuer quelquefois entre la base de la vésicule séminale, d'une part, l'uretère et la vessie, d'autre part.

B. **Chez la femme.** — Le ligament large divise la cavité pelvienne en deux cavités secondaires et le trajet de l'uretère en trois portions. La première portion rétro-ligamentaire correspond au *segment pariétal* de l'uretère pelvien de l'homme. Les deux derniers segments sont les équivalents de son segment viscéral et peuvent être désignés sous le nom de *portions utérine* et *vaginale*.

*a*) Le *segment, rétro-ligamentaire, pariétal*, recouvert par le péritoine, sus-jacent aux ligaments utéro-sacrés et appliqué sur l'artère hypogastrique, limite en arrière la fossette ovarienne et se met en rapport avec le bord postérieur de l'ovaire et le pavillon de la trompe. Les vaisseaux utéro-ovariens, d'abord accolés au côté externe de l'uretère, s'en écartent pour se porter en avant. L'obturatrice et l'ombilicale restent en dehors de l'uretère; mais l'utérine, d'abord recouverte à son origine par ce conduit,ne tarde pas à gagner son côté antérieur, tandis que les veines utérines restent en arrière de lui.

*b*) Dans son *segment intra-ligamentaire* ou *utérin*, l'uretère traverse obliquement la
base du liga-
ment large
de dehors en
dedans, et
d'arrière en
avant; il est
situé à 2 cen-
timètres en
moyenne de
l'isthme uté-
rin et de la
paroi pel-

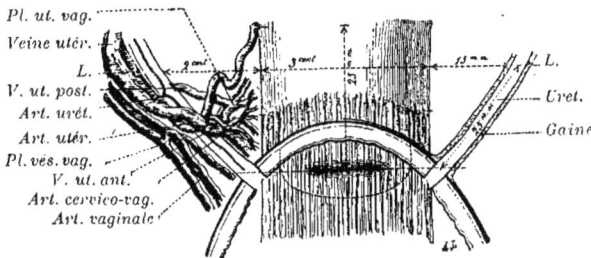

FIG. 867. Schéma des rapports de l'uretère avec le col utérin
et les vaisseaux (Rieffel).

*L. L.* ligne passant un peu au-dessous de l'isthme utérin. Les striations longitudinales indiquent la paroi vaginale, le pointillé le contour du museau de tanche. La flèche verticale 25ᵐᵐ marque la longueur du col.

vienne; l'artère utérine le croise par devant, tandis que les veines utérines cheminent pour la plupart en arrière de lui.

*c*) Le *segment vaginal, préligamentaire*, répond au cul-de-sac latéral et au cul-de-sac antérieur du vagin. Éloigné d'abord du cul-de-sac latéral, il s'en rapproche progressivement et entre en rapport avec les artères vésico-vaginales qui le croisent, et avec de gros vaisseaux lymphatiques. Puis il s'insinue entre le vagin et la vessie. Ses rapports avec le cul-de-sac antérieur s'établissent sur une longueur de 15 à 20 millimètres.

4° *Portion intra-vésicale.* — Dans sa portion *terminale* ou *intra-pariétale*, l'uretère pénètre dans la paroi vésicale à 5 centimètres en arrière de l'épine pubienne : il chemine sur une longueur de 1 centimètre à 1 centimètre 1/2 à travers la tunique musculaire, puis sous la muqueuse de la vessie par un trajet très convergent et s'ouvre aux angles supéro-externes du trigone vésical par un orifice parfois arrondi, mais plus souvent ovale et limité en haut par un repli curviligne,

91...

en forme de valvule. Des extrémités de ce croissant valvulaire partent
deux prolongements qui limitent une gouttière oblique précédant l'orifice urétéral.

Entre les deux orifices urétéraux, séparés par une distance moyenne de 3 centimètres, à la base du trigone, est un bourrelet soulevé par le muscle interurétérique.

Les orifices des uretères répondent chez l'homme au sommet des vésicules séminales tout près de la base de la prostate ; chez la femme, ils répondent aux angles supérieurs du triangle vaginal de Pawlick.

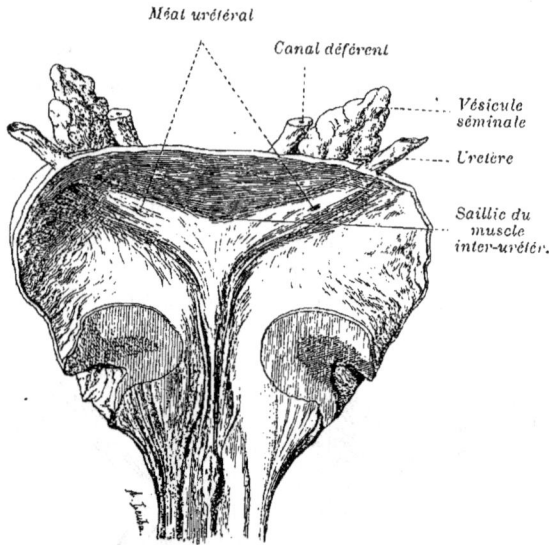

*Méat urétéral*

*Canal déférent*

*Vésicule séminale*

*Uretère*

*Saillie du muscle inter-urétér.*

Fig. 868. — Trigone vésical chez l'homme (Poirier).

## Structure des calices, du bassinet et de l'uretère[1].

Les calices, le bassinet et l'uretère ont la même structure ; ils sont formés par : 1° une tunique interne ou muqueuse ; 2° une tunique moyenne ou musculaire ; 3° une tunique externe, celluleuse ou adventice.

1° *Tunique interne* ou *muqueuse*. — Lisse au niveau des calices et du bassinet, cette tunique présente des plis longitudinaux sur l'uretère, elle est mince, résistante, adhérente. Elle se compose d'un épithélium et d'un chorion,

a) L'*épithélium* est stratifié à 5 ou 6 couches de cellules polymorphes. Les cellules ont une forme différente suivant que l'uretère est resserré ou distendu.

b) Le *chorion* mince au niveau des calices s'épaissit sur le bassinet et l'uretère. Dépourvu de papilles, il est constitué par un tissu conjonctif dense et serré. Les glandes décrites dans la muqueuse du bassinet et de l'uretère sont de simples bourgeons épithéliaux.

1. Ce chapitre a été rédigé dans le *Traité d'Anatomie humaine*, par M. le D^r P. Nobécourt.

2° *Tunique moyenne* ou *musculaire*. — Elle constitue la moitié ou les deux tiers de l'épaisseur de la paroi. Elle se compose de deux plans de fibres : l'un externe, circulaire; l'autre interne, longitudinal. Dans la moitié ou le tiers inférieur de l'uretère, s'ajoute un 3ᵉ plan de fibres longitudinales.

3° *La tunique externe, celluleuse* ou *adventice* est mince et peu résistante.

**Vaisseaux et nerfs.** — 1° *Artères*. — Les artères viennent de l'artère rénale pour les calices et le bassinet ; des artères spermatiques pour la portion abdominale de l'uretère ; des artères vésicales, de l'utérine pour la portion pelvienne.

2° *Veines*. — Les veines se jettent dans la veine rénale, dans les veines de la capsule adipeuse, dans les veines spermatiques, dans les veines vésicales et utérines. Les veines des calices et du bassinet forment en arrière de ces organes un plexus veineux bien développé.

3° Les *lymphatiques* sont mal connus.

4° *Nerfs*. — Les nerfs naissent du plexus rénal, du plexus spermatique et du plexus hypogastrique.

## CHAPITRE III

## VESSIE[1]

**Préparation.** — On disséquera d'abord attentivement les plans musculo-aponévrotiques de la paroi antérieure de l'abdomen, puis celle-ci sera sectionnée suivant trois incisions : la première horizontale sus-ombilicale, les deux autres suivant le bord externe des muscles droits. On rabattra en bas un lambeau quadrilatère à la face péritonéale duquel saillent l'ouraque et les deux artères ombilicales. On examinera en place la vessie vide, puis remplie par une injection d'eau poussée par l'urètre. Il est commode de pratiquer une coupe latérale du bassin. Pour cette coupe, on décollera d'un côté et on réclinera en dedans le péritoine, le canal déférent, l'urètre et les branches viscérales de l'artère hypogastrique; puis on sciera la hanche ischiopubienne et le corps du pubis au milieu du trou obturateur et on luxera en dehors l'aile iliaque. Sur la pièce ainsi préparée on peut étudier les rapports de la vessie, de la prostate, etc., et leurs vaisseaux injectés. On terminera la préparation en ouvrant la vessie par sa face antérieure pour étudier les orifices de l'urètre et des uretères.

**Définition.** — La vessie est un réservoir musculaire dans lequel l'urine s'accumule dans l'intervalle des mictions.

**Situation.** — Chez l'*adulte*, la vessie est située dans la cavité pelvienne, en arrière et au-dessus de la symphyse pubienne, au-dessus du plancher périnéal, et de la prostate, au-dessus et en avant du rectum.

1. Ce chapitre a été rédigé dans le *Traité d'Anatomie humaine*, par M. le Dʳ Paul Delbet.

*Forme.* — La forme de la vessie est très variable.

La vessie *vide* est, à l'état normal, aplatie et ne fait aucun relief sur le plancher pelvien. Vue d'en haut, elle a la forme d'une lame triangulaire; le sommet, tourné en haut et en avant, se continue avec l'ouraque; le bord postérieur, concave, remonte sur la face antérieure convexe du rectum; les bords latéraux sont légèrement convexes en dehors et s'unissent avec le bord postérieur suivant deux angles aigus où se terminent les uretères. Vue de profil, la vessie forme une sorte de cupule dont la concavité est tournée en haut et en arrière.

Quand la vessie se distend, la paroi postérieure se soulève de plus en plus, le sommet s'incline en avant et l'organe prend la forme d'un ovoïde à grosse extrémité tournée en arrière.

La forme de la vessie *pleine* est variable. Elle peut être conique, pyramidale, cylindrique. Elle est souvent asymétrique et s'incline fréquemment à droite chez la femme.

**Dimensions.** — La vessie *vide* mesure 7 centimètres dans le diamètre transversal et 6 dans le diamètre vertical. A l'état de *réplétion physiologique* ses dimensions sont : diamètre transverse, 7 centimètres; diamètre antéro-postérieur, 8 centimètres; diamètre axial, oblique en bas et en arrière, 10 centimètres.

**Direction.** — Le grand axe de la vessie vide est oblique en bas et en arrière. Il tend à se rapprocher de l'horizontale quand la vessie se distend.

**Capacité.** — La *capacité anatomique* de la vessie est très variable : elle est en moyenne de 4 à 500 centimètres cubes. La vessie du cadavre se rompt au voisinage de 1500 centimètres cubes.

La *capacité physiologique* est en moyenne de 350 centimètres cubes. C'est à ce moment que naît le besoin d'uriner. Mais cette capacité physiologique est variable suivant les individus, le sexe, l'état pathologique. Sur le vivant la vessie se rompt plutôt qu'on ne la rompt (Guyon).

**Moyens de fixité.** — La vessie est fixée, *en bas* : 1° par sa continuité avec l'*urètre*; 2° par ses adhérences à la *prostate* encastrée elle-même dans les aponévroses du périnée; 3° par l'*aponévrose pelvienne supérieure* de laquelle se détache l'aponévrose ombilico-vésicale; *en haut*, par l'*ouraque* et les *artères ombilicales*; *en avant*, par les bandelettes musculo-aponévrotiques, dites *ligaments antérieurs* ou *pubio-vésicaux*. Ces ligaments comprennent des fibres musculaires longitudinales de la vessie, allant s'insérer à la partie basse de la symphyse, et des fibres tendineuses dépendant de l'extrémité antérieure de l'*arcus tendineus fasciæ pelvis*. (Voir Aponévroses du périnée.)

La vessie est mobile et l'étendue de son excursion n'est pas moindre de 3 centimètres.

## Rapports.

Nous étudierons les rapports de la vessie chez l'homme. Nous indiquerons ensuite les modifications que subissent ces rapports chez la femme et chez l'enfant.

**I. Rapports de la vessie chez l'homme.** — La vessie est contenue dans une loge, formée en partie par le péritoine, en partie par certains feuillets aponévrotiques et que nous allons tout d'abord décrire.

*Loge vésicale.* — La loge vésicale, qui contient également l'ouraque et les artères ombilicales, affecte la forme d'un cône dont le sommet répond à l'ombilic et dont la base vient se fixer sur le plancher pelvien.

Ce cône étant fortement aplati d'avant en arrière, on peut lui décrire, outre sa base et son sommet, deux faces, l'une antérieure, l'autre postérieure, et deux bords latéraux.

La *face antérieure* est formée par l'aponévrose ombilico-vésicale.

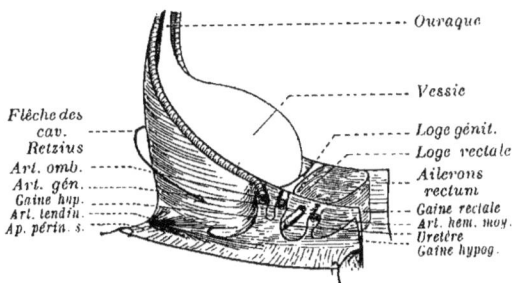

Fig. 869. — Schéma de la loge vésicale.

Celle-ci se présente sous la forme d'un demi-cône à concavité postérieure dont la face antérieure répond à la cavité de Retzius, tandis que la face postérieure, limitant en avant la loge vésicale, répond à l'ouraque et à la face antérieure ainsi qu'aux faces latérales de la vessie.

La *face postérieure* de la loge vésicale est formée dans la plus grande partie de son étendue par le péritoine jusqu'au niveau du cul-de-sac génito-vésical. Au-dessous de ce dernier la face postérieure est constituée par l'aponévrose prostato-péritonéale, lame à deux feuillets qui contient dans son épaisseur les vésicules séminales et la partie terminale des canaux déférents.

*Latéralement* la loge vésicale est fermée par l'insertion de l'aponévrose ombilico-vésicale sur le péritoine et sur l'aponévrose prostato-péritonéale.

Le *sommet* se fixe à l'ombilic. La *base* s'attache sur le plancher pelvien en se fixant sur l'aponévrose périnéale supérieure. A ce niveau la loge vésicale communiquerait avec la loge prostatique sous-jacente, si elle n'était séparée de celle-ci par une expansion que l'aponévrose périnéale supérieure envoie entre la vessie et la prostate. (Voir fig. 871.)

Comme on le voit, chez l'adulte la vessie est sous-péritonéale. Il n'en est pas de même chez le fœtus; en effet, pendant la première partie de la vie intra-utérine, la vessie est franchement intra-péritonéale et n'est rattachée à la paroi abdominale antérieure que par un mince méso-cyste. Ce n'est que secondairement qu'elle s'isole de la cavité séreuse, par suite de la coalescence partielle du péritoine qui la tapisse avec le péritoine pariétal adjacent. Les deux aponévroses ombilico-vésicale et prostato-péritonéale représentent les reliquats de ce processus de coalescence.

La vessie est séparée des parois de sa loge par une couche de tissu cellulaire (gaine allantoïdienne de certains auteurs). Cette couche, qui n'est pas isolable en une lame dissécable, peut se charger de graisse et acquérir une épaisseur considérable.

Les rapports de la vessie diffèrent suivant que celle-ci est vide ou pleine.

A. La vessie vide est une cupule triangulaire, tout entière pelvienne et cachée derrière le pubis. Dépourvue de faces latérales, elle présente une face antéro-inférieure plate et triangulaire, une face postéro-supérieure concave, une base inférieure, un sommet, deux bords latéraux, un bord postérieur, concave en arrière, et trois angles, dont le supérieur se continue avec l'ouraque, et les deux autres, postéro-latéraux, se prolongent par deux replis péritonéaux, les replis de Douglas.

B. Vessie pleine. — En se distendant, la vessie s'élève au-dessus du pelvis et devient abdominale. On lui considère une face antérieure, une face postéro-supérieure, deux faces latérales, un sommet et une base.

Face antérieure. — La face antérieure, cachée en bas par la partie antérieure de l'anneau pelvien, prend plus haut contact avec la paroi abdominale et soulève le péritoine, qui se déprime en un cul-de-sac prévésical. Elle présente ainsi 2 segments : l'un inférieur, rétro-pubien; l'autre supérieur, rétro-abdominal.

1° Le segment inférieur est en rapport, tout à fait en bas, avec les ligaments antérieurs de la vessie et la partie antérieure de l'arcus tendineus fasciæ pelvis. Ces ligaments forment un plan fibro-musculaire traversé par les veines vésicales antérieures, tributaires du plexus de Santorini, et séparant la loge prévésicale de la base de la prostate.

Au-dessus de ce diaphragme, une couche adipeuse abondante, où rampent des veines vésicales, sépare la vessie de la symphyse et du corps du pubis, des muscles obturateurs internes doublés de leur aponévrose et de l'orifice profond du canal sous-pubien.

2° Le *segment supérieur* entre en rapport avec les différents plans de la paroi abdominale antérieure, en particulier avec la partie inférieure des muscles grands droits et leurs tendons, avec la partie inférieure de la ligne blanche et, plus latéralement, avec la partie interne de l'arcade de Fallope, avec le ligament de Gimbernat et avec la paroi postérieure du canal inguinal. Entre la paroi abdominale et la vessie on rencontre des feuillets aponévrotiques et, dans certaines conditions, le péritoine.

*a)* Les feuillets aponévrotiques sont au nombre de deux, le fascia transversalis et l'aponévrose ombilico-vésicale. Le fascia transversalis, mieux dénommé fascia endo-abdominal, tapisse la face postérieure des muscles droits, mais tandis que ceux-ci gagnent la face antérieure de la symphyse, le fascia transversalis descend en arrière de celle-ci. Il se forme ainsi au-dessus du corps du pubis une petite cavité rétro-musculaire, de forme triangulaire, le *cavum suprapubicum.* — En arrière du fascia transversalis, nous tombons dans une cavité remplie par un tissu cellulaire extrêmement lâche, c'est la *cavité prévésicale de Retzius.* Cette cavité est limitée en arrière par l'aponévrose ombilico-vésicale, dont nous avons déjà décrit la disposition. Latéralement l'espace prévésical communique, d'une part, avec le tissu cellulaire sous-

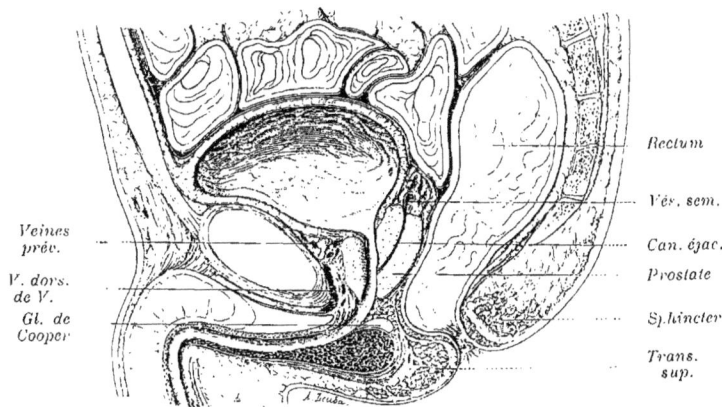

Fig. 870. — Vessie en distension physiologique (d'après Braune).

péritonéal des fosses iliaques et se prolonge, d'autre part, sur les parties latérales de la vessie, sous le péritoine pelvien, jusqu'au voisinage de la

grande échancrure sciatique où il est arrêté par le méso-cellulaire que
la gaine hypogastrique fournit à la plus antérieure de ses branches
viscérales, l'artère ombilicale. (V. fig. 869.)

b) Le *péritoine*, quand la vessie est vide, passe directement de la
paroi abdominale sur la face postérieure de la vessie. Quand elle se remplit, la face postéro-supérieure se dilate plus que la paroi antéro-inférieure, l'ouraque se coude et le péritoine le suit ; ainsi se forme le cul-de-
sac péritonéal prévésical. Ce cul-de-sac est d'autant plus profond que
la vessie est plus distendue, mais il grandit par en haut, son fond restant constamment à 1 ou 2 centimètres au-dessus de la symphyse.

Quand on force la distension de la vessie, le péritoine s'élève un peu
mais beaucoup moins qu'on l'a dit. Il peut s'élever à 5 ou 6 centimètres
quand, au cours de la taille, on déchire le fascia prévésical.

**Faces latérales.** — Recouvertes par le péritoine dans leur tiers supérieur, elles se mettent en rapport dans leurs 2 tiers inférieurs, recou-

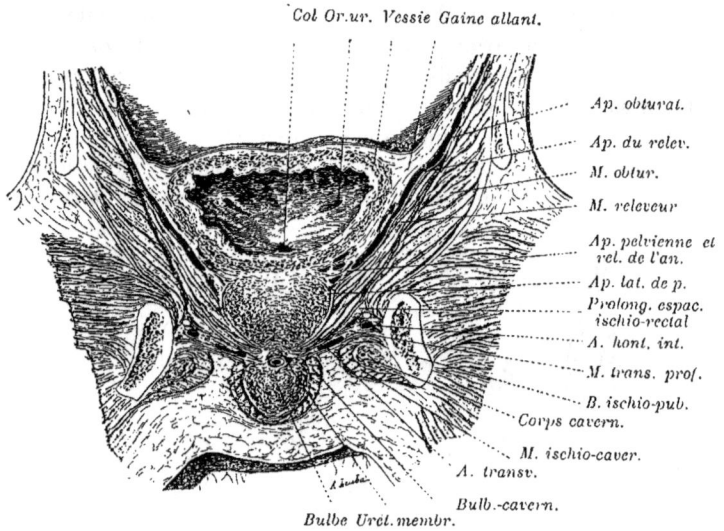

FIG. 871. — Coupe frontale de la vessie (d'après Spalteholtz).

verts par l'aponévrose ombilico-vésicale, avec le muscle obturateur
interne et son aponévrose, avec les vaisseaux et nerfs obturateurs, avec
la partie supérieure du releveur et son aponévrose. — La face latérale
de la vessie est longée par l'artère ombilicale surcroisée par le canal
déférent.

**Face postéro-supérieure**. — Elle est convexe, lisse, tapissée par le péritoine et en rapport avec les anses grêles et le côlon ilio-pelvien,

**Sommet**. — D'ordinaire médian, il peut être dévié latéralement. Il se continue avec l'ouraque. L'ouraque est un cordon plein, fibreux, large de 2 millimètres, long de 12 centimètres, étendu de la vessie à l'ombilic. Il s'insère sur la vessie par un renflement conoïde et s'amincit à son extrémité supérieure.

**Base**. — Elle s'étend de l'orifice urétral au fond du cul-de-sac vésico-génital. La région de l'orifice urétral porte le nom de *col de la vessie*. Le col est entouré par le sphincter vésical et la prostate. Il est relativement mobile. Il peut s'élever de 3 centimètres. Il est situé sur l'horizontale qui passe à l'union des 2 tiers supérieurs avec le tiers inférieur de la symphyse, à 3 centimètres en arrière du pubis.

En arrière de l'orifice urétral, la base de la vessie répond à la prostate, à l'appareil séminal, au rectum. Les vésicules séminales, rapprochées par leur sommet, écartées au niveau de leur base, limitent un *triangle* dit *interséminal* ou *interdéférentiel*. Leur bord interne est longé par la portion ampullaire des canaux déférents. Les vésicules et la partie terminale des canaux déférents sont contenues dans l'épaisseur de l'aponévrose prostato-péritonéale qui, au niveau du triangle interdéférentiel, sépare seule la vessie du rectum.

**II. Rapports de la vessie chez la femme**. — La vessie de la femme est moins haute, plus large, mais non plus grande que celle de l'homme. Ses *faces latérales* sont en rapport avec le ligament rond qui surcroise l'artère ombilicale. Sa *face postérieure* est séparée de l'utérus et du ligament large par le cul-de-sac vésico-utérin. Sa *base* répond à la face antérieure de la portion sus-vaginale du col et à la face antérieure du vagin. Entre la vessie et le vagin est un tissu cellulaire lamelleux qui permet de mobiliser la vessie.

**III. Rapports de la vessie chez l'enfant**. — La vessie est *abdominale* à la naissance et descend peu à peu dans le petit bassin. Elle est toujours *pelvienne* entre 14 et 16 ans.

Vide, elle a son grand axe vertical ; cet axe dans l'état de distension est toujours moins horizontal que chez l'adulte.

Cylindrique jusqu'au 4e mois de la vie intra-intérine, elle est fusiforme à la naissance. A partir de 2 à 5 ans après la naissance, la partie inférieure de la vessie se développe.

La face postérieure de la vessie est coupée par un pli péritonéal très marqué, surtout chez la petite fille. Ce pli s'efface par la distension au niveau de la base de la vessie. Le péritoine descend plus bas que chez

l'adulte, tapisse 1 centimètre de la face postérieure de la prostate et remonte légèrement par la distension de la vessie et du rectum.

### Configuration intérieure de la vessie.

La cavité vésicale est régulièrement ovoïde, mais présente une saillie antérieure et une saillie postérieure déterminées, la première par le
pubis, la seconde par le rectum chez l'homme, par l'utérus chez la
femme.

La surface interne de la vessie est lisse et unie chez l'enfant et l'adulte ;
avec l'âge, elle prend un aspect aérolaire. Au niveau de sa base, on
aperçoit trois orifices : l'orifice urétral et les deux orifices urétéraux.

L'orifice urétral, placé au point le plus déclive de la vessie, est à
l'état normal parfaitement circulaire, quelquefois un peu aplati d'avant
en arrière. Parfois la lèvre postérieure de cet orifice se soulève en une
petite saillie, la *luette vésicale* de Lieutaud. — Les orifices urétéraux
ont été décrits précédemment.

Ces trois orifices délimitent le *trigone de Lieutaud.* C'est un triangle
équilatéral à bords tantôt convexes en dehors, tantôt concaves. Le trigone répond chez l'homme à la prostate et se surélève dans l'hypertrophie de cet organe. Il en résulte la formation, en arrière de lui,
d'une sorte de fosse ou *bas-fond vésical*, absent chez l'enfant, peu marqué chez l'adulte, et plus ou moins profond chez les gens âgés.

### Structure.

La vessie se compose de trois tuniques : la fibro-séreuse, la musculaire et la muqueuse.

1° La *tunique fibro-séreuse* est formée par l'aponévrose ombilico-
vésicale, en avant, par l'aponévrose prostato-péritonéale et par le péritoine, en arrière.

2° La *tunique musculaire* présente 3 couches :

a) La *couche externe, longitudinale*, non continue, est formée de
faisceaux longitudinaux dont les antérieurs et les postérieurs sont très
développés et les latéraux très faibles.

b) La *couche moyenne, circulaire*, est une nappe continue de fibres
horizontales, plus épaisses en bas qu'en haut.

c) La *couche profonde, plexiforme*, est constituée par une série de
fascicules placés à distance les uns des autres et anastomosés en réseau.

Au niveau du *trigone* s'épanouissent les fibres musculaires de l'uretère.
Les fibres postérieures se portent en dedans à la rencontre de celles de
l'uretère opposé et forment le *muscle interurétéral.* Les fibres antérieures,

obliques en avant, s'inclinent pour la plupart en dedans. Quelques-unes se continuent sur l'urètre.

3° La *muqueuse* est, à l'autopsie, blanche chez l'enfant, cendrée chez l'adulte, légèrement rosée chez le vieillard. Elle est d'un rose vif sur le vivant à l'examen cystoscopique. Son épaisseur est de 1/2 millimètre environ. Elle est très résistante.

Sa face interne présente des plis quand la vessie est vide, ce qui est dû à l'existence d'une couche celluleuse sous-muqueuse. Ces plis font défaut au niveau du trigone et des orifices urétéraux, car à ce niveau la muqueuse adhère au plan musculaire sous-jacent.

La muqueuse comprend : *a*) un *chorion* riche en fibres élastiques et présentant quelques rares *papilles* sur le trigone, et *b*) un *épithélium* polymorphe à plusieurs couches de cellules. Les cellules profondes sont hautes, cylindriques, parfois en raquette; les cellules moyennes sont cylindriques ; les cellules superficielles très grandes et aplaties.

La muqueuse vésicale ne contient pas de glandes. Il existe sur le trigone de petites *dépressions* pseudo-glandulaires.

**Vaisseaux et nerfs.** — 1° *Artères.* — Les artères de la vessie forment 4 groupes.

Les *a. antérieures*, très grêles, viennent de la honteuse interne et quelquefois de l'obturatrice.

Les *a. supérieures* naissent de l'ombilicale ; elles se distribuent aux faces latérales et au sommet.

Les *a. postérieures*, venues de l'hémorroïdale moyenne chez l'homme, de l'utérine et de la vaginale chez la femme, vont au bas-fond et au col.

Les *a. inférieures*, vésicales proprement dites, sont des branches directes de l'hypogastrique.

Ces artères se distribuent à toutes les tuniques de la vessie. Le bas-fond et le col sont les régions les plus richement vascularisées.

2° *Veines.* — Elles naissent de 3 réseaux : muqueux, intra-musculaire, superficiel.

Les troncs collecteurs forment plusieurs groupes :

*a*) Le *groupe antérieur* aboutit au plexus de Santorini et aux plexus latéraux de la prostate.

*b*) Le *groupe latéral* est tributaire des plexus vésico-prostatiques et des veines hypogastriques.

*c*) Le groupe *postérieur* s'anastomose avec les plexus séminaux et gagne les veines hypogastriques.

Toutes les veines vésicales aboutissent à la veine iliaque interne. Elles s'anastomosent avec les veines du canal déférent, de l'uretère, avec les veines hémorroïdales et les veines de la paroi abdominale.

3° **Lymphatiques.** — Au niveau du trigone, il existe quelques rares lymphatiques dans la muqueuse. Ils sont plus nombreux dans la sous-muqueuse et dans la couche musculaire. Ils forment un riche plexus

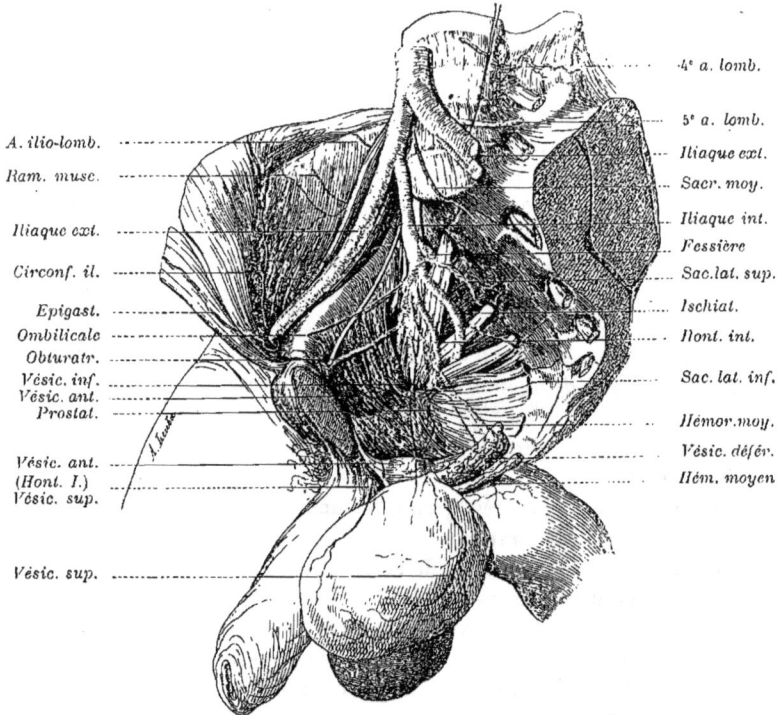

A. ilio-lomb.
Ram. musc.

Iliaque ext.

Circonf. il.

Epigast.
Ombilicale
Obturatr.
Vésic. inf.
Vésic. ant.
Prostat.

Vésic. ant.
(Hont. I.)
Vésic. sup.

Vésic. sup.

4° a. lomb.

5° a. lomb.
Iliaque ext.
Sacr. moy.
Iliaque int.
Fessière
Sac. lat. sup.
Ischiat.
Hont. int.

Sac. lat. inf.

Hémor. moy.
Vésic. défér.
Hém. moyen

FIG. 872. — Artères de la vessie.

sous le péritoine et aboutissent aux ganglions iliaques externes, internes, et primitifs. On trouve parfois sur la face antérieure et sur les faces latérales de la vessie de petits nodules ganglionnaires interrupteurs.

4° **Nerfs.** — Les nerfs de la vessie viennent du 2° nerf sacré (nerfs spinaux) et du plexus hypogastrique (nerfs sympathiques).

1° Les *nerfs spinaux* se distribuent au corps de la vessie et sont expulseurs de l'urine.

2° Les *nerfs sympathiques* sont destinés au col et amènent l'occlusion de l'orifice urétral.

Dans la muqueuse, les nerfs se terminent par des extrémités libres jusque dans la couche épithéliale. Les nerfs vésicaux présentent sur leur trajet quelques petits ganglions.

# CHAPITRE IV

# URÈTRE[1]

**Préparation.** — Commencez par la portion pénienne, enlevez les plans super-ficiels du pénis, disséquez les muscles du périnée antérieur, le bulbe de l'urètre, les corps caverneux, l'aponévrose moyenne du périnée. Faites ensuite la coupe latérale du bassin et terminez la préparation en ouvrant l'urètre sur toute sa lon-gueur, en suivant sa partie supérieure. Étudiez les détails de la portion prostatique et de la portion pénienne sur des coupes transversales.

**Définition.** — L'urètre est le canal par lequel l'urine, chassée par la contraction vésicale, s'écoule au dehors. Il livre passage, chez l'homme, au sperme au moment de l'éjaculation.

**Situation.** — L'urètre s'étend du col vésical à l'extrémité du gland. Il se porte d'abord en bas et en avant jusqu'au niveau de la ligne qui prolongé le bord inférieur de la symphyse, puis devient légèrement ascendant jusqu'à la verticale passant par le bord antéro-supérieur de la symphyse. Là, il se coude (*angle urétral*), pénètre dans la verge et se termine au niveau du méat. Dans ce trajet, l'urètre est successive-ment *périnéal*, puis *périnéo-scrotal*, enfin *pénien*.

**Division.** — D'après ses rapports, on divise encore l'urètre en 3 por-tions, *prostatique*, *membraneuse*, *spongieuse*. Les 2 premières portions constituent l'*urètre postérieur*; la portion spongieuse forme l'*urètre antérieur*. Le segment postérieur, périnéo-pelvien, allant jusqu'à l'angle pubien, est dit *fixe*. Le segment antérieur, pénien, est *mobile*.

**Direction. Moyens de fixité.** — Dans son ensemble, l'urètre reste constamment dans le même plan antéro-postérieur. L'orifice vésical est situé à environ 3 centimètres en arrière du tiers moyen de la symphyse. Le point le plus déclive de l'urètre est sur l'axe prolongé de la sym-physe, à 15 ou 20 millimètres au-dessous de celle-ci. L'angle urétral est sensiblement sur l'horizontale menée par le bord inférieur de la symphyse. Entre ces 3 points l'urètre décrit une courbure autour du bord inférieur de la symphyse, courbure irrégulière dont le rayon varie de 3 à 6 centimètres.

Au delà de l'angle urétral, la portion spongieuse forme avec la portion dite fixe un angle à concavité inférieure, dans l'état de flacci-dité de la verge. L'urètre, dans sa totalité, figure ainsi une S italique renversée. Mais pendant l'érection la portion spongieuse devient recti-ligne et l'urètre dessine une crosse.

La *portion prostatique* est maintenue en place par les ligaments

---

1. Ce chapitre a été rédigé dans le *Traité d'Anatomie humaine*, par M. le Dr Paul Delbet.

pubo-prostatiques, par sa continuité avec la vessie et surtout par le muscle releveur de l'anus. Mais la situation de la prostate et du col vésical est influencée par les alternatives de réplétion et de vacuité de la

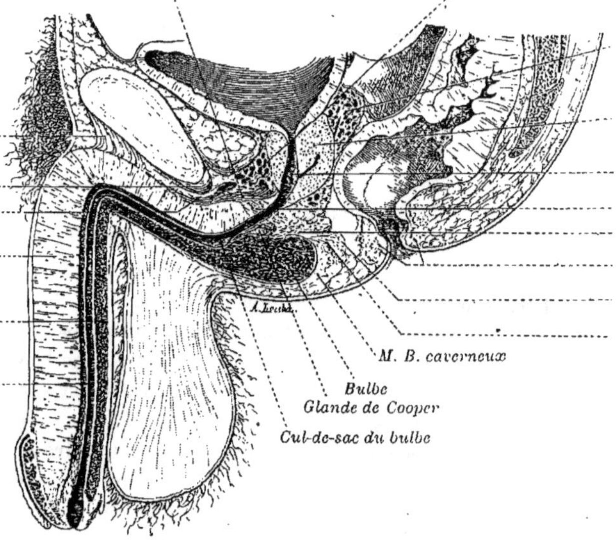

*Lig. trans. du pelvis* — *Plex. de Santorini*

*Vés. sém.*

*Lig. susp. de la V.*

*Lig. s.-pub. Veine dors.*

*Corps cav.*

*Corps spon.*

*Urèt. pénien.*

*Prostate*

*Veru mont.*

*M. Sphinct. strié*

*M. trans. pr.*

*Sphinct. anal.*

*Noyau fibr. central*

*M. transv. sup.*

*M. B. caverneux*

*Bulbe*

*Glande de Cooper*

*Cul-de-sac du bulbe*

FIG. 873. — Urètre. Disposition générale.

vessie et du rectum. Quand la vessie est vide et le rectum plein, la courbure de l'urètre postérieur se ferme, elle s'ouvre quand la vessie est pleine et le rectum vide.

L'*urètre membraneux*, maintenu par l'aponévrose périnéale moyenne, est la partie la plus fixe de l'urètre.

Les racines des corps caverneux et l'aponévrose périnéale moyenne attachent solidement la portion périnéale de l'*urètre spongieux*.

L'angle urétral est fixé par l'appareil suspenseur de la verge, mais on peut l'abaisser facilement de 4 à 5 centimètres sur le vivant. Dans le cathétérisme l'urètre devient rectiligne; mais c'est surtout l'urètre antérieur qui se redresse.

En réalité, il n'y a guère de *portion fixe* de l'urètre, mais un *point fixe* répondant au diaphragme uro-génital.

**Dimensions.** — La longueur moyenne de l'urètre, chez le vivant, est de 18 centimètres dont 13 cm. 5 pour la portion spongieuse, 1 cm. 5 pour la portion membraneuse et 3 centimètres pour la portion prostatique. Il y a des variations individuelles de 2 à 3 centimètres. L'urètre des vieillards est plus long de 1 à 3 centimètres, ce qui est dû à l'hypertrophie de la prostate.

**Forme et calibre.** — 1° *Pendant la miction*, l'urètre présente son *calibre physiologique*. Sa forme diffère suivant les points considérés. Sur le *méat*, c'est une ellipse à petite extrémité supérieure. En arrière du méat, dans la traversée du gland, l'urètre se dilate en une cavité ovoïde, la *fosse naviculaire*, légèrement aplatie dans le sens transversal et longue de 20 à 25 millimètres. — Dans la portion pénienne, il se présente comme un tube cylindrique long de 6 à 7 centimètres; de l'angle urétral au bulbe, il se dilate en une cavité ovoïde à grosse extrémité postérieure, le *cul-de-sac du bulbe*. — L'urètre membraneux est cylindrique. — L'urètre prostatique est une cavité ampullaire, aplatie d'avant en arrière, dont la partie large répond aux canaux éjaculateurs. — L'orifice vésical est circulaire.

2° *A l'état de repos.* En dehors de la miction, le méat est une fente verticale à 2 lèvres regardant directement en avant et s'ouvrant ordinairement au sommet du gland.

Sur les coupes, la fosse naviculaire est une fente transversale; la portion pénienne, une fente horizontale; le cul-de-sac du bulbe, un ellipsoïde aplati; l'urètre membraneux, une fente circulaire étoilée du fait du plissement de la muqueuse; quant à la portion prostatique, elle figure d'abord une fente aplatie et béante au niveau du sinus prostatique, puis, du fait de la saillie médiane du veru montanum, l'urètre devient une fente composée de 2 moitiés obliques se réunissant sur la ligne médiane en un angle à sommet antérieur. — L'orifice du col est généralement circulaire.

L'urètre n'est pas un canal régulièrement calibré : il présente des rétrécissements et des dilatations. Les *points étroits* sont le méat et l'orifice vésical, l'urètre pénien et l'urètre membraneux. Les *portions dilatées* sont la fosse naviculaire, le cul-de-sac du bulbe et le sinus prostatique. Les dilatations s'accentuent surtout sur la paroi inférieure; la paroi supérieure de l'urètre est plus lisse, c'est la paroi chirurgicale.

Le *diamètre de l'urètre* au niveau du méat est d'environ 7 millimètres; le point le plus étroit du canal est, dans un tiers des cas, un peu en arrière du méat. Le diamètre est de 8 millimètres au niveau du bulbe; — de 8 mm. 6, dans la portion membraneuse et de 11 mm. 6, dans la région prostatique.

L'urètre est *dilatable*. Sa dilatabilité varie suivant les points. Le méat est le point le moins dilatable. Pratiquement on peut dilater artificiellement l'urètre jusqu'à lui donner un diamètre de 8 à 10 millimètres, en débridant le méat, s'il le faut.

**Rapports.** — I. *Urètre prostatique.* — L'urètre prostatique est entouré par la prostate. La distance qui sépare l'urètre de la périphérie de la prostate, sur une coupe transversale, est de 5 millimètres sur le rayon médian antérieur, de 17 millimètres sur le rayon médian postérieur, de 23 millimètres sur le rayon oblique postérieur et de 17 millimètres sur le rayon transverse. La plus grande partie de la glande se trouve en arrière et sur les côtés de l'urètre.

A distance l'urètre prostatique présente les mêmes rapports que la prostate ; ils seront étudiés plus loin.

II. *Urètre membraneux.* — L'urètre membraneux est en rapport :

1° *En avant*, avec le ligament sous-pubien et le ligament transverse du pelvis, avec la veine dorsale profonde de la verge, cheminant entre ces 2 ligaments, avec les artères honteuses internes devenant à ce niveau les dorsales de la verge et placées latéralement au-dessous du ligament transverse.

*En arrière*, l'urètre membraneux est en rapport avec le muscle transverse profond du périnée et le noyau fibreux central du périnée qui le séparent du rectum. Celui-ci, d'abord parallèle à l'urètre postérieur, change précisément de direction au niveau du bord postérieur du plancher uro-génital ; il se porte en arrière tandis que l'urètre se porte en avant ; les deux organes forment ainsi un triangle à base cutanée périnéale, le *triangle recto-urétral*.

*En bas*, l'urètre membraneux pénètre obliquement dans le bulbe ; entre celui-ci et l'urètre se placent les glandes de Mery-Cooper. Le feuillet inférieur de l'aponévrose moyenne chemine au-dessous de l'urètre membraneux et n'est pas traversé par celui-ci (V. Périnée, p. 1571).

*Latéralement*, l'urètre membraneux est longé par les artères et les veines honteuses.

Dans toute son étendue, il est engainé par le *sphincter strié* que nous décrirons avec les muscles du périnée.

III. *Urètre spongieux.* — L'urètre spongieux est entouré par la gaine érectile du corps spongieux. Celui-ci se renfle en arrière pour former le *bulbe de l'urètre*. L'urètre pénètre obliquement dans la gaine spongieuse et forme avec celle-ci un angle aigu ouvert en arrière. Le canal reste plus rapproché de la face supérieure que de la face inférieure du corps spongieux.

L'urètre spongieux comprend 3 portions : *périnéo-scrotale, pénienne, balanique.*

La *portion périnéo-scrotale* s'étend jusqu'à l'angle urétral. Elle est en rapport *en haut* avec le ligament transverse du pelvis, les vaisseaux et nerfs dorsaux de la verge, le plexus de Santorini et le bord

inférieur de la symphyse. *En bas*, elle est recouverte par les aponévroses et muscles du périnée et
forme le bord interne du triangle
ischio-bulbaire.

La *portion pénienne* se loge
dans l'angle inférieur que limitent les corps caverneux. Elle
est entourée comme ces derniers
par les enveloppes communes de
la verge.

La *portion balanique* chemine
dans l'épaisseur du gland près de
la face inférieure de celui-ci.
Comme nous le verrons plus
loin le tissu érectile du gland,
regardé par la plupart des anatomistes comme un renflement
du corps spongieux, constituerait
pour d'autres une formation caverneuse autonome, entourant
l'extrémité antérieure des corps
caverneux et des corps spongieux
très amincis. En tout cas, l'urètre
est logée dans une gouttière occupant la face inférieure de cette
masse érectile.

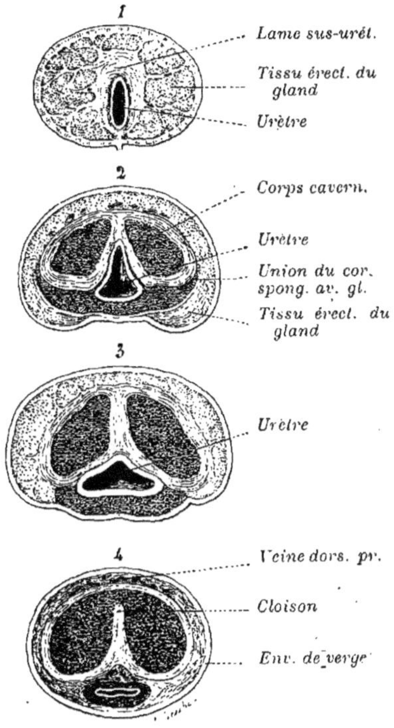

Fig. 874. — Coupes du gland d'avant
en arrière.

**Structure**. — L'urètre se
compose de 3 tuniques; une tunique muqueuse, une tunique spongieuse, une tunique musculaire.

I. *Muqueuse*. — Sur le vivant la muqueuse urétrale est uniformément rouge et cette coloration est due à sa richesse vasculaire. Sur
le cadavre, elle est rouge violacée dans la portion membraneuse, le
bulbe et la fosse naviculaire, pâle dans la prostate. Elle est résistante
à la traction, mais se laisse facilement perforer par les instruments.

La muqueuse urétrale est épaisse de 0 mm. 3 dans la partie prostatique, de 0 mm. 2, dans la partie membraneuse. — Elle adhère intimement à la couche spongieuse.

Elle présente à sa surface plusieurs orifices : 1° L'*orifice de l'utricule
prostatique*, situé sur la ligne médiane, au faîte du veru montanum.
— 2°. De chaque côté de l'orifice de l'utricule, les *deux orifices des
canaux éjaculateurs*. — 3° Dans les gouttières urétrales ou rigoles du

veru, les *orifices des glandes prostatiques*. — 4° Les *orifices des glandes muqueuses* et les *lacunes de Morgagni*.

La muqueuse présente des plis, les uns parallèles, les autres perpendiculaires à l'axe du canal. Les *plis parallèles* sont surtout nombreux dans l'ampoule prosta-

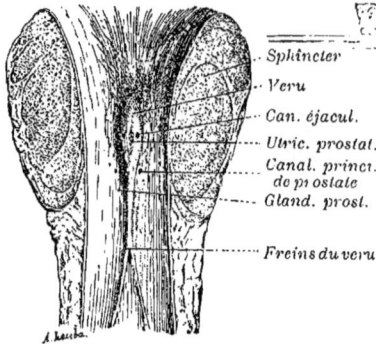

Fig. 875. — Urètre prostatique
(d'après Jarjavay).

tique, la région membraneuse et la portion spongieuse. Ils sont peu marqués dans le bulbe et manquent dans la fosse naviculaire.

*Les plis* perpendiculaires siègent dans la portion spongieuse. Le plus développé constitue la *valvule de Guérin*. Située à 12 ou 20 millimètres du méat sur la paroi supérieure de l'urètre, elle présente un bord antérieur, libre, et limite un cul-de-sac profond de 6 à 8 millimètres. Elle est quelquefois double et même multiple.

La muqueuse se compose d'une couche épithéliale et d'un chorion.

La *couche épithéliale*, épaisse de 60 à 80 μ, est un épithélium cylindrique stratifié.

Dans la partie balanique, à 4 centimètres du méat, l'épithélium devient pavimenteux et stratifié.

Le *chorion* comprend des fibres conjonctives et de nombreuses fibres

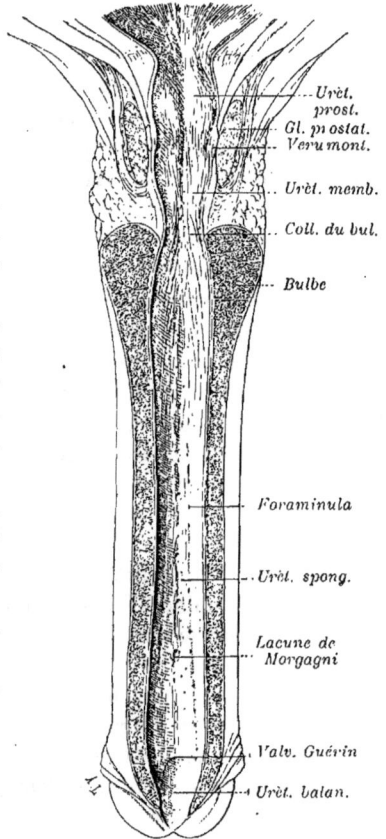

Fig. 876. — Vue de l'urètre fendu sur la paroi inférieure (d'après Jarjavay).

élastiques qui pénètrent profondément dans la couche érectile et musculaire, solidarisant les 3 tuniques urétrales.

A la muqueuse urétrale sont annexées des glandes et des lacunes.

**A)** *Glandes.* — Les glandes comprennent plusieurs groupes :

*a)* Les *glandes prostatiques*, qui seront étudiées avec la prostate.

*b)* Les *glandes de Méry-Cooper*, que nous décrirons dans le chapitre V.

*c)* Les glandes de *Littre*, qui existent sur toute la longueur du canal. Elles sont sous-muqueuses et dans la région spongieuse, elles siègent même au milieu du tissu érectile.

*d)* Les *follicules*, qui sont des glandes imparfaites en culs-de-sac uniques ou bifurqués. Leur épithélium est semblable à celui de l'urètre.

**B)** Les *lacunes de Morgagni* sont des culs-de-sac à ouverture large, représentant en réalité de simples dépressions de la muqueuse ; elles siègent sur la paroi supérieure, depuis la valvule de Guérin jusqu'à la portion membraneuse. On les divise en *grandes lacunes*, situées sur la ligne médiane, en *moyennes* et *petites*, situées latéralement.

**II. Tunique spongieuse.** — Cette couche sous-jacente à la muqueuse commence immédiatement dans la région prostatique au-dessous du sphincter lisse. Le veru montanum en représente une portion hypertrophiée et tassée. Épaisse de 6 à 8 dixièmes de millimètre dans la région membraneuse, elle se confond en avant avec le corps spongieux de l'urètre. Cette couche spongio-vasculaire a la structure du tissu érectile.

**III. Tunique musculaire.** — La tunique musculaire est formée de

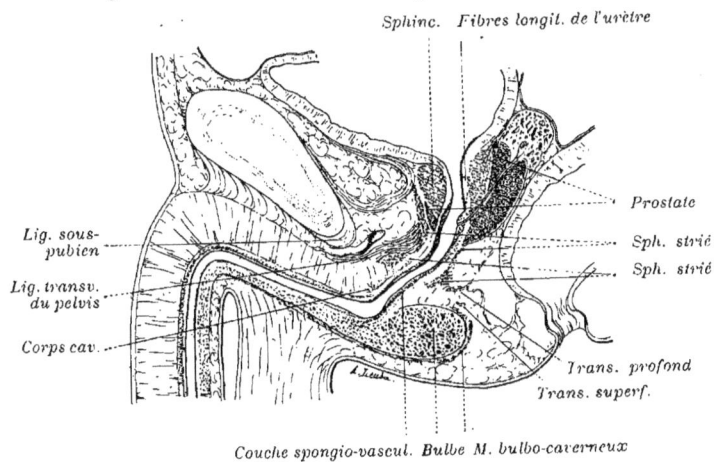

Fig. 877. — Structure de l'urètre.

2 couches de fibres lisses : une interne, longitudinale ; une externe, circulaire. Sa disposition varie suivant les régions.

Dans la *région prostatique*, les fibres internes longitudinales font

suite aux fibres musculaires du trigone et aux fibres de la couche longitudinale de la vessie. — Les fibres circulaires forment le *sphincter
lisse*, anneau musculaire, haut de 10 à 12 millimètres, plus épais dans
sa partie supérieure que dans sa partie inférieure.

Dans la *région membraneuse*, les fibres musculaires lisses forment
une couche de 3 millimètres d'épaisseur. La couche circulaire est plus
importante que la couche longitudinale.

Dans la *portion spongieuse*, les fibres musculaires longitudinales et
circulaires cessent de former une couche spéciale. Elles se dissocient
et pénètrent dans les mailles du corps spongieux qu'elles renforcent.

Dans les régions prostatique et surtout membraneuse, la musculature lisse de l'urètre est renforcée par le *sphincter strié* que nous décrirons en même temps que les muscles du périnée.

**Vaisseaux et nerfs.** — 1° Les *artères* viennent :

Pour la *portion prostatique*, de l'hémorroïdale moyenne et de la
vésicale inférieure, branches de l'hypogastrique ; — pour la *portion
membraneuse*, de l'hémorroïdale inférieure et de la transverse du
périnée, branches de la honteuse interne ; — pour la *portion spongieuse*, de la bulbeuse et de la dorsale de la verge, branches de la
honteuse interne.

2° Les *veines* vont aux plexus latéraux de la prostate, aux plexus de
Santorini et vésico-prostatiques pour la partie postérieure de l'urètre ;
à la veine dorsale profonde de la verge pour la portion spongieuse.

3° Les *lymphatiques* naissent par un réseau muqueux, continu en
avant avec celui du gland, en arrière avec celui de la vessie. Les collecteurs de la *portion balanique* aboutissent dans les ganglions cru-
raux profonds, dans le ganglion rétro-crural interne et dans le ganglion
rétro-crural externe. — Les lymphatiques de la *portion pénienne* s'u-
nissent pour la plupart aux lymphatiques de la portion balanique.

Les lymphatiques des *portions bulbaire* et *membraneuse* aboutissent
les uns, au ganglion placé à l'origine de la honteuse interne ; les
autres, au ganglion rétro-crural interne ; d'autres enfin au ganglion
moyen de la chaîne iliaque interne.

Les lymphatiques de la *portion prostatique* se jettent dans les
collecteurs de la prostate et aboutissent au ganglion moyen de la
chaîne moyenne du groupe iliaque externe, dans les ganglions hypogastriques et dans les ganglions sacrés.

4° *Nerfs.* — Des filets sympathiques accompagnent les vaisseaux.
Ils viennent, pour l'*urètre prostatique*, du plexus hypogastrique ; pour
l'*urètre membraneux*, du nerf honteux interne ; pour l'*urètre spongieux*, du rameau musculo-urétral du nerf honteux. Ces nerfs se distribuent aux vaisseaux, aux muscles et à la muqueuse.

# TROISIÈME PARTIE

# APPAREIL GÉNITAL DE L'HOMME

L'appareil génital de l'homme se compose de deux parties : la première, portion secrétante, est constituée par le *testicule* ; la deuxième, portion excrétante, est constituée par un ensemble de canaux, les *voies spermatiques*, qui viennent déboucher dans l'urètre prostatique.

## CHAPITRE I

## ENVELOPPES DU TESTICULE[1]

**Préparation.** — On enlèvera successivement les tuniques des bourses, le dartos avec la peau. En faisant la préparation des deux côtés, on verra la cloison dartoïque. Le crémaster sera disséqué de haut en bas, la vaginale insufflée, puis ouverte sur sa face antérieure. Remarquer le ligament scrotal.

Les testicules sont logés dans les *bourses*. Les bourses forment une saillie ovoïde située à la partie inférieure de la paroi abdominale en avant du périnée. Elles présentent sur la ligne médiane une crête, le *raphé*, qui se continue en arrière sur le périnée et en avant sur la face inférieure du pénis. Le raphé marque la duplicité primitive des bourses chez l'homme.

*Chez l'enfant*, les bourses sont relativement petites et atteignent leur plus grande largeur à leur partie supérieure. *Chez l'adulte*, elles s'allongent, se rétrécissent à leur extrémité supérieure, et s'élargissent à leur extrémité libre. La moitié gauche descend ordinairement plus bas que la moitié droite. Vues par leur *face antérieure*, les bourses sont larges, arrondies et présentent dans leur moitié supérieure deux saillies latérales déterminées par les cordons spermatiques et une gouttière médiane où repose la verge. Leur *face postérieure* est plane, concave, et présente un raphé très saillant.

Les bourses sont constituées par six couches superposées :

1° La peau ou scrotum ;

2° Le dartos ;

3° La tunique celluleuse ;

1. Dans le *Traité d'Anatomie humaine* les chapitres I, II, III de cette troisième partie, ont été rédigés par M. Pasteau.

4° La tunique érythroïde ou crémaster ;
5° La tunique fibreuse commune ;
6° La tunique vaginale.

Les deux premières forment les *enveloppes superficielles*; les autres constituent les *enveloppes profondes*. Cette répartition des enveloppes des testicules en deux groupes a une grande importance. Au point de vue embryologique, chacun de ces groupes a une origine bien distincte. Le scrotum et le dartos dérivent en effet des bourrelets génitaux et leur évolution est étroitement liée à celle des organes génitaux externes. Les tuniques profondes au contraire se développent parallèlement à la descente de la glande génitale. Elles représentent des éléments de la paroi abdominale entraînés en même temps que le testicule par leur agent commun de traction, le processus vaginal. Seules les enveloppes superficielles ont leurs homologues chez la femme; elles sont représentées chez celle-ci par le revêtement cutané des grandes lèvres. Comme nous le verrons, la dualité d'origine des enveloppes du testicule est encore attestée chez l'adulte par leur dualité d'irrigation et d'innervation.

## I. Enveloppes superficielles.

**Scrotum.** — La peau ou scrotum est mince, pigmentée, couverte de longs poils raides et rares. Elle présente de nombreux *plis* ou *rides*, à concavité supérieure, qui partent du raphé comme les barbes d'une plume.

Au point de vue histologique, les cellules de la couche de Malpighi sont très pigmentées, le derme est riche en fibres élastiques et forme de nombreuses papilles, les glandes sudoripares abondent et les glandes sébacées sont très volumineuses. De nombreuses fibres musculaires lisses, disposées

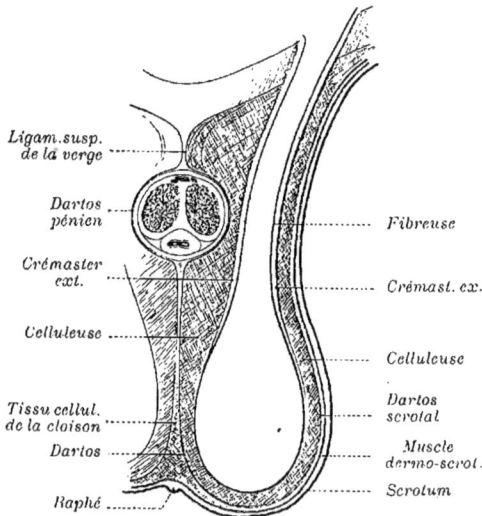

Fig. 878. — Coupe schématique transversale des bourses montrant la formation de la cloison.

dans le sens transversal, forment à la face profonde du derme une véritable couche musculaire cutanée ou *muscle dermo-scrotal.*

**Dartos.** — Le dartos double immédiatement la peau, à laquelle il adhère. C'est une lame mince, ro-sée, composée de fibres musculaires lisses, longitudinales, abondantes surtout à la partie antérieure et externe des bourses.

Le dartos forme un sac complet à chaque testicule, sac qu'on peut insuffler isolément. Au niveau de sa face interne en effet, la lame dartoïque de la bourse droite se réfléchit de bas en haut et s'adosse à la lame dartoïque gauche. Il en résulte la formation d'une cloison médiane antéro-postérieure éten-due du pénis au raphé scrotal, le *dartos intertesticulaire* ou *dartos de la cloison des bourses.*

Le dartos, en avant des bourses, tapisse la peau de la verge en for-mant le *dartos péripénien.* En ar-rière, il se continue sur le périnée ; en dehors, il s'insère sur les bran-ches ischio-pubiennes ; en haut, il s'unit au *ligament suspenseur de la verge,* prenant ainsi une insertion pubienne.

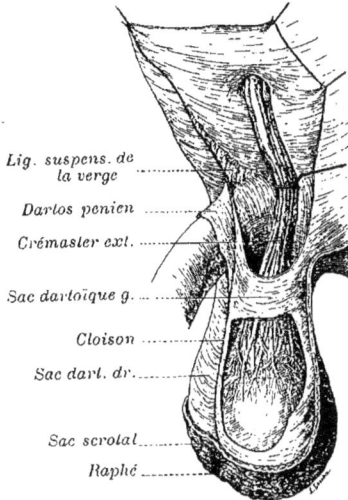

Lig. suspens. de la verge
Dartos pénien
Crémaster ext.
Sac dartoïque g.
Cloison
Sac dart. dr.
Sac scrotal
Raphé

FIG. 879. — Rapports et constitution des deux sacs dartoïques.

Le gauche est ouvert et laisse voir la gaine fibreuse qui entoure et cache le cordon et la va-ginale. Sur cette gaine fibreuse sont appliquées les fibres du muscle crémaster externe.

## II. Enveloppes profondes.

**Tunique celluleuse.** — La *tunique celluleuse des bourses* ou *fascia de Cooper* est une lame mince, très lâche, contenant les vaisseaux superficiels et susceptible de s'infiltrer de sang ou de liquide séreux.

Elle se continue en haut avec l'aponévrose d'enveloppe du muscle grand oblique pour la plupart des anatomistes, avec cette aponévrose et la couche graisseuse sous-cutanée, pour d'autres.

**Crémaster.** — Le crémaster ou tunique érythroïde est formé par des fibres striées appliquées sur la tunique fibreuse.

Il se compose de deux faisceaux, l'un externe, l'autre interne.

1° Le *faisceau externe* ou *principal*, suivi de bas en haut, s'engage dans l'anneau du grand oblique, puis dans le canal inguinal, et va se confondre avec le bord inférieur des muscles transverse et petit oblique. Ses connexions avec ces deux muscles sont variables. Il s'insère quelquefois directement sur l'arcade crurale et même sur l'épine iliaque antéro-supérieure.

2° Le *faisceau interne* ou *accessoire*, grêle, s'insère en haut par de petits faisceaux tendineux sur le pubis, au niveau de l'origine du tendon conjoint. Il descend en dedans du cordon moins bas que le faisceau externe.

Les fibres de ces deux faisceaux s'insèrent sur la fibreuse commune, avec laquelle le crémaster est intimement uni.

**Tunique fibreuse.** — Celluleuse sur la partie supérieure du cordon, fibreuse sur le testicule, cette tunique se continue en haut dans l'intérieur du canal inguinal jusqu'au fascia transversalis, dont elle représente une évagination.

La tunique fibreuse est formée de tissu conjonctif. Au niveau des parties latérales et antérieures du cordon cette tunique contient de nombreuses fibres musculaires lisses formant le *crémaster moyen.*

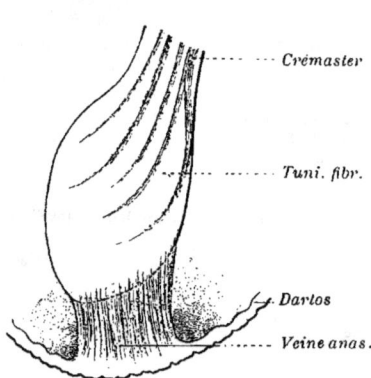

Fig. 880. — Le ligament scrotal, schéma (d'après Charpy).

En arrière et au-dessous du testicule, la fibreuse commune et le dartos sont unis par le *ligament scrotal.* Celui-ci se fixe par son extrémité inférieure au fond des bourses, sur le dartos et le scrotum ; par son extrémité supérieure il s'attache sur la queue de l'épididyme et sur l'origine du canal déférent, ainsi que sur l'extrémité postérieure du testicule. En avant le ligament scrotal soulève la vaginale. Il se compose de fibres conjonctives, élastiques, musculaires lisses, et de veines qui établissent une voie anastomotique entre les veines du testicule et les veines de ses enveloppes. Il représente un reliquat du gubernaculum testis.

**Vaginale.** — La vaginale est la séreuse qui entoure le testicule. Comme à toute séreuse, on peut lui distinguer deux feuillets : l'un externe ou pariétal, l'autre interne ou viscéral.

Le *feuillet pariétal* tapisse la face profonde de la couche fibreuse.

Le *feuillet viscéral* s'applique sur le testicule et sur l'épididyme. En dedans, il ne tapisse que les deux tiers antérieurs de la face correspondante du testicule et la moitié antérieure seulement de l'épididyme. En dehors, il recouvre presque toute l'étendue de la face externe

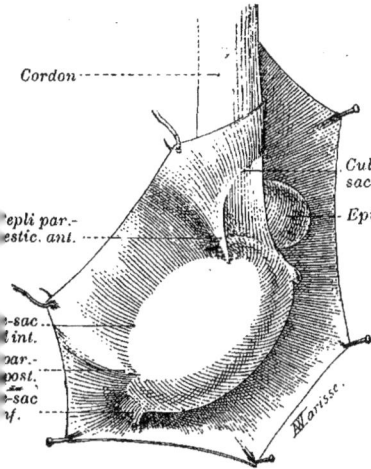

FIG. 881. — Le testicule gauche vu par sa face interne, la vaginale ouverte. (D'après Pasteau.)

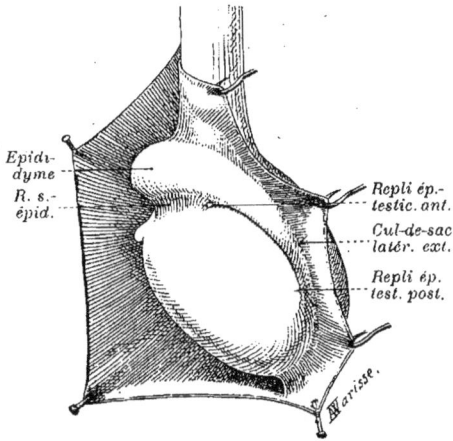

FIG. 882. — Le testicule gauche vu par sa face externe, la vaginale ouverte. (D'après Pasteau.)

du testicule et de l'épididyme et s'insinue entre ces deux organes pour former la *fossette interépididymo-testiculaire* ou *sous-épididymaire*. Ce cul-de-sac, de profondeur variable, long de 2 centimètres, est limité en avant et en arrière par deux replis verticaux, les *replis épididymo-testiculaires antérieur* et *postérieur*.

Les deux feuillets, pariétal et viscéral, se continuent l'un avec l'autre en formant une rigole annulaire qu'on peut diviser artificielle-en 4 culs-de-sac. — Le *cul-de-sac antérieur* s'élève en général au-dessus de l'épididyme sur la partie inférieure de la face antérieure du cordon, sur une hauteur de 15 millimètres en dehors et de 10 millimètres en dedans. Un petit repli vertical sus-épididymaire le divise en deux parties. — Le *cul-de-sac latéral interne* est dirigé obliquement de l'extrémité inférieure du cordon jusqu'à 1 centimètre en avant de l'extrémité postérieure du testicule, suivant une courbe à concavité antéro-inférieure. — Le *cul-de-sac inférieur* est divisé en deux par le ligament scrotal. — Le *cul-de-sac latéral externe* est oblique

de l'extrémité inférieure du cordon jusqu'à l'extrémité postérieure du
testicule.

La *cavité vaginale*, virtuelle à l'état normal, peut contenir par distension brusque 30 à 50 centimètres cubes; par distension lente elle
peut acquérir de très grandes dimensions.

La tunique vaginale se compose de deux couches :

1° La *couche interne* est formée d'une seule rangée de cellules endothéliales, reposant sur un mince chorion. Sur le testicule l'endothélium
est appliqué directement sur l'albuginée.

2° La *couche externe* est composée de fibres conjonctives entremê-
lées de fibres élastiques. A sa face externe, de nombreuses fibres
musculaires lisses forment le *muscle crémaster interne*.

### Vaisseaux et nerfs des bourses.

1° *Artères*. — Les artères se répartissent en deux groupes répondant aux deux groupes de tuniques : les *artères superficielles*, destinées
au scrotum et au dartos, et provenant de la fémorale par les deux honteuses externes et de la honteuse interne par la périnéale superficielle
(voir Angéiologie, t. II, p. 674) ; — les *artères profondes*, fournies par
l'artère funiculaire, branche de l'artère épigastrique ; cette artère funiculaire chemine au-dessous de la fibreuse commune dans l'espace para-
vaginal et se distribue au crémaster et aux couches profondes. Elle
s'anastomose avec les artères spermatiques et déférentielles.

2° *Veines*. — Les *veines superficielles* aboutissent à la saphène
interne et à la veine honteuse interne. Elles s'anastomosent avec les
veines profondes et avec les veines de la paroi abdominale.

Les *veines profondes* se jettent dans les veines du cordon spermatique.

3° *Lymphatiques*. — Les *lymphatiques superficiels* aboutissent aux
ganglions supéro-internes du pli de l'aine. Les *lymphatiques profonds*
se terminent dans les ganglions iliaques externes.

4° *Nerfs*. — Nous retrouvons la même dualité dans l'innervation :
1) Les téguments tirent leur sensibilité du nerf périnéal superficiel,
branche du honteux interne et du nerf cutané postérieur de la cuisse.
2) Le crémaster est innervé par le grand et le petit abdomino-génital.

CHAPITRE II

## TESTICULE

**Préparation.** — Il suffit d'ouvrir la vaginale pour étudier facilement la conflguration extérieure du testicule et de l'épididyme. L'artère spermatique sera disséquée de haut en bas le long du cordon. Pour voir les cloisons, les loges, les tubes testiculaires et le corps d'Highmore, faire deux coupes du testicule : l'une suivant le grand axe, l'autre suivant le petit axe de l'organe.

**Définition.** — Le testicule est la glande génitale mâle. Il a une double sécrétion : une *sécrétion externe* ou spermatique et une *sécrétion interne*, encore mal connue.

**Situation.** — La situation du testicule n'est pas la même aux différents âges.

A. *Chez le fœtus.* — Chez le fœtus, le testicule est d'abord placé dans la région lombaire, au-dessous des reins. Puis il descend dans le bassin, vers la fin du 3e mois de la vie intra-utérine; il pénètre dans le canal inguinal vers le 6e ou 7e mois et arrive enfin au fond des bourses à la fin du 8e mois de la vie intra-utérine.

L'agent principal de cette descente est la migration d'un bourgeon plein qui se détache du péritoine au niveau de l'orifice inguinal interne et se porte vers les bourses. Ce bourgeon, qui porte le nom de *processus vaginal*, entraîne simultanément à sa suite le péritoine, qui forme le *diverticule péritonéo-vaginal*, et le testicule, fixé au niveau même du point de départ du processus par le *gubernaculum testis*. Ultérieurement le développement inégal des parties et la rétraction du gubernaculum viennent s'ajouter à l'action du processus vaginal pour favoriser la descente du testicule.

Anormalement le testicule peut s'arrêter en un point quelconque de son trajet, ou dévier de ce trajet. Il est alors dit *en ectopie*. L'ectopie testiculaire peut être abdominale, lombaire, iliaque, inguinale, cruro-scrotale; ce sont les variétés d'ectopies régulières. Ou bien le testicule se place en ectopie irrégulière (crurale, périnéale), hors de sa voie normale.

B. *Chez l'adulte.* — Chez l'adulte, les testicules sont situés au fond du scrotum; le testicule gauche descend, en général, un peu au-dessous du testicule droit.

Suspendu à l'extrémité d'un long cordon, le testicule est très mobile dans tous les sens, et sa situation varie suivant l'état de contraction du dartos et du crémaster.

*Forme, direction.* — Les testicules ont la forme de deux ovoïdes, aplatis transversalement.

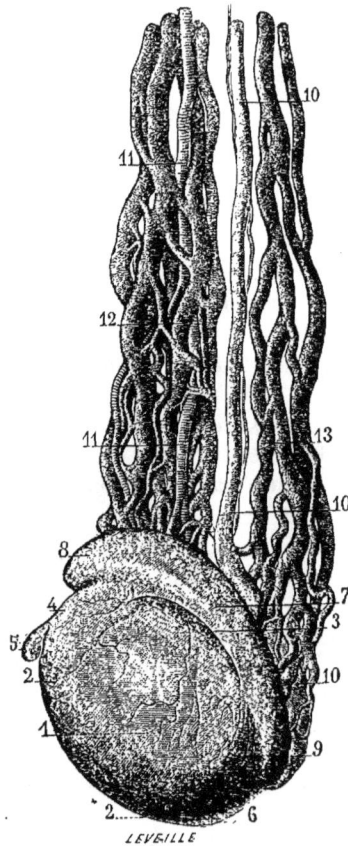

FIG. 883. — Testicule gauche
vu par sa face externe (d'après Sappey).

1. Face externe du testicule gauche.— 2, 2. Son bord antéro-inférieur. — 3. Son bord postéro-supérieur. — 4. Son extrémité antérieure. — 5. Hydatide de Morgagni. — 6. Extrémité postéro-inférieure de la glande. — 7. Épididyme. — 8. Son extrémité antérieure ou tête. — 9. Son extrémité postérieure ou terminale. — 10, 10, 10. Canal déférent. — 11. 11. Artère spermatique. — 12. Veines spermatiques antérieures, entourant cette artère. — 13. Veines spermatiques postérieures.

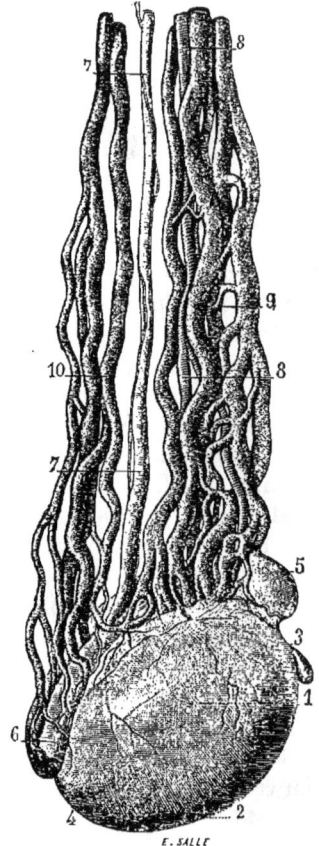

FIG. 884. — Testicule gauche
vu par sa face interne (d'après Sappey).

1. Face interne du testicule gauche. — 2. Son bord antéro-inférieur. — 3. Son extrémité antérieure, surmontée de l'hydatide de Morgagni. — 4. Son extrémité postéro-inférieure. — 5. Tête de l'épididyme. — 6. Son extrémité postérieure. — 7, 7. Canal déférent. — 8, 8. Artère spermatique. — 9. Plexus des veines spermatiques antérieures. — 10. Veines spermatiques postérieures.

Leur grand axe, oblique en bas et en arrière, forme avec le plan horizontal un angle de 45°.

Leur *consistance* est égale, élastique, rénitente; elle varie suivant l'état de réplétion des tubes séminifères et suivant l'âge.

Le testicule a une *sensibilité* spéciale, réveillée par la pression.

Il a une *couleur* blanc bleuâtre, due à l'albuginée.

**Dimensions. Poids.** — Il *mesure* 45 millimètres de longueur, 35 millimètres de largeur, 30 millimètres d'épaisseur.

Son *poids*, très variable, est d'environ 18 à 20 grammes.

**Configuration extérieure et rapports.** — Le testicule présente deux faces, une externe et une interne; deux bords, un inférieur et un supérieur; deux extrémités, l'une antérieure, l'autre postérieure.

La *face interne* est tapissée par le feuillet séreux de la vaginale sur ses 2/3 antérieurs et inférieurs.

La *face externe* est recouverte en partie par l'épididyme; entre le corps de l'épididyme et le testicule, la vaginale forme la fossette sous-épididymaire.

Le *bord inférieur*, ou mieux *antéro-inférieur*, est convexe et libre dans la vaginale.

Le *bord supérieur*, ou plutôt *postéro-supérieur*, est recouvert par l'épididyme dans sa moitié externe et répond aux vaisseaux du cordon dans sa moitié interne.

L'*extrémité antérieure*, ou *antéro-supérieure*, est recouverte par la tête de l'épididyme.

L'*extrémité postérieure*, ou *postéro-inférieure*, est extra-vaginale et donne insertion au ligament scrotal.

## Structure.

Le testicule se compose d'un tissu propre, d'aspect glandulaire, renfermé dans une coque fibreuse, l'albuginée.

**I. Albuginée.** — L'albuginée est une membrane d'un blanc bleuâtre, très résistante, inextensible, épaisse d'un millimètre. — Sa *face externe* est tapissée par le feuillet viscéral de la vaginale réduit à la seule couche endothéliale. — Sa *face interne* adhère au tissu propre du testicule et émet des cloisons fibreuses qui convergent vers le corps d'Highmore.

**Corps d'Highmore.** — Celui-ci apparaît sur une coupe du testicule comme un épaississement de l'albuginée. Il est plus rapproché de la face interne que de la face externe du testicule, plus près aussi de l'extrémité antérieure que de l'extrémité postérieure de la glande génitale.

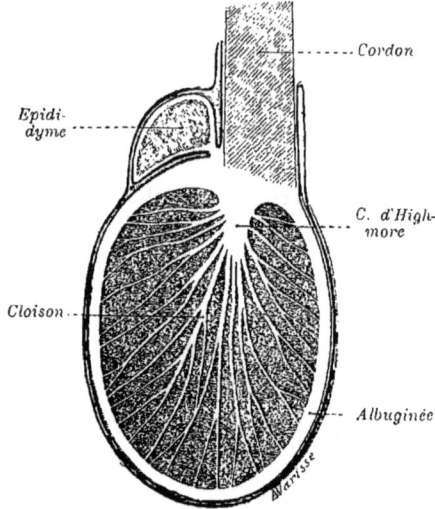

Il a la forme d'un cône aplati dans le sens transversal, dont la base adhère à l'albuginée et dont le sommet pénètre dans la substance propre du testicule; de ses faces et de son sommet se détachent des cloisons fibreuses qui séparent les lobules spermatiques.

Le corps d'Highmore contient des vaisseaux sanguins verticaux, perpendiculaires à son grand axe, et un réseau de canaux spermatiques, horizontaux, parallèles à celui-ci.

Fig. 885. — Coupe frontale du testicule et de l'épididyme.

L'albuginée et le corps d'Highmore sont constitués par un feutrage de faisceaux conjonctifs de fibres élastiques et de

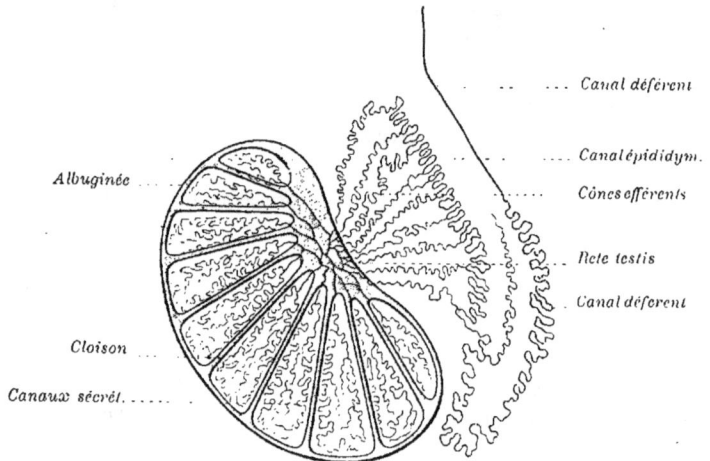

Fig. 886. — Schéma de la constitution anatomique du testicule et de l'épididyme.

cellules plates. Sur le bord postéro-supérieur et l'extrémité postérieure du testicule, on trouve dans l'albuginée quelques fibres musculaires lisses qui viennent du crémaster interne.

**II. Tissu propre.** — Le tissu propre du testicule est formé par les *canalicules séminifères*, séparées par du tissu conjonctif, englobant des éléments particuliers, les *cellules interstitielles*.

*Canalicules séminifères.* — Les *canalicules séminifères* se groupent en lobules séparés par les cloisons fibreuses rayonnant du corps d'Highmore. Il y a 250 à 300 lobules dans chaque testicule et 2 à 3 canalicules spermatiques par lobule. — Le *diamètre* du canalicule est de 120 à 180 μ; sa *longueur* varie de 30 centimètres à 1$^m$,75.

Le canalicule spermatique naît sous l'albuginée par une extrémité en cul-de-sac. Il se pelotonne pour se loger dans la cavité qui le contient. Il présente sur son trajet des diverticules et contracte des anastomoses avec les tubes voisins. Ces anastomoses sont nombreuses à la périphérie et forment un véritable réseau sous l'albuginée.

Les canalicules séminifères d'un même lobule se rassemblent au sommet de celui-ci en un seul canal très court, le *canal droit*, qui appartient aux voies d'excrétion (voir plus loin).

Le canalicule spermatique se compose d'une *paroi conjonctive*, tapissée à sa face interne par l'*épithélium séminal*. Entre ces deux formations, on a décrit une membrane amorphe, vitrée, dont l'existence est discutée.

1) La **paroi conjonctive**, externe, épaisse de 5 μ, est formée de plusieurs couches concentriques de fibres conjonctives longitudinales. L'endothélium qui a été décrit à sa surface n'existe pas.

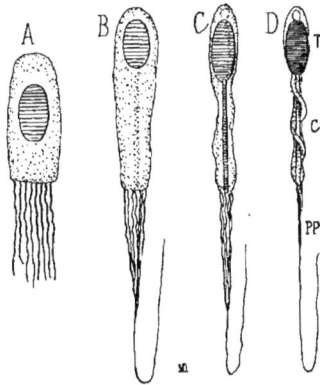

FIG. 887. — Signification morphologique du spermatozoïde rapporté à une cellule ciliée (d'après M. Duval).

A. Cellule à cils vibratiles. — B. La même allongée, cils soudés. — C. Formation du filament spiroïde. — D. Formation du filament spiroïde. — T. Tête. — C. Corps. — PP. Pièce principale de la queue.

2) L'**épithélium séminal** se compose de plusieurs rangées de cellules :

*a*) Les cellules profondes, appliquées sur la paroi conjonctive en une seule rangée, sont désignées sous le nom de *spermatogonies*;

*b*) Les cellules des couches intermédiaires, ou *spermatocytes*, nées par karyokinèse des spermatogonies, ont un noyau en voie de division active.

93.

c) Les cellules des couches superficielles, ou *spermatides*, filles des spermatocytes, petites, serrées, se groupent en amas. Elles se transforment finalement en spermatozoïdes.

Entre les cellules séminales, Sertoli a décrit des cellules d'une forme spéciale, *en chandelier*, dont la signification est très discutée à l'heure actuelle.

Spermatozoïde. — Le *spermatozoïde*, ou *filament spermatique*, se compose de trois segments : la *tête*, ou segment céphalique, ovalaire de face, piriforme de profil, longue de 5 μ; — le *corps*, ou segment intermédiaire, formé d'un filament central autour duquel s'enroule un filament spiral; — la *queue*, longue de 40 μ et décomposable en une pièce principale et une pièce terminale.

Le spermatozoïde est une cellule à cils vibratiles, modifiée en vue d'une fonction spéciale, la mobilité. La tête du spermatozoïde répond au noyau de la cellule; la queue, aux cils agglutinés.

II. *Tissu conjonctif et cellules interstitielles*. — Les tubes séminifères sont séparés par un tissu conjonctif assez dense contenant des cellules dites *interstitielles*. Répandues dans tout le testicule, celles-ci forment des traînées le long et autour des vaisseaux sanguins. Elles sont isolées ou agminées. Les cellules isolées sont arrondies; les agminées sont polygonales par pression réciproque. Elles sont munies d'un noyau sphérique et contiennent des globules graisseux, des cristalloïdes et des granulations pigmentaires. — Les cellules interstitielles sont considérées aujourd'hui comme les agents de la sécrétion interne du testicule.

### Vaisseaux et nerfs.

1° *Artères*. — Le testicule est irrigué par l'artère spermatique interne, branche de l'aorte abdominale.

L'artère spermatique, après avoir donné une branche *épididymaire*, anastomosée avec la *déférentielle*, pénètre dans le testicule au niveau de la base du corps d'Highmore, forme dans l'albuginée une *anse péritesticulaire* d'où partent des rameaux superficiels pour les deux faces. De ces rameaux superficiels se détachent les artères profondes qui suivent les cloisons fibreuses jusqu'au corps d'Highmore. Là, elles s'anastomosent les unes avec les autres sur les deux faces du corps d'Highmore, et fournissent des *artères récurrentes* aux tubes séminifères.

2° *Veines*. — Les veines du testicule se divisent en superficielles et profondes.

Les *veines superficielles* forment de véritables sinus dans l'albuginée.

Les *veines profondes* rampent le long des cloisons, forment des cavités dans le corps d'Highmore, sortent du testicule au niveau du hile et, au nombre de cinq ou six troncs, gagnent la partie antérieure du canal déférent. Elles montent ensuite jusque dans la région lombaire et se terminent à droite dans la veine cave inférieure, à gauche dans la veine rénale.

3° **Lymphatiques.** — Les lymphatiques naissent d'un riche réseau péricanaliculaire. Leurs collecteurs remontent le long du cordon et aboutissent aux ganglions lombaires, juxta-aortiques. Assez fréquemment l'un d'eux s'arrête dans un ganglion iliaque externe.

4° **Nerfs.** — Les nerfs viennent du plexus spermatique. Ils se terminent, sur les vaisseaux et dans les tubes séminifères, par des extrémités libres interépithéliales.

# CHAPITRE III

## VOIES SPERMATIQUES

**Préparation.** — On mettra à nu l'épididyme en ouvrant la vaginale. Sa dissection n'est possible qu'après l'injection du canal déférent au mercure. On suivra le canal déférent jusqu'à la vessie. Les vésicules séminales seront étudiées sur la coupe latérale du bassin, puis enlevées en même temps que la vessie et la prostate. On pourra les injecter au suif puis les disséquer : il vaut mieux les insuffler puis les faire sécher ; alors une coupe perpendiculaire à leur grand axe permettra de se rendre compte de leur configuration intérieure aréolaire. On poursuivra dans la prostate les canaux éjaculateurs, dont les orifices seront vus après l'ouverture de l'urètre prostatique.

**Définition.** — On donne le nom de voies

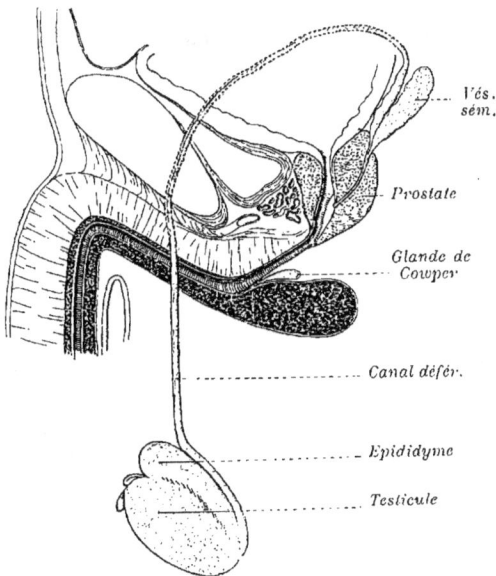

Fig. 888. — Constitution générale des voies spermatiques.

93..

spermatiques à l'ensemble des canaux d'excrétion du sperme, ensemble constitué par les *tubes droits*, le *réseau testiculaire*, les *cônes efférents*, l'*épididyme*, le *canal déférent*, les *vésicules séminales* et les *canaux éjaculateurs*. Les tubes droits et le réseau testiculaire, contenus dans l'épaisseur du corps d'Highmore, sont souvent décrits comme parties constituantes du testicule. Il convient néanmoins de les étudier avec les voies spermatiques auxquelles les rattache leur structure, qui est celle de simples voies d'excrétion, en même temps que leur mode de développement. Comme les autres segments des voies spermatiques, en effet, les tubes droits et le réseau testiculaire dérivent de l'appareil wolffien, alors que les tubes séminifères proviennent de la glande génitale.

**Tubes droits.** — Les tubes droits sont situés dans l'intérieur du testicule au sommet des loges testiculaires. Rectilignes, très courts et très étroits, ils mesurent 200 à 400 μ de longueur et 20 à 50 μ de diamètre.

Ils présentent à leur origine une dilatation ampullaire, séparée du canalicule séminifère par une portion rétrécie ou col.

Sans paroi propre, ils ont un épithélium prismatique haut de 25 à 30 μ.

**Réseau testiculaire** (*Rete vasculosum testis de Haller*). — Le réseau testiculaire est formé par une série de lacunes creusées dans la moitié inférieure du corps d'Highmore et orientées suivant le grand axe du testicule. Le rete reçoit les tubes droits et émet les cônes efférents.

Dépourvues comme les tubes droits de paroi propre, les lacunes du réseau sont revêtues à leur face interne d'un épithélium irrégulier, cubique ou cylindrique en certaines places, aplati en d'autres.

**Cônes efférents.** — Les cônes efférents s'étendent du bord postéro-supérieur du testicule à la tête de l'épididyme. Ils sont au nombre de 9 à 12, disposés l'un derrière l'autre, dans le sens sagittal. Non déroulés, les cônes efférents mesurent 15 à 25 millimètres de longueur. Ils sont constitués par un tube long de 16 centimètres, qui, d'abord rectiligne, se pelotonne et s'enroule pour former un cône. Ce tube présente des dilatations ampullaires sur son trajet. Le diamètre du cône efférent diminue depuis le testicule où il mesure un demi-millimètre, jusqu'à l'épididyme où ce diamètre n'est plus que d'un quart de millimètre.

Le premier cône efférent se continue avec l'origine du tube épididymaire. Dans la moitié des cas, le dernier cône efférent ne se jette pas dans l'épididyme mais reste borgne et forme le *vas du rete*.

Les cônes efférents se composent de deux couches : une externe, fibreuse ; une interne, épithéliale, formée de cellules cylindriques ciliées.

**Épididyme.** — L'épididyme est un organe allongé, couché sur le bord postéro-supérieur du testicule à la façon du cimier d'un casque.

Ses dimensions sont les suivantes : longueur, 50 millimètres ; largeur, 10 à 15 millimètres ; épaisseur, 5 millimètres.

Il présente 3 parties : la tête ou grosse extrémité antérieure, le corps ou partie moyenne et la queue.

1) La tête (*globus major*), arrondie, globuleuse, atteint ou dépasse le pôle antérieur du testicule. Chez l'adulte, elle est intimement unie au testicule par la vaginale, par les cônes efférents et par des tractus conjonctifs. Chez l'enfant, les rapports des deux organes sont moins intimes et la tête de l'épididyme est à quelque distance du testicule.

2) Le **corps**, prismatique à la coupe ; présente 3 faces et 1 bord : La *face supérieure* est convexe dans les deux sens ; — la *face inférieure*, concave, répond au bord supérieur et à la face externe du testicule ; — la *face interne*, convexe, est en rapport avec les vaisseaux du hile testiculaire ; — le *bord externe* de l'épididyme s'avance sur la face externe du testicule.

La vaginale tapisse les faces supérieure et inférieure, et le bord externe du corps de l'épididyme ; elle forme entre celui-ci et le testicule le *cul-de-sac inter-épididymo-testiculaire*.

3) La queue de l'épididyme n'atteint pas le pôle inférieur du testicule ; elle a les mêmes dimensions que le corps et se continue insensiblement avec l'origine du canal déférent. Elle est unie intimement au testicule par un tissu conjonctif serré et reçoit l'insertion d'un faisceau du ligament scrotal.

L'épididyme est formé par l'enroulement d'un tube qui mesure 6 mètres de longueur et 350 μ de diamètre. Les multiples flexuosités de ce tube sont réunies par du tissu conjonctif qui se condense à la surface en une membrane fibreuse, l'*albuginée épididymaire*. Plus mince que l'albuginée du testicule, avec laquelle elle se continue au niveau de la tête et de la queue de l'épididyme, mais composée des mêmes éléments histologiques, l'albuginée épididymaire est tapissée par la vaginale.

Le tube épididymaire est constitué par deux couches : une *externe*, formée de fibres musculaires lisses, longitudinales et circulaires ; l'autre, *interne* ou *épithéliale*, formée de grandes cellules cylindriques, hautes de 50 à 60 μ, à longs cils vibratiles. A la base des cellules ciliées, on trouve çà et là des cellules petites et triangulaires, constituant des cellules de remplacement ou des éléments sécrétoires.

Les *artères* de l'épididyme sont fournies par l'artère déférentielle et la branche épididymaire de l'artère spermatique largement anastomosées.

**Canal déférent.** — Le canal déférent commence à la queue de l'épididyme et se termine au niveau du col de la vésicule séminale. Il parcourt le scrotum, puis le trajet inguinal, pénètre dans le bassin et, parvenu à la face postérieure de la vessie, se recourbe en bas pour se terminer au-dessus de la prostate. Il mesure 45 centimètres de *longueur*, et 2 millimètres à 2 mm. 5 de *diamètre* à sa partie moyenne. Il est régulièrement *cylindrique*, sauf à ses deux extrémités. Son extrémité rétro-vésicale se dilate en une *ampoule* aplatie d'avant en arrière,

bosselée et pourvue de diverticules. A son origine, au-dessus de l'épididyme, il présente aussi des diverticules latéraux.

Sa consistance ferme, régulière, est celle d'un fil de fouet.

**Rapports.** — Au point de vue des rapports, le canal déférent peut être divisé en quatre segments.

1° **Portion épididymo-testiculaire.** — Longue de 3 centimètres, très flexueuse, extra-vaginale, cette portion monte sur le bord postéro-supérieur du testicule, le long de la face interne

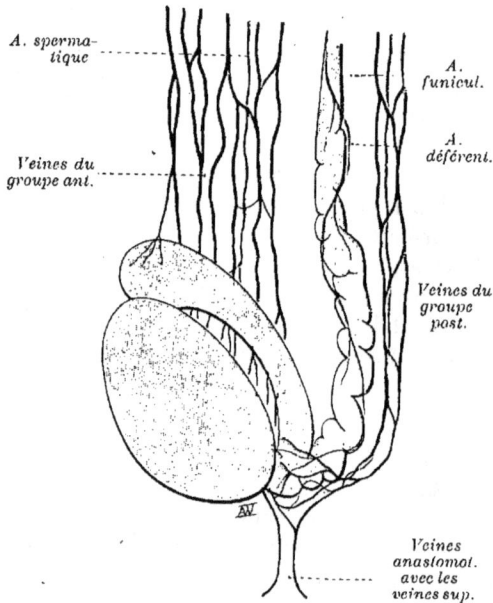

Fig. 880. — Rapports de la portion initiale du canal déférent (d'après Charpy).

de l'épididyme dont elle est séparée par des branches de l'artère spermatique et les veines spermatiques postérieures (v. fig. 884, p. 1462).

2° **Portion funiculaire.** — Cette portion s'étend depuis l'union du corps et de la tête de l'épididyme, jusqu'à l'orifice superficiel du canal inguinal. Elle est rectiligne et verticale.

A ce niveau, le canal déférent occupe la partie postérieure du *cordon*. On désigne ainsi l'ensemble des éléments qui arrivent à la glande génitale ou en partent. Depuis le testicule jusqu'à l'orifice profond du canal inguinal, ces éléments restent groupés en un faisceau, du volume du petit doigt, qu'entoure une gaine fibreuse, évagination du fascia transversalis.

Sur une coupe du *cordon*, on trouve, en allant des parties superficielles vers la profondeur : les enveloppes superficielles des bourses, peau et dartos; une couche celluleuse; puis le muscle crémaster et enfin la tunique fibreuse. Au-dessous de celle-ci, les éléments du cordon se

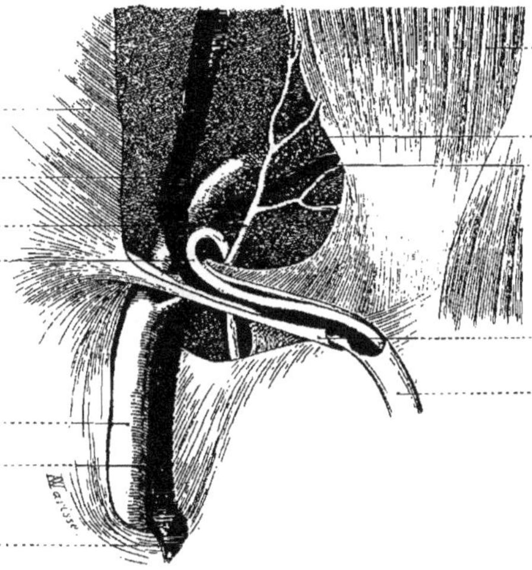

Gr. droit
Gr. oblique
A. iliaq. ext.
V. iliaq. ext.
Veines sperm.
Art. épigast.
Canal défér.
Aponév. du gr. oblique
Gaine fibr. du cordon
Art. fémor.
Veine fémor.
V. saphène int.

FIG. 890. — Trajet intra-inguinal du canal déférent (côté droit)
(d'après Cloquet, modifiée).

groupent en 2 paquets, disposés en avant et en arrière du canal déférent.

Le *paquet antérieur* est formé par les *veines spermatiques antérieures*, venues du testicule et de la tête de l'épididyme, par l'*artère spermatique*, située au centre du plexus veineux, et entourée du *plexus nerveux spermatique*.

Le *paquet postérieur* comprend : les *veines spermatiques postérieures*, moins volumineuses que les antérieures et provenant de la queue de l'épididyme; le *canal déférent*, placé en avant des veines postérieures et entouré d'une gaine conjonctive qui permet de l'isoler des veines et de le mobiliser; tout contre le déférent, l'*artère déférentielle* et le *plexus nerveux* correspondant. On trouve encore l'artère *funiculaire*, venue de l'épigastrique; des lymphatiques surtout nombreux dans le paquet antérieur, des filets nerveux d'origine sympathique et spinale, non satellites des artères et, devant le déférent, les restes du *canal péritonéo-vaginal*. Du tissu cellulaire unit tous ces organes. Quelques fibres musculaires lisses, constituant le crémaster interne, représentent les restes du gubernaculum testis.

3° **Portion inguinale**. — Dans le trajet inguinal, le déférent, obliquement ascendant, s'éloigne de plus en plus de la paroi inférieure du canal. Les veines antérieures et l'artère spermatique occupent son côté supérieur; les veines spermatiques postérieures et l'artère funiculaire, son côté inférieur.

4° **Portion pelvienne**. — Au delà de l'orifice inguinal profond, le déférent se porte en dedans, en arrière et en bas. Il chemine sous le péritoine, croise en X la face péritonéale de l'artère épigastrique, passe sur les vaisseaux iliaques externes, parcourt obliquement la face latérale de la vessie, en croisant la face supérieure de l'artère ombilicale et plus loin la face antérieure de l'uretère.

Parvenu à la face postérieure de la vessie, le déférent se dirige en dedans, en bas et en avant, et se rapproche ainsi de son homologue du côté opposé avec lequel il limite un angle ouvert en haut, l'*angle interdéférentiel* à sommet prostatique. Entre les canaux déférents, descend le cul-de-sac péritonéal. Cette portion terminale du déférent est contenue dans la masse musculo-conjonctive de l'aponévrose prostato-péritonéale et répond, en avant, à la vessie, en arrière, au rectum.

Le canal déférent se termine au niveau du col de la vésicule séminale par un orifice placé au-dessus et en dedans de celui de la vésicule.

*Structure*. — La paroi du canal déférent est formée de 3 tuniques superposées :

1) La *tunique externe*, *conjonctive*, élastique, est mince, adhérente à la couche musculaire; elle contient des vaisseaux et des nerfs.

2) La *tunique moyenne*, *musculaire lisse*, représente les 4/5 de l'épaisseur totale de la paroi. Elle est formée de 3 plans de fibres : fibres longitudinales externes, fibres circulaires moyennes, fibres longitudinales internes.

3) La *tunique muqueuse* est blanchâtre et lisse, sauf au niveau de l'ampoule où elle est plissée, aréolaire et jaunâtre. L'épithélium de revêtement est cylindrique. Au niveau de l'ampoule, il existerait quelques formations glandulaires en cæcum.

Les *artères* sont fournies par la vésiculo-déférentielle, qui se divise en une branche récurrente ou ascendante qui remonte vers le testicule, et une branche descendante qui accompagne le déférent jusqu'à la prostate.

Les *veines* se jettent dans les veines du cordon et le plexus vésico-prostatique.

Les *lymphatiques* se rendent au ganglion rétro-crural externe et au ganglion postérieur de la chaîne moyenne iliaque externe.

Les *nerfs*, destinés surtout à la couche musculaire, sont fournis par le plexus hypogastrique.

**Vésicules séminales.** — Les vésicules séminales sont des réservoirs musculo-membraneux où s'accumule le sperme amené par les

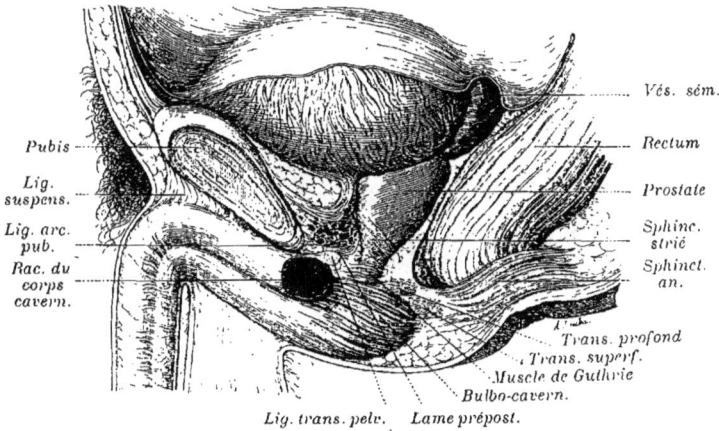

Fig. '891. — Vésicule séminale gauche, vue latéralement.

canaux déférents. Elles sont au nombre de deux. Piriformes, un peu aplaties d'avant en arrière, elles orientent en haut et en dehors leur base large et arrondie; en bas et en dedans, leur col très effilé.

Leurs *dimensions* sont les suivantes : *longueur*, 5 à 6 centimètres; *largeur*, 15 à 20 millimètres; *épaisseur*, 8 à 10 millimètres. Leur *capacité* varie entre 1 cmc. 5 et 2 cmc. 5.

Leur *direction*, oblique en bas et en dedans, se rapproche plus ou moins de l'horizontale, mais varie avec la réplétion de la vessie.

**Rapports.** — Les vésicules séminales présentent une face antérieure, une face postérieure, un bord externe, un bord interne, une base et un sommet.

La *face antérieure* est accolée au bas fond vésical.

La *face postérieure* répond à la face antérieure et latérale du rectum pelvien.

Le *bord interne* limite, avec le bord correspondant de la vésicule du côté opposé, l'*angle intervésiculaire* à sommet prostatique. Dans l'angle intervésiculaire descendent les canaux déférents.

Le *bord externe*, très oblique, presque inférieur, fortement convexe, répond au pédicule vasculaire.

La *base* est en rapport, en avant, avec la terminaison de l'uretère; en arrière, elle est tapissée sur une étendue de 10 à 15 millimètres par le péritoine. Ces rapports péritonéaux varient avec le degré de réplétion de la vessie.

L'*extrémité inférieure*, sommet ou *col*, adhère en dehors à la base de la prostate et s'unit en dedans avec la terminaison du canal déférent.

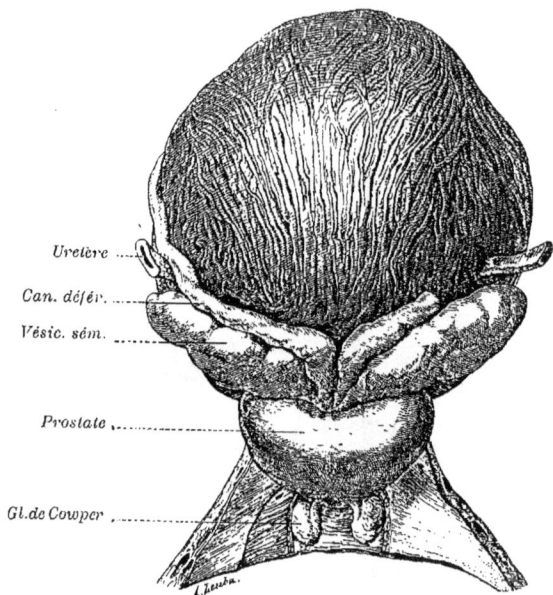

Fig. 892. — Face postérieure de la vessie et vésicules séminales (d'après Spalteholz).

Les vésicules séminales sont comprises entre les deux feuillets de l'aponévrose prostato-péritonéale et entourées par un tissu dense, formé de fibres conjonctives, élastiques et de nombreuses fibres musculaires lisses.

**Constitution anatomique.** — Quand on sectionne une vésicule séminale, on constate que sa face interne, très irrégulière, présente des logettes séparées par des cloisons.

A la dissection, après injection dans sa cavité d'un liquide coagulable, la vésicule séminale apparaît comme formée par un tube irrégulièrement calibré, long de 12 centimètres, large de 6 à 8 millimètres, replié et enroulé sur lui-même. Sur ce canal vésiculaire se branchent des prolongements latéraux ou diverticules.

**Structure.** — Une enveloppe commune, l'aponévrose prostato-péritonéale, réunit les replis du canal vésiculaire.

Le canal vésiculaire lui-même est constitué de dehors en dedans par une gaine conjonctive, une couche musculeuse et une couche muqueuse. La *musculaire* est à 3 plans de fibres comme celle du déférent. La *muqueuse* présente des plis ou crêtes, une teinte brunâtre et un épithélium cylindrique chez l'enfant, aplati chez l'adulte et infiltré de granulations de pigment jaune.

Les *artères* viennent de la vésiculo-déférentielle et, accessoirement, de l'hémorroïdale moyenne.

Les *veines* vont aux plexus veineux du bas-fond vésical.

Les *lymphatiques* forment un réseau muqueux, un réseau musculaire et un réseau superficiel. Les collecteurs, au nombre de deux, vont l'un au ganglion postérieur de la chaîne moyenne des ganglions iliaques externes, et l'autre à un ganglion du groupe hypogastrique.

Les *nerfs* viennent du plexus hypogastrique et se terminent pour la plupart dans la couche musculaire.

**Canaux éjaculateurs.** — Les canaux éjaculateurs, nés de l'union de la vésicule et du canal déférent, se terminent dans l'urètre prostatique. Longs de 25 à 30 millimètres, ils ont la forme d'un cône allongé dont la base mesure 4 millimètres et le sommet 1 millimètre. Ils se dirigent très obliquement en bas et en dedans, inclinés à 45°. Sauf à leur extrémité supérieure, ils sont contenus dans la prostate et accolés l'un à l'autre.

Leur extrémité supérieure continue le col de la vésicule. Leur extrémité inférieure est située de chaque côté de l'utricule prostatique et s'ouvre sur le veru montanum par un orifice difficile à cathétériser et muni d'une petite valvule muqueuse.

Les canaux éjaculateurs ont la même structure que la vésicule séminale. Dans la traversée prostatique les deux plans externes de la couche musculaire sont dissociés par des veines qui forment un *tissu caverneux* continu avec celui de l'urètre. L'épithélium est cylindrique.

### Débris embryonnaires juxta-génitaux.

Il persiste chez l'adulte, autour du testicule et le long des voies spermatiques, des débris embryonnaires.

Les uns, comme l'*hydatide se-sile*, sont annexés au testicule ; les autres s'échelonnent le long de l'épididyme ; ce sont : l'*hydatide pédiculée*, le *corps de Giraldès*, le *vas de Haller*, le *vas du rete*.

L'*hydatide sessile* (*Morgagni*), à peu près constante, est une frange qui s'insère sur le pôle antéro-supérieur du testicule, ou sur la tête de l'épididyme qui contient un canal borgne ou communiquant avec un cône efférent. L'hydatide est tapissée par un épithélium cylindrique cilié.

L'*hydatide pédiculée* (*Morgagni*), inconstante, est une sorte de petite vésicule appendue à la tête de l'épididyme. Sa cavité, remplie d'un liquide transparent, est tapissée par un épithélium à cils vibratiles. Son pédicule est plein.

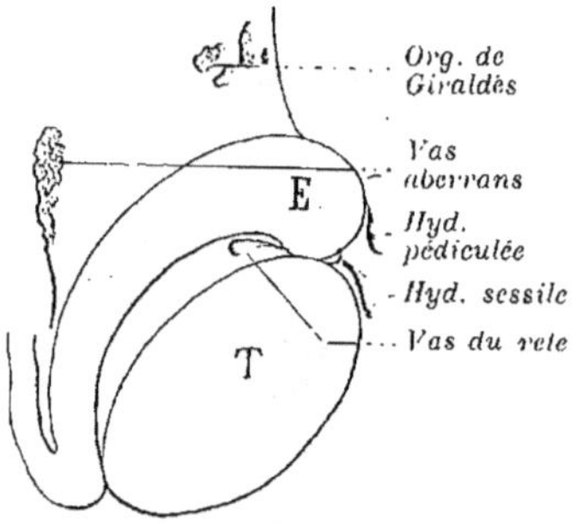

*Org. de Giraldès*
*Vas aberrans*
*Hyd. pédiculée*
*Hyd. sessile*
*Vas du rete*

Fig. 893. — Les débris embryonnaires juxta-génitaux (schéma). — Testicule droit, face externe.

Le *vas aberrans de Haller* est un petit canal qui naît de la partie moyenne ou de la queue de l'épididyme, et remonte sur un des bords du déférent ou le long de l'épididyme. Long de 2 à 5 centimètres, en place, il mesure 6 à 8 centimètres une fois déroulé. Il existe une fois sur deux environ.

Le *vas du rete*, long de 5 à 10 millimètres, se détache d'ordinaire du testicule, en arrière du dernier cône efférent et se renfle en une ou deux dilatations. Il a la structure d'un cône efférent.

Le *corps innominé de Giraldès* ou *paradidyme* est situé au-dessus de la tête de l'épididyme en avant des veines du cordon. Il se compose de 3 à 5 petits corpuscules, blanc jaunâtre, ou bien d'un tube enroulé aboutissant à deux dilatations. Le canal central est revêtu par un épithélium à cils vibratiles.

Nous avons indiqué, en étudiant le développement de l'appareil génital, l'origine et la signification de ces différents débris embryonnaires (v. p. 1406 et fig. 851 et 852).

## CHAPITRE IV

## VERGE[1]

La verge, organe de la copulation chez l'homme, est essentiellement formée par l'accolement des corps caverneux et du corps spongieux de l'urètre.

1. Dans le *Traité d'anatomie humaine* ce chapitre a été rédigé par M. Paul Delbet.

La verge présente deux parties : l'une, postérieure ou périnéale, fixe, comprise entre les branches ischio-pubiennes ; l'autre, antérieure, libre et mobile. Ces deux parties s'unissent en formant un angle, l'*angle pénien*, qui s'efface dans l'érection.

Les *dimensions* de la verge varient suivant l'âge et les individus. Sa longueur moyenne est de 10 centimètres, sa circonférence de 9 centimètres à l'état de flaccidité. Dans l'érection, la verge mesure 15 centimètres de longueur et 12 centimètres de circonférence.

**Caractères extérieurs.** — On peut lui considérer *un corps* et *deux extrémités* : l'extrémité antérieure ou *gland* ; l'extrémité postérieure ou *racine*.

1° Le *corps* présente une face supérieure plane, appelée dos de la verge, deux faces latérales convexes, une face inférieure où, dans l'érection, saillent l'urètre et son corps spongieux.

2° Le *gland* est relié au corps par le *col du pénis*. Il a la forme d'un cône à sommet antérieur, cône coupé très obliquement aux dépens de sa base. Le sommet du gland est occupé par le méat urétral (voir Urètre, t. III, p. 1449). La base forme une saillie circulaire qui déborde la surface du corps de la verge et constitue la *couronne du gland*. La couronne est circonscrite par le *sillon balano-prépulial*, qui suit parallèlement la base du gland et se prolonge jusqu'au méat sous la forme d'une rigole. Cette rigole, située à

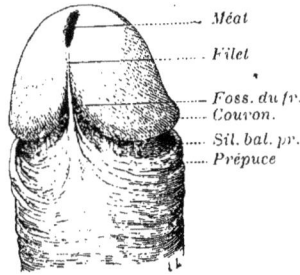

Fig. 894. — Extrémité antérieure de la verge (gland).

la face inférieure du gland, porte le nom de *sillon du frein*, parce que le fond en est occupé par le *frein* ou *filet*. De part et d'autre de la partie inférieure du frein sont les *fossettes du frein*. Le gland est tantôt découvert, tantôt coiffé, en totalité ou en partie, par le prépuce.

3° La *racine* de la verge, renflée, se continue avec le périnée antérieur, sur la verge en place. Après dissection, on constate que ses trois racines se séparent : le corps spongieux reste sur la ligne médiane ; les corps caverneux divergent pour aller s'insérer sur les branches ischio-pubiennes.

La racine de la verge reçoit l'insertion du *ligament suspenseur de la verge*. Celui-ci s'insère en haut sur la partie inférieure de la ligne blanche et sur toute l'étendue de la symphyse pubienne et forme un triangle sagittal à sommet sus-pubien. Sur la verge, il se divise en deux moitiés latérales symétriques. Dans chacune de ces moitiés on distingue des fibres profondes et des fibres superficielles. Les *fibres profondes* s'insèrent sur les faces supérieures et latérales des corps caverneux, puis forment en s'unissant aux fibres homologues du côté opposé une sangle qui embrasse la partie inférieure de la verge. Quelques fibres se prolongent dans la cloison des bourses. — Les *fibres superficielles* s'attachent à la peau de la partie externe des bourses.

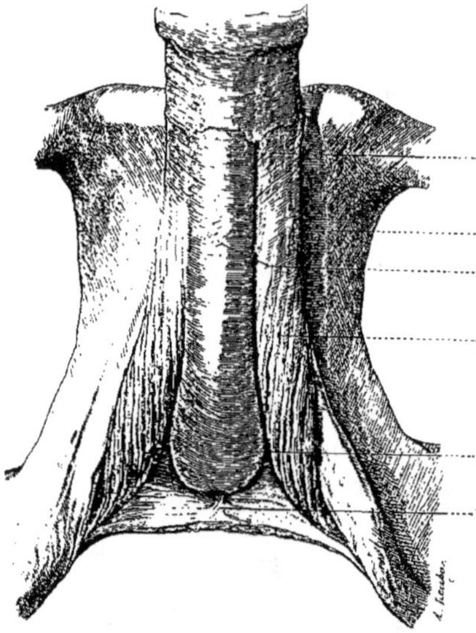

Fig. 895. — Racine de la verge.

**Constitution anatomique**. — La verge est essentiellement constitué par un appareil érectile, formé par les corps caverneux, le corps spongieux et le gland, et entouré par une série d'enveloppes, que nous étudierons tout d'abord.

I. *Enveloppes de la verge*. — Les enveloppes de la verge se superposent dans l'ordre suivant :

1° La *peau* est mince, pigmentée et présente un raphé à sa face inférieure, des poils longs et fins et des glandes sébacées volumineuses.

2° Le *muscle péripénien*, à fibres lisses, fait suite au dartos et se compose de nombreuses fibres circulaires et de quelques fibres longitudinales et obliques.

3° La *couche celluleuse*, lâche, permet à la peau de glisser sur les plans profonds et s'infiltre dans l'anasarque.

4° L'*enveloppe fibro-élastique*, ou fascia penis, continue sur la verge l'aponévrose superficielle du périnée et le ligament suspenseur. Elle sépare la veine dorsale superficielle des vaisseaux et nerfs dorsaux profonds.

Au niveau de l'extrémité antérieure de la verge, la gaine fibro-élastique se termine en se fixant à la base du gland. Par contre, les autres enveloppes de la verge poursuivent leur trajet jusqu'au niveau de l'extrémité antérieure du gland, puis se réfléchissent pour revenir s'insérer en arrière de lui ; ainsi est formé, autour du gland, un capuchon musculo-cutané, le *prépuce*.

Le **prépuce** présente deux faces, l'une superficielle, continue avec la peau de la verge, l'autre profonde, de coloration rosée, séparée du gland par l'espace balano-préputial. Cet espace est interrompu sur la ligne médiane inférieure par le *frein* du prépuce, qui s'étend de la face profonde du prépuce au sillon du frein et quelquefois jusqu'à l'extrémité inférieure du méat. A l'union de la face superficielle et de la face profonde est l'orifice antérieur du prépuce dont l'atrésie porte le nom de phimosis.

Chez l'enfant, le prépuce recouvre complètement le gland et ne présente qu'une ouverture étroite. Chez l'adulte, le prépuce ne recouvre ordinairement que le tiers postérieur du gland, mais il existe de grandes variations individuelles dans sa disposition.

De la surface vers la profondeur, le prépuce est formé par les enveloppes superficielles de la verge doublées sur elles-mêmes, c'est-à-dire par : 1° une première couche cutanée ; — 2° un prolongement du muscle péripénien, prolongement inconstant ; — 3° une couche celluleuse ; — 4° une deuxième couche musculaire ; — 5° une deuxième couche cutanée transformée en muqueuse et se continuant avec la muqueuse du gland.

Au niveau de cette muqueuse, les poils et les glandes sudoripares manquent. Des glandes sébacées rudimentaires persistent. La desquamation de son épithélium produit le *smegma*.

**Vaisseaux et nerfs.** — Les *artères* sont fournies par la dorsale de la verge, la périnéale superficielle, branches de la honteuse interne, et par les honteuses externes, branches de la fémorale.

Les *veines* se rassemblent dans la veine dorsale superficielle médiane, tributaire de la veine saphène interne.

Les *lymphatiques* se réunissent en un tronc satellite de la veine dorsale superficielle ; ce tronc est quelquefois double et alors entre-croisé avec son homologue ; flexueux, il aboutit aux ganglions inguinaux supéro-internes.

Les *nerfs* viennent surtout de la branche dorsale et de la branche périnéale inférieure du nerf honteux interne et du génito-crural.

II. *Appareil érectile.* — L'appareil érectile comprend : 1° les corps caverneux ; 2° le corps spongieux de l'urètre ; 3° le gland.

A. **Corps caverneux.** — Chaque corps caverneux forme un cylindre terminé en pointe à ses deux extrémités. Long de 15 centimètres à l'état flaccide, de 20 centimètres pendant l'érection, épais de 1 à 2 centimètres, il comprend *un corps* et *deux extrémités.*

Le *corps* présente quatre faces : la *face externe*, recouverte par les enveloppes superficielles de la verge, adhère à la tunique fibro-élastique. Elle est croisée par des veines, les faisceaux antérieurs du muscle ischio-caverneux et le muscle de Houston.

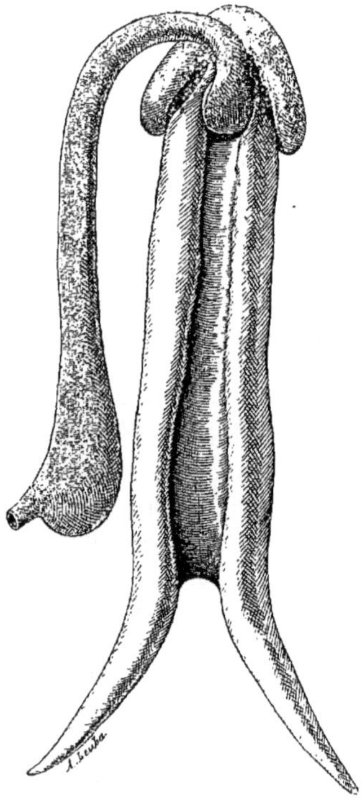

La *face supérieure* limite, avec la face correspondante du corps caverneux opposé, le *sillon dorsal* où reposent la veine dorsale profonde sur la ligne médiane et, de chaque côté, l'artère et le nerf dorsal de la verge.

La *face inférieure* limite, avec celle du corps caverneux opposé, le *sillon ventral* où se placent l'urètre et son corps spongieux.

La *face interne* s'adosse à la face interne de l'autre corps caverneux. Il en résulte une cloison médiane, incomplète, criblée d'orifices en forme de fentes figurant une sorte de peigne.

L'*extrémité antérieure* du corps caverneux s'effile en un cône fibreux qui s'enfonce dans le gland. A ce niveau la cloison médiane des corps caverneux s'élargit et forme une lame horizontale, appelée *ligament antérieur des corps caverneux.*

FIG. 896. — Les corps caverneux de la verge, le corps spongieux de l'urètre et le gland ; l'urètre entouré de son corps spongieux a été détaché de la gouttière que lui forment les corps caverneux.

Cette lame fibreuse surplombe l'urètre et émet par sa face supérieure des lames fibreuses, placées de champ et irradiées vers la périphérie,

L'*extrémité postérieure*, en forme de cône à sommet postérieur, va s'insérer sur une petite fossette placée à l'extrémité antérieure de la face interne de la branche ischio-pubienne. Elle est recouverte en dedans par le muscle ischio-caverneux. Dans l'angle de réunion des racines du corps caverneux vient se terminer la lame fibreuse sus-urétrale.

**Structure.** — Les corps caverneux sont formés d'une enveloppe périphérique, l'*albuginée*, et d'un *tissu érectile central*.

La membrane d'enveloppe, albuginée, résistante, élastique, nacrée,
épaisse de 2 millimètres dans l'état de flaccidité, de 1 mm. 5 dans
l'érection, forme une tunique cylin-
drique. Épaisse à ses deux extrémités, elle forme la cloison médiane du corps caverneux. Elle se
compose de fibres conjonctives, de
faisceaux élastiques et de fibres
musculaires.

Le *tissu central* est formé par
des travées détachées de l'albuginée
et de la cloison et circonscrivant
des lacunes sanguines communiquant les unes aux autres.

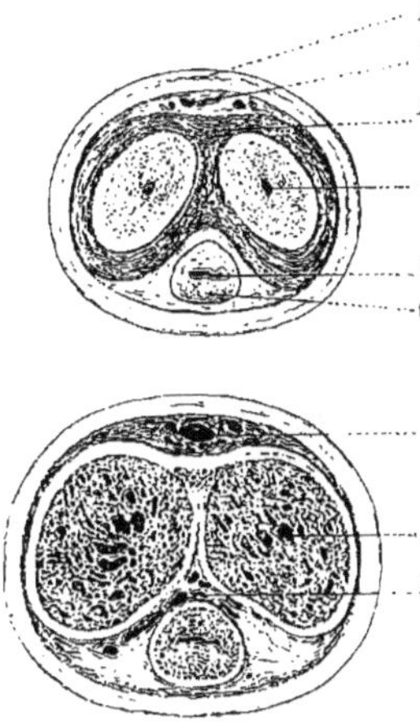

**Vaisseaux.** — L'*artère caverneuse* pénètre dans le corps caverneux par sa face interne, atteint
l'axe de l'organe et se divise en
deux branches : l'une postérieure,
l'autre antérieure ; celle-ci s'anastomose avec l'artère opposée au cours

Fig. 897. — Urètre pénien, à l'état de repos, et en érection (d'après Henle).

de son trajet et à sa terminaison. Les artérioles terminales sont héli-
coïdales et s'ouvrent dans les mailles du tissu érectile.

Les *veines* forment deux groupes : les *veines périphériques*, distinguées
en antérieures, supérieures et inférieures, qui se rendent à la veine
dorsale, et les *veines centrales*, qui aboutissent au plexus de Santorini et
à la veine honteuse interne.


**B. *Corps spongieux.*** — Le corps spongieux, logé dans le sillon
ventral des corps caverneux, a la même longueur que ceux-ci et une
épaisseur de 10 à 18 millimètres suivant que la verge est dans l'état de
flaccidité ou d'érection. Il a la forme d'un cylindre allongé, renflé en
arrière, au niveau du bulbe, effilé au niveau du gland. Il est parcouru
dans toute son étendue par l'urètre, auquel il forme une gaine
érectile.

On distingue au corps spongieux une *partie moyenne* et *deux extrémités*, l'une antérieure, l'autre postérieure ou bulbe :

α) La *partie moyenne*, aplatie de haut en bas, présente deux faces,
l'une supérieure, l'autre inférieure. La face supérieure est en rapport

avec l'angle d'union des corps caverneux, avec la face inférieure de l'urètre, avec les glandes de Cooper, le sphincter strié de l'urètre et le muscle transverse profond. La face inférieure est recouverte par la peau, l'aponévrose superficielle et par le muscle bulbo-caverneux.

b) Le *bulbe* est peu développé chez l'enfant et très volumineux chez le vieillard. Piriforme, il oriente en arrière sa grosse extrémité ou tête. Cette tête présente en arrière une dépression médiane due au noyau fibreux central du périnée. Le bulbe reste à 12 ou 15 millimètres du rectum chez l'adulte; il s'en rapproche jusqu'au contact, chez le vieillard.

c) L'*extrémité antérieure* du corps spongieux s'aplatit de haut en bas au niveau du gland. Sur les parties latérales de l'urètre le tissu spongieux forme une mince couche. Au-dessous de l'urètre, le tissu spongieux disparaît et forme un noyau fibreux sous-urétral.

**Structure.** — Le corps spongieux est parcouru par l'urètre qui est plus rapproché de sa face supérieure L'urètre pénètre dans le corps spongieux en avant du bulbe, avec lequel il forme un angle très aigu ouvert en arrière; la gaine spongieuse est donc plus longue sur la face inférieure que sur la face supérieure de l'urètre.

Le corps spongieux est formé : 1° d'une enveloppe ou *albuginée*, épaisse de 0 mm. 2, composée de fibres conjonctives et de très nombreuses fibres élastiques et musculaires lisses; 2° d'un *tissu érectile central* formé par des travées émanées de l'albuginée et circonscrivant des aréoles.

**Vaisseaux.** — Les *artères* viennent de la bulbo-urétrale, de l'artère urétrale, des rameaux de l'artère dorsale. Les *veines* aboutissent à la veine honteuse interne.

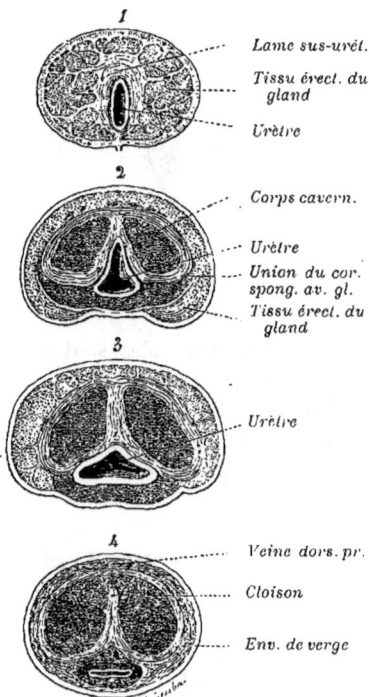

Fig. 898. — Coupes du gland d'avant en arrière.

*Légendes (de haut en bas) :*
Lame sus-urét.
Tissu érect. du gland
Urètre
Corps cavern.
Urètre
Union du cor. spong. av. gl.
Tissu érect. du gland
Urètre
Veine dors. pr.
Cloison
Env. de verge

C. **Gland.** — Considéré par les classiques comme l'extrémité antérieure renflée du corps spongieux de l'urètre, le gland a, en réalité, une constitution plus complexe. Il est en effet formé : 1° par l'extrémité antérieure des corps caverneux et du corps spongieux de l'urètre ; 2° par une formation érectile spéciale qui a l'aspect d'une lame épaisse de 5 à 6 millimètres enveloppant les parties précédentes. Le tissu érectile ne fait défaut qu'au-dessous du méat, au niveau d'une lame fibreuse dite *ligament médian du gland*.

Le gland est recouvert d'une muqueuse dermo-papillaire. De très nombreuses et très volumineuses papilles existent autour de la couronne du gland. Elles renfermeraient des corpuscules nerveux spéciaux. L'épithélium pavimenteux est stratifié. Il n'y a pas de glandes.

Le *tissu érectile* du gland se compose de travées irradiées d'un noyau fibreux central placé immédiatement au-dessus du méat, et limitant des espaces alvéolaires, irréguliers, à cloisons minces, contenant du sang et en communication large avec les aréoles du corps spongieux et des corps caverneux.

**Vaisseaux**. — Les *artères* viennent des branches terminales de la dorsale de la verge; elles ne sont pas hélicines. — Les *veines* émergent au niveau de la couronne et constituent l'origine de la veine dorsale profonde. — Les *lymphatiques* aboutissent aux ganglions inguinaux profonds et aux ganglions initiaux de la chaîne iliaque externe (ganglions rétro-cruraux interne et externe).

## CHAPITRE V

# GLANDES ANNEXES DE L'APPAREIL GÉNITAL DE L'HOMME[1]

A l'appareil génital sont annexées : une glande impaire et médiane, la prostate, et deux glandes juxta-médianes, les glandes de Méry-Cooper.

### § I. PROSTATE

**Préparation**. — La préparation de la prostate est difficile. On la mettra à nu d'abord de bas en haut, du périnée vers la vessie, en repoussant le rectum en arrière et en écartant les bords internes des muscles releveurs. On pratiquera ensuite une coupe sagittale paramédiane du bassin, sur laquelle on étudiera les connexions de la glande et ses vaisseaux injectés. On terminera en enlevant en même temps vessie, prostate, vésicules séminales, urètre : une incision sur la face antérieure de la prostate exposera la région du veru montanum. Les rapports de la prostate avec les aponévroses du périnée seront vus sur des coupes frontales, sagittales et horizontales du bassin.

1. Dans le *Traité d'Anatomie humaine* ce chapitre a été rédigé par M. le Dʳ Paul Delbet.

La prostate est un corps musculo-fibro-glandulaire qui entoure la portion initiale de l'urètre. La glande prostatique est annexée à l'appareil génital, comme le démontrent son atrophie chez les castrats, son accroissement subit de volume au moment de la puberté, son hypertrophie aux périodes d'activité sexuelle chez certains animaux, tels que la taupe et le hérisson.

*Situation.* — La prostate est située dans la cavité pelvienne, au-dessous de la vessie, en avant et au-dessus du rectum, au-dessus du plancher périnéal, en arrière du pubis.

*Forme. Dimensions.* — Sa forme est celle d'une châtaigne ou mieux d'un cône légèrement aplati dans le sens antéro-postérieur. Sa base regarde directement en haut; son sommet, en bas et en avant. Chez l'enfant la prostate est nettement bilobée.

Chez l'adulte, la prostate, de *dimensions* variables, mesure en moyenne 4 centimètres au niveau de son diamètre transverse, 3 centimètres dans le sens vertical et 27 millimètres d'avant en arrière.

Son *poids* est d'environ 20 grammes.

**Configuration extérieure et rapports.** — La prostate est con-

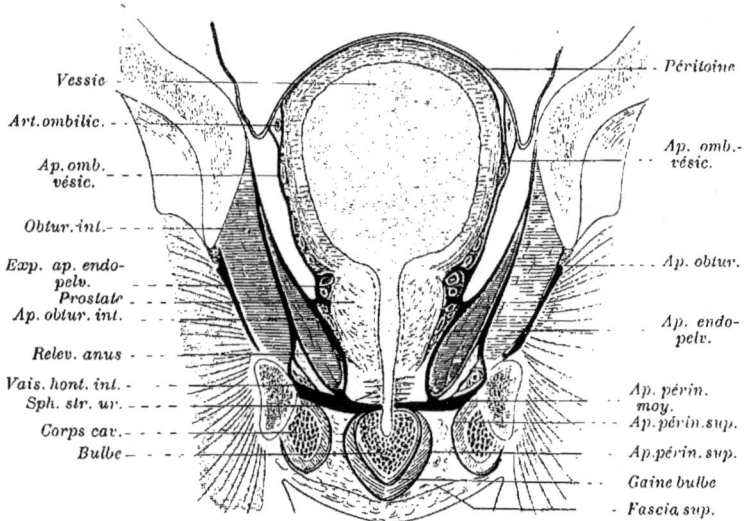

Fig. 899. — Coupe frontale du bassin, intéressant la loge prostatique (demi-schématique).

tenue dans une loge aponévrotique qu'il nous faut tout d'abord décrire.

Nous étudierons ensuite les rapports extrinsèques et intrinsèques de la glande.

*Loge prostatique.* — La loge prostatique a une forme irrégulièrement cubique et on peut la considérer, comme présentant six parois. La *paroi inférieure* est formée. par le plancher uro-génital dont nous étudierons la constitution complexe en décrivant le périnée. — La *paroi supérieure* est formée par la vessie, à la partie inférieure de laquelle vient s'attacher une expansion de l'aponévrose périnéale supérieure ou aponévrose endo-pelvienne. — La *paroi antérieure* est constituée par une mince lamelle celluleuse, tapissant la face postérieure du plexus de Santorini. — La *paroi postérieure* est représentée par l'aponévrose prostatopéritonéale de Denonvilliers. — Enfin, comme *parois latérales*, nous trouvons deux lames résistantes, les

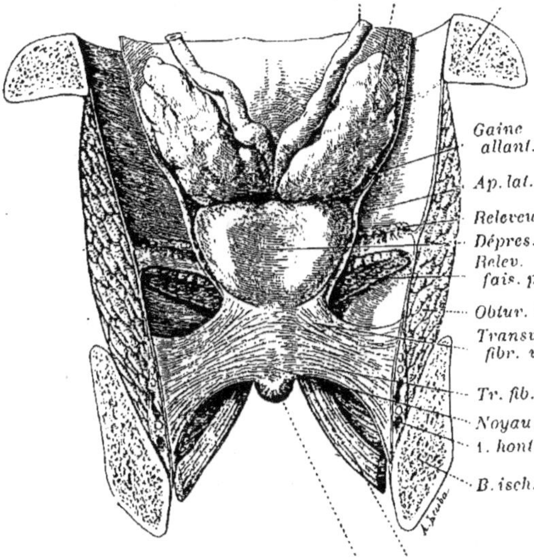

Fig. 900. — Prostate vue par la face postérieure,
La partie du bassin située en arrière de la prostate a été enlevée.
La prostate et la vessie sont légèrement tirées en haut.

aponévroses latérales de la prostate, qui, comme le montre bien la figure 899, ne sont pas autre chose que le segment interne de l'aponévrose endo-pelvienne.

La prostate est assez lâchement unie aux parois de sa loge. Remarquons que l'urètre membraneux occupe la partie inférieure de celle-ci.

*Rapports extrinsèques.* — On peut décrire à la prostate 4 faces, 1 base et 1 sommet.

*Face antérieure.* — La face antérieure, verticale, plus courte que la postérieure, est à 2 centimètres en arrière de la symphyse dont la sépare un tissu cellulaire lâche et le plexus de Santorini. Elle est en rapport avec le segment antérieur de la portion prostatique du sphincter strié.

*Face postérieure.* — La face postérieure, oblique en bas et en avant, inclinée à 45° sur l'horizontale, présente une dépression médiane verticale. Large en haut, où elle est échancrée, étroite en bas, elle ressemble à un cœur de carte à jouer.

Cette face répond à la 2e portion du rectum dont la sépare un tissu cellulaire lâche, l'aponévrose prostato-péritonéale de Denonvilliers, contenant des fibres musculaires et adhérant plus à la prostate qu'au rectum. Le cul-de-sac péritonéal affleure quelquefois le bord supérieur de la prostate ou en reste éloigné de 15 à 20 millimètres.

**Faces latérales.** — Les faces latérales, légèrement convexes d'avant en arrière et planes de haut en bas, répondent aux aponévroses latérales de la prostate. Celles-ci séparent la prostate du releveur de l'anus et renferment de riches plexus veineux, les plexus latéraux de la prostate.

**Sommet ou bec.** — Le sommet de la prostate est à quelques millimètres de l'aponévrose moyenne du périnée et répond à peu près à la ligne horizontale sous-pubienne. Il est à 3 centimètres de la peau de l'anus.

**Base.** — La base de la prostate a la forme d'un toit à deux versants dont la crête répond au lobe moyen. Le versant antérieur répond à la vessie, le versant postérieur aux vésicules séminales.

Le versant antérieur, plus large que le versant postérieur, présente l'orifice vésical entouré du sphincter lisse. Après section des fibres longitudinales de la vessie, on peut séparer la prostate de la vessie.

Sur ce versant antérieur on remarque une petite saillie transversale médiane, peu développée chez l'enfant et chez l'adulte, mais susceptible de s'hypertrophier chez le vieillard et à l'état pathologique, c'est le lobe moyen.

Le versant postérieur loge dans une dépression l'utricule prostatique et l'origine des canaux éjaculateurs. En dehors de la dépression médiane saillent les *lobes latéraux* de la prostate, quelquefois réunis par une commissure postérieure.

*Rapports intrinsèques.* — La prostate renferme dans son épaisseur l'urètre prostatique, les canaux éjaculateurs et l'utricule prostatique et contracte des connexions intimes avec le sphincter lisse de l'urètre.

L'urètre prostatique pénètre dans la base de la prostate à l'union de son 1/4 antérieur avec ses 3/4 postérieurs. Il est vertical, croise en X l'axe de la prostate et se termine en arrière du sommet de la glande. L'urètre prostatique présente une cavité ovoïde, le *sinus prostatique*.

La paroi antérieure de l'urètre est presque rectiligne, la paroi postérieure se soulève au niveau du veru montanum.

Le veru montanum est un corps musculo-érectile allongé suivant la direction du canal, long de 12 à 14 millimètres. Il a la forme d'un ovoïde à grosse extrémité antérieure. Il présente une portion épaisse à l'union de son 1/3 supérieur avec ses 2/3 inférieurs, et s'amincit vers ses extrémités. Son extrémité supérieure ou vésicale se divise en deux prolongements ou *freins du veru*. Ceux-ci peuvent manquer et être remplacés par une *fossette sus-montanale*. L'extrémité inférieure se perd dans la portion membraneuse en une crête médiane dite *crête urétrale*.

De chaque côté du veru se trouve une gouttière profonde, la *gouttière du veru*, dans laquelle viennent s'ouvrir de nombreux orifices glandulaires et notamment les canaux principaux de la prostate.

Au sommet du veru s'ouvrent, sur la ligne médiane, l'*utricule prostatique* et, latéralement, les *canaux éjaculateurs*.

Le veru montanum, recouvert par la muqueuse urétrale, est formé d'une colonne musculo-élastique centrale et d'un tissu érectile périphérique en communication avec le tissu spongieux de l'urètre. Il est traversé par les canaux éjaculateurs et l'utricule.

L'utricule prostatique est une vésicule piriforme, longue de 10 à 15 millimètres environ, qui occupe le centre de la prostate. Il s'ouvre au sommet du veru par un *orifice* en forme de fente allongée de 2 à 5 millimètres. — Le *corps* de l'utricule, entouré de toutes parts par le tissu prostatique, est flanqué des canaux éjaculateurs. — Le *fond*, caché ordinairement dans la prostate, peut affleurer ou déborder la base de celle-ci.

L'utricule contient un liquide grisâtre assez épais. Sa paroi, épaisse de 1 millimètre, est formée de fibres conjonctives élastiques et musculaires doublées extérieurement de tissu érectile. Elle est tapissée intérieurement par un épithélium cylindrique et renferme des glandes.

L'utricule prostatique représente la partie terminale atrophiée des canaux de Muller ; il est l'homologue du vagin.

Le **sphincter lisse** entoure la partie supérieure de l'urètre prostatique. C'est un muscle annulaire plus épais en haut qu'en bas. A la coupe, il a la forme d'un triangle à base supérieure. Il est noyé dans le tissu prostatique, qui le déborde en bas et ne laisse libre que les 3/4 supérieurs de sa face antérieure sur la ligne médiane.

**Constitution anatomique.** — Le tissu prostatique se dispose autour de l'urètre de façon à former une sorte de bague à chaton postérieur. On peut diviser cet anneau en plusieurs segments, dont la distinction est, il est vrai, quelque peu artificielle. La *partie pré-urétrale*, toujours peu développée, constitue le *lobe antérieur*. — La

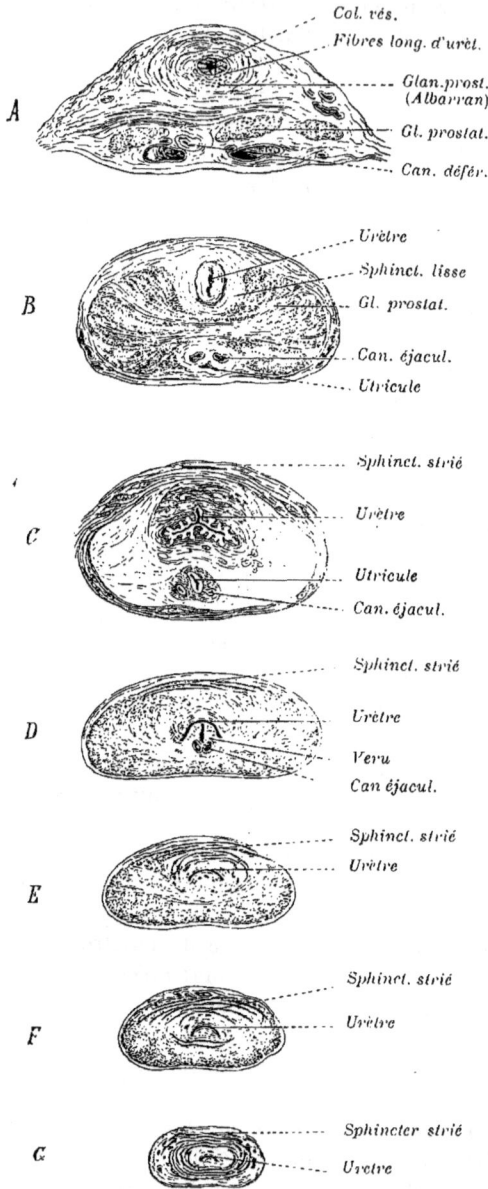

A
— Col. vés.
— Fibres long. d'urèt.
— Glan.prost. (Albarran)
— Gl. prostat.
— Can. défér.

B
— Urètre
— Sphinct. lisse
— Gl. prostat.
— Can. éjacul.
— Utricule

C
— Sphinct. strié
— Urètre
— Utricule
— Can. éjacul.

D
— Sphinct. strié
— Urètre
— Veru
— Can éjacul.

E
— Sphinct. strié
— Urètre

F
— Sphinct. strié
— Urètre

G
— Sphincter strié
— Urètre

A. Leuba.

Fig. 901. — Coupes sériées de la région prostatique
(d'après Henle, avec modifications).

partie *rétro-urétrale* est essentiellement formée par les *lobes latéraux*, contigus au niveau de la ligne médiane. On isole de ces lobes la portion du tissu prostatique comprise entre l'urètre, le col vésical et les conduits éjaculateurs. Ce segment forme le *lobe moyen*.

Le tissu prostatique comprend : 1° un stroma fibro-musculaire ; 2° des acini glandulaires.

1) *Stroma fibro-musculaire*. — Le stroma fibro-musculaire se compose d'une *capsule* périphérique d'où partent des travées convergeant vers un noyau central. Le noyau central répond dans la partie inférieure de la glande à la paroi postérieure de l'urètre ; plus haut, il longe la face postérieure des canaux éjaculateurs.

Ainsi sont formées des loges irrégulièrement coniques dont le sommet est dirigé vers le centre de la prostate. Les cloisons radiées qui les séparent se composent de fibres conjonctives, de fibres élastiques et de fibres musculaires lisses.

2) *Tissu glandulaire.* — La glande prostatique est une *glande en grappe* décomposable en acini qui occupent les logettes circonscrites par les travées du stroma.

Les *acini*, dépourvus de membrane propre, sont tapissés d'un épithélium à plusieurs couches : les cellules périphériques sont arrondies ou cubiques ; les cellules centrales sont cylindriques.

Les *canaux excréteurs* ont une paroi conjonctivo-musculaire et un épithélium à plusieurs couches ; après un trajet sinueux, ils s'ouvrent sur toute la périphérie de l'urètre, sauf sur sa partie tout à fait antérieure. Deux canaux principaux, venus de la base, s'ouvrent à droite et à gauche de l'extrémité postérieure du veru montanum.

**Vaisseaux et nerfs.** — 1° Les *artères* de la prostate sont fournies par la vésicale inférieure, l'hémorroïdale moyenne, la honteuse interne. Elles abordent la glande par sa périphérie.

2° Les *veines* se jettent dans les plexus latéraux de la prostate. Ceux-ci communiquent avec le plexus de Santorini et le plexus séminal, et aboutissent à la veine iliaque interne.

3° Les *lymphatiques* naissent par un *réseau péri-acineux* d'où partent des vaisseaux qui forment un deuxième *réseau péri-prostatique*. Les collecteurs suivent pour la plupart une direction ascendante et aboutissent : 1° dans les ganglions moyens et supérieurs de la chaîne iliaque moyenne ; 2° dans un ganglion moyen du groupe hypogastrique ; 3° dans les ganglions sacrés latéraux placés au niveau du 2ᵉ trou sacré ; et 4° dans les ganglions du promontoire. Un lymphatique descendant s'unit aux lymphatiques de l'urètre membraneux et aboutit comme ces derniers à un ganglion placé à l'origine de l'artère honteuse interne.

4° Les *nerfs* proviennent du plexus hypogastrique. Ils sont satellites des artères pour la plupart et ganglionnés.

### § 2. GLANDES DE MÉRY-COOPER

Les *glandes de Méry-Cooper* (*G. bulbourethrales* BNA), au nombre de deux, l'une droite, l'autre gauche, sont annexées à l'urètre spongieux. Du volume d'un pois, arrondies ou ellipsoïdes, de coloration blanche et de consistance ferme, elles sont situées à 6 ou 8 millimètres de la ligne médiane, entre l'urètre et le bulbe. Elles sont placées immédiatement au-dessus du bulbe et du feuillet inférieur ischio-bulbaire du plancher uro-génital (voy. Périnée, p. 1568). Elles sont généralement entourées par les fibres inférieures du constricteur strié de l'urètre.

Les glandes de Méry-Cooper sont des *glandes en grappe*. Les acini ont une membrane propre, tapissée d'un épithélium à une seule couche de cellules pyramidales.

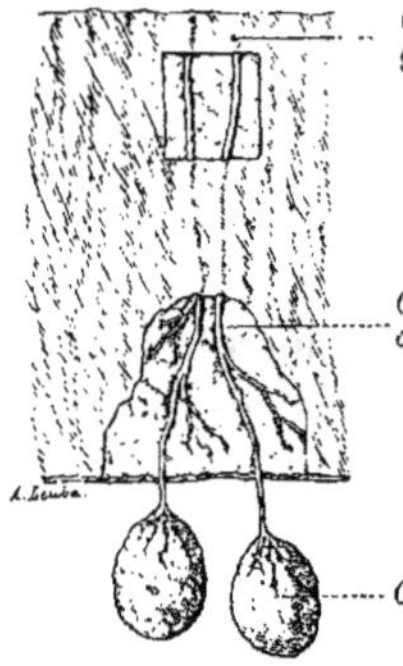

FIG. 902. — Glandes de Méry ou de Cooper (d'après Jarjavay).

Le *canal excréteur*, long de 3 à 4 centimètres environ, d'abord situé en arrière du bulbe, chemine dans le tissu spongieux du bulbe, puis sous la muqueuse urétrale et enfin s'ouvre à la partie antérieure du cul-de-sac du bulbe, par un orifice punctiforme souvent marqué par une dépression ou une valvule. — La paroi du canal excréteur est formée d'une enveloppe propre épaisse, d'une enveloppe musculaire à deux couches, d'un épithélium d'abord cubique, puis cylindrique.

# QUATRIÈME PARTIE

# APPAREIL GÉNITAL DE LA FEMME[1]

L'appareil génital de la femme offre à étudier trois ordres d'organes :
1° les *ovaires* ou glandes génitales femelles, qui, comme nous l'avons

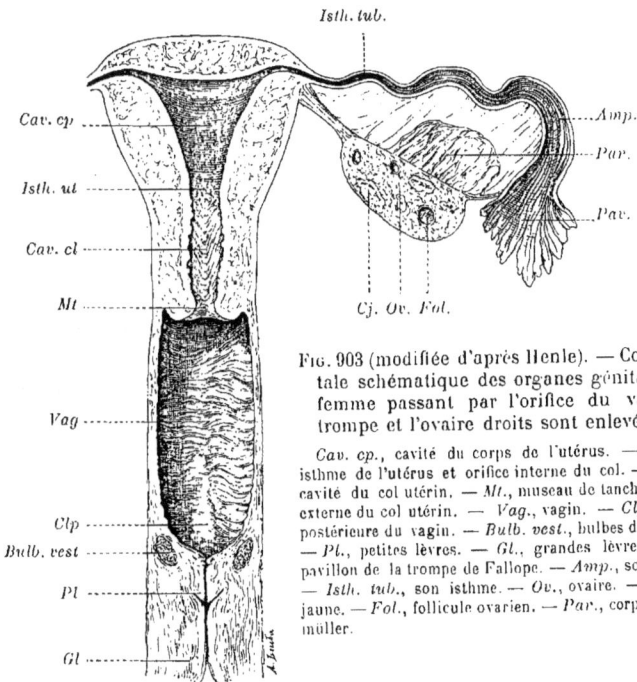

Fig. 903 (modifiée d'après Henle). — Coupe frontale schématique des organes génitaux de la femme passant par l'orifice du vagin. La trompe et l'ovaire droits sont enlevés.

*Cav. cp.*, cavité du corps de l'utérus. — *Isth. ut.*, isthme de l'utérus et orifice interne du col. — *Cav. cl* cavité du col utérin. — *Mt*, museau de tanche ou orifice externe du col utérin. — *Vag.*, vagin. — *Clp.*, colonne postérieure du vagin. — *Bulb. vest.*, bulbes du vestibule. — *Pt.*, petites lèvres. — *Gl.*, grandes lèvres. — *Pav.*, pavillon de la trompe de Fallope. — *Amp.*, son ampoule. — *Isth. tub.*, son isthme. — *Ov.*, ovaire. — *Cj.*, corps jaune. — *Fol.*, follicule ovarien. — *Par.*, corps de Rosenmüller.

vu, se développent aux dépens de l'épithélium germinatif de Waldeyer, 2° les *trompes*, l'*utérus* et le *vagin*, qui se développent, tous trois, aux dépens des canaux de Müller, 3° la *vulve et ses annexes* qui émanent du sinus uro-génital.

De par leur mode de développement, les deux premiers groupes d'organes constituent les *organes génitaux internes*. On réserve le nom d'*organes génitaux externes* à la vulve et à ses dépendances.

1. Dans le *Traité d'Anatomie humaine*, cet article a été entièrement rédigé par M. H. Rieffel.

Dans les *ovaires* se développe l'*ovule*, cellule femelle par excellence; l'ovule libéré chemine dans les *trompes* ou *oviductes*, mais ces conduits vecteurs de l'ovule sont aussi le lieu de rencontre le plus ordinaire de cet ovule et du spermatozoïde, ils sont donc le *locus* de la fécondation. L'*utérus* est l'organe de la gestation, destiné à loger et à nourrir l'œuf fécondé pendant son développement, puis à l'expulser. Le *vagin* est l'organe de la copulation et un lieu de passage pour l'œuf expulsé. Il s'ouvre dans le *vestibule* qui reçoit également le canal de l'urètre. Le vestibule est entouré par l'appareil érectile et par des replis cutanés, les grandes et les petites lèvres. L'ensemble de ces formations constitue la *vulve*.

## CHAPITRE PREMIER

## OVAIRES

Les ovaires sont les glandes génitales femelles. Il serait plus juste de dire que, passé une période embryonnaire primitive, ce sont des organes qui favorisent l'évolution d'éléments anatomiques, unicellulaires, préformés : les *ovules*.

*Nombre.* — Homologues des testicules, les ovaires sont également au nombre de deux, l'un droit, l'autre gauche.

*Forme.* — Les ovaires de la femme adulte ont la forme d'une amande ou d'un ovoïde légèrement aplati.

*Volume.* — Leur volume est essentiellement variable : suivant les individus, suivant le côté considéré, suivant diverses conditions physiologiques et pathologiques. Ils s'accroissent assez brusquement au moment de la première menstruation.

*Poids. Dimensions.* — Un ovaire pèse en moyenne de 6 à 10 grammes; il mesure 4 centimètres de longueur, sur 3 de large et 12 millimètres d'épaisseur, avec de grandes variations individuelles.

*Consistance. Couleur.* — De consistance presque rénitente, les ovaires deviennent plus fermes à mesure que la femme vieillit. Ils sont de coloration blanchâtre ou bien d'un gris rosé, légèrement vineux; mais leur coloration tranche toujours nettement sur celle du péritoine voisin.

*Aspect extérieur.* — Chez la jeune fille, l'ovaire est lisse et uni; chez la femme adulte, il est ficelé, tourmenté, fendillé, ce qui est dû aux cicatrices, de coloration plus ou moins foncée et de forme linéaire

ou rameuse, qui accompagnent la déhiscence des follicules. Les follicules mûrs font saillie à la surface de l'organe. Chaque mois, l'un d'entre
eux se rompt et expulse son contenu, laissant à sa place un orifice
irrégulier, puis une des cicatrices dont nous avons parlé.

*Situation. Direction.* — L'excavation pelvienne est divisée par un

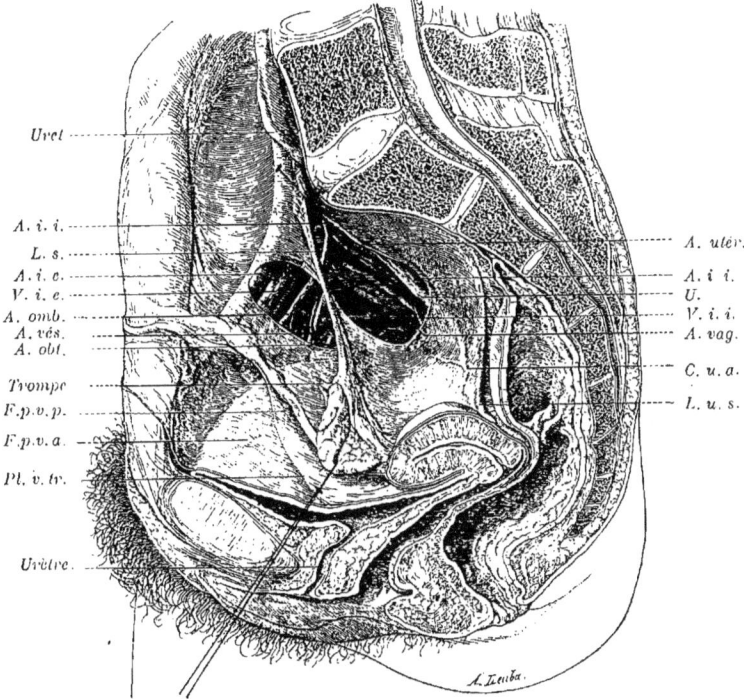

FIG. 904. — Coupe médio-sagittale du bassin d'une jeune femme (Rieffel).

Le péritoine a été enlevé pour montrer la disposition des organes, en avant (fosse obturatrice) et en
arrière (fosse ovarique) du ligament suspenseur de l'ovaire (*L. s.*). L'ovaire (*Ov.*) a été extrait de sa
fosse, renversé et attiré fortement en bas. La trompe a été coupée et le pavillon retranché.

repli musculo-séreux en un compartiment antérieur, vésical, et un
postérieur, rectal. Ce repli contient l'utérus dans son dédoublement et
constitue les ligaments larges.

Les ovaires sont placés dans le compartiment postérieur de l'excavation pelvienne (cavum rétro-utérin), en arrière du ligament large, en
arrière de la trompe et du ligament rond, en avant du rectum dont les
séparent souvent des anses grêles. Leur situation est presque toujours
légèrement asymétrique. Du reste, les ovaires jouissent d'une grande
mobilité et l'on observe de nombreuses variations individuelles.

En *situation typique*, l'ovaire est à peu près vertical ou légèrement oblique en bas, en avant et en dedans. Il est appliqué contre la paroi latérale de l'excavation pelvienne, dans l'angle que forme le bord interne du psoas avec les vaisseaux hypogastriques.

**Rapports.** — Il faut envisager à l'ovaire deux faces, externe et interne; deux bords, antérieur et postérieur, et deux extrémités, supérieure et inférieure.

1° *Face externe.* — Cette face, dite *pariétale*, parce qu'elle regarde la paroi latérale de l'excavation pelvienne, est au contact de la séreuse qui tapisse cette paroi, et qui, dans la plupart des cas, se déprime légèrement et se modèle sur les organes sous-jacents de façon à loger l'ovaire dans une petite niche, la *fosse ovarique*.

Cette fosse ovarique est circonscrite : en arrière par les vaisseaux iliaques internes et l'uretère, en haut et en dehors par le nerf obturateur et la veine iliaque externe, en avant par l'insertion du feuillet postéro-supérieur du ligament large (ligament infundibulo-pelvien) sur la paroi pelvienne, en bas par la portion initiale des artères utérine, obturatrice et ombilicale et par leurs veines satellites.

Cette disposition a été décrite différemment, le mode de ramescence des collatérales de l'artère hypogastrique étant susceptible de notables variations et l'uretère pouvant descendre soit en avant de l'iliaque interne, soit entre cette artère et la veine correspondante. Tout ceci explique que cette fosse, qui ne joue aucun rôle dans la fixation de l'ovaire, revête des aspects et des dimensions divers.

2° *Face interne.* — Elle regarde en dedans et un peu en avant, vers le centre de l'excavation pelvienne. C'est la face dite *tubaire*, parce qu'elle affecte des rapports intimes avec la trompe de Fallope.

La trompe se détache de l'angle supéro-latéral de l'utérus et se porte horizontalement en dehors; elle remonte tout le long du hile de l'ovaire, jusqu'au pôle supérieur de cet organe, puis se recourbe brusquement en arrière et en bas; son pavillon avec la portion adjacente du méso-salpinx vient donc s'appliquer sur la face interne et le bord postérieur de l'ovaire. Celui-ci contractera également des rapports avec les vaisseaux qui se rendent à la trompe dans l'épaisseur du méso-salpinx, rabattu sur l'ovaire (v. fig. 905 et 906).

3° *Bord antérieur.* — Sensiblement rectiligne, ce bord donne insertion à ses deux extrémités aux ligaments qui rattachent l'ovaire à l'utérus en dedans, au pavillon tubaire en dehors. On l'appelle encore : *bord adhérent*, car c'est à son niveau que le mésovarium se continue avec le feuillet postéro-supérieur du ligament large, — *hile* ou *base*, car c'est par lui que pénètrent les vaisseaux et nerfs de l'ovaire.

4° *Bord postérieur* ou *libre*. — Régulièrement arrondi, épais, il s'incline vers le rectum dont il reste cependant distant. Il répond au bord frangé de l'orifice tubaire et à l'uretère qui le longe dans toute son étendue, sous le péritoine pariétal.

5° *Extrémité supérieure.* — Le pôle *supérieur* ou *tubaire* de l'ovaire, arrondi, répond à la dernière courbure de la trompe et aux franges du pavillon.

6° *Extrémité inférieure* ou *utérine.* — Amincie, elle se continue avec le ligament utéro-ovarien et touche presque au plancher du bassin; elle est à 2 centimètres au-dessus du bord supérieur du muscle pyramidal, pas très loin de la grande échancrure sciatique.

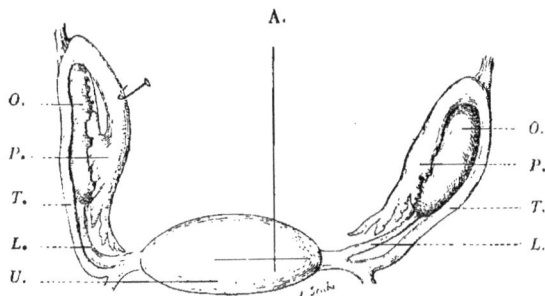

FIG. 905. — Rapports réciproques de l'ovaire et de la trompe (His).

Les annexes suspendues au ligament infundibulo-pelvien. Le fond de l'utérus (*U*) est dévié à droite de la ligne médiane.

**Moyens de fixité.** — L'ovaire est maintenu en place par deux véritables ligaments, le *mésovarium* ou mésovaire et le *ligament supérieur* ou *lombaire* qui s'insèrent à des parties fixes; les ligaments *tubo* et *utéro-ovarium*, insérés par leur extrémité opposée à des organes mobiles, ne jouent qu'un rôle accessoire.

1° **Mésovarium.** — La lame postéro-supérieure du ligament large envoie un repli péritonéal, le *mésovarium*, qui vient, par ses deux feuillets, s'insérer et finir sur le bord antérieur ou hile de l'ovaire. C'est à ce repli que l'on donne le nom d'*aileron postérieur* du ligament large ou ou de *ligament antérieur de l'ovaire.* Le péritoine ne *recouvre pas* l'ovaire : il s'arrête où commence l'épithélium ovarien.

2° **Ligament supérieur, suspenseur de l'ovaire.** — C'est le ligament *infundibulo-pelvien* de Henle. Il est dû au soulèvement du péritoine lombo-iliaque par les vaisseaux utéro-ovariens, qui descendent de la région lombaire vers l'angle supéro-externe du ligament large; ces vaisseaux sont entourés d'une véritable gaine de fibres conjonctives et de fibres lisses qui contribuent à former la charpente de ce ligament *lombo-ovarien.*

3° **Ligament utéro-ovarien.** — Ce ligament est situé dans la partie interne de l'aileron postérieur du ligament large; il s'insère, d'une

95.

part, à l'angle supérieur de la matrice, au-dessous et en arrière de l'attache tubaire, d'autre part, au pôle inférieur de l'ovaire et au bord antérieur de celui-ci. C'est un cordon arrondi, constitué par des vaisseaux, des fibres conjonctives et des fibres musculaires lisses dont un faisceau, passant sous l'ovaire, se continue avec les fibres lisses du ligament tubo-ovarien (v. fig. 905 et 912).

4° **Ligament tubo-ovarien.** — Le ligament se porte de l'orifice abdominal de la trompe au pôle supérieur de l'ovaire ou, plutôt, à l'extrémité supérieure de son bord adhérent. C'est une lame épaisse sur laquelle est fixée, par sa face péritonéale, la frange ovarique. Ses fibres musculaires et conjonctives se continuent d'une part avec les fibres analogues du ligament infundibulo-pelvien, en passant sous le pavillon de la trompe, d'autre part avec les fibres du ligament utéro-ovarien, en passant sous le bord antérieur de l'ovaire.

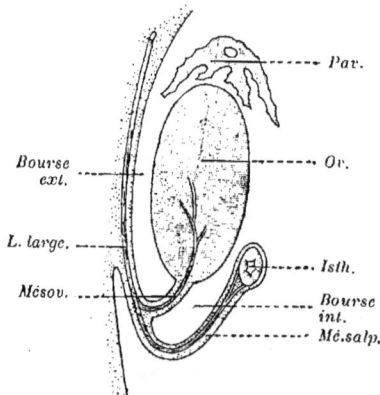

FIG. 906. — La bourse ovarienne avec sa partie interne *Bi* et sa partie externe *Be*, séparées par le mésovarium *Mo* (His).

**Structure.** — Nous ne décrirons ici que la structure de l'ovaire de la femme adulte. Mais pour bien comprendre cette structure, il est bon de connaître l'histogénie de la glande génitale femelle, histogénie que nous avons résumée plus haut (v. p. 1405).

Sur une coupe, l'ovaire apparaît comme constitué par deux substances : l'une *centrale*, spongieuse, qui en forme la presque totalité ; l'autre *périphérique*, entourant la précédente à la façon d'une écorce, sauf au niveau du hile. On a décrit une prétendue enveloppe (albuginée) de l'ovaire : elle est réduite, en réalité, à l'épithélium ovarien.

I. **Épithélium ovarien.** — Waldeyer a définitivement démontré que l'*ovaire* était *extra-péritonéal* et n'avait pas d'enveloppe séreuse. La séreuse péritonéale s'arrête, au niveau du hile, au niveau d'une ligne blanchâtre, sinueuse, appelée *ligne de Farre*.

L'ovaire n'a également pas d'enveloppe propre, disséquable, d'albuginée, comme on l'a cru longtemps. Sa *seule membrane d'enveloppe est représentée par l'épithélium ovarien*, formé par une couche unique de cellules cylindriques, peu élevées, garnies chez certains animaux de cils vibratiles.

II. **Substance centrale, médullaire.** — Cette substance, de consis-

tance assez molle, présente une coloration rouge à sa partie centrale,
ce qui tient aux nombreux vaisseaux qui s'y distribuent.

La substance médullaire est constituée par : 1° des vaisseaux et nerfs qui, pénétrant
par le hile, rayonnent dans l'épaisseur de l'organe ; ces vaisseaux sont serpentins ;

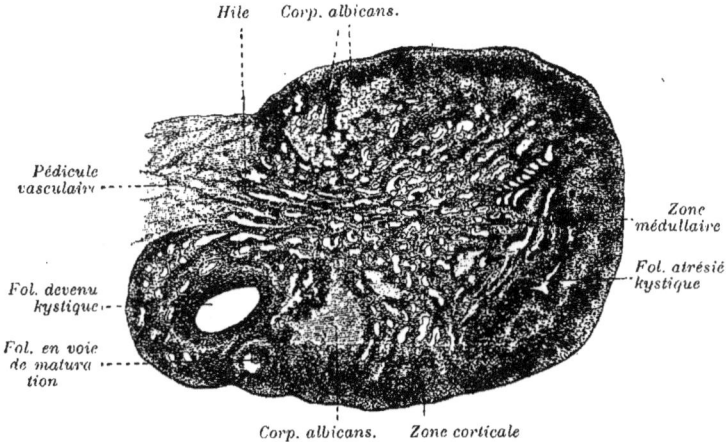

Fig. 907. — Coupe transversale de l'ovaire d'une femme adulte (Wendeler).

— 2° par des fibres élastiques ; — 3° par des fibres conjonctives ; — 4° par des fibres
musculaires lisses se continuant avec celles du mésovarium et des ligaments de
l'ovaire ; — 5° par la terminaison en culs-de-sac des *cordons médullaires*.

**III. Substance périphérique, corticale, glanduleuse, ovigène, parenchymateuse.** — Réduite à une mince écorce qui entoure la moelle,
sauf au niveau du hile, elle contient les éléments nobles, caractéristiques de l'ovaire ; les *ovules* et les *follicules*. Sa couleur est blanche
ou gris clair ; son épaisseur atteint 1 millimètre. Elle se continue, en
apparence, d'une façon insensible, avec la moelle.

**Résumé histologique.** — Au point de vue histologique nous étudierons successivement : le *stroma ovarien* et les *follicules* qui se trouvent disséminés dans ce
stroma. Ces follicules subissent des *transformations* importantes et, en particulier,
peuvent se transformer en *corps jaunes*.

1° **Stroma ovarien.** — Le stroma ovarien est peu vasculaire, il est essentiellement constitué par des fibres conjonctives qui se tassent, en couche dense,
au-dessous de l'épithélium ovarien et par des éléments cellulaires de type fusiforme.

2° **Follicules ovariens** ou **ovisacs.** — Ce sont les éléments caractéristiques de
la substance corticale de l'ovaire ; d'abord solides, puis vésiculaires, ils logent
l'œuf ou ovule femelle. Les follicules sont d'abord microscopiques ; un certain
nombre d'entre eux se développent à l'approche de la puberté. En général, à chaque
menstruation, un des follicules se rompt après être arrivé à son stade d'évolution
parfait d'*ovisac* à *maturité*.

*Siège.* — Les follicules sont répandus dans toute l'épaisseur du stroma ovarien; ils forment rarement plus de deux rangées. Les ovisacs mûrs occupent toute l'épaisseur de la corticale, dépriment la médullaire, et font saillie à la surface de l'ovaire.

*Nombre.* — Pour Sappey, un ovaire renfermerait 300000 follicules. Waldeyer dit que, des 100000 follicules qu'on rencontre dans des ovaires de nouveau-nées, 30 à 40000 à peine persistent au moment de la puberté; les autres sont détruits.

*Volume. Dimensions.* — Les follicules primordiaux sont microscopiques; leurs dimensions varient de 0 mm. 03 à 0 mm. 01. Arrondis ils s'accroissent jusqu'à devenir visibles à l'œil nu et à atteindre le volume d'un grain de mil, d'un petit pois. Ceux dont la déhiscence est imminente, acquièrent le volume d'un grain de raisin et ont un diamètre de 1 à 2 centimètres en moyenne. Ces follicules *mûrs* ont été vus par de Graaf, en 1672, ils méritent d'être appelés *follicules de Graaf* à l'exclusion des follicules plus petits avec lesquels on les confond parfois sous la même dénomination. Leur aspect est celui d'une vésicule tendue, translucide, remplie de liquide : ce sont les *vésicules* ou *capsules ovariennes*.

*Structure.* — Pour comprendre la structure complexe des follicules, il convient de l'envisager à trois stades différents :

A. FOLLICULE PRIMORDIAL. — L'ovisac primordial comprend : 1° une *enveloppe*, connue sous le nom d'*épithélium du follicule primordial* ou de *membrane granuleuse* primitive. Elle est formée par une seule couche de cellules plates ou fusiformes; — 2° un *contenu*, représenté par une grosse cellule, l'*œuf* ou *ovule primordial* ou *ovocyte*. Ses dimensions sont 20 µ. (M. Duval), elles sont les mêmes chez la nouveau-née et la femme adulte. — L'ovocyte n'a pas d'enveloppe, son protoplasma n'a aucun caractère spécial. Son noyau est central et très gros; il possède une riche charpente chromatique et des nucléoles dont un principal (future tache germinative) et les autres accessoires.

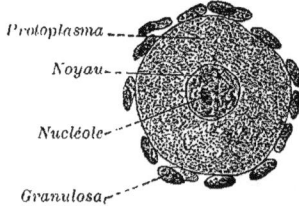

Fig. 908. — Follicule primordial. (en partie d'après Nagel).

B. FOLLICULES EN VOIE D'ACCROISSEMENT. — 1° *L'enveloppe* devient la *membrane granuleuse* en même temps que ses cellules constitutives aplaties deviennent cubiques et se multiplient en formant un épithélium stratifié.

Dans cet épithélium à 3 ou 4 couches, on voit apparaître une fente résultant de l'écartement des cellules par un liquide (*liquor folliculi*) qui devient de plus en plus abondant. Cette fente arrive à faire le tour du follicule, sauf au point où siège l'ovule. En raison de cet épanchement de liquide, l'ovule, qui était central, se trouve refoulé et arrive à faire partie de la paroi folliculaire. Le liquor représentera le contenu de l'ovisac. Mais l'ovule, périphérique, n'en reste pas moins recouvert de plusieurs assises de cellules épithéliales, de sorte qu'on distingue une *granuleuse pariétale* et une *granuleuse ovulaire*. Au point occupé par l'ovaire, les deux granuleuses se réunissent pour former le cumulus proligère.

En même temps, le stroma ovarien, voisin du follicule, se différencie en une enveloppe conjonctive (*theca folliculi*) dans laquelle on distingue une couche *externe* pauvre en vaisseaux (*theca externa*), et une couche *interne* riche en cellules rondes et en capillaires (*theca interna*).

2° L'*ovule* augmente de volume et, ayant acquis ses dimensions définitives, il s'entoure d'une membrane appelée *zone pellucide* dont son protoplasma reste séparé par l'espace *périvitellin*. Le protoplasma de l'ovule s'appelle le vitellus.

C. FOLLICULE A MATURITÉ. — Le follicule à maturité présente la même architecture que le follicule en voie d'accroissement. Mais les différentes enveloppes du follicule sont encore mieux individualisées, le liquor folliculi est devenu plus abondant et l'ovule a acquis ses caractères définitifs. Son vitellus s'est accru. Son noyau (*vésicule germinative de Purkinje*) montre plusieurs nucléoles dont la principale constitue la *tache germinative de Wagner*.

3º *Transformation des ovisacs*. — Les ovisacs subissent deux sortes de transformation : ils s'*atrésient* ou deviennent des *corps jaunes*.

a) *Follicules atrésiés*. La majeure partie des follicules disparaît sans avoir subi une évolution normale. D'autres follicules disparaissent, après avoir acquis un développement presque complet, puis se transforment, sans avoir laissé échapper l'ovule, en de petites masses de tissu conjonctif, qui constituent les *faux corps jaunes*.

b) *Corps jaunes*. On désigne sous ce nom une formation transitoire succédant à la rupture de l'ovisac qui, ayant subi son évolution complète, se rompt et laisse échapper l'ovule.

On distingue les *corps jaunes de la menstruation* et les *corps jaunes de la grossesse*. Ils ont

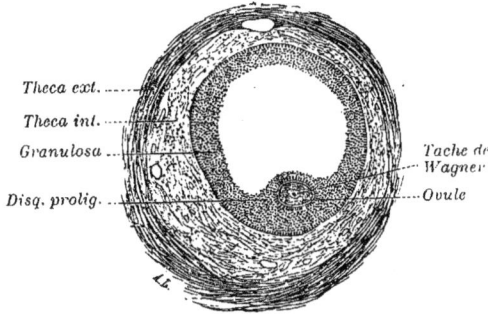

Fig. 909. — Follicule en voie d'accroissement provenant d'une enfant de 8 ans (Stöhr).

d'ailleurs les mêmes caractères essentiels et sont constitués : par *un stroma* très vasculaire, résultant d'un bourgeonnement de la theca interne, et par une membrane gaufrée, périphérique renfermant de *grosses cellules à lutéine* ou *cellules du corps jaune* provenant probablement de la granulosa. A un moment donné, les cellules à lutéine dégénèrent et meurent et le stroma, prédominant, transforme le corps jaune en *corpus fibrosum*, dernier terme de l'évolution habituelle de l'ovisac. Cette régression se produit vers le 12e jour pour les corps jaunes de menstruation, le 5e mois seulement pour les corps jaunes de grossesse.

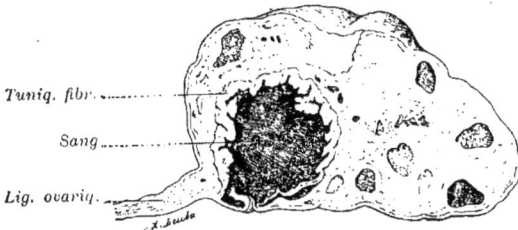

Fig. 910. Corps jaune de la menstruation. — Çà et là, coupes de follicules. — (D'après Henle et Pfannenstiel).

**Vaisseaux.** — I. *Artères.* — Les artères de l'ovaire l'abordent par le hile ; elles émanent de la branche tubo-ovarienne de l'artère spermatique interne, de la branche ovarienne de la même artère, enfin et surtout de la branche ovarique de l'artère utérine qui est le vaisseau essentiel. Ces artères sont hélicines ; elles se rendent dans la couche médullaire et forment des arcades à la limite des deux substances (v. fig. 927).

II. *Veines.* — Du réseau capillaire partent des veines extrêmement développées ; au niveau du hile, ces veines se réunissent pour former un véritable plexus assimilé à tort à un véritable organe érectile sous le nom de *corps spongieux* ou *bulbe* de l'ovaire. Les veines efférentes vont aux utérines et aux spermatiques internes.

III. *Lymphatiques*. — Ils naissent par des espaces clos, autour des follicules (sinus lymphatiques péri-folliculaires), forment des réseaux serrés à la limite des zones corticale et médullaire et, collectés en six à huit troncs, se rendent au hile. Ils accompagnent les vaisseaux utéro-ovariens, passent en avant de l'uretère et se jettent, ceux du côté gauche, dans deux ou trois ganglions situés le long de l'aorte, au-dessous du hile rénal; ceux du côté droit, dans des ganglions pré-caves, de situation moins élevée. Ces lymphatiques s'anastomosent avec ceux de l'utérus, dans la région lombaire.

**Nerfs**. — Imparfaitement connus, ils viennent du plexus ovarique, dépendant, d'après Frankenhaüser, des ganglions spermatiques, du second ganglion rénal et du plexus mésentérique supérieur.

Ils se divisent en nerfs vasculaires qui se terminent dans la paroi des vaisseaux, et en nerfs folliculaires qui entourent les follicules de plexus très délicats. On conteste la pénétration des nerfs dans l'intérieur des follicules. Par contre, on a signalé dans l'ovaire la présence de cellules nerveuses éparses dont l'ensemble constituerait un ganglion sympathique : le *ganglion ovarien de Winterhalter*.

**Évolution des ovaires pendant la grossesse et après la ménopause.** — Chez la femme *enceinte*, les ovaires sont plus volumineux, surtout celui qui porte le *vrai corps jaune*. Ils s'élèvent en même temps que le fond de l'utérus grandit, jusqu'à occuper une situation lombaire. Après l'accouchement, ils reprennent vite leur situation ordinaire.

Après la *ménopause*, les ovaires subissent une atrophie progressive. Leur consistance devient dure; ils se réduisent à une petite plaque fibro-vasculaire. Au-dessous de l'épithélium ovarien qui persiste, il se forme une véritable *albuginée conjonctive*. La couche parenchymateuse cesse d'exister par dégénérescence graisseuse des ovisacs et prolifération du tissu conjonctif. Le stroma devient fibreux, ses artères s'oblitèrent : l'ovaire a cessé d'être un organe actif.

## ORGANES PAROVARIENS

Nous avons vu, en étudiant le développement histologique de l'ovaire, que celui-ci se développait pour ainsi dire sur le corps de Wolff, à côté du canal de Wolff, et qu'il s'en différenciait totalement par la suite.

Le corps de Wolff s'atrophie et ne persiste qu'à l'état de débris, d'organes témoins, sans rôle physiologique; l'ovaire lui emprunte son *méso péritonéal* et le partage avec le canal de Müller (v. p. 1405). Les quelques débris du corps et du canal de Wolff, qui persistent occuperont donc une *situation intertubo-ovarienne*, ils seront compris dans l'épaisseur de l'aileron postérieur, ovarien, du ligament large; ce seront des organes *sous-péritonéaux* comme l'était le corps de Wolff dont ils ne sont que des parties persistantes. Pour étudier ces résidus fœtaux, il suffit de tendre entre l'œil et la lumière le mésosalpinx transparent et peu chargé de graisse d'une enfant,

Ces *organes* dits *parovariens*, à cause de leur voisinage avec l'ovaire,

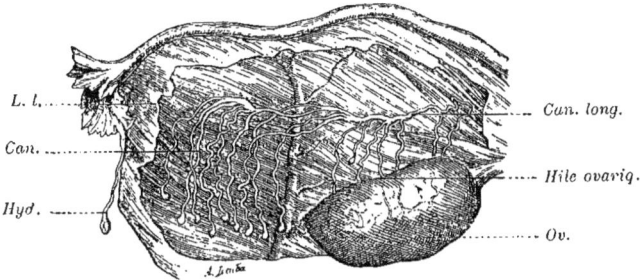

Fig. 911. — L'organe de Rosenmüller chez une femme de 30 ans (Follin).

sont au nombre de 4 : le corps de Rosenmüller ou époophore, le paroophore, le canal tubo-parovarien et le canal de Gartner.

I. *Époophore.* — L'époophore ou corps de Rosenmüller est un petit corps aplati, étalé en éventail, placé dans le méso-salpinx, entre l'ovaire et la trompe. Représentant en partie le corps de Wolff (portion sexuelle), il est formé par un canal collecteur sur lequel se branchent des canalicules au nombre de 8 à 20, le tout représentant la disposition d'un peigne dont le dos serait le canal longitudinal de l'époophore.

II. *Paroophore.* — Visible seulement chez l'enfant, pendant la première année, le paroophore est situé en dedans du corps de Rosenmüller entre les 2 feuillets du ligament large (tiers interne du mésosalpinx). C'est un corpuscule jaunâtre, d'aspect granuleux, formé de canalicules enroulés.

III. *Canal tubo-parovarien.* — Dans des cas exceptionnels, le canal collecteur de l'époophore, au lieu de se terminer plus ou moins loin en cæcum, s'allonge à son extrémité externe en un petit canal *tubo-parovarien* qui débouche dans la cavité de la trompe.

IV. *Canal de Gartner.* — Rarement aussi, le canal de l'époophore se prolonge par son extrémité inférieure en un canal qui, après avoir reçu la terminaison des canalicules du *paroophore*, longe le bord latéral de l'utérus et vient déboucher, lorsque l'anomalie est complète, de chaque côté de la ligne médiane, à l'extrémité antérieure du vestibule du vagin, près du méat urinaire. Ce canal a surtout été étudié chez les animaux : la truie et la vache.

## CHAPITRE DEUXIÈME

# TROMPES UTÉRINES

Les trompes utérines ou de Fallope sont deux canaux musculo-membraneux, situés de chaque côté de l'utérus et destinés à conduire l'ovule de l'ovaire à la matrice, d'où le nom d'*oviductes* que de Graaf leur donna. Ces canaux, comparés par Fallope à une trompe d'airain (*tuba uteri*), sont, chez la femme, le lieu le plus habituel de la fécondation : ovule et spermatozoïde s'y rencontrent et l'œuf fécondé s'y greffe parfois et s'y développe (grossesse tubaire).

*Division.* — Les trompes s'étendent de l'angle supéro-externe de la cavité utérine vers l'ovaire et la paroi pelvienne latérale. Elles commencent dans la matrice par un orifice très fin (*ostium uterinum*), parcourent un court trajet dans la paroi de cet organe (*portion interstitielle*), pénètrent ensuite dans l'aileron moyen du ligament large, en formant un canal d'abord assez étroit et rectiligne (*isthme tubaire* ou *isthme de Barkow*), puis plus large et contourné (*ampoule tubaire* ou *de Henle*). Celle-ci se termine par une extrémité évasée et découpée (*pavillon*), au fond duquel apparaît, lorsqu'on le déplisse, un orifice (*ostium abdominale*). On nomme parfois *corps* de la trompe l'ensemble de l'isthme et de l'ampoule.

*Longueur.* — Elle est en moyenne de 14 centimètres, dont 1 pour la portion interstitielle, 3 pour l'isthme, 8 pour l'ampoule et 2 pour le pavillon.

*Calibre.* — Les trompes constituent un canal éminemment dilatable. A leur naissance sur l'utérus, elles forment un tube étroit et cylindrique de 3 à 4 millimètres de diamètre ; puis ce tube s'élargit (5 à 6 mm.) pour acquérir dans sa moitié externe le calibre d'une plume d'oie (7 à 9 mm.).

*Direction.* — *Considérées en elles-mêmes* et extraites du bassin, elles sont rectilignes dans leur tiers interne, flexueuses (circonvolutions tubaires) dans leurs deux tiers externes.

*Considérées par rapport aux autres organes du bassin*, les trompes de Fallope, lorsque l'utérus est en antéflexion normale, se portent dans une *première portion* de l'angle supéro-externe de l'utérus vers l'extrémité inférieure de l'ovaire ; elles sont alors horizontales et un peu obliques en arrière. Leur *deuxième portion ascendante* commence au pôle inférieur de l'ovaire et remonte le long de la paroi pelvienne jusqu'au pôle supérieur de la glande génitale. Leur *dernière portion*, descendante, se replie en arrière, en bas et un peu en dedans (v. fig. 905 et 912).

On comprend facilement les modifications qu'apportent à la direction des trompes les changements de position de l'utérus. C'est ainsi que, quand l'utérus est abaissé, les trompes deviennent ascendantes, etc.

**Moyens de fixité.** — La trompe occupe le bord supérieur de l'aileron moyen du ligament large et, par ce repli péritonéal, est rattachée à la paroi latérale et au plancher du pelvis. L'isthme est relati-

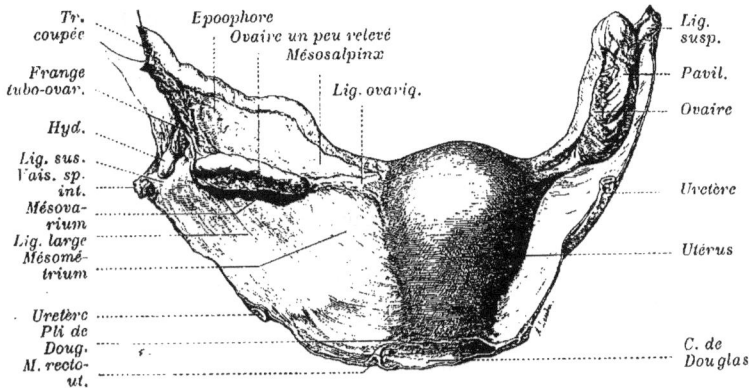

Fig. 912. — Utérus, trompes et ovaires, vus par leur face postérieure (Spalteholz). Du côté gauche, le ligament large est étalé; à droite, il est en place.

vement fixe et obéit aux mouvements de l'utérus. L'ampoule et le pavillon sont, par contre, solidaires de l'ovaire; ils jouissent d'une mobilité propre qui est très étendue. Le segment du ligament large qui correspond à l'ampoule tubaire est long, mince, forme un voile qui, rabattu sur l'ovaire, laisse à l'ampoule et au pavillon une très grande mobilité.

La partie externe de la trompe est rattachée aux organes voisins par une série de ligaments qui sont :

1° Le ligament *infundibulo-colique.*

2° Le ligament *infundibulo-pelvien* déjà étudié sous le nom de ligament suspenseur de l'ovaire qu'il fixe beaucoup plus qu'il ne fixe la trompe (Voy. p. 1495).

3° Le ligament *tubo-ovarien* (Voy. p. 1496).

**Configuration extérieure et rapports.** — 1° L'*ostium utérin*, d'un diamètre de 1 millimètre, est impossible à cathétériser. On ne peut le voir, bouché qu'il est par du mucus.

2° La *portion interstitielle*, d'un diamètre encore plus faible, est rectiligne et se dirige en dehors.

3° L'*isthme de Barkow* forme un cordon assez dur, de 3 ou 4 millimètres de diamètre. Il se détache de la corne utérine au-dessus et en arrière du ligament rond, au-dessus et un peu en avant du ligament ovarien qui lui est parallèle mais qui en est séparé par les vaisseaux tubo-ovariens. Il entre en rapports en avant avec la vessie, en arrière avec les circonvolutions grêles ou le colon pelvien.

4° L'*ampoule de Henle*, plus volumineuse (diamètre $= 7$ mm.), facilement cathétérisable avec une grosse sonde, aplatie dans le sens transversal, est en rapport avec la face tubaire de l'ovaire et du mesovarium. La branche ascendante de l'ampoule monte en avant du hile de l'ovaire; le sommet de l'anse remonte vers le pôle supérieur de la glande; la branche descendante s'applique, de haut en bas, sur la veine iliaque externe, les vaisseaux spermatiques internes, la face interne et le bord libre de l'ovaire.

5° L'*orifice abdominal* (diamètre de 2, 3 mm.) regarde en arrière et en bas et fait communiquer la cavité de l'ampoule avec celle du péritoine.

6° Le *pavillon* ou *infundibulum* a les mêmes rapports que la branche descendante de l'ampoule. Très mobile, il peut arriver à toucher l'uretère ou le rectum.

Il a la forme d'un entonnoir, inséré par son sommet sur l'orifice abdominal; sa face externe péritonéale est lisse, sa face interne inégale; sa circonférence, large de 2 centimètres, est découpée en languettes qui semblent présenter des morsures (*morsus diaboli*). Ces languettes ou *franges*, examinées sous l'eau, diffèrent souvent d'aspect, de forme et de longueur. Au nombre de 12 à 15, longues de 15 millimètres, elles se disposent en corolle à feuilles superposées. Une d'elles se distingue par sa longueur (3 cm.), sa largeur, ses franges secondaires, c'est la frange *tubo-ovarienne*. Elle est fixée au bord libre du ligament infundibulo-ovarien; elle présente une rainure et atteint l'extrémité supérieure de l'ovaire. Quand elle n'atteint pas cette extrémité, l'espace resté libre est occupé par le bord supérieur du ligament infundibulo-ovarien creusé en gouttière.

**Configuration intérieure.** — Lorsqu'on incise la trompe, on voit que sa face interne est rosée, plus pâle que la muqueuse utérine, présentant de nombreux plis longitudinaux, parallèles à l'axe du conduit.

Les *plis tubaires* apparaissent dans la portion intra-utérine, deviennent saillants et se multiplient dans l'isthme où, devenus *plis principaux*, ils se hérissent de plis *secondaires* et *tertiaires*. A ce niveau, ils ne disparaissent plus par la distension et laissent entre eux des fentes étroites dont l'ensemble constitue le *labyrinthe*.

L'*épaisseur* de la paroi tubaire est de 2 à 3 millimètres.

**Structure.** — La trompe est formée par 4 tuniques :

1° La *tunique séreuse* (méso-salpinx) recouvre la trompe, sauf sur le bord par lequel pénètrent et sortent les vaisseaux ;

2° La *tunique adventice* est formée par du tissu cellulaire lâche, sous-séreux, et par quelques fibres lisses et élastiques ;

3° La *tunique musculaire*, d'aspect blanchâtre, comprend une couche externe de fibres lisses longitudinales constituant à elle seule la plus

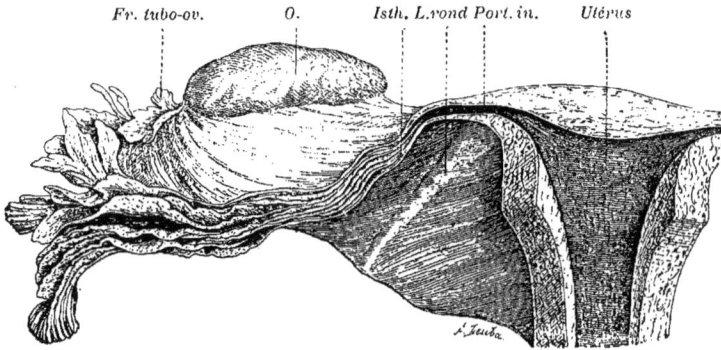

Fig. 913. — Trompe droite, fendue sur toute sa longueur, chez une femme multipare
(Richard).

grande partie de la paroi, et une couche interne circulaire. Au niveau du pavillon, les faisceaux sont dissociés, clairsemés, plexiformes, la plupart longitudinaux. Les fibres circulaires s'arrêteraient à l'ostium abdominal. En dedans, les couches musculaires de la trompe se confondent avec la musculature de l'utérus ;

4° La *tunique muqueuse* comprend un *chorion* avec lacunes lymphatiques et un *épithélium à cils vibratiles*, formé de cellules cylindriques, de 15 à 20 u, disposées sur une seule couche. Le mouvement des cils est dirigé vers l'utérus et fait progresser l'ovule en ce sens.

La muqueuse tubaire se continue avec la muqueuse utérine en dedans ; en dehors, elle augmente progressivement d'épaisseur, arrive à constituer presque entièrement la paroi ampullaire, revêt la face interne des franges et se continue, sur leur bord, avec le péritoine, au niveau d'un liseré sinueux.

**Vaisseaux et nerfs.** — I. *Artères.* — Les artères de la trompe proviennent de :

1° L'*artère tubaire externe* (*tubo-spermatique*), qui, née de la spermatique interne, pénètre dans le méso-salpinx et se termine au niveau de l'ampoule en s'unissant à plein canal avec la tubo-utérine. Elle se distribue surtout au pavillon et aux franges (v. fig. 927, p. 1527) ;

2º Des *artères tubaires internes*, dont la principale est l'artère *tubo-utérine* qui s'anastomose avec la tubaire externe en formant l'*arcade sous-tubaire*. Elle se distribue à l'isthme;

3º D'une *tubaire moyenne*, inconstante, naissant de l'utérine et qui s'anastomose, quand elle existe, par ses deux branches, d'une part avec la tubaire externe, d'autre part avec la tubaire interne.

II. **Veines**. — Elles suivent un trajet analogue à celui des artères et forment de véritables plexus sous-tubaires qui se terminent en dehors dans les veines spermatiques internes, en dedans dans les veines utérines.

III. *Lymphatiques*. — Les lymphatiques aboutissent à des collecteurs qui côtoyent le bord supérieur du ligament large et s'unissent aux lymphatiques ovariens pour remonter vers les ganglions lombaires après s'être anastomosés avec les lymphatiques du fond de l'utérus.

IV. **Nerfs**. — Les nerfs viennent d'un plexus formé par des filets émanant du ganglion cervical et des nerfs ovariques. Ils forment un plexus sous-péritonéal, un plexus intra-musculaire et se terminent dans le chorion de la muqueuse.

CHAPITRE TROISIÈME

# UTÉRUS

L'utérus, organe impair et médian, est destiné à recevoir des trompes l'ovule fécondé, à le nourrir pendant son évolution et à l'expulser au terme de celle-ci.

Les caractères morphologiques de l'utérus varient considérablement selon qu'il s'agit d'un utérus en état de vacuité ou d'un utérus gravide. Notre description s'appliquera exclusivement à l'utérus au repos. Nous résumerons ensuite rapidement les modifications que présente l'utérus pendant la grossesse.

**Configuration extérieure**. — *Forme*. — L'utérus présente, chez la nullipare, la forme d'un cône tronqué à sommet inférieur. Sur la surface de ce cône, légèrement aplati d'avant en arrière, il existe, au niveau de la partie moyenne, un léger étranglement qui porte le nom d'*isthme utérin*. L'isthme divise l'utérus en deux parties fondamentales, l'une supérieure ou *corps*, l'autre inférieure ou *col*.

Chez la multipare, le corps de l'utérus tend à prendre un aspect globuleux. Le col augmente de volume au niveau de sa partie inférieure et l'ensemble de l'organe semble constitué par deux troncs de cônes opposés par le sommet.

Nous étudierons successivement le corps et le col.

1) Corps. — Le corps utérin, aplati d'avant en arrière, présente à considérer deux faces, deux bords, une base et un sommet.

La *face antérieure*, plane ou très légèrement bombée, est tapissée par le péritoine. — La *face postérieure*, toujours concave, présente sur la ligne médiane une crête mousse qui n'atteint pas la base de l'organe.

Les *bords latéraux*, difficiles à isoler, constituent une gouttière dans laquelle s'enfonce les vaisseaux nombreux et volumineux qui pénètrent dans l'utérus.

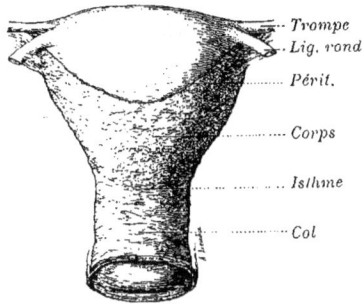

Fig. 914. — Face antérieure de l'utérus. Connexions avec le péritoine. Les 3 zones d'adhérence (Rieffel).

La *base*, bord supérieur ou *fond*, est, chez la vierge, rectiligne dans le sens transversal, ou à peine convexe. Elle est de niveau avec l'insertion des trompes ou les dépasse de 2 millimètres à peine. Chez la multipare, au contraire, le fond de l'utérus est nettement arrondi et peut dépasser le niveau de l'attache tubaire de plus d'un centimètre. La base s'unit aux bords latéraux pour former les *angles tubaires* qui reçoivent l'insertion de la trompe de Fallope.

Le *sommet* du corps se confond avec l'isthme.

2) Col. — Le col présente comme le corps deux faces, deux bords latéraux, une extrémité supérieure et une extrémité inférieure. Seule celle-ci mérite une description spéciale.

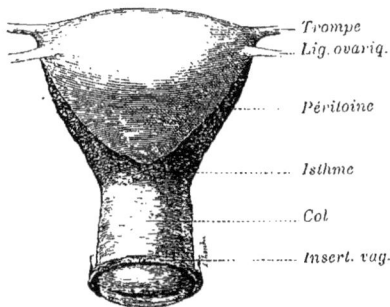

Fig. 915. — Face postérieure de l'utérus. Connexions avec le péritoine. Les 3 zones d'adhérence (Rieffel).

Souvent désignée sous le nom de museau de tanche, elle affecte la forme d'une saillie arrondie, percée en son centre d'un orifice, l'*orifice externe du col*, qui est l'entrée de la cavité utérine et qui est limité par deux *lèvres*, l'une antérieure, l'autre postérieure, s'unissant latéralement pour former les *commissures*. Chez la vierge, le col est saillant, régulièrement arrondi, d'une consistance ferme qui rappelle celle du lobule du nez, son orifice externe est petit et circulaire.

Chez la primipare, le col est moins pointu, moins ferme, son orifice affecte la forme d'une fente transversale de 3 à 4 millimètres.

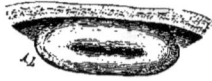

FIG. 916 — Orifice externe du col chez une fille vierge de 15 à 16 ans (Guyon).

Chez la multipare, le col est moins saillant, son orifice est béant, élargi et bordé par deux lèvres inégales, bosselées, souvent éversées.

*Consistance.* — L'utérus, examiné sur le cadavre, est dur et rigide. Sur le vivant, il est assez mou et élastique.

*Poids.* — Le poids moyen de l'utérus est de 40 grammes chez la nullipare, de 55 grammes chez la multipare.

*Dimensions.* — L'utérus mesure en moyenne : dans le *sens vertical*, 60 millimètres chez la nullipare, 68 millimètres chez la multipare; — dans le *sens transversal*, au niveau de la base, 38 millimètres chez la nullipare, 68 millimètres chez la multipare; — dans le *sens sagittal*, 22 millimètres chez la nullipare, 26 millimètres chez la multipare (Sappey).

Chez la nullipare, le corps forme un peu plus de la moitié de la longueur totale de l'organe; il représente les deux tiers de cette longueur chez la multipare.

**Configuration intérieure.** — L'utérus est creusé d'une cavité, le *canal utérin*, qu'un rétrécissement, répondant à l'isthme, divise en deux parties : la cavité du corps et la cavité du col.

1) *Cavité du corps.* — Elle affecte la forme d'un cône aplati d'avant en arrière, présentant ainsi deux parois, antérieure et postérieure, lisses et régulières, et en contact immédiat l'une avec l'autre, un bord supérieur ou base et deux bords latéraux. A l'union du bord supérieur et des bords latéraux s'ouvre le canal tubaire par l'ostium uterinum que nous avons déjà décrit.

La cavité du corps est plus petite chez la nullipare que chez la multipare. (Sa capacité, de 2 à 5 centimètres chez la première, est de 5 à 8 chez la seconde). L'agrandissement de la cavité utérine des multipares semble se faire surtout par élargissement des angles tubaires.

2) *Cavité du col.* — La cavité du col est fusiforme, c'est-à-dire légèrement dilatée au niveau de sa partie moyenne. Ses parois antérieure et postérieure ont un aspect irrégulier, dû à la présence d'un système de plis qui forment *les arbres de vie*. Chacun de ceux-ci

comprend une saillie moyenne verticale qui donne naissance de chaque
côté à des plis, dits plis palmés, obliquement ascendants, curvilignes
et ramifiés. Les deux saillies moyennes antérieure et postérieure ne
sont pas médianes, mais juxta-
médianes et se juxtaposent quand
le col est fermé.

La cavité du col est plus large
chez la multipare. Les arbres de
vie sont moins saillants et moins
réguliers.

3) *Isthme utérin.* — Chez la
nullipare, l'isthme utérin n'est
pas un simple orifice linéaire,
mais un véritable canal. Il est
assez rétréci et admet à peine une
sonde de 3 à 4 millimètres de
diamètre. Chez la multipare
l'isthme devient moins long et
plus large.

La longueur totale de la cavité
utérine est de 55 millimètres chez
la nullipare de 60 à 65 millimètres chez la multipare. Il existe

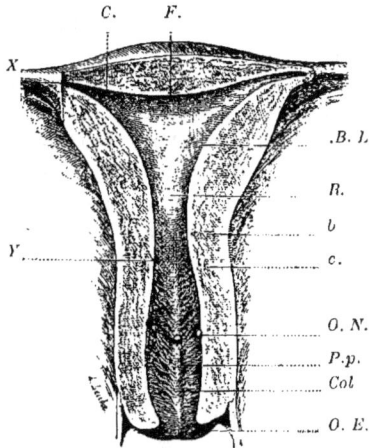

Fig. 917. — Cavité de l'utérus vierge,
face postérieure (grandeur nature). —
Arbre de vie très nettement dessiné.
Œufs de Naboth (Guyon, Rieffel).

d'ailleurs de très grandes variétés individuelles. Sur les 55 millimètres
que mesure la cavité utérine de la nullipare, 25 appartiennent au corps,
25, au col, 5 à l'isthme. Les 60 à 65 millimètres de la multipare comprennent 20 à 24 pour le col, 3 à 5 pour l'isthme et le reste pour le corps.

**Situation et direction de l'utérus**. — La situation et la direction
de l'utérus constituent un point très discuté. On s'accorde cependant à
admettre que chez la femme vivante, vierge ou multipare, l'utérus,
considéré dans la station debout et dans l'état de vacuité de la vessie
et du rectum est *en antécourbure*, c'est-à-dire *est à la fois antéversé
et antéfléchi.*

Ces termes réclament une explication. Dans les mouvements dits de
*version*, l'utérus est considéré comme basculant autour d'un axe transversal passant à l'union du corps et du col. Dans les mouvements
d'*antéversion* le corps se porte en avant, le col en arrière. Dans les
mouvements de *rétroversion* au contraire, le fond tombe en arrière, le
col se portant en avant. L'axe de la cavité pelvienne, oblique en haut
et en avant, constitue la ligne repère qui indique la limite précise entre
ces deux variétés de situation.

Les mouvements de *flexion* constituent de simples variations de l'angle que forment les axes du corps et du col. Lorsque cet angle est ouvert en avant, il y a *antéflexion*. Lorsqu'il regarde en arrière, il y a *rétroflexion*.

Comme nous l'avons vu, l'antéversion et l'antéflexion constituent la situation normale de l'utérus. Le degré d'antéversion, très variable, est impossible à exprimer par un chiffre moyen. L'angle normal d'antéflexion est de 100 à 120°.

Ajoutons que l'utérus n'est pas toujours médian. Il peut être dévié en masse soit à droite, soit à gauche de la ligne médiane. De même il est souvent en légère flexion droite ou gauche et présenterait même normalement un certain degré de *dextrotorsion* qui orienterait un peu vers la droite sa face antérieure.

Mais il ne faut pas oublier que l'utérus est essentiellement mobile. Aussi bien, le simple fait d'être fixé, même en antécourbure, constitue une disposition pathologique. La direction et la position de l'utérus normal doivent en effet pouvoir varier sous l'influence de différents facteurs qui sont les suivants :

La *vessie*, en se remplissant, relève progressivement l'utérus, en même temps que l'angle de flexion du corps sur le col diminue. Dans son état de distension extrême, la vessie porte l'utérus tout entier en rétroversion et le refoule en arrière (rétroposition). — La réplétion de l'*ampoule rectale* porte l'utérus en avant (antéposition) et augmente en même temps l'antéversion et l'antéflexion normales. — La *pesanteur* et la *position* du sujet semblent n'exercer qu'une influence minime sur la situation de l'utérus. Cependant lorsqu'on donne au sujet une position qui rejette la masse intestinale vers le diaphragme (position de Trendelenburg ou position genu pectorale) l'utérus tend à se redresser.

L'*intégrité du plancher pelvien* joue un rôle important, comme nous le verrons plus loin, dans la position de l'utérus. La suppression de la tonicité de ce plancher, à laquelle il faut joindre la disparition de la pression intra-abdominale, permet à l'utérus de se renverser en arrière, sur le cadavre. Mais c'est bien à tort que cette rétroversion cadavérique a été regardée comme la situation normale de l'utérus. Les différents modes d'exploration clinique ne permettent aucun doute sur ce point qui n'est d'ailleurs plus guère discuté aujourd'hui.

### Moyens de fixité.

L'utérus est maintenu dans la situation que nous venons d'indiquer par une série de moyens de fixité, d'importance très inégale. Ce sont d'abord ses connexions avec les organes adjacents et avec les culs-de-sac que forme le péritoine, en se réfléchissant en avant et en arrière de lui. Ce sont ensuite des ligaments formés, les uns, par des replis du péritoine, les autres, par des épaississements des fascias sous-péritonéaux de la cavité pelvienne.

I. **Connexions avec les organes adjacents.** — Les annexes, malgré les rapports étroits qu'elles présentent avec l'utérus, ne sauraient être considérées comme un moyen de fixité de celui-ci ; en raison même de leur mobilité, elles sont entraînées par les déplacements de l'utérus, sans pouvoir en quoi que ce soit s'y opposer. De même malgré la large surface de contact de l'utérus et de la vessie, cette dernière ne peut être regardée comme un agent de fixité, malgré les déplacements qu'elle imprime au corps utérin suivant qu'elle est à l'état de réplétion ou de vacuité.

Il n'en est pas de même du vagin et du rectum. Le col utérin est en effet uni de la façon la plus intime à l'extrémité supérieure du vagin. De plus comme le montre bien la fig. 922, en raison de la double inclinaison en sens inverse que présentent sur l'horizontale l'axe de l'utérus et l'axe du vagin, le col repose sur la paroi postérieure du vagin qui est généralement un peu épaissie en ce point (Waldeyer) et forme un véritable coussin pour le museau de tanche. Par l'intermédiaire de la paroi vaginale, l'utérus repose sur la face antérieure de l'ampoule rectale, fortement oblique à ce niveau en bas et en avant. Ces deux organes, le rectum et surtout le vagin, constituent ainsi un véritable support pour l'utérus et comme ils sont étroitement unis aux éléments musculo-aponévrotiques qui forment le plancher pelvien, il en résulte que celui-ci constitue en dernière analyse un élément de fixité de premier ordre, sur l'importance duquel nous reviendrons plus loin.

II. **Connexions avec le péritoine.** — Le péritoine en se portant de l'utérus sur les organes voisins contribue à suspendre la matrice. En effet, si au niveau de la partie inférieure de la face antérieure de l'utérus le péritoine se décolle assez aisément, il n'en est pas de même sur tout le reste de l'étendue de l'organe où il adhère d'une façon assez intime, à la couche musculaire sous-jacente. L'utérus ne pourra donc s'abaisser notablement sans tendre la nappe séreuse qui tapisse le fond de l'excavation pelvienne.

III. **Ligaments péritonéaux.** — Mais le péritoine intervient d'une façon plus directe, comme moyen de fixité, en fournissant à l'utérus

96.

trois paires de ligaments symétriquement disposés : les ligaments larges, les ligaments ronds, les ligaments utéro-sacrés.

**1. Ligaments larges.** — Les ligaments larges, dont nous avons déjà parlé à plusieurs reprises, en étudiant les annexes, sont formés de la façon suivante : le péritoine, qui tapisse les faces vésicale et rectale de l'utérus, s'accole au niveau du bord externe de celui-ci en un repli qui se porte jusqu'à la paroi pelvienne latérale. Ce repli est donc constitué par deux feuillets se continuant l'un avec l'autre à la partie supérieure du ligament. Les ligaments larges constituent avec l'utérus une cloison, à peu près transversale qui divise l'étage péritonéal du petit bassin en deux compartiments : l'un antérieur, vésical, l'autre postérieur rectal.

Nous étudierons successivement la configuration extérieure et la constitution des ligaments larges.

1) *Configuration extérieure.* — L'aspect du ligament large varie beaucoup suivant qu'on l'étudie, étalé ou en place.

A) **Ligament large étalé.** — Pour voir le ligament large dans toute son étendue, il faut relever l'utérus et l'attirer hors de la cavité pelvienne, ainsi que les annexes. Chaque ligament apparaît alors comme une lame quadrilatère à laquelle on peut décrire deux faces et quatre bords.

La *face antérieure*, notablement moins haute que la face postérieure, est soulevée par le ligament rond auquel le feuillet séreux constitue un petit méso, dit *aileron antérieur* ou funiculaire, plus ou moins développé suivant les sujets.

La *face postérieure* est plus irrégulière. Au voisinage de sa partie supérieure elle est soulevée de dedans en dehors par le ligament utéro-ovarien, par l'ovaire et par le ligament infundibulo-ovarique. Cette saillie constitue l'*aileron postérieur* qui comprend donc trois segments : un segment interne qui forme un vrai méso au ligament utéro-ovarien ; — un segment moyen, mesovarium, qui va s'attacher au hile de l'ovaire, point où le péritoine disparaît pour être remplacé par l'épithélium ovarien ; nous rappelons que la zone qui répond à cette transformation constitue la ligne de Farre ; — un segment externe, qui constitue le méso des vaisseaux spermatiques internes qui se rendent à l'ovaire ; ce segment qui répond au ligament infundibulo-ovarique, est longé, au niveau de son bord libre, par la frange tubo-ovarique.

Le bord *interne* ou *utérin* répond aux bords latéraux de l'utérus et aux vaisseaux utérins qui longent ces derniers.

Le bord *externe* ou *pariétal* coupe la paroi latérale de l'excavation pelvienne à environ 2 centimètres en arrière du diamètre transversal du détroit supérieur, un peu en avant de l'artère hypogastrique; il répond à ce niveau à l'aponévrose endopelvienne qui recouvre l'obturateur interne et le releveur de l'anus. Il se continue supérieurement avec le bord adhérent du ligament suspenseur de l'ovaire. C'est au niveau de ce bord que les vaisseaux spermatiques internes pénètrent dans le ligament large.

Le bord *inférieur* ou *base* reste à distance du plancher pelvien dont le sépare le segment utérin de la gaine hypogastrique (v. plus loin). A ce niveau les deux feuillets constituants du ligament large se séparent pour se porter l'un en avant, l'autre en arrière. Mais, comme nous

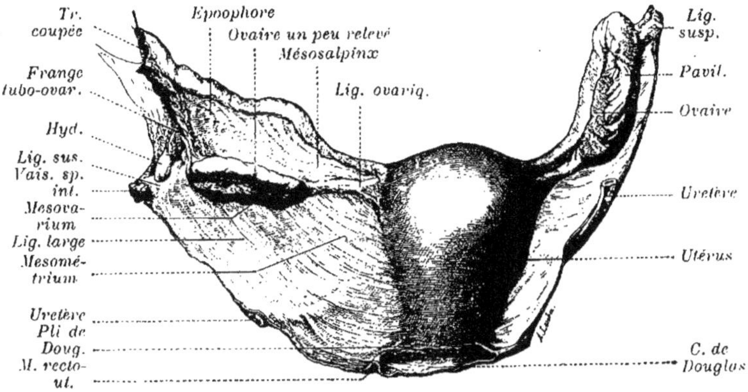

FIG. 918. — Utérus, trompes et ovaires, vus par leur face postérieure (Spalteholz).
Du côté gauche, le ligament large est étalé; à droite, il est en place.

l'avons vu, la réflexion du feuillet postérieur se fait à un niveau beaucoup plus bas que celle du feuillet antérieur (v. p. 1507).

Le bord *supérieur* ou *faîte* du ligament large est généralement désigné sous le nom d'*aileron supérieur* ou *tubaire*. Ce bord comprend deux segments : l'un interne (*segment tubaire*), de beaucoup le plus long, qui s'insère sur la trompe et forme le méso-salpinx, l'autre externe, (*segment tubo-pariétal*) beaucoup plus court, situé en dehors du pavillon, et qui se porte de la trompe vers la paroi pelvienne en constituant un méso qui va se fusionner bientôt avec le ligament suspenseur de l'ovaire et contient une partie du pédicule que forment les vaisseaux spermatiques internes.

Envisagé dans son ensemble, le ligament large peut être considéré comme formé de deux segments : l'un, inférieur, sous-jacent à l'aileron postérieur et qui constitue le *mesométrium* ; l'autre supérieur, susjacent à cet aileron qui forme le *mésosalpinx*.

**B) Ligament large en place.** — Lorsqu'on examine le ligament large
en place, on constate, d'une part, qu'il est contenu tout entier dans
l'excavation pelvienne et qu'il présente, d'autre part, une orientation
tout à fait différente de celle que nous lui avons artificiellement donnée
lors de notre précédente description. Mais on conçoit aisément que la
partie supérieure du ligament large est beaucoup trop développée dans
le sens transversal pour être contenue dans la cavité pelvienne sans
subir une plicature. C'est ce qui se produit en effet. Aussi le ligament
large en place présente-t-il deux segments, l'un inféro-interne, direct,
l'autre supéro-externe, réfléchi.

Le *segment inféro-interne*, segment direct, est formé par la plus
grande partie du mesométrium et par la partie interne du mésosalpinx répondant à l'isthme de Barkow. Il s'étend transversalement du
bord utérin à la paroi pelvienne. Mais dans l'antécourbure normale de
l'utérus, ce segment du ligament large est presque horizontal et ses
deux faces doivent être dites inféro-antérieure et supéro-postérieure. La
première s'applique directement sur la vessie. La deuxième, qui limite
en avant la fossette ovarique répond aux anses intestinales grêles qui
reposent sur elle. En arrière de ce segment interne du ligament large,
on voit descendre de la paroi latérale de l'excavation pelvienne la
saillie déterminée par l'uretère et l'artère utérine, saillie qui disparaît
sous la base du ligament large au voisinage du bord latéral de l'utérus.

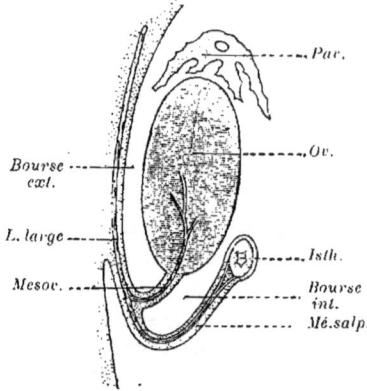

Bourse ext.

L. large

Mésov.

Par.

Ov.

Isth.

Bourse int.

Mé.salp.

FIG. 919. — Coupe horizontale du segment
supéro-externe réfléchi du ligament large.
(His.)

Le segment *supéro-externe*,
segment réfléchi, comprend une
minime partie du mésométrium
et la presque totalité du méso-
salpinx ; il s'applique verticalement contre la paroi latérale de
l'excavation pelvienne, au niveau
de la fossette ovarique. Ce segment réfléchi est d'ailleurs formé
de deux replis superposés : un
repli interne, formé par le méso-
salpinx ; un repli externe, recouvert par le précédent et constitué par le mésovarium. Ces
deux replis se réunissent en avant, et c'est au niveau de l'arête formée par leur réunion que pénètre le pédicule spermatique externe.
Comme on le voit sur la figure 919, ces feuillets délimitent deux angles
dièdres ouverts en arrière : l'un interne, compris entre le mésosalpinx

et le mesovarium, l'autre externe, compris entre le mesovarium et le péritoine pariétal.

2) *Constitution anatomique*. — Le ligament large est essentiellement formé par deux lames séro-musculaires, comprenant entre elles du tissu cellulo-fibreux et des fibres musculaires lisses. De plus, il existe entre ces deux feuillets différents organes que nous signalerons rapidement.

Les *lames*, qui constituent les ligaments larges, comprennent dans leur texture deux feuillets unis d'une façon indissoluble : l'un superficiel ou séreux, l'autre profond ou musculaire; celui-ci est une émanation des couches superficielles antérieure et postérieure de l'utérus.

Le *tissu fibro-musculaire* entreposé entre les lames présente un développement très variable suivant les points. Au niveau de la partie supérieure du ligament large, c'est-à-dire au niveau du méso-salpinx, il est réduit à un peu de tissu cellulaire lâche. Par contre, au niveau du mésométrium, ce tissu devient plus dense et se charge de fibres musculaires ; il atteint son maximum de développement au niveau de la base du ligament, où il constitue un feutrage extrêmement dense. Mais, en réalité, cette masse conjonctive ne doit pas être considérée comme prenant part à la constitution du ligament large, bien qu'elle se continue en fait insensiblement avec son squelette conjonctif. Elle fait, en effet, partie d'une formation spéciale, la *gaine hypogastrique*, que nous décrirons plus loin.

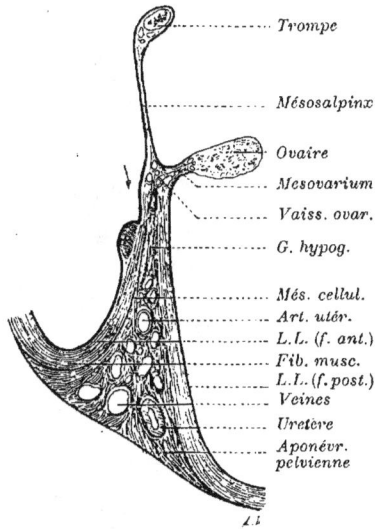

Fig. 920. — Coupe sagittale schématique du ligament large étalé et redressé.

De nombreux *organes* sont contenus dans l'épaisseur du ligament large. Abstraction faite de l'ovaire et du pavillon de la trompe qui se sont en quelque sorte extériorisés, on rencontre à l'intérieur de celui-ci : le corps et l'isthme tubaires, les vaisseaux et nerfs spermatiques internes, les vaisseaux utérins sur une grande partie de leur trajet, l'uretère sur une courte étendue, et enfin de nombreux débris embryonnaires (organe de Rosenmuller ou époophore, paraophore, canal de Gartner, et même des capsules surrénales aberrantes).

96..

2. **Ligaments ronds**. — Les ligaments ronds, ligaments inguino-pubiens, s'étendent des angles latéraux de l'utérus à l'orifice externe du canal inguinal, où ils s'épanouissent à la base des grandes lèvres. Leur longueur varie de 12 à 15 centimètres. Du volume d'une plume de corbeau, ils mesurent 4 à 7 millimètres de diamètre à leur partie

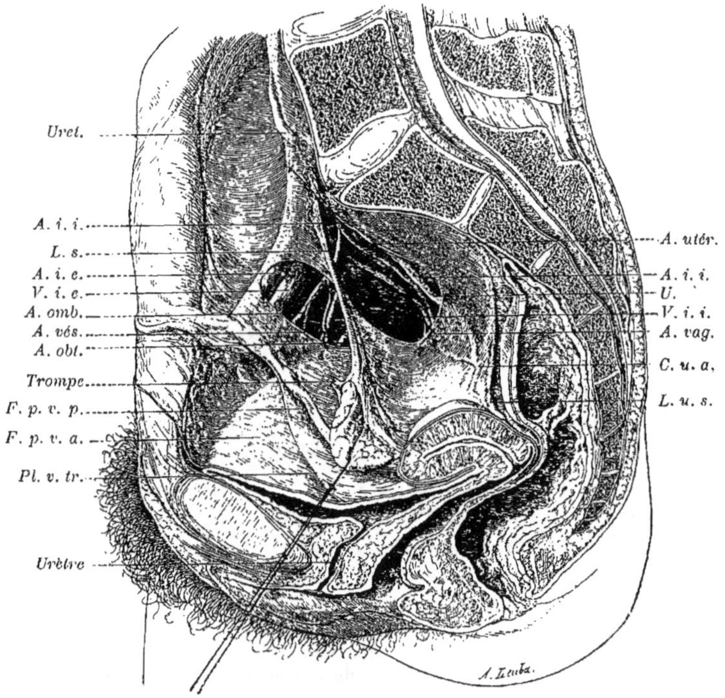

Fig. 921. — Coupe médio-sagittale du bassin d'une jeune femme (Rieffel).

Le péritoine a été enlevé pour montrer la disposition des organes en avant et en arrière (fosse ovarique) du ligament suspenseur de l'ovaire (*L. s.*). L'ovaire (*Ov.*) a été extrait de sa fosse, renversé et attiré fortement en bas. La trompe a été coupée et le pavillon retranché.

moyenne, 3 millimètres seulement à leur entrée dans le canal inguinal. Aplatis à leur origine utérine, ils ne sont ronds qu'à leur partie moyenne. Quand l'utérus est en antéflexion, ils se portent d'abord en haut et en dehors vers l'orifice profond du canal inguinal. A ce niveau, ils se recourbent pour se porter en bas, en dedans et en avant. Assez peu résistants, ils se déchirent sous une charge de 300 à 600 grammes.

Envisagés au point de vue de leurs rapports, on peut leur considérer cinq portions :

1) La **portion utérine** représente l'origine du ligament qui se fait sur le bord latéral de l'utérus, au-dessous et en dedans de la terminaison de la trompe.

2) La **portion ligamentaire** soulève le feuillet antérieur du ligament large, pour former l'aileron antérieur peu saillant de ce ligament. Dans son trajet, le ligament rond croise à distance l'uretère, les vaisseaux utérins et vaginaux, l'artère ombilicale, les vaisseaux et nerfs obturateurs.

3) La **portion iliaque**, toujours immédiatement sous-jacente au péritoine, passe à angle aigu sur les vaisseaux iliaques externes, le psoas, le nerf génito-crural, les ganglions iliaques externes et se réfléchit sur la courbe de l'artère épigastrique pour pénétrer dans le canal.

4) La **portion inguinale** est longée en avant par le rameau génital du génito-crural et par le muscle crémaster. Elle est séparée de la paroi inférieure du canal par une masse graisseuse, le *bouchon d'Imlach*. Chez l'adulte, le ligament rond n'est pas accompagné par le péritoine. Il n'en est pas de même chez le fœtus qui présente, jusqu'au 8ᵉ mois, un diverticule séreux, le *canal de Nuck*, qui disparaît normalement avant la naissance.

5) La **portion préinguinale** est difficile à mettre en évidence, car très souvent le ligament se dissocie déjà dans l'épaisseur du canal. Lorsqu'il est bien visible, il apparaît au niveau de l'orifice externe flanqué d'une ou deux veines spermatiques externes. Ses fibres constituantes s'éparpillent ensuite presque aussitôt pour se terminer sur le ligament de Colles, sur le corps adipeux de la grande lèvre ou à la face profonde des téguments de celle-ci, sur la graisse du mont de Vénus et sur le périoste du pubis.

*Structure.* — Le ligament rond se compose d'un axe conjonctivo-élastique, entouré d'une gaine musculaire. Celle-ci est formée de fibres lisses, émanant de la musculature superficielle de la face antérieure de l'utérus, auxquelles s'ajoutent quelques fibres striées qui se détachent du bord inférieur du petit oblique et du transverse et parcourent sur le ligament un trajet récurrent, sans dépasser cependant le détroit supérieur.

Le ligament rond reçoit de l'épigastrique une petite *artère*, dite funiculaire ou spermatique externe, dont un rameau récurrent arrive jusqu'à l'utérus. — Ses *veines* s'anastomosent avec les veines utérines, épigastriques et honteuses externes. — Le ligament est longé par un ou plusieurs troncules *lymphatiques* aboutissant aux ganglions inguinaux superficiels. — Ses fibres lisses sont *innervées* par le plexus utérin.

**3. Ligaments utéro-sacrés et utéro-lombaires.** — Lorsqu'on écarte l'utérus du rectum on aperçoit, de chaque côté du cul-de-sac recto-vaginal, deux replis semi-lunaires dont les bords libres concaves et tranchants regardent en dedans : ce sont les replis de Douglas. La charpente de ces replis est formée par les *ligaments utéro-sacrés*. Ceux-ci naissent de la face postérieure de l'utérus immédiatement au-dessous de l'isthme, se portent presque verticalement en haut et en arrière et se terminent en partie sur le rectum, en partie sur le sacrum. Lorsqu'on les étudie sur une coupe perpendiculaire à leur direction, on constate que leur bord supérieur fait saillie sous le péritoine et détermine précisément le repli de Douglas, tandis que leur bord inférieur se continue inférieurement avec l'aponévrose sacro-recto-vaginale.

Les ligaments utéro-sacrés sont formés de fibres musculaires lisses et de fibres conjonctives. Les *fibres musculaires* vont de l'utérus au rectum et constituent un véritable *muscle recto-utérin*. Il faut les considérer comme une dépendance de la musculature sous-séreuse que nous avons vue si développée au niveau des ligaments larges. — Les *fibres conjonctives*, au contraire, bien qu'intimement mélangées aux précédentes, ont une terminaison différente. Seules quelques-unes d'entre elles se perdent sur la gaine fibreuse du rectum. La plupart poursuivent leur trajet jusqu'à la face antérieure du sacrum, sur laquelle elles se fixent, immédiatement en dedans des 2e, 3e et 4e trous sacrés.

Dans certains cas, quelques fibres du ligament utéro-sacré remontent de l'isthme vers le promontoire, constituant une saillie située au-dessus et en dehors des replis de Douglas. Ces fibres constituent le *ligament utéro-lombaire* (Huguier) ou *ligament rond postérieur* (Rouget), qui est une formation inconstante. Lorsque les ligaments utéro-lombaires existent, les replis de Douglas font généralement défaut.

Envisagés au point de vue de leur signification, les ligaments utéro-sacrés ne peuvent guère être regardés comme une formation autonome que par leur partie supérieure recto-utérine, plus particulièrement formée de fibres musculaires. Leur partie inférieure conjonctive doit être considérée comme une dépendance de l'aponévrose sacro-recto-génitale avec laquelle elle se confond inférieurement (Voir p. 1520).

**4. Lames conjonctives sous-péritonéales.** — Parmi les différents moyens de fixité de la matrice, il faut réserver une place des plus importantes aux différentes lames conjonctives sous-péritonéales qui viennent se fixer sur la région cervicale de l'utérus. Ces lames peuvent être considérées comme, résultant de la condensation, sous des influences diverses, du tissu cellulaire sous-péritonéal. Elles sont donc assez mal individualisées et présentent d'importantes variations individuelles. Il en résulte de grandes divergences dans les descriptions, divergences que vient encore aggraver une terminologie des plus riches. Nous nous efforcerons de simplifier le plus possible l'exposé de cet appareil de soutien dont il est d'ailleurs impossible de bien comprendre la disposition sans se rapporter à la description générale des aponévroses pelviennes que l'on trouvera plus loin (voir Aponévroses du périnée, p. 1567).

Au niveau du col utérin, viennent converger plusieurs lames conjonctives qui se perdent sur l'étui fibreux de forme générale cylindrique qui entoure la portion cervicale de l'utérus. Deux de ces lames sont sagittales et proviennent, l'une de la partie antérieure, l'autre de la partie postérieure de l'excavation pelvienne. Une troisième est transversale ou plus exactement oblique et vient de la paroi latérale du petit bassin.

Les deux lames sagittales ne sont d'ailleurs que deux segments artificiellement séparés d'une même formation que l'on peut désigner sous le nom de *fascia viscéral*. Tous les viscères pelviens dans leur position sous-péritonéale sont en effet entourés d'une gaine de tissu cellulaire condensé qui leur constitue une enveloppe.

1) La *lame sagittale antérieure* n'est autre que le fascia vésical (aponévrose ombilico-vésicale). Elle vient de la face antérieure de la vessie où elle se continue avec celle du côté opposé et se perd en arrière sur les parties latérales du col et du vagin. En haut, elle s'insère sur le péritoine. En bas, elle se fixe sur l'aponévrose pelvienne supérieure. Au niveau de sa fusion avec celle-ci, il existe un épaississement (*arcus tendineus fasciæ pelvis* des auteurs allemands), qui prend en avant d'importantes insertions sur la symphyse pubienne. La partie inférieure de la lame sagittale antérieure forme ainsi une véritable corde tendue entre le pubis d'une part, le vagin et le col d'autre part et constitue le *ligament pubo-vagino-utérin*.

2) La *lame sagittale postérieure* répond au segment rectal du fascia viscéral. Elle représente la partie latérale de la gaine fibreuse qui entoure complètement la portion sous-péritonéale du rectum, gaine qui est renforcée par de nombreuses fibres venant du sacrum et du coccyx; ces fibres sacro-coccygiennes, qui forment à la gaine rectale deux ailerons symétriques s'insèrent sur la face antérieure du sacrum en dedans des trous sacrés, à partir du quatrième de ces trous et sur les bords latéraux du coccyx. En avant, cette lame vient se perdre comme la lame antérieure sur les parties latérales du col et du vagin. En haut,

elle se continue sans ligne de démarcation aucune avec l'appareil conjonctivo-musculaire contenu dans les ligaments utéro-sacrés. En bas, elle se fixe sur le fascia endo-pelvien.

Cette lame postérieure est plus épaisse que la lame antérieure correspondante. Elle doit, peut-être, cette prédominance aux fibres d'origine sacro-coccygienne qui font partie de l'appareil fibreux engainant les nombreux filets nerveux que le sympathique pelvien et le plexus sacré envoient aux viscères. Elle est souvent désignée sous le nom d'aponévrose *sacro-recto-génitale*.

3) La *lame latérale* est un aileron fibreux qui entoure les vaisseaux utérins. C'est donc un segment de la gaine vasculaire du pelvis ou *gaine hypogastrique*. Cet aileron semble naître comme l'artère utérine elle-même du tronc antérieur de l'hypogastrique et vient se perdre dans le tissu cellulaire péri-cervical. Il va de soi que l'aileron utérin est étroitement uni aux formations homologues adjacentes. Elle ne fait même qu'un avec la gaine fibreuse sous-jacente des vaisseaux vaginaux. Sur une coupe sagittale, c'est-à-dire à peu près perpendiculaire à sa direction, cette lame latérale apparaît comme ayant la forme d'un triangle isocèle dont la base mal limitée regarde le plancher pelvien et dont le sommet s'insinue en s'effilant entre les deux feuillets du ligament large. Sur la coupe, cette lame se montre perforée par de nombreuses lumières vasculaires, veineuses ou lymphatiques, au milieu desquelles apparaît l'artère utérine et même l'uretère, si la coupe passe au niveau du point de croisement, de l'artère et de ce conduit (v. p. 1507).

Ces différentes formations aponévrotiques en convergeant sur les parties latérales du col, forment à ce niveau une masse conjonctive qui se prolonge en lames beaucoup plus minces, en avant et en arrière du col. On désigne généralement cette gangue conjonctive péri- mais surtout juxta-cervicale sous le nom de *paramètre*. Comme on le voit sur la figure 920, le paramètre est nettement distinct du tissu cellulaire beaucoup plus lâche, qui est placé entre les deux feuillets du ligament large. Il y a donc là, de chaque côté de l'utérus, deux zones conjonctives bien différentes par leurs caractères et bien distinctes par leur topographie. La pathologie vient encore accentuer cette division en nous montrant que l'une et l'autre de ces zones peuvent s'infecter isolément et que leur inflammation se traduit par des signes spéciaux pour chacune d'elles.

**Rôle des différents moyens de fixité.** — Les différents moyens de fixité que nous venons de décrire sont loin d'avoir la même importance au point de vue physiologique. Il semble bien acquis aujourd'hui que le rôle des ligaments ronds, absolument nul au point de vue de la suspension de l'utérus, est même très discutable, en ce qui concerne le maintien de l'utérus en antéflexion. — Le ligament large proprement dit est avant tout un mésovasculaire et *normalement*, il semble jouer un rôle bien effacé.

Par contre, les ligaments utéro sacrés dont nous avons vu la direction verticale constituent un important moyen de suspension. Il est facile de constater leur mise en tension lorsqu'on pratique le toucher rectal sur une femme dont on cherche à abaisser le col. Ces ligaments ont d'ailleurs de puissants auxiliaires dans les lames sous-péritonéales que nous avons décrites et qui nous semblent même tenir la première place parmi les différents moyens de suspension de l'utérus.

Comme on le voit, c'est au niveau du col que viennent s'insérer les moyens de fixité les plus efficaces. C'est le col qui est la partie fixe de l'utérus, attaché qu'il est aux parties antérieure, postérieure et latérales du bassin par les six amarres que nous avons décrites. Le corps beaucoup plus libre peut basculer dans tous les sens, mais surtout dans le plan sagittal au-dessus du col ainsi maintenu.

Remarquons cependant que cette fixité du col est toute relative. Le col peut être abaissé sans trop de difficulté. Mais il reprend, il est vrai, immédiatement sa place dès que la traction exercée sur lui a pris fin. Ce retour à sa situation primitive est dû précisément à la remarquable élasticité de son appareil suspenseur. On sait au contraire la fixité que présente l'utérus lorsque le paramètre, figé par l'inflammation, a perdu sa souplesse.

Enfin rappelons encore l'importance considérable, comme moyen de fixité, des organes sur lesquels *repose* l'utérus : vagin et plancher pelvien dont l'intégrité joue un rôle capital dans le maintien de l'utérus dans sa position normale.

### Topographie et rapports.

**1. Rapports avec le squelette.** — Le centre de l'orifice externe du col se trouve sensiblement à l'intersection de l'axe de l'excavation pelvienne avec une ligne $cd$ (fig. 922) qui, du quart supérieur de la symphyse pubienne, se porte vers l'articulation sacro-coccygienne. Il est placé un peu en avant d'un plan frontal passant par les deux épines sciatiques. — Le fond ne dépasse pas le plan du détroit supérieur; il ne l'atteint même généralement pas et se cache derrière la face postérieure de la symphyse pubienne dont il reste éloigné par une distance de 20 à 25 millimètres. Le point le plus élevé de l'utérus ne répond d'ailleurs pas au fond, mais à la paroi postérieure et est placé dans un plan horizontal passant par la 4e sacrée ou un peu au-dessous (ligne $ef$, fig. 922).

## 2. Rapport avec les organes voisins. — A) *Corps*. — Sa *face antéro-inférieure* est en rapport avec la face postéro-supérieure de la vessie dont elle est séparée par le cul-de-sac vésico-utérin. Ce cul-de-sac, qui descend généralement jusqu'au niveau de l'isthme, est limité de chaque côté par les replis vésico-utérins. Il n'admet jamais normalement d'anses intestinales. Ce cul-de-sac est souvent scindé en deux culs-de-sac secondaires par un repli transversal, le repli vésical transverse qui n'existe d'ailleurs qu'à l'état de vacuité de la vessie. Le péritoine qui tapisse la face antérieure du corps est aisément décollable au niveau de la partie inférieure de celui-ci; il adhère au contraire d'une façon intime au niveau de la partie supérieure.

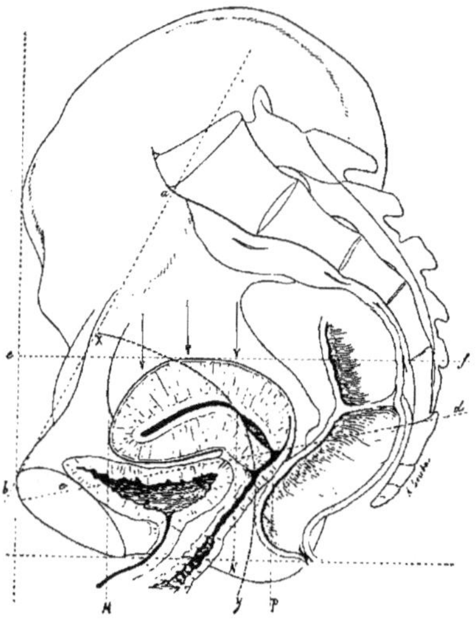

Fig. 922. — Rapports de l'utérus avec le squelette. Schéma (Rieffel).

La *face supéro-postérieure* est tapissée par le péritoine qui descend jusque sur le vagin en formant un cul-de-sac dont le fond est à environ 6 centimètres de l'anus. C'est le cul-de-sac de Douglas que les replis de Douglas divisent en deux étages, l'un inférieur, l'autre supérieur. Lorsque la vessie est vide, l'étage supérieur du cul-de-sac de Douglas contient des anses grêles ou le côlon pelvien qui ne descendent normalement pas au-dessous des replis de Douglas dans le fond du cul-de-sac. Quand la vessie se distend les anses intestinales sont délogées de l'étage supérieur et la face postérieure de l'utérus prend contact avec la face antérieure du rectum.

Le *fond* est en rapport avec des anses grêles, le côlon pelvien et parfois même avec le bord inférieur du grand épiploon.

Les *bords latéraux* répondent aux ligaments larges et aux vaisseaux utérins (v. Vaisseaux).

B) *Col*. — On peut distinguer au col: une portion sus-vaginale, une portion vaginale, et une portion intermédiaire au niveau de laquelle le vagin s'insère sur l'utérus.

a) **La portion sus-vaginale** répond par sa *paroi antérieure* à la paroi inférieure de la vessie à laquelle elle est unie par un tissu cellulaire lâche qui se laisse assez facilement décoller. Dans ce tissu rampent quelques artérioles et de nombreuses veinules. — La *paroi postérieure* est tapissée par le péritoine et contribue à limiter en avant le cul-de-sac de Douglas. — Les *bords latéraux* répondent à la crosse de l'utérine et à l'uretère sur les rapports duquel nous reviendrons dans un instant.

*b*) **La portion intermédiaire** du col répond à l'insertion du vagin sur celui-ci. Cette insertion se fait suivant un plan oblique en bas et en avant. En arrière elle répond à la jonction du tiers supérieur et moyen du col; en avant, au contraire, à l'union des tiers moyen et inférieur.

FIG. 923. — Les trois segments du col (d'après Schrœder).

*c*) **La portion vaginale** est en rapport avec la terminaison supérieure du vagin, artificiellement divisée en quatre culs-de-sac secondaires, antérieur, postérieur et latéraux. Elle partage les rapports de ces culs-de-sac (voir rapports du vagin). Nous avons déjà indiqué l'aspect et la configuration extérieure de cette portion vaginale (v. p. 1508).

Les *rapports de l'uretère et du col* présentent une importance toute particulière au point de vue chirurgical. L'uretère lorsqu'il abandonne la paroi pel-vienne laté-rale chemine d'abord en arrière du ligament large. Dans cette portion rétro - liga-mentaire il est immédia-tement sous-jacent au pé-ritoine. L'ar-tère utérine

FIG. 924. — Schéma des rapports de l'uretère avec le col utérin et les vaisseaux (Rieffel).

*LL*, ligne passant un peu au-dessous de l'isthme utérin. Les striations longitu-dinales indiquent la paroi vaginale, le pointillé le contour du museau de tanche. La flèche verticale 25 mm. marque la longueur du col.

est en avant et en dehors de lui. — Poursuivant son trajet oblique en bas et en dedans, il s'engage dans la base du ligament large. A ce niveau, il est croisé sur sa face antérieure par l'artère uté-rine. Dans cette portion transligamentaire, il est placé à 1 cm. 1/2 à 2 centimètres du bord externe du col et est situé à un niveau un peu inférieur à celui de l'orifice interne du col. La distance qui sépare en ce point les deux uretères est d'environ 7 centimètres. —

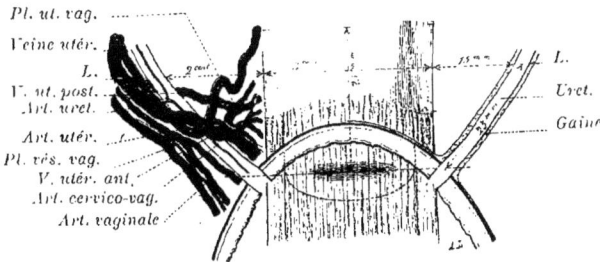

Après avoir croisé l'utérine l'uretère sort du ligament large pour gagner la vessie. Oblique en bas et en dedans, il n'est plus séparé que par 2 cm. 1/2 de celui du côté opposé au niveau de sa terminaison. Dans son trajet préligamentaire, l'uretère entre en rapport intime avec le cul-de-sac antérieur du vagin et par l'intermédiaire de celui-ci avec la face antérieure de la portion vaginale. Il affecte des connexions étroites avec les artères et les veines cervico-vaginales qui l'entourent. L'artère vaginale descend parallèlement à lui à son côté externe. Dans sa partie terminale l'uretère est entouré d'une sorte de gaine de tissu cellulaire assez lâche qui permet de le séparer assez facilement des vaisseaux adjacents lorsqu'on tombe dans le bon plan de clivage.

### Structure.

Trois tuniques forment l'utérus : péritonéale, musculaire et muqueuse.

I. La **tunique péritonéale** nous est déjà connue dans sa disposition; sa structure ne présente rien de particulier.

II. La **tunique musculaire** constitue la masse principale de l'organe. Elle est formée de fibres lisses séparées par des travées conjonctivo-élastiques.

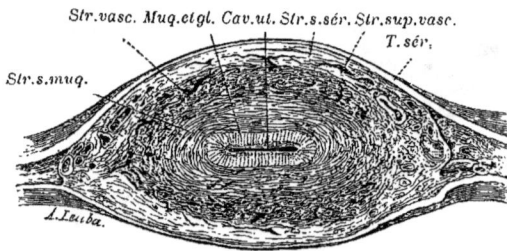

Fig. 923. — Section transversale du corps de l'utérus (modifiée d'après Waldeyer).

1) *Au niveau du corps*, les fibres musculaires sont extrêmement nombreuses. On y rencontre deux couches extrêmes, l'une externe, l'autre interne, comprenant entre elles une couche moyenne intermédiaire. Les deux couches extrêmes semblent répondre aux deux couches musculaires primordiales du canal de Muller. Les fibres de la première sont plutôt longitudinales, celles de la seconde, plutôt circulaires; mais cette disposition typique est obscurcie par l'existence de nombreux faisceaux surajoutés, à direction intermédiaire. La couche moyenne qui forme au moins les deux tiers de l'épaisseur totale paraît être une formation secondaire au point de vue phylogénique et ontogénique. A ce niveau les fibres s'ordonnent autour des vaisseaux extrême-

ment nombreux et se disposent ainsi en un système de gaines plexiformes qui échappe à toute systématisation.

2) *Au niveau du col*, les fibres musculaires sont beaucoup moins
nombreuses. On n'en rencontre guère que dans le segment sus-vaginal
et elles se continuent à la partie inférieure de celui-ci dans la vessie ou
le vagin. Dans la portion intra-vaginale, elles sont très clairsemées et
font même défaut, d'après certains auteurs.

III. La **tunique muqueuse** ou endomètre, très mince, se continue
avec la muqueuse tubaire et la muqueuse vaginale.

1) *Au niveau du corps*, elle est d'une coloration gris rosé, molle
et spongieuse. Son épaisseur ne dépasse pas 1 millimètre. Elle adhère
intimement à la musculaire dont il est impossible de la détacher.

La muqueuse comprend un épithélium, un chorion et des glandes.
— L'*épithélium* est constitué par une rangée unique de cellules cylindriques à cils vibratiles. — Le *chorion* est remarquable par l'abondance
des éléments cellulaires, cellules fixes ou migratrices. — Les *glandes*
sont des glandes tubuleuses simples. Elles sont tapissées par un épithélium identique à celui de la muqueuse. Leur rôle sécrétoire est très
discutable et leurs cellules servent avant tout à régénérer les parties
superficielles du revêtement épithélial lorsque celui-ci a disparu.

2) *Au niveau du col*, on trouve une muqueuse à épithélium cylindrique à cils vibratiles dans l'intérieur du canal cervical. Par contre la
surface vaginale du col est tapissée par un épithélium pavimenteux
stratifié, absolument semblable à l'épithélium de la muqueuse vaginale.
La ligne d'union de ces deux épithéliums répond exactement à l'orifice
externe chez la multipare. Elle tend à remonter dans le canal cervical
chez la multipare. A la muqueuse endo-cervicale sont annexées de
nombreuses glandes tubuleuses ramifiées, qui diminuent progressivement lorsqu'on se rapproche de l'orifice externe.

### Vaisseaux et nerfs.

I. **Artères.** — L'utérus reçoit son sang de trois artères : l'artère
utérine, l'artère spermatique interne, l'artère du ligament rond.

1) *L'artère utérine* est l'artère principale de l'utérus. Elle naît du
tronc antérieur de l'hypogastrique. Elle se détache fréquemment par
un tronc qui lui est commun avec l'artère ombilicale. — Elle descend
d'abord le long de la paroi pelvienne latérale ; puis à 6 ou 7 centimètres
au-dessous de son origine, elle s'incurve pour se porter en avant, pénètre
dans la base du ligament large et remonte sur les parties latérales de

l'utérus en décrivant de nombreuses flexuosités. Au voisinage du fond, elle se recourbe pour pénétrer dans le mésosalpinx.

D'abord placée en arrière du ligament large, elle descend sous le péritoine et la gaine hypogastrique, en avant de l'uretère, et contribue comme celui-ci à former la limite postéro-inférieure de la fossette ovarienne. — Au niveau de la base du ligament large, elle croise la

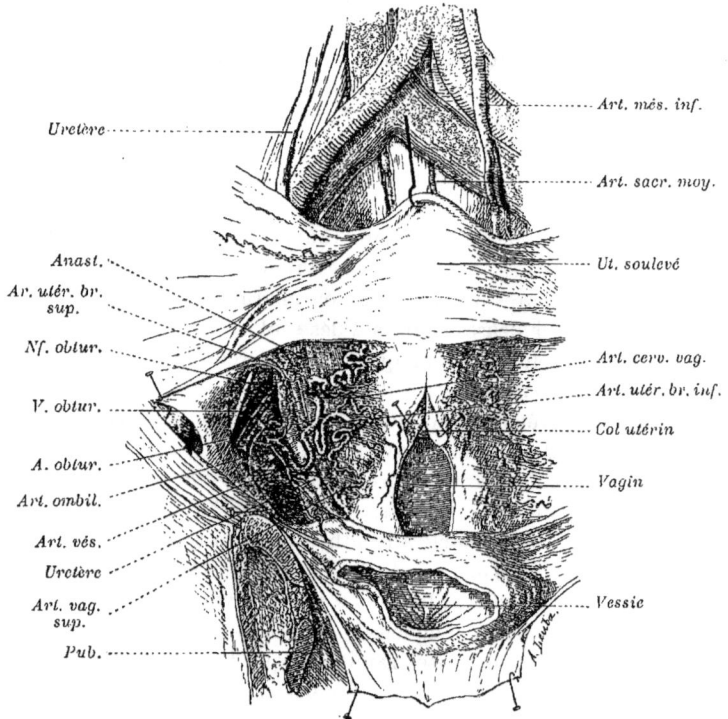

Fig. 926. — Artère utérine. Ses rapports avec l'uretère (Rieffel).

L'utérus étant fortement soulevé, cette figure ne renseigne nullement sur les connexions exactes de l'artère et de l'uretère avec le col. La veine obturatrice a été relevée; mais, en réalité, elle est au-dessous de l'artère.

face antérieure de l'uretère, qu'elle entoure parfois d'une de ses flexuosités. Le point de croisement est situé à environ 2 centimètres du bord latéral du col, un peu au-dessous de l'isthme utérin. — Dans sa portion juxta-utérine, l'artère, logée entre les deux feuillets du ligament large, monte tout contre le bord de l'utérus, entourée d'un énorme plexus veineux et d'une gangue conjonctivo-musculaire.

*Branches collatérales.* — Avant d'aborder l'utérus, l'utérine fournit des

artérioles pour le ligament large, une artère urétérale, l'artère cervico-
vaginale, toujours volumineuse, plusieurs rameaux vésico-vaginaux.
— Dans sa portion juxta-utérine elle donne des rameaux longs pour la
partie supérieure du col, des rameaux courts pour le corps, des ramuscules très grêles pour le ligament rond.

*Branches terminales.* — Au niveau de l'angle utérin, l'utérine donne
trois branches terminales : l'artère rétrograde du fond de l'utérus qui se
distribue au fond de la matrice ; — l'artère tubaire interne qui chemine
le long de la trompe, dans l'épaisseur du mésosalpinx et s'anastomose
avec l'artère tubaire externe, branche de la spermatique interne ; —

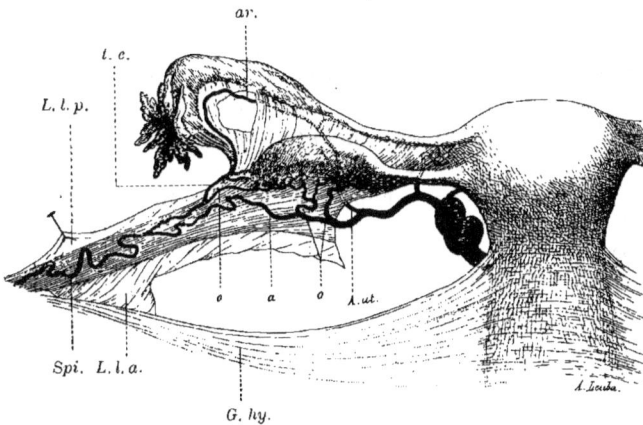

Fig. 927. — Terminaisons des artères spermatique interne et utérine.
Vue par la face postérieure ; organes étalés (d'après Fredet).

*G. hy.*, gaine hypogastrique. — *L. l. a.*, *L. l. p.*, lames antérieure et postérieure du ligament large.
La spermatique interne (*Spi.*) se divise en : une *artère tubaire externe* (*t. e.*), qui donne deux rameaux à l'ovaire ; 2° une *artère ovarienne* (*o*) ; 3° une *artère anastomotique* (*a*). L'utérine, en dehors
des branches pour le fond de l'utérus, émet : 1° une *artère tubaire interne* (indiquée par un pointillé) ;
2° une *artère tubaire moyenne* (indiquée par erreur *A. ut.*), qui s'anastomose avec la précédente et
avec la tubaire externe en *ar.* ; une *artère anastomotique* (*a*), unie à plein canal avec celle de la spermatique interne. C'est l'anastomose dite *sous-* ou *préovarienne*, de laquelle partent deux artères
ovariennes (*o*).

l'artère ovarienne interne qui se distribue à l'extrémité interne de
l'ovaire et s'anastomose avec l'artère spermatique interne.

2) *L'artère spermatique interne* (a. utéro-ovarienne). Cette artère
arrive par le ligament suspenseur de l'ovaire et donne trois branches
terminales ; l'artère tubaire externe, l'artère ovarienne externe et une
branche anastomique qui chemine au-dessous de l'arcade sous-ova-
rienne et s'unit à la branche correspondante de l'utérine.

3) *L'artère du ligament rond* (artère funiculaire) vient de l'épigastrique et irrigue le ligament rond jusqu'au voisinage de la corne utérine.

Les artères de l'utérus se distribuent au muscle utérin et à la muqueuse. Elles s'anastomosent largement au niveau de la ligne médiane avec celles du côté opposé. Mais ces anastomoses sont de petit calibre et l'hémisection de l'utérus se fait presque à blanc.

**II. Veines.** — Les veines de l'utérus sont extrêmement développées. Elles se collectent sur les bords de l'organe, constituant de chaque côté un épais plexus, enfoui dans une gangue conjonctivo-musculaire. On peut cependant distinguer dans ce plexus deux groupes de collecteurs répondant l'un à la paroi antérieure, l'autre à la paroi postérieure de l'organe. Ce plexus utérin s'anastomose largement avec les veines des organes adjacents, vessie et rectum. Il se continue même sans ligne de démarcation bien nette avec le plexus placé sur les parties latérales du vagin pour former le plexus utéro-vaginal.

Ce plexus utéro-vaginal donne naissance au niveau de la partie moyenne du col à deux grosses veines *utéro-vaginales* qui passent l'une en avant, l'autre en arrière de l'uretère et qui se fusionnent ensuite en un tronc unique qui se termine dans la veine iliaque externe. — *En haut*, le plexus utérin se continue avec les veines de l'ovaire et de la trompe et se divise en deux plexus secondaires, l'un antérieur utéro-salpingien, l'autre postérieur utéro-ovarien qui se fusionnent en un seul dans le ligament suspenseur de l'ovaire pour former le plexus pampiniforme. Celui-ci se réduit, en dernière analyse, à un seul tronc qui se jette, à droite, dans la veine cave inférieure, à gauche, dans la veine rénale.

**III. Lymphatiques.** — Nés d'un triple réseau muqueux, musculaire et séreux, les lymphatiques utérins se rassemblent pour former un quatrième et dernier réseau sous-péritonéal d'où partent les troncs collecteurs dont la terminaison varie suivant qu'ils naissent au niveau du col ou au niveau du corps.

1) Les *collecteurs cervicaux* se pelotonnent autour de la crosse de l'utérine. Il est fréquent de voir à ce niveau un ou plusieurs nodules interrupteurs qui, lorsqu'ils sont hypertrophiés, constituent le ganglion cervical dont l'existence a donné lieu à tant de discussions.

Les collecteurs cervicaux se répartissent en trois pédicules :

*a)* Un pédicule transversal, préurétéral qui se termine dans les ganglions moyen et supérieur de la chaîne moyenne du groupe iliaque externe ;

*b)* Un pédicule hypogastrique, rétro-urétéral qui se termine dans les ganglions du groupe hypogastrique ;

*c)* Un pédicule sagittal, qui se termine dans les ganglions sacrés latéraux et les ganglions du promontoire.

2) Les *collecteurs du corps* se terminent pour la plupart dans les
ganglions lombaires (groupes latéro-aortiques droit et gauche). Accessoirement ils peuvent se jeter dans un ganglion de la chaîne moyenne

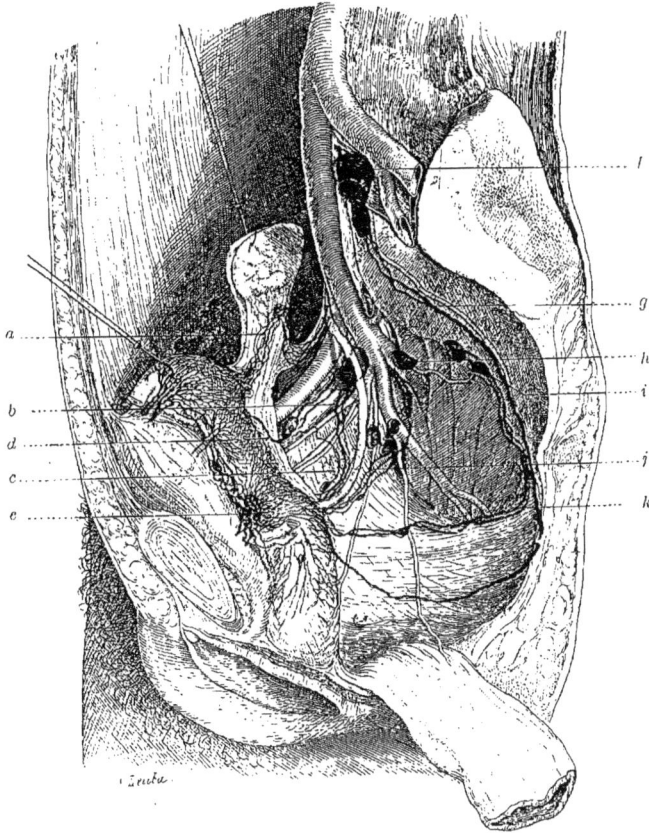

Fig. 928. — Lymphatiques de l'utérus (Cunéo et Marcille).

a, pédicule lombaire du corps. — b et c, pédicule iliaque externe du col. — d, pédicule iliaque
externe du corps.— e, peloton lymphatique juxta-cervical. — f, ganglion du promontoire. — g, pédicule du promontoire du col. — h, ganglion fessier intra-pelvien. — i, ganglions sacrés latéraux.
— j. pédicule hypogastrique du col. — k, pédicule sacré latéral du col.

du groupe iliaque externe et dans un ganglion inguinal superficiel, en
suivant le ligament rond.

**IV. Nerfs.** — Les nerfs de l'utérus viennent du plexus lombo-aortique inférieur, placé à la hauteur du promontoire entre les deux artères iliaques primitives. Ce plexus se bifurque inférieurement en deux

plexus secondaires, les plexus hypogastriques qui, renforcés par des filets venus des ganglions sacrés du sympathique et des 3e et 4e nerfs sacrés, se portent sur les parties latérales du rectum. Ils arrivent ainsi au niveau du col où ils s'étalent en une nappe sagittale, contenant de nombreuses cellules nerveuses, dont l'ensemble constitue le *ganglion de Frankenhauser*. De ce plexus ganglionnaire, partent, outre des filets vaginaux et vésicaux, tous les nerfs de l'utérus qui se terminent sous la muqueuse, dans le muscle utérin ou autour des vaisseaux.

Évolution. — Nous avons indiqué (p. 1407) les grandes lignes du développement de l'utérus. — *A la naissance*, l'utérus, encore situé en grande partie dans le grand bassin, est en antéflexion légère et se continue presque directement avec le vagin. — *A chaque menstruation*, l'utérus augmente légèrement de volume, ce qui est dû à un certain degré de congestion qui présente son maximum au niveau de la muqueuse. — *Pendant la grossesse*, l'utérus augmente progressivement de volume. Il en résulte des modifications considérables dans sa topographie et dans ses rapports, modifications sur lesquelles nous ne pouvons insister ici. La musculaire s'hypertrophie d'une façon notable. Quant à la muqueuse, elle subit des transformations importantes en rapport avec le rôle capital qu'elle joue dans la protection et la nutrition de l'œuf fécondé. — *Après l'accouchement*, l'utérus subit des phénomènes d'involution qui le ramènent progressivement à son état normal. — *Après la ménopause*, l'utérus prend les caractères de l'*utérus sénile*, petit, à col effacé, à corps arrondi, très mobile. La cavité utérine, rétrécie, est même souvent oblitérée en certains points.

Anomalies. — L'utérus est sujet à de nombreuses anomalies. — Il peut faire défaut, mais en réalité son absence réelle est exceptionnelle; le plus souvent il s'agit d'une absence apparente et l'utérus existe, mais à l'état très rudimentaire.

Les anomalies les plus fréquentes sont les anomalies de forme, tenant à la persistance plus ou moins complète de la dualité primitive. Cette variété d'anomalie se présente d'ailleurs sous les aspects les plus différents. Elle peut porter en effet sur une partie ou sur la totalité de l'utérus, ne se traduire que par des modifications de la cavité utérine, ou changer la forme extérieure de l'organe. De plus une des deux moitiés de l'utérus anormal peut s'atrophier plus ou moins, donnant ainsi à l'organe une configuration nettement asymétrique.

# CHAPITRE QUATRIÈME

## VAGIN

Le vagin est un conduit musculo-élastique qui s'insère sur le col utérin, traverse le plancher pelvien et débouche à la partie profonde de la vulve dont il est séparé par l'hymen ou ses débris.

Direction. — L'axe du vagin fait avec l'axe normal du col utérin un angle droit ou obtus ouvert en avant. La direction du vagin par rapport à la verticale est légèrement oblique en bas et en avant. Il est dans beaucoup de cas presque vertical. Seule la partie terminale tend à se rapprocher de l'horizontale, du moins chez la vierge.

Le vagin est légèrement concave en avant. Sa direction peut être plus ou moins modifiée suivant l'état de vacuité ou de réplétion de la vessie et du rectum.

**Forme. *Largeur, calibre*.** — Vide, la cavité du vagin est virtuelle, On ne voit à la coupe qu'une fente linéaire. Le vagin a alors la forme d'un tube aplati présentant deux faces et deux bords. Ces derniers deviennent des faces latérales après distension de l'organe. Au niveau

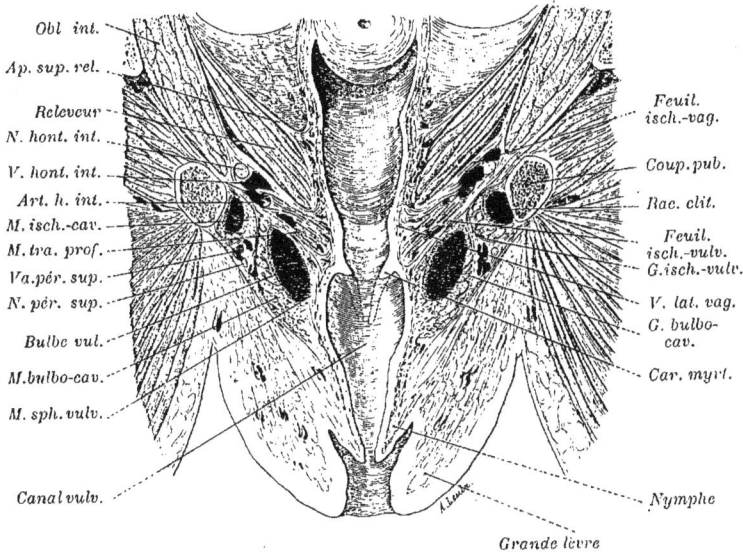

FIG. 929. — Partie inférieure d'une coupe verticale transverse du bassin de la femme montrant le plancher uro-génital, le vagin et les organes génitaux externes (d'après Farabeuf).

On voit dans le plancher le nerf et les vaisseaux honteux internes. Le feuillet supérieur ou *ischiovaginal* du plancher remonte en partie sur le vagin, l'inférieur ou *ischio-vulvaire* descend doubler la vulve et suspendre le bulbe. L'adhérence du plancher au canal génital correspond à l'orifice vulvovaginal. *Tout ce qui est au-dessus du plancher est pelvien, tout ce qui est au-dessous est périnéal* (Cerf). L'hymen est figuré par des lignes pointillées.

de son extrémité supérieure cependant, le vagin prend une forme circulaire pour s'enrouler autour du col; de même son extrémité inférieure acquiert une forme ovalaire avec axe sagittal pour se continuer avec la vulve.

Si on distend le vagin, il prend la forme d'un cône à sommet tronqué inférieur, répondant à l'extrémité vulvaire (détroit du vagin); c'est à sa partie moyenne (ampoule vaginale) que l'on obtient le calibre maximum.

Le calibre du vagin est d'ailleurs des plus variables suivant les sujets, l'âge, les grossesses antérieures, les races, etc....

Il est très extensible puisqu'il prend contact pendant l'accouchement avec les parois pelviennes.

La *longueur* moyenne du vagin est de 7 à 8 centimètres. La paroi postérieure est plus longue d'environ 13 à 20 millimètres.

*Situation. Moyens de fixité.* — Dans son parcours le vagin occupe d'abord la partie inférieure de la cavité pelvienne. Il s'enfonce ensuite dans l'entonnoir des releveurs de l'anus et pénètre dans le périnée proprement dit.

On peut décrire au vagin trois segments.

1) Un *segment supérieur.* — Ce segment, intra-pelvien est suspendu et fixé par les lames aponévrotiques sous-péritonéales que nous avons décrites à propos de l'utérus, c'est-à-dire : par deux *lames sagittales,* l'une antérieure, l'aponévrose ombilico-vésicale, renforcée par des fibres pubo-utérines et pubo-vaginales; l'autre postérieure, l'aponévrose sacro-recto-génitale; — et par une *lame latérale,* gaine de l'artère utérine et de l'artère vaginale. Les lames sagittales sont des dépendances de la gaine viscérale; la lame latérale est un segment de la gaine hypogastrique (Voyez les moyens de fixité de l'utérus, p. 1510, — et aponévroses du périnée et du bassin, p. 1573).

2) Le *segment intermédiaire* répond au releveur de l'anus; mais le muscle est séparé du vagin par une aponévrose. Il n'y a pas d'insertion directe mais simplement soutien de l'organe dans une sangle musculaire puisque les fibres du releveur se rejoignent en avant du rectum. Le releveur cependant s'oppose au prolapsus de l'utérus et du vagin. S'il est très développé il peut dans certains cas constituer un véritable anneau, dit sphincter supérieur du vagin.

3) Le *segment inférieur* du vagin est très fixe, car à ce niveau des fibres musculaires vaginales se joignent au muscle transverse profond du périnée. De plus il existe des adhérences intimes entre la tunique musculaire du vagin et les aponévroses de la région. En outre certaines fibres longitudinales du vagin vont se perdre dans les petites lèvres et quelques-unes sur les branches ischio-pubiennes.

Enfin, aux moyens de fixité que nous venons de citer, il faut ajouter que si le vagin adhère peu au rectum et à la vessie dans son segment supérieur il s'unit au contraire intimement à ces deux organes au niveau de ses deux segments inférieurs.

### Rapports.

1) **Paroi antérieure.** — On peut la diviser en deux zones : *a)* une *zone décollable* urétéro-vésicale en rapport avec le trigone, le bas-fond de la vessie et les uretères. Il existe entre le vagin et ces organes

un espace rempli de tissu cellulaire lâche, et où l'on trouve quelques
veines. Dans quelques cas exceptionnels le cul-de-sac péritonéal pré-
utérin y descend; — b) une *zone adhérente*, qui répond à l'urètre; à ce
niveau vagin et urètre sont accolés et difficilement séparables (septum
urétro-vaginal).

2) **Paroi postérieure.** — Tout en haut, le segment supérieur du
vagin répond en arrière au péritoine (cul-de-sac de Douglas) sur une
hauteur de 1 cm., 1/2 environ.

Plus bas le vagin est en rapport intime avec le rectum bien que les
deux organes soient faciles à séparer. Dans cette cloison recto-vaginale

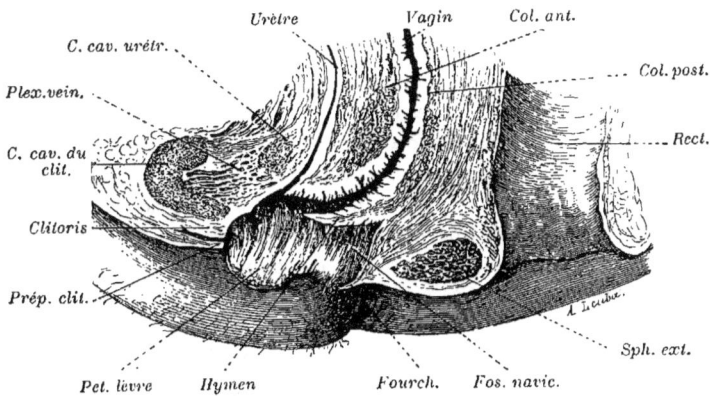

Fig. 930. — Coupe médio-sagittale de la vulve et du vagin (Henle).

épaisse de 3 à 4 mm. se trouvent des veines, des lymphatiques et un
feuillet fibreux provenant de la coalescence des deux feuillets du cul-de-
sac recto-vaginal de l'embryon.

Dans sa portion inférieure, la face postérieure du vagin limite en avant
le triangle recto-vaginal. Ce dernier mesure 20 millimètres environ dans
le sens vertical et antéro-postérieur. Ce triangle est rempli par une
masse musculaire (corps périnéal) répondant à l'entre-croisement des
muscles sphincter externe de l'anus, transverse superficiel et constricteur de la vulve.

3) **Bords latéraux.** — On peut leur distinguer deux parties, l'une
placée au-dessus du releveur, l'autre au-dessous.

Au-dessus du releveur, le vagin se trouve en rapport avec les plexus
veineux vésico et utéro-vaginaux, avec les artères vaginales, cervico-
et vésico-vaginales, avec la crosse de l'artère utérine. Cette dernière
n'est pas très près du vagin, elle est ordinairement à 15 millimètres
en dehors et au-dessus du cul-de-sac. Enfin le vagin se trouve en

rapport à ce niveau avec l'uretère. Ce dernier passe à environ 1 cm. 1/2 du cul-de-sac latéral puis atteint le cul-de-sac antérieur auquel il est uni par un tissu conjonctif assez dense.

Nous avons vu plus haut comment se comportaient les bords latéraux au moment de leur passage dans la sangle musculaire, formée par le releveur de l'anus,

Au-dessous du releveur, les bords latéraux sont en rapport avec le diaphragme uro-génital. Comme nous le verrons plus loin, ce dernier est une formation musculo-aponévrotique complexe où nous trouvons deux feuillets aponévrotiques entre lesquels existent des fibres musculaires (transverse profond). Nous savons déjà qu'il existe des connexions intimes entre ces fibres et les fibres musculaires propres du vagin.

Au-dessous du feuillet aponévrotique inférieur commencent de chaque côté les bulbes vestibulaires que nous décrirons avec la vulve.

4) **Extrémité supérieure ou utérine.** — A ce niveau, le vagin se réfléchit autour du col utérin dont il est séparé par un cul-de-sac circulaire dit fond du vagin. Il s'agit naturellement d'un espace virtuel. On distingue à cette rainure 4 parties ou culs-de-sac : *cul-de-sac antérieur* (peu profond), *postérieur* (plus profond en connexion avec le cul-de-sac de Douglas) et *latéraux*. Ces derniers sont d'autant plus profonds que l'on remonte davantage en arrière. Nous connaissons leurs rapports que nous avons étudiés avec la partie supérieure des bords latéraux.

5) **Extrémité inférieure, orifice vulvo-vaginal. Hymen.** — Au fond du vestibule, le vagin débouche par un orifice qu'il faut étudier : 1° chez la vierge, 2° chez la nullipare, 3° chez la multipare.

1) **Chez la vierge.** — Chez la vierge, le vagin est séparé du vestibule par une cloison incomplète l'*hymen*. Au moment de la naissance, l'hymen est très visible ; plus tard, il devient plus profond et n'apparaît que si on écarte les grandes lèvres qui le cachent complètement. Il se présente alors comme une membrane tendue, variable dans son épaisseur et sa résistance (suivant le sujet et non suivant l'âge).

Cette membrane est percée d'un orifice qui affecte une forme semi-lunaire ou arrondie. Il est exceptionnel que l'hymen soit imperforé. Les bords de l'orifice sont le plus souvent réguliers, ils peuvent être cependant sinueux, déchiquetés ou dentelés.

Dans le type *semi-lunaire* ou en croissant les deux bords adhérents de l'hymen s'effilent en remontant vers l'urètre qu'ils n'atteignent pas et se perdent sur les parois de l'orifice vaginal.

Dans le type *annulaire* ou *circulaire* les bords adhérents ou cornes se rejoignent sur la ligne médiane le plus souvent en arrière du méat.

Dans le type *en carène*, les deux lèvres de l'hymen séparées par une fente sagittale, sont très obliques, presque verticales.

L'hymen, quelle que soit la variété présente à considérer deux faces, l'une vaginale, l'autre vestibulaire et un orifice.

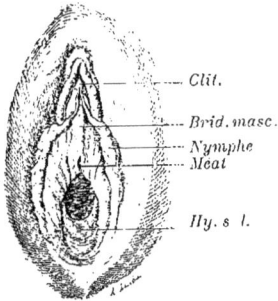

FIG. 931. — Hymen semi-lunaire (Hofmann).

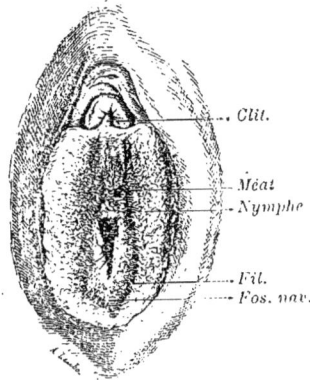

FIG. 932. — Hymen annulaire (Hofmann).

La *face vaginale* qui se continue avec la paroi postérieure du vagin est un peu concave, rose foncé, inégale, rugueuse ; on y distingue des plis et quelquefois l'extrémité de la colonne postérieure du vagin.

La *face vestibulaire* est plane ou un peu convexe, lisse le plus souvent, plus pâle et séparée des petites lèvres par un sillon dit *nympho-hyménéal.*

L'*orifice* chez la vierge est caché par les saillies de la vulve et apparaît sous une forme variable suivant la variété de l'hymen. Il regarde à l'état normal, directement en bas.

2) **Chez la nullipare.** — L'hymen de la nullipare est déchiré. La rupture peut être quelconque mais le plus souvent elle offre des caractères spéciaux. L'hymen semi-lunaire est

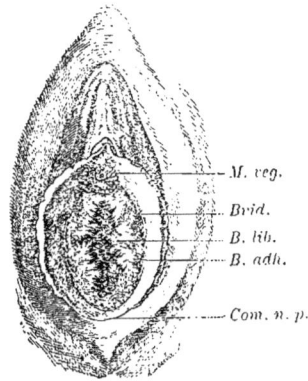

FIG. 933. — Hymen frangé (Luschka).

en général déchiré en trois points, en arrière et sur chaque côté, d'où formation de trois languettes. L'hymen annulaire est déchiré en 4 ou 5 points, d'où formations de 4 à 5 languettes ou lobules hyménéaux, réguliers, symétriques ou non. Ces déchirures respectent le bord adhérent, et, chez la nullipare, les bords de l'orifice vaginal ne sont pas détruits.

3) **Chez la multipare.** — Pendant l'accouchement, une nouvelle rupture a lieu ; intéressant le bord adhérent. Les lobes hyménéaux sont également détruits et sont remplacés par des saillies irrégulières, inégales, arrondies : les *caroncules myrtiformes*.

L'orifice vaginal constitue alors une véritable entrée, limitée en avant, par la tubercule vaginal ; en arrière, par les caroncules. Cette fente ovalaire est même souvent béante. La muqueuse vaginale se continue directement avec le revêtement cutanéo-muqueux de la vulve.

### Configuration intérieure.

Les parois du vagin, au niveau de son extrémité supérieure, sont plissées chez l'enfant et lisses et unies chez l'adulte. Mais à mesure que l'on se rapproche de l'extrémité inférieure, apparaissent des saillies et des crêtes qui donnent à la surface interne du canal un aspect rugueux.

Tout d'abord on note sur chaque paroi, une saillie longitudinale parallèle à l'axe, ce sont les *colonnes du vagin*. Ces dernières, l'une antérieure très développée, l'autre postérieure, moins visible, mais remontant plus haut, sont plus marquées chez la nullipare et la vierge que chez la multipare. Elles font toutes les deux au-dessus de la muqueuse une saillie d'un centimètre environ et présentent leur maximum de développement à la partie inférieure. Les colonnes sont dues à une modification spéciale de la tunique musculaire.

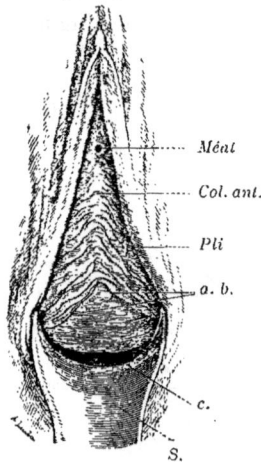

Fig. 934. — Triangle de Pawlik.

La paroi vaginale postérieure d'une multipare, fortement rétractée avec une valve de Sims (S), pour montrer sur la paroi antérieure le triangle de Pawlik (a, b, c,).

La colonne antérieure présente à l'orifice du vagin un renflement saillant le tubercule vaginal. Ces deux colonnes ne se superposent pas en général, elles se juxtaposent l'une à côté de l'autre, toutes les deux n'occupant pas exactement la ligne médiane.

Les variations sont nombreuses ; la plus commune est le dédoublement de la colonne antérieure.

A côté des colonnes il faut noter à la face interne du vagin une série de *plis*, de *crêtes* et de *rides*. Toutes ces rugosités sont indépendantes et formées par des épaississements muqueux. Elles sont plus accusées et plus nombreuses chez les nullipares et vierges et à la partie inférieure du canal. Enfin sur certaines muqueuses vaginales on a décrit des mamelons pris à tort pour des papilles de la muqueuse, visibles à l'œil nu.

*Triangle de Pawlik.* — A la partie supérieure de la paroi antérieure du vagin, où cesse et où souvent semble se bifurquer la colonne antérieure existe un espace triangulaire, lisse dit triangle vaginal ou de Pawlik correspondant assez exactement au trigone de Lieutaud. Ce triangle qui mesure de 2 à 3 centimètres de côté est limité en arrière par une crête transversale située à 2 ou 3 centimètres de l'orifice externe du col, et sur les côtés par la terminaison de la bifurcation de la colonne antérieure, quand cette bifurcation existe.

## Structure.

Les parois vaginales relativement plus épaisses chez l'enfant que chez l'adulte, ont chez celui-ci une épaisseur d'environ 2 à 3 millimètres (épaisseur prise en dehors des colonnes). Cette épaisseur s'accroît de haut en bas et est maxima sur la paroi antérieure, au niveau de l'urètre.

On distingue au vagin 3 tuniques : une tunique externe cellulo-fibreuse; une tunique moyenne musculeuse, et une tunique interne, muqueuse.

1) *Tunique externe.* — Cette tunique est constituée par un tissu lamineux assez dense contenant quelques fibres lisses et élastiques. Elle contient de nombreux vaisseaux, surtout des veines plexiformes.

2) *Tunique moyenne.* — Cette tunique est constituée par des fibres lisses. Il y existe aussi des fibres élastiques. La plupart des anatomistes ont cherché à la dissocier en deux couches : une longitudinale, une circulaire; en réalité, il semble que la tunique musculaire du vagin soit plexiforme avec prédominance de fibres parallèles au grand axe. Les fibres musculaires pénètrent en dehors entre les plexus veineux de la tunique externe ; en dedans elles s'insinuent dans les papilles de la muqueuse. En haut le muscle vaginal se continue avec le muscle utérin et les muscles recto-utérins ; en bas les fibres vaginales se perdent dans les muscles du périnée, à la base des petites lèvres et atteignent même les branches ischio-pubiennes. — Au voisinage de l'hymen, certains auteurs ont décrit un sphincter lisse du vagin, circulaire.

3) *Tunique interne.* — La tunique interne ou muqueuse est la plus épaisse (1 millimètre à 1 mm. 1/2). Pâle en haut, elle est plus rose vers la vulve. Elle devient physiologiquement rouge sous certaines influences (menstruation, copulation, accouchement). Elle est très résistante, très élastique et adhère intimement à la musculeuse.

On y distingue un épithélium et un derme. L'*épithélium* est pavimenteux stratifié. — Le *derme* est formé de tissu conjonctif avec quelques fibres élastiques. Il renferme dans ses régions superficielles de très nombreuses et longues papilles, les unes simples, les autres composées.

**Vaisseaux.** — I. *Artères.* — Le vagin reçoit de nombreuses artères.

1) *Les artères vaginales supérieures* viennent de l'utérine, principalement de sa branche cervico-vaginale.

2) *Les artères vaginales moyennes* proviennent de l'artère vaginale ou vésico-vaginale. Cette dernière naît quelquefois directement de l'hypogastrique. Le plus souvent elle se détache soit de l'utérine, soit de l'hémorrhoïdale moyenne, et beaucoup plus rarement de la honteuse interne ou même de l'obturatrice. Elle passe derrière l'uretère et aborde le vagin à son 1/3 moyen.

3) *Les artères vaginales inférieures* viennent de l'artère vaginale inférieure, branche de l'hémorrhoïdale moyenne. Elle irrigue le segment inférieur qui peut recevoir aussi quelques rameaux de la honteuse interne.

Toutes les artères du vagin s'anastomosent largement entre elles et avec les artères des organes voisins (utérus, vessie, vulve, rectum). On décrit quelquefois deux troncules médians suivant l'axe du canal, sur les parois antérieure et postérieure, les *artères azygos* du vagin.

Elles se distribuent à toutes les tuniques, mais principalement à la muqueuse où chaque papille est pourvue d'une anse artérielle. La vascularisation très riche à l'état normal, augmente pendant la grossesse.

II. **Veines.** — Les veines naissent des réseaux capillaires de la muqueuse et de la musculeuse; puis elles constituent le riche plexus que nous avons signalé dans la tunique externe. Ce plexus est surtout développé sur les bords latéraux. On signale quelquefois des troncs collecteurs médians sur les parois antérieure et postérieure. Toutes ces veines communiquent avec les plexus des organes voisins, constituant ainsi un plexus *utéro-vaginal* qui se vide dans les veines utérines, un plexus *vésico-vaginal* qui se déverse dans la veine vaginale ou vésico-vaginale et de là dans l'iliaque interne, et un plexus *recto-vaginal* qui se vide dans les hémorrhoïdales. Les veines vaginales communiquent aussi avec les plexus de la vulve.

III. **Lymphatiques.** — Les lymphatiques tirent leurs origines des réseaux muqueux et musculaire; ils forment un plexus péri-vaginal d'où émanent les collecteurs. Ceux-ci peuvent être divisés en trois groupes: a) Les *collecteurs supérieurs* s'unissent aux collecteurs du col utérin et partagent leur trajet ainsi que leur terminaison dans les ganglions iliaques externes, les ganglions du promontoire et les ganglions hypogastriques. — *b*) Les *collecteurs moyens* sont satellites de l'artère vaginale et se terminent dans les ganglions hypogastriques. Les *collecteurs inférieurs* montent sur les parties latérales du rectum et se terminent dans les ganglions du promontoire. — Les lymphatiques du vagin s'anastomosent largement avec les lymphatiques des organes voisins et plus particulièrement avec ceux du rectum et de la vulve.

**Nerfs.** — Les nerfs du vagin émanent du plexus hypogastrique et plus spécialement des ganglions de Lee et des deux ganglions vésicaux, auxquels s'unissent des filets des 3e, 4e et quelquefois 2e nerfs sacrés. Quelques rameaux viennent du plexus utérin en haut, du nerf honteux interne en bas. Ces nerfs peu nombreux en haut, constituent un plexus d'autant plus serré qu'on descend vers la vulve. Dans ce plexus se rencontrent de petits ganglions.

## CHAPITRE CINQUIÈME

## VULVE

Sous le nom de *vulve*, on désigne l'ensemble des organes génitaux externes de la femme, c'est-à-dire, non seulement la fente linéaire et les parties qui l'entourent, seules visibles à l'extérieur dans la grande majorité des cas, mais encore tous les organes qui apparaissent à la vue quand on écarte les deux bourrelets qui encadrent la fente vulvaire.

On doit donc décrire successivement :

La *fente vulvaire* surmontée en haut par une saillie recouverte de poils, le *pénil* ou *mont de Vénus*, et encadrée latéralement par deux bourrelets également recouverts de poils, les *grandes lèvres*; — les *petites lèvres*; — l'*urètre*; — l'*appareil érectile*, comprenant le *clitoris* et le *bulbe*.

### I. Mont de Vénus. Grandes lèvres et fente vulvaire.

Le mont de Vénus et les grandes lèvres constituent les seules parties de la vulve visibles à l'extérieur. Elles sont plus ou moins recouvertes de poils. Elles se présentent, les cuisses étant en contact, sous l'aspect d'une saillie arrondie, triangulaire ou cunéiforme.

**Mont de Vénus.** — Cette saillie que l'on pourrait détacher de la vulve, car elle constitue la région pubienne de la femme, est placée devant la symphyse pubienne. Elle est limitée de chaque côté par les plis inguinaux et se continue en bas par les grandes lèvres.

En haut, elle se confond chez les femmes maigres avec la région hypogastrique; chez les femmes très grasses, il existe un sillon entre les deux régions (*sillon pubo-hypogastrique*).

*Superposition des plans.* — 1°) La *peau* du mont de Vénus ne présente aucune particularité, sinon qu'elle est glabre jusqu'à la puberté et que dans la suite elle se recouvre de poils le plus souvent longs et frisés dont la teinte est plus ou moins en rapport avec celle des cheveux.

2°) La *couche graisseuse sous-cutanée* atteint parfois une grande épaisseur, car de 3 centimètres en moyenne elle peut en atteindre 8 à 10. Elle est traversée par de très nombreuses lamelles fibro-élastiques. Quelques-unes de ces dernières proviennent des expansions terminales du ligament rond et du ligament suspenseur du clitoris. Elles tendent toutes à converger vers la ligne médiane et se fixent sur la ligne blanche.

*Vaisseaux et nerfs.* — Les *artères* proviennent en majorité de la honteuse externe supérieure; quelques-unes de la spermatique externe, de l'artère dorsale du clitoris et de l'artère périnéale superficielle. — Les *veines* se rendent à la saphène interne; quelques-unes vont aux veines périnéale et dorsale profonde du clitoris. — Les *lymphatiques* sont tributaires des ganglions inguinaux superficiels. — Les *nerfs* émanent des deux nerfs abdomino-génitaux.

**Grandes lèvres.** — Les grandes lèvres sont deux bourrelets triangulaires plus ou moins aplatis transversalement, qui s'étendent du mont de Vénus au corps périnéal. Elles limitent la fente vulvaire.

*Dimensions.* — La longueur des grandes lèvres est d'environ 8 à 9 centimètres. La largeur, variable avec l'embonpoint, est en haut de 2 cm., 5 en moyenne; elle diminue progressivement en allant vers l'extrémité inférieure et postérieure. Leur diamètre vertical ou hauteur varie suivant l'endroit de 1 cm., 5 à 2 centimètres.

*Configuration extérieure.* — Par leur *extrémité antérieure* ou mieux antéro-supérieure, les grandes lèvres se continuent avec le pénil. Tantôt elles se rejoignent à angle aigu ou arrondi formant ainsi un repli peu saillant qui les sépare de la racine du prépuce du clitoris. Il existe alors une *commissure antérieure des grandes lèvres et de la vulve*. Plus fréquemment elles se terminent parallèlement, interceptant un bourrelet étroit qui se continue en bas sans interruption avec le prépuce du clitoris.

Par leur *extrémité postérieure* ou postéro-inférieure, les grandes lèvres, très amincies, se terminent, le plus souvent sans se rejoindre, leurs téguments se continuant d'une part avec ceux du périnée, d'autre part avec la peau de la région fessière. Dans quelques cas, les deux extrémités se rejoignent vers le raphé périnéal, constituant ainsi une *commissure postérieure des grandes lèvres*.

Par *leur base* ou *bord supérieur*, les grandes lèvres adhèrent aux parties molles qui recouvrent le pubis et les branches ischio-pubiennes. D'avant en arrière et très légèrement de haut en bas elles répondent à l'origine du droit interne de la cuisse et des adducteurs, puis au triangle ischio-bulbaire. Elles recouvrent aussi, en haut, les corps caverneux du clitoris et les bulbes du vestibule, et, plus bas, la glande de Bartholin. Cette disposition anatomique explique que les abcès de cette dernière fassent saillie à la face interne de la grande lèvre.

Le *bord inférieur*, arrondi, légèrement convexe d'avant en arrière, est libre. Il touche plus ou moins celui du côté opposé suivant l'écartement plus ou moins grand de la fente vulvaire. Ce bord est recouvert de poils plus abondants en avant qu'en arrière.

La *face externe* ou *crurale* est convexe, en contact avec la face interne des cuisses. Un sillon, profond, dit *génito-crural*, la sépare de celle-ci. Cette face, dont la peau est d'apparence chagrinée, est recouverte de poils.

La *face interne* ou *vulvaire* est plus ou moins étendue suivant le point d'origine des petites lèvres qui naissent plus ou moins près du bord libre des grandes. Profondément on note le sillon qui sépare la grande de la petite lèvre, c'est le *sillon inter-labial* ou *nympho-labial*. Ce sillon se perd en arrière dans le périnée; en avant il entoure le gland clitoridien. La peau de la face interne est pigmentée et couverte de poils clairsemés près du bord libre, mais dans sa plus grande étendue elle est glabre, rosée, humide, d'apparence muqueuse.

*Structure.* — La grande lèvre comprend les couches suivantes :

1) *Peau.* — Elle est caractérisée par l'abondance des glandes sébacées et sudoripares et le développement du système pileux.

2) *Fibres musculaires lisses.* — Un dartos homologue à celui de l'homme, mais très faible, double la peau. Ces fibres musculaires, groupées en faisceaux pâles, sont plus abondants à la face externe et au niveau du bord libre.

3) *Pannicule adipeux sous-cutané.* — Ce dernier est constitué par de petits lobules plus ou moins circonscrits par des fibres élastiques et conjonctives.

4) *Coussinet fibro-adipeux de la grande lèvre.* — La partie centrale

de la grande lèvre est occupée par une masse fibro-adipeuse qui lui donne son aspect régulièrement arrondi et sa consistance ferme et souple. Cet appareil fibro-adipeux comprend un sac conjonctivo-élastique englobant une masse graisseuse plus ou moins abondante, suivant l'état d'embonpoint du sujet.

Les fibres de l'appareil cellulo-élastique ont des origines multiples. En haut et en avant, elles viennent des parties latérales du ligament suspenseur du clitoris, du pourtour de l'orifice externe du canal inguinal et du segment terminal du ligament rond. En dedans, elles se détachent du bulbe vestibulaire et plus particulièrement de l'extrémité postérieure de celui-ci. En dehors, elles viennent de la branche ischio-pubienne. Toutes ces fibres forment une sorte de filet dont la forme générale est celle d'un sac dont la partie renflée se trouve en arrière. Dans ce sac, se trouve la masse graisseuse divisée en gros lobules. Cette graisse se continue en avant avec la graisse du pénil et de la paroi abdominale antérieure.

Cette masse graisseuse ne constitue pas un organe adipeux au sens strict du mot. C'est une simple agglomération du tissu cellulo-graisseux sous-cutané. C'est également à tort qu'on a considéré le sac conjonctivo-élastique comme l'homologue de la fibreuse qui double le feuillet pariétal de la vaginale, et la graisse qu'il contient comme un prolongement de la graisse sous-péritonéale. Lorsque cette dernière se prolonge anormalement dans la grande lèvre, autour d'un canal de Nuck persistant, elle se place au-dessous du coussinet adipeux.

**Vaisseaux et nerfs. — 1° Artères.** — Elles comprennent : 1° un *groupe antérieur*, allant à l'union du pénil et de la grande lèvre et provenant des honteuses externes ; 2° un *groupe postérieur*, provenant de la périnéale superficielle et quelquefois du tronc de la honteuse interne et allant vers la région clitoridienne ; 3° un *groupe externe*, provenant de la branche antérieure de l'obturatrice.

Toutes ces artères s'anastomosent largement entre elles et communiquent avec les réseaux de la profondeur.

2° **Veines.** — Le développement de ces dernières est considérable, d'où prédisposition aux varices. Elle se divisent en *superficielles* et *profondes*; les premières viennent des téguments, les secondes proviennent du corps adipeux. Les deux groupes, qui s'anastomosent largement, se portent vers la saphène interne par les honteuses externes, vers la honteuse interne par les périnéales superficielles. Enfin, dans la profondeur, elles communiquent avec les riches plexus du vagin, avec les veines hémorroïdales, obturatrices et avec les veines de la paroi abdominale.

3° **Lymphatiques.** — Très nombreux, ils vont au groupe supéro-interne des ganglions inguinaux superficiels.

**4° Nerfs.** — Les nerfs proviennent de sources multiples. Un groupe, dit *labial antérieur*, est fourni par les nerfs ilio-inguinal (petit abdomino-génital) et par la branche interne du génito-crural (n. spermatique externe). Un groupe, dit *labial postérieur*, provient de la branche génitale du nerf petit sciatique et de la branche périnéale du nerf honteux interne.

**Fente vulvaire.** — Constituée par les faces internes des grandes lèvres, la fente vulvaire s'étend du mont de Vénus au raphé périnéal ; elle s'arrête à environ 3 centimètres en avant de l'anus.

Elle constitue l'axe de la vulve et n'est pas absolument horizontale ; elle suit l'inclinaison pelvienne et présente une direction très légèrement oblique de haut en bas et d'avant en arrière. Sa longueur est de 7 à 8 centimètres.

A l'état d'occlusion, si nous pratiquons une coupe vertico-transversale (v. fig. 929), on reconnaît que la fente n'est que l'entrée d'un *canal vulvaire*, long de 3 à 5 centimètres s'étendant jusqu'à l'entrée du vagin. Ce canal est constitué par la face interne des grandes lèvres, par les nymphes, le gland clitoridien, par l'hymen ou ses débris, par le triangle pré-urétral.

La fente vulvaire chez les multipares est plus béante et laisse entrevoir les plans profonds de la vulve.

Chez les enfants il n'est pas rare d'apercevoir le clitoris entre les lèvres de la fente.

Pour étudier les autres organes constituant la vulve, il faut écarter les grandes lèvres.

Nous apercevons alors les *petites lèvres* ou *nymphes*, limitant entre elles le *vestibule*, dans lequel on distingue l'*orifice de l'urètre* et, en avant de celui-ci, le clitoris, portion visible de l'appareil érectile.

Tout au fond de la région, nous avons l'orifice du vagin avec ses dépendances, constituées par l'*hymen* ou ses débris.

### II. Petites lèvres.

Les petites lèvres, ou nymphes, ont la forme de deux replis cutanés, quelquefois d'apparence muqueuse, naissant sur la face interne des grandes lèvres.

Dans certains cas, les nymphes dépassent le bord libre des grandes lèvres. Cette disposition est le plus souvent celle de l'enfance ; elle est exagérée chez certaines races de négresses (Hottentotes, Boschimanes, etc...). Quand elles dépassent la fente vulvaire, les petites

98.

lèvres prennent alors une coloration brunâtre, pigmentée, semblable à celle des grandes lèvres.

**Dimensions.** — D'une façon générale, les nymphes sont de dimensions moindres que les grandes lèvres. Leur longueur moyenne est de

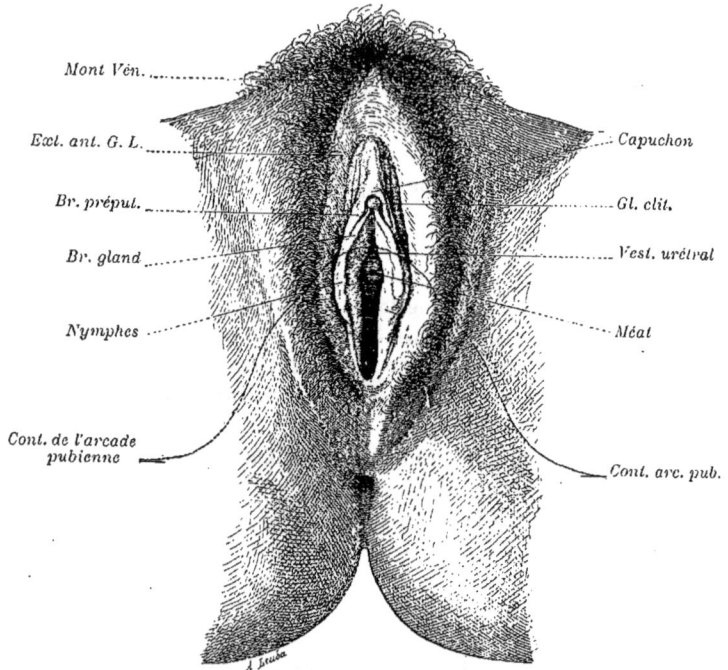

Mont Vén.

Ext. ant. G. L.

Br. préput.

Br. gland

Nymphes

Cont. de l'arcade pubienne

Capuchon

Gl. clit.

Vest. urétral

Méat

Cont. arc. pub.

FIG. 935. — Organes génitaux externes d'une multipare, vus après écartement très modéré des lèvres (Bourgery et Rieffel).

3 cm, leur largeur ou hauteur de 1 centimètre à 1 cm 5, leur épaisseur maxima (à la base) de 3 à 4 millimètres.

**Configuration extérieure.** — La configuration extérieure des nymphes rappelle en petit celle des grandes lèvres, c'est-à-dire celle d'un repli triangulaire à deux faces, deux bords et deux extrémités, orienté d'une façon analogue.

La *face externe ou labiale*, rosée, dépourvue de poils, répond à la face interne de la grande lèvre du côté correspondant. Entre les deux se trouve le *sillon nympho-labial.*

La *face interne ou vestibulaire*, accolée à celle du côté opposé quand la fente vulvaire est close, a un aspect chagriné dû à une multitude de petits mamelons. Cette face délimite avec celle du côté opposé une région spéciale, le *vestibule* qui se termine supérieurement au niveau de l'orifice inférieur du vagin et dont la limite inférieure répond au bord libre des petites lèvres. Le vestibule affecte donc la forme d'une bande annulaire qui encadre l'orifice hyménéal ou vaginal inférieur. La hauteur du vestibule nulle en arrière, augmente progressivement lorsqu'on se rapproche de l'extrémité antérieure de la région. A ce niveau, le vestibule s'étend du frein clitoridien à la partie postérieure de l'orifice urétral. Cette zone antérieure du vestibule affecte la forme d'un triangle dont le sommet répond au frein du clitoris, la base à une ligne transversale passant par la partie postérieure de l'orifice urétral et les bords à la face externe du segment antérieur des nymphes. Cette portion de la région vestibulaire, à laquelle les auteurs français réservent d'ailleurs le nom de vestibule, peut être désignée sous le nom de *vestibule urétro-vaginal*.

Le *bord adhérent*, sous-jacent au bulbe, répond à peu près à la partie moyenne des grandes lèvres.

Le *bord libre*, mince et tranchant, est convexe. Il peut être dentelé ou présenter une incisure unique assez profonde.

L'*extrémité antérieure* se bifurque en deux branches. L'une, *antérieure* (ou préputiale), rejoint celle du côté opposé, constituant avec elle un capuchon au clitoris. C'est le prépuce clitoridien. Ce dernier, très adhérent au clitoris dans le jeune âge, devient plus mobile ultérieurement. Il existe alors un sillon entre le clitoris et lui. L'autre branche, *postérieure*, converge à angle aigu avec celle du côté opposé vers le bord postérieur du gland clitoridien, pour constituer le *frein du clitoris*.

L'*extrémité postérieure* doit être étudiée chez la vierge et la nullipare et chez la femme qui a eu des enfants.

Dans le premier cas, les deux extrémités se réunissent par leur pointe et constituent un repli, véritable *commissure postérieure de la petite lèvre*. Cette commissure est séparée de l'hymen ou de ses débris par une dépression dite *fosse naviculaire*. Dans quelques cas cependant, les nymphes sont moins développées et elles se perdent en arrière sur la face interne des grandes lèvres, sans constituer de commissure.

Chez la femme ayant eu des enfants, la commissure postérieure fait toujours défaut. Dans ce cas, si on écarte la grande lèvre fortement, on crée artificiellement un repli cutané, le *liséré périnéal*, et la *fosse naviculaire* s'étend de ce dernier à l'hymen.

*Structure.* — Les petites lèvres sont des replis cutanés renfermant dans leur épaisseur du tissu conjonctif et de nombreux faisceaux élastiques. Elles ne contiennent pas de graisse.

Le *capuchon du clitoris* présente la même structure que les petites lèvres. Des glandes sébacées nombreuses se trouvent à sa face externe.

*Vaisseaux et nerfs.* — Les *artères* proviennent des artères labiales postérieures et de l'artère dorsale du clitoris.

Les *veines*, très nombreuses, vont au plexus qui entoure l'urètre et le vagin.

Les *lymphatiques*, également très nombreux, aboutissent aux ganglions inguinaux (groupe supéro-interne).

Les *nerfs* proviennent des rameaux profonds et superficiels de la branche périnéale du nerf honteux interne.

### III. Urètre de la femme.

L'urètre féminin commence au col vésical, traverse le diaphragme uro-génital, s'applique à la face antérieure du vagin et débouche à la partie supérieure de la vulve, dans le vestibule, par un orifice : le méat urinaire.

Rectiligne, il est parallèle au vagin ; il a donc, le sujet étant debout, une direction oblique en bas et en avant.

Sa *longueur* moyenne est de 3 centimètres (2 centimètres pour sa portion pelvienne, 1 centimètre pour les portions intra et sous-dia-phragmatique.

Son *calibre* est de 7 à 8 millimètres. Ce dernier est plus considé-rable à la partie moyenne du conduit.

*Rapports.* — a) *Portion sus-diaphragmatique ou pelvienne.* — Elle commence à 15 millimètres en arrière du bord inférieur de la symphyse et est en contact en avant avec le plexus veineux de Santorini et le ligament pubo-vésical médian, en arrière et sur les côtés avec les parois vaginales. Cette portion pelvienne est entourée par le sphincter strié.

b) Dans sa *traversée périnéale*, l'urètre est situé dans l'épaisseur du diaphragme uro-génital ; il est placé en arrière du ligament transverse.

c) *Portion sous-diaphragmatique.* — L'urètre à ce niveau est très adhérent, en arrière, à la paroi vaginale antérieure (septum urétro-vaginal). En avant, il répond au revêtement cutanéo-muqueux du ves-tibule, et sur les côtés, aux racines du clitoris.

Le *méat*, ou orifice externe, se trouve à 23 millimètres environ du gland clitoridien, immédiatement au-dessus du tubercule urétral. Il occupe souvent le sommet d'une saillie mamelonnée, la papille urétrale.

*Configuration intérieure.* — La face interne de l'urètre est d'un blanc cendré ; elle est sillonnée par de nombreux plis dont l'un, longi-tudinal et médian, porte le nom de crête urétrale.

*Structure.* — On distingue deux tuniques : 1) Une tunique **muqueuse** comprenant : *a*) un *épithélium*, cylindrique pour certains auteurs, pavimenteux stratifié pour d'autres ; *b*) un *derme ou chorion*, formé de fibres élastiques et renfermant des papilles vasculaires ; *c*) des *glandes* acineuses.

2) Une **tunique musculaire** lisse comprenant deux couches, l'une interne longitudinale, l'autre externe circulaire. Rappelons que la portion pelvienne est entourée par le sphincter strié, qui sera étudié avec les muscles du périnée.

*Vaisseaux et nerfs.* — Les *artères* proviennent, pour la portion supérieure, des vaginales ; pour la portion inférieure, de la honteuse interne (artère urétrale). — Les *veines* constituent un plexus qui communique avec les veines du vagin et celles de la vessie. — Les *lymphatiques*, nombreux, vont pour la plupart aux ganglions hypogastriques.

Les *nerfs* proviennent du plexus hypogastrique (pour les fibres lisses), du nerf honteux interne (pour les fibres striées et la muqueuse).

## IV. Appareil érectile.

L'appareil érectile comprend : 1° le clitoris ; 2° le bulbe.

I. **Clitoris.** — Le clitoris présente trois parties : des racines, un corps, un gland.

*Racines du clitoris* (corps caverneux). — Ces deux racines, cylindriques, naissent par des attaches solides à la partie moyenne de la face interne des branches ischio-pubiennes. Elles se portent obliquement en avant, en dedans et en haut, et se réunissent devant la symphyse pour constituer le corps.

Leur face supéro-externe est accolée contre le diaphragme uro-génital, et les branches osseuses ; leur face inféro-interne, coiffée par le muscle ischio-caverneux, répond, à distance, au bulbe de la vulve, au muscle bulbo-caverneux et plus superficiellement à la base de la grande lèvre.

*Corps du clitoris.* — Ce dernier, plutôt aplati que cylindrique, est constitué par l'adossement des deux corps caverneux. Après un trajet ascendant de quelques millimètres, le corps se coude pour se porter obliquement en bas et en arrière.

C'est à ce niveau que s'insère *le ligament suspenseur*. Ce ligament comprend des fibres superficielles qui vont se perdre dans le mont de Vénus et des fibres profondes, plus solides, qui vont s'insérer à la face antéro-inférieure de la symphyse.

Le corps est entouré d'une capsule conjonctive, le fascia clitoridien.

*Gland du clitoris.* — Le gland affecte la forme d'un tubercule

médian, conique, mesurant 5 à 6 millimètres en longueur et en largeur.
Il est recouvert par un repli des petites lèvres qui constituent un *capuchon* ou *prépuce*. Sa face postérieure est plus ou moins excavée en une gouttière sur laquelle s'insèrent les replis nymphéaux postérieurs qui lui forment un frein.

**Structure.** — Seules les racines sont érectiles au sens histologique du mot. Elles sont constituées par une enveloppe fibro-élastique de 1 millimètre d'épaisseur, l'*albuginée*, contenant un tissu érectile aréolaire.

Le gland est une formation plus élastique qu'érectile. Il est recouvert d'un revêtement cutané.

*Vaisseaux et nerfs.* — 1) Les artères viennent de la honteuse interne. Elles représentent les deux branches terminales de ce tronc artériel. Une de ces branches pénètre dans le corps caverneux. C'est l'*artère caverneuse* ou clitoridienne profonde, qui se dirige en avant, se ramifie et s'anastomose avec celle du côté opposé par tous les orifices du septum. Un rameau récurrent venant de cette artère irrigue les racines du clitoris.

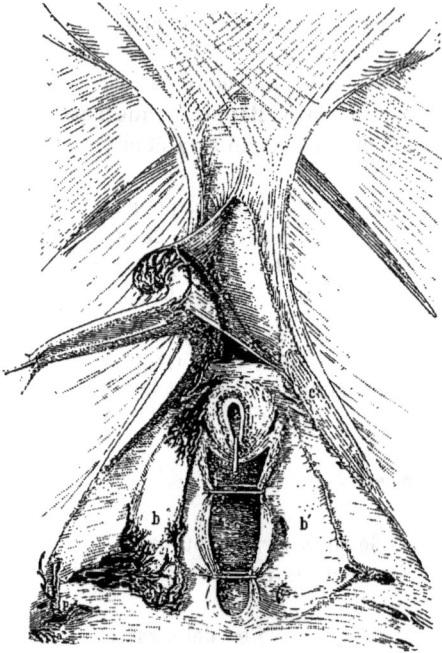

Fig. 936. — Les parties profondes de la région vulvaire; symphyse, clitoris, bulbe, feuillet inférieur du plancher uro-génital (Farabeuf).

L'urètre coupé est tiré en bas par une épingle. Le canal vulvo-vaginal, également coupé, est tenu par deux ligatures. La racine gauche du clitoris a été arrachée de l'arcade pubienne c et transportée à droite en l'air par un crochet. Le bulbe gauche extirpé n'est plus à sa place b'. Le clitoris n'a gardé que la moitié droite de son ligament suspenseur attaché en s. L'excision de l'autre moitié permet de voir sortir librement du bassin, par-dessous l'excavation, le feuillet celluleux, sous lequel on voit la veine dorsale profonde se bifurquer et pénétrer dans le plancher, mince en cet endroit. Du côté droit, le bulbe b est en place; il en part, en haut, les veinules coupées du réseau intermédiaire qui, avec les urétrales et les caverneuses, alimentent les honteuses. En bas, la bulbaire principale gagne la honteuse en rampant dans le plancher, non loin des périnéales superficielles p et anales a. Le bulbe donne aussi plusieurs veines, ici deux, qui entrent en relation avec celles de la vulve et finissent, après avoir perforé, par s'unir avec les émissaires des colonnes antérieure et postérieure du vagin. (Farabeuf.)

L'autre branche de la honteuse constitue l'*artère dorsale du clitoris.*

Elle passe à travers les feuillets du ligament suspenseur, chemine sur la face supérieure et se dirige vers le gland où elle s'anastomose avec celle du côté opposé.

2) Les **veines** forment un réseau des plus compliqués. On distingue :

1° Les *veines caverneuses*, très ramifiées à leur origine, qui constituent finalement deux troncs allant à la honteuse interne;

2° Les *veines clitoridiennes*, qui comprennent deux groupes : un groupe *superficiel*, les veines dorsales superficielles du clitoris, se jetant dans la saphène interne; — un groupe *profond* représenté par deux veines dorsales profondes, satellites de l'artère, et une veine dorsale profonde, unique et médiane.

3) Les **lymphatiques** du revêtement cutanéo-muqueux du gland sont les seuls connus. Ils vont aux ganglions inguinaux superficiels (groupe supéro-interne), aux ganglions inguinaux profonds, et aux ganglions iliaques externes.

4) Les **nerfs** proviennent du nerf honteux interne par le *nerf dorsal du clitoris*. Ce nerf est renforcé par des filets du plexus caverneux sympathique. Le gland est le siège de corpuscules nerveux spéciaux (corpuscules du sens génital).

## II. Bulbes vulvaires ou vestibulaires. — Sous ce nom, on décrit

deux formations érectiles entourant l'orifice vulvo-vaginal à la façon d'un fer à cheval. Les bulbes vestibulaires commencent en arrière par une extrémité renflée, puis s'amincissent et se terminent en avant entre l'urètre et les formations érectiles du clitoris, en s'unissant l'un à l'autre par le *réseau veineux intermédiaire de Kobelt.*

Les dimensions moyennes sont : longueur 35 millimètres, hauteur 15 mm., épaisseur 10 mm.

Longtemps désignés sous le nom de bulbes du vagin et rattachés à ce dernier organe, ils appartiennent en réalité à la région vulvaire, car ils sont situés en dessous de l'aponévrose périnéale moyenne.

*Rapports.* — La *face externe* du bulbe est recouverte par le muscle bulbo-caverneux et répond au triangle ischio-bulbaire. Tout à fait en avant cette face entre en rapport avec le muscle ischio-caverneux et la racine du clitoris. La *face interne* répond d'avant en arrière, à la portion terminale de l'urètre, à la face interne des petites lèvres, à la glande de Bartholin.

*Structure.* — Les bulbes sont constitués par une albuginée moins épaisse que celle du corps clitoridien et contenant du tissu érectile à larges aréoles. Ils sont en réalité plus spongieux qu'érectiles.

*Vaisseaux et nerfs.* — 1) L'artère principale est l'artère bulbaire ou transverse profonde du périnée, dernière branche collatérale de la honteuse interne. Une artère accessoire, l'artère bulbaire superficielle, provient de la périnéale inférieure.

2) Les **veines** sont extrêmement développées. On les divise : en *veines bulbaires postérieures*, qui constituent deux ou trois troncs allant à la v. honteuse interne, quelquefois à une v. hémorroïdale, et en *veines bulbaires antérieures*; ces dernières rejoignent aussi la v. honteuse interne en cheminant à travers les feuillets périnéaux. Toutes ces veines communiquent largement entre elles et avec les réseaux voisins.

3) Les **lymphatiques** ne sont pas connus.

4) Les **nerfs** vaso-moteurs proviennent du plexus hypogastrique qui accompagne l'artère honteuse interne. Quelques rameaux sensitifs et moteurs viennent du nerf périnéal (nerf bulbo ou musculo-urétral).

CHAPITRE SIXIÈME

## GLANDES DE LA VULVE

On rencontre au niveau de la vulve : 1º deux glandes volumineuses, les *glandes de Bartholin;* 2º de nombreuses dépressions de la muqueuse du vestibule, les *lacunes vestibulaires.*

**Glandes de Bartholin.** — Comparables aux glandes de Cowper de l'homme, ces glandes sont encore appelées *grandes glandes du vestibule.* Chacune d'elles est située sur les côtés de l'orifice vulvo-vaginal, entre lui et l'ischion. Elles sont à environ 1 centimètre de ce dernier, de l'hymen et du fond du pli génito-crural.

La glande de Bartholin à l'état normal est grosse comme un pois et pèse de 4 à 5 grammes. Elle est de couleur blanc jaunâtre et de consistance ferme.

*Configuration extérieure et rapports.* — La *face externe,* convexe, regarde en dehors et en bas. Elle est recouverte par l'extrémité postérieure du bulbe et le muscle bulbo-caverneux (v. fig. 937). Plus superficiellement elle répond à l'aponévrose superficielle et à la base de la grande lèvre. La *face interne,* concave, répond aux parties latérales du vestibule dont la sépare un prolongement de l'aponévrose moyenne et le muscle sphincter de la vulve.

Le *canal excréteur* naît de la face interne. Long de 15 à 18 millimètres, large 2 millimètres, il se dirige en avant, en dedans et un peu en bas, traverse les fibres du sphincter de la vulve pour s'ouvrir au niveau de l'orifice vaginal au fond de la gouttière nympho-hyménéale.

*Structure.* — La glande de Bartholin est une glande tubuleuse ramifiée décomposable en lobules, formés eux-mêmes de plusieurs acini.

*Vaisseaux et nerfs.* — Les *artères* proviennent de la honteuse
interne et de la périnéale superficielle ; — les *veines* se jettent dans les
veines du bulbe et
de l'extrémité infé-
rieure du vagin ; —
les *lymphatiques*
vont les uns, aux
ganglions iliaques
internes, les autres,
aux ganglions de
l'aine ; — les *nerfs*
proviennent de la
branche périnéo-vul-
vaire du nerf hon-
teux.

**Lacunes vesti-
bulaires.** — Sur
toute l'étendue du
vestibule, on aper-
çoit des orifices ar-
rondis, très variables

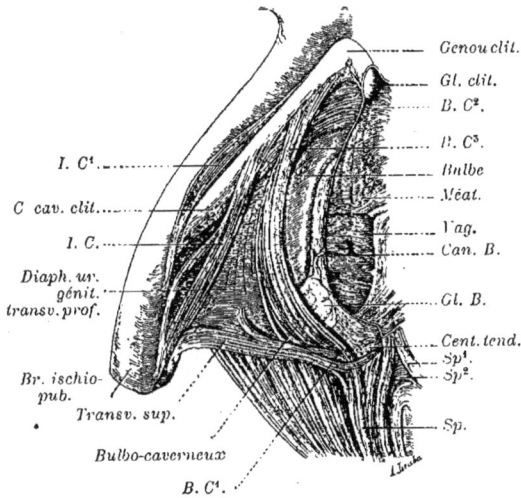

Fig. 937. — Glande de Bartholin (Henle).

dans leur nombre, leur forme et leurs dimensions. Ces orifices conduisent dans des cryptes, simples dépressions de la muqueuse du vestibule et que l'on désigne sous le nom de *lacunes vestibulaires*.

Ces lacunes se rencontrent de préférence en deux points : 1° sur les
parties latérales du vestibule au niveau de l'orifice du canal de la glande
de Bartholin. On désigne parfois, fort improprement d'ailleurs, ces
lacunes latérales sous le nom de *petites glandes vestibulaires* ; — 2° au
voisinage de l'orifice urétral. Deux de ces lacunes juxta-urétrales
méritent une mention spéciale. Elles se présentent, en effet, sous
forme de conduits assez longs, remontant sur une longueur de 1 et
même de 2 centimètres, parallèlement à l'urètre : ce sont les *canaux
de Skène*, que l'on a regardés, à tort, comme représentant la partie
inférieure des canaux de Wolff. Ces canaux de Skène contiennent
d'ailleurs de véritables cryptes glandulaires.

CINQUIÈME PARTIE

# PÉRINÉE [1]

On donne le nom de périnée à l'ensemble des parties molles qui ferment le détroit inférieur. Le périnée a une forme générale losangique, répondant au contour ostéo-ligamenteux du détroit inférieur. Au point de vue topographique, on peut le diviser en deux régions secondaires, séparées par une ligne transversale réunissant les deux tubérosités ischiatiques : le *périnée antérieur*, uro-génital, et le *périnée postérieur*, anal.

Envisagé au point de vue de sa constitution, le périnée comprend toutes les parties comprises entre les téguments et le péritoine tapissant le fond de l'excavation pelvienne. Mais son principal élément constituant est représenté par un diaphragme musculaire étendu de la partie moyenne de l'excavation pelvienne au coccyx et au raphé fibreux qui prolonge cet os inférieurement. Ce diaphragme pelvien principal (*diaphragma pelvis proprium*, BNA) n'obture cependant pas complètement la partie inférieure du pelvis. Les deux moitiés symétriques qui le constituent laissent entre elles une fente sagittale répondant à la moitié antérieure environ de la distance pubo-coccygienne. Au niveau de cette fente, le diaphragme pelvien principal est complété par un diaphragme accessoire, le plancher uro-génital (*diaphragma pelvis accessorium s. urogenitale*, BNA), lame musculo-aponévrotique qui comble l'espace triangulaire que limitent les deux branches ischio-pubiennes.

Ces deux diaphragmes livrent d'ailleurs passage aux conduits urinaire, génital et rectal, qui sortent du pelvis pour venir s'ouvrir au niveau des téguments de la région périnéale.

Devant nous limiter ici à l'anatomie descriptive du périnée, nous étudierons successivement ses muscles et ses aponévroses.

## § 1. MUSCLES DU PÉRINÉE

**Préparation.** — Pour préparer les muscles du périnée, choisir un sujet maigre, moyennement musclé, peu infiltré. L'hydrotomie du sujet est utile pour débarrasser le périnée du sang dont il est souvent gorgé. Pour disséquer les muscles superfi-

---

[1]. Dans le *Traité d'Anatomie humaine*, le chapitre *Périnée de l'homme* a été rédigé par M. Dr Paul Delbet ; et le chapitre *Périnée de la femme*, par M. le Dr H. Rieffel.

ciels, on placera le sujet dans la position de la taille et on pratiquera une incision médiane s'étendant de la racine des bourses à la pointe du coccyx, en encerclant l'anus. Sur cette incision sagittale, on fera tomber une incision transversale passant un peu en avant de l'ischion. Les muscles sous-jacents au plancher uro-génital seront facilement dégagés, après ablation des plans superficiels. Pour voir le transverse profond et le sphincter strié de l'urètre, on enlèvera avec précaution le bulbe et le feuillet inférieur de l'aponévrose moyenne. — Une étude complète du releveur coccy-périnéal nécessitera une dissection du muscle par sa face périnéale et par sa face pelvienne. Celle-ci s'exécutera de préférence sur un bassin divisé par une section sagittale para-médiane. Les viscères seront conservés du côté où l'on voudra disséquer le muscle.

Les données de l'anatomie comparée permettent de répartir les muscles du périnée en deux groupes. Le premier comprend les muscles qui dérivent de la musculature de la queue des mammifères caudés. Le deuxième est formé par ceux qui proviennent du sphincter primitif du cloaque.

Le premier groupe comprend les muscles releveur de l'anus et ischio-coccygien, qu'il y a intérêt à réunir en un seul, le diaphragme pelvien principal. Celui-ci résulte de l'adaptation progressive des muscles moteurs de la queue que la régression de celle-ci rendait inutiles, en même temps que le passage de l'attitude horizontale à la station debout nécessitait l'apparition d'un appareil d'occlusion de la cavité pelvienne sur le fond de laquelle devait reposer une partie des viscères pelviens et abdominaux.

Le deuxième groupe comprend un muscle postérieur, le sphincter externe de l'anus — et plusieurs muscles antérieurs : bulbo et ischiocaverneux, transverse superficiel du périnée, transverse profond du périnée, sphincter strié de l'urètre. Les données de l'anatomie comparée, confirmées par celles de l'embryologie, montrent qu'en dépit de leurs situations variées, ces muscles dérivent tous du sphincter primitif du cloaque.

A ces deux groupes principaux, il faut ajouter quelques muscles à fibres lisses, dont l'importance est beaucoup moins considérable (muscle recto-coccygien de Treitz, muscle recto-urétral, fibres d'union du releveur et du rectum).

Comme tous les groupes musculaires en voie d'évolution, les muscles du périnée n'ont qu'une fixité morphologique très relative. Il est fréquent de les voir varier au point de vue de leur indépendance, de leur développement et de leurs insertions. Pour la même raison, l'existence de certains d'entre eux est loin d'être constante. C'est à cette variabilité qu'il faut sans aucun doute attribuer les divergences de description des muscles du périnée, divergences qui viennent encore compliquer l'étude déjà délicate de cette région musculaire.

La disposition de la musculature périnéale varie selon le sexe. Nous prendrons, comme type de description, les muscles du périnée de l'homme. Nous verrons ensuite quelles sont les modifications que subissent ces muscles par suite de la traversée du périnée féminin par le canal vagino-vulvaire.

## I. MUSCLES DU PÉRINÉE CHEZ L'HOMME

### 1. MUSCLES DÉRIVÉS DE LA MUSCULATURE CAUDALE

**Diaphragme pelvien principal.** (*Releveur de l'anus et ischio-coccygien.*)

Le diaphragme pelvien principal est composé, suivant la nomenclature généralement adoptée en France, par deux muscles distincts, le releveur de l'anus et l'ischio-coccygien. Nous croyons cependant préférable de les réunir dans une même description,

Formé de deux moitiés symétriques, le diaphragme musculaire principal du pelvis (releveur coccy-périnéal de Faraboeuf) figure dans son

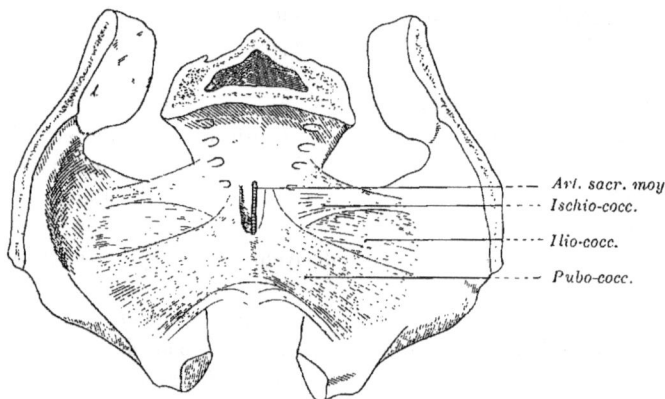

Avt. sacr. moy
Ischio-cocc.
Ilio-cocc.
Pubo-cocc.

Fig. 938. — Schéma du diaphragme pelvien principal (d'après Holl).

ensemble une sorte d'entonnoir charnu à concavité supérieure, percé en son centre d'une large fente médio-sagittale que traversent l'urètre, le rectum ainsi que le vagin chez la femme.

La ligne d'origine de cet entonnoir musculaire commence sur la face postérieure du corps du pubis à un demi-centimètre au-dessus de l'ogive pubienne, passe ensuite sur l'aponévrose de l'obturateur interne et vient aboutir à la petite épine sciatique. Les fibres charnues, émanées de cette ligne, se portent toutes obliquement en bas, en arrière et en dedans. Quelques-unes d'entre elles se terminent en avant du rectum, mais leur presque totalité contourne les parties latérales de celui-ci, pour se fixer en arrière de lui, sur le raphé ano-coccygien ou le coccyx.

Cette nappe musculaire est décomposable en plusieurs faisceaux dont le nombre et la disposition varient beaucoup suivant les auteurs. Nous adopterons ici la description de Holl, la plus conforme aux données de l'anatomie comparée qui, en l'espèce, nous paraît le guide le plus sûr.

Nous décrirons donc, au diaphragme musculaire principal du pelvis, quatre faisceaux : l'ischio-coccygien, l'ilio-coccygien, le pubo-coccygien et le pubo-rectal.

1. **Ischio-coccygien** (*M. coccygeus BNA*). — Le muscle ischio-coccygien se détache : 1º de la face interne de la petite échancrure sciatique ; 2º de la partie adjacente de l'aponévrose obturatrice ; 3º de la face supérieure, pelvienne du petit ligament sacro-sciatique. Ses fibres se portent en bas et en dedans et se terminent sur les bords latéraux du coccyx.

Le développement de ce muscle est très variable et en rapport inverse de celui du petit ligament sacro-sciatique. L'ischio-coccygien représente en effet un muscle en voie d'atrophie et de transformation fibreuse. Cette transformation gagne le muscle par sa face externe et son bord postérieur. Lorsque le muscle, reproduisant la disposition primitive, est anormalement développé, ses insertions vertébrales peuvent remonter sur les parties latérales du sacrum jusqu'au niveau du 3e trou sacré. — Les faisceaux, nés de l'aponévrose obturatrice, sont inconstants. Ils appartiennent en réalité au muscle ilio-coccygien dont ils représentent un faisceau postérieur anormal.

2. **Ilio-coccygien.** — Le muscle ilio-coccygien, dont le développement est très variable, naît de l'aponévrose obturatrice le long d'une ligne, concave en haut, unissant l'extrémité postérieure de l'arcade obturatrice à l'épine sciatique. Au niveau de cette ligne, se trouve un épaississement fibreux linéaire : c'est l'*arcade tendineuse du releveur* (*arcus tendineus levatoris ani*) qu'il ne faut pas confondre avec l'*arcus tendineus fasciæ pelvis* que nous décrirons en même temps que l'aponévrose endo-pelvienne. Cette arcade tendineuse, de développement très variable, est quelquefois peu apparente. Les fibres tendineuses d'origine de l'ilio-coccygien remontent alors jusqu'à la ligne innominée, en adhérant d'ailleurs intimement à l'aponévrose obturatrice.

Les fibres de l'ilio-coccygien se portent en bas, en arrière et en dedans et viennent se terminer sur le sommet du coccyx et sur le raphé ano-coccygien.

La face pelvienne de la partie terminale de l'ilio-coccygien est recouverte par le muscle pubo-coccygien.

3. **Pubo-coccygien**. — Le pubo-coccygien naît sur la face postérieure du corps du pubis, le long d'une ligne légèrement concave en haut qui s'étend du bord inférieur de la symphyse au trou obturateur. Ses fibres se portent presque directement en arrière et se divisent en deux faisceaux :

1) Un *faisceau interne*, accessoire, toujours très réduit, qui se porte en avant du rectum et paraît se terminer au niveau de la paroi anté-

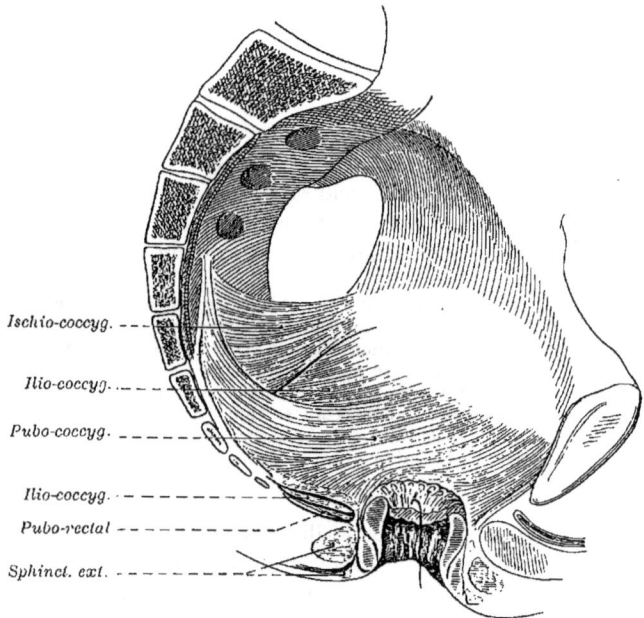

Ischio-coccyg.

Ilio-coccyg.

Pubo-coccyg.

Ilio-coccyg.

Pubo-rectal

Sphinct. ext.

Fig. 939. — Diaphragme pelvien principal, vu par sa face pelvienne, côté gauche (d'après Holl.)

rieure de celui-ci. En réalité, ses fibres se continuent avec de fins trousseaux tendineux qui s'entrecroisent sur la ligne médiane avec ceux du côté opposé et viennent se perdre à la face profonde des téguments de la région anale.

2) Un *faisceau externe*, faisceau principal, dont les fibres croisent la face latérale du rectum et se terminent en arrière de celui-ci : *a*) sur le raphé ano-coccygien ; *b*) sur une lame tendineuse qui, au-dessus des

fibres de l'ilio-coccygien, se prolonge en pointe sur la face ventrale du coccyx au-dessous du muscle rétracteur de Treitz (v. fig. 939).

Au moment où le faisceau principal croise la face latérale du rectum par ses fibres les plus internes, celles-ci sont unies à la paroi de l'intestin par une lame élastique très résistante, qui reçoit d'autre part par sa face supérieure l'insertion de nombreuses fibres longitudinales du

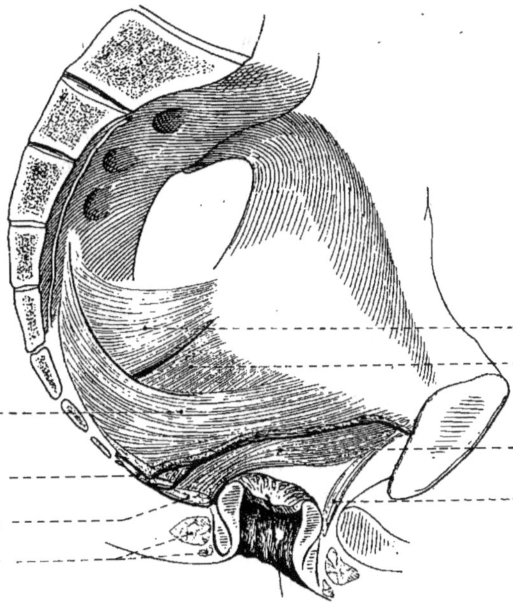

FIG. 940. — Diaphragme pelvien principal, vu par sa face pelvienne, côté gauche (d'après Holl).

Le pubo-coccygien a été partiellement enlevé pour montrer le pubo-rectal.

rectum et émet par sa face inférieure des prolongements qui descendent jusqu'à la face profonde des téguments de la région anale.

Les étroites connexions du pubo-coccygien avec cet appareil tendino-élastique ont fait croire à tort à une insertion vraie du pubo-coccygien sur le rectum. Ce sont ces faisceaux du pubo-coccygien *adhérents* au rectum que nombre d'auteurs (Lesshaft, Roux, Drappier) décrivent sous le nom de couche interne, élévatrice, du releveur ou de releveur proprement dit (*elevator ani proprius.*)

4. **Pubo-rectal**. — Le pubo-rectal, recouvert par le précédent, est invisible lorsqu'on regarde le releveur par sa face pelvienne. Il naît :

*a*) du bord inférieur de la symphyse; *b*) de la partie adjacente de la branche ischio-pubienne; *c*) de la face supérieure du segment attenant du plancher uro-génital.

Ses fibres se portent en arrière et s'insèrent les unes en avant, les autres en arrière du rectum.

Les *fibres rétro-rectales*, de beaucoup les plus nombreuses et les plus importantes, se terminent en arrière du rectum, en s'unissant à celles du côté opposé. Elles constituent avec ces dernières une fronde épaisse et résistante, qui embrasse dans sa concavité les parois latérales et postérieure du rectum.

Quant aux *fibres prérectales*, quelques-unes s'attachent sur la paroi antérieure du rectum. D'autres se continuent avec les fibres du transverse superficiel du périnée et du sphincter du côté opposé.

*Rapports.* — Envisagé dans son ensemble, le diaphragme pelvien principal affecte la forme d'un quadrilatère irrégulier auquel on peut décrire 4 bords et 4 faces.

Les 4 bords se distinguent en : *supérieur*, répondant à la ligne d'origine, étendue de la partie inférieure de la symphyse à l'épine sciatique; — *inférieur*, formé par la ligne de terminaison s'étendant de la partie antérieure de l'anus à la base du coccyx; — *postérieur*, contigu au bord inférieur du muscle pyramidal; — *antérieur* ou mieux antéro-interne; celui-ci, plus important, repose sur le plancher uro-génital. Il limite avec celui du côté opposé une fente antéro-postérieure qui livre passage à l'urètre.

Des deux faces, l'*externe* ou superficielle répond à la fosse ischio-rectale dont elle forme la paroi interne. — L'*interne* présente des rapports beaucoup plus importants. Elle constitue le plancher de l'étage sous-péritonéal du bassin et répond à ce niveau aux faces latérales des viscères pelviens : vessie, prostate, rectum, et aux nombreux organes qui se rendent des parois pelviennes à ces viscères.

Les deux faces sont recouvertes par une aponévrose, mince et celluleuse pour la face externe; épaisse et fibreuse, pour la face interne. Cette dernière fait partie du fascia endo-pelvien (aponévrose périnéale supérieure) que nous décrirons plus loin.

*Action.* — Le diaphragme pelvien principal sert avant tout à constituer le plancher pelvien. Par sa simple tonicité, comme par sa contraction, il lutte contre la poussée abdominale que produisent les efforts combinés du diaphragme et des muscles abdominaux, en sorte qu'il se trouve dans un état permanent d'antagonisme avec ceux-ci.

Regardé autrefois comme un muscle élévateur et dilatateur de l'anus, il doit au contraire être considéré comme un constricteur énergique de la partie terminale du tube digestif et comme un collaborateur du sphincter externe qu'il peut éventuellement suppléer. Il est possible cependant que les fibres internes du pubo-coccygien exercent une action élévatrice et dilatatrice, en raison de leur adhérence à la paroi rectale. Ce rôle, au demeurant discutable, est en tout cas absolument masqué par l'action constrictrice puissante des autres fibres du pubo-coccygien et de la totalité du pubo-rectal.

**Innervation.** — Le diaphragme pelvien est innervé par le plexus sacré. De la 3ᵉ sacrée se détache un tronc principal, renforcé par deux racines accessoires émanées des 2ᵉ et 4ᵉ nerfs sacrés. Ce tronc se divise en 4 filets qui se rendent aux 4 faisceaux constituants du releveur coccy-périnéal.

## II. MUSCLES DÉRIVÉS DU SPHINCTER DU CLOAQUE

### 1. Muscle du périnée postérieur.

**Sphincter externe de l'anus** (*M. Sphincter ani externus BNA*). — Le sphincter externe de l'anus, souvent désigné sous le nom de sphincter strié, par opposition au sphincter lisse ou sphincter interne, est un muscle orbiculaire qui entoure l'orifice anal. Il est composé de deux moitiés latérales et figure dans son ensemble, à l'état de repos, une ellipse à grand axe sagittal.

Ses fibres naissent en arrière : a) de la peau des téguments de la région rétro-anale ; b) du raphé ano-coccygien ; c) de la pointe du coccyx. — Elles se portent en avant, les unes nettement sous-cutanées, les autres plus profondes, et se terminent : a) sur la peau de la région pré-anale ; b) sur le septum périnéal, ou lame conjonctive médiane du périnée, lame ano-bulbaire. De plus, de nombreuses fibres se continuent avec les muscles voisins (transverse superficiel du périnée, bulbo-caverneux, pubo coccygien).

Le sphincter externe forme dans son ensemble une sorte de cylindre qui engaine l'anus. Ses fibres superficielles à double insertion cutanée, constituent un véritable peaucier anal. Ses fibres profondes sont adjacentes au bord inférieur du muscle pubo-rectal.

*Action.* — Le sphincter ferme l'anus. A l'état de repos, il opère cette occlusion par sa simple tonicité. Mais lorsqu'il devient nécessaire de résister à l'effort abdominal, le sphincter ferme l'anus activement, en se contractant.

**Innervation.** — Il est innervé par un filet du nerf honteux interne qui lui arrive en traversant la fosse ischio-rectale Il reçoit également un filet accessoire, venu de la 4ᵉ sacrée qui arrive au sphincter après avoir traversé le releveur de l'anus.

## 2. Muscles sous-jacents au plancher uro-génital.

**1. Muscle bulbo-caverneux** (*Compressor bulbi BNA*). — Le bulbo-caverneux se compose généralement de trois faisceaux dont deux superficiels (antérieur et postérieur) et un profond.

*a)Le faisceau superficiel postérieur* (*M. compressor bulbi proprius*, HOLL.)

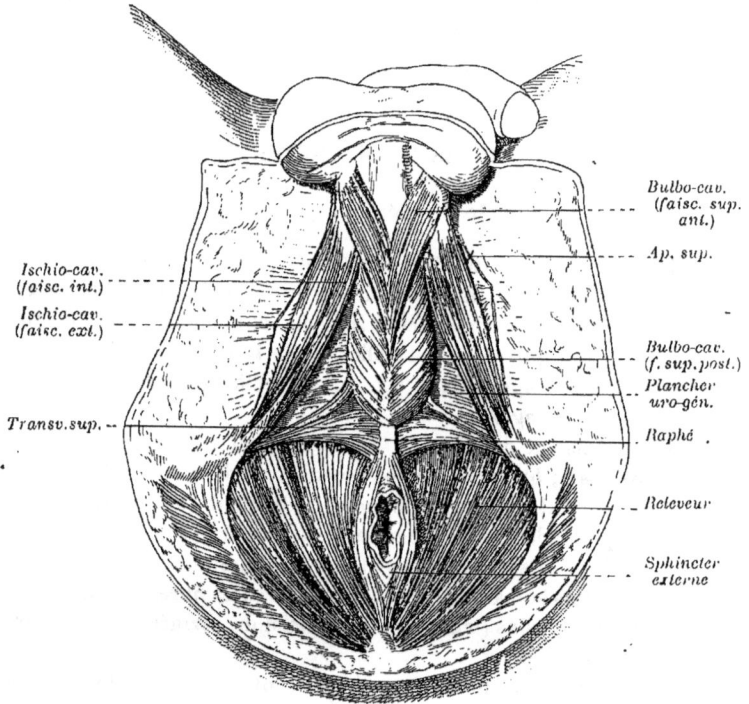

Bulbo-cav. (faisc. sup. ant.)

Ap. sup.

Ischio-cav. (faisc. int.)

Ischio-cav. (faisc. ext.)

Bulbo-cav. (f. sup. post.)
Plancher uro-gén.
Raphé

Transv. sup.

Releveur

Sphincter externe

FIG. 941. — Muscles superficiels du périnée de l'homme.

naît du segment postérieur du raphé médian du bulbe et de la partie antérieure du raphé ano-bulbaire. De là ses fibres se portent en haut, en dehors et en avant pour se terminer sur la face supérieure du bulbe en avant de l'urètre, en se confondant avec le ligament triangulaire (lame sus-urétrale) qui comble le sommet de l'angle que forment les deux corps caverneux.

*b) Le faisceau superficiel antérieur* (*M. compressor bulbi proprius*, s. *M. constrictor radicis penis*) naît du raphé du bulbe et se termine sur les faces latérales des corps caverneux par une lame fibreuse qui se confond avec la gaine de ces organes érectiles. Ce muscle peut présenter des faisceaux aberrants se fixant sur le ligament suspenseur, la symphyse pubienne, etc.

c) **Le faisceau profond** (*Compresseur de la racine du bulbe, compressor hemisphærium bulbi*, HOLL), parfois absent, est formé de fibres assez peu nombreuses qui naissent de la partie postérieure du bulbe et qui cravatent obliquement ce dernier pour se fixer sur sa face

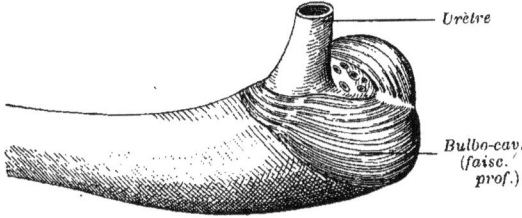

FIG. 942. — Faisceau profond du bulbo-caverneux (compresseur de la racine du bulbe) (d'après Holl.)

dorsale, immédiatement en avant du point de pénétration de l'urètre.

**Muscle ischio-bulbaire.** — Assez fréquemment on trouve un faisceau, se détachant de la face interne de l'ischion et allant s'insérer sur le raphé du bulbe en recouvrant le triangle latéral du bulbe et les deux faisceaux superficiels du bulbo-caverneux. Ce faisceau, en comblant l'espace compris entre l'ischio-caverneux, le bulbo-caverneux et le transverse superficiel, reconstitue ainsi au niveau du périnée antérieur une nappe musculaire indivise qui rappelle la fusion originelle de ces muscles.

2) **Ischio-caverneux** (*M. ischio-cavernosus BNA*). L'ischio-caverneux est un demi-cylindre musculo-tendineux qui engaine le corps caverneux correspondant. Il naît par deux chefs, interne et externe, s'insérant sur la branche ischio-pubienne en dedans et en dehors de l'attache osseuse du corps caverneux. Ces deux chefs convergent sur la face inférieure de celui-ci qu'ils recouvrent d'un corps charnu demi-cylindrique. Ce dernier se continue par une lame tendineuse qui se fusionne bientôt avec la gaine du corps caverneux.

**Muscle de Houston.** — C'est un faisceau anormal de l'ischio-caverneux, se présentant sous la forme d'une bandelette charnue qui contourne le corps caverneux et forme ainsi avec celui du côté opposé une sangle qui entoure la racine de la verge au-dessus des vaisseaux dorsaux. Plus rarement ce faisceau anormal dépend du bulbo-caverneux.

3) **Transverse superficiel du périnée** (*M. transversus perinei superficialis BNA*). Ce muscle est une bandelette transversale, aplatie, très variable dans ses insertions et dans son volume. Il naît de la face interne de l'ischion, au-dessus du chef interne de l'ischio-caverneux, et

se termine, ou plus exactement paraît se terminer au niveau du noyau central du périnée. En réalité la plupart de ses fibres se continuent avec celles des muscles voisins : bulbo-caverneux, sphincter externe de l'anus et surtout fibres périnéales du pubo-rectal (v. p. 1558).

*Rapports des muscles périnéaux superficiels.* — Les muscles périnéaux superficiels sont recouverts par les téguments, les vaisseaux et nerfs périnéaux superficiels et l'aponévrose périnéale superficielle (v. p. 1567). Supérieurement ils répondent à la face inférieure du plancher uro-génital (Aponévrose moyenne). Ils ménagent entre eux le triangle ischio-bulbaire qui est limité en arrière par le transverse, en dedans par le bulbo-caverneux, en dehors par l'ischio-caverneux et dont le fond est formé par le feuillet inférieur du plancher uro-génital, au-dessus duquel chemine transversalement l'artère du bulbe.

*Innervation.* — Chacun de ces muscles reçoit un filet du nerf honteux interne.

### 3. Muscle du plancher uro-génital.

**Transverse profond du périnée** (*M. transversus perinei profondus BNA*). — Ce muscle, très inégalement développé, suivant les sujets, occupe la partie postérieure du plancher uro-génital. Il naît de la face interne de l'ischion au-dessus du chef interne de l'ischio-caverneux et se porte transversalement en dedans pour se terminer, au niveau de la ligne médiane, sur le noyau fibreux central du périnée.

Le transverse profond échange souvent des fibres avec la partie inférieure du sphincter strié de l'urètre, dans l'épaisseur de laquelle sont contenues les glandes de Cowper.

*Action.* — Ce muscle est avant tout un élément de soutien pour le plancher uro-génital.

*Innervation.* — Il est innervé par le nerf honteux interne.

**Muscle de Guthrie et de Wilson.** — Sous le nom de muscles de Guthrie et de Wilson, on a décrit les faisceaux les plus divers, sans que l'accord soit possible, en raison même de l'obscurité de la description de ces deux anatomistes. Dans ces conditions, le plus sage est de rejeter définitivement de la nomenclature les dénominations précitées qui n'ont pas été sans contribuer beaucoup à obscurcir l'étude de la musculature périnéale.

### 4. Muscle de la loge supérieure du périnée.

**Sphincter strié de l'urètre** (*M. sphincter uretræ membranaceæ BNA*). — Le sphincter strié se présente sous la forme d'une gaine musculaire cylindrique, entourant l'urètre postérieur depuis le col vésical jusqu'au plancher uro-génital, engainant par conséquent les portions membraneuse et prostatique.

*Au niveau de la portion membraneuse,* il comprend : *a*) des fibres *externes* ou périphériques naissant en avant du ligament de Henle et du plexus de Santorini et allant se terminer en arrière sur un raphé fibreux qui les sépare de celles du côté opposé; *b*) des fibres *internes,* concentriques aux précédentes, affectant une disposition nettement annulaire.

*Au niveau de la portion prostatique,* le muscle semble avoir éclaté et se divise en deux demi-anneaux séparés, répondant aux faces antérieure et postérieure de la prostate. La portion rétro-prostatique s'arrête d'ailleurs à quelques millimètres au-dessus du bec de la prostate. La portion pré-prostatique, plus développée, occupe parfois toute la hauteur de la face antérieure de la glande.

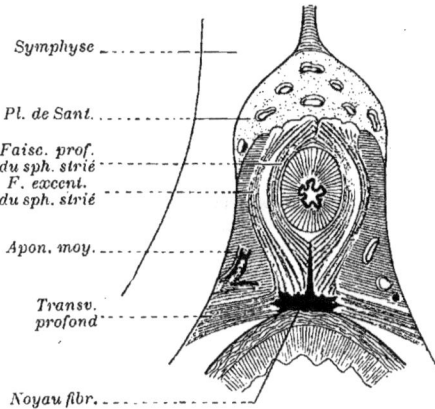

Fig. 943. — Le transverse profond et le sphincter de l'urètre, d'après un schéma de Charpy, avec modifications.

Le sphincter strié est contenu dans la loge prostatique. Inférieurement il pénètre dans le plancher uro-génital. C'est dans l'épaisseur de sa partie inférieure, au niveau même du plancher, que sont contenues les glandes de Cowper. Cette portion est parfois décrite isolément sous le nom de *M. compressor glandulæ Cowperi* (Holl).

*Action.* — Le sphincter strié ferme l'urètre et permet de résister au besoin d'uriner. Il intervient également dans l'éjaculation.

*Innervation.* — Il est innervé par le nerf honteux interne.


### III. MUSCLES A FIBRES LISSES

Il existe, au niveau du périnée, de nombreuses fibres lisses, réparties sur les points les plus divers de cette région. En arrière de l'anus, un certain nombre de fibres se réunissent pour former le muscle recto-coccygien de Treitz.

Le **muscle de Treitz** (*M. recto-coccygien. Retractor ani*) naît de la 2ᵉ et de la 3ᵉ vertèbre coccygienne par deux faisceaux juxta-médians qui se portent en bas et en avant et abordent la paroi rectale au niveau du point où celui-ci traverse le plancher pelvien. Au point de vue de leur terminaison, on peut diviser ces fibres en : *médianes ascendantes*, qui se recourbent supérieurement pour se continuer avec les fibres longitudinales du rectum ; — *médianes descendantes*, qui se perdent à la face profonde des téguments rétro-anaux — et *latérales*, qui contournent le rectum pour s'attacher au bord postérieur du plancher uro-génital. — Le muscle de Treitz attire l'anus en haut et en arrière.

**Muscle recto-urétral**. — Sous ce nom, on a décrit un faisceau fixant le coude ano-rectal au bord postérieur du plancher uro-génital. Cette attache antérieure du rectum existe, mais ne constitue pas une formation autonome. Elle est formée par les fibres latérales du recto-coccygien et des fibres longitudinales du rectum se recourbant pour se fixer au plancher uro-génital.

### II. MUSCLES DU PÉRINÉE CHEZ LA FEMME

Les muscles du périnée présentent chez la femme la même disposition générale que chez l'homme, et les différences portent plutôt sur les rapports que sur les insertions, qui se font sur des parties sinon identiques, du moins homologues.

I. Les **muscles du périnée postérieur**, sphincter externe et diaphragme pelvien principal, affectent dans les deux sexes une configuration identique. En ce qui concerne le releveur coccy-périnéal, il importe cependant d'insister sur les rapports de son bord interne avec la paroi latérale du vagin qui peut être comprimé lors d'une contraction intense et bilatérale de ce muscle. On attribue à une contracture du releveur le vaginisme supérieur. Notons également la résistance qu'oppose ce muscle à la sortie de l'ovoïde fœtal au moment de l'accouchement.

II. Les **muscles du périnée antérieur** présentent des différences plus notables. Il nous suffira cependant de signaler, pour le *sphincter strié* de l'urètre, la disposition plus régulière de ce muscle en raison de l'absence de la prostate, — et, pour le *transverse profond*, sa situation en arrière du vagin. Par contre, les muscles sous-jacents au plancher uro-génital méritent une description isolée.

1) Le **bulbo-caverneux** comprend chez la femme deux parties

principales : le bulbo-caverneux proprement dit et le constricteur de la vulve.

A. Le *bulbo-caverneux proprement dit* naît de la lame inférieure du plancher uro-génital et du raphé ano-vulvaire. Il est renforcé à ce niveau par des faisceaux venus du sphincter externe et du transverse

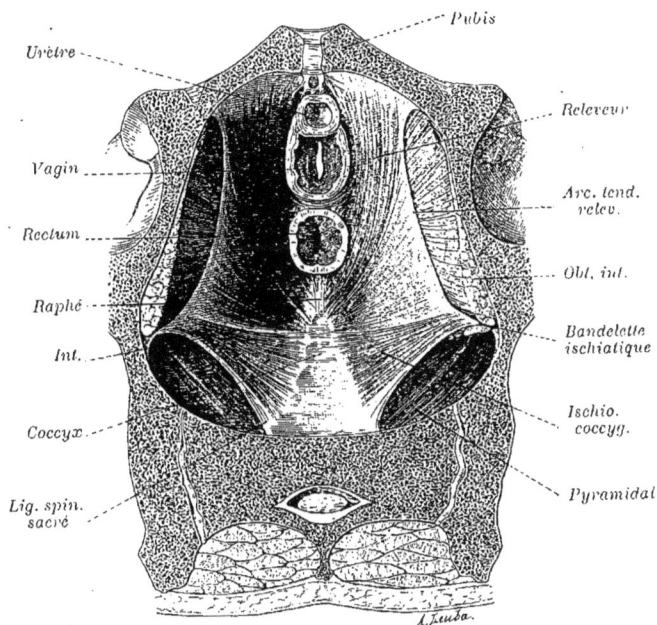

FIG. 944. — Diaphragme pelvien principal de la femme, vu par sa face endo-pelvienne (d'après Savage).

superficiel. — De là ses fibres se portent en avant en décrivant une légère courbe à concavité interne qui s'applique d'abord sur les glandes de Bartholin, puis sur les bulbes de la vulve. — Elles se terminent : les *inférieures*, sur les faces latérales des racines du clitoris et l'aponévrose dorsale de cet organe érectile ; — les *supérieures*, sur la face dorsale de l'extrémité antérieure du bulbe et sur la muqueuse du vestibule, entre le clitoris et l'orifice urétral (v. fig. 945).

Le bulbo-caverneux comprime l'extrémité postérieure du bulbe, dont il facilite l'érection, abaisse le clitoris et comprime les glandes de Bartholin.

B. Le *constricteur de la vulve* naît derrière le vagin, du septum périnéal. Il se porte en avant, en contournant l'extrémité inférieure du vagin et se termine dans le tissu fibreux dense qui unit l'urètre à la paroi antérieure du vagin.

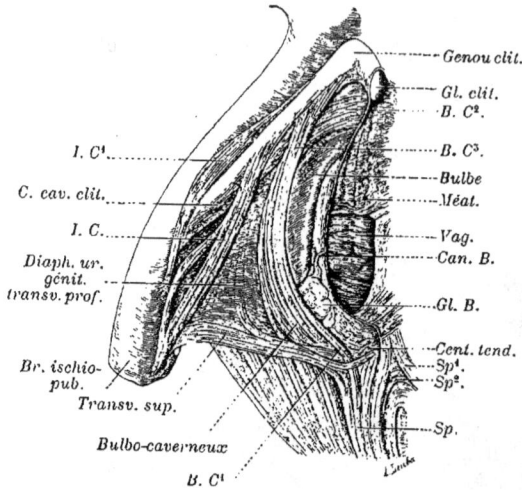

FIG. 945. — Muscles superficiels du périnée de la femme (d'après Henle).

Le constricteur de la vulve n'est pas représenté.

Les fibres du constricteur de la vulve, parallèles à celles du bulbo-caverneux proprement dit, s'en distinguent par leur situation en dedans des bulbes.

Par sa contraction, ce muscle produit l'occlusion de l'orifice vulvo-vaginal.

2) L'ischio - caverneux, moins développé que le muscle homologue de l'homme, naît presque exclusivement en dedans de la racine du clitoris, sur la branche ischio-pubienne. Sa terminaison, sujette à d'assez nombreuses variations, se fait généralement : a) sur la face dorsale de chaque corps caverneux au voisinage de leur fusion ; b) sur le ligament transverse du bassin.

Le rôle principal de ce muscle consiste à comprimer les corps caverneux et à chasser le sang vers le clitoris.

3) Le **transverse superficiel** naît de la face interne de l'ischion et se termine sur le raphé ano-vulvaire. Comme chez l'homme, il présente d'étroites connexions avec les muscles voisins.

Il tend le raphé ano-vulvaire.

## § 2. APONÉVROSES DU PÉRINÉE

Depuis le travail de Denonvilliers (1837), la plupart de nos classiques décrivent au niveau du périnée trois feuillets aponévrotiques, respectivement annexés à un groupe musculaire : l'aponévrose superfi-

*cielle*, enveloppant les muscles de l'étage inférieur ; *l'aponévrose moyenne*, gaine du muscle transverse profond ; *l'aponévrose supérieure*, tapissant la face profonde des muscles releveur et ischio-coccygien. Si cette répartition des plans aponévrotiques en trois feuillets principaux reste encore acceptable, les travaux ultérieurs ont modifié sur bien des points la conception primitive, notamment en ce qui concerne la signification morphologique des différents plans fibreux. De plus, aux trois aponévroses périnéales, il convient d'ajouter différentes formations aponévrotiques, placées entre le péritoine et l'aponévrose périnéale supérieure.

Nous étudierons donc successivement les trois aponévroses périnéales et les lames sous-péritonéales, comprenant la gaine viscérale et la gaine hypogastrique, et nous les envisagerons tour à tour chez l'homme et chez la femme.

### I. APONÉVROSES DU PÉRINÉE CHEZ L'HOMME

1. **Aponévrose superficielle.** — Il est inexact de décrire l'aponévrose superficielle comme une lame triangulaire, allant à la façon d'un

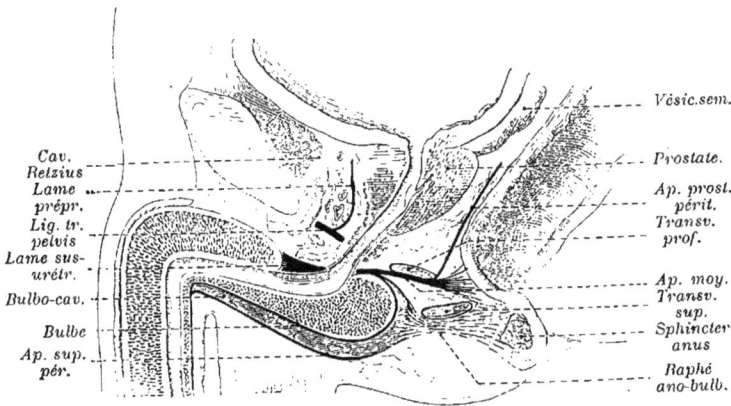

Fig. 946. — Coupe sagittale schématique du périnée.

pont d'une branche ischio-pubienne à l'autre, et recouvrant les différentes saillies que forment la portion périnéale de l'appareil érectile de la verge et les muscles qui le recouvrent. Cette formation fibreuse existe, mais elle est représentée par le feuillet profond du tissu cellulaire sous-cutané (Holl). Ce feuillet se fixe effectivement de chaque côté sur le bord inférieur des branches ischio-pubiennes, se perd en arrière au

niveau du bord postérieur du tranverse et va se continuer en avant
avec l'enveloppe celluleuse de la verge (v. p. 1478). C'est dans un dédoublement ou au-dessous de ce feuillet que cheminent les vaisseaux périnéaux superficiels.

L'aponévrose périnéale superficielle a une disposition toute différente,
Elle est en réalité représentée par plusieurs gaines celluleuses qui recouvrent séparément la face inférieure du transverse superficiel, de chacun
des deux ischio-caverneux et des deux bulbo-caverneux, réunis en une
même saillie. En avant les gaines des ischio- et des bulbo-caverneux se
continuent avec l'enveloppe fibro-élastique de la verge.

2. **Aponévrose moyenne.** — Sous cette dénomination, très impropre, on décrit une formation fibro-musculaire très résistante qui
comble l'espace triangulaire li-
mité par les deux branches
ischio-pubien-nes. Comme nous l'avons
déjà fait remar-quer, ce plan-cher fibro-mus-culaire répond
précisément à l'espace laissé libre par le plancher pel-vien principal
constitué par le releveur de

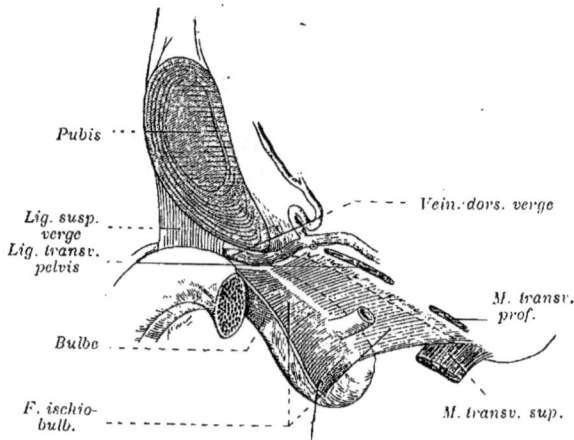

Fig. 947. — Schéma du plan inférieur, ischio-bulbaire,
de l'aponévrose moyenne du périnée.

l'anus. C'est pour cette raison que les anatomistes allemands dési-
gnent l'aponévrose moyenne sous le nom de *diaphragme pelvien
accessoire*, par opposition au diaphragme pelvien principal. On désigne encore l'aponévrose moyenne sous le nom de *ligament de
Carcassonne*, de *plancher uro-génital*, de *diaphragme génital*, etc.

Pour Denonvilliers, l'aponévrose moyenne avait une constitution très
simple. Elle était formée de deux feuillets triangulaires, séparés par un
muscle de même forme, le transverse profond du périnée. Aponévroses
et muscles étaient perforés par l'urètre.

Cette conception de l'aponévrose moyenne n'est plus admise aujour-
d'hui. On peut cependant, pour la commodité de la description, consi-

dérer le plancher uro-génital comme formé de deux feuillets, ou mieux de deux plans superposés, l'un inférieur, l'autre supérieur.

A) Le *plan inférieur* est une lame fibreuse, triangulaire, qui s'étend de chacune des branches ischio-pubiennes au bulbe urétral. Latéralement cette lame s'insère sur la lèvre interne du bord inférieur de la branche ischio-pubienne, immédiatement au-dessus du corps caverneux. Elle se porte en dedans et vient se fixer sur la face supérieure du bulbe. En arrière elle ne dépasse pas la ligne biischiatique ; en avant, elle s'avance jusqu'au niveau de l'angle de réunion du bulbe et des corps caverneux, tout en restant toujours sous-urétrale. L'urètre n'a donc pas à la perforer.

Par contre cette formation fibreuse qui, comme on le voit, représente un véritable ligament suspenseur du bulbe, est forcément traversée par les branches que les vaisseaux honteux internes envoient au bulbe et à la racine des corps caverneux.

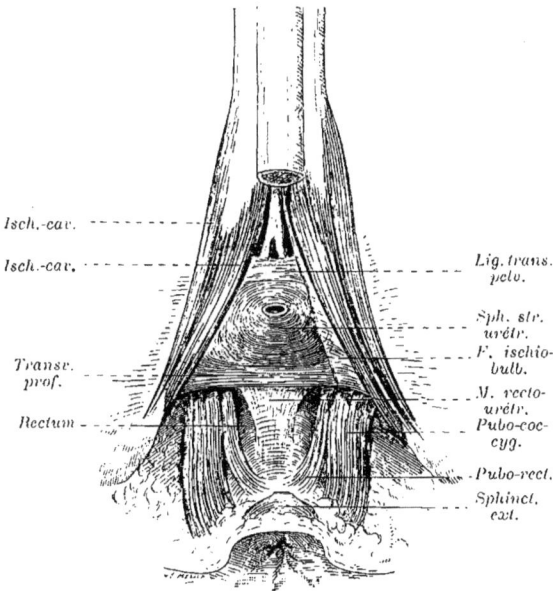

Fig. 948. — Plan supérieur de l'aponévrose moyenne, découvert par l'ablation du feuillet ischio-bulbaire (d'après Holl.)

Cette lame fait en somme partie du même groupe que d'autres formations fibro-élastiques, annexées à la racine de la verge, comme la *lame sus-urétrale* qui réunit les deux corps caverneux au-dessus de l'urètre, et comme le ligament suspenseur de la verge.

B) Le *plan supérieur* est loin d'être aussi homogène. Il est formé en effet par la juxtaposition d'une série de formations absolument distinctes. Nous trouvons tout d'abord en avant le *ligament transverse du bassin* (*lig. transversum pelvis* de *Henle*, *ligament pré-urétral*), bandelette fibreuse, tendue entre les deux branches ischio-pubiennes, immédiate-

ment en arrière du ligament arqué. Le bord postérieur du ligament
transverse se prolonge en arrière par deux petits faisceaux fibreux
appliqués sur la face interne de chaque branche ischio-pubienne. Assez
fréquemment chacun de ces faisceaux fibreux est remplacé par un petit
muscle, le *muscle ischio-urétral*, fait intéressant, car il nous éclaire sur
la signification du ligament pré-urétral qui représente primitivement le
tendon intermédiaire des deux muscles ischio-urétraux. — En arrière
du ligament transverse, se trouve un orifice qui livre passage à l'urètre
et au travers duquel on aperçoit la partie inférieure du sphincter strié
de l'urètre (v. fig. 948). La limite postérieure de cet orifice est formée par
le *tranverse profond du périnée* d'un développement très variable et
entouré d'une gaine celluleuse très mince.

3. **Aponévrose périnéale supérieure**. — L'aponévrose périnéale
supérieure ou *aponévrose endo-pelvienne* est formée par la juxtaposition des aponévroses d'enveloppe des muscles qui revêtent le fond de
l'excavation pelvienne, c'est-à-dire de l'obturateur interne (dans sa
partie supérieure), du releveur de l'anus et de l'ischio-coccygien (diaphragme pelvien principal) et enfin du pyramidal. On peut comparer
cette aponévrose aux feuillets qui tapissent la face profonde de la cage
thoracique (fascia endo-thoracique) et de la cavité abdominale (fascia
transversalis ou fascia endo-abdominal). Envisagée dans son ensemble,
elle affecte la forme d'un entonnoir à ouverture supérieure. On peut
décrire à chacune de ses moitiés deux bords (supérieur et inférieur)
et deux faces (externe et interne).

Le *bord supérieur*, qui représente la ligne d'origine osseuse de
l'aponévrose, part de la face postérieure du corps du pubis au-dessus de
l'insertion des ligaments pubo-vésicaux, passe au-dessous de l'orifice du
canal sous-pubien qu'il limite inférieurement, chemine ensuite au-
dessous de la ligne innominée pour gagner la partie supérieure de la
grande échancrure sciatique. Il traverse celle-ci en répondant au bord
supérieur du muscle pyramidal, descend ensuite le long des origines de
ce muscle, sur la face antérieure du sacrum, en dedans des trous sacrés,
et se termine le long des bords latéraux du coccyx.

Le *bord inférieur*, contigu au précédent par chacune de ses extrémités, répond au plancher pelvien. Au niveau de la prostate, il descend
en dedans du bord interne du releveur pour se fixer sur le plancher
uro-génital. Au niveau du rectum, il se perd sur la paroi latérale de
celui-ci en s'insinuant entre les deux sphincters. En arrière, il se fixe
sur le raphé ano-coccygien, au-dessous du muscle rétracteur de Treitz,
et se juxtapose au niveau de la ligne médiane avec le bord correspondant
du côté opposé.

La **face externe** s'applique sur les muscles qui constituent le plancher pelvien.

La **face interne** forme la paroi inférieure de l'étage sous-péritonéal. Au niveau de cette face interne, l'aponévrose périnéale superficielle présente trois épaississements linéaires, constituant trois bandelettes plus ou moins saillantes qui convergent vers l'épine sciatique, figurant ainsi

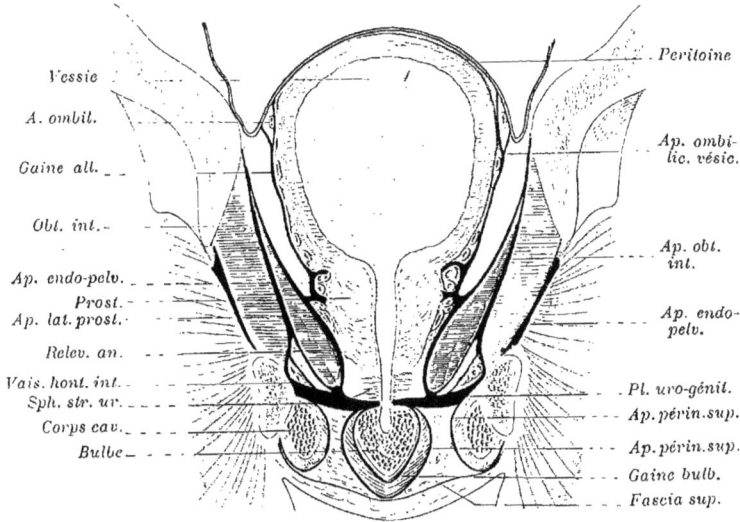

FIG. 949. — Coupe frontale du périnée (demi-schématique).

une étoile à trois branches ayant cette épine comme centre. L'une de ces bandelettes, partie de l'épine sciatique, suit un trajet sensiblement parallèle au bord antérieur de la grande échancrure sciatique, à la partie supérieure de laquelle elle se termine. Cette bandelette répond à l'intersection de l'aponévrose de l'obturateur interne et de l'aponévrose du pyramidal. C'est la *bandelette ischiatique de Broca*, le *plica ischiadica de Hoffmann*. — La deuxième bandelette, partie de l'épine sciatique, vient se terminer sur le bord latéral du sacrum au-dessous du quatrième trou sacré; c'est la bandelette *spinoso-sacrée*, qui ne représente en réalité que la partie supérieure du petit ligament sacro-sciatique, débordant le muscle ischio-coccygien. — La troisième bandelette se détache de la partie supérieure du corps du pubis; de là elle se porte en arrière en s'élargissant. Quelques-unes de ses fibres, se portant en dedans, viennent se perdre sur la partie inférieure de l'aponévrose ombilico-vésicale qui revêt la portion sous-péritonéale de la vessie. Mais la plus grande partie poursuivent leur trajet jusqu'à l'épine sciatique, au niveau de laquelle elles se terminent. Cette bandelette constitue l'*arc tendineux de l'aponévrose endo-pelvienne* (*arcus tendineus farciæ endopelvinæ*), qu'il ne faut pas confondre avec l'arc du releveur déjà étudié (v. p. 1555). Les fibres internes à terminaison vésicale constituent les *ligaments pubo-vésicaux latéraux*. Cette bandelette est un épaississement

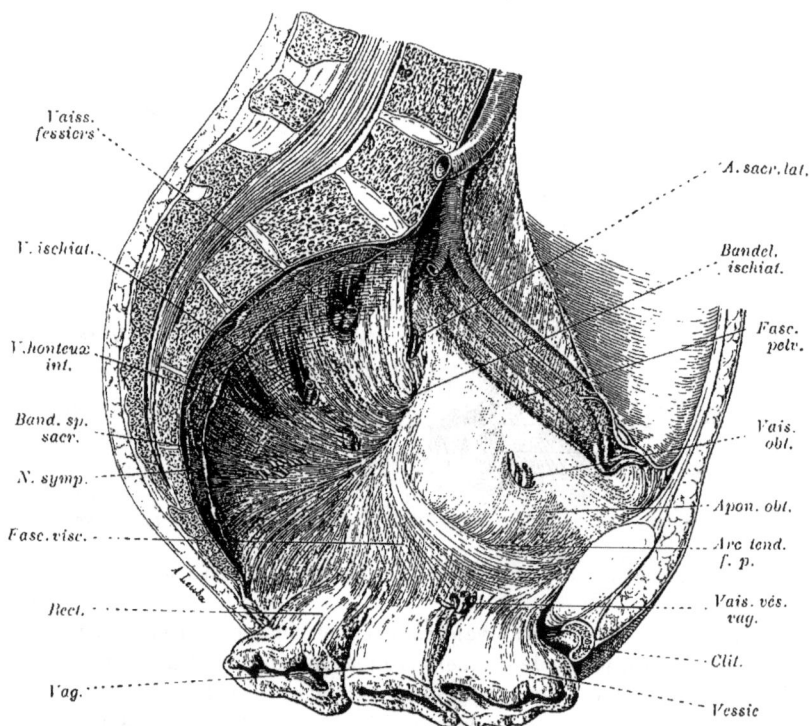

Fig. 950. — Aponévrose endo-pelvienne de la femme (d'après Savage).

de l'aponévrose interne du releveur. Dans sa partie antérieure, elle répond à l'intersection de la gaine viscérale et de l'aponévrose endopelvienne. A ce niveau, elle divise cette dernière en deux segments bien distincts : l'un supérieur, obliquement incliné en dedans, qui forme la paroi inférieure de l'espace sous-péritonéal; l'autre inférieur, vertical, qui limite en dehors la loge prostatique et est généralement décrit sous le nom d'*aponévrose latérale de la prostate* (v. fig. 949).

4. **Fascias sous-péritonéaux.** — Entre l'aponévrose pelvienne

supérieure et le péritoine se trouve une **atmosphère cellulaire lâche** qui se condense : 1° autour de la portion sous-séreuse des viscères pelviens pour former la *gaine viscérale* ; 2° autour des branches de l'artère hypogastrique pour constituer la *gaine hypogastrique.*

Gaine viscérale et gaine hypogastrique présentent d'étroites connexions, celle-ci se terminant d'ailleurs sur celle-là, et il faut recon-

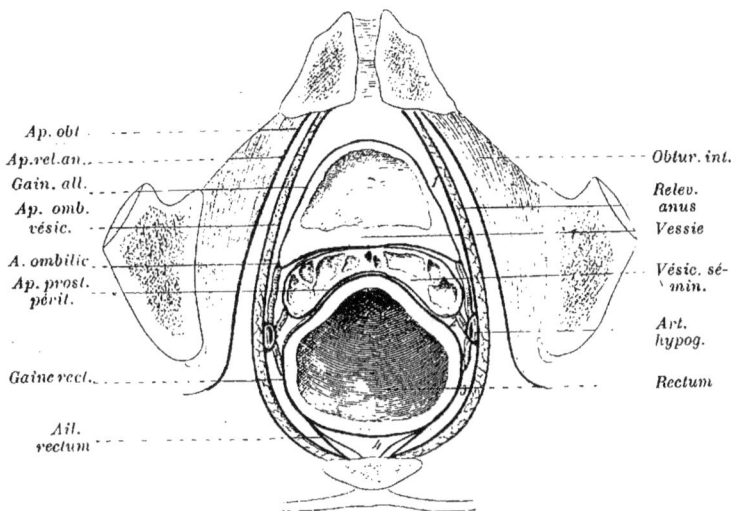

Ap. obt
Ap. ret. an.
Gain. all.
Ap. omb.
vésic.

A. ombilic.
Ap. prost.
périt.

Gaine rect.

Ail.
rectum

Obtur. int.
Relev.
anus
Vessie

Vésic. sé-
min.

Art.
hypog.

Rectum

Fig. 951. — Coupe horizontale du plancher pelvien.
1. Cavité de Retzius. — 2. Loge génitale. — 3. Espace latéro-rectal. — 4. Espace rétro-rectal.

naitre que la limitation de ces deux formations celluleuses est par place assez artificielle.

A) *Gaine viscérale.* — Elle présente trois segments :

a) *Segment vésical.* — La vessie est contenue dans une loge mixte péritonéo-aponévrotique. La portion aponévrotique est formée principalement par l'aponévrose ombilico-prévésicale et accessoirement par l'aponévrose prostato-péritonéale. — L'*aponévrose ombilico-prévésicale* affecte la forme d'un triangle isocèle à sommet supérieur. Comme le montre bien la figure 952, dans sa partie inférieure, le triangle aponévrotique s'incurve en arrière pour envelopper les parties latérales de la vessie. Le sommet du triangle s'attache à l'ombilic. Sa base, incurvée en fer à cheval, se fixe sur l'aponévrose endo-pelvienne ; nous avons vu que latéralement cette fixation répondait à l'*arc tendineux.* Sa face antérieure répond à la cavité de Retzius. Sa face postérieure répond à l'ouraque, à la face antérieure et aux faces latérales de la vessie, dans leur segment sous-péritonéal. Les bords latéraux s'attachent sur le péritoine au niveau des artères ombilicales que l'aponévrose embrasse dans un dédoublement. Dans leur partie toute inférieure cependant, ces bords, changeant de direction, se continuent avec les bords latéraux de l'aponévrose prostato-péritonéale.

b) *Segment génital.* — Les vésicules séminales et la partie terminale du canal déférent sont contenus dans l'épaisseur de l'*aponévrose prostato-péritonéale.* Comme le montre bien le schéma 952, cette aponévrose se compose de deux feuillets, l'un antérieur, très court, l'autre postérieur, beaucoup plus long, se fixant supérieurement sur

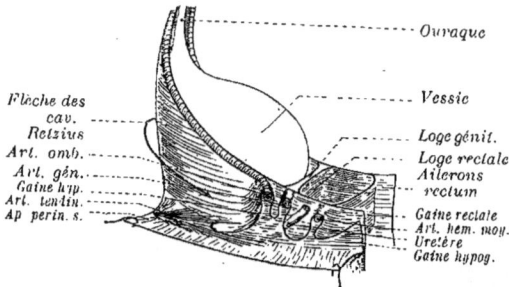

Fig. 952. — Schéma des fascias sous-péritonéaux et de l'aponévrose endo-pelvienne.

le péritoine. En bas, le feuillet postérieur descend jusqu'au niveau du bord postérieur du plancher uro-génital. Latéralement, l'aponévrose prostato-péritonéale se continue en avant avec l'aponévrose ombilico-vésicale, en arrière avec la gaine fibreuse du rectum. Elle représente un fascia d'accolement, dû à la coalescence de deux feuillets de la partie inférieure du cul-de-sac recto-génital.

c) *Segment rectal.* — Le rectum est entouré d'une gaine se fixant en haut sur le péritoine, en bas sur l'aponévrose endo-pelvienne. La partie antérieure de cette gaine n'est autre que l'aponévrose prostato-péritonéale. En arrière, la gaine rectale est rattachée au sacrum par deux lames sagittales assez résistantes qui se fixent sur la face antérieure de cet os, en dedans des trous sacrés antérieurs et sur les bords latéraux du coccyx. Ces lames limitent latéralement l'espace rétro-rectal. Elles se confondent en avant avec les parties latérales de la gaine rectale. Par l'intermédiaire des bords latéraux de l'aponévrose de Denonvilliers, elles se continuent avec la partie inférieure de l'aponévrose ombilico-vésicale. Or, comme la base de celle-ci est attachée au pubis par suite de sa fusion avec l'arcus, on voit qu'il existe ainsi au-dessus du plancher pelvien une lame sagittale, hétérogène peut-être au point de vue de son origine, mais semblant réellement continue, et réunissant le pubis à la partie inférieure du sacrum; c'est à cette formation que l'on a donné le nom d'*aponévrose pubo-sacro-recto-génitale.*

B) *Gaine hypogastrique.* — La gaine hypogastrique, couverture fibreuse des vaisseaux pelviens, affecte la forme d'un éventail dont le sommet répond au tronc des vaisseaux iliaques internes et dont la base très étalée vient se perdre sur les parties latérales des viscères pelviens, en se confondant avec la gaine viscérale. Cette lame applique les branches vasculaires sur les parois latérales et le plancher de l'excavation. Mais ce qui complique un peu la disposition de ce feuillet, c'est que les branches destinées aux viscères, en se portant vers ceux-ci, se détachent du plancher pelvien. Chacune d'elle soulève ainsi sa couverture aponévrotique, en déterminant la formation d'une tente ou aileron qui s'étend du tronc principal au viscère correspondant. Il existe donc autant d'ailerons que de pédicules vasculaires. Le plus important, surtout chez la femme, est l'aileron déterminé par les vaisseaux génitaux. Ces ailerons,

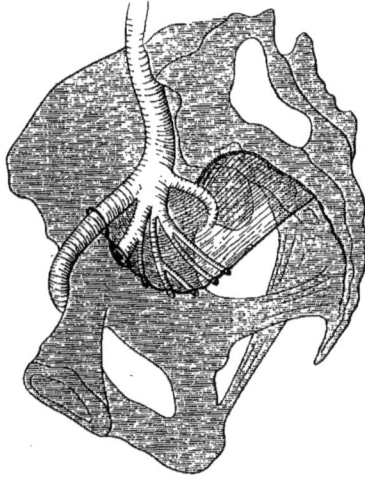

Fig. 953. — Schéma de la gaine hypogastrique (d'après Marcille.)

venant prendre contact par leur arête avec le péritoine, segmentent l'espace sous péritonéal. Il est facile de s'en rendre compte sur les figures 951 et 952. On peut voir qu'une injection, poussée dans l'espace prévésical, contournera facilement les faces latérales de la vessie, mais sera arrêtée au niveau de l'échancrure sciatique par l'aileron que soulève la plus antérieure des branches viscérales de l'hypogastrique, l'artère ombilicale. Le développement de cet appareil celluleux, annexé aux vaisseaux, est très inégal suivant les sujets. C'est ce qui nous explique les descriptions si variées que l'on en a données.

**Loges du périnée.** — Les différents feuillets que nous venons de décrire limitent une série de *loges* ou *espaces* dont l'étude est du ressort de l'anatomie topographique et qui ont d'ailleurs été signalées avec les rapports des viscères pelviens. Aussi nous bornerons-nous à les indiquer rapidement ici.

Il n'existe pas à proprement parler de *loge périnéale inférieure* du moins en tant qu'espace unique compris entre l'aponévrose superficielle et l'aponévrose moyenne du périnée. Comme nous l'avons vu en effet, l'aponévrose superficielle forme au niveau du périnée aux organes, érectiles, une triple gaine qui se résume en une seule au niveau du pénis. — Au-dessus du plancher uro-génital, se trouve, au niveau de la partie moyenne de celui-ci, la *loge prostatique*; cette loge est limitée : en bas, par le plancher uro-génital; en haut, par l'expansion que l'aponévrose endo-pelvienne envoie entre la vessie et la prostate; en avant par une mince lame celluleuse qui tapisse la face postérieure du plexus de Santorini; en arrière par l'aponévrose prostato-péritonéale; sur les côtés enfin, par les aponévroses latérales de la prostate, c'est-à-dire par ce segment de l'aponévrose endo-pelvienne, sous-jacent à l'insertion sur celle-ci de la gaine viscérale. — *La loge sous-péritonéale*, comprise entre l'aponévrose endo-pelvienne et le péritoine est divisée par les ailerons de la gaine hypogastrique en plusieurs segments : l'espace prévésical, l'espace latéro-rectal, l'espace rétro-rectal (voir figure 951).

Signalons enfin l'*espace-ischio-rectal* qui appartient au périnée postérieur et affecte la forme d'une pyramide triangulaire dont la paroi interne est formée par le releveur; la paroi externe, par la tubérosité ischiatique, doublée de l'obturateur interne; la paroi postérieure, par la face profonde du grand fessier. Le sommet répond à l'union de ces trois parois, la base est constituée par les téguments. L'espace ischio-rectal, bourré d'une graisse dense que traversent les vaisseaux hémorroïdaux inférieurs, envoie en avant, au-dessus du plancher urogénital, un prolongement qui répond en dedans au releveur, en dehors à l'obturateur interne et qui est bien visible sur la coupe de la figure 949.

## II. APONÉVROSES DU PÉRINÉE CHEZ LA FEMME

Les aponévroses du périnée présentent chez la femme la même disposition que chez l'homme, à part les légères variantes qu'entraîne l'interposition du conduit utéro-vagino-vulvaire entre la vessie et le rectum.

Les gaines que forme l'*aponévrose périnéale superficielle* sont ici au nombre de quatre, par suite de la division de la loge médiane, bulbaire, en deux loges symétriques, séparées par la fente vulvaire.

Le plan inférieur de l'*aponévrose périnéale moyenne* est également divisé en deux segments latéraux qui réunissent les branches ischio-pubiennes aux bulbes. — Le plan supérieur livre passage à l'urètre et au vagin qui passent entre le bord postérieur du ligament transverse et le muscle transverse profond qui, ainsi que nous l'avons dit, est rétro-vaginal.

L'*aponévrose périnéale supérieure* ne présente rien de particulier à signaler, si ce n'est ses connexions avec la partie inférieure du vagin qui remplace, topographiquement, chez la femme, la prostate masculine.

Les *fascias viscéraux* et *vasculaires* ont la même disposition que chez l'homme. Notons cependant le développement considérable du méso ou aileron génital de la gaine hypogastrique. Cet aileron, qui répond aux vaisseaux utéro-vaginaux, constitue une masse fibreuse, beaucoup plus développée que l'aileron correspondant de l'homme. Cette masse, qui occupe la partie inférieure ou base du ligament large, constitue, comme nous l'avons vu, un important moyen de fixité de l'utérus (voir p. 1515 et fig. 920).

SIXIÈME PARTIE

# MAMELLES[1]

Les mamelles sont des organes glanduleux, qui secrètent le lait nécessaire à la nutrition de l'enfant après sa naissance. Au point de vue de
l'anatomie comparée, les mamelles ont une importance morphologique
considérable, puisqu'elles caractérisent toute une branche des vertébrés, les mammifères. Rudimentaires chez l'homme, elles présentent
leur maximum de développement chez la femme, après l'accouchement,
pendant la période de lactation. Nous étudierons d'abord leurs caractères extérieurs et leur constitution anatomique chez la femme adulte,
pendant la période de repos. Nous verrons ensuite les modifications
qu'elles subissent suivant l'âge, le sexe, etc.

## § I. CARACTÈRES EXTÉRIEURS

*Nombre, siège, dimensions.* — Les mamelles sont normalement
au nombre de deux, l'une droite, l'autre gauche. Elles occupent les
parties antéro-latérales de la poitrine.

Elles s'étendent, dans le sens transversal, du bord du sternum et
dans le sens vertical, de la 3e à la 6e ou à la 7e côte. Elles mesurent,
en moyenne, de dedans en dehors. 11 à 12 centimètres; de haut en
bas, 10 centimètres; d'avant en arrière, 5 à 6 centimètres.

*Forme.* — Chez la jeune fille, la mamelle est de forme hémisphérique. La mamelle obéit dans une certaine mesure, à son propre poids;
elle tend à tomber légèrement et ainsi se constitue, entre la moitié
inférieure de l'organe et la paroi thoracique, un faible pli, le pli sous-
mammaire.

Les grossesses, les allaitements répétés, modifient l'aspect des mamelles. Elles deviennent tantôt sphériques, tantôt cylindriques.

*Volume.* — L'asymétrie des mamelles est chose très commune et la
prédominance de volume affecte indifféremment l'un ou l'autre côté.

Rudimentaires chez l'enfant, les mamelles ne se développent, en
général, qu'aux approches de la puberté, mais elles ne s'accroissent
réellement qu'au cours de la première grossesse. Elles restent grosses
tant que dure leur période d'activité. Après la ménopause, leur volume
se modifie comme leur forme.

---

[1] L'article MAMELLE a été rédigé dans le *Traité d'Anatomie humaine* par M. Rieffel.

*Consistance.* — Chez la jeune fille et la femme nullipare, les mamelles sont dures, résistantes, élastiques. Chez la femme âgée, surtout si celle-ci a présenté plusieurs grossesses, elles deviennent plus molles et moins élastiques.

**Configuration extérieure et rapports.** — La mamelle présente à considérer une surface antérieure, une surface postérieure et une circonférence.

*Surface antérieure, convexe, cutanée.* — On distingue, de dehors en dedans, trois zones : la zone périphérique, la zone moyenne ou auréole et la zone centrale ou mamelon.

1) La *zone périphérique* est un disque cutané qui se continue d'une part avec l'auréole, de l'autre avec les téguments voisins.

2) La *zone moyenne* constitue l'auréole et entoure complètement le mamelon. Son diamètre est de 3 à 5 centimètres. Sa couleur varie, avec la pigmentation générale de la peau. Lorsqu'on regarde attentivement l'auréole, on voit que sa surface n'est pas unie, elle présente des saillies appelées *tubercules de Morgagni*.

3) La *zone centrale* est représentée par la papille ou mamelon. Chez les vierges, le mamelon ne fait parfois aucun relief, tandis que chez les femmes ayant allaité il peut proéminer de 2 centimètres. Le mamelon présente les mêmes variations de pigmentation que l'auréole. Il regarde en avant et un peu en dehors.

Lorsqu'on l'examine à la loupe, on aperçoit entre les sillons qui le parcourent des orifices, dits pores galactophores, au nombre de quinze à vingt; ce sont les orifices des conduits excréteurs de la glande mammaire.

Chez la jeune fille, le mamelon répond généralement à la 4ᵉ côte ou au 4ᵉ espace intercostal, à 10 centimètres de la ligne médiane.

*Surface postérieure.* — La surface postérieure de la mamelle qu'on aperçoit après avoir détaché tout l'organe de la paroi thoracique, est sensiblement plane.

La face postérieure de la mamelle est en rapport dans sa presque totalité avec le grand pectoral; quand elle est très développée elle repose au niveau de la 5ᵉ et de la 6ᵉ côte sur les insertions du grand dentelé et du grand oblique. La mamelle est séparée des muscles sous-jacents par leurs minces aponévroses d'enveloppe et par une couche de tissu cellulaire très lâche dans laquelle Chassaignac a décrit à tort une bourse séreuse.

*Circonférence.* — Elle est amincie, encadrée par la couche cellulograisseuse voisine qui constitue le principal moyen de fixité de la mamelle.

## § 2. CONSTITUTION ANATOMIQUE

Pour étudier la constitution anatomique de la mamelle, il faut pratiquer une coupe 'sagittale de celle-ci, passant par le mamelon. On constate alors que la partie essentielle de la mamelle est constituée par une masse blanchâtre, c'est la *glande* ou mieux le *corps mammaire*. Cette masse est complètement entourée par une masse graisseuse qui forme l'*enveloppe cellulo - adipeuse*. Enfin, en avant, se trouve l'*enveloppe cutanée* dont nous avons déjà indiqué l'aspect extérieur.

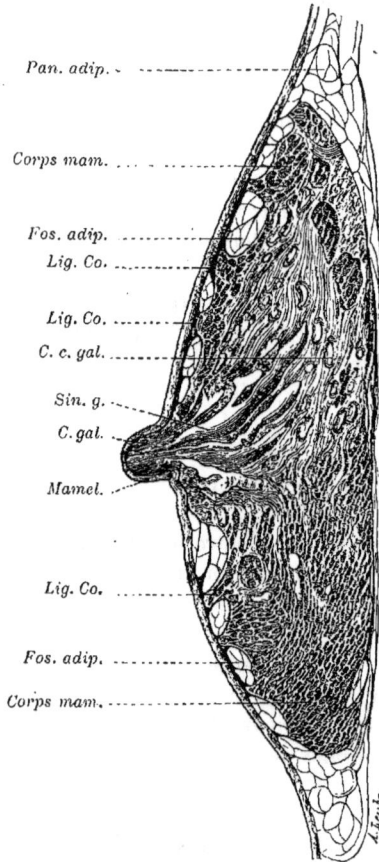

*Pan. adip.*

*Corps mam.*

*Fos. adip.*
*Lig. Co.*

*Lig. Co.*
*C. c. gal.*

*Sin. g.*
*C. gal.*

*Mamel.*

*Lig. Co.*

*Fos. adip.*
*Corps mam.*

Fig. 954. — Coupe sagittale de la mamelle d'une femme en lactation, passant par le milieu du mamelon (Henle).

**A. Enveloppe cutanée.** — 1) La *zone périphérique* de cette enveloppe ne présente rien à noter.

2) Au *niveau de la zone aréolaire*, la peau est caractérisée par la pigmentation des cellules profondes de l'épiderme, la multiplicité des papilles du derme, la rareté mais le gros volume des glandes sudoripares, l'abondance et le grand développement des glandes sébacées dont la saillie forme les *tubercules de Morgagni*. Mais les téguments aréolaires sont surtout caractérisés par la présence des fibres musculaires lisses et de glandes mammaires accessoires.

*a*) Les *fibres musculaires lisses* adhèrent au derme, au-dessous duquel elles sont disposées et forment un véritable muscle peaucier. Dans leur ensemble, elles constituent une couche aplatie d'une épaisseur de 2 millimètres. Cette couche musculaire est formée de deux sortes de fibres; des fibres circulaires ou *muscle auréolaire* ; des fibres radiées ou *muscle radié*.

*b*) Les *glandes mammaires accessoires* sont au nombre de quatre à six en moyenne sur chaque sein. Elle sont le plus souvent disséminées d'une façon irrégulière. Ces glandules sont à peine développées chez les vierges, elles s'atrophient à la ménopause et deviennent très apparentes chez la femme enceinte. Elles ont la même structure que la glande-mammaire.

3) **Mamelon.** — Le mamelon est une évagination de l'auréole. On peut lui considérer une partie périphérique ou gaine, recevant la partie centrale.

*a*) La *partie périphérique* est formée par la peau dont l'épiderme est très épaissi et dont le derme est très riche en papilles volumineuses. Il n'y a ni follicules pileux, ni glandes sudoripares. Les glandes sébacées sont nombreuses et serrées.

*b*) La *partie centrale* est constituée par les conduits galactophores, séparés par des faisceaux conjonctifs et élastiques et par des fibres musculaires lisses dont l'ensemble forme le *muscle mamillaire* ou *mamelonaire*.

**B. Enveloppe cellulo-adipeuse.** — Le corps mammaire est entourée d'une atmosphère cellulo-adipeuse dont la disposition varie au niveau de la face antérieure et de la face postérieure du corps de la mamelle.

Comme nous le verrons, la face antérieure du corps mammaire présente d'une part de nombreuses crêtes dont quelques-unes s'unissent à la face profonde de la peau et adhère d'autre part intimement aux téguments dans la région de l'auréole et à plus forte raison du mamelon. Il en résulte que dans sa partie prémammaire, l'enveloppe adipeuse est segmentée en une série de pelotons plus ou moins volumineux et plus ou moins distincts qui comblent les fossettes ou loges que circonscrivent les crêtes mammaires. A la périphérie de la glande ces pelotons adipeux se continuent avec la graisse sous-cutanée. Au centre de la région, ils font complètement défaut.

Au niveau de la face postérieure, lisse, du corps de la mamelle nous trouvons au contraire un feuillet conjonctif assez nettement individualisé qui se continue à la périphérie avec le fascia superficialis des régions adjacentes. Chez les sujets maigres, cette *capsule postérieure* est en contact immédiat avec le corps de la mamelle, chez les sujets gras elle est séparée de celui-ci par une couche de graisse qui peut atteindre 1 centimètre d'épaisseur.

**C. Corps de la mamelle.** — La partie centrale de la mamelle est occupée par une masse blanchâtre d'aspect fibroïde, qu'il convient de désigner sous le nom de *corps mammaire*, de préférence à celui de glande mammaire, car en dehors de la période de lactation, cette masse est essentiellement constituée par une gangue fibro-adipeuse, dans laquelle les éléments glandulaires sont extrêmement clairsemés.

Le corps de la mamelle se présente sous la forme d'un disque à contour irrégulier, de consistance ferme, de coloration blanchâtre. Son poids varie de 150 à 200 grammes.

*Rapports.* — On peut lui décrire deux faces et une circonférence.

La *face antérieure*, légèrement convexe, répond aux trois zones de l'enveloppe cutanée. Cette face, très irrégulière, présente de nombreuses crêtes (*crêtes fibro-glandulaires*) qui s'anastomosent entre elles et circonscrivent ainsi des fossettes qui logent les pelotons adipeux de la portion prémammaire de l'enveloppe graisseuse. Certaines de ces crêtes se perdent dans la graisse sous-cutanée. D'autres atteignent la face profonde de la peau à laquelle elles se fixent, constituant ainsi de véritables *ligaments suspenseurs* du sein, encore appelés parfois *ligaments de Cooper*. Au niveau de l'auréole et du mamelon la face antérieure du corps de la mamelle adhère intimement à la face profonde des téguments.

La *face postérieure* lisse, plane et même parfois concave répond à la face antérieure de l'aponévrose du grand pectoral dont la sépare le segment postérieur de l'enveloppe cellulo-adipeuse.

La *circonférence*, assez bien limitée, est irrégulière et déchiquetée. Elle présente souvent des prolongements plus ou moins effilés et plus ou moins individualisés de la masse du corps de la mamelle. Le plus important de ces prolongements est le prolongement supéro-externe ou *lobe axillaire* qui se dirige en dehors le long du bord inférieur du grand pectoral. On peut rencontrer, mais plus rarement, un prolongement interne ou *sternal* et un prolongement inféro-externe. Il importe de remarquer que ces prolongements sont généralement absents ou peu marqués chez la jeune fille, et qu'ils ne prennent de l'importance que chez la femme enceinte ou ayant allaité.

*Structure.* — Le corps de la mamelle, en dehors des périodes de lactation, est essentiellement constitué par une masse de tissu conjonctif condensé dans laquelle est plongée la glande mammaire. Celle-ci est une glande en grappe composée qu'on rapproche d'habitude des glandes sébacées, bien que par certains caractères de structure, de développement et d'évolution phylogénétique, elle puisse être comparée aux glandes sudoripares.

Elle se compose de 8 à 20 lobes principaux subdivisés en lobes secondaires, formés eux-mêmes de lobules, décomposables en acini.

*Acini.* — Chaque acinus comprend une membrane basale vitrée, doublée intérieurement par une couche de cellules aplaties, étoilées (cellules myo-épithéliales) et par un épithélium cubique, ne présentant aucun signe d'activité.

*Conduits excréteurs.* — Chaque conduit acineux se fusionne avec les conduits voisins, pour former les conduits lobulaires, qui donnent naissance à leur tour aux conduits lobaires de 3e, de 2e et finalement de 1er ordre. Ces derniers portent le nom de *conduits galactophores*. Chaque canal galactophore résume donc la circulation d'un lobe. Leur injection, facile sur les femmes en lactation, montre que chaque lobe est rigoureusement indépendant des voisins.

Les conduits galactophores convergent tous vers la base du mamelon et se rassemblent en un faisceau conoïde qui forme l'axe de celui-ci. De direction sinueuse, présentant parfois des coudures brusques, ils ont un calibre assez irrégulier. Séparés dans l'épaisseur du mamelon par les faisceaux du muscle mamillaire, ils s'ouvrent à l'extérieur par les pores lactifères.

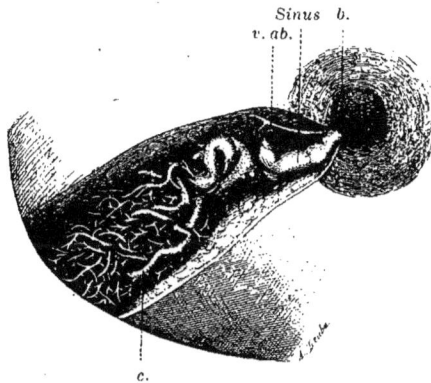

Fig. 955. — Mamelle d'une femme en lactation avec un lobe injecté en place (préparation par corrosion) (Middendorp).

Le tronc principal du lobe, formé par l'union de plusieurs canaux c, se rétrécit notablement en b, quand il monte dans la papille et reçoit un vaisseau aberrant (*v. ab*).

Leur paroi est formée par une couche conjonctivo-élastique, tapissée par un épithélium cubique qui devient pavimenteux stratifié au voisinage de l'orifice mamillaire.

**Vaisseaux et nerfs.** — Les vaisseaux de la mamelle se divisent en superficiels et profonds, les premiers se terminant ou naissant dans les téguments et la couche sous-cutanée, les seconds dans le corps mammaire. Ils ne forment cependant pas des systèmes indépendants, mais échangent entre eux de fréquentes anastomoses.

I. *Artères.* — Les artères de la mamelle ont plusieurs origines :

1o *La mammaire interne* fournit une série de vaisseaux qui traversent l'espace intercostal sous le nom d'*artères perforantes antérieures* ;

2o *La mammaire externe ou thoracique longue* donne au segment inféro-externe de la mamelle une série de rameaux ascendants émergeant sous le bord inférieur du grand pectoral;

3° *La branche interne de l'artère acromio-thoracique* et *l'artère thoracique supérieure* (inconstante) irriguent plus spécialement le segment supéro-externe de la mamelle par des vaisseaux qui cheminent sur le grand pectoral ou traversent d'abord ce muscle;

4° *Les 2e, 3e et 4e intercostales aortiques,* envoient à la glande leurs rameaux perforants latéraux qui abordent la mamelle par sa face profonde.

Ces artères se terminent, soit dans les téguments, soit dans le corps de la mamelle. Elles forment de riches réseaux capillaires autour des acini.

II. **Veines.** -- Elles comprennent : 1° *les veines superficielles sous-cutanées*, bien visibles pendant la gestation et l'allaitement, sous l'aspect d'un réseau bleuâtre ;

2° *Les veines profondes* qui sont au nombre de deux pour chaque artère correspondante dont elles partagent le trajet. Les veines perforantes antérieures sont, presque toujours, bien plus grosses et plus nombreuses que les rameaux artériels correspondants.

L'origine de ces veines ne présente rien de particulier. Elles constituent de petits plexus autour des acini.

III. **Lymphatiques.** — Les lymphatiques se divisent en deux groupes :

1° *Lymphatiques superficiels* (cutanés et sous-cutanés). — Le mamelon et l'auréole, dont le système sanguin est relativement peu développé, sont recouverts d'un réseau très riche de vaisseaux absorbants qui se jettent dans les ganglions axillaires.

2° *Lymphatiques profonds* (glandulaires). — Les lymphatiques glandulaires naissent de réseaux péri-lobulaires, ne pénétrant jamais à l'intérieur des acini. De ces réseaux partent de nombreux collecteurs qui se dirigent presque tous vers la face antérieure de la glande et forment au niveau de la partie centrale de celle-ci un gros plexus sous-auréolaire. De ce plexus naissent deux gros troncs qui se portent vers le creux de l'aisselle et se termine dans deux ganglions du groupe externe ou thoracique placés sur le trajet de l'artère mammaire externe, au niveau de la 3e digitation du grand dentelé.

Ces deux troncs représentent la voie lymphatique principale. Mais il existe des voies accessoires émanant non plus du plexus sous-aréolaire, mais de la périphérie du corps de la mamelle. C'est ainsi que deux ou trois troncs traversent le grand pectoral et se rendent, en cheminant au-dessous de lui, dans les ganglions sous-claviculaires; d'autres perforent l'extrémité antérieure des espaces intercostaux pour aboutir à la chaîne mammaire interne (v. t. II, fig. 493, p. 781).

**IV. Nerfs.** — Les nerfs se divisent en nerfs cérébro-spinaux (cutanés et glandulaires) et en nerfs sympathiques.

Les *nerfs cutanés* émanent des filets moyens de la *branche susclaviculaire* du plexus cervical et des 2e, 3e, 4e, 5e, 6e *nerfs intercostaux*.

Les *nerfs glandulaires* proviennent exclusivement des *rameaux perforants antérieur et latéral* des 4e, 5e et 6e nerfs intercostaux. Les rameaux perforants antérieurs se distribuent à la partie interne de la glande, fournissant également des filets tégumentaires. Les rameaux perforants latéraux sont bien plus importants et vont spécialement à la moitié externe de la mamelle.

Les *filets sympathiques* sont satellites des vaisseaux.

## § 3. ÉVOLUTION DE LA MAMELLE

*L'ébauche première* de l'appareil de la lactation apparaît sur l'embryon de 30 à 34 jours, sous la forme d'un épaississement linéaire de l'ectoderme qui s'étend sur les parties latérales du tronc de la racine du membre thoracique à celle du membre abdominal. C'est la *ligne lactée.* Sur cette ligne l'ectoderme pousse toute une série de bourgeons, les *points lactés.* Chacun de ces points est le rudiment d'une glande mammaire. Mais chez l'homme il en persiste un seul de chaque côté. Ce point lacté persistant ne tarde pas à s'étaler et à s'enfoncer dans la profondeur pour former la *fossette lactée* dont le fond constitue la *dépression auréolaire.* De celle-ci partent, vers le 3e mois, des bourgeons pleins, ébauches des *conduits galactophores*, qui se ramifient du 4e au 6e mois, en même temps que le tissu conjonctif dont

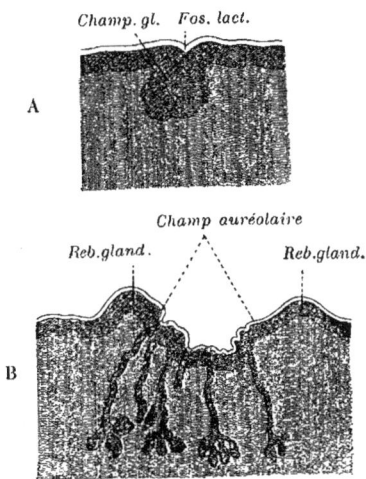

FIG. 956. (Huss.)

Coupes de l'ébauche mammaire chez un embryon humain femelle de 10 cm. (A) et de 32 cm. (B) de long.

ils sont entourés se densifie pour former la *plaque mammaire.* Ultérieurement la dépression auréolaire subit une série de transformations qui aboutissent à la formation de l'auréole et du mamelon.

A *la naissance*, la glande mammaire présente, dans les deux sexes, une ébauche de sécrétion qui se traduit par une multiplication active des culs-de-sac terminaux.

A *la puberté*, un phénomène du même ordre se reproduit, peu marqué chez l'homme, plus intense chez la femme.

Pendant *la grossesse*, la glande mammaire subit un développement considérable qui commence dès le début de la gravidité et s'accentue progressivement. La mamelle augmente de volume, sa consistance devient plus ferme et plus. élastique, les veines sous-cutanées se dessinent au-dessous des téguments, la pigmentation de l'auréole et du mamelon s'accentue. En même temps on voit apparaître au niveau de l'auréole des saillies arrondies que l'on désigne sous le nom de *tubercules de Montgomery* et qui résultent de l'hypertrophie des glandes sébacées (*tubercules de Morgagni*) d'une part, des glandes mammaires accessoires, d'autre part.

*Histologiquement* il se produit une réduction du stroma, en même temps qu'une hypertrophie considérable de l'élément glandulaire. Cependant pendant la grossesse et jusqu'au 5ᵉ jour après l'accouchement la glande ne fournit qu'une sécrétion d'essai, le *colostrum*.

Pendant *la période de lactation*, qui commence 4 à 5 jours après l'accouchement, la glande mammaire garde les caractères extérieurs qu'elle présentait durant la grossesse.

Le processus histologique, de la sécrétion lactée, qui a donné lieu à de nombreuses discussions paraît se faire selon le type mérocrine.

Après la période de lactation, la glande régresse progressivement et reprend les caractères de la mamelle au repos qui nous a servi de type de description.

Après *la ménopause*, la mamelle diminue de volume, la peau se flétrit, le corps mammaire s'atrophie et devient plus dur. L'élément glandulaire disparaît en grande partie, étouffé par la sclérose.

**Mamelles chez l'homme**. — En général, les mamelles sont réduites chez l'homme à des proportions insignifiantes et ne débordent pas l'auréole.

L'auréole est toujours de plus petite dimension que chez la femme et n'atteint guère que 3 centimètres de diamètre. Elle est le plus souvent elliptique et parfois couverte de poils assez longs. Elle présente d'ailleurs la même structure que chez la femme, la même richesse en fibres musculaires.

Le corps mammaire est représenté par une petite masse très dense, irrégulière, ne dépassant pas 2 centimètres dans le sens transversal et 5 millimètres d'avant en arrière.

**Anomalies**. — La mamelle est sujette à de nombreuses anomalies acquises (*atrophie, hypertrophie*) ou congénitales. L'absence totale (*amazie*), est exceptionelle; l'absence du mamelon (*athélie*) est moins rare. Mais, généralement il y a anomalie par excès. Il s'agit tantôt de mamelons surnuméraires (*polythélie*), tantôt

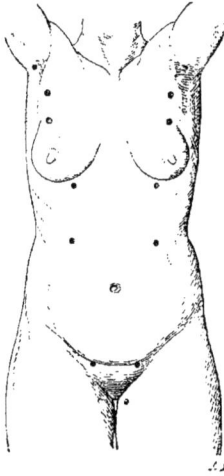

Fig. 957. — Schéma des sièges d'élection des glandes mammaires surnuméraires (axillaires, pectorales, abdominales, inguinales, vulvaires). (Merkel.)

de glandes supplémentaires (*polymastie*). Comme le montre la figure 957, mamelons et mamelles surnuméraires se rencontrent généralement sur une *ligne mammaire* qui répond à la *ligne lactée* de l'embryon. Ces anomalies par excès reproduisent d'ordinaire une disposition normale chez certaines espèces animales; ce sont des anomalies réversives.

# LIVRE CINQUIÈME

# PÉRITOINE[1]

**Préparation.** — Ouvrir la cavité abdominale par une incision cruciale, dont la branche horizontale passe un peu au-dessus de l'ombilic et la verticale un peu à gauche de la ligne médiane.

Examiner sur le lambeau supérieur droit le ligament falciforme. Passer la main autour de la convexité du foie pour sentir les ligaments coronaire et triangulaire. Relever le foie; étudier le petit épiploon gastro-hépatique; introduire le doigt dans l'hiatus de Winslow (fig. 471) pour reconnaître le pédicule vasculaire. — Toujours avec la main et sans rien déchirer, chercher le long de la grande courbure de l'estomac : le méso de l'œsophage, l'adhérence du grand cul-de-sac, le ligament phréno-gastrique et phréno-splénique, l'épiploon gastro-splénique. — Étudier le grand épiploon.

Inciser le péritoine le long de la grande courbure et rejeter l'estomac en haut; on a devant soi l'arrière cavité ouverte. — Examiner le méso-colon transverse, les ligaments de ses extrémités; vérifier la situation pariétale, sous-péritonéale, des reins, du duodénum et du pancréas.

Renverser à son tour le méso transverse en haut, pour bien voir l'angle duodéno-jéjunal et ses fossettes Passer au mésentère qu'on libérera de l'intestin grêle coupé au ras du bord adhérent, en laissant 10 centimètres d'anse à chaque extrémité. — Constater l'absence ou la présence de méso sur les colons lombaires et iliaque; à droite, relever le cæcum pour voir la fossette cæcale; à gauche déployer le méso-colon pelvien.

Enfin sur le lambeau inférieur droit tendu, examiner les faux de la vessie, ses fossettes inguinales, la réflexion du péritoine au-dessus du pubis; puis les culs-de-sac derrière la vessie et l'utérus, les replis de Douglas, la fossette de l'ovaire.

Il y a tant de chose à voir dans cette révision du situs des organes qu'il est bon d'être guidé. — Très souvent la disposition normale est troublée par des adhérences inflammatoires.

**Définition.** — Le *péritoine*, mot qui signifie tendu autour, est la membrane séreuse qui revêt la cavité abdominale. Il en tapisse les parois et la plupart des organes, tantôt d'une façon presque complète, jusqu'à leur hile vasculaire, comme c'est le cas pour l'iléon, le colon pelvien, la trompe utérine, qui sont pédiculés; tantôt seulement sur une de leurs faces, ainsi pour le rein, la vessie, le pancréas, le duodénum, qui sont sessiles. Les replis péritonéaux flottants qui attachent les viscères s'appellent des *mésos*, quand ils s'étendent de la paroi à ces viscères; des *épiploons*, quand ils vont d'un organe à l'autre. Le terme peu précis de *ligaments* désigne plus particulièrement des replis courts et serrés.

1. Ce chapitre a été rédigé dans le *Traité d'anatomie humaine* par M. Fredet pour la partie anatomique et par M. Branca pour la partie histologique.

Depuis sa première apparition jusqu'à la naissance et même au delà, le péritoine passe par de nombreuses transformations très compliquées, dont la connaissance est nécessaire pour l'explication des formes définitives et de leurs anomalies. Après avoir résumé l'évolution du péritoine, nous étudierons la disposition de la séreuse chez l'adulte.

## I. DÉVELOPPEMENT

L'étude embryologique du péritoine facilite considérablement la compréhension de la disposition définitive si compliquée de la grande séreuse abdominale.

La cavité péritonéale, dérivée du cœlome interne, s'isole rapidement de la partie crâniale de celui-ci, c'est-à-dire de la cavité pleuro-péricardique par suite de l'apparition de l'ébauche du diaphragme, le septum transversum. Ainsi isolé, le péritoine se met en rapport avec la plupart des viscères abdomino-pelviens, c'est-à-dire avec toute la portion sous-diaphragmatique du tube digestif, avec les conduits génitaux et avec l'ouraque et la vessie. Il y a intérêt à étudier isolément l'évolution des péritoines intestinal, urinaire et génital.

1) **Péritoine intestinal.** — Depuis sa traversée diaphragmatique jusqu'au niveau du point où le duodénum émet les ébauches hépatiques, c'est-à-dire dans l'étendue du territoire du tronc cœliaque, le tube intestinal primitif est rattaché aux parois de l'abdomen par deux mésos, l'un ventral, l'autre dorsal, qui, en raison de la présence de la poche gastrique à ce niveau, ont reçu les noms de *mésogastres antérieur* et *postérieur*. Au-dessous de l'origine des ébauches hépatiques, c'est-à-dire au niveau du territoire des deux artères mésentériques, le méso postérieur existe seul (v. fig. 958).

A) *Péritoine gastrique.* — Dans l'épaisseur du mésogastre antérieur est contenu le foie. De même la rate, et au-dessous d'elle le pancréas se logent dans le mésogastre postérieur. Ultérieurement, une poche se creuse sur le flanc droit de la grande lame sagittale que représentent les mésogastres et isole, par une sorte de clivage, un méso secondaire, également sagittal, qui rattache la face inférieure du foie à la paroi dorsale de l'abdomen. La poche est la cavité hépato-entérique, future *cavité épiploïque* ou *omentale*, le méso est le méso-latéral ou *méso-hépatocave* (v. fig. 959). — L'estomac subit alors un mouvement de rotation qui oriente ses faces dans un plan frontal, sa face gauche devenant antérieure, sa face droite postérieure. Ce mouvement se transmet aux deux mésogastres, mais en s'atténuant lorsqu'on se rapproche de leur insertion pariétale. Il a comme conséquence d'agrandir considérablement la cavité hépato-entérique, deve-

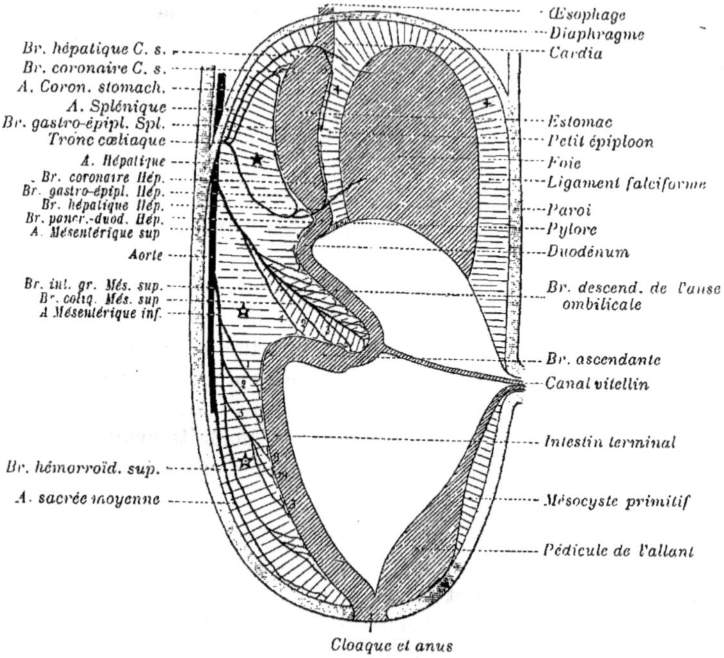
Br. hépatique C. s.
Br. coronaire C. s.
A. Coron. stomach.
A. Splénique
Br. gastro-épipl. Spl.
Tronc cœliaque
A. Hépatique
Br. coronaire Hép.
Br. gastro-épipl. Hép.
Br. hépatique Hép.
Br. pancr.-duod. Hép.
A. Mésentérique sup
Aorte
Br. int. gr. Més. sup.
Br. coliq. Més. sup
A Mésentérique inf.
Br. hémorroïd. sup.
A. sacrée moyenne
Œsophage
Diaphragme
Cardia
Estomac
Petit épiploon
Foie
Ligament falciforme
Paroi
Pylore
Duodénum
Br. descend. de l'anse ombilicale
Br. ascendante
Canal vitellin
Intestin terminal
Mésocyste primitif
Pédicule de l'allant
Cloaque et anus

FIG. 958. — Coupe d'un embryon schématique, sur lequel les segments du tube digestif sont différenciés. La section est faite dans le sens antéro-postérieur et passe à droite de la ligne médiane. Elle laisse donc voir la face droite du *mésentère dorsal général* et le *mésentère ventral* (le foie est supposé isolé de la paroi ventrale et du diaphragme).

✶ Territoire de l'artere Cœliaque. ✡ Territoire de l'artère Mésentérique supérieure. ✡ Territoire de l'artère Mésentérique inférieure. — 1, 2, 3 artères Coliques. — *g*, *m*, *d*, artères Sigmoïdes droite, moyenne et gauche.

\+ Mésentère ventral.

nue cavité omentale, qui s'étend maintenant en arrière de l'estomac et du mésogastre antérieur.

Le **segment préhépatique** du *mésogastre atnérieur* garde sa situation sagittale primitive et devient le ligament suspenseur du foie. — Le segment **inter-hépato-gastrique** du même mésogastre devient en grande partie frontal et forme le petit épiploon ou épiploon gastro-hépatique. — Le méso hépato-cave disparaît par suite de l'application du foie sur la paroi abdominale postérieure et n'est plus représenté que par une bande d'adhérence verticale de la veine cave inférieure à cette paroi.

— L'appareil ligamenteux du foie se complique par l'apparition d'une zone d'adhérence horizontale qui unit secondairement le foie au diaphragme et qui devient ultérieurement le ligament coronaire et les deux ligaments triangulaires.

Le *mésogastre postérieur* peut être divisé en trois parties : crâniale, moyenne et caudale. Au niveau de sa partie *crâniale*, qui contient la rate, le mésogastre postérieur donne, par son segment gastro-splénique, l'épiploon de ce nom ; son segment spléno-pariétal s'accorde en grande partie à la paroi abdominale, sauf au niveau du voisinage de la rate, où il forme l'épiploon spléno-pancréatique. — La partie *moyenne* du mésogastre postérieur qui contient le corps et la queue du pancréas subit un allongement considérable et pend au-dessous de l'estomac en formant une sorte de poche qui est l'arrière-cavité des épiploons (v. fig. 960). Le

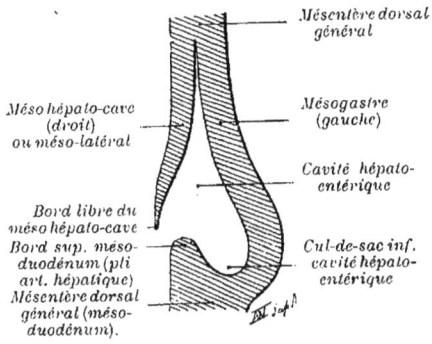

FIG. 959. — Coupe frontale schématique, passant en arrière de l'estomac par le *mésolatéral* et le *mésogastre*. Elle montre comment se dédouble la *cloison mésentérique dorso-hépatique*, grâce à la formation de la *cavité hépato-entérique*. — Vue de la tranche postérieure ou dorsale (d'après A. Brachet).

feuillet postérieur ou réfléchi de cette partie du mésogastre se soude aux parties placées derrière lui, c'est-à-dire au mésocolon transverse et à la paroi abdominale postérieure. Les deux feuillets du tablier épiploïque se soudent ensuite entre eux dans la partie sous-jacente au colon transverse et donnent naissance au grand épiploon. — Le segment *caudal* du mésogastre postérieur, méso duodénum, applique, comme le duodénum lui-même, son flanc droit sur la paroi abdominale postérieure, à laquelle il se soude, ainsi que la tête du pancréas, contenue dans son épaisseur (v. fig. 960 et 961).

B) *Péritoine intestinal proprement dit.* — Les modifications que subit le méso postérieur de l'intestin sont dues à la torsion intestinale et à la coalescence de certains segments de ce méso avec le péritoine qui tapisse la paroi abdominale postérieure.

L'intestin de l'embryon affecte primitivement la forme d'une anse décomposable en deux branches : l'une supérieure, descendante ; l'autre inférieure, ascendante. Celle-ci se continue par une courbure assez brusque avec l'intestin terminal (v. fig. 962). Au sommet de l'anse

intestinale primitive aboutit le conduit vitellin. L'axe du méso de
l'anse primitive est formé par l'artère mésentérique supérieure, la
mésentérique inférieure représentant l'artère de l'intestin terminal.

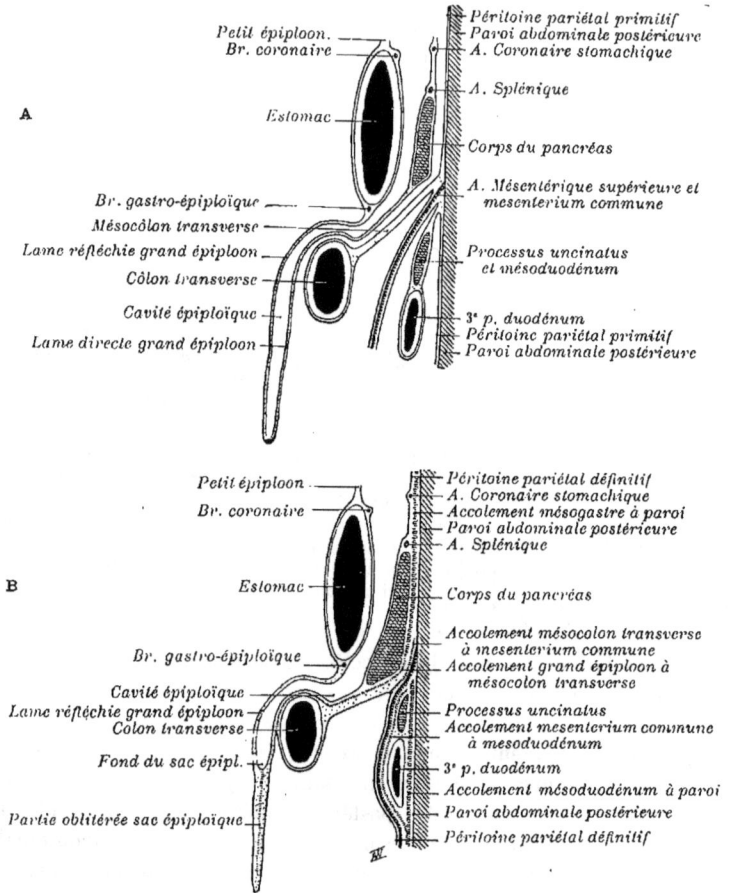

FIG. 960-961. — Coupe sagittale montrant la disposition du mésogastre postérieur.
A, avant sa coalescence; B, après sa coalescence.

Au cours du 3ᵉ mois, l'anse intestinale subit une torsion autour
d'un axe fictif passant par le tronc de l'artère mésentérique supérieure
et par l'ombilic. Cette torsion, sur l'embryon examiné par sa face
antérieure, se fait en sens inverse des aiguilles d'une montre, et
lorsqu'elle est achevée, la branche ascendante de l'anse primitive s'est

placée au-dessus et à droite de la branche descendante qui s'est portée en bas et à gauche. La partie supérieure de la branche descendante a entraîné avec elle la partie terminale du duodénum qui est devenue curviligne, à concavité regardant en haut et à gauche. De même l'extrémité distale de la branche ascendante a entraîné la partie initiale de l'intestin terminal qui occupe maintenant la partie supérieure et droite de la cavité abdominale. Les schémas de la figure 963 représentent les différentes étapes de cette torsion. La branche descendante (intestin grêle) est dès lors entourée par la branche ascendante et par l'intestin terminal qui forment le gros intestin. Le mésentère com-

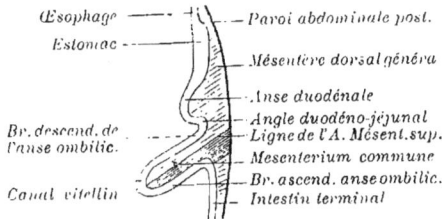

Fig. 962. — L'anse intestinale et le mesenterium commune avant la torsion.

Figure destinée à montrer la racine primitives médiane et sagittale du *mesenterium commune*. La partie du *mesenterium commune* qui correspond *sensiblement* à l'intestin grêle est laissée en blanc. La partie qui répond *sensiblement* au gros intestin est teintée en gris.

mun, tordu, passe en avant du duodénum et tombe en un tablier frontal en avant de la paroi abdominale postérieure, tapissée par le péritoine pariétal. A ce stade, l'intestin grêle et les côlons possèdent un méso commun (v. D, fig. 963).

Mais il se produit bientôt des phénomènes de coalescence qui modifient

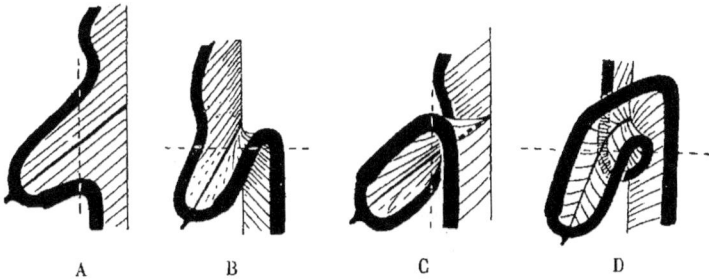

A          B                    C                    D

Fig. 963. — Schéma de la torsion de l'anse intestinale primitive.

A. Disposition initiale. — B. Début de la torsion. — C. Etape moyenne de la torsion. — D. Torsion achevée.

la disposition primitive. Le mésentère commun se soude au péritoine pariétal supérieur, au niveau du tronc de la mésentérique supérieure, ce qui individualise le mésentère de l'anse grêle (mésentère proprement dit). Le méso du gros intestin peut lui-même être divisé en plusieurs segments répondant chacun aux différentes portions du gros intestin qui se distinguent par leur direction différente (méso colons ascendant, transverse, descendant et sigmoïde). Le mésentère proprement dit garde définitivement la disposition qu'il présente à ce stade. Par contre les mésos des différents segments du gros intestin subissent d'importantes modifications par suite de leur coalescence avec le péritoine parié-

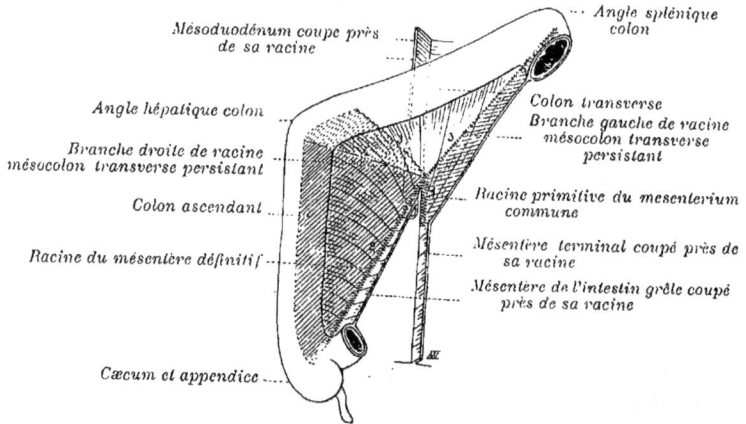

Fig. 964. — Schéma représentant la partie du *mesenterium commune* qui répond au gros intestin. lorsque la torsion est achevée. Cette figure montre la situation de la racine secondaire du mésentère et du mésocolon oblique, la racine du mésocolon transverse persistant, etc.

Le mésoduodénum, le mésentère de l'intestin grêle et le mésentère terminal sont coupés près de leur racine.

Les surfaces grisées du *mesenterium commune* sont celles qui s'accolent à la paroi.

1. Segment sous-mésentérique de la racine primitive, médiane et sagittale, du *mesenterium commune*.

2. Racine secondaire, commune au mésentère de l'intestin grêle d'une part, au méso commun au colon ascendant et au colon transverse *(colon oblique)* d'autre part. Elle correspond au tronc de la Mésentérique supérieure et se branche obliquement sur la racine primitive du *mesenterium commune*, à droite de la ligne médiane.

3. (Côté droit) ligne indiquant la limite de la soudure du *mesenterium commune* à la paroi. Cette ligne se dirige de l'origine de la Mésentérique supérieure vers le bord médial de la 2ᵉ portion du duodénum : c'est la branche droite de la racine du mésocolon transverse persistant.

3. (Côté gauche) ligne indiquant la limite de la soudure du *mesenterium commune*. Cette ligne va de l'origine de la Mésentérique supérieure à l'angle splénique du colon. C'est la branche gauche de la racine du mésocolon transverse persistant.

4. Ligne séparant les portions du mésocolon oblique, ressortissant au colon transverse et au colon descendant.

tal postérieur. Cette coalescence, qui n'est jamais que partielle pour les mésos du colon transverse et de l'anse sigmoïde, est normalement à peu près totale pour les mésocolons ascendant et descendant. Mais il existe des variétés considérables, tenant à l'arrêt plus ou moins précoce de cette soudure des mésos, d'où la persistance possible des mésocolons ascendant et descendant. La fusion des mésos avec le péritoine pariétal postérieur est attestée par la présence de fascias dits d'accolement qu'il est possible de dédoubler pour reproduire la disposition primitive.

2) **Péritoine urinaire.** — La partie supérieure des voies urinaires est rétro-péritonéale dès le début du développement. Par contre l'ouraque et la vessie sont originairement rattachés à la paroi abdominale antérieure par un mince mésocyste. Celui-ci disparaît par coalescence du péritoine pré-ouraquo-vésical avec le péritoine pariétal antérieur. Le fascia d'accolement correspondant est l'aponévrose ombilico-vésicale.

3) **Péritoine génital.** — Les glandes génitales et les conduits génitaux possèdent dès le milieu du deuxième mois de la vie intra-utérine un méso qui les rattache à la paroi abdominale postérieure. On voit se détacher d'autre part du pôle inférieur de la glande génitale un pli péritonéal qui se perd dans la région inguinale et que l'on désigne sous le nom de *gubernaculum*.

L'évolution de ce revêtement séreux diffère considérablement dans l'un et l'autre sexe.

A) *Chez l'homme*, la glande génitale, c'est-à-dire le testicule, se porte vers le canal inguinal qu'elle franchit pour arriver au fond

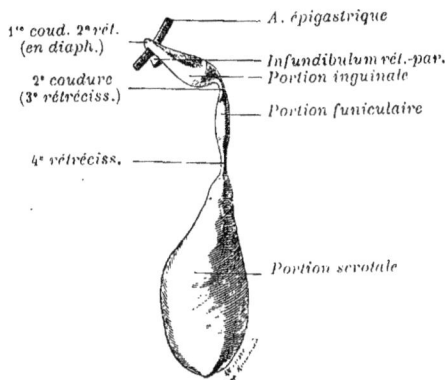

Fig. 965. — Moules du *conduit péritonéo-vaginal*, persistant chez un sujet de 28 ans, d'après Ramonède.

Cette figure représente le côté gauche (persistance complète).

des bourses au moment de la naissance. Elle est précédée dans ce trajet par une évagination du péritoine, le *conduit vagino-péritonéal*, dont la formation est contemporaine de la descente du testicule. La descente du testicule et la formation du conduit vagino-péritonéal sont en effet deux phénomènes simultanés, consécutifs à la progression du *processus vaginal*. Celui-ci est un bourgeon plein que le péritoine envoie dans les bourses à travers le trajet inguinal et qui entraîne à sa suite le diverticule séreux en même temps que le testicule, attaché au fond de ce dernier par le *gubernaculum*.

Quand le testicule a atteint le fond du diverticule, celui-ci perd ses connexions avec le péritoine et s'isole pour former la tunique vaginale. Cet isolement se produit au moment de la naissance.

Quant aux mésos des conduits génitaux, ils disparaissent progressivement chez l'homme et ne sont guère représentés que par le mince

soulèvement du péritoine recto-vésical par le fond des vésicules séminales (*ligament large masculin*).

B) *Chez la femme*, au contraire, le *canal vagino-péritonéal* (*canal
de Nuck*) n'a qu'une existence transitoire et une signification purement
représentative. Seul le gubernaculum de la glande génitale femelle
demeure pour former le ligament utéro-ovarien et le ligament rond.
Par contre les mésos de la glande génitale et des conduits génitaux
gardent une importance considérable. Ils persistent en effet, tout en
subissant de notables transformations, pour constituer les ligaments
larges.

## II. PÉRITOINE DE L'ADULTE

Nous étudierons successivement le péritoine en général et le péritoine local.

### A. Péritoine en général.

Pour avoir une vue d'ensemble, il faut examiner le plan transversal
et le plan longitudinal.

#### 1° Péritoine et cavité péritonéale dans le sens transversal

(fig. 966). —
Une coupe ho-
rizontale pas-
sant par l'om-
bilic, au - des-
sous du colon
transverse,
nous montre le
péritoine tapis-
sant la paroi
antérieure de
l'abdomen, les
flancs, puis la
face antérieure
du colon ascen-
dant et celle
du rein droit,
la paroi lom-
baire avec l'ure-
tère et la veine

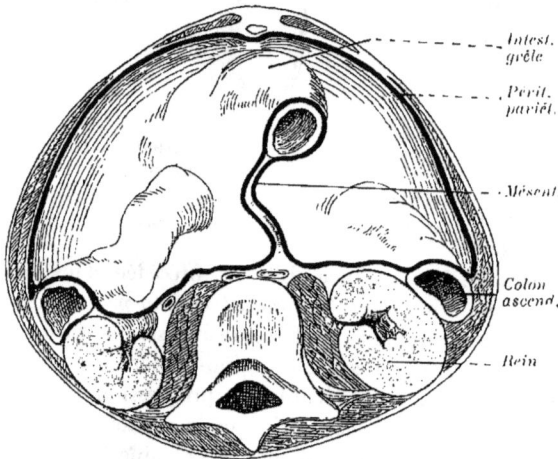

FIG. 966. — Péritoine en sens transversal.

Nouveau-né. Coupe par l'ombilic. — La coupe a rencontré les colons
lombaires et les reins, tous organes sessiles, et au milieu le mésentère. Au
devant de la colonne vertébrale : l'aorte et la veine cave.

cave; au milieu de la colonne il se réfléchit sur le pédicule vasculaire
de l'intestin grêle, enveloppe presque complètement l'iléon, de nouveau
revient à la paroi lombaire, croise l'aorte, couvre la face antérieure du

rein gauche et celle du colon ascendant, et revient par la paroi abdominale antérieure à son point de départ.

Nous constatons ainsi que les colons et les reins sont sessiles, tandis que l'intestin grêle possède un long méso (mésentère); qu'il y a un feuillet pariétal, celui qui tapisse les parois antérieure et vertébrale, et un feuillet viscéral soulevé en trois points : sur la face antérieure des colons et des reins et sur l'iléon. Si on avait conservé sur la coupe les anses de l'intestin grêle avec leur revêtement viscéral, on verrait que toutes sont en contact, qu'il n'y a pas de vide, que partout un feuillet viscéral touche un autre feuillet viscéral ou pariétal et que, là comme ailleurs, la cavité séreuse virtuelle est un espace dont les deux plans humides glissent l'un sur l'autre.

2° **Péritoine en sens longitudinal** (fig. 967). — Sur cette coupe verticale apparaît une forme compliquée. De la paroi antérieure le péritoine remonte sur la voûte diaphragmatique. Arrêté par la vaste adhérence du foie au diaphragme, il se réfléchit (feuillet antérieur du ligament coronaire), couvre la face convexe de l'organe et sa face inférieure jusqu'au

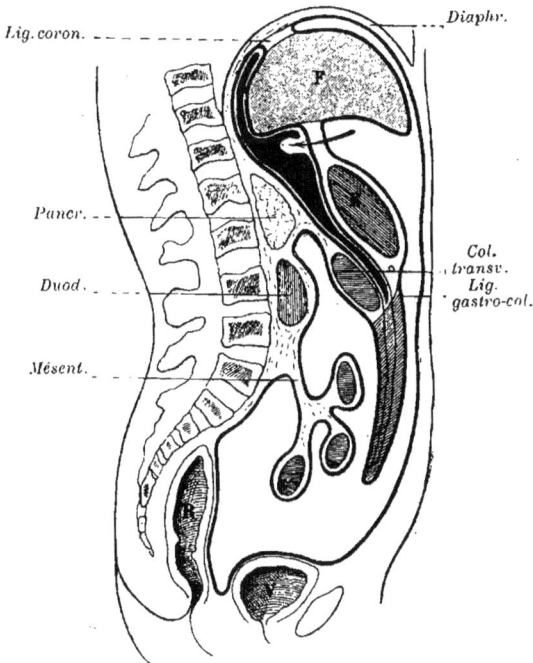

Fig. 967. — Péritoine en sens longitudinal.

Figure schématique et simplifiée. Coupe médiane antéro-postérieure chez l'homme adulte. — La grande cavité en blanc. L'arrière-cavité, en noir, se prolonge derrière le lobule de Spieghel (comparez avec la fig. suivante). Les hachures qui coupent le grand épiploon indiquent que chez l'adulte, et dès la seconde enfance, les 4 feuillets sont soudés en une seule lame. Le grand épiploon pend en tablier au-dessous de l'estomac et du colon transverse. — La flèche marque la situation de l'hiatus de Winslow, le long du petit épiploon.

hile. De nouveau le pédicule vasculaire (V. porte, cholédoque) le repousse sur la petite courbure de l'estomac, formant par là le petit épiploon ou gastro-hépatique. Il revêt la face antérieure jusqu'à la grande courbure, où le cercle artériel et les a. gastro-coliques le forcent à descendre et à se replier en avant des anses de l'intestin grêle avant d'atteindre le bord inférieur du colon transverse; ce tablier est le grand épiploon. La séreuse couvre ensuite la face postérieure de ce colon, se réfléchit sur la paroi abdominale et sur le duodénum, puis forme le mésentère de l'intestin grêle et descend dans la cavité pelvienne. Là elle s'applique sur la partie inférieure du colon pelvien et la partie supérieure du rectum, se réfléchit sur la vessie (cul-de-sac recto-vésical) et remonte le long de la paroi rejoindre son point de départ.

De ces arrêts successifs sur le bord postérieur et dans le hile du foie, sur la petite et la grande courbure de l'estomac, sur les deux bords du colon transverse, il résulte que ce feuillet péritonéal a laissé à découvert toute une face de ces organes. Ils sont revêtus par un second feuillet qui s'applique sur la face postérieure du foie, puis de l'estomac et sur la face antérieure du colon transverse, ainsi que sur le pancréas, le duodénum et la colonne vertébrale. Ainsi se trouvent complétés par un second feuillet le ligament coronaire, le petit épiploon, le grand épiploon et le mésocolon transverse.

La cavité péritonéale est donc un bissac. Le grand sac est le seul que l'on voit quand la paroi abdominale antérieure est ouverte; le petit sac, le diverticule, appelé *arrière-cavité* des épiploons ou bourse épiploïque, est caché derrière l'estomac. Ces deux sacs communiquent par un orifice, de la largeur du doigt, situé le côté droit de l'épiploon gastro-hépatique et nommé l'*hiatus de Winslow*.

Enfin, cette même coupe nous montre le péritoine pariétal sur la paroi abdominale antérieure, le diaphragme, la colonne vertébrale; le péritoine viscéral sur le foie, l'estomac, le colon transverse, le pancréas, le duodénum, l'intestin grêle, le colon pelvien, le rectum et la vessie. Elle nous indique aussi la situation et la constitution des épiploons et des principaux mésos.

## B. Péritoine local ou péritoine des organes.

Nous allons passer en revue les différents organes abdominaux, dont nous supposons la forme et la situation suffisamment connues du lecteur.

**Péritoine du foie.** — Le foie est originairement un bourgeon glandulaire émané du duodénum ou de ce qui représente le duodénum; il se pédiculise sans quitter l'intestin, auquel l'unit le canal cholédoque, et va se fixer au diaphragme. Le péritoine tapisse sur ces deux faces ce pédicule, c'est l'épiploon gastro-hépatique; quant à la surface d'insertion au diaphragme, elle est circonscrite par la réflexion du péritoine qui devient le ligament coronaire et ses expansions. Ligament coronaire et épiploon gastro-hépatique sont donc les deux grandes attaches du péritoine hépatique. En dehors de leur interstice, le foie est recouvert par le péritoine viscéral qui fait corps avec lui : sur toute sa face supérieure, son bord tranchant la plus grande partie de sa face inférieure et le lobule de Spieghel de sa face postérieure. Sont non péritonéaux : l'interstice du hile et du sillon longitudinal gauche sur toute

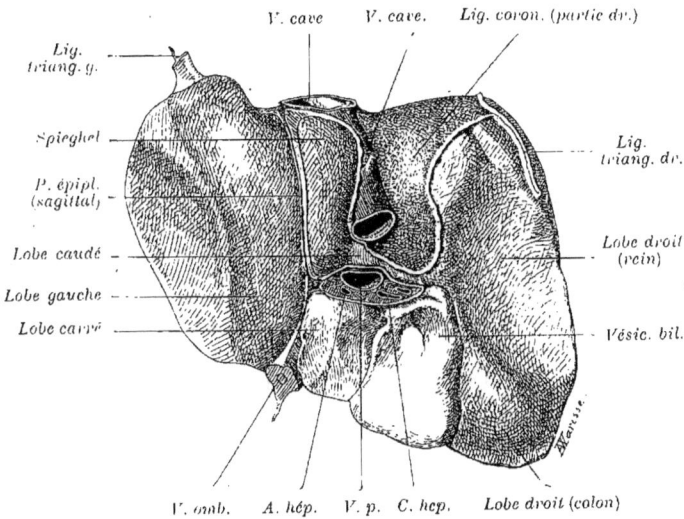

Fig. 968. — Péritoine hépatique, d'après Fredet.

Foie vu par derriere; face postérieure et face inférieure. — Insertion en équerre du petit épiploon, dont la branche sagittale occupe le sillon du canal d'Aranzi et la branche horizontale le hile du foie. La partie droite du ligament coronaire, seule visible ici, se termine en bas par le méso-hépato-cave, dont le feuillet droit est très écarté de la veine cave.

sa longueur (V. ombilic. et canal d'Aranzi), l'insertion du ligament falciforme sur la face convexe, et presque toute la face postérieure moins le lobule de Spieghel (fig. 968).

Quant à la vésicule biliaire, nous avons vu (p. 1314) qu'elle est appliquée contre le tissu même du foie; le péritoine en tapisse seulement le fond et la face inférieure, s'enfonçant ou non le long de ses bords. L'existence d'un mésocyste laissant la vésicule flottante est exceptionnelle.

1° **Ligament coronaire et ses expansions** (fig. 792). — Ce ligament entoure en couronne ou losange la vaste surface rugueuse par laquelle la glande adhère au diaphragme. C'est un repli très serré, que la figure 967 nous montre en coupe et dont le grand axe transversal a 10 centimètres de long. Il constitue, avec la veine cave, l'appareil suspenseur du foie. A ses quatre angles il se prolonge dans d'autres expansions : à ses angles latéraux dans les ligaments triangulaires, à son angle antérieur dans le ligament falciforme, à son angle postérieur dans le méso-hépato-cave et le petit épiploon.

Les *ligaments triangulaires*, distingués en droite et gauche, le gauche plus grand et plus mobile, sont deux mésos en forme de triangle dont la pointe regarde le milieu du foie tandis que la base libre est dirigée en dehors. L'un des bords est fixé au diaphragme et l'autre à la convexité du foie.

Le *ligament falciforme* (ligament suspenseur, grand faux du péritoine, faux de la veine ombilicale) s'étend de l'ombilic au foie. Sa direction est sagittale, un peu déviée à droite, et sa face gauche est couchée sur la convexité du lobe gauche. Il a la forme d'un long triangle dont la base concave se fixe sur la face supérieure du foie qu'elle divise en lobes droit et gauche; son mince bord antérieur s'attache à la paroi abdominale et plus haut au diaphrame; son bord postérieur épais, d'abord libre derrière le muscle grand droit, passe sous le bord tranchant du foie et suit le sillon de la veine ombilicale jusqu'au coude de l'épiploon gastro-hépatique.

Ce ligament qui entoure dans son bord postérieur la veine ombilicale, et plus tard le [ligament] rond qui lui succède, sert de méso à cette veine. Il ne suspend pas le foie comme on l'a cru, mais il modère son déplacement vers la droite.

La *méso-hépato-cave* est une partie du ligament coronaire que l'on décrit maintenant à part. Ses deux feuillets épais, mais de très faible hauteur, suivent les lèvres de la gouttière verticale qui loge la veine cave; le droit en est ordinairement plus ou moins éloigné.

2° **Petit épiploon ou épiploon gastro-hépatique** (fig, 969). — Cette lame péritonéale située à peu près dans le plan frontal s'étend du hile du foie à la petite courbure de l'estomac. Sa partie moyenne très mince se laisse facilement déchirer. Sa forme est celle d'un quadrilatère. Il a deux faces, l'une antérieure, l'autre postérieure, celle-ci regardant l'arrière-cavité, et quatre bords.

Le bord supérieur ou racine hépatique, coudé en équerre, s'attache par une partie horizontale aux deux lèvres du hile, et par une partie sagittale, reste de la direction originelle de l'épiploon dans le sens antéro-postérieur, au sillon du canal veineux jusqu'au ligament coronaire. — Le bord inférieur convexe se fixe : au bord droit de l'œsophage, à toute la petite courbure de l'estomac et à la face postérieure de la première portion du duodénum. Il contient dans son dédoublement l'artère coronaire stomachique. — Le bord gauche très court, formant sommet, s'insère au diaphragme. — Le bord droit ou bord libre, appelé aussi *ligament hépato-duodénal*, est épais et contient entre ses feuillets le pédicule vasculaire du foie et des ganglions lymphatiques : en avant l'artère hépatique et les canaux excréteurs, hépatique et cystique en haut, cholédoque en bas ; en arrière, la veine porte. C'est le bord chirurgical. Derrière lui est l'hiatus de Winslow.

Indiquons quelques ligaments accessoires et inconstants, variétés de la forme normale.

*Ligament cystico-colique.* — Existe 1 fois sur 3. Prolongement du petit épiploon vers la droite, il descend de la face inférieure de la vésicule biliaire à la face postérieure du duodénum et au coude droit du colon transverse. Il y a alors contact direct entre le colon et une partie du corps de la vésicule, disposition qui favorise le passage des calculs biliaires dans l'intestin après adhérence inflammatoire. D'autres fois ce ligament se porte sur le duodénum et le grand épiploon (lig. cystico-duodénal ou cystico-épiploïque).

*Ligament hépato-rénal.* — Prolongement du ligament triangulaire droit qui se jette sur le pôle supérieur du rein.

**Péritoine de l'estomac.** — Disons d'abord que la courte portion abdominale de l'œsophage est renfermée dans un repli péritonéal, *méso-œsophage* ou *ligament phréno-œsophagien*, qui l'applique contre la colonne vertébrale, Le feuillet gauche couvre toute sa face antérieure ; sur le bord droit du conduit, les deux feuillets se continuent avec ceux du petit épiploon.

L'estomac est tapissé sur ses deux faces par le péritoine qui lui forme tunique séreuse. Celle-ci, au niveau des courbures, abandonne le viscère pour aller se porter : de la petite courbure au foie (épiploon gastro-hépatique) et à la paroi vertébrale (ligament profond de l'estomac) ; de la grande courbure au colon transverse (grand épiploon ou gastro-colique), à la rate (épiploon gastro-splénique) et à la paroi diaphragmatique (ligament phréno-gastrique). En outre, le fond ou grosse tubérosité est presque toujours adhérent sur une certaine étendue, qui peut être étroite ou large, à la voûte du diaphragme ; cette surface d'adhérence, qui rappelle celle du foie, est circonscrite par un repli péritonéal.

Nous venons de décrire l'épiploon gastro-hépatique.

*Grand épiploon* ou *épiploon gastro-colique* (fig. 969). — Il se porte de la grande courbure de l'estomac au bord inférieur du colon transverse. Il pend comme une large toile carrée, *tablier épiploïque*, en avant de la masse de l'intestin grêle et du gros intestin. Son bord supérieur contient le cercle des vaisseaux gastro-épiploïques ; son bord inférieur convexe et sinueux atteint le pubis et affleure les orifices inguinaux dans lesquels il peut s'engager. On le rencontre souvent dans les hernies, seul ou combiné à l'intestin. Il n'est pas rare, d'ailleurs, de le voir replié ou rejeté de côté, ou même renversé au-dessus du colon. Il contient du tissu cellulo-adipeux le long des grosses artères gastro-coliques ou a.épiploïques. Mince chez les sujets maigres, il s'infiltre facilement de graisse et peut chez les obèses atteindre plusieurs centimètres d'épaisseur et peser plusieurs kilogs.

La figure 967 montre que dans sa constitution entrent quatre feuillets et que l'arrière-cavité se prolonge jusqu'à son bord inférieur; le tablier est un véritable sac. Mais de bonne heure, au cours de la deuxième année et contrairement à ce qui se passe chez les animaux, la cavité s'oblitère, les feuillets accolés se soudent et ne forment plus qu'une seule membrane revêtue d'endothélium sur ses deux faces et fenêtrée par

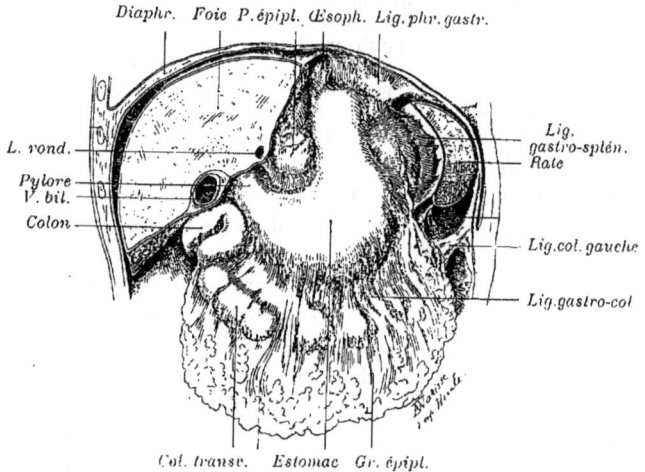

FIG. 969. — Les Épiploons, d'après Henle.

Foie et rate coupés en sens frontal. Les trois épiploons gastro-hépatique ou petit épiploon, gastro-colique ou grand épiploon et gastro-splénique, sont visibles. Remarquer le ligament phréno-colique gauche très prononcé.

placés en dentelle. L'adhérence remonte jusqu'au contact de l'estomac et du colon transverse, et le bord supérieur de cet accolement devient le *ligament gastro-colique*, très court à droite, 1 centimètre de hauteur, plus long à gauche, 6 centimètres au moins (fig. 967 et 969).

Le grand épiploon est un appareil de fixation; il maintient en place l'estomac et le colon transverse. Ce rôle est manifeste pour le ligament gastro-colique. Quant à sa partie flottante, c'est le reste inutilisé chez l'homme du tablier qui, chez beaucoup d'animaux, inséré au bassin ou à la paroi abdominale, contient la masse intestinale. Chargé de graisse chez les hibernants, il devient un organe thermique et une réserve alimentaire. Comme les autres formations séreuses il a aussi une action phagocytaire. Enfin il contribue au balayage des corps étrangers accidentellement introduits dans la cavité abdominale.

*Épiploon gastro-splénique* (fig. 969 et 971). — Très court, 3 à 4 centimètres, il s'étend en sens antéro-postérieur de toute la hauteur du hile de la rate à la grande courbure de l'estomac. Il contient les vaisseaux courts, vasa breviora, émanés des vaisseaux spléniques, et l'origine de la gastro-épiploïque gauche.

*Ligament phréno-gastrique* (fig. 976). — Il va de la paroi diaphragmatique à la grande courbure. Il fait suite au repli de la grosse tubérosité et se prolonge dans l'épiploon gastro-splénique, lui-même continué par le grand épiploon ; de là une ligne continue de fixation qui va de l'œsophage au pylore tout le long de la grande courbure et dont on étudie à part les différents segments.

*Ligament profond de l'estomac* ou *Faux de l'artère coronaire*. — C'est un repli triangulaire du péritoine pariétal que soulève l'artère coronaire stomachique, lorsque du tronc cœliaque elle se porte en avant et à gauche sur le bord droit du cardia. Saillant dans l'arrière-cavité, il forme une cloison incomplète qui sépare les loges du grand et du petit épiploon.

**Péritoine de la rate.** — La rate possède un péritoine viscéral sur toute sa surface, excepté sur son hile. Elle est reliée à l'estomac par l'épiploon gastro-splénique.

Comme formations péritonéales inconstantes figurent : le *ligament phréno-splénique* ou lig. suspenseur (fig, 971), branche de division du ligament phréno-gastrique, qui se porte du diaphragme à l'extrémité supérieure de la rate et de son hile où il forme le sommet de l'épiploon gastro-splénique : — l'*épiploon pancréatico-splénique*, long de 2 à 3 centimètres, qui enveloppe la queue du pancréas et se jette sur l'extrémité inférieure du hile; pédicule vasculaire, il contient les gros vaisseaux de la rate et des ganglions : — le *ligament spléno-colique*, petite bride épiploïque, étendu du pôle inférieur de la rate au coude gauche du colon transverse.

**Péritoine du duodénum.** — Le duodénum, le pancréas, le rein sont des organes sessiles appliqués sur la paroi abdominale postérieure. Le péritoine recouvre seulement leur face antérieure, sans leur former de méso ou de pédicule.

La première portion du duodénum, portion ascendante, longue seulement de 3 à 4 centimètres, est dans les conditions de l'estomac et de la région pylorique qu'elle continue. Le péritoine la tapisse sur ses deux faces. Mais tout le reste de cet intestin n'a de péritoine que sur sa face antérieure. On remarquera (fig. 976) que la portion descendante est coupée par l'insertion du mésocolon transverse et la portion préaortique par la racine du mésentère.

**Méso duodénum.** — Originairement le duodénum tout entier possède un *mésoduodénum*, dont le feuillet postérieur disparait au cours de la vie fœtale par accolement à la paroi abdominale et n'est plus représenté que par un fascia qui passe derrière la portion descendante et derrière la tête du pancréas. Ce méso persiste chez la plupart des mammifères; il se rencontre aussi chez l'homme à titre d'anomalie, et l'on connait une trentaine de cas de *duodénum mobile*. Nous avons vu que la première portion conserve toujours son méso original.

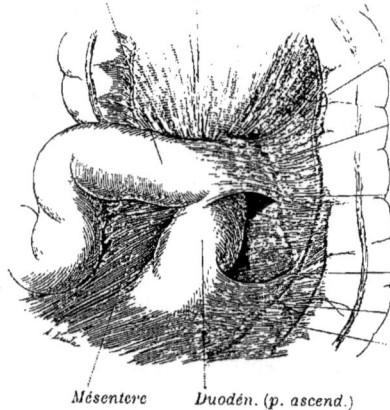

*Jéjunum    Mésoc. transv.*

*Crosse v. mésent. inf.*

*Repli duod. sup.*

*Foss. duod. sup.*

*Foss. duod. inf.*

*Repli duod. inf.*

*Art. col. gauche*

*Mésentère    Duodén. (p. ascend.)*

FIG. 970. — Fossettes duodénales, d'après Jonnesco.

La jéjunum est rejeté à droite. Les fossettes duodénales supérieure et inférieure, ici coexistantes, forment le récessus préaortique. — L'artère colique gauche et la veine mésentérique inférieure constituent par leur réunion l'arc vasculaire de Treitz.

**Fossettes duodénales.** — Au voisinage de l'angle duodéno-jéjunal et par le fait de degrés variables dans l'accolement du duodénum à la paroi abdominale, se développent fréquemment des fossettes péritonéales ou dépressions en cul-de-sac. Les plus communes, sur la moitié des sujets au moins, sont les *fossettes duodénales supérieure et inférieure* (fig. 970). Placées à gauche de la portion terminale du duodénum et limitées par des replis triangulaires du péritoine, ces fossettes se regardent, et quand elles coexistent leur réunion forme une large dépression dite *recessus aortique*, en avant de l'aorte. La crosse de la veine mésentérique inférieure longe le bord externe de la fossette supérieure. Des hernies dites duodénales, variétés des hernies internes rétro-péritonéales, peuvent s'y produire par le refoulement de la fossette sous la poussée d'une anse intestinale.

**Péritoine du pancréas** (fig. 967 et 976). — Le pancréas a un péritoine viscéral sur la face antérieure de sa tête et de son corps et sur sa petite face inférieure. Souvent sa queue, quand elle est courte, est rattachée à la rate par un petit *épiploon pancréatico-splénique*.

La face antérieure du pancréas est coupée en T renversé par une double insertion du péritoine : la branche verticale est la trace de la racine du grand épiploon; la branche horizontale, celle du mésocolon transverse. Cette dernière suit le bord antéro-inférieur de la glande, dont la face inférieure se trouve par suite revêtue du feuillet inférieur du méso transverse.

**Péritoine du rein et des capsules surrénales** (fig. 976). — Les reins sont sessiles dès leur apparition. Ils n'ont un revêtement péritonéal que sur leur face antérieure; à ce niveau la séreuse est doublée d'un feuillet fibreux, originairement indépendant, mais plus tard confondu avec le fascia sous-péritonéal; ce *fascia prérénal* se continue sur le bord externe avec un fascia rétrorénal.

Ce revêtement séreux est interrompu à droite par la racine du mésocolon transverse qui coupe le rein près de son pôle inférieur. Du même côté, le péritoine tapisse la face antérieure de la capsule surrénale sur une étendue qui varie du tiers inférieur à la totalité.

A gauche, le rein n'est péritonéal que dans sa partie inférieure et sur son pôle supérieur. Ailleurs, il est recouvert par le pancréas et coupé par la racine du méso transverse et celle du méso descendant.

Sa capsule surrénale est péritonéale dans sa partie supérieure.

**Arrière-cavité des épiploons ou bourse épiploïque.** — Nous

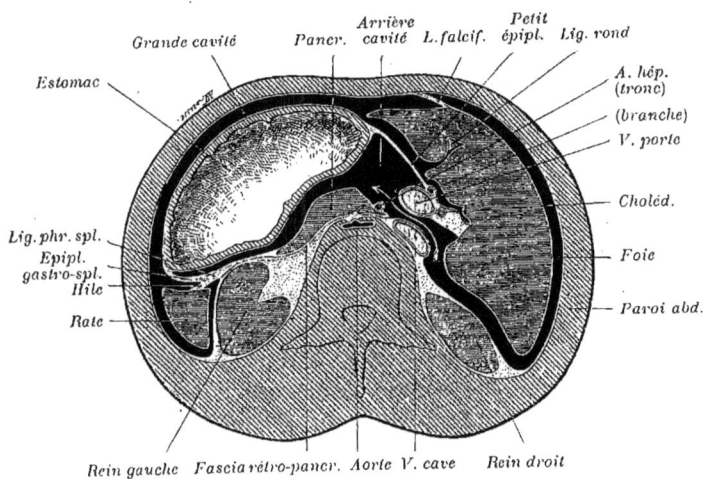

Fig. 971. — Arrière-cavité des épiploons, d'après Fredet.

Coupe horizontale passant par l'hiatus de Winslow qu'indique une flèche. — Remarquer la fusion du ligament phréno-splénique avec l'épiploon gastro-splénique, l'épaisseur du bord droit du petit épiploon, la position sessile du pancréas et des reins. — En suivant la flèche, on pénètre dans le diverticule inférieur de l'arrière-cavité.

sommes maintenant en mesure de comprendre la topographie de l'arrière-cavité.

Les figures 967 et 971 nous donnent la constitution de ses feuillets dans le plan longitudinal et dans le plan transversal; la figure 976 nous montre sa paroi postérieure et ses limites chez l'adulte, le grand épiploon n'étant plus creux à ce moment.

Cette cavité, de forme irrégulièrement quadrilatère, a pour entrée

Abrégé d'Anat. — III.                                    102

l'*hiatus de Winslow*, percé entre la veine porte et la veine cave. Elliptique, large de 25 à 30 millimètres, assez pour laisser passer l'index, cet orifice regarde à droite et en haut; il est situé derrière le bord droit, libre, du petit épiploon qui le limite par devant, et en avant de la veine cave inférieure. Il répond au bord gauche de la vésicule biliaire; souvent il se prolonge derrière le duodénum (fig. 471).

Par cet orifice peuvent se produire des hernies intra-péritonéales, avec occlusion intestinale (une vingtaine de cas).

L'hiatus donne accès à un couloir ou *vestibule* qui, lui-même, débouche dans l'arrière-cavité. Celle-ci présente un diverticule supérieur, rétro-hépatique, derrière le lobule de Spieghel, et un diverticule inférieur rétro-stomacal, très vaste, derrière l'estomac; la faux de l'artère coronaire qui fait saillie sépare ces deux recessus. Elle s'étend, de droite à à gauche, du bord interne du duodénum descendant au hile de la rate; en hauteur, de la voûte diaphragmatique au bord inférieur de l'estomac et du pancréas, plus bas à gauche qu'à droite. Pour y pénétrer chirurgicalement, il faut inciser le péritoine le long de la grande courbure de l'estomac, à gauche de la ligne médiane.

**Péritoine de l'intestin grêle** (fig. 966 et 972). — L'intestin grêle, ou du moins son jéjuno-iléon, est flottant, appendu à un long méso dit *mésentère*, qui l'enveloppe sur presque toute sa circonférence. La racine du mésentère ou bord pariétal s'étend sur une longueur de 15 à 20 centimètres, de la 2e vertèbre lombaire, à gauche de la ligne médiane, à la fosse iliaque droite, près de l'articulation sacro-iliaque. Elle croise obliquement le duodénum, la colonne vertébrale, l'aorte, la veine cave, l'uretère droit (fig. 976).

Son bord adhérent ou intestinal, sinueux comme l'intestin et plissé en collerette, mesure 4 mètres environ. Sa hauteur, nulle aux extrémités, va croissant vers son milieu où elle atteint 15 centimètres et permet à l'intestin de s'engager dans les anneaux de la paroi sous une faible poussée. Entre les deux feuillets sont contenus l'artère et la veine mésentériques supérieures, de nombreux chylifères, des nerfs, des ganglions lymphatiques, et le long des vaisseaux une graisse qui peut être très abondante.

Le mésentère forme une cloison presque sagittale qui divise l'étage inférieur de la cavité abdominale en loges droite et gauche, où peuvent se cantonner les épanchements.

**Péritoine du gros intestin** (fig. 972 et 976). — Le gros intestin présente des portions très différentes, les unes sessiles, péritonéales par une de leurs faces seulement, les autres flottantes dans un méso. Sur toute sa longueur, le péritoine viscéral évaginé en doigt de gant forme des franges adipeuses, appelées *appendices épiploïques* ou *graisseux*.

longues de un ou plusieurs centimètres et disposées en une ou deux séries le long de la face libre.

Le *cæcum*, diverticule du gros intestin, est enveloppé complètement par le péritoine, comme le cœur par le péricarde. Exceptionnellement

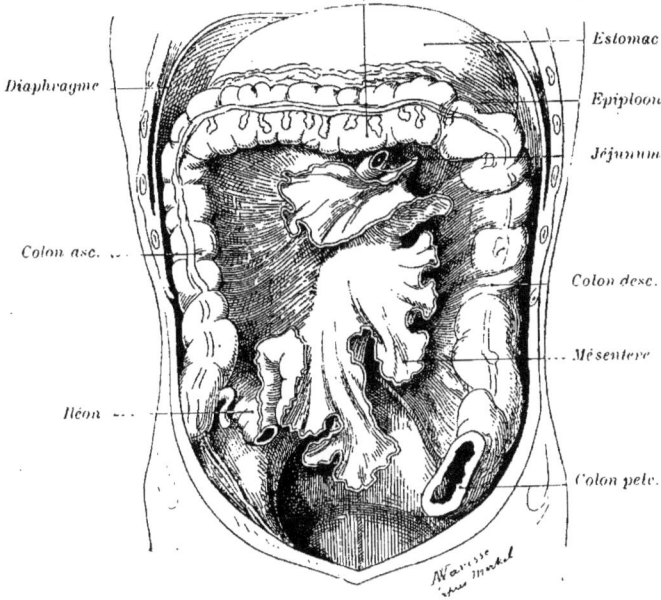

Fig. 972. — Mésentère de l'adulte, d'après Merkel.

L'intestin grêle (jéjuno-iléon) a été détaché depuis l'angle duodéno-jéjunal jusqu'à la fin de l'iléon; le mésentère montre son bord intestinal. L'estomac est relevé ainsi que le colon transverse. Le colon pelvien a été extirpé avec son méso.

(1 fois sur 20) sa face postérieure est sessile, non péritonéale, comme celle du colon ascendant. — L'*appendice* possède un *méso-appendice* qui provient du mésentère et l'unit à l'iléon (fig. 785). Ce méso contient dans sa base libre l'artère appendiculaire. Avec un repli péritonéal venu de l'iléon, il limite la petite *fossette iléo-appendiculaire*.

Le *colon ascendant* est sessile; sa face postérieure au contact direct de la paroi abdominale est abordable au chirurgien sans ouvrir le péritoine qui tapisse seulement la face antérieure et les bords (fig. 966). Un méso-colon ascendant se rencontre dans 15 pour 100 des cas et peut-être plus souvent.

A la partie inférieure du colon, le péritoine forme derrière celui-ci et derrière le cæcum un cul-de-sac, *fossette cæcale* ou *rétro-cæcale*, limitée par deux replis, plis cæcaux ou ligaments du cæcum, qui se portent de l'intestin à la paroi iliaque (fig. 785). Le pli externe ou droit provient du péritoine du colon, le pli interne ou gauche du mésentère. On connaît une dizaine de cas de hernies rétro-cæcales, l'intestin s'engageant derrière le colon ascendant.

Le *colon transverse* possède un *méso-colon transverse*, qui s'étend horizontalement d'un rein à l'autre (fig. 976 et 967). Sa racine (bord pariétal, bord supérieur ou base) monte obliquement du pôle inférieur du rein droit au milieu du rein gauche, coupant le duodénum et la tête du pancréas et suivant ensuite le bord inférieur de ce dernier, en sorte qu'une partie du duodénum, toute sa poche inférieure, et du pancréas se trouve au-dessous du méso-colon, dans l'étage inférieur de la cavité abdominale. Cette racine se continue avec les surfaces d'adhérence des colons lombaires. Le bord viscéral ou inférieur arqué épouse le bord adhérent du colon et mesure 40 centimètres environ. La hauteur du méso est très faible aux extrémités, et même la partie droite du colon est souvent sessile, tandis qu'à gauche le méso, haut de 10 à 15 centimètres, donne une grande mobilité à l'intestin. Entre les deux lames, il n'y a aucun vaisseau important, car les artères et les veines longent le bord intestinal.

A son extrémité droite, le méso-colon est souvent fixé à la paroi abdominale ou au foie par un repli triangulaire, *ligament colique droit*, dit aussi phréno ou hépato-colique, qui se jette de la paroi sur l'angle ou coude droit du colon. — A son extrémité gauche, un fort repli, constant, beaucoup plus important, *ligament colique* ou *phréno-colique gauche*, émané du péritoine pariétal, descend obliquement et se porte en éventail sur l'angle ou coude gauche du colon, qu'il suspend dans sa position élevée et qui est la partie la plus fixe de cet intestin. La pointe de la rate repose sur la face interne concave de ce repli (fig. 969). Il joue peut-être un rôle dans certaines occlusions intestinales.

Le méso-colon transverse forme une cloison horizontale qui divise la cavité abdominale en deux étages : l'un supérieur ou gastrique, l'autre inférieur ou intestinal. Son feuillet supérieur est le plancher de l'étage supérieur et de l'arrière-cavité des épiploons ; son feuillet inférieur est la voûte de l'étage inférieur et repose sur l'intestin. Ce dernier feuillet se déprime à ses extrémités, dépressions qui sont les *niches coliques* de Waldeyer, reconnaissables sur la figure 972.

Le *colon descendant* est dans les mêmes conditions que le colon ascendant. Normalement sessile dès la naissance, il possède un méso dans 20 p. 100 des cas. Il est bon de remarquer que la fréquence des mésos pour les colons lombaires est évaluée très différemment par les auteurs et qu'en pratique ces anses bien que sessiles sont faciles à pédiculiser.

Les deux portions de l'S iliaque sont très différentes. La première ou *colon iliaque* est sessile, au moins dans la majorité des cas ; le méso-colon iliaque fait le plus souvent défaut. Au contraire, le *colon pelvien* conserve toujours son méso originel. Ce long méso, qui permet au colon de flotter librement dans le petit bassin, possède une racine pariétale coudée à angle droit, ou double racine, qui s'étend obliquement de la fosse iliaque gauche à la 3e vertèbre sacrée, croisant le détroit supérieur et les gros vaisseaux qui le longent (fig. 786). L'angle formé par les deux branches du V d'insertion est ouvert en bas et en avant. De cette racine il se déploie en éventail et son bord sinueux est long de 40 cent. Sa hauteur atteint 10 à 15 cent. en son milieu. — Le méso-colon pelvien contient entre ses deux feuillets l'artère hémorroïdale supérieure qui longe sa racine et les artères de l'S iliaque ou artères sigmoïdes. En le renversant sur la colonne vertébrale, on aperçoit chez les deux tiers des sujets, au sommet de son feuillet gauche ou postérieur et près de la bifurcation des vaisseaux iliaques, un orifice ovalaire, où l'on peut faire pénétrer une sonde ou même le pouce : c'est la *fossette intersigmoïde*.

Le *rectum* est sessile. Le péritoine recouvre l'ampoule sur sa face antérieure et une faible partie de ses faces latérales, dans les deux tiers supérieurs de l'organe. Il n'y a pas de méso-rectum ; ce que l'on désignait sous ce nom est la portion inférieure ou sacrée du méso-colon pelvien.

**Péritoine pelvien.** — Ce péritoine est décrit en détail avec les organes génito-urinaires ; nous ne ferons que résumer cette description.

Le péritoine pariétal tapisse les faces latérales de l'excavation pelvienne, par conséquent les vaisseaux hypogastriques et leurs ramifications, les vaisseaux et nerf obturateurs, l'uretère en arrière, le canal déférent en avant, ces deux canaux étant sous-péritonéaux. Il se déprime en niche dans la bifurcation de l'artère iliaque primitive et y produit une fossette intervasculaire qui, plus profonde chez la femme et occupée par l'ovaire, devient la *fossette ovarienne*.

Dans les deux sexes, le péritoine viscéral forme, en avant du rectum, un cul-de-sac recto-vésical chez l'homme, recto-vaginal chez la femme, plus souvent appelé *cul-de-sac de Douglas* ; ce point, le plus bas de la cavité abdominale, est à 6 centimètres de l'orifice anal. Le cul-de-sac est limité de chaque côté par les *replis falciformes* de Douglas qui embrassent le rectum ; plus gros chez la femme, ils logent les ligaments utéro-sacrés.

Le péritoine *vésical* recouvre uniquement la face postérieure de l'or-

gane. Il descend chez l'homme jusqu'au milieu de la hauteur des vésicules séminales et n'atteint pas la prostate; c'est là qu'il se réfléchit
pour former le cul-de-sac recto-vésical (fig. 788). De la vessie il monte
jusqu'à l'ombilic derrière l'ouraque et les artères ombilicales oblitérées.

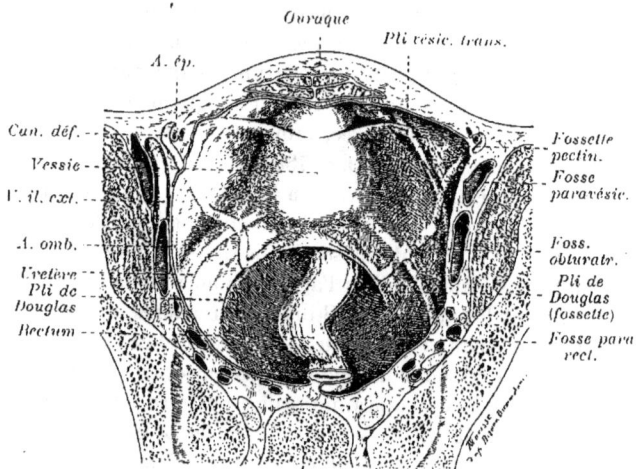

FIG. 973. — Péritoine pelvien de l'homme, d'après Dixon et Birmingham.

Coupe horizontale un peu oblique, passant en arrière par la 3e vertèbre sacrée. — La vue plonge
dans le bassin. En arrière le colon pelvien coupé à sa terminaison avec son méso, et l'ampoule
rectale rétractée, longée par les fosses pararectales ou recto-pelviennes. Les replis de Douglas tranchants, réunis en croissant, circonscrivent un cul-de-sac profond ; ils sont traversés par le canal défe-
rent et à leur base par l'uretère.— En avant la vessie et les fosses paravésicales ; le pli vésical transverse
du péritoine étendu d'un orifice inguinal à l'autre. pli de réserve pour l'ampliation de la vessie,
constant seulement chez l'enfant. Fossette pectinéale (trigone fémoral de D. et B ) triangulaire qui
en avant devient la fossette crurale, orifice crural des hernies.

Au bord supérieur de la symphyse pubienne, il passe directement sur
la vessie si elle est vide ou modérément pleine, tandis que, sur la vessie
surdistendue, il s'écarte en arrière et laisse un espace de 2 à 3 centimètres de hauteur où la face antérieure de l'organe est à découvert et
abordable dans la ponction sus-pubienne.

Sur l'ombilic, le péritoine passe tout droit ou quelquefois se déprime
en diverticule au niveau de l'anneau, amorce possible de hernies, ou
encore s'entoure de franges adipeuses. Souvent un épais *fascia ombi-
licalis* renforce sa face antérieure et se prolonge sur la veine ombilicale. C'est de l'ombilic que partent les faux du péritoine, celle du foie
et celles de la vessie.

Les trois cordons, ouraque et artères ombilicales, soulèvent le péritoine pariétal et quelquefois même s'entourent d'un assez long méso.

A ces plis, *petites faux* du péritoine, s'ajoute celui de l'artère épigastrique qui monte de l'arcade crurale vers l'ombilic (fig. 974). Ces plis limitent entre eux de chaque côté trois dépressions ou fossettes inguinales : la *fossette inguinale interne* ou vésico-pubienne, au-dessus du pubis, en dehors de l'ouraque ; — la fossette *moyenne*, entre le pli de l'artère ombilicale et le pli épigastrique ; — la fossette *externe*, en dehors du pli épigastrique. La fossette inguinale externe répond à

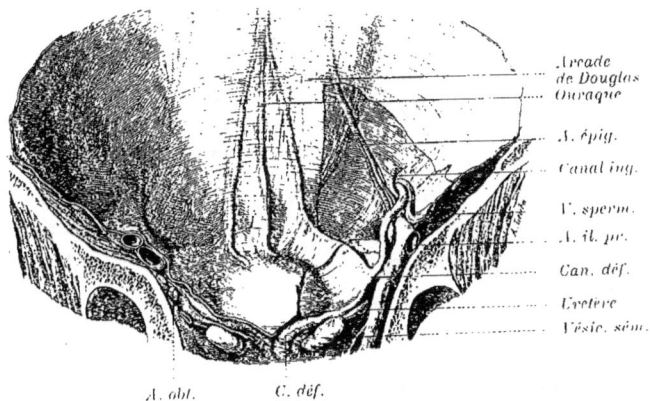

Arcade
de Douglas
Ouraque

A. épig.

Canal ing.

V. sperm.
A. il. pr.

Can. déf.

Uretère
Vésic. sém.

A. obl.          C. déf.

FIG. 974. — Fossettes inguinales, d'après Spalteholz.

Paroi abdominale antérieure, vue par derrière. Le péritoine est enlevé à droite. — De chaque côté du pli ouracal, le pli ombilical, et très en dehors le pli épigastrique. Les trois fossettes inguinales : I, interne ou vésico-pubienne ; M, moyenne, et E. externe à l'entrée du canal inguinal que borde en dedans et en bas le repli falciforme.

l'orifice interne du canal inguinal, par conséquent à la sortie du canal déférent ou du ligament rond ; quelquefois le péritoine s'y enfonce en diverticule. Par toutes ces fossettes, mais dans la grande majorité des cas par la fossette externe, peuvent se produire des hernies inguinales

Chez le fœtus masculin, le péritoine se prolonge à travers le canal inguinal dans les bourses, accompagnant le testicule dans sa migration : c'est le *processus vaginal*. Après la naissance, la cavité vaginale destinée au testicule se sépare de la cavité péritonéale par oblitération du canal de communication qui occupe le cordon spermatique. Toutefois, la communication peut persister à titre d'anomalie (cavité péritonéo-vaginale), comme c'est le cas normal chez les animaux, ou bien c'est un diverticule en cul-de-sac de la grande cavité qui s'engage par l'orifice interne dans le canal inguinal, sur une longueur variable, et devient l'amorce des hernies inguinales (fig. 965).

Chez le fœtus féminin, il y a aussi un processus vaginal, qui accompagne le ligament rond dans la partie supérieure des grandes lèvres. La persistance anormale et très rare de ce diverticule dans le canal inguinal, chez la femme adulte, persistance complète ou partielle, constitue le *canal de Nuck* ; il prédispose aux hernies et à des formations kystiques.

Chez la femme, l'interposition de l'utérus entraine de nouvelles formes. Le péritoine se réfléchit de la vessie sur l'isthme de l'utérus (cul-de-sac vésico-utérin), tapisse seulement la face antérieure du corps, puis le fond et toute la face postérieure, corps et col, plus le cul-de-sac supérieur du vagin, et de là se porte sur le rectum, constituant le cul-de-sac de Douglas, qui est recto-utérin ou recto-vaginal (fig. 789).

De chaque côté le péritoine se déploie en forme d'ailes, laissant libres seulement les bords de l'utérus qui sont des hiles vasculaires, et s'étendant transversalement jusqu'à la paroi latérale du petit bassin ; ce sont les *ligaments larges* avec leurs ailerons. L'excavation pelvienne est ainsi cloisonnée et divisée en deux chambres, l'une antérieure, l'autre postérieure.

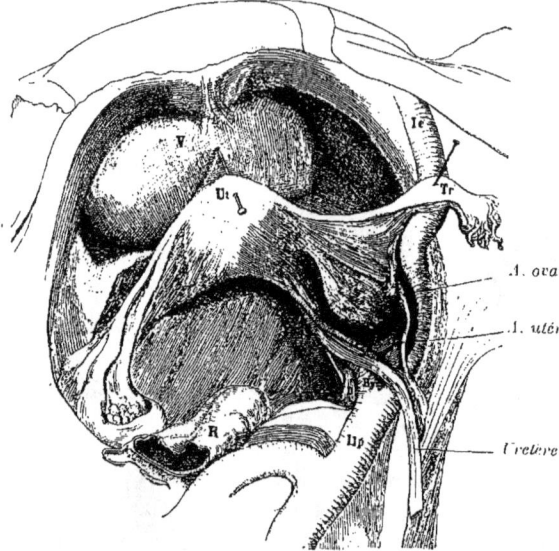

Fig. 975. — Péritoine pelvien de la femme, d'après Fredet.

Petit bassin vu d'en haut. — A droite, la trompe *Tr* est attirée en haut et en avant. L'ovaire occupe une large fossette ovarienne. L'artère utérine et l'uretère gagnent la base du ligament large, dont la trompe occupe le sommet. A gauche, l'ovaire normalement encapuchonné par la trompe. Le cul-de-sac de Douglas se dessine au-dessous du repli de Douglas que grossit le ligament utéro-sacré D.

*V*, vessie; *Ut*, utérus; *R*, rectum; *Tr*, trompe; *D*, ligament utéro-sacré; *Ie*, artère il. ext.; *Hy*, hypogastrique; *Ilp*, iliaque primitive.

**Usage.** — La cavité péritonéale comprise entre les deux feuillets est un espace virtuel à surfaces humides. Elle contient la sérosité péritonéale, fluide, de couleur citrine, de réaction neutre, en très faible quantité; dans cette sérosité se rencontrent des globules blancs de types divers et quelques globules rouges. La cavité communique avec l'extérieur par l'orifice des trompes utérines; la séreuse à ce niveau se continue avec une muqueuse.

Elle sert au glissement des organes dans les mouvements respiratoires, les mouvements péristaltiques, les attitudes variées du corps. Elle exerce aussi un rôle de défense microbienne par la phagocytose.

**Résumé.** — En résumé le péritoine recouvre certains viscères complètement, d'autres partiellement. Il y a des organes constamment sessiles : le foie, le pancréas.

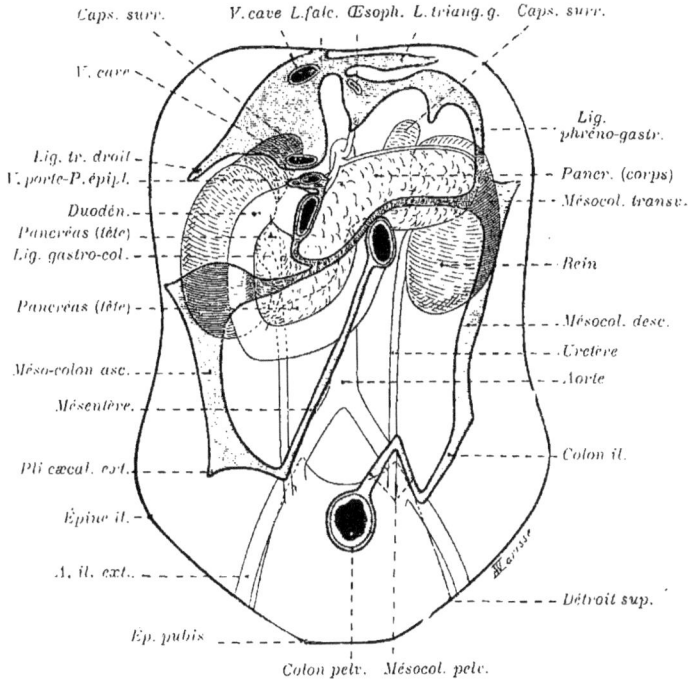

Fig. 976. — Insertion pariétale des mésos.

Figure schématique d'après Fredet et Addison. — Les mésos et les attaches du péritoine sont coupés au ras de leur insertion à la paroi abdominale postérieure et à la voûte du diaphragme, le tout projeté sur un plan frontal. — En gris pointillé : paroi abdominale ou phrénique à nu dans l'intervalle des feuillets péritonéaux. En blanc : péritoine recouvrant les organes, parmi lesquels on a figuré le tracé du rein, de la capsule surrénale, du pancréas, du duodénum. — Le carré blanc irrégulier compris entre l'œsophage, l'insertion du mésocolon transverse, le ligament phrénogastrique et le petit épiploon répond à l'arrière-cavité; c'est sa paroi postérieure. L'hiatus de Winslow qui y conduit se voit entre la veine cave et la veine porte.

les reins, le duodénum, le rectum, la vessie; d'autres habituellement sessiles : les colons ascendant et descendant, le colon iliaque, d'ailleurs souvent pédiculisables; d'autres enfin pédiculés, mobiles, plus ou moins complètement péritonéaux : le cæcum, l'estomac, la rate, le colon transverse, le colon pelvien, l'utérus.

Les *épiploons* sont : le grand épiploon ou gastro-colique, le petit épiploon ou gastro-hépatique, l'épiploon gastro-splénique, le court et inconstant épiploon pancréatico-splénique.

Parmi les *mésos*, citons : le mésentère, le méso-colon transverse, le méso-colon pelvien, le méso-œsophage, le méso-appendice, les ligaments larges de l'utérus et leurs mésos propres; — accessoirement à titre inconstant : les méso-colons ascendant, descendant et iliaque, le méso de la veine ombilicale, celui de l'ouraque et des artères ombilicales.

Enfin, dans les principaux *ligaments* se rangent : les ligaments coronaire, triangulaire et falciforme du foie; les ligaments phréno-gastrique, phréno-splénique et gastro-colique; les ligaments coliques droit et gauche, les ligaments du cæcum.

**Structure.** — Le péritoine a la structure des séreuses : un endothélium continu reposant sur un chorion ou derme conjonctivo-élastique. Il fait défaut à la surface de l'ovaire, que tapisse jusqu'à la naissance un épithélium germinatif à plusieurs couches, et à partir de ce moment un épithélium cylindrique qui se continue avec l'endothélium péritonéal au niveau du hile de la glande.

Le péritoine du grand épiploon de l'adulte est troué ou même fenêtré.

Le feuillet viscéral très mince fait corps avec les organes qu'il recouvre. Celui de certains organes sessiles (vessie, reins) est plus épais et décollable. Le feuillet pariétal est doublé d'une couche cellulaire, dite *tissu sous-péritonéal*, dans laquelle des phlegmons, des épanchements sanguins peuvent s'étaler en nappe. Ce tissu s'infiltre souvent de graisse dont les lobules ont tendance à s'engager à l'état de polypes herniaires dans les orifices de la paroi, ligne blanche, ombilic, anneau inguinal. Dans certaines régions, il se condense aux dépens de son plan profond en une membrane presque fibreuse, disséccable, dite *fascia propria* ou *péritonéal*: toutefois, la plupart de ces fascias ont été reconnus comme étant des formations indépendantes propres aux viscères ou aux parois, qui ne se confondent que secondairement avec le péritoine : tel est le cas du fascia rénal, du fascia ombilical, du fascia préouracal, du fascia rectal.

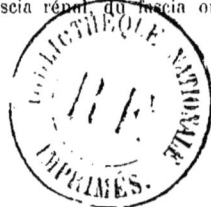

# TABLE DES MATIÈRES

## DU TOME III

## LIVRE PREMIER
## ORGANES DES SENS

## APPAREIL VISUEL

## APPAREIL AUDITIF

# LIVRE TROISIÈME
# APPAREIL RESPIRATOIRE

# LIVRE QUATRIÈME
# APPAREIL URO-GÉNITAL

# LIVRE CINQUIÈME

## PÉRITOINE

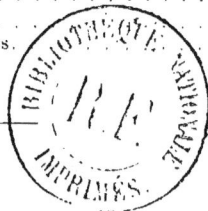

60 829. — PARIS, IMPRIMERIE GÉNÉRALE LAHURE

9, rue de Fleurus, 9.

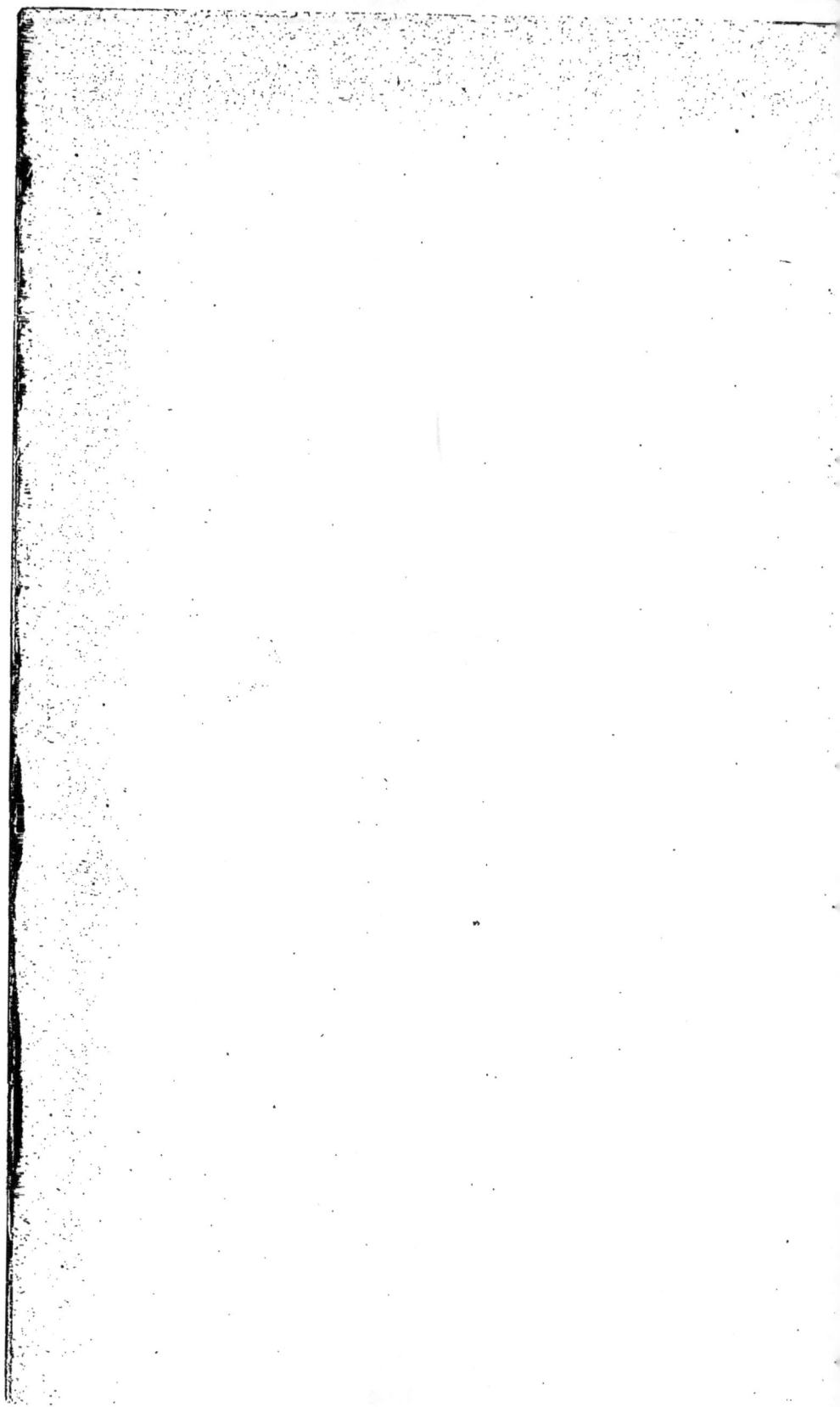

# MASSON ET Cie, ÉDITEURS

## LIBRAIRES DE L'ACADÉMIE DE MÉDECINE

120, BOULEVARD SAINT-GERMAIN, PARIS — VI° ARR.

N° 575.                                          Octobre 1908.

### RÉCENTES PUBLICATIONS MÉDICALES[1]

# Pratique
# Médico=Chirurgicale

MÉDECINE ET CHIRURGIE GÉNÉRALES ET SPÉCIALES
OBSTÉTRIQUE, PUÉRICULTURE, HYGIÈNE
MÉDECINE LÉGALE, ACCIDENTS DU TRAVAIL, PSYCHIATRIE
CHIMIE ET BACTÉRIOLOGIE CLINIQUES, ETC.

Directeurs :

### E. BRISSAUD, A. PINARD, P. RECLUS

*Secrétaire Général* : **HENRY MEIGE**

Collaborateurs :

ALLARD, BACH, BAUER, BAUMGARTNER, BOIX, BONNIER
BOUFFE DE ST-BLAISE, BOURGES, BRÉCY, CARRION, CHEVASSU, CHEVRIER
CLERC, COUVELAIRE, CROUZON, DOPTER, DUVAL, ENRIQUEZ
FAURE, FEINDEL, FIEUX, FORGUE, FRUHINSHOLZ, GOSSET, R. GRÉGOIRE
GRENET, HALLION, HERBET, JEANBRAU, KENDIRDJY, LABEY, LAPOINTE
LARDENNOIS, LAUNAY, LECÈNE, LENORMANT, LEPAGE
LEREBOULLET, LONDE, DE MASSARY, H. MEIGE, MORAX, MOUTIER, OUI
PARISET, PÉCHIN, PIQUAND, POTOCKI, RATHERY, SAUVEZ
SAVARIAUD, SCHWARTZ, SÉE, SICARD, SOUQUES, TOLLEMER, TRÉMOLIÈRES
TRENEL, VEAU, WALLICH, WIART, WURTZ

*Six volumes in-8°, formant ensemble 5.700 pages, illustrés de
1.231 figures, demi-reliure amateur, tête dorée.*

Prix de l'ouvrage complet. . . **110 francs**

(1) Sur demande, *la Librairie Masson et C*° *envoie gratuitement les cata-
logues suivants.* — Catalogue général. — Catalogues de l'Encyclopédie
scientifique des Aide-Mémoire. — *I. l'Ingénieur.* — *II. le Biologiste.*
*Les livres de plus de* 5 francs *sont expédiés* franco *au prix du Catalogue.*
*Les volumes de 5 francs et au-dessous sont augmentés de 10 °/. pour le port.*
Toute commande doit être accompagnée de son montant.

# COLLECTION DE PRÉCIS MÉDICAUX

*Cette nouvelle collection s'adresse aux étudiants, pour la préparation aux examens, et à tous les praticiens qui, à côté des grands Traités, ont besoin d'ouvrages concis, mais vraiment scientifiques, qui les tiennent au courant. D'un format maniable, élégamment cartonnés en toile anglaise souple, ces livres sont abondamment illustrés, ainsi qu'il convient à des livres d'enseignement.*

*Vient de Paraître :*

**Introduction à l'étude de la Médecine** par G.-H. ROGER, professeur à la Faculté de Paris. *Quatrième édition, entièrement revue.* **10 fr.**

**Physique Biologique** par G. WEISS, agrégé à la Faculté de Paris, avec 543 figures. **7 fr.**

**Physiologie** par MAURICE ARTHUS, professeur à l'Université de Lausanne *Troisième édition,* avec 286 figures en noir et en couleurs. . . . . . . **10 fr.**

**Chimie physiologique** par MAURICE ARTHUS, *Cinquième édition,* avec 109 fig. et 2 planches hors texte. . . . . . . . . . . . . . . . . . . **6 fr.**

**Dissection** par P. POIRIER, professeur, et AMÉDÉE BAUMGARTNER, prosecteur à la Faculté de Paris, avec 169 figures. . . . . . . . . . . **6 fr.**

**Microbiologie clinique** par F. BEZANÇON, agrégé à la Faculté de Paris, avec 82 fig. **6 fr.**

**Examens de Laboratoire** *employés en clinique,* par L. BARD, professeur à l'Université de Genève, avec la collaboration de MM. G. MALLET et H. HUMBERT, avec 138 figures en noir et en couleurs. . . . . . . . . . . . . . . . . . . **9 fr.**

**Diagnostic médical et exploration clinique** par P. SPILLMANN et P. HAUSHALTER professeurs et L. SPILLMANN, professeur agrégé à l'Université de Nancy, avec 153 figures. . **7 fr.**

**Médecine infantile** par P. NOBÉCOURT, agrégé à la Faculté de Paris, avec 77 figures et 1 planche en couleurs. . . . . . . . . . . . . . . . . . . **9 fr.**

**Chirurgie infantile** par E. KIRMISSON, professeur à la Faculté de Paris, avec 462 figures . . . . . . . . . . . . . . . . . . **12 fr.**

**Médecine légale** par A. LACASSAGNE, professeur à la Faculté de Lyon, avec 112 figures et 2 planches en couleurs. . . . . . . . . . . . . . . . . **10 fr.**

**Ophtalmologie** par le Dr V. MORAX, ophtalmologiste de l'hôpital Lariboisière, avec 339 figures et 3 planches en couleurs . . . . . . . . . . . . . **12 fr.**

**Thérapeutique et Pharmacologie** par A. RICHAUD, agrégé à la Faculté de Paris, avec figures . . . . . . . . **12 fr.**

PATHOLOGIE INTERNE — CLINIQUE

*Vient de paraître :*

QUINZIÈME ÉDITION, ENTIÈREMENT REFONDUE

DU

# MANUEL
de
# Pathologie Interne

PAR

### G. DIEULAFOY

4 vol. in-16, avec figures en noir et en couleurs, cartonnés à l'anglaise. **32 fr.**

# Clinique Médicale
## de l'Hôtel-Dieu de Paris

PAR

### G. DIEULAFOY

Professeur de clinique médicale à la Faculté de médecine de Paris,
Médecin de l'Hôtel-Dieu, Membre de l'Académie de médecine.

**Cinquième série, 1905-1906 :**

1 volume in-8° avec figures dans le texte et 14 planches hors
texte en noir et en couleurs. . . . . . . . . . . . . **10 fr.**

*Déjà publiés :*

I. — 1896-1897, 1 volume in-8°. . . . . . . . . . . . . . **10 fr.**
II. — 1897-1898, 1 volume in-8°. . . . . . . . . . . . . . **10 fr.**
III. — 1898-1899, 1 volume in-8°. . . . . . . . . . . . . . **10 fr.**
IV. — 1901-1902, 1 volume in-8°. . . . . . . . . . . . . . **10 fr.**

# Clinique Médicale de l'Hôtel-Dieu
### Professeur G. DIEULAFOY

## CLINIQUE ET LABORATOIRE
*CONFÉRENCES DU MERCREDI*

PAR MM.

L. NATTAN-LARRIER et O. CROUZON, Chefs de Clinique.
V. GRIFFON et M. LOEPER, Chefs de Laboratoire.

1 *vol.* in-8° *de* 330 *pages, avec* 37 *fig. et* 2 *planches hors texte.* **6 fr.**

**G.-M. DEBOVE**
Doyen de la Faculté de Médecine, Membre de l'Académie de Médecine.

**Ch. ACHARD**
Professeur agrégé à la Faculté,
Médecin des Hôpitaux.

**J. CASTAIGNE**
Professeur agrégé à la Faculté,
Médecin des Hôpitaux.

DIRECTEURS

# Manuel
des
# Maladies de l'Appareil circulatoire
## et du Sang

PAR MM.

Ch. AUBERTIN, L. BRODIER, J. CASTAIGNE, M. COURTOIS-SUFFIT,
Jean FERRAND, André JOUSSET, Marcel LABBÉ
Ch. LAUBRY, M. LOEPER, P. NOBÉCOURT, F. RATHERY
Jules RENAULT, Pierre TEISSIER, H. VAQUEZ.

1 vol. grand in-8° de 844 pages avec figures dans le texte. . **14 fr.**

Dans ce manuel, on trouvera la description des maladies du cœur faite par MM. les professeurs agrégés Teissier, Vaquez, Nobécourt, etc., élèves du professeur Potain devenus des maîtres à leur tour. Les chapitres consacrés aux œdèmes, aux maladies des artères et des veines, complètent très utilement ce livre où l'on trouvera encore décrites pour la première fois d'une manière didactique certaines affections du sang, en particulier les leucocytoses et les leucémies.

# Manuel
des
# Maladies des Reins
## et des Capsules surrénales

PAR MM.

J. CASTAIGNE, E. FEUILLIÉ, A. LAVENANT, M. LOEPER
R. OPPENHEIM, F. RATHERY

1 vol. in-8°, avec figures dans le texte. . . . . . . . . . . . **14 fr.**

Ces maladies, qui ont donné lieu à tant de travaux au cours des dernières années, ont été étudiées d'une façon particulièrement documentée tout en restant claire et pratique. Les chapitres consacrés par M. le professeur agrégé Castaigne à la division clinique des néphrites, à l'étude des fonctions rénales, à la tuberculose des reins, à la thérapeutique des néphrites, fourniront aux médecins toute une série de notions pratiques indispensables. De même, l'article consacré par M. le professeur agrégé Loeper et M. le docteur Oppenheim à la pathologie des capsules surrénales met au point toute l'histoire clinique des surrénalites, naguère encore si confuse.

**G.-M. DEBOVE**
Doyen de la Faculté de Médecine, Membre de l'Académie de Médecine.

| **Ch. ACHARD** | **J. CASTAIGNE** |
| Professeur agrégé à la Faculté, | Professeur agrégé à la Faculté, |
| Médecin des Hôpitaux. | Médecin des Hôpitaux. |

DIRECTEURS

# Manuel
### des
# Maladies du Tube digestif

TOME I

## BOUCHE, PHARYNX, OESOPHAGE, ESTOMAC

PAR

G. PAISSEAU, F. RATHERY, J.-Ch. ROUX

1 vol. grand in-8° de 725 pages avec figures dans le texte . . **14 fr.**

Cette première partie comprend les maladies de la bouche et du pharynx que M. Paisseau a décrites minutieusement, les affections de l'œsophage que M. Rathery a su présenter d'une façon aussi intéressante que pratique. Enfin l'étude des maladies de l'estomac, par M. J.-Ch. Roux, constitue la partie capitale de ce volume. Les chapitres consacrés à la sémiologie et à l'étude des dyspepsies rendront les plus grands services aux praticiens, ainsi que ceux relatifs aux rapports des maladies nerveuses avec les affections de l'estomac et à la question souvent si complexe des régimes et des médications au cours des dyspepsies.

TOME II

## INTESTIN, PÉRITOINE, GLANDES SALIVAIRES, PANCRÉAS

PAR MM.

M. LOEPER, Ch. ESMONET, X. GOURAUD, L.-G. SIMON, L. BOIDIN
et F. RATHERY

1 vol. grand in-8° de 810 pages avec 116 figures dans le texte. **14 fr.**

Dans l'article de M. Simon sur les glandes salivaires se trouvent exposées les recherches si intéressantes poursuivies par l'auteur sous la direction du professeur Roger. De même, M. Rathery a su exposer tous les travaux récents qui ont transformé depuis quelques années l'étude clinique des maladies du Pancréas. L'article de M. Boidin est une mise au point de la pathologie du péritoine envisagée surtout au point de vue clinique et thérapeutique. Enfin la plus grande partie de l'ouvrage est consacrée à l'étude de la pathologie intestinale par M. le professeur agrégé Loeper. Bien que ce livre soit avant tout un manuel de pratique courante, le lecteur trouvera dans cet article l'exposé de toutes les recherches nouvelles.

=== MÉDECINE ===

## CHARCOT — BOUCHARD — BRISSAUD

BABINSKI — BALLET — P. BLOCQ — BOIX — BRAULT — CHANTEMESSE — CHARRIN
CHAUFFARD — COURTOIS-SUFFIT — CROUZON — DUTIL — GILBERT — GRENET
GUIGNARD — GEORGES GUILLAIN — L. GUINON — GEORGES GUINON — HALLION — LAMY
CH. LAUBRY — LE GENDRE — A. LÉRI — P. LONDE — MARFAN — MARIE
MATHIEU — H. MEIGE — NETTER — ŒTTINGER — ANDRÉ PETIT — RICHARDIÈRE
H. ROGER — ROGUES DE FURSAC — RUAULT — SOUQUES — THOINOT
THIBIERGE — TOLLEMER — FERNAND WIDAL

### OUVRAGE COMPLET

# TRAITÉ DE MÉDECINE

## DEUXIÈME ÉDITION (ENTIÈREMENT REFONDUE)

PUBLIÉE SOUS LA DIRECTION DE MM.

**BOUCHARD** | **BRISSAUD**
Professeur à la Faculté de médecine de Paris, | Professeur à la Faculté de médecine de Paris,
Membre de l'Institut. | Médecin de l'Hôtel-Dieu.

**10 volumes grand in-8°, avec figures dans le texte...... 160 fr.**

### Chaque volume est vendu séparément.

TOME IX. — 1 vol. gr. in-8° de 1092 pages, avec figures. . . . . . . . . **18** fr.

*Maladies de l'encéphale. — Maladies de la protubérance et du bulbe. — Maladies intrinsèques de la moelle épinière. — Maladies extrinsèques de la moelle épinière. — Maladies des méninges. — Syphilis des centres nerveux.*

TOME X ET DERNIER. — 1 vol. grand in-8° de 1048 pages, avec figures en noir et en couleurs et 3 planches hors texte en couleurs . . . . . **18** fr.

*Des Névrites. — Pathologie des différents muscles et nerfs moteurs. — Tics. — Crampes fonctionnelles et professionnelles. — Chorées, Myoclonies. — Maladie de Thomsen. — Paralysie agitante. — Myopathie primitive progressive. — Amyotrophie Charcot-Marie et Werdnig-Hoffmann. — Acromégalie, Gigantisme, Achondroplasie, Myxœdème. — Goitre exophtalmique. — Pathologie du grand sympathique. — Neurasthénie. — Épilepsie. — Hystérie. — Paralysie générale progressive. — Les Psychoses.*

**Table analytique des 10 volumes.**

# Traité
## de
# Microscopie Clinique

PAR

**D^r M. DEGUY**
Ancien Interne des Hôpitaux de Paris
Ancien Chef de Laboratoire
à l'Hôpital des Enfants-Malades

**A. GUILLAUMIN**
Docteur en Pharmacie
Ancien Interne des Hôpitaux de Paris

**1 vol. grand in-8° de 428 pages, avec 38 figures dans le texte, 93 planches en couleurs, relié toile anglaise. 50 fr.**

Cet important ouvrage est en même temps un traité et un atlas, plus un atlas qu'un traité. Essentiellement pratique, il s'adresse à la fois au médecin et au pharmacien et leur rendra, dans l'exercice quotidien de leur profession, les plus grands services pour l'établissement du diagnostic microscopique, ce puissant et indispensable auxiliaire du diagnostic clinique.

Il comprend l'étude des éléments suivants :

*Sang — Sérosités pathologiques (cytodiagnostic) — Lait et colostrum. — Matières fécales. — Parasites animaux de l'organisme et leurs œufs. — Teignes cryptogamiques et dermatoses. — Microbes pathogènes. — Crachats. — Conjonctivites. — Flore et maladies de l'appareil génital. — Urines. — Sperme. — Cheveux, poils, fibres et textiles. — Trypanosomes. — Champignons vénéneux.*

Un texte clair et pratique accompagne les 93 planches en couleurs, d'une exactitude scrupuleuse, qui forment le fond de ce superbe et utile ouvrage.

# TRAITÉ ÉLÉMENTAIRE
## de
# Clinique Médicale

PAR

### G.-M. DEBOVE
Doyen de la Faculté de Médecine de Paris,
Professeur de Clinique médicale,
Médecin des hôpitaux,
Membre de l'Académie de Médecine.

ET

### A. SALLARD
Ancien interne des hôpitaux.

1 volume grand in-8° de 1296 pages,
avec 275 figures, relié toile. . **25 fr.**

Condenser en un volume les principales notions théoriques et pratiques nécessaires au diagnostic, tel est le but de ce livre. Outre la description des procédés de recherche et d'exploration par lesquels le médecin s'efforce d'arriver à la rigueur scientifique, les auteurs y exposent, avec l'étude générale des grands syndromes propres à chacun des appareils organiques, le tableau clinique de chaque maladie.

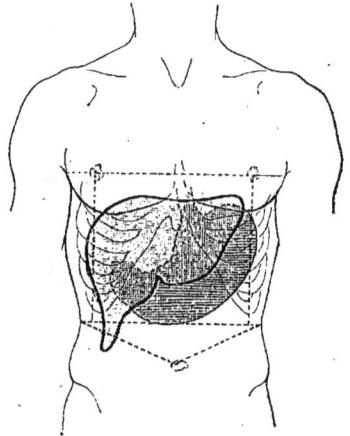

Fig. 168. — Rapports de l'estomac avec le foie et la cage thoracique. Repères permettant de les déterminer par la percussion.

# Leçons sur les
# Troubles fonctionnels du Cœur
## (INSUFFISANCE CARDIAQUE — ASYSTOLIE)

PAR

### Pierre MERKLEN
Médecin de l'hôpital Laënnec

PUBLIÉES PAR

### le Dr Jean Heitz

1 volume in-8° de VIII-430 pages, avec figures. . . . . . . . **10 fr.**

*Vient de paraître :*

# Aide=Mémoire
## de Thérapeutique

PAR MM.

**G.-M. DEBOVE**
Doyen honoraire de la Faculté de Médecine
Professeur de Clinique
Membre de l'Académie de Médecine

**G. POUCHET**
Professeur de Pharmacologie et matière
médicale à la Faculté de Médecine
Membre de l'Académie de Médecine

**A. SALLARD**
Ancien interne des Hôpitaux de Paris

1 volume in-8° de 790 pages, imprimé sur 2 colonnes, cartonné toile . . **16** fr.

Cet *Aide-Mémoire de Thérapeutique* est destiné à parer aux défaillances de mémoire, inévitables dans l'exercice de la pratique journalière. Il réunit, sous une forme concise mais aussi complète que possible, toutes les notions thérapeutiques indispensables au médecin. Pour faciliter la recherche rapide, les questions sont classées par ordre alphabétique. Elles comprennent : 1° l'exposé du *traitement de toutes les affections médicales et des grands syndromes morbides* ; 2° l'étude résumée des *agents thérapeutiques principaux, médicaments et agents physiques* ; 3° la mention des *principales stations hydrominérales* (situation, composition, indications) et *climatériques* ; 4° l'exposé des *connaissances essentielles en hygiène et en bromatologie.*

*Ouvrage complet :*

# Traité des
## Maladies de l'Enfance

### Deuxième Édition, revue et augmentée

PUBLIÉE SOUS LA DIRECTION DE MM.

**J. GRANCHER**
Professeur à la Faculté de Paris,
Membre de l'Académie de médecine.

**J. COMBY**
Médecin
de l'Hôpital des Enfants-Malades

5 volumes grand in-8° . . . . . . . . **112** fr.

**TOME I** — 1 vol. de 1060 pages, avec fig. . . . . . . . . . **22** fr.
**TOME II** — 1 vol. de 964 pages, avec fig. . . . . . . . . . **22** fr.
**TOME III** — 1 vol. de 994 pages, avec fig. . . . . . . . . . **22** fr.
**TOME IV** — 1 vol. de 1076 pages, avec fig. . . . . . . . . . **22** fr.
**TOME V** — 1 vol. de 1196 pages, avec fig. . . . . . . . . . **24** fr.

*Vient de paraître :*

# Diagnostic et Traitement
## des
# Maladies de l'Estomac

PAR LE Dʳ

### Gaston LYON
Ancien chef de clinique médicale à la Faculté de Paris.

1 vol. in-8° de 724 pages avec 14 schémas radiographiques, relié toile anglaise . . . . . . . . . . . . . . . . . . . . . . . . . . **12 fr.**

# Traité élémentaire ♥♥♥♥♥♥♥
# ♥♥♥ de Clinique Thérapeutique

PAR LE Dʳ

### Gaston LYON

## SEPTIÈME ÉDITION REVUE ET AUGMENTÉE

1 vol. grand in-8° de 1732 pages, relié toile. . . . . . . . . . **25 fr.**

*Vient de paraître :*

# Formulaire Thérapeutique

PAR MM.

### G. LYON
Ancien chef de clinique
à la Faculté de médecine.

### P. LOISEAU
Ancien préparateur
à l'École supérieure de Pharmacie

AVEC LA COLLABORATION DE

### L. Delherm | Paul-Émile Levy

## SIXIÈME ÉDITION REVUE
1 vol. in-18 tiré sur papier indien très mince, relié maroquin souple. **7 fr.**

*Vient de paraître :*

# Les Médicaments usuels

### Par le Dʳ A. MARTINET
Ancien Interne des hôpitaux de Paris.

TROISIÈME ÉDITION, REVUE ET AUGMENTÉE

1 volume in-8°. . . . . . . . . . . . . . . . . . . . . . . . . **5** fr.

# Traité de Physiologie

PAR

| J.-P. MORAT | Maurice DOYON |
|---|---|
| Professeur à l'Université de Lyon. | Professeur adjoint à la Faculté de Médecine de Lyon. |

5 volumes gr. in-8°, avec figures en noir et en couleurs dans le texte.
En souscription : **60** fr.

TOME I. **Fonctions élémentaires.** — Prolégomènes, contraction. — Sécrétion, milieu intérieur, avec 194 figures. . . . . . . . . . . **15** fr.

TOME II. **Fonctions d'innervation,** avec 263 figures. . . . . . . . . **15** fr.

TOME III. **Fonctions de nutrition.** — Circulation. — Calorification, avec 173 figures . . . . . . . . . . . . . . . . . . . . . . . **12** fr.

TOME IV. **Fonctions de nutrition** (*suite et fin*). — Respiration, excrétion. — Digestion, absorption, avec 167 figures. . . . . . . . . **12** fr.

*Sous presse :* TOME V ET DERNIER
Fonctions de relation et de reproduction.

# Pathologie générale expérimentale

## Les

# Processus généraux

PAR LES

| Dʳ CHANTEMESSE | Dʳ PODWYSSOTZKY |
|---|---|
| Professeur à la Faculté de Paris. | Professeur à l'Université d'Odessa. |

**TOME I.** — 1 vol. grand in-8°, avec 162 figures en noir et en couleurs. . . . . . . . . . . . . . . . . . . . . . . . . . . . . . **22** fr.

**TOME II.** — 1 vol. grand in-8°, avec 94 figures en noir et en couleurs.. . . . . . . . . . . . . . . . . . . . . . . . . . **22** fr.

# BIBLIOTHÈQUE
# d'Hygiène thérapeutique

FONDÉE PAR

### le professeur PROUST

xmbre de l'Académie de Médecine, Inspecteur général des Services sanitaires

Chaque ouvrage forme un volume cartonné toile
et est vendu séparément : **4** francs.

*VOLUMES PARUS*

Hygiène du Dyspeptique (2ᵉ *édition*). — Hygiène du Neurasthénique (3ᵉ *édition*). — Hygiène des Maladies de la Femme. — L'Hygiène du Goutteux (2ᵉ *édition*). — L'Hygiène de l'Obèse (2ᵉ *édition*). — L'Hygiène des Asthmatiques. — Hygiène et Thérapeutique thermales. — Les Cures thermales. — Hygiène des Albuminuriques. — Hygiène du Tuberculeux (2ᵉ *édition*). — Hygiène et Thérapeutique des Maladies de la bouche (2ᵉ *édition*). — L'Hygiène des Diabétiques. — L'Hygiène des Maladies du cœur. — Hygiène et Thérapeutique des Maladies des fosses nasales.

# Traité d'Hygiène ψψψψψψψψ

### Par A. PROUST

Professeur à la Faculté de médecine de Paris,
Membre de l'Académie de médecine.

## Troisième édition, revue et considérablement augmentée

AVEC LA COLLABORATION DE :

**A. NETTER**　　et　　**H. BOURGES**

Professeur agrégé
Membre du Comité consultatif d'hygiène publique.

Chef du laboratoire d'hygiène à la Faculté
de Médecine.

Ouvrage couronné par l'Institut et la Faculté de Médecine.

*1 vol. in-8ᵉ de 1240 pages, avec figures et cartes dans le texte,* **25** francs.

# Les Maladies Populaires

## Maladies vénériennes, Alcoolisme, Tuberculose

### Par L. RÉNON

Professeur agrégé à la Faculté de Médecine de Paris,
Médecin de l'hôpital de la Pitié, Membre de la Société de Biologie.

### Deuxième édition revue et augmentée

1 volume in-8º de VIII-510 pages . . . . . . . . . . . . . . **5** fr.

# L'Alimentation
## et les Régimes
### chez l'homme sain ou malade
**Par Armand GAUTIER**
Professeur à la Faculté de Médecine, Membre de l'Institut.

**TROISIÈME ÉDITION REVUE ET CORRIGÉE**

1 volume in-8° de VIII-756 pages, avec figures. . . . . . . . **12 fr.**

Les deux premières éditions de cet ouvrage ont été épuisées en trois ans. Cette troisième édition, outre l'étude de l'alimentation rationnelle et des régimes à l'état sain et pathologique, s'est enrichie de très nombreux documents sur la composition des aliments usuels, sur la proportion de leurs déchets, sur le calcul des calories qu'ils fournissent, sur le parasitisme des viandes, sur le botulisme, sur l'emploi du sucre et de l'alcool comme aliments, sur les variations des besoins alimentaires avec les climats, sur le prix de revient des régimes ouvriers européens, etc., etc.

## Cours de Pathologie expérimentale et comparée
# Alimentation et Digestion
### Par G.-H. ROGER
Professeur à la Faculté de Médecine de Paris,
Médecin de l'hôpital de la Charité.

1 volume in-8° de XII-524 pages, avec 57 figures. . . . . . . **10 fr.**

# Les Aliments usuels
### Composition — Préparation
### Indications dans les Régimes
**Par Alf. MARTINET**
Ancien interne des hôpitaux

1 volume in-8° de VIII-328 pages avec figures. . . . . . . . . **4 fr.**

# Manuel Technique de Massage
### Par J. BROUSSES
Membre correspondant de la Société de Chirurgie.

*Troisième édition revue et augmentée*

1 vol. in-16 de 407 pages, avec 66 figures dans le texte, cartonné toile souple. . . . . . . . . . . . . . . . . . . . . . **4 fr. 50**

MÉDECINE TROPICALE

# ❧ ❧ ❧ ❧ LES VENINS ❧ ❧ ❧ ❧

### LES ANIMAUX VENIMEUX ET LA SÉROTHÉRAPIE ANTIVENIMEUSE

### Par A. CALMETTE

Directeur de l'Institut Pasteur de Lille.

1 vol. in-8°, de XVI-396 pages, avec 125 fig. Relié toile. . . . **12 fr.**

# TRYPANOSOMES et TRYPANOSOMIASES

PAR

**A. LAVERAN**
de l'Institut et de l'Académie
de Médecine.

**F. MESNIL**
Chef de laboratoire à l'Institut
Pasteur.

1 vol. grand in-8°, avec 61 figures et 1 planche en couleurs.. **10 fr.**

# ❧ ❧ ❧ TRAITÉ DU PALUDISME ❧ ❧ ❧

### Par A. LAVERAN

*Deuxième édition refondue.*

1 vol. de VIII-622 pages, avec 58 fig. et une planche en couleurs. **12 fr.**

## DIAGNOSTIC ET SÉMÉIOLOGIE
# ❧ ❧ DES MALADIES TROPICALES ❧ ❧

PAR MM.

**R. WURTZ**
Agrégé, Chargé de cours à l'Institut
de Médecine coloniale de Paris.

**A. THIROUX**
Médecin-Major de première classe
des troupes coloniales.

1 vol. gr. in-8°, de XII-544 pages, avec 97 fig. en noir et en couleurs. **12 fr.**

# COURS DE DERMATOLOGIE EXOTIQUE

### Par E. JEANSELME

Professeur agrégé à la Faculté de Médecine de Paris

1 vol. in-8°, avec 5 cartes et 108 fig. en noir et en couleurs. . **10 fr.**

# MALADIES DES PAYS CHAUDS

### Par Sir Patrick MANSON

### DEUXIÈME ÉDITION FRANÇAISE

traduite par M. GUIBAUD sur la quatrième édition anglaise, entièrement
mise au courant

1 vol. gr. in-8° de XVI-815 pages avec 241 figures et 7 planches en
couleurs. . . . . . . . . . . . . . . . . . . . . . . **16 fr.**

## DERMATOLOGIE

# La Pratique ✳✳✳✳✳✳✳✳✳
## ✳✳✳✳✳ Dermatologique

### Traité de Dermatologie appliquée

PUBLIÉ SOUS LA DIRECTION DE MM.

## ERNEST BESNIER, L. BROCQ, L. JACQUET

PAR MM.

AUDRY, BALZER, BARBE, BAROZZI, BARTHÉLEMY, BÉNARD, ERNEST BESNIER
BODIN, BRAULT, BROCQ, DE BRUN, COURTOIS-SUFFIT,
DU CASTEL, A. CASTEX, J. DARIER, DEHU, DOMINICI, W. DUBREUILH, HUDELO
L. JACQUET, JEANSELME, J.-B. LAFFITTE, LENGLET, LEREDDE,
MERKLEN, PERRIN, RAYNAUD, RIST, SABOURAUD, MARCEL SÉE, GEORGES
THIBIERGE, TRÉMOLIÈRES, VEYRIÈRES.

*4 volumes reliés toile formant ensemble 3870 pages, et illustrés de 823 figures en noir et de 89 planches en couleurs*. . . . . . **156 fr.** *Chaque volume est vendu séparément.*

Depuis la publication de la *PRATIQUE DERMATOLOGIQUE*, les applications électrothérapiques ont acquis une grande importance. Aussi MM. BESNIER, BROCQ et JACQUET ont-ils fait refondre entièrement, en Janvier 1907, l'article **Electricité**.

On y trouvera maintenant exposées, avec clarté et précision, les diverses modalités de la cure électrique : courants galvaniques, électrolyse et ionisation ; courants faradiques et sinusoïdaux ; franklinisation ; courants de haute fréquence, radiothérapie, etc., etc.

En outre, à chacune des dermatoses justiciables de ces méthodes, on trouvera les renvois et indications nécessaires.

*TOME I*. — 1 vol. avec 230 fig. et 24 planches . . . . . . . **36 fr.**
Anatomie et Physiologie de la Peau. — Pathologie générale de la Peau. — Symptomatologie générale des Dermatoses. — Acanthosis nigricans a Ecthyma.

*TOME II*. — 1 vol. avec 168 fig. et 21 planches. . . . . . . **40 fr.**
Eczéma à Langue.

*TOME III*. — 1 vol. avec 201 fig. et 19 planches . . . . . **40 fr.**
Lèpre à Pityriasis.

*TOME IV*. — 1 vol. avec 213 fig. et 25 planches. . . . . . **40 fr.**
Poils à Zona.

# MANUEL ÉLÉMENTAIRE
## de
# Dermatologie ✈ ✈ ✈ ✈ ✈
# ✈ ✈ ✈ ✈ ✈ topographique
# régionale

PAR

**R. SABOURAUD**

Chef du laboratoire de la Ville de Paris
à l'hôpital Saint-Louis.

1 volume grand in-8° de XII-736 pages, avec
231 figures dans le texte.

Broché. . . . . **15 fr.** | Relié toile . . . **16 fr.**

Ce livre, le premier ainsi conçu, réalise dans l'étude des maladies cutanées ce que représentent, pour la botanique élémentaire, les flores dichotomiques qui donnent le moyen de reconnaître une plante alors même qu'on la rencontre pour la première fois.

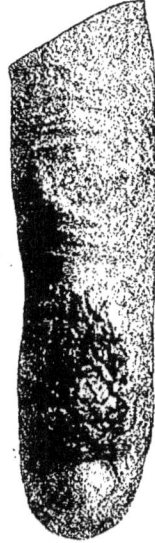

# Thérapeutique des ✈ ✈ ✈ ✈ ✈ ✈ ✈ ✈ ✈
# ✈ ✈ ✈ ✈ ✈ Maladies de la peau

PAR LE

**Dʳ LEREDDE**

Directeur de l'Établissement dermatologique de Paris.

1 vol. in-8° de 700 pages, broché . . . . . . . . . . . . . **10 fr.**

# Les Maladies du Cuir chevelu

PAR LE

**Dʳ R. SABOURAUD**

Chef du Laboratoire de la Ville de Paris à l'hôpital Saint-Louis.

**I. — Maladies séborrhéiques : Séborrhée, Acnés, Calvitie**
1 vol. in-8°, avec 91 figures dont 40 aquarelles en couleurs. **10 fr.**

**II. — Maladies desquamatives : Pytiriasis et Alopécies
pelliculaires**
1 vol. in-8°, avec 122 fig. dans le texte en noir et en couleurs. **22 fr.**

*Vient de paraître :*

# Abrégé d'Anatomie

PAR

**P. POIRIER**
Professeur d'Anatomie
à la Faculté de Médecine de Paris.

**A. CHARPY**
Professeur d'Anatomie
à la Faculté de Médecine de Toulouse.

**B. CUNÉO**
Professeur agrégé à la Faculté de Médecine de Paris.

## CONDITIONS DE PUBLICATION

L'*Abrégé d'Anatomie* formera trois volumes qui ne seront point vendus séparément.

Deux volumes sont en vente à la date de ce jour, le tome III paraîtra en novembre 1908.

## DÉTAIL DES VOLUMES

TOME I. — **EMBRYOLOGIE — OSTÉOLOGIE — ARTHRO-LOGIE — MYOLOGIE.**

1 vol. grand in-8° de 560 pages avec 402 fig. en noir et en couleurs.

TOME II. — **CŒUR — ARTÈRES — VEINES LYMPHA-TIQUES — CENTRES NERVEUX — NERFS CRANIENS — NERFS RACHIDIENS.**

1 vol. grand in-8° de 500 pages avec 248 fig. en noir et en couleurs.

*Ces deux volumes pris ensemble, reliés toile anglaise.* **35** *fr.*
*Reliure spéciale, dos maroquin.* **38** *fr.*

*Pour paraître en Novembre 1908 :*

TOME III. — **TUBE DIGESTIF ET ANNEXES — ORGANES RESPIRATOIRES — APPAREIL URINAIRE — ORGANES GÉNITAUX DE L'HOMME ET DE LA FEMME — ORGANES DES SENS.**

1 vol. grand in-8° d'environ 650 pages et 300 figures.

*Ce volume sera mis en vente au prix de* **15** *fr. relié toile et de* **17** *fr. relié maroquin.*

A dater de la publication du tome III, les tomes I et II ne seront plus vendus séparément.

OUVRAGE COMPLET

# Traité
# d'Anatomie Humaine

PUBLIÉ SOUS LA DIRECTION DE

**P. POIRIER**  ET  **A. CHARPY**

Professeur d'anatomie à la Faculté de
médecine de Paris. Chirurgien des hôpitaux.

Professeur d'anatomie à la Faculté
de médecine de Toulouse.

AVEC LA COLLABORATION DE

O. AMOEDO — A. BRANCA — A. CANNIEU — B. CUNÉO — G. DELAMARE — PAUL DELBET
A. DRUAULT — P. FREDET — GLANTENAY
A. GOSSET — M. GUIBÉ — P. JACQUES — TH. JONNESCO — E. LAGUESSE
L. MANOUVRIER — M. MOTAIS — A. NICOLAS — P. NOBÉCOURT — O. PASTEAU — M. PICOU
A. PRENANT — H. RIEFFEL — CH. SIMON — A. SOULIÉ

5 volumes grand in-8°, avec figures noires et en couleurs. **160 fr.**

# TRAITÉ
## de
# GYNÉCOLOGIE
## Clinique et Opératoire
### PAR **Samuel POZZI**
Professeur de Clinique gynécologique à la Faculté de Médecine de Paris,
Membre de l'Académie de Médecine, Chirurgien de l'hôpital Broca.

### QUATRIÈME ÉDITION ENTIÈREMENT REFONDUE
#### AVEC LA COLLABORATION DE F. JAYLE

*2 vol. grand in-8º formant ensemble* 1500 *pages avec* 894 *figures
dans le texte. Reliés toile* . . . . . . . . . . . . . . **40** fr.

*Le tome II formant un volume de* 733 *pages avec* 368 *figures dans le
texte, relié toile, est vendu aux acheteurs du tome I* . . . . . **15** *fr.*

A dater de ce jour le tome I<sup>er</sup> n'est plus vendu séparément

# Précis ✷ ✷ ✷ ✷ ✷ ✷ ✷ ✷ ✷ ✷
# ✷ ✷ ✷ ✷ ✷ d'Obstétrique
### PAR MM.

| **A. RIBEMONT-DESSAIGNES** | **G. LEPAGE** |
|---|---|
| Agrégé de la Faculté de médecine | Professeur agrégé à la Faculté de médecine |
| Accoucheur de l'hôpital Beaujon | de Paris |
| Membre de l'Académie de médecine. | Accoucheur de l'hôpital de la Pitié. |

### SIXIÈME ÉDITION
#### AVEC 568 FIGURES DANS LE TEXTE, DONT 400 DESSINÉES PAR M. RIBEMONT-DESSAIGNES
1 vol. grand in-8º de 1420 pages, relié toile **30** fr.

Cette nouvelle édition contient nombre de figures nouvelles ; certaines questions de pratique, telles que celles des complications et hémorragies de la
délivrance, des infections puerpérales, des ruptures de l'utérus, de l'ophtalmie
purulente des nouveau-nés, etc., y ont été développées ou mises au point ; des
sujets nouveaux, tels que l'application de la radiographie à l'obstétrique, ont
fait l'objet d'une étude complète. A la pathologie médicale du nouveau-né ont
été ajoutées des notions sommaires sur la pathologie chirurgicale de l'enfant
qui vient de naître.

*Vient de paraître :*

# MÉDECINE OPÉRATOIRE
## des
# VOIES URINAIRES
## Anatomie Normale

ET

## Anatomie Pathologique Chirurgicale

### Par J. ALBARRAN

Professeur de clinique des Maladies des Voies urinaires
à la Faculté de Médecine de Paris, Chirurgien de l'Hôpital Necker.

*Un volume grand in-8° de XI-991 pages, avec 561 figures dans le texte en noir et en couleurs. Relié toile.* . . . . . **35** fr.

Cet ouvrage, magnifiquement illustré de figures très claires en noir et en couleurs, est destiné à devenir le guide de tout chirurgien désirant s'adonner aux opérations sur les voies urinaires.

Le plan que l'auteur a voulu suivre est assez différent de celui des traités de Médecine opératoire. Le Professeur Albarran a eu seulement en vue d'exposer les procédés opératoires employés par lui, pour le traitement des maladies de l'appareil urinaire qui nécessitent l'intervention chirurgicale. Il n'a, à aucun moment, voulu perdre de vue le but pratique de ce livre destiné à ceux qui doivent opérer sur le vivant ; aussi a-t-il évité systématiquement les descriptions schématiques des opérations cadavériques, et s'est-il, au contraire, efforcé d'établir les indications anatomo-pathologiques des opérations.

L'illustration de la **Médecine Opératoire des Voies urinaires** est tout à fait hors pair : 561 figures *en noir et en couleurs*, dues au talent de MM. PAPIN, LEUBA, FRANTZ, illustrent le texte avec netteté et précision. Enfin, ce magnifique ouvrage, tiré avec luxe sur papier couché, est revêtu d'une reliure originale et élégante.

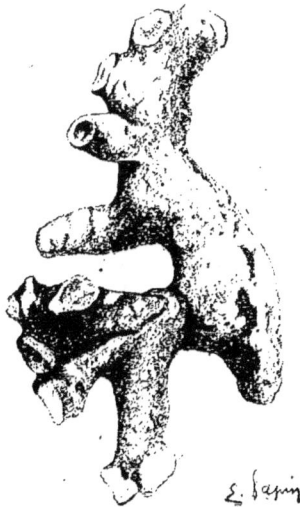

Fig. 81. — Calcul ramifié du rein moulant le bassinet et les calices

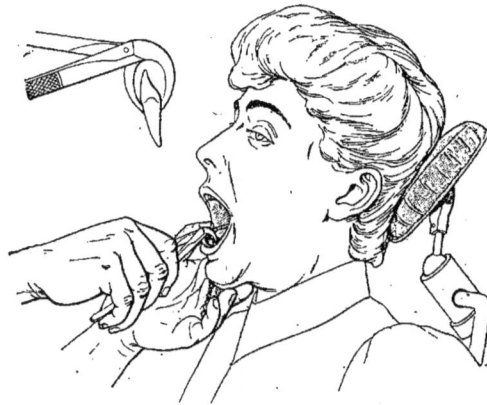

*Vient de paraître :*

# Deuxième Édition
## entièrement refondue
DU

# Traité de
# Technique Opératoire

PAR

**CH. MONOD**
Professeur agrégé à la Faculté de Médecine
de Paris,
Chirurgien honoraire des hôpitaux
Membre de l'Académie de Médecine.

**J. VANVERTS**
Ancien chef de clinique à la Faculté de Lille,
Ancien interne lauréat des hôpitaux
de Paris,
Membre corresp. de la Société de Chirurgie.

❧ ❧ ❧

## Tome Premier

1 *vol. grand in-8° de* XII-1016 *pages, avec* 1189 *figures dans le texte.* **20 fr.**

❧ ❧ ❧

La deuxième édition du **Traité de Technique Opératoire** paraîtra en deux volumes.

*Le Tome I est vendu 20 francs. — Le Tome II, qui paraîtra en novembre 1908 sera vendu 18 francs.*

A dater de l'apparition du Tome II, le Tome I ne sera plus vendu séparément et le prix de l'ouvrage complet sera augmenté.

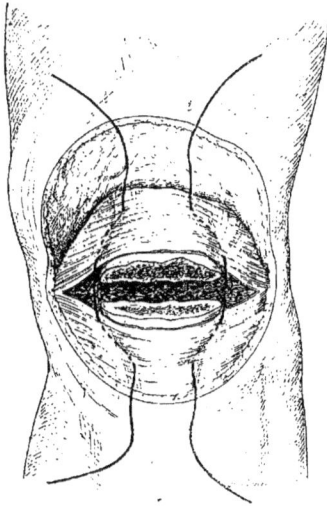

FIG. 256. — **Fracture** de la rotule. Double suture fibro-périostique latérale (Blake).

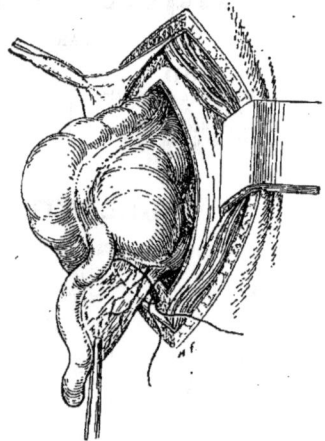

# L'ŒUVRE MÉDICO-CHIRURGICAL (D' CRITZMAN, Directeur)

## Suite de Monographies Cliniques
### SUR LES QUESTIONS NOUVELLES
EN MÉDECINE, EN CHIRURGIE ET EN BIOLOGIE

*Chaque Monographie est vendue séparément* . . . . . . . . . . . **1 fr. 25**

Il est accepté des Abonnements pour une série de 10 Monographies consécutives, au prix à forfait et payable d'avance de **10** francs pour la France et **12** francs pour l'Etranger (port compris).

*DERNIÈRES MONOGRAPHIES PUBLIÉES :*

34. **Le Rhumatisme tuberculeux** (*pseudo-rhumatisme d'origine bacillaire*), par le professeur Antonin PONCET et Maurice MAILLAND.
35. **Les Consultations de nourrissons**, par Ch. MAYGRIER, agrégé.
36. **La Médication phosphorée**, par le Pr GILBERT et le Dr POSTERNAK.
37. **Pathogénie et traitement des névroses intestinales**, par le Dr GASTON LYON.
38. **De l'Enucléation des fibromes utérins**, par Th. TUFFIER, professeur agrégé, chirurgien de l'hôpital Beaujon.
39. **Le Rôle du sel en pathologie**, par Ch. ACHARD, professeur agrégé.
40. **Le Rôle du sel en thérapeutique**, par Ch. ACHARD.
41. **Le Traitement de la Syphilis**, par le professeur E. GAUCHER.
42. **Tics**, par le Dr HENRY MEIGE.
43. **Diagnostic de la Tuberculose par les nouveaux procédés de laboratoire**, par le Dr NATTAN-LARRIER.
44. **Traitement de l'hypertrophie prostatique par la prostatectomie**, par R. PROUST, professeur agrégé à la Faculté de Paris.
45. **De la Lactosurie** (*Études urologiques de médecine comparée sur les états de grossesse, de puerpéralité et de lactation chez la femme et les femelles domestiques*) par M. CH. PORCHER, professeur à l'Ecole vétérinaire de Lyon.
46. **Les Gastro-entérites des nourrissons**, par A. LESAGE, médecin de l'Hôpital des Enfants (Hérold).
47. **Le Traitement des Gastro-entérites des nourrissons et du Choléra infantile**, par A. LESAGE.
48. **Les Ions et les médications ioniques** par S. LEDUC, professeur à l'Ecole de médecine de Nantes.
49. **Physiologie de l'acide urique**, par P. FAUVEL, docteur ès sciences, professeur à l'Université catholique d'Angers.
50. **Le Diagnostic fonctionnel du cœur**, par W. JANOWSKI, professeur agrégé à l'Académie médicale de Saint-Pétersbourg.
51. **Les Arriérés scolaires**, par R. CRUCHET, professeur agrégé à la Faculté de Médecine de Bordeaux.
52. **Artério-Sclérose et Athéromasie**, par le professeur TEISSIER, professeur à l'Université de Lyon.
53. **Les Sulfo-éthers urinaires** (*physiologie et valeur clinique dans l'auto-intoxication intestinale*) par H. LABBÉ, chef de laboratoire à la Faculté de Paris et G. VITRY, chef de clinique à la Faculté de Paris.
54. **Les injections mercurielles intra musculaires dans le traitement de la Syphilis**, par le Dr A. LEVY-BING, ancien interne de St-Lazare.

## DIVERS

**BARD.** — Précis d'Anatomie pathologique (*Deuxième édition*), par L. BARD, professeur à l'Université de Genève. 1 vol., avec 125 fig., cart. toile. ·**7 fr. 50**

**BRISSAUD.** — Leçons sur les Maladies nerveuses (*Deuxième série*; hôpital St-Antoine), par E. BRISSAUD, professeur à la Faculté de Paris, recueillies par HENRY MEIGE. 1 vol. grand in-8°, avec 165 figures. . . . . . . . . **15 fr.**

**BROCA.** — Leçons cliniques de Chirurgie infantile; par A. BROCA, agrégé à la Faculté de Paris. *Deuxième série*. 1 vol. in-8°, avec 99 figures. **10 fr.**

**CALMETTE (A.).** — Recherches sur l'Épuration biologique et chimique des Eaux d'égout, *effectuées à l'Institut Pasteur de Lille et à la station expérimentale de la Madeleine*, par A. CALMETTE, avec la collaboration de MM. E. ROLANTS, E. BOULLANGER, F. CONSTANT, L. MASSOL.

Tome I. Avec la collaboration du P⁻ A. BUISINE. 1 vol. in-8° de IV-194 pages avec 39 figures et 2 planches hors texte. . . . . . . . . . . . . . **6 fr.**

Tome II. 1 vol. gr. in-8°, de IV-314 pages, avec 45 figures et 11 graphiques dans le texte et 6 planches hors texte.. . . . . . . . . . . . . . **10 fr.**

**CALOT.** — Traité pratique de Technique Orthopédique, par le Dʳ CALOT, chirurgien en chef de l'hôpital Rothschild, etc.

I. *Technique du Traitement de la Coxalgie*, avec 178 fig. 1 vol. . . . **7 fr.**

II. *Technique du Traitement de la Luxation congénitale de la hanche*, avec 206 figures et 5 planches. 1 vol. . . . . . . . . . . . . . **7 fr.**

III. *Technique du Traitement des Tumeurs blanches*, avec 192 fig. 1 vol. **7 fr.**

**CHAPUT.** — Les Fractures malléolaires du Cou-de-Pied et les Accidents du Travail par le Dʳ CHAPUT, chirurgien de l'hôpital Lariboisière. 1 vol. petit in-8° de 160 pages avec 73 figures dans le texte . . . . **3 fr. 50**

**DUCLAUX.** — Traité de Microbiologie, par E. DUCLAUX.

Tome I. *Microbiologie générale.* — Tome II. *Diastases, toxines et venins.* — Tome III. *Fermentation alcoolique.* — Tome IV. *Fermentations variées des diverses substances ternaires.*

Chaque volume grand in-8°, avec figures. . . . . . . . . . . . **15 fr.**

**GAUTIER (A.).** — Cours de Chimie minérale et organique, par ARM. GAUTIER, de l'Institut, professeur à la Faculté de Paris. 2 vol. gr. in-8°, avec fig.

I. *Chimie minérale. Deuxième édition.* 1 vol. grand in-8°, avec 244 fig. dans le texte . . . . . . . . . . . . . . . . . . . . . . . **16 fr.**

II. *Chimie organique. Troisième édition*, avec la collaboration de MARCEL DELÉPINE, agrégé à l'École supérieure de Pharmacie de Paris. 1 vol. grand in-8°, avec figures. . . . . . . . . . . . . . **18 fr.**

— Leçons de Chimie biologique, normale et pathologique. — *Deuxième édition*, publiée avec la collaboration de M. ARTHUS. 1 vol. in-8°, avec 110 figures. . . . . . . . . . . . . . . . **18 fr.**

**HENNEQUIN et LŒWY.** — Les Fractures des Os longs (*leur traitement pratique*), par les Dʳˢ J. HENNEQUIN, membre de la Société de chirurgie, et ROBERT LŒWY. 1 vol. grand in-8°, avec 215 fig. dont 25 planches représentant 222 radiographies originales. . . . . . . . . . . . . . . . **16 fr.**

## DIVERS

**KENDIRDJY.** — L'Anesthésie chirurgicale par la Stovaïne, par le D' Léon Kendirdjy, ancien interne des hôpitaux. 1 vol. in-12 de 206 pages, broché. **3 fr.**

**KIRMISSON.** — Leçons cliniques sur les Maladies de l'appareil locomoteur (os, articulations, muscles), par le D' Kirmisson, professeur à la Faculté de Paris. 1 vol. in-8°, avec figures dans le texte. . . . . . . . . . . **10 fr.**

— Traité des Maladies chirurgicales d'origine congénitale, par le P' Kirmisson. 1 vol. in-8°, avec 311 figures et 2 planches en couleurs. . . . . . **15 fr.**

— Les Difformités acquises de l'appareil locomoteur pendant l'enfance et l'adolescence, par le P' Kirmisson. 1 vol. in-8°, avec 430 figures. **15 fr.**

**LANNELONGUE.** — Leçons de Clinique Chirurgicale, par O. Lannelongue, professeur, membre de l'Institut et de l'Académie de médecine. 1 vol. grand in-8° de 594 pages, avec 40 figures et 2 planches . . . . . . **12 fr.**

**LAVERAN.** — Traité d'Hygiène militaire, par le D' Laveran. 1 vol. in-8°, avec 270 figures . . . . . . . . . . . . . . . . . . . . **16 fr.**

**LETULLE.** — La pratique des autopsies, par M. Letulle, professeur agrégé à la Faculté de Paris. 1 vol. in-8° cavalier de 548 pages, avec 136 figures. Broché, **10 fr.** — Cartonné. . . . . . . . . . . . . . . . . **12 fr.**

**MARFAN (A.-B.).** — Leçons cliniques sur la Diphtérie, et quelques maladies des premières voies, par A.-B. Marfan, professeur agrégé à la Faculté de Paris. 1 vol. grand in-8° de IV-488 pages, avec 68 fig. dans le texte. **10 fr.**

**MEIGE (Henry) et FEINDEL (E.).** — Les Tics et leur Traitement, par les D" Meige et Feindel. 1 vol. in-8° de 640 pages. . . . . . . . . . **16 fr.**

**MENARD.** — Étude sur la Coxalgie, par le D' V. Menard, chirurgien de l'hôpital maritime de Berck-sur-Mer. 1 vol. in-8° de IX-439 pages, avec 26 planches hors texte. . . . . . . . . . . . . . . . . . . . . . . **15 fr.**

**RECLUS.** — L'Anesthésie localisée par la Cocaïne, par P. Reclus, professeur à la Faculté de Paris. 1 vol. petit in-8°, avec 59 figures. . . . . . **4 fr.**

**ROGER.** — Les Maladies infectieuses, par G.-H. Roger, professeur à la Faculté de Paris, 2 vol. grand in-8°, avec 117 figures . . . . . . . **28 fr.**

**RUDAUX (P.).** — Précis élémentaire d'Anatomie, de Physiologie et de Pathologie, par P. Rudaux, ancien chef de clinique à la Faculté de médecine de Paris. Avec préface de M. Ribemont-Dessaignes. 1 vol. in-16 avec 462 figures, cartonné toile. . . . . . . . . . . . . . . . . . . **8 fr.**

**THIBIERGE** — Syphilis et Déontologie, par Georges Thibierge, médecin de l'hôpital Broca. 1 vol. in-8°, broché. . . . . . . . . . . . . **5 fr.**

**TRIPIER.** — Traité d'Anatomie pathologique générale, par R. Tripier, professeur à la Faculté de Lyon. 1 vol., avec 230 fig. en noir et en couleurs **25 fr.**

**WEISS.** — Leçons d'Ophtalmométrie (Cours de perfectionnement de l'Hôtel-Dieu), par G. Weiss, professeur agrégé à la Faculté de Paris. Avec Préface de M. le P' De Lapersonne. 1 vol. petit in-8°, avec 149 fig. . . . . . . **5 fr.**

=== COLLECTIONS ===

# Encyclopédie Scientifique ✔ ✔ ✔ ✔ ✔ ✔
# ✔ ✔ ✔ ✔ ✔ des Aide-Mémoire

Publiée sous la direction de **H. LÉAUTÉ**, Membre de l'Institut

**Au 1ᵉʳ Octobre 1908, 392 VOLUMES publiés**

*Chaque ouvrage forme un volume petit in-8°, vendu* : Broché, **2 fr. 50**
Cartonné toile, **3 fr.**

### DERNIERS VOLUMES PUBLIÉS DANS LA SECTION DU BIOLOGISTE

NOUVELLES PUBLICATIONS PÉRIODIQUES

# JOURNAL
## DE
# CHIRURGIE

*Revue critique publiée tous les mois*

PAR MM.

B. CUNÉO — A. GOSSET — P. LECÈNE — CH. LENORMANT — R. PROUST
Professeurs agrégés à la Faculté de médecine de Paris. Chirurgiens des Hôpitaux.

AVEC LA COLLABORATION DE MM :

BAROZZI — A. BAUMGARTNER — L. BAZY — BENDER — CAPETTE — CARAVEN
M. CHEVASSU — CHEVRIER — CHIFOLIAU — DE JONG — DESFOSSES — DEMAREST
DUJARIER — FREDET — GRISEL — GUIBÉ — P. HALLOPEAU — JEANBRAU
KENDIRDJY — KÜSS — LABEY — GEORGES LAURENS — LERICHE — LÉTIENNE
LEW — P. LUTAUD — MASCAREÑAS — P. MATHIEU — MERCADÉ — MOCQUOT
MUNCH — OKINCZYC — PAPIN — PICOT — Sᵃ UVÉ — WIART

SECRÉTAIRE GÉNÉRAL
J. DUMONT

Le **JOURNAL DE CHIRURGIE** paraît le 15 de chaque mois, à partir du 15 avril 1908.
Il a pour but de tenir le chirurgien au courant des plus récents et des plus intéressants travaux de chirurgie parus dans le monde entier.
Chaque numéro contient régulièrement :
Les *Sommaires des Principaux Périodiques chirurgicaux*, spéciaux et de médecine générale,
Les *Sommaires des Comptes rendus des Congrès et Sociétés de Chirurgie*, ainsi que des principaux Congrès et Sociétés mixtes de Médecine et de Chirurgie ;
L'Index des *Thèses* et des *Livres de Chirurgie* les plus importants ;
Des *Analyses* très complètes — illustrées au besoin — des principaux articles, communications, ouvrages énumérés dans le Sommaire ;
Des *Informations* de nature à intéresser le chirurgien.
En outre chaque numéro contient une *Revue générale* sur une question nouvelle de pathologie ou de thérapeutique chirurgicales.

PRIX DE L'ABONNEMENT ANNUEL :

PARIS : **30** fr. — DÉPARTEMENTS : **32** fr. — ÉTRANGER : **34** fr. — LE NUMÉRO : **3** fr.

Exceptionnellement le prix pour l'année 1908 (9 numéros, Avril à Décembre)
a été fixé comme suit :

PARIS : **22** fr. — DÉPARTEMENTS : **23** fr. — ÉTRANGER : **24** fr.

# Revue Générale d'Histologie

**Comprenant l'exposé successif des principales questions d'anatomie générale, de structure, de cytologie, d'histogenèse, d'histophysiologie, et de technique histologique.**

PUBLIÉE PAR LES SOINS DE

**J. RENAUT**
Professeur d'Anatomie générale
à la Faculté de Médecine de Lyon,
Membre associé de l'Académie de Médecine.

**CL. REGAUD**
Professeur agrégé
Chef des travaux pratiques d'Histologie
à la Faculté de Médecine de Lyon.

*Avec la collaboration de savants français et étrangers*

La **REVUE GÉNÉRALE D'HISTOLOGIE** paraît sans périodicité rigoureuse par fascicules autant que possible monographiques.
Un nombre de fascicules successifs, variable suivant l'importance de chacun d'eux, mais formant un total d'environ 800 pages, avec de nombreuses figures, constitue un volume. Il paraît un volume par année, en moyenne. L'abonnement est de 35 francs par volume. Chaque fascicule est en outre vendu séparément.

62834. — Imprimerie Lahure, rue de Fleurus, 9, à Paris

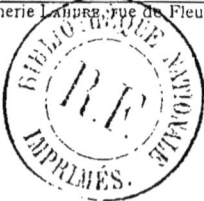

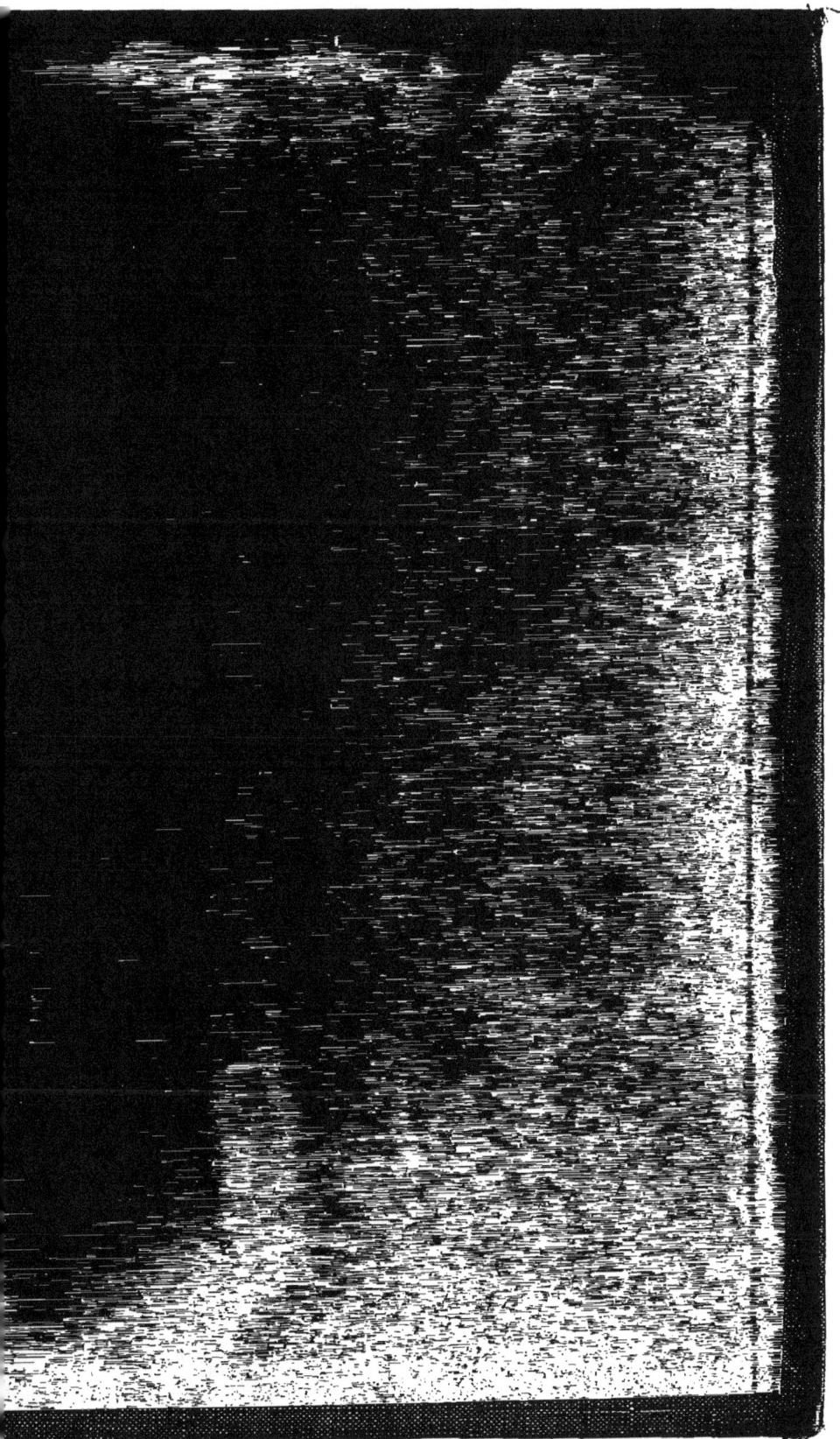

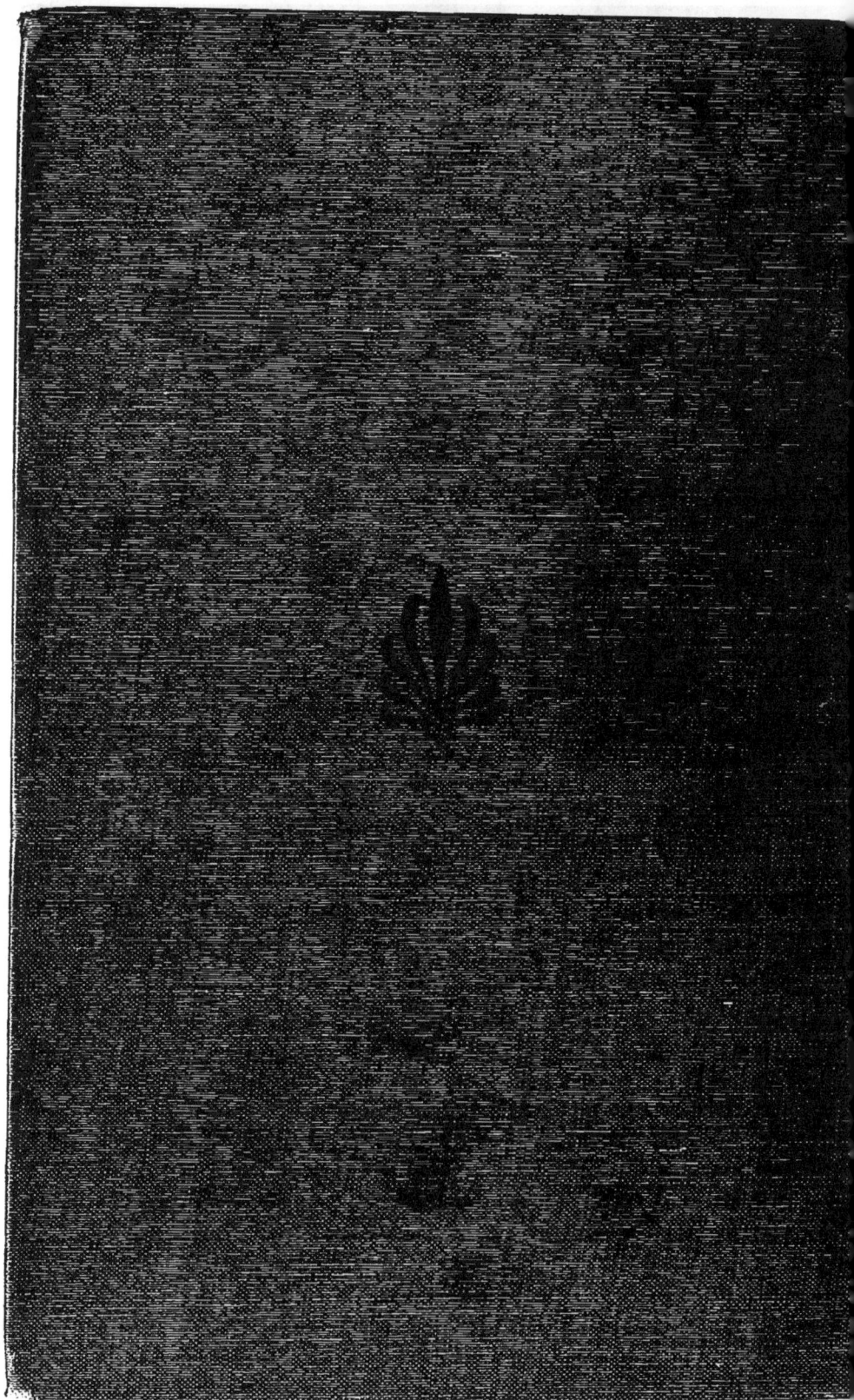

www.ingramcontent.com/pod-product-compliance
Lightning Source LLC
Chambersburg PA
CBHW031721210326
41599CB00018B/2461